国家卫生健康委员会"十三五"规划教材

专科医师核心能力提升导引丛书

供专业学位研究生及专科医师用

医学 3D 打印原理与技术

Principles & Technology on Medical 3D Printing

主　编　戴尅戎　卢秉恒

副主编　王成焘　徐　弢　郝永强

　　　　范先群　沈国芳　王金武

人民卫生出版社

·北京·

图书在版编目（CIP）数据

医学 3D 打印原理与技术 / 戴尅戎, 卢秉恒主编. —
北京: 人民卫生出版社, 2023.8
　ISBN 978-7-117-34557-6

　Ⅰ. ①医… 　Ⅱ. ①戴…②卢… 　Ⅲ. ①快速成型技术
－应用－医学－教材 　Ⅳ. ①R②TB4

　中国国家版本馆 CIP 数据核字（2023）第 041293 号

人卫智网	www.ipmph.com	医学教育、学术、考试、健康，购书智慧智能综合服务平台
人卫官网	www.pmph.com	人卫官方资讯发布平台

医学 3D 打印原理与技术
Yixue 3D Dayin Yuanli yu Jishu

主　　编：戴尅戎　卢秉恒
出版发行：人民卫生出版社（中继线 010-59780011）
地　　址：北京市朝阳区潘家园南里 19 号
邮　　编：100021
E - mail: pmph @ pmph.com
购书热线：010-59787592　010-59787584　010-65264830
印　　刷：北京华联印刷有限公司
经　　销：新华书店
开　　本：889 × 1194　1/16　印张：33.5
字　　数：946 千字
版　　次：2023 年 8 月第 1 版
印　　次：2023 年 10 月第 1 次印刷
标准书号：ISBN 978-7-117-34557-6
定　　价：198.00 元

打击盗版举报电话：010-59787491　E-mail: WQ @ pmph.com
质量问题联系电话：010-59787234　E-mail: zhiliang @ pmph.com
数字融合服务电话：4001118166　E-mail: zengzhi @ pmph.com

编 者 （按姓氏笔画排序）

干耀恺 上海交通大学医学院附属第九人民医院
于洪波 上海交通大学医学院附属第九人民医院
马致远 国家增材制造创新中心
王 燎 上海交通大学医学院附属第九人民医院
王成焘 上海交通大学机械与动力工程学院
王旭东 上海交通大学医学院附属第九人民医院
王金武 上海交通大学医学院附属第九人民医院
艾松涛 上海交通大学医学院附属第九人民医院
卢秉恒 西安交通大学机械工程学院
叶 迅 首都医科大学附属北京天坛医院
付 军 空军军医大学西京医院
母瑞红 中国食品药品检定研究院
闫 亮 西安市红会医院
闫自强 西安市红会医院
严孟宁 上海交通大学医学院附属第九人民医院
李慧武 上海交通大学医学院附属第九人民医院
杨 剑 空军军医大学西京医院
连 芩 西安交通大学机械工程学院
吴安华 中国医科大学附属盛京医院
汪朝阳 上海交通大学医学院附属第九人民医院
沈国芳 上海交通大学医学院附属第九人民医院
张 波 空军军医大学唐都医院
张 斌 浙江大学机械工程学院
张陈平 上海交通大学医学院附属第九人民医院
张诗雷 上海交通大学医学院附属第九人民医院
张晓玉 全国残疾人康复与专用设备标准化技术委员会
张善勇 上海交通大学医学院附属第九人民医院
陈 宽 国家药品监督管理局医疗器械技术审评中心
陈少博 湖南增材精准医疗研究院有限公司

陈华磊 国家增材制造创新中心
苟马玲 四川大学华西医院生物治疗国家重点实验室
范之劲 上海市医疗器械化妆品审评核查中心
范先群 上海交通大学医学院附属第九人民医院
林开利 上海交通大学医学院附属第九人民医院
周 毅 珠海赛纳打印科技股份有限公司
周广东 上海交通大学医学院附属第九人民医院
周慧芳 上海交通大学医学院附属第九人民医院
房 兵 上海交通大学医学院附属第九人民医院
赵 杰 上海交通大学医学院附属第九人民医院
郝永强 上海交通大学医学院附属第九人民医院
冒浴沂 无锡市产品质量监督检验院/国家增材制造产品质量监督检验中心
姜闻博 上海市医学3D打印技术临床转化工程研究中心
贺 永 浙江大学机械工程学院
贺西京 西安交通大学医学部/西安国际康复医学中心
袁丽君 空军军医大学唐都医院
徐 弢 深圳清华大学研究院
徐如祥 电子科技大学附属医院·四川省人民医院
郭 征 空军军医大学唐都医院
郭晓磊 国家药品监督管理局医疗器械技术审评中心
黄正蔚 上海交通大学医学院附属第九人民医院
黄晓东 无锡市产品质量监督检验院/国家增材制造产品质量监督检验中心
曹晓东 华南理工大学材料学与工程学院
曹铁生 空军军医大学唐都医院
崔 键 哈尔滨医科大学附属第四医院

董　庆　哈尔滨医科大学附属第四医院
董谢平　江西省人民医院
蒋欣泉　上海交通大学医学院附属第九人民医院
韩　冬　上海交通大学医学院附属第九人民医院
韩倩倩　中国食品药品检定研究院
傅　瑶　上海交通大学医学院附属第九人民医院

谢　能　上海市医疗器械化妆品审评核查中心
赖红昌　上海交通大学医学院附属第九人民医院
樊渝江　四川大学国家生物医学材料工程技术研究中心
戴尅戎　上海交通大学医学院附属第九人民医院

主 编 简 介

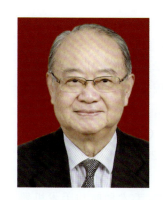

戴尅戎 上海交通大学医学院附属第九人民医院终身教授,博士生导师,中国工程院院士,法国国家医学科学院外籍通信院士。现任上海市创伤骨科与骨关节疾病临床医学中心首席科学家、上海市医学3D打印技术临床转化工程研究中心首席科学家、上海交通大学转化医学研究院干细胞与再生医学转化基地主任,中国医疗器械行业协会增材制造医疗器械专业委员会3D打印医疗器械专业委员会共同理事长兼团体标准化技术委员会主任委员、中国医学科学院学术咨询委员会学部委员、中国增材制造产业联盟专家委员会副主任。

戴尅戎院士在国际上首先将形状记忆合金制品用于人体内部。在步态和人体平衡功能定量评定、内固定的应力遮挡效应、骨质疏松性骨折、人工关节的基础研究与定制型人工关节、干细胞移植与基因治疗促进骨再生、3D打印技术的医学应用等方面获创新性成果。发表论文500余篇,主编、参编专著59部。1979年以来共培养博士后12名,博士生79名,硕士生29名。先后获得国家技术发明奖二等奖、国家科学技术进步奖二、三等奖,以及部、市级一、二、三等奖等50余项,获得授权专利40余项。并曾荣获首届上海发明家、香港理工大学"杰出中国访问学人"、上海市医学荣誉奖、何梁何利基金科学与技术奖、上海市科技功臣奖、吴阶平医学奖、上海医学发展终身成就奖等荣誉称号。

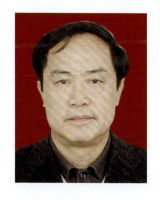

卢秉恒 中国工程院院士,西安交通大学教授。现任国家重大科技重大专项"高档数控机床与基础制造装备"技术总师、国家增材制造创新中心主任、全国增材制造标准委员会主任。中国医疗器械行业协会3D打印医疗器械专业委员会理事长、全国增材制造(3D打印)产业技术创新战略联盟理事长。曾获国家技术发明奖2项、国家科学技术进步奖1项,国家"十一五"科技攻关组织奖、全国五一劳动奖章、全球蒋氏科技成就奖等。

卢秉恒院士是中国机械制造与自动化领域著名科学家,开发出快速成型机等机、光、电一体化设备和专用材料,形成了一套国内领先的产品快速开发系统,并实现产业化生产,在军工、医疗、科研等领域获得了大量推广和应用。在国内微纳制造领域首倡纳米压印研究。在骨科内植物方面获得国内首个三类个体化下颌骨重建假体植入物注册证。曾任国家自然科学基金委员会两届专家咨询委员、国务院学位委员会机械学科评议组召集人、中国机械工程学会副理事长等职。

副主编简介

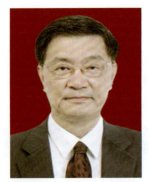

王成焘　上海交通大学教授、博士生导师。首批国务院政府特殊津贴获得者。先后担任上海交通大学机械工程系主任，上海交通大学汽车研究院执行院长，上海交通大学机械与动力工程学院生物医学制造研究所、生物医学制造与生命质量工程研究所名誉所长，中国机械工程学会荣誉理事、生物制造分会副理事长，中国机械工程学会摩擦学分会原常务理事，上海市生物医学工程学会荣誉理事。科研成果"个性化人工骨关节 CAD/CAM 技术与临床工程系统"获 2001 年上海市科学技术进步奖一等奖，2004 年国家科学技术进步奖二等奖。

研究领域：医学图像处理与建模、医学 3D 打印、手术导航与手术机器人、数字化手术室系统；人体生物力学与生物摩擦学；个体化骨科植入物 CAD/CAM 技术。

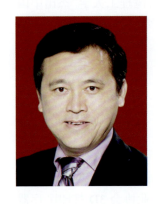

徐　弢　深圳清华大学研究院研发中心主任。国家特聘专家（"国家重大人才工程"）和科技部"科技创新创业人才"入选者。先后担任清华大学机械工程学院长聘教授 / 博士生导师、清华伯克利深圳学院核心科学家、中国增材制造产业联盟副理事长、中国生物材料学会生物材料先进制造分会主任委员、国际生物制造学会（ISFB）产业委员会常务理事等职位。

徐弢教授是国际上最早进行细胞和器官打印技术开发的研究者之一，拥有世界上首个细胞打印专利。作为项目负责人，曾主持美国国家卫生研究院、美国国家科学基金会、美国国防部、中国科学技术部 863 计划、中国国家自然科学基金、中国工业和信息化部工业转型升级增材制造专项、中国军队后勤开放研究项目等国内外 3D 打印重点项目 30 余项。现已发表 200 余篇国际论文和摘要，其中包括在 *Chemical Reviews*（IF 60.622）发表的综述、*Nature Biotechnology* 上发表的封面论文。申请国内外专利 100 余件，授权专利 80 项。获国家科学技术进步奖二等奖、军队科学技术进步奖一等奖、中国专利银奖、广东省专利金奖等近 20 项。

副主编简介

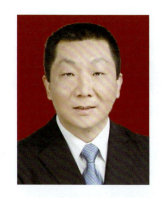

郝永强 教授，博士生导师，国家重点研发计划首席科学家。上海交通大学医学院附属第九人民医院骨科行政副主任，上海市医学 3D 打印技术临床转化工程研究中心、上海骨科创新器械与个性化医学工程技术研究中心主任。国际矫形与创伤外科学会（SICOT）中国部数字骨科学会副主任委员、中国医师协会骨科医师分会骨科 3D 打印专业委员会副主任委员、中华医学会骨科学分会骨科基础学组副组长及骨肿瘤学组委员、中华医学会医学工程学分会数字骨科学组副组长等。

研究领域：医学 3D 打印、新型生物医用材料、骨与软组织肿瘤、骨代谢性疾病等。以第一完成人获上海市科学技术进步奖一等奖、中国产学研合作创新成果奖一等奖、上海市康复医学科技奖一等奖，并获上海市科学技术进步奖三等奖（第二完成人）、中国高校科学技术奖二等奖（第五完成人）等。

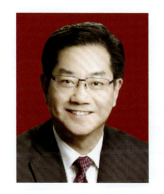

范先群 中国工程院院士，教育部长江学者特聘教授，国家卫生健康突出贡献中青年专家，入选国家百千万人才工程。现任上海交通大学副校长，上海交通大学医学院院长，上海交通大学医学院附属第九人民医院眼科学科带头人。组建中国抗癌协会眼肿瘤专业委员会并担任主任委员，中国医师协会眼科医师分会副会长，亚太眼肿瘤眼病理学会（APSOOP）主席，亚太眼整形外科学会（APSOPRS）前任主席，英国皇家眼科学院 Fellow 和爱丁堡皇家外科学院荣誉 Fellow。

主要研究领域为眼眶病和眼肿瘤。主持国家高技术研究发展计划（863 计划）和国家重点研发计划等国家级项目 14 项。第一作者和通信作者在 *Cell Stem Cell*、*Adv Materials*、*Ophthalmology* 等期刊发表论文 300 余篇，第一完成人获国家科学技术进步奖二等奖 2 项、上海市科学技术进步奖一等奖 3 项、何梁何利基金科学与技术进步奖、亚太眼科科学院首届创新者大奖、上海市科技精英等。

副主编简介

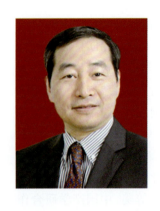

沈国芳 主任医师、二级教授，博士生导师。现任上海健康医学院副院长、上海交通大学医学院附属第九人民医院口腔颅颌面科学科带头人。曾任上海交通大学医学院附属第九人民医院党委书记、上海交通大学口腔医学院院长、口腔颌面外科学系主任。国际口腔颌面外科医师协会（IAOMS）理事、国际颅颌面坚固内固定协会（AO CMF）国际教员、国务院学位委员会第七届学科评议组成员、国务院学位委员会专业学位研究生教育指导委员会委员、中华口腔医学会副会长、中国医师协会口腔医师分会副会长、中华口腔医学会口腔医学计算机专业委员会副主任委员、上海市医学会数字医学专科分会前任主任委员、国家自然科学基金委员会评审专家、长江学者评审专家。

从事口腔颌面外科的临床、教学与科研工作，长期从事颅颌面畸形的临床与基础研究、数字智能外科技术的开发与临床应用研究、颅颌面骨修复材料的基础与临床应用研究。担任国家重点研发计划首席科学家，并主持国家自然科学基金、上海市科学技术委员会和上海市卫生健康委员会的重点／重大项目等20余项。发表SCI论文130余篇、授权专利80余项；并获上海市科学技术进步奖二等奖、三等奖，以及华夏医学科技奖二等奖等多项科研奖励。

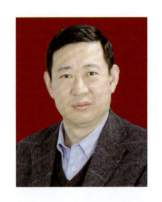

王金武 医学博士，上海交通大学医学院附属第九人民医院骨科主任医师，上海交通大学生物医学工程学院教授，博士及博士后导师。数字医学教育部工程研究中心副主任，民政部智能控制与康复技术重点实验室副主任，上海市优秀技术带头人，上海市卫生健康委员会骨科康复医学学科带头人，国家药品监督管理局（NMPA）医疗器械临床评价标准化技术归口单位专家，国家重点研发计划首席科学家。

致力于骨关节外科、数字医学、骨关节生物3D打印及骨科康复领域，生物3D打印项目获 *Nature* 专题报道。先后承担包括国家重点研发计划、国家高技术研究发展计划（863计划）、国家重点基础研究发展计划（973计划）子课题等国家级课题8项，主编或者副主编专著8部，第一作者或通信作者发表包括 *Nature* 与 *Science* 旗下子刊等高影响因子论文80余篇。

全国高等学校医学研究生"国家级"规划教材
第三轮修订说明

进入新世纪，为了推动研究生教育的改革与发展，加强研究型创新人才培养，人民卫生出版社启动了医学研究生规划教材的组织编写工作，在多次大规模调研、论证的基础上，先后于2002年和2008年分两批完成了第一轮50余种医学研究生规划教材的编写与出版工作。

2014年，全国高等学校第二轮医学研究生规划教材评审委员会及编写委员会在全面、系统分析第一轮研究生教材的基础上，对这套教材进行了系统规划，进一步确立了以"解决研究生科研和临床中实际遇到的问题"为立足点，以"回顾、现状、展望"为线索，以"培养和启发读者创新思维"为中心的教材编写原则，并成功推出了第二轮（共70种）研究生规划教材。

本套教材第三轮修订是在党的十九大精神引领下，对《国家中长期教育改革和发展规划纲要（2010—2020年）》《国务院办公厅关于深化医教协同进一步推进医学教育改革与发展的意见》，以及《教育部办公厅关于进一步规范和加强研究生培养管理的通知》等文件精神的进一步贯彻与落实，也是在总结前两轮教材经验与教训的基础上，再次大规模调研、论证后的继承与发展。修订过程仍坚持以"培养和启发读者创新思维"为中心的编写原则，通过"整合"和"新增"对教材体系做了进一步完善，对编写思路的贯彻与落实采取了进一步的强化措施。

全国高等学校第三轮医学研究生"国家级"规划教材包括五个系列。①科研公共学科：主要围绕研究生科研中所需要的基本理论知识，以及从最初的科研设计到最终的论文发表的各个环节可能遇到的问题展开；②常用统计软件与技术：介绍了SAS统计软件、SPSS统计软件、分子生物学实验技术、免疫学实验技术等常用的统计软件以及实验技术；③基础前沿与进展：主要包括了基础学科中进展相对活跃的学科；④临床基础与辅助学科：包括了专业学位研究生所需要进一步加强的相关学科内容；⑤临床学科：通过对疾病诊疗历史变迁的点评、当前诊疗中困惑、局限与不足的剖析，以及研究热点与发展趋势探讨，启发和培养临床诊疗中的创新思维。

该套教材中的科研公共学科、常用统计软件与技术学科适用于医学院校各专业的研究生及相应的科研工作者；基础前沿与进展学科主要适用于基础医学和临床医学的研究生及相应的科研工作者；临床基础与辅助学科和临床学科主要适用于专业学位研究生及相应学科的专科医师。

全国高等学校第三轮医学研究生"国家级"规划教材目录

1 医学哲学（第2版）　　　　　　　　　主　编　柯　杨　张大庆
　　　　　　　　　　　　　　　　　　　副主编　赵明杰　段志光　边　林　唐文佩

2 医学科研方法学（第3版）　　　　　　　主　审　梁万年
　　　　　　　　　　　　　　　　　　　主　编　刘　民　胡志斌
　　　　　　　　　　　　　　　　　　　副主编　刘晓清　杨土保

3 医学统计学（第5版）　　　　　　　　　主　审　孙振球　徐勇勇
　　　　　　　　　　　　　　　　　　　主　编　颜　艳　王　彤
　　　　　　　　　　　　　　　　　　　副主编　刘红波　马　骏

4 医学实验动物学（第3版）　　　　　　　主　编　秦　川　谭　毅
　　　　　　　　　　　　　　　　　　　副主编　孔　琪　郑志红　蔡卫斌　李洪涛
　　　　　　　　　　　　　　　　　　　　　　　王靖宇

5 实验室生物安全（第3版）　　　　　　　主　编　叶冬青
　　　　　　　　　　　　　　　　　　　副主编　孔　英　温旺荣

6 医学科研课题设计、申报与实施（第3版）主　审　龚非力　李卓娅
　　　　　　　　　　　　　　　　　　　主　编　李宗芳　郑　芳
　　　　　　　　　　　　　　　　　　　副主编　吕志跃　李煌元　张爱华

7 医学实验技术原理与选择（第3版）　　　主　审　魏于全
　　　　　　　　　　　　　　　　　　　主　编　向　荣
　　　　　　　　　　　　　　　　　　　副主编　袁正宏　罗云萍

8 统计方法在医学科研中的应用（第2版）　主　编　李晓松
　　　　　　　　　　　　　　　　　　　副主编　李　康　潘发明

9 医学科研论文撰写与发表（第3版）　　　主　审　张学军
　　　　　　　　　　　　　　　　　　　主　编　吴忠均
　　　　　　　　　　　　　　　　　　　副主编　马　伟　张晓明　杨家印

10 IBM SPSS 统计软件应用　　　　　　　主　编　陈平雁　安胜利
　　　　　　　　　　　　　　　　　　　副主编　欧春泉　陈莉雅　王建明

11	SAS 统计软件应用（第 4 版）	主　编	贺　佳			
		副主编	尹　平	石武祥		
12	医学分子生物学实验技术（第 4 版）	主　审	药立波			
		主　编	韩　骅	高国全		
		副主编	李冬民	喻　红		
13	医学免疫学实验技术（第 3 版）	主　编	柳忠辉	吴雄文		
		副主编	王全兴	吴玉章	储以微	崔雪玲
14	组织病理技术（第 2 版）	主　编	步　宏			
		副主编	吴焕文			
15	组织和细胞培养技术（第 4 版）	主　审	章静波			
		主　编	刘玉琴			
16	组织化学与细胞化学技术（第 3 版）	主　编	李　和	周德山		
		副主编	周国民	肖　岚	刘佳梅	孔　力
17	医学分子生物学（第 3 版）	主　审	周春燕	冯作化		
		主　编	张晓伟	史岸冰		
		副主编	何凤田	刘　戟		
18	医学免疫学（第 2 版）	主　编	曹雪涛			
		副主编	于益芝	熊思东		
19	遗传和基因组医学	主　编	张　学			
		副主编	管敏鑫			
20	基础与临床药理学（第 3 版）	主　编	杨宝峰			
		副主编	李　俊	董　志	杨宝学	郭秀丽
21	医学微生物学（第 2 版）	主　编	徐志凯	郭晓奎		
		副主编	江丽芳	范雄林		
22	病理学（第 2 版）	主　编	来茂德	梁智勇		
		副主编	李一雷	田新霞	周　桥	
23	医学细胞生物学（第 4 版）	主　审	杨　恬			
		主　编	安　威	周天华		
		副主编	李　丰	杨　霞	王杨淦	
24	分子毒理学（第 2 版）	主　编	蒋义国	尹立红		
		副主编	骆文静	张正东	夏大静	姚　平
25	医学微生态学（第 2 版）	主　编	李兰娟			
26	临床流行病学（第 5 版）	主　编	黄悦勤			
		副主编	刘爱忠	孙业桓		
27	循证医学（第 2 版）	主　审	李幼平			
		主　编	孙　鑫	杨克虎		

28	断层影像解剖学	主　编	刘树伟　张绍祥			
		副主编	赵　斌　徐　飞			
29	临床应用解剖学（第2版）	主　编	王海杰			
		副主编	臧卫东　陈　尧			
30	临床心理学（第2版）	主　审	张亚林			
		主　编	李占江			
		副主编	王建平　仇剑崟　王　伟　章军建			
31	心身医学	主　审	Kurt Fritzsche　吴文源			
		主　编	赵旭东			
		副主编	孙新宇　林贤浩　魏　镜			
32	医患沟通（第2版）	主　编	尹　梅　王锦帆			
33	实验诊断学（第2版）	主　审	王兰兰			
		主　编	尚　红			
		副主编	王传新　徐英春　王　琳　郭晓临			
34	核医学（第3版）	主　审	张永学			
		主　编	李　方　兰晓莉			
		副主编	李亚明　石洪成　张　宏			
35	放射诊断学（第2版）	主　审	郭启勇			
		主　编	金征宇　王振常			
		副主编	王晓明　刘士远　卢光明　宋　彬			
			李宏军　梁长虹			
36	疾病学基础	主　编	陈国强　宋尔卫			
		副主编	董　晨　王　韵　易　静　赵世民			
			周天华			
37	临床营养学	主　编	于健春			
		副主编	李增宁　吴国豪　王新颖　陈　伟			
38	临床药物治疗学	主　编	孙国平			
		副主编	吴德沛　蔡广研　赵荣生　高　建			
			孙秀兰			
39	医学3D打印原理与技术	主　编	戴尅戎　卢秉恒			
		副主编	王成焘　徐　弢　郝永强　范先群			
			沈国芳　王金武			
40	互联网＋医疗健康	主　审	张来武			
		主　编	范先群			
		副主编	李校堃　郑加麟　胡建中　颜　华			
41	呼吸病学（第3版）	主　审	钟南山			
		主　编	王　辰　陈荣昌			
		副主编	代华平　陈宝元　宋元林			

42	消化内科学（第3版）	主　审	樊代明	李兆申		
		主　编	钱家鸣	张澍田		
		副主编	田德安	房静远	李延青	杨　丽

43	心血管内科学（第3版）	主　审	胡大一			
		主　编	韩雅玲	马长生		
		副主编	王建安	方　全	华　伟	张抒扬

44	血液内科学（第3版）	主　编	黄晓军	黄　河	胡　豫
		副主编	邵宗鸿	吴德沛	周道斌

45	肾内科学（第3版）	主　审	谌贻璞			
		主　编	余学清	赵明辉		
		副主编	陈江华	李雪梅	蔡广研	刘章锁

46	内分泌内科学（第3版）	主　编	宁　光	邢小平	
		副主编	王卫庆	童南伟	陈　刚

47	风湿免疫内科学（第3版）	主　审	陈顺乐	
		主　编	曾小峰	邹和建
		副主编	古洁若	黄慈波

48	急诊医学（第3版）	主　审	黄子通		
		主　编	于学忠	吕传柱	
		副主编	陈玉国	刘　志	曹　钰

49	神经内科学（第3版）	主　编	刘　鸣	崔丽英	谢　鹏	
		副主编	王拥军	张杰文	王玉平	陈晓春
			吴　波			

50	精神病学（第3版）	主　编	陆　林	马　辛	
		副主编	施慎逊	许　毅	李　涛

51	感染病学（第3版）	主　编	李兰娟	李　刚	
		副主编	王贵强	宁　琴	李用国

52	肿瘤学（第5版）	主　编	徐瑞华	陈国强	
		副主编	林东昕	吕有勇	龚建平

53	老年医学（第3版）	主　审	张　建	范　利	华　琦
		主　编	刘晓红	陈　彪	
		副主编	齐海梅	胡亦新	岳冀蓉

54	临床变态反应学	主　编	尹　佳		
		副主编	洪建国	何韶衡	李　楠

55	危重症医学（第3版）	主　审	王　辰	席修明		
		主　编	杜　斌	隆　云		
		副主编	陈德昌	于凯江	詹庆元	许　媛

56	普通外科学（第 3 版）	主　编	赵玉沛			
		副主编	吴文铭	陈规划	刘颖斌	胡三元
57	骨科学（第 3 版）	主　审	陈安民			
		主　编	田　伟			
		副主编	翁习生	邵增务	郭　卫	贺西京
58	泌尿外科学（第 3 版）	主　审	郭应禄			
		主　编	金　杰	魏　强		
		副主编	王行环	刘继红	王　忠	
59	胸心外科学（第 2 版）	主　编	胡盛寿			
		副主编	王　俊	庄　建	刘伦旭	董念国
60	神经外科学（第 4 版）	主　编	赵继宗			
		副主编	王　硕	张建宁	毛　颖	
61	血管淋巴管外科学（第 3 版）	主　编	汪忠镐			
		副主编	王深明	陈　忠	谷涌泉	辛世杰
62	整形外科学	主　编	李青峰			
63	小儿外科学（第 3 版）	主　审	王　果			
		主　编	冯杰雄	郑　珊		
		副主编	张潍平	夏慧敏		
64	器官移植学（第 2 版）	主　审	陈　实			
		主　编	刘永锋	郑树森		
		副主编	陈忠华	朱继业	郭文治	
65	临床肿瘤学（第 2 版）	主　编	赫　捷			
		副主编	毛友生	于金明	吴一龙	沈　铿
			马　骏			
66	麻醉学（第 2 版）	主　编	刘　进	熊利泽		
		副主编	黄宇光	邓小明	李文志	
67	妇产科学（第 3 版）	主　审	曹泽毅			
		主　编	乔　杰	马　丁		
		副主编	朱　兰	王建六	杨慧霞	漆洪波
			曹云霞			
68	生殖医学	主　编	黄荷凤	陈子江		
		副主编	刘嘉茵	王雁玲	孙　斐	李　蓉
69	儿科学（第 2 版）	主　编	桂永浩	申昆玲		
		副主编	杜立中	罗小平		
70	耳鼻咽喉头颈外科学（第 3 版）	主　审	韩德民			
		主　编	孔维佳	吴　皓		
		副主编	韩东一	倪　鑫	龚树生	李华伟

71	眼科学（第 3 版）	主 审	崔 浩	黎晓新		
		主 编	王宁利	杨培增		
		副主编	徐国兴	孙兴怀	王雨生	蒋 沁
			刘 平	马建民		
72	灾难医学（第 2 版）	主 审	王一镗			
		主 编	刘中民			
		副主编	田军章	周荣斌	王立祥	
73	康复医学（第 2 版）	主 编	岳寿伟	黄晓琳		
		副主编	毕 胜	杜 青		
74	皮肤性病学（第 2 版）	主 编	张建中	晋红中		
		副主编	高兴华	陆前进	陶 娟	
75	创伤、烧伤与再生医学（第 2 版）	主 审	王正国	盛志勇		
		主 编	付小兵			
		副主编	黄跃生	蒋建新	程 飚	陈振兵
76	运动创伤学	主 编	敖英芳			
		副主编	姜春岩	蒋 青	雷光华	唐康来
77	全科医学	主 审	祝墡珠			
		主 编	王永晨	方力争		
		副主编	方宁远	王留义		
78	罕见病学	主 编	张抒扬	赵玉沛		
		副主编	黄尚志	崔丽英	陈丽萌	
79	临床医学示范案例分析	主 编	胡翊群	李海潮		
		副主编	沈国芳	罗小平	余保平	吴国豪

全国高等学校第三轮医学研究生"国家级"规划教材评审委员会名单

顾　问

　　韩启德　桑国卫　陈　竺　曾益新　赵玉沛

主任委员（以姓氏笔画为序）

　　王　辰　刘德培　曹雪涛

副主任委员（以姓氏笔画为序）

　　于金明　马　丁　王正国　卢秉恒　付小兵　宁　光　乔　杰
　　李兰娟　李兆申　杨宝峰　汪忠镐　张　运　张伯礼　张英泽
　　陆　林　陈国强　郑树森　郎景和　赵继宗　胡盛寿　段树民
　　郭应禄　黄荷凤　盛志勇　韩雅玲　韩德民　赫　捷　樊代明
　　戴尅戎　魏于全

常务委员（以姓氏笔画为序）

　　文历阳　田勇泉　冯友梅　冯晓源　吕兆丰　闫剑群　李　和
　　李　虹　李玉林　李立明　来茂德　步　宏　余学清　汪建平
　　张　学　张学军　陈子江　陈安民　尚　红　周学东　赵　群
　　胡志斌　柯　杨　桂永浩　梁万年　瞿　佳

委　员（以姓氏笔画为序）

　　于学忠　于健春　马　辛　马长生　王　彤　王　果　王一镗
　　王兰兰　王宁利　王永晨　王振常　王海杰　王锦帆　方力争
　　尹　佳　尹　梅　尹立红　孔维佳　叶冬青　申昆玲　田　伟
　　史岸冰　冯作化　冯杰雄　兰晓莉　邢小平　吕传柱　华　琦
　　向　荣　刘　民　刘　进　刘　鸣　刘中民　刘玉琴　刘永锋
　　刘树伟　刘晓红　安　威　安胜利　孙　鑫　孙国平　孙振球
　　杜　斌　李　方　李　刚　李占江　李幼平　李青峰　李卓娅
　　李宗芳　李晓松　李海潮　杨　恬　杨克虎　杨培增　吴　皓

前　言

面对以计算机、信息、通信、生物技术及 3D 打印等为标志的第三次科技革命，我们虽曾落在后面，但在许多方面的成绩都已引人注目。这次我们跟得很紧，应该说我们在不少方面，基本上是与国际同道同步的，甚至在部分领域有望实现超越，3D 打印的医学应用就是一个例子。

不可否认，医学界将持续处于个性化医疗的技术革命时代。在多个方面我国正在加入领跑队伍，医学影像技术及其图像处理技术的飞速发展，直接或间接地推动了 3D 打印技术的进步，让医疗及相关工程技术人员能以一种全新的方式查看、记录及分析复杂的三维几何结构，生成数字化模型或实体。可结合临床专科特色和需求，开展精准的三维测量，以直接服务于术前计划、医患沟通、手术引导、器械和植入物的制备、研发和精准置入。此外，3D 打印技术在成本效益、效率和机械性能等方面的提升，更将持续满足对各种个性化医疗需求的支撑。未来，3D 打印支架及生物组织，更是有望为更多的患者提供能满足个体需求的具有生物学功能的人工组织或器官。

从 20 世纪末开始，医学界和网络媒体关于 3D 打印技术在医疗领域应用的报道日渐增多，专业人士、技术爱好者在网络上也不断积极地交流、讨论 3D 打印相关的新一代技术与成果。这些都大大加速了 3D 打印技术在临床诊疗中的应用。不过需要指出的是，3D 打印医学应用的教育及推广的责任目前有不少是由医疗器械或设备公司承担的，这不可避免地存在角色所带来的偏倚，而有必要组织多学科交叉团队，从更专业的角度来推动科研成果在个性化医疗中的应用。但直至今日，还缺少权威的医疗教育出版物聚焦 3D 打印的医学应用，系统地展现 3D 打印技术的过去、现在和未来。我们相信，充分理解和发展 3D 打印技术，对于当前及未来的传统和个性化医疗的推进都至关重要。

3D 打印的第一站是医学成像，放射学和图像处理专业人士对此开展了大量的研究，来识别和量化个体的特定解剖区域和几何结构，从而设计和打印出个性化的病理模型、手术导板、专用医疗内植物、器械和设备。常规的临床影像数据通过或繁或简的图像处理，可实现三维展示，但上述过程也将会引入偏差。传统上，成像过程需由经专业知识培训的放射科医生借助特殊的软件包完成。在当前商化的医学成像处理软件的帮助下，不同专业领域的医师们在几乎没有工程学背景的情况下，就能自行分析和辅助开发适用于患者个性化医疗的规划软件。显然，更紧密的医工结合，为 3D 打印的医学应用量身定制的软硬件，将加速和推动其在临床诊疗工作中的普及和贡献。

本教材由人民卫生出版社组织编写，希望在系统介绍 3D 打印原理和技术的基础上，借助各个临床亚专科的详实案例介绍 3D 打印医疗应用的相关技术和原理。通过组织临床医师、工程专家、材料学家等多学科背景的团队共同撰写，充分发挥他们的多学科背景及独特视角，系统介绍 3D 打印在医疗中曾经、正在及将要扮演的角色。全书共分为六篇，内容涉及 3D 打印的发展历程，所应用到的技术原理以及临床转化与应用现状，特别提到了组织工程方面生物 3D 打印的进展，此外对政策监管等方面进行了详细的论述与讲解，最后编者对于未来 3D 打印的发展进行了开放式的探索与展望。

　　本书系统地介绍了医学成像及其相关软硬件的技术及原理,这对于渴望研究 3D 打印预处理及制造的研究者是必不可少的。关于材料特性和生物力学方面的章节,提供了关于 3D 打印技术用于医疗器械研发的安全性和可靠性的相关见解和经验,为实现真正的产品开发提供可靠的参考资料。在此基础上,立足不同专科,结合临床实例介绍了如何在临床医疗的个性化医疗中充分发挥 3D 打印技术的优势,为实现真正的临床应用提供实例。作为本书的编者和个性化治疗的拥护者,既有兴趣也有责任来推动 3D 打印,从其当前的小众应用扩展到医学界的广泛应用。当然,3D 打印技术的应用正呈指数级地快速发展,领域内容急剧变化,组织 3D 打印医学应用的专著极具挑战性,而且涉及的内容广泛,难免挂一漏万。因此,本书尽可能覆盖具有代表性的领域,以临床实例为落脚点,来展现 3D 打印技术如何赋能个性化精准诊疗以启发目标读者。3D 打印技术作为 21 世纪的几大前沿技术之一,诞生于第三次科技革命中、后期,从诞生之日起就聚焦于对个性化规模定制的有效支撑,成为以计算机辅助优化为特征的第四次工业革命的典型代表。编者希望本书能汇集必要的信息,帮助读者们了解 3D 打印在个性化医疗中所扮演的角色,以期改善复杂患者的临床诊疗效果和生活质量。

　　本书的编写过程受到新型冠状病毒流行的影响延续三年之久。在此期间,副主编王成焘教授在病中全力完成编写任务后离开了我们,谨致沉痛哀悼! 最后,我们真诚地希望当前和未来 3D 打印相关的医学和工程学界的有志之士能留意、关心到本书,为本书的充实和纠错提出帮助。也希望本书能够吸引更多的同行们进入本领域并做出各自的贡献。

2023 年 5 月

目　录

第一篇　发　展　历　程

第一章　3D打印基本原理与技术发展历程……2
第一节　基于熔融沉积原理的3D打印
　　　　技术……………………………2
第二节　基于光固化原理的3D打印技术……4
第三节　基于粉床原理的3D打印技术………5
第四节　基于选区熔化原理的金属3D
　　　　打印技术………………………6
第五节　医学3D打印技术的发展历程
　　　　与前景…………………………9
第六节　生物3D打印技术…………………13

第二篇　技　术　原　理

第二章　医学图像处理技术……………18
第一节　医学影像设备的类型、工作原理……18
第二节　3D打印影像学检查方法及检查
　　　　规范…………………………23
第三节　医学影像3D打印技术与影像
　　　　融合技术……………………31
第四节　超声成像基本原理与相关输出……38
第五节　医学图像的增强……………………42
第六节　医学图像的配准……………………46
第七节　医学图像的融合……………………49
第八节　医学图像的分割……………………53
第九节　医学图像可视化与三维重建………57
第十节　基于医学三维模型的虚拟手术
　　　　规划…………………………60

第三章　医学模型三维重建与设计………63
第一节　医学模型三维数据重建方法………63

第二节　医学模型设计方法…………………65
第三节　医学模型设计评价…………………68
第四节　医学模型重建与设计案例…………70

第四章　生物力学与仿真………………75
第一节　医学3D打印的生物力学问题………75
第二节　医学3D打印仿真技术与方法………76
第三节　医学仿真技术应用案例……………80

第五章　3D打印工艺与装备……………83
第一节　非金属打印…………………………83
第二节　金属打印……………………………86
第三节　生物打印……………………………96

第六章　3D打印后处理与检测…………98
第一节　3D打印后处理技术…………………98
第二节　3D打印件缺陷形式………………102
第三节　3D打印的检测技术………………106

第三篇　临　床　转　化

第七章　3D打印医学模型……………116
第一节　3D打印医学模型概述……………116
第二节　3D打印医学模型的制作…………121
第三节　全彩多材质一体式3D打印医学
　　　　模型及其临床应用………………125
第四节　基于3D打印的仿真人体技术
　　　　及其应用…………………………134
第五节　虚拟技术与3D打印医学模型
　　　　功能的融合………………………142

第八章　精准手术导板的3D打印技术及其
　　　　临床应用…………………………147
第一节　精准手术相关技术概述…………147
第二节　精准手术导板的类型及其
　　　　临床应用…………………………150

第三节　3D打印手术导板设计制作的
　　　　技术流程及要点·············153

第九章　3D打印技术在骨科领域的应用·······159
第一节　骨与关节3D打印内植物的
　　　　设计与应用基本要求·········159
第二节　用于四肢骨折治疗的3D打印
　　　　装置·····················161
第三节　上肢3D打印内植物·········169
第四节　下肢3D打印内植物·········177
第五节　脊柱3D打印内植物·········185
第六节　骨盆3D打印内植物·········191

第十章　3D打印技术在颌面领域的应用·······196
第一节　3D打印技术在牙颌面畸形
　　　　领域的应用···············196
第二节　3D打印技术在口腔颌面部
　　　　肿瘤领域中的应用···········201
第三节　3D打印技术在获得性缺损、
　　　　畸形领域的应用·············205
第四节　3D打印技术在颌面部创伤
　　　　领域中的应用···············210
第五节　3D打印技术在颞下颌关节
　　　　领域中的应用···············214

第十一章　3D打印技术在口腔领域的应用····219
第一节　3D打印技术在口腔内科
　　　　领域的应用···············219
第二节　3D打印导板在口腔种植
　　　　领域的应用···············222
第三节　3D打印技术在口腔修复
　　　　领域的应用···············225
第四节　3D打印技术在口腔正畸
　　　　领域中的应用·············231

第十二章　3D打印技术在眼科领域的应用····235
第一节　3D打印技术在眼眶骨修复
　　　　中的应用·················235
第二节　3D打印技术在眼表修复
　　　　中的应用·················239
第三节　3D打印技术在眼底疾病
　　　　中的应用·················242
第四节　3D打印技术在眼科教学
　　　　中的应用·················244

第十三章　3D打印技术在整形外科
　　　　领域的应用···············249
第一节　3D打印辅具在整形外科的应用····249
第二节　3D打印技术在整形外科器官
　　　　再造的应用···············257

第十四章　3D打印技术在神经外科
　　　　领域的应用···············259
第一节　神经外科技术特点及3D打印
　　　　技术在神经外科应用进展·····259
第二节　3D打印技术在神经外科复杂疾病
　　　　模型和模拟手术训练中的应用······262
第三节　3D打印技术在神经外科骨性
　　　　缺失重建中的应用···········274
第四节　3D打印导板技术在神经外科
　　　　中的应用·················280
第五节　神经外科手术导板设计制作的
　　　　技术流程·················288

第十五章　3D打印技术在心血管与胸壁
　　　　重建中的应用·············290
第一节　3D打印技术在心血管领域
　　　　中的应用·················290
第二节　3D打印技术在胸壁重建
　　　　中的应用·················298

第十六章　个性化康复辅具的3D打印
　　　　技术及其临床应用·········304
第一节　康复辅具的类型与传统技术·······304
第二节　个体化康复辅具设计与拓扑
　　　　优化·····················310
第三节　康复辅具3D打印主要技术
　　　　种类与3D打印材料·········315
第四节　3D打印假肢···············319
第五节　3D打印矫形器·············325
第六节　3D打印足部辅具···········335

第四篇　生物3D打印

第十七章　生物3D打印绪论·············344
第一节　生物3D打印技术的起源及演进···344
第二节　生物3D打印技术必要性和
　　　　重要性···················348
第三节　生物3D打印技术的定义及内涵···349

第十八章　生物 3D 打印技术的基本知识
　　　　　和方法······351
　第一节　生物墨水······351
　第二节　生物基质······359
　第三节　生物打印工艺及核心设备······372
　第四节　原位打印技术等特殊生物 3D
　　　　　打印技术介绍······386
　第五节　生物 3D 打印仿生设计与
　　　　　软件开发······390
　第六节　在体生物反应器的开发与应用······396
第十九章　生物 3D 打印技术的临床应用······404
　第一节　生物 3D 打印在临床药物筛选
　　　　　及药物开发中的应用······404
　第二节　生物 3D 打印在肿瘤治疗
　　　　　中的应用······409
　第三节　生物 3D 打印在细胞治疗中的
　　　　　研究进展······415
　第四节　生物 3D 打印在组织器官再生
　　　　　与重建中的应用······421
　第五节　生物 3D 打印在关节软骨与
　　　　　软骨下骨重建中的应用······426
　第六节　生物 3D 打印技术在颅颌面及
　　　　　口腔领域的应用······433

第五篇　3D 打印医疗器械监管

第二十章　3D 打印医疗器械监管概述······438
　第一节　3D 打印医疗器械分类、定义
　　　　　和判定路径······438
　第二节　3D 打印医疗器械的安全······439
　第三节　政府对 3D 打印医疗器械的监管······441
第二十一章　3D 打印医疗器械产品的
　　　　　　注册及临床评价要求······445
　第一节　临床前评价要求······445
　第二节　临床评价要求······454
第二十二章　3D 打印产品生产质量管理
　　　　　　规范······467
　第一节　国外 3D 打印产品法规要求
　　　　　现状······467
　第二节　3D 打印产品生产质量管理规范
　　　　　要求（通则）······470
　第三节　无菌类 3D 打印产品生产质量
　　　　　管理特殊要求······476
　第四节　植入类 3D 打印产品生产质量
　　　　　管理特殊要求······481
　第五节　3D 打印定制式义齿生产质量
　　　　　管理特殊要求······486

第六篇　发 展 前 景

第二十三章　3D 打印技术的未来发展
　　　　　　及前景······492
　第一节　4D 与 5D 打印······492
　第二节　3D 打印与机器人······494
　第三节　3D 打印与人工智能······497
　第四节　3D 打印与大规模定制······498

中英文名词对照索引······501
登录中华临床影像库步骤······512

第一篇 发展历程

第一章　3D打印基本原理与技术发展历程

第一章　3D 打印基本原理与技术发展历程

第一节　基于熔融沉积原理的 3D 打印技术

一、3D 打印技术发展概述

增材制造（additive manufacturing，AM）技术，相对于传统的减材制造和等材制造技术而言，是一种采用材料逐渐累积、逐层叠加的方式将数字模型直接转化成三维实体的快速成型技术，常称"三维打印（three-dimensional printing，3DP）"技术。顾名思义，三维打印（又称 3D 打印）是将三维实体通过类似于喷墨打印的方式直接制造出来的技术，而平面喷墨打印机使用的是二维印刷（two-dimensional printing）技术。具体来说，3D 打印首先将设计的三维模型通过 3D 计算机辅助设计（computer aided design，CAD）软件转化为 3D 数据，然后再将 3D 数据根据打印层厚转化为切片文件，最后通过逐层打印将这些数据文件转换为三维实体。较传统减材加工方法而言，3D 打印技术不仅省去了机械加工过程和模具，而且可以实现机械自动化批量生产，很大程度上解放了生产力，减少了材料的废弃、降低了生产成本和缩短了生产周期。3D 打印技术即将掀起一场工业生产制造技术的革命。"三维打印（3D printing）""快速成型（rapid prototyping）""实体自由成型制造（solid free-form fabrication）"等各种名称从多方面表现了增材制造技术的独特之处。

1986 年，第一台商业 3D 印刷机被开发。十年后，美国 ZCorp 公司从麻省理工学院获取唯一授权，逐步研发 3D 打印机。从 1996 年至今的二十多年间，3D 打印技术的发展突飞猛进。2005 年，ZCorp 公司研发的世界上第一台高清晰彩色 3D 打印机投入市场使用。2010 年，全球首辆 3D 打印的汽车 Urbee 现世。2011 年，南安普敦大学的工程师们利用 3D 打印技术联合开发出全球首架 3D 打印飞机。次年，世界首例 3D 打印的人造肝脏由苏格兰科研人员制造实现。2013 年，美国一家 3D 打印公司利用固体概念快速增材制造出金属手枪。现如今，科学技术的发展速度与日俱增，3D 打印技术正逐步充斥着世界各个领域的各个角落。3D 打印的发展史，是一段光辉璀璨的科技发展史。

目前，3D 打印技术在航空航天、汽车、生物医疗及建筑等行业的应用不断突破，快速制造各类产品。在航空航天领域，俄罗斯发射首颗 3D 打印的立方体卫星，其大部分塑料部件及电池组氧化锆陶瓷外壳都是直接打印而成；洛克希德·马丁公司（Lockheed Martin Corporation）对首个用在弹道导弹上的 3D 打印部件进行了测试，该部件通过激光选区烧结（selective laser sintering，SLS）技术 3D 打印铝合金制成。在汽车领域，瑞典车商科尼赛克（Koenigsegg）使用了 3D 打印的可变涡轮外壳与钛合金排气尾端件，制成了世界最快 One：1 跑车；奥迪公司计划将 3D 打印的具有复杂几何形状的精细零部件用于成品汽车上。在生物医疗领域，帝国理工学院和米兰比科卡（Milano-Bicocca）大学科学家开发出 3D 打印的能替代软骨的生物玻璃；俄罗斯莫斯科国立科技大学的研究人员根据特定患者参数，利用一种巧妙的形状记忆收缩和增长工艺 3D 打印可被人体吸收的颅骨植入物；目前，3D 打印技术在我国医疗领域的应用也快速突飞猛进，出现了大批世界首例开创性的 3D 打印医疗康复应用。国家增材制造创新中心医疗团队与西安交通大学第一附属医院消化内科介入团队合作，成功开展一例个体化 3D 打印精准辅助经颈静脉肝内门体分流手术（transjugular intra-hepatic portosystemic shunt，TIPS），系国内首例个体化3D打印精准辅助TIPS穿刺手术；以色列特拉维夫大学分子微生物和生物技术学系塔勒·德维尔（Tal Dvir）团队使用一名心脏病患者的脂肪组织作为打印的"原材料"打印出具有完整的细胞、血管和心腔的心脏，等等。

3D打印被冠以"工业革命"的帽子，正以突飞猛进的发展方式趋向成熟。如今的3D打印技术正面向各个领域发展，相信不久的将来，3D打印技术与产品将在我们日常生活中扮演重要角色。3D打印近年来的迅猛发展，跟近几十年来科学家们对3D打印技术和材料孜孜不倦的研究和开发密切相关。针对3D打印的研究内容可概括为新型3D打印技术方法和混合3D打印技术方法研究，新型3D打印材料包括3D打印增强材料和功能材料的开发。自1993年麻省理工学院研究出第一种3D印刷技术起，二十多年间，针对不同类型材料的增材制造技术陆续面世，硕果累累。

目前，3D打印技术根据不同原理可大致分为熔丝沉积成形（fused deposition modeling, FDM）、激光选区烧结（selective laser sintering, SLS）、三维打印（three-dimensional printing, 3DP）、薄材叠层快速成形（laminate object manufacturing, LOM）、直写成型技术（direct ink writing, DIW）、聚合物喷射技术（polyjet）、多射流熔融（multi-jet fusion, MIF）、立体光刻技术（stereo lithography apparatus, SLA）和数字光投影技术（digital light projection, DLP）9种。其中FDM以高分子丝材熔融和固化为基本原理，而SLS以金属或陶瓷粉末熔化和烧结为基本原理，SLA和DLP同属以高分子光聚合反应为基本原理，但SLA以激光点扫描或线扫描固化为主要特征，而DLP则以白光或紫外光直接投影图像进行固化为主要特征。

3D打印的主要材料为金属、陶瓷和高分子。就现在发展状况来看，为人所知的金属和陶瓷3D打印技术按研究热度排列有激光选区烧结（SLS）、三维打印技术（3DP）和薄材叠层快速成形（LOM），最近也出现使用直写成型技术（DIW）制造多孔Al₂O₃陶瓷的液态金属。高分子材料打印方式比较多样，不同的固化原理、添材方式和成型方式对应不同的技术类型，如SLA、DLP和喷墨技术属于利用光固化成型原理，但成型和添

材方式不同；SLS和FDM属于熔融后液固转化，只不过前者是粉末烧结，后者是单纯的熔融后快速固化的过程；DIW属于先通过溶胶直写成型后经光或热固化处理；3DP属于先喷胶水选择性黏结粉末后烧结处理；LOM属于薄层经加热黏结后激光切割的方式。此外双光子3D打印技术虽然具有极高分辨率和打印精度，可打印凝胶等高分子材料，因为其造价昂贵，所以研究较少。

二、熔融沉积原理的3D打印技术

熔融沉积打印技术，FDM工艺，也叫挤出成型。如图1-1-1所示，采用此技术的3D打印机，关键部件为喷头组件，塑料丝材送入喷头后经加热熔融后挤出，在喷头下方平台上冷却固化成型。这项技术需在制造过程中保持打印材料处于半黏流状态，这就要求打印喷头的温度始终被控制在高于材料熔点10℃左右。打印喷头受计算机处理的切片数据指令文件控制，沿着模型截面轨迹行走，将熔丝按固定形状一层层地打印到喷头下方打印平台上，打印平台逐层下移，模型便逐层累积，最终形成完整三维实体。在这里，打印进/出料及喷头运动均由步进电机控制。该打印技术原理简单，且从材料到设备组件均价格低廉，目前可打印聚乳酸（polylactic acid, PLA）、丙烯腈-丁二烯-苯乙烯共聚物（acrylonitrile-butadiene-styrene copolymer, ABS copolymer）、聚碳酸酯（polycarbonate, PC）、热塑性聚氨酯弹性体（thermoplastic polyurethanes, TPU）等多种热

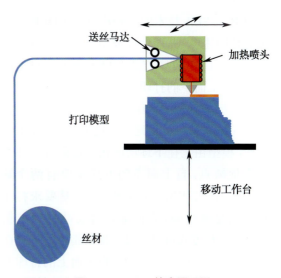

图1-1-1　FDM技术原理图

塑性高分子材料。此外FDM技术已被应用于功能高分子复合材料的3D打印研究，如PLA/CNT（碳纳米管）、PLA/碳黑和PLA/Cu导电复合材料的3D打印。

FDM的工艺特点是直接采用工程材料等进行制作，适合设计的不同阶段，要求材料在合适温度范围熔化时具有一定数值的黏度，固化的温度也要适中，成本较低。但利用这种技术打印的产品受打印头喷嘴直径的限制，精度较低，表面比较粗糙，需要后处理去除支撑部件，常用于制作医疗模型。

（卢秉恒）

第二节 基于光固化原理的 3D打印技术

光固化3D打印是利用光引发剂的感光性，在波长为355～405nm的紫外光作用下，使不饱和有机物发生聚合、接枝、交联等化学反应，最终固话为实体。

数字光投影技术（digital light projection，DLP）投影式三维打印工艺的成型原理是利用发光二极管（light emitting diode，LED）、汞灯或紫外灯直接投影照射的方式固化树脂，由计算机软件对CAD三维模型数据进行分层处理并建立支撑，然后输出黑白色的位图（bitmap）图像数据。每一层的位图图像会由投影机投射到液槽中的光敏树脂（photosensitive resin）上，使其逐层固化成型，如图1-2-1所示。

DLP是SLA技术的变相产物，但DLP具备更快的打印速度，并能保证成型产品的精度与表面光洁度。DLP打印方式有自上而下和自下而上两种，自上而下的打印方式即模型黏结基底自上而下逐层移动，模型由下往上逐层固化，而自下而上式模型黏结基底则倒转过来，自下而上逐层移动，模型由上往下逐层固化。这两种打印方式各有优缺点，自上而下的方式主要有两个缺点：一是一次打印所需材料极多；二是要求打印过程液面足够平静，否则非常容易减损模型精度。但是这种方式可以通过更换树脂槽的方式在同一z轴高度打印复合结构。自下而上的打印方式相比前者打印所需材料较少，可通过更换树脂

槽的方式在z轴不同高度打印复合结构（实现方法下文会有具体描述），且对液面流平性能无较多要求，但这种打印方式机械移动较多，打印时间有一定增加。

DLP技术在打印时间、材料和打印精度上具备的优势吸引了很多科学家的目光，2004年中国科学技术大学黄文浩等针对立体光刻技术（stereo lithography apparatus，SLA）进行了光固化理论分析，得到了固化模型形状与光固化基本参数之间的关系等结果；2006年，王爱玲等对光聚合反应及其材料合成进行了研究；2009年，刘海涛等人研究了在3D打印中不同催化剂对光聚合反应的影响及其影响机制；2012年，Zheng等利用价格低廉的LED阵列制造并优化了DLP 3D打印机；2016年，Christian等通过添加新型断裂链转移剂（AFCT）在不提高光通量的情况下大大提高了甲基丙烯酸酯光敏树脂的韧性；Jiang等人通过DLP结构设计，利用一种超材料打印出具有超高拉伸性能产品；Gregory等通过技术改进投影灰度图以制造非均质结构模型；2017年，Qi等利用改进的DLP技术实现了泡沫导电高分子的3D打印。此外，也有关于DLP技术基本原理方面的研究，如中国科学技术大学研究人员利用光学理论预测了单次曝光固化物形状与光强分布和曝光量的关系，并得到了光敏树脂的两个光固化表征系数；2014年也有人制备用于快速成型的光敏树脂并

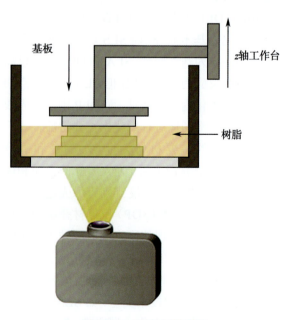

基板　　　　　　　　　z轴工作台

树脂

图1-2-1　DLP打印原理

测试了其基本光学参数，同时对材料力学性能进行了研究。

但是，到目前为止，并未有人研究 DLP 基本打印参数对打印模型力学性能的影响，更没有针对 DLP 打印参数与产品力学性能影响关系的理论分析研究。DLP 技术以光聚合反应为基本原理，具有特殊的 3D 打印工艺参数。而且 3D 打印参数作为影响 3D 打印产品质量的关键因素，对其进行深入研究非常具有科学价值。所以，本文在开展导电复合材料结构 3D 打印技术研究之前，首先通过实验和理论研究了 DLP 技术 3D 打印参数对打印材料力学性能的影响。

综上可知，在以往对 DLP 技术的研究中，关注最多的是打印材料，如光敏树脂的催化剂、分子链增强剂和超材料的结构设计等，其次是打印技术，如优化 DLP 打印机以提高打印精度和利用灰度图制造梯度结构等，最后是关于 DLP 光学方面理论和实验的研究，但是只研究了光强分布理论以及光学参数对微立体形状的影响，并未提取 DLP 技术 3D 打印的所有技术参数，对其进行系统化研究。所以，有关 DLP 技术的基础研究存在着很大的不足之处：缺乏对 DLP 技术参数的深入挖掘探索，造成无法对 DLP 技术 3D 打印产品的性能进行自主控制的问题。

此外，3D 打印参数是增材制造技术的技术参数，3D 打印参数的调节在所有类型 3D 打印技术中都决定着制造产品的表面粗糙度，刚度、强度等力学性能以及打印时间等，而这些都是科学研究和工业生产中非常关注的对象。

因此，发掘 DLP 技术基本参数，通过系统实验的方式研究 DLP 参数对打印产品力学性能等的影响规律，进而建立理论模型，从理论上预测不同的参数配置所生产的 3D 打印产品所具有的力学性质，在指导生产上具有重要现实意义，在科学研究上则是改进打印技术、提高产品质量以及进一步推进探索的基础和必要环节。

（卢秉恒　陈少博）

参 考 文 献

[1] STANSBURY J W, IDACAVAGE M J. 3D printing with polymers: Challenges among expanding options and opportunities[J]. Dental Materials, 2016, 32(1): 54-64.

[2] XING J F, ZHENG M L, DUAN X M. Two-photon polymerization microfabrication of hydrogels: an advanced 3D printing technology for tissue engineering and drug delivery[J]. Chemical Society Reviews, 2015, 44(15): 5031-5039.

[3] SANATGAR R H, CAMPAGNE C, NIERSTRASZ V. Investigation of the adhesion properties of direct 3D printing of polymers and nanocomposites on textiles: Effect of FDM printing process parameters[J]. Applied Surface Science, 2017, 403(1): 551-563.

[4] KIM C, ESPALIN D, CUARON A, et al. A study to detect a material deposition status in fused deposition modeling technology [C]//IEEE International Conference on Advanced Intelligent Mechatronics. IEEE, 2015.

[5] WU G H, HSU S H. Review: Polymeric-based 3D printing for tissue engineering[J]. Journal of Medical and Biological Engineering, 2015, 35(3): 285-292.

[6] STANIEWICZ-BRUDNIK B, STWORA A, MASZY-BROCKA J, et al. The technique of selective laser sintering(SLS) in the design high-porous ceramic implants[J]. Mechanik, 2016, 2016(5/6): 540-541.

第三节　基于粉床原理的3D打印技术

基于粉床原理的 3D 打印技术，是 3D 打印技术的重要组成部分。现阶段基于粉床原理的 3D 打印技术主要有：激光选区烧结(selective laser sintering, SLS)、激光选区熔化(selective laser melting, SLM)、电子束选区熔化(electron beam selective melting, EBSM)和三维打印(three-dimensional printing, 3DP)。根据不同的打印技术，可打印的材料主要有金属、石膏、激光、电子束、尼龙、陶瓷等。

一、激光选区烧结

激光选区烧结(selective laser sintering, SLS)技术，主要是利用粉末材料在激光照射下高温烧结的基本原理，通过计算机控制光斑移动实现精确定位，然后逐层烧结堆积成型。

SLS 的工艺过程是基于激光扫描粉末床表面进行的。主要使用红外激光烧结粉末。先用粉装置铺一层粉末材料，通过打印设备里的预热装置将其加热至适合的温度,接着激光束在粉层上扫描,使被扫描到的粉末温度迅速升至熔点并粘接在一起,当一个分层截面完成烧结之后,工艺平台下降一个层厚的高度,铺粉系统为打印平台铺上新的粉末材料,然后控制激光束再次进行扫描和烧结,如此循环往复,层层叠加,直到完成整个三维物体的打印。

SLS 具有其他 3D 打印技术所不具备的优势,它是复杂结构金属、陶瓷 3D 打印的"神器"。此外,该技术已被用来制造多孔陶瓷、人体植入物和生物高分子材料,如高分子/陶瓷纳米复合材料、高分子生物组织支架等。但该技术类型的打印机多为工业级,设备、材料及维护费用较高,用于科学研究并不具有普适性。从理论上来说,任何加热后能够形成黏结的粉末材料都可以被用来作为 SLS 工艺的打印耗材,目前以 SLS 设备打印的材料主要有石蜡、尼龙、金属、陶瓷粉末和它们的复合材料。

二、电子束选区熔化

电子束选区熔化(electron beam selective melting, EBSM)是基于粉床原理的 3D 打印技术的另一种方式。其工艺过程与 SLM 非常相似,最大的区别是采用的热源不是激光,而是在一个高度真空的打印腔中采用电子束来完成对金属粉末的熔融,通过高速电子轰击金属粉末转化的热能来熔化金属粉末。EBSM 技术经过密集地深度研发,现已广泛应用于快速原型制作、快速制造、工装和生物医学工程等领域。EBSM 技术使用电子束将金属粉末一层一层地熔化,生成完全致密的零件。

电子束由位于真空腔顶部的电子束枪生成。在电子束开始扫描熔化第一层金属粉末之前,成型仓内的铺粉耙将供粉缸中的所用的材料按第一层的高度均匀地铺放于成型基板上;铺粉结束后,电子枪发射出电子束,按三维模型的第一层截面轮廓分层信息有选择地扫描熔化金属粉末,粉末经电子束扫描后迅速熔化、凝固,电子束每扫过一次就重新铺粉,再按照新一层的形状信息通过数控成型系统控制电子束将成型材料(如粉体、条带、板材等)逐层熔融堆积,从而使层与层之间黏合在一起,最终可以得到预期功能的形状和结构复杂的零件。

三、三维打印

三维打印(three-dimensional printing, 3DP)又称喷墨粘粉技术、黏结剂喷射成型技术等。3DP 工艺与 SLS 工艺类似,采用粉末材料成型,如陶瓷粉末(Sic-Si 复合材料),金属粉末,合金粉末等。与 SLS 不同的是,3DP 技术是通过喷头沿固定轨迹喷射黏结剂,如硅胶类黏结剂,将模型截面的粉末材料粘到一起,逐层处理,最终形成三维结构零件。成型后,还需后续处理以增加强度。打印过程中未被喷射黏结剂区域为干粉,可被设置成悬挂结构模型打印过程中的支撑材料,零件成型后,可轻易用水枪或气枪等方式去除。

3DP 工艺的设备在打印工艺系统的控制下,铺粉装置需要先在打印平台上均匀地铺上一定厚度的粉末,待粉末的远端边缘填充完整且平整后,喷墨打印头便在电机和同步带的驱动下,按照模型切片得到的截面数据运动,有选择地进行黏合剂和彩色墨水的组合喷射,最终构成平面图案,这一过程与普通喷墨打印机的打印过程完全一致。在完成单个截面图案之后,工作台下降一个分层厚度距离,同时铺粉装置进行一层铺粉操作,接着喷墨打印头再次进行下一个截面的打印。如此周而复始地送粉、铺粉和喷射黏合剂,最终完成三维成型体。

3DP 打印机非常明显的优势是打印过程不需要考虑支撑问题,在制造悬挂结构和空腔结构等复杂零件上十分方便。此外,这种打印机可以通过增加喷头数和喷嘴数的方式,来缩减打印时间。而且值得注意的是,通过在黏结剂中添加颜料,可实现彩色模型零件的快速制造,这也是该技术最具竞争力之处。但是这种打印技术的最突出的缺点是制造的模型结构强度较低,在功能性实验等方面显得无力。

(卢秉恒 陈少博)

第四节 基于选区熔化原理的金属 3D 打印技术

激光选区熔化(selective laser melting, SLM)技术是利用高能激光束将三维模型切片后的二维截面上的金属合金粉末熔化,由下而上逐层打印实体零件的一种增材制造方法。

SLM是极具发展前景的金属零件3D打印技术。SLM成型材料多为单一组分金属粉末，包括铝合金、奥氏体不锈钢、镍基合金、钛基合金、钴-铬合金和贵重金属等。激光束快速熔化金属粉末并获得连续的熔道，可以直接获得几乎任意形状，且具有完全冶金结合与高精度的近乎致密金属零件。其应用范围已经扩展到航空航天、微电子、医疗、建筑等行业。SLM技术代表了快速制造领域的发展方向，运用该技术能直接成型高复杂结构、高尺寸精度、高表面质量的致密金属零件，减少制造金属零件的工艺过程，为产品的设计、生产提供更加快捷的途径，进而加快产品的市场响应速度，更新产品的设计理念和生产周期。但是，目前SLM技术的发展与推广还存在一些问题，主要是SLM设备工作效率低，并且由于激光器功率和扫描振镜偏转角度的限制，SLM设备能够成型的零件尺寸范围有限；由于大工作台范围内的预热温度场难以控制，工艺软件不完善，制件翘曲变形大，因而无法直接制作大尺寸零件。

随着航空航天领域对大尺寸高精度复杂构件的需求增加，欧美国家已经制定了推动和发展SLM增材制造技术的规划和国家战略，大尺寸SLM设备的研制已受到广泛关注。目前，大尺寸SLM设备的研制主要集中在德国、英国、美国和法国等国，其中具有代表性的公司为弗劳恩霍夫激光技术研究所（Fraunhofer ITL）、EOS、Concept Laser、SLM Solutions、雷尼绍（Renishaw）等。德国弗劳恩霍夫激光技术研究所是最早开发大尺寸激光选区熔化（SLM）设备的公司。为此，弗劳恩霍夫激光技术研究所在德国最西端的城市亚琛（Aachen）建立了一个新的SLM实验室系统。该系统具有1 000mm×800mm×500mm的有效可用构建体积，能够快速制造大型金属部件，并且工艺可靠性高。2015年EOS发布了EOS M 400-4四激光SLM设备，设备将400mm×400mm×400mm的大型成型空间与四台400W光纤激光器集于一身，可将生产率提高四倍。系统的设计也提高了零部件的质量及其一致性，其稳固的铸造结构可以保障7×24h全天候的负荷。同时，该系统还集成一台永久性过滤系统，设备用户无需再定期打开设备更换滤芯。新型的全生命周期循环过滤系统可以提供自动清洁功能，残留粉末将被收集至成型仓下方的储箱内。该设计允许系统在不间断作业的情况下处理更长的作业任务。EOS M 400-4专为工业应用而设计，具备丰富的监测功能，可确保工艺的高度稳定性和优异的零部件质量。直观的用户界面、灵活的软件工具和各种配套设备可完全满足工业生产要求。

德国Concept Laser于2017年推出的X line 2000R型双激光SLM设备，其中每个激光器的功能高达1 000W，设备成形尺寸为800mm×400mm×500mm，是目前世界上成形尺寸最大的SLM设备。X line 2000R的剂量模块也进行了重新设计，其剂量室只需一个周期就可以完全填充。X line 2000R的其他优点还包括惰性气体环境中的封闭自动粉体电路，并可实现最佳的粉末质量；而且其标准的过滤器可以冲水钝化，以保证在更换过滤器时的安全。客户可以选择使用两个构建模块，以确保其生产率达到最高。

SLM Solutions也于2017年推出了新型SLM 800设备，设备成形尺寸高达500mm×280mm×850mm，采用四个700W的激光器，用于生产大型金属零件。这款SLM设备还配置了自动化处理站，可以自动处理开箱、预热、冷却、粉末移除和粉末转移等过程。此外，还集成了永久性过滤技术、熔池监测、多激光功率监测，优化机器控制软件和真空可选粉末供料单元等技术，大大提高了成形稳定性。

雷尼绍最近也推出了全新RenAM 500M增材制造系统，这是一款专门为工厂车间的金属部件生产而设计的激光粉末床熔化式增材制造系统。它具有自动化的粉末和废物处理系统，可实现工艺品质的一致性、减少操作人员与粉末或废物的接触并确保高标准的系统安全性。该系统标配500W光纤激光，并装备全球顶级高精度Renishaw RESOLUTE线性光栅编码器，保证加工精密性，加工体积为250mm×250mm×350mm。RenAM 500M是利用雷尼绍自行设计制造的光学系统和控制平台制成，代表了目前的最高技术水平。

国内大尺寸SLM技术的研发相对落后，目前该研究主要以技术跟踪、设备引进、设备仿制为主。目前国内已经有数家单位研制大尺寸 SLM 设备，并随着国家支持力度的增大，已经取得了一些优秀成果。华中科技大学项目率先在国内提出并研制出成形体积为 500mm × 500mm × 530mm 的四激光束大尺寸 SLM 增材制造装备，它由 4 台 500W 光纤激光器、4 台振镜分区同时扫描成形，成形效率和尺寸达到目前同类设备先进水平。该设备采用国产的钛合金、不锈钢、高温合金、铝合金、镁合金粉末，实现了各种复杂精密零件的成形，其关键技术指标与国外水平相当。该装备首次在 SLM 中引入双向铺粉技术，其成形效率高出同类装备的 20%～40%，标志着我国自主研制的 SLM 成形技术与装备达到了国际先进水平。已经有 45 种零件在 20 余种航天型号研制中得到应用，先后为航天发动机、运载火箭、卫星及导弹等装备中 6 种型号 20 余种产品进行了样件研制，5 种产品通过了热试车，其中 4 种产品已经定型，所研制的零件不仅大大缩短了产品的研制周期，简化了工序，更是将结构功能一体化，获得性能优良、轻质的零件。

上海探真激光技术有限公司于 2018 年发布了超大尺寸金属 SLM 成形设备 TZ-SLM500A，成形尺寸为 500mm × 500mm × 1 000mm。该设备采用四激光束扫描的金属零件增材制造方法，在保证零件成形质量的前提下实现了大尺寸、高沉积效率和高精度的结合。该设备攻克了多光束无缝拼接、四象限加工重合区制造质量控制等众多技术难题，实现了大型复杂金属零件的高效率、高精度、高性能成形。

西安铂力特增材技术股份有限公司（以下简称西安铂力特）研制的 BLT-S400 是铂力特针对零件的批量化打印开发的双激光头双向铺粉 SLM 设备，其最大成形尺寸为 400mm×250mm×400mm，充分考虑航空、航天等高端应用领域的质量要求，可成形材料包括钛合金、钴铬合金、高温合金、铝合金、不锈钢、高强钢、模具钢等。设备自带的 MCS 软件可实现变层厚剖分，在打印前合理规划打印时间，在保证零件精度的同时提高打印效率；具有 16 种扫描策略可选，针对不同形状零件可选择不同的扫描策略，保证零件精度的同时提高打印效率；采用双激光铺粉，成形效率是普通设备的 170% 以上；采用变速刮刀设计，可根据零件尺寸调整刮粉速度，提高铺粉速度和效率；采用图像检测、缺粉警报设计，在粉舱粉量低于安全值时自动报警，可在打印过程中同步加粉，避免设备中断影响成形质量和效率；设计安全扭矩，零件成形过程中触碰刮刀的情况会被自动识别和调整，避免设备中断影响成形质量和效率。

广东汉邦激光科技有限公司于 2018 发布了 HBD-400T 型 SLM 设备，该设备采用 2 台 500W 的激光，可移动生产单元模块化功能、独特的粉末回收模块、高度集成的后处理单元等完美实现智能并行且 7 × 24h 不中断切换工作，配合双激光、双振镜的高效配置，实现效率最大化，满足原型制造到小批量生产的高强度、持续性生产需求，适用于模具、航空航天、医疗器械、汽车零部件制造等领域。

此外，国内大尺寸 SLM 设备的研制的公司还有苏州中瑞智创三维科技股份有限公司、江苏永年激光成形技术有限公司、北京隆源自动成型系统有限公司、湖南华曙高科技有限责任公司、南京宇辰激光等，设备在国际上基本处于跟跑阶段，离国际先进水平还有一些差距。

总体来看，欧美国家研制的大尺寸 SLM 设备基本采用多激光束并联方法，成形尺寸最高达 800mm × 400mm × 500mm，而且为了保证成形过程中的稳定性，都加入了在线监测系统和先进的气体粉尘排放系统，并改进了粉体自动化处理技术，使加工更方便。但是，目前所有设备的熔池监测技术基本采用激光散射反馈和红外测量技术，而激光散射反馈技术过于复杂，目前只是停留在验证阶段，没有得到实践证明。而红外测量需要监测 2 000℃ 以上的红外测量器，设备造价高，经济性低。我国大尺寸 SLM 设备虽然取得了一些发展，但是设备的核心器件激光器、振镜等核心技术都牢牢被欧美国家掌握，且没有先进的在线监测系统，成形稳定性有待提高。

目前，大尺寸 SLM 增材制造设备在航空、航天、核工业等高科技领域能够发挥关键作用，因此被西方国家列为高度敏感的高端技术装备，对中国实施严格的出口管制，我国只有走自主研发的道路，发展适合我国航天领域的高端激光选区熔化技术和装备，才能够解决目前所面临的高精度、大型尺寸及复杂关键金属构件制造的难题。

（卢秉恒　张　波）

第五节　医学3D打印技术的发展历程与前景

1984 年，Charles Hull 研发了一种三维打印技术。1986 年，该技术获得了专利，Charles Hull 将其命名为立体光刻技术（stereo lithography apparatus，SLA），并成立了 3D Systems 公司。同年，Charles Hull 开发了第一台商用 3D 打印机。迄今为止，3D 打印技术已发展近 40 年。随着打印材料研发和数字化技术的完善，3D 打印技术已被广泛应用于航空航天、汽车、建筑、教育、医疗、日用品、地理信息及生物工程等领域。3D 打印技术的出现使传统制造业发生了颠覆性变革，已成为引领未来全球制造业发展的新趋势。

在医学领域，随着经济社会的发展，植入物、生物组织、器官、骨骼等个性化医疗的需求越来越明显。相较于传统制造技术，3D 打印在个性化、设计复杂的医疗产品制造上具有明显的成本和效率优势，使得 3D 打印技术在医疗领域中具有广泛的应用前景，同时极大地推动了医学 3D 打印技术（medical 3D printing technology）的发展。

早在 20 世纪 80 年代，上海交通大学医学院附属第九人民医院率先利用激光刻蚀，在获得临床计算机断层扫描（computed tomography，CT）图像数据后，在打印纸上逐层勾画出图形，并进行黏合，构建出人体骨骼模型，进而利用此模型辅助骨肿瘤、骨折、关节畸形等临床疾病的治疗。这一技术虽然有别于 3D 打印增材制造（additive manufacturing，AM）技术，却为医学 3D 打印技术的发展提供了雏形。如今，医学 3D 打印技术可以根据人体扫描得出的影像数据，精准打印出具有结构或功能的组织或器官模型，进而应用于术前评估、术中辅助、组织器官修复再生和康复治疗等。具体而言，通过医学影像学手段（如 CT，MRI 等）获得相关三维图像后，利用计算机辅助设计（CAD）软件将这些三维图像根据打印层厚转化为切片文件，再通过逐层打印将这些数据文件转换为三维实体，进而应用于医学临床。经过 30 余年的发展，医学 3D 打印技术已在外科手术

辅助、个性化医疗器械、组织工程学、医学教育等领域得到了广泛的应用。

上海交通大学医学院附属第九人民医院从 20 世纪 80 年代起就与上海交通大学机械与动力工程学院合作开发个性化假体计算机辅助设计/计算机辅助制造（computer aided design，CAD/computer aided manufacturing，CAM）技术与计算机辅助临床工程系统。经过近 20 年的研发，在 2003 年成功实现了计算机辅助定制型关节的医学设计和加工，制作的定制型植入物已被广泛应用于四肢、颌面和脊柱的临床患者。在国际上，1992 年，华盛顿大学医学中心山谷医疗中心（UW Medicine Valley Medical Center）的研究人员利用立体光刻技术（SLA）制作了颌面部的模型，并用于术前规划（surgical planning）。此后，3D 打印技术被广泛应用于外科手术辅助，如肿瘤的术前规划。如今，通过 3D 打印技术，医生可以根据患者术前独特的影像学资料打印出三维实体模型，并用不同颜色标注出肿瘤、正常组织、神经及血管的位置及范围。使术者能够全方位了解病变局部的解剖情况，并可以使用模型在术前模拟演练手术过程，进而制订更为详尽的手术计划，提高手术成功率，缩短手术时间。

医学 3D 打印技术在个性化医疗器械的制作和临床应用方面也取得了巨大的进展。以骨缺损的个性化重建为例，骨盆肿瘤切除后骨缺损形态个体差异大，传统方法无法重建或重建效果不佳，是公认的世界性难题。上海交通大学医学院附属第九人民医院在个性化硬组织重建植入器械的 3D 打印技术的集成和应用方面开展了大量的研究工作，在国际上最先将 3D 打印及计算机辅助手术导航技术应用于骨盆肿瘤的个性化保肢重建，突破多项关键技术瓶颈，自主研发了多种型号个性化骨盆重建植入器械；创建了包含术前 3D 打印个性化骨盆病变模型进行手术模拟、术中利用 3D 打印个性化手术导板辅助肿瘤精准切除、术后 3D 打印个性化金属骨盆假体进行功能重建的"三位一体"创新治疗模式，并将其推广到骨科、口腔、外科等临床科室；自主研发了拥有独立知识产权的计算机辅助手术导航系统，自创个性化假体实时跟踪装置，与 3D 打印技术结合，并于 2014 年完成国内外首例个性化骨盆肿瘤型假

体设计，并实现了骨盆肿瘤的精准切除与3D打印个性化重建假体的精准安装（图1-5-1）。目前已完成多项世界首例的个性化假体设计及临床应用，相关技术已在全国23个省份、50余家医院得到推广及应用，极大地推动了我国医学3D打印产业的发展。

此外，3D打印技术在术后康复方面也获得了广泛的应用。例如，将3D打印技术应用于畸形矫正，如扁平足和踇外翻的治疗。上海交通大学医学院附属第九人民医院通过3D打印技术制备出个性化的矫正足弓垫和踇外翻矫形器，在提高疗效的同时能够最大限度地减轻患者不适。另外，3D打印技术还应用于制备个性化的固定支具，用于临床闭合性骨折患者的康复。传统的固定支具由于个体差异可能会引起松动，不能完全满足固定需求。利用3D打印技术制备的个性化固定支具，与患者匹配度高，固定良好且拆卸方便，显著加快了患者的术后康复。

除了临床应用，医用3D打印技术还可应用于临床教学。利用医学解剖学以及临床病例，通过3D打印技术制备高精度的立体教学模型，有助于加强学生对解剖学以及其他各学科知识技能的掌握。通过进一步临床对接，符合临床教学的发展趋势。

此外，医学3D打印技术正越来越多地被应用于制备修复组织或器官。传统的组织工程技术构建的支架结构与成分均一，与人体自身组织差异较大。3D打印技术能够精准控制制造结构的几何形状、力学形态以及空间分布，更好地复制具有复杂性和异质性的内源性组织器官。2005年，当时还在美国克莱姆森大学（Clemson University）从事研究工作的徐弢与合作者使用水凝胶为载体在保证细胞活性的前提下成功打印出了三维结构。随后，电纺3D打印、冷冻打印等新技术不断出现并发展。例如，来自加利福尼亚大学伯克利分校（University of California, Berkeley）和美国

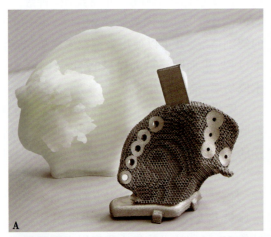
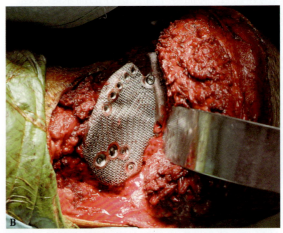
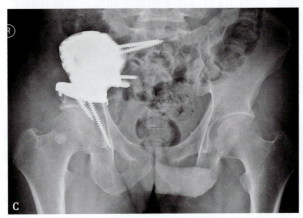
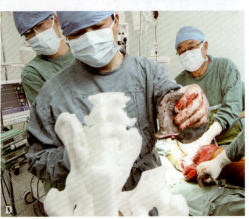

图1-5-1 3D打印个性化骨盆肿瘤型假体设计及临床应用

A. 3D打印的病变髂骨及多孔表面的髂骨假体；B. 髂骨假体适当缩小，以利软组织闭合；C. 术中摄片示假体位置良好，术中CT检查证实方向向下的两枚螺钉位于关节后侧，未进入关节间隙；D. 术中参照3D打印模型，置入多孔表面假体。

劳伦斯利弗莫尔国家实验室（Lawrence Livermore National Laboratory）的研究人员开发了一种计算轴向光刻（computed axial lithography，CAL）技术。CAL 制造系统能够把一组二维图像从不同的角度投射出来。这种多角度的曝光叠加，可以选择性地使容器内的光敏液体固化成所需要的几何形状。伴随着新材料和新技术的不断发展，医学 3D 打印技术已广泛应用于复杂组织（骨、软骨、血管、皮肤、角膜等）的再生和复杂器官（肾脏、肝脏、心脏、肺等）微结构的构建。2013 年，上海交通大学医学院附属第九人民医院采用 3D 打印技术制备了聚乙醇酸 / 聚乳酸（polyglycolic acid，PGA/polylactic acid，PLA）和聚己内酯 / 羟基磷灰石（polycaprolactone，PCL/hydroxyapatite，HA）双相支架。同时将软骨细胞和骨髓基质细胞（bone marrow stromal cell）分别植入支架中用于软骨和骨的再生。裸鼠皮下移植支架 10 周后，成功构建了山羊股骨头再生支架。再生股骨头外形和大小与本地山羊股骨头相似，表面有光滑、连续、无血管、均匀的软骨层，在 PCL/HA 支架的微通道内有坚硬的类骨组织。此外，再生软骨和骨的组织学检查显示出典型的组织学结构和生物物理特性，类似于具有特定基质沉积和良好整合的骨软骨界面的天然软骨（图 1-5-2）。2014 年，美国哥伦比亚大学医学中心（Columbia University Medical Center）的研究人员使用 3D 打印技术制备了半月板支架，该支架包含人类结缔组织生长因子（connective tissue growth factor，CTGF）和转化生长因子 -β3（transforming growth factor beta，TGF-β3）。CTGF 和 TGF-β3 从 3D 打印的微通道中释放后，可以诱导内源性干 / 祖细胞分化并合成区域特异性 Ⅰ 型和 Ⅱ 型胶原蛋白，成功实现了羊膝关节半月板再生。

在器官打印方面，2019 年 4 月，以色列特拉维夫大学（Tel Aviv University）的研究人员以患者自身的组织为原材料，打印出全球首个拥有细胞、血管、心室和心房的"完整"心脏。同年 8 月，美国卡内基梅隆大学（Carnegie Mellon University）的研究人员开发了一种生物 3D 胶原蛋白技术[悬浮水凝胶自由形式可逆嵌入技术（freeform reversible embedding of suspended hydrogels，FRESH）]，可以构造出从毛细血管到整个器官的人类心脏全功能部件。通过这一技术，研究团队能够构建重现天然心脏组织的关键结构、机械和生物特性。

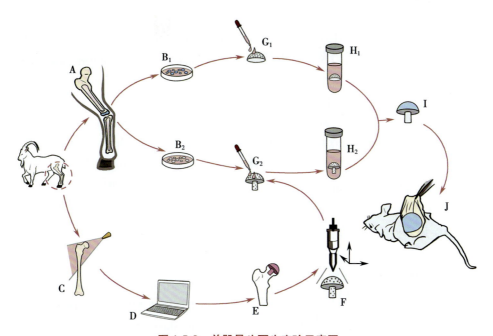

图 1-5-2 羊股骨头再生实验示意图

首先从山羊股骨提取软骨细胞和骨髓基质细胞（A～B）；之后利用激光扫描获得山羊股骨图像数据，通过 CAD 技术辅助支架结构设计，并利用 FDM 打印技术分别制备出成软骨和成骨支架（C～F）；最后，分别将软骨细胞和骨髓基质细胞接种于成软骨和成骨支架内，构建骨软骨复合植入体，皮下植入裸鼠背侧 10 周，成功构建出山羊股骨头再生支架（G～J）。

医学 3D 打印的广泛应用极大地推动了医学 3D 打印技术的发展。超高速喷射 3D 打印、极速光固化 3D 打印、飞秒投影双光子光刻打印等新兴的打印技术层出不穷。得益于打印技术的快速发展，目前医学 3D 打印在加工效率和精度上已取得突破性的进展。例如，2015 年，美国北卡罗来纳大学（University of North Carolina）的研究者们开发出连续液面生产（continuous liquid interface production，CLIP）技术，不仅可以实现连续打印，而且打印速度是普通光固化技术的 10～100 倍。2019 年，荷兰乌得勒支大学（Utrecht University）的研究人员与合作者们在计算轴向光刻（computed axial lithography，CAL）技术的基础上开发了容量生物打印（volumetric bioprinting，VBP）技术，可以在几秒到几十秒的时间内制造出具有任意大小和形状的精细结构。

生物体的组织器官都具有复杂的组织结构，以满足其独特的功能需求，这对医学 3D 打印的精准度提出了挑战。目前医学 3D 打印技术在打印产品的精确度控制方面也得到了飞速的发展。例如，2018 年，荷兰乌得勒支大学（Utrecht University）的研究者们将熔融近场直写技术和挤出打印水凝胶成功结合，实现了对结构设计和纤维直写的控制。这个策略可精确控制三维空间组织，同时更真实地再现原生组织的复杂结构，极大地提高了在不损害机械完整性、细胞活力及分化的情况下构建临床相关结构的能力。2020 年，麻省理工学院（Massachusetts Institute of Technology，MIT）的研究人员与合作者发明了一种导电聚合物墨水，首次实现了导电聚合物的高精度 3D 打印，为导电聚合物的加工制造提供了一种简单快速、成本低廉的技术。同时该技术可与现有打印材料集成，实现多材料 3D 打印，为柔性电子、可穿戴 / 植入设备等医用器件的定制提供了新策略。

目前医学 3D 打印已从最初的模型 / 模具制造发展为结构功能一体化的部件 / 组件制造；从构件制造发展为具有生命力的活体打印。可以预见，未来医学 3D 打印技术将以其强大的个性化、高效化、精准化、数字化及规模化等优势，推动生物医疗发展的进一步突破，为人类未来生活带来新希望。

（戴尅戎　韩　煜　符静珂）

参 考 文 献

[1] STOKER N G, MANKOVICH N J, VALENTINO D. Stereolithographic models for surgical planning: preliminary report[J]. Journal of Oral & Maxillofacial Surgery, 1992, 50（5）: 466-471.

[2] WARAN V, NARAYANAN V, KARUPPIAH R, et al. Utility of multimaterial 3D printers in creating models with pathological entities to enhance the training experience of neurosurgeons[J]. J Neurosurg, 2014, 120（2）: 489-492.

[3] XU T, JIN J, GREGORY C, et al. Inkjet printing of viable mammalian cells[J]. Biomaterials. 2005, 26（1）: 93-99.

[4] KELLY B E, BHATTACHARYA I, HEIDARI H, et al. Volumetric additive manufacturing via tomographic reconstruction[J]. Science, 2019, 363（6431）: 1075-1079.

[5] DING C, QIAO Z, JIANG W, et al. Regeneration of a goat femoral head using a tissue-specific, biphasic scaffold fabricated with CAD/CAM technology[J]. Biomaterials, 2013, 34（28）: 6706-6716.

[6] LEE C H, RODEO S A, FORTIER L A, et al. Protein-releasing polymeric scaffolds induce fibrochondrocytic differentiation of endogenous cells for knee meniscus regeneration in sheep[J]. Sci Transl Med, 2014, 6（266）: 266ra171.

[7] NOOR N, SHAPIRA A, EDRI R, et al. 3D Printing of Personalized Thick and Perfusable Cardiac Patches and Hearts[J]. Adv Sci, 2019, 6（11）: 1900344.

[8] LEE A, HUDSON A R, SHIWARSKI D J, et al. 3D bioprinting of collagen to rebuild components of the human heart[J]. Science, 2019, 365（6452）: 482-487.

[9] TUMBLESTON J R, SHIRVANYANTS D, ERMOSHKIN N, et al. Additive manufacturing. Continuous liquid interface production of 3D objects[J]. Science, 2015, 347（6228）: 1349-1352.

[10] BERNAL P N, DELROT P, LOTERIE D, et al. Volumetric Bioprinting of Complex Living-Tissue Constructs within Seconds[J]. Advanced Materials, 2019, 31（42）: 1904209.

[11] RUIJTER M, RIBEIRO A, DOKTER I, et al. Simultaneous Micropatterning of Fibrous Meshes and Bioinks for the Fabrication of Living Tissue Constructs[J]. Adv Healthc Mater, 2018, 8（7）: e1800418.

[12] YUK H, LU B, LIN S, et al. 3D printing of conducting polymers[J]. Nature Communications, 2020, 11（1）: 1604.

第六节　生物3D打印技术

生物3D打印技术是3D打印技术在生物医学领域的延伸。广义的生物3D打印技术是指服务于生物医学领域的3D打印;狭义的生物3D打印专指含有细胞的生物墨水的打印,也称细胞打印或器官打印。生物3D打印技术的提出,源于临床对组织修复和器官再生的需求。供体器官的极度缺乏,致使研究者逐渐将视野转向工程领域,以期从工程学的角度实现对组织和器官的模拟与再造。在此背景下,组织工程学应运而生,它将工程学技术与生命科学相结合,通过"生物支架 + 细胞种植"的仿生结构来替换受损组织或修复功能失常的器官。然而,因支架结构和形状难以精准控制、细胞无法精确定位、血管网络难以制造等问题,限制了传统组织工程技术的临床应用。彼时,因具有高精度、个性化及复杂成型等显著优势,3D打印技术逐渐兴起并向各个领域渗透,其在医学领域的应用,也逐渐从制造无生命的模型、支架跨越到有生命的细胞、组织甚至器官,生物3D打印由此诞生。

一、生物3D打印基本原理

生物3D打印是基于3D增材制造原理,以加工细胞、生物活性因子及生物材料为主要内容,以修复和重建人体组织和器官为目标的跨学科多领域的新型再生医学工程智能制造技术。"生物打印机"通过挤出、喷墨、激光辅助等不同的成型手段,逐层堆叠生物材料 / 细胞,制造具有生物活性和仿生结构的细胞三维结构体、组织或类器官。与金属、陶瓷、塑料等材料的3D打印相比,生物3D打印最大的特点是加工有活性的材料,并创造"活"的产品。

完整的生物3D打印一般包含六个步骤。

1. 数据采集　利用X线、计算机断层扫描(computed tomography,CT)或磁共振成像(magnetic resonance imaging,MRI)等生物医学影像技术获取组织器官的数据,用于指导3D打印模型构建。

2. 方案设计　利用计算机辅助设计技术制订建模方案。常用的建模策略包括以下三种:仿生设计、细胞自组装和微组织构建。仿生设计指通过生物3D打印技术对组织或器官的细胞和细胞外基质的成分和结构进行复制。细胞自组装受胚胎发育过程的启发,通过外加适当的细胞信号,细胞可以自行聚集并产生细胞外基质从而形成所需的生物微结构和功能。微组织构建结合了上述两种建模策略,一种是根据仿生学设计思路将细胞球(类似于微组织)组装成一个更大的组织;另一种是精准构建组织单元,并使其自组装成功能性大组织。

3. 材料选择　根据不同的打印工艺、拟构建的组织结构、生物功能等选择适合的生物材料。生物材料分为天然材料、合成材料和脱细胞外基质。常用的生物3D打印材料有明胶、胶原、壳聚糖、透明质酸、海藻酸盐、聚乳酸、聚乙二醇、聚己内酯等。

4. 细胞选择　根据拟构建的组织结构选择对应的细胞来源和细胞种类。细胞来源主要是自体细胞和异体细胞。可打印的细胞包括干细胞、肿瘤细胞和多种体细胞。

5. 打印　根据不同的结构和生物性能需求选择不同的生物打印工艺。目前常用的生物打印工艺包括:挤出式生物打印(extrusion-based bioprinting)、喷墨生物打印(inkjet-based bioprinting)、生物激光打印(laser-based bioprinting)和光固化生物打印(stereolithography bioprinting)。

6. 后处理和应用　生物3D打印制造的结构体一般需要在体外生物反应器中进行培养。后期可用于体外实验,如药物筛选、细胞行为研究等;也可移植入体内,搭载缓释药物或修复特定的组织或器官等。

二、生物3D打印技术发展历程

(一)思想萌芽

1984年,美国3D Systems公司的联合创始人Charles Hull实现了3D打印的首次实践。1987年,美国马萨诸塞大学医生Joseph P. Vacanti和麻省理工学院教授Robert Langer首先较为系统地提出"组织工程学"概念,并于1993年在美国《科学》杂志,撰文发表了初步的研究成果。同期,多位研究者尝试在二维平板构建高密度的蛋白质或DNA芯片。2000年,美国克莱姆森大学教授

Thomas Boland 首次阐述生物 3D 打印技术概念：以细胞活体为主要材料，体外构建三维组织和器官。

（二）技术诞生

1999 年，美国海军实验室采用激光直写技术打印不同的生物材料或细胞。2003 年，美国克莱姆森大学 Boland 团队首次报道 3D 打印哺乳动物活细胞。研究者改装了普通的惠普喷墨打印机，并用含细胞的材料替代常规墨水，成功打印出细胞二维图案。同年，该团队申请了世界上第一个细胞打印专利（US 7,051,654）。此后，多种生物 3D 打印工艺如雨后春笋般相继出现，2004 年，Boland 团队采用光固化技术制作组织工程支架；2005 年，清华大学和美国德雷塞尔大学（Drexel University）各自独立撰文报道了挤出式细胞打印技术。

（三）设备问世

2009 年，美国上市公司 Organovo 发布第一台商业化的生物 3D 打印机 NovoGen MMX，该打印机采用挤出打印原理，以含细胞的水凝胶为制造材料。在此之后，涌现出多台成型设备，包括德国 EnvisionTEC 公司的 3D-Bioplotter 生物打印机；日本 Cyfuse Biomedical 公司的 Regenova 生物打印机；俄罗斯 3D Bioprinting Solution 公司的 FABION 3D 生物打印机；中国广州迈普再生医学科技股份有限公司的莱普生物打印机，杭州捷诺飞生物科技股份有限公司的 Regenovo 生物打印机等。当前商业化的生物打印机中，以挤出打印设备和喷墨打印设备居多，美国在设备研制和生产销售方面仍占全球主导地位。

（四）技术应用

自生物 3D 打印技术诞生以来，其发展经历了四个层次。第一层次，打印出的产品不进入人体，主要包括一些体外使用的医学模型、医疗器械，对使用的材料没有生物相容性的要求。第二层次，使用的材料具有良好的生物相容性但是不能被降解，产品植入人体后成为永久性植入物。第三层次，使用的材料具有良好的生物相容性，而且能被降解。产品植入人体后，可以与人体组织发生相互关系，促进组织再生。第四层次，使用活细胞、蛋白及其他细胞外基质作为材料，打印出具有生物活性的产品，最终目标是制造出组织、器官。这是生物 3D 打印的最高层次，也是狭义上的生物 3D 打印技术。表 1-6-1 列出了生物 3D 打印技术自诞生以来的标志性事件。

当前，世界各国均高度重视生物 3D 打印技术与产业的发展。《国家增材制造产业发展推进计划（2015—2016 年）》将医疗领域增材制造作为重要发展方向。科技部首先启动的"十三五"国家科技重大专项中，生物 3D 打印涉及生物医用材料研发与组织器官修复替代、干细胞及转化研究、增材制造与激光制造 3 个专项。可以预见，生物 3D 打印技术将成为新一轮"工业革命"的重要引擎。

表 1-6-1　生物 3D 打印发展历程

年份	标志性事件
1996	观测到细胞聚集和成团迁移现象；首次在人体中使用天然生物材料
1998	细胞膜片技术出现
1999	激光直写技术出现
2001	首例组织工程膀胱（患者自体细胞种植在人工合成材料支架中）
2002	喷墨打印技术首次应用在生物领域
2003	首次出现喷墨打印活细胞研究；首个细胞打印专利（喷墨打印）
2004	改装普通喷墨打印机以适应细胞打印；无支架细胞三维结构出现
2006	构建牛主动脉三维结构
2008	组织块打印概念提出
2009	首个商业生物打印机推出——NovoGen MMX；构建无支架血管组织
2010	采用激光直写技术成功在胶原上打印肝细胞
2012	皮肤原位生物打印；关节软骨修复（喷墨打印）、人工肝脏（挤出打印）
2014	多喷头生物打印机构建带血管的组织
2016	生物 3D 打印构建人耳、骨骼和肌肉组织
2017	生物 3D 打印卵巢
2018	生物 3D 打印带收缩功能的心脏组织（大鼠心脏细胞）
2019	打印含细胞、血管和带心室结构的完整心脏；构建肺泡结构

（徐　弢）

参 考 文 献

[1] SEOL Y J，KANG H W，LEE S J，et al. Bioprinting technology and its applications[J]. Eur J Cardiothorac Surg，2014，46（3）：342-348.

[2] MURPHY S V，ATALA A. 3D bioprinting of tissues and organs[J]. Nat Biotechnol，2014，32（8）：773-785.

[3] DABABNEH A B，OZBOLAT I T. Bioprinting Technology：A Current State-of-the-Art Review[J]. Journal of Manufacturing Science and Engineering，2014，136（6）：061016.

第二篇　技　术　原　理

第二章　医学图像处理技术

第三章　医学模型三维重建与设计

第四章　生物力学与仿真

第五章　3D打印工艺与装备

第六章　3D打印后处理与检测

第二章　医学图像处理技术

第一节　医学影像设备的类型、工作原理

一、X线成像的基本原理与应用

X线成像技术作为医学影像学检查重要部分主要用于临床疾病诊断，至今已有120余年历史。X线成像历经以胶片为载体的传统X线时代，正在步入数字化、精准化和无胶片化的数字化信息时代。

在人体由于人体骨骼系统和呼吸系统自然对比明显，因此X线成像是其临床检查的主要手段，因为空间分辨率高，依然是骨科首选检查，应用广泛。X线平片是医师诊断骨关节炎、骨折、肿瘤等疾病的首选检查方法。此外，在骨科手术中，C臂X线透视可以显示假体安放位置，辅助医师及时评估和调整假体位置。金属假体在CT和MRI检查中常引起严重的图像伪影，影响图像评估；X线平片可避免上述不足，又因其价格低廉、辐射剂量小，一直是骨科术后随访的重要工具。空间分辨率高的下肢全长X线摄影技术可辅助术前的下肢冠状面力线评估，并对术后效果评估具有重要的应用价值。X射线透视联合计算机可视化技术还可以应用于手术导航系统，辅助医师术中准确定位，减少射线暴露次数。

X线成像技术的进步也促进了许多特殊成像系统的发展，例如双平面透视影像系统。双平面透视影像系统利用两台相互垂直的C型臂，可同时采集双斜位瞬时X射线图像（图2-1-1），后结合图像校准技术，重建透视物体的几何形状（图2-1-2）。双平面X透视可显示运动过程中，骨与骨间的相对位置，评估受检者的运动功能。基于双平面X线重建出的物体三维模型数据，经过后

期软件（CAD）加工处理，可用于3D打印及相关手术规划等操作。

成像质量的提高是技术发展的主要方向。X线的图像质量常采用分辨率、噪声以及信噪比来进行评估，其取决于成像的设备、扫描时参数、技师的操作以及图像后处理算法等。应用X线进行骨科测量时，应考虑到因X线束投照所造成的放大和变形，必要时要对图像进行一定的校正。如

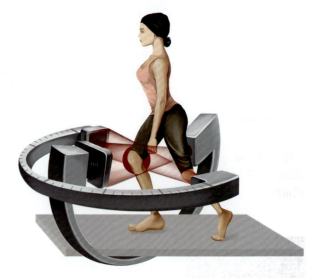

图2-1-1　双平面透视影像系统示意图

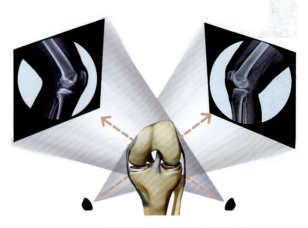

图2-1-2　虚拟双平面透视影像系统示意图

测量全髋关节术后患者的臼杯前倾角时，X 线光源位于臼杯中心和骨盆中心时，所得出的臼杯前倾角结果不同，需要进行一定的矫正（图 2-1-3）。X 线成像技术在骨科拥有着极其广泛地应用，X 线成像技术正朝着图像更为清晰、剂量逐渐降低、精度逐步提高的方向前进。

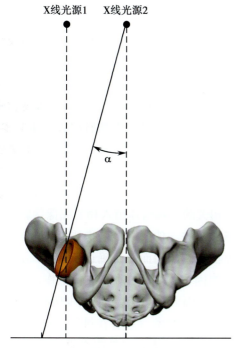

图 2-1-3　X 线投照位置对于臼杯前倾角测量的影响
X 线光源 1 和 X 线光源 2 分别位于髋臼和骨盆。当 X 线光源位于骨盆中心时，因为 X 射线的偏移会对臼杯的前倾角产生影响。

二、CT 成像的基本原理与应用

计算机断层扫描（computed tomography，CT）与传统 X 线成像不尽相同，采用 X 线束对检查部位进行逐层横断面扫描，经计算机处理获得的断层图像，其密度分辨率明显优于 X 线平片。因为其对医疗进步产生了巨大推动作用，CT 发明人英国工程师 Hounsfield 于 1979 年获得诺贝尔生理学或医学奖。根据观察检查部位的组织成分和密度差异，需选择不同的 CT 图像重建算法，常用的有标准演算法、软组织演算法和骨组织演算法等（图 2-1-4）。图像重建算法选择不当，将会影响图像的分辨率。

从 CT 的发明到应用，再到螺旋 CT（spiral CT）的诞生并投入使用，CT 所采集的信息不再是某一横断层面的数字信息，而是某一段容积内的数字信息，因而螺旋 CT 也被翻译成为容积 CT（volume CT）。螺旋 CT 的出现提升了 CT 机成像的时间分辨率和空间分辨率，为 3D 打印技术的医学应用奠定了基础。其后出现的 CT 双能量成像可以获得不同物质的 X 线衰减吸收系数，计算出每个体素的有效原子系数，实现对物质的区分，提升了 CT 的对比度分辨率。不同的厂家实现 CT 能谱成像的方式略有不同，西门子双能系统（SOMATOM Definition™）采用了双 X 线管和双探测器模式，美国通用电气公司（General Elec-

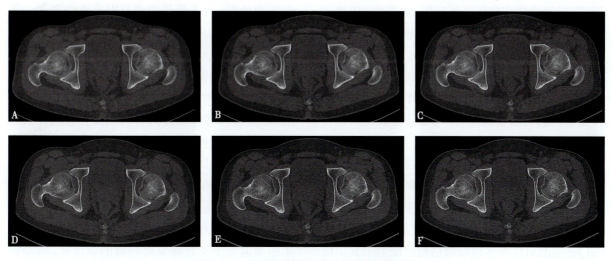

图 2-1-4　CT 重建算法对于图像质量的影响
A～F 为同一个患者同一次扫描采用不同重建法卷积核（kernel）进行重建后的图像，显示选择窗宽 1 500Hu，窗位 400Hu。kernel 值分别为：A. B31f；B. B40f；C. B45f；D. B50f；E. B60f；F. B70f。随着重建算法 kernel 值的提高，图像中噪声值提高，常需要根据观察要求选择合适的重建算法。

tric Company，GE）宝石能谱 CT 系统（Discovery CT750 HD）依靠单一 X 线球管电压的瞬时切变和具有同时能够探测到高低能光子的探测器组成。CT 双能量成像目前主流的重建算法包括前处理重建方法和后处理重建方法：前者通常包括两个部分，首先对高低能投影进行非线性求解获得材料相关项投影，再将分解后的材料相关项投影进行传统 CT 图像重建算法，如滤波反投影法，实现 CT 双能量成像；后者主要是先对高、低能投影数据分别利用传统 CT 图像重建算法重建出高、低能 CT 图像，再对高、低能 CT 重建图像在图像域进行材料分解，获得物体断层的物理参数分布图像。

骨科临床和科研的发展离不开影像学的大力支持，其中计算机断层扫描技术尤为重要。CT 对肌肉骨骼系统的诊断、术前计划及治疗均有重要指导意义。CT 可发现 X 线平片难以发现的隐匿性骨折，判定肿瘤的骨组织和软组织的破坏范围和内部信息；结合血管对比剂可以评估肿瘤与血管的毗邻关系；结合图像后处理技术可以设计 3D 打印穿刺导板，辅助肿瘤活检取材；此外，CT 还是复杂病变手术规划的基础，例如通过脊柱 CT 数据重建畸形椎体三维结构，进行 3D 打印脊柱模型协助修正椎体间的对位关系；就骨科手术导航而言，CT 提供导航所需的数据信息，目前已应用到脊柱椎弓根螺钉植入、关节置换假体植入以及肿瘤穿刺切除等多个领域。近年来，随着 CT 能谱成像在临床开展应用，骨关节 CT 能谱成像受到了越来越多重视。例如应用虚拟去钙技术，CT 能谱成像可以显示骨挫伤，对于急诊患者或不能行 MRI 检查的患者，早期显示骨挫伤可以指导临床治疗（图 2-1-5）。利用 CT 能谱成像对特异蛋白质的物质鉴别能力，可显示前后交叉韧带及半月板损伤。

影响 CT 图像质量的因素很多，主要包括分辨率、噪声、伪影等。其中分辨率包括空间分辨率、密度分辨率和时间分辨率，是判断 CT 机性能和图像质量的三个重要指标。空间分辨率（spatial resolution），指鉴别细微结构的能力。其中纵向分辨率一般和层厚一致。其受到探测器孔径大小、采样间隔（频率）、重建算法和扫描精度等因素的限制。对于 3D 打印骨组织建模而言，各向同性的多 CT 成像参数十分重要，即保证 CT 图像的横向空间分辨率和纵向分辨率相同，也就是像素的 x、y、z 三个方向的边长相等时，称为各向同性（isotropy）。目前先进的多层螺旋 CT 的像素体积可小至 0.3mm × 0.3mm × 0.3mm，则无论是冠状位、矢状位以及任意方向的重建图像，均能够达到与原始横断面图像一致的图像细节，图像后处理也比较容易方便。

CT 图像的噪声是指均匀物体的各像素 CT 的标准差（standard deviation，SD），也是评估 CT 图像质量的指标。噪声和 X 线剂量有关，剂量增大时，噪声减小，扫描过程中我们应根据检查部位的组织厚度和密度来调整管电流大小。CT 图像中与被扫描组织结构无关的异常影像称为伪影（artifact）。产生伪影的原因有很多，主要总结为设备原因、被检者原因、扫描条件不当。其中与被检者相关的金属假体植入物的图像伪影和骨科诊疗息息相关。伪影降低图像质量，甚至影响病变的分析诊断。因而应正确认识伪影，分析产生伪影的原因，做好扫描前的准备工作，及时去除造成伪影的因素，尽量避免或减少伪影的出现。

金属内植物术后患者在进行 CT 扫描时，图像上的放射样条状金属伪影会遮挡假体周围骨组织等结构，掩盖假体周围骨折、假体松动和骨质溶解等并发症，严重影响了骨科的临床诊疗工作。而采用 X 线平片难以观察复杂重叠结构的骨与假体的接触情况，因而如何减低金属内植物的图像伪影，对于骨科患者具有重要的意义。常用的方法是利用 CT 机工作站自带的去金属伪影（metal artifact reduction，MAR）软件改善图像质量。去金属伪影软件的主要原理是采用遗失数据内插方法，将由于金属物质对射线的衰减吸收造成的遗失数据内插，具体为由操作者选择兴趣区，然后在兴趣区部位通过数据的内插，去除输出图像中的金属伪影。此外，利用双能 CT 的物质区分能力，结合去金属伪影技术，可以有效地减低 CT 图像上的金属伪影。能谱 CT 单能量成像去金属伪影技术可以纠正 X 线扫描金属后产生的类似光子不足现象而导致的低信号，对金属及其周边的组织提供准确的投射数据，达到有效抑制常见的金属伪影及其他射线硬化伪影的效果（图 2-1-6）。

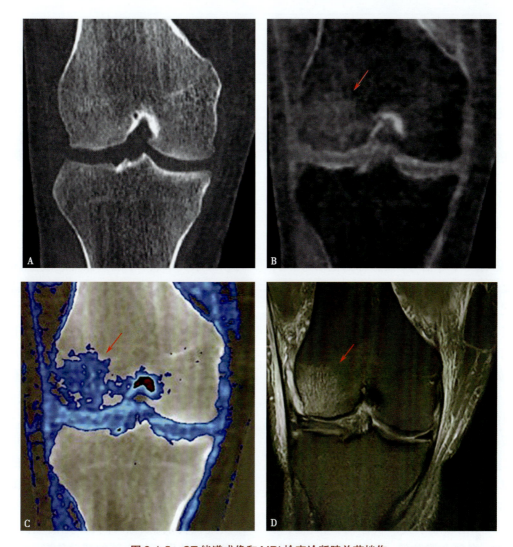

图 2-1-5　CT 能谱成像和 MRI 检查诊断膝关节挫伤

A. 膝关节混合能量图；B. CT 能谱成像去钙处理图；C. 双能 CT 伪彩图；D. MRI 检查图像。箭头示骨髓水肿。

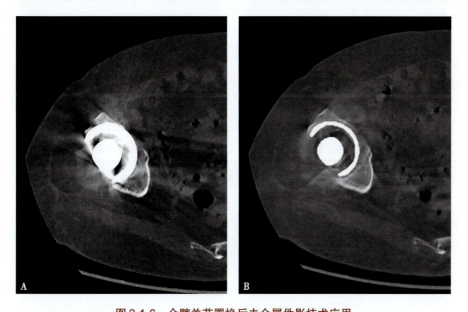

图 2-1-6　全髋关节置换后去金属伪影技术应用

A. 为去金属伪影前的图像；B. 为去金属伪影后的图像。去金属伪影后，可以显示股骨头假体和白杯的形态，方便观察假体和周围骨质的情况。

三、磁共振成像的基本原理与应用

磁共振成像（magnetic resonance imaging，MRI）利用处于强外磁场内的人体组织的氢原子核，在特定射频（radio frequency，RF）脉冲作用下产生原子核的共振现象。1973 年 Lauterbur 应用该物理现象获得了人体 MRI 图像，于 2003 年获诺贝尔生理学或医学奖。与 CT 相同，MRI 的应用也极大促进了医学影像诊断学的发展。

MRI 图像上的黑白灰度称为信号强度，磁场强度单位为特斯拉（tesla，T）。其中，白影称为高信号，灰影称为中等信号，黑影称为低信号。T_1 加权成像（T_1 weighted imaging，T_1WI）的图像上，低信号代表 T_1 弛豫时间长的组织，常称为长 T_1 低信号或长 T_1 信号，例如脑脊液；高信号代表 T_1 弛豫时间短的组织，常称为短 T_1 高信号或短 T_1 信号，例如脂肪组织。T_2 加权成像（T_2 weighted imaging，T_2WI）的图像上，高信号代表 T_2 弛豫时间长的组织，常称为长 T_2 高信号或长 T_2 信号，例如脑脊液；低信号代表 T_2 弛豫时间短的组织，常称为短 T_2 低信号或短 T_2 信号，例如骨皮质。几种正常组织在 T_1WI 和 T_2WI 图像上的信号强度与影像灰度见表 2-1-1。

MRI 可以清晰显示关节软骨、肌肉肌腱、韧带、椎间盘、脊髓和脂肪等，病变如肿块、坏死、出血、水肿等都能很好地显示，其软组织分辨率明显高于 CT 检查。MRI 检查扫描层面方向可根据部位和病变选用横断、冠状、矢状或各种方向的斜切面。同时，MRI 检查序列多，可以采用自旋回波、梯度回波、质子成像等多序列显示病变，病变信息量明显多于 CT 检查，对于病变定位和定性能力显著提高。因而，磁共振是检查骨和软组织疾病的重要手段。功能磁共振成像（functional magnetic resonance imaging，fMRI），如灌注加权成像（perfusion weighted imaging，PWI）、磁共振波谱成像（magnetic resonance spectroscopy，MRS）及弥散张量成像（diffusion tensor imaging，DTI），可以辅助医师观察组织的血流灌注情况，分析病变组织内的成分和病变性质等。其他，如弥散张量成像（DTI）可用于显示脊髓白质传导束细微病变；横向弛豫时间成像（T_2 mapping）技术和超短回波时间（ultrashort echo time，UTE）技术可以显示关节软骨；磁共振神经成像（magnetic resonance neurography，MRN）技术用来显示椎间盘突出患者的神经根受压情况。

评价 MRI 图像质量的常用参数有分辨率、噪声以及伪影等。其中分辨率包括空间分辨率、对比度分辨率和时间分辨率。MRI 的空间分辨率高于 CT，可以达到 1mm 以下。对比度分辨率指的是分辨两种不同组织的差异能力的大小。时间分辨率是指相邻数据采集之间的时间间隔，也就是成像所用的时间。伪影是指成像和信息处理过程中人体并不存在的错误特征，致使图像质量下降。MRI 因多序列、多方位、多参数成像，成像原理及过程复杂，成像时间长，是出现伪影最多的一种影像技术。如心脏的搏动伪影，血管的流动伪影，腹部的呼吸运动伪影，小视野成像条件下所产生的折叠伪影，以及铁磁性物质导致的金属伪影等，这些伪影是磁共振成像机制造成的，无法彻底消除，但可以通过临床运用过程中经验的积累，找到减少伪影的方法。

表 2-1-1　几种正常组织在 T_1WI 和 T_2WI 图像上的信号强度与影像灰度

		脑白质	脑灰质	脑脊液	韧带	肌肉	脂肪	骨皮质	骨髓
T_1WI	信号强度	较高	中等	低	低	中等	高	低	高
	影像灰度	白灰	灰	黑	黑	灰	白	黑	白
T_2WI	信号强度	中等	较高	高	低	中等	较高	低	中等
	影像灰度	灰	白灰	白	黑	灰	白灰	黑	灰

（艾松涛）

第二节　3D 打印影像学检查方法及检查规范

一、基于 3D 打印需求的 CT 检查

（一）CT 检查方法

CT 检查有多种方法，主要包括平扫、增强扫描与灌注成像等特殊检查，在实际应用中，需根据 3D 打印临床具体要求进行选用。3D 打印中 CT 扫描重点在于选择合适的扫描体位，常规 CT 扫描的检查规范中对于检查体位有明确规定，但是作为 3D 打印扫描所需数据，CT 扫描体位应满足临床 3D 打印的需求。常规 CT 扫描过程中，患者要制动，对儿童或不合作的患者可用镇静剂甚至麻醉药物，胸、腹部 CT 检查扫描前应训练患者练习屏气，避免因呼吸运动产生伪影。腹部盆部 CT 扫描时，部分患者需口服对比剂。

按照 CT 扫描应用的类型不同，大致可以将 CT 扫描分为薄层扫描（扫描层厚≤5mm）、重叠扫描（层间距小于层厚，使相邻的扫描层面有部分重叠）、靶扫描（是指对感兴趣区进行局部放大扫描的方法）、高分辨率 CT（high resolution CT，HRCT）（采用薄层扫描、高空间分辨率算法重建及特殊的过滤处理），以上四种 CT 扫描类型均可用来显示小病灶及细微结构。目前，螺旋 CT（spiral CT）机可采集扫描部位的容积数据，便于 CT 图像后处理。其具有很多优点：①扫描速度快，大多数检查可在患者一次屏气时间内完成，可有效减少呼吸运动伪影，方便危重患者及婴幼儿患者的检查；并可一次注射对比剂后完成器官的多期扫描，有利于病灶的检出和定性。②容积数据可避免小病灶的遗漏。③可对图像进行后处理，后处理方案有多种：如多平面重建（multiple planar reconstruction，MPR）、最大密度投影（maximum intensity projection，MIP）、表面阴影显示（shaded surface display，SSD）和容积再现（volume rendering）、CT 血管造影（CT angiography，CTA）、CT 灌注成像（CT perfusion imaging，CTPI）和 CT 仿真内镜（CT virtual endoscopy，CTVE）等，丰富并拓展了 CT 的应用范围，诊断准确性也有很大提高。

1. 平扫检查　平扫（plain scan，PS）是指不用对比剂（不包括应用胃肠道对比剂）的扫描，常规先行平扫。对于 3D 打印最常使用扫描，平扫适用于非肿瘤性病变，包括先天畸形（一般不包括血管畸形）、创伤、慢性疾病等。

2. 对比剂增强检查　对比剂增强（contrast enhancement，CE）检查是静脉内注射对比剂后，再行扫描的方法。目的是提高病变组织同正常组织的密度差，以显示平扫上未被显示或显示不清的病变。通过病变有无强化及强化类型，来定性病变。3D 打印 CT 增强检查常应用于全身肿瘤性病变和血管性病变。

增强检查依据对比剂注入后的扫描延迟时间和扫描次数，分为以下方法：

（1）普通增强检查：常用于颅脑疾病的诊断。

（2）多期增强检查：能够动态观察病变强化程度随时间所发生的变化，有利于定性诊断，主要用于腹、盆部疾病的诊断。

（3）CT 血管造影（CT angiography，CTA）：用于血管病变的诊断，例如肺动脉栓塞、主动脉夹层等。

（4）CT 灌注成像（CT perfusion imaging，CTPI）：灌注成像实际上为一种特殊的动态扫描，是指在静脉注射对比剂的同时对选定的层面进行连续多次动态扫描，以获得该层面内每一体素的时间密度曲线，然后根据曲线利用不同的数学模型计算出组织血流灌注的各项参数，并通过色阶赋值形成灌注图像，以此来评价组织器官和病变的灌注状态。通过分析组织及其病变的各种灌注参数图，能够反映毛细血管水平的血流灌注状况，属于功能成像。目前，用于急性梗死性疾病，例如脑梗死、肺梗死等诊断；也用于肿瘤性病变诊断及恶化程度评估等方面研究。

3. 双能 CT 检查　CT 双能量成像检查能够提供：①扫描层面的各种单能量 CT 图像；②测量各个单能量图像上同一部位组织结构或病变的 CT 值，进而获取物质或结构的衰减（CT 值）随 X 射线能量变化的曲线，常简称能谱曲线（spectral curve）；③扫描层面物质（例如水和碘）密度的 CT 图像，即物质分离技术。如此，能为病变的检出和诊断提供更多的信息。目前，能谱 CT 检查已用于提高图像的显示能力（例如门静脉的显示）、

消减金属伪影和虚拟平扫(即增强检查图像,利于物质分离技术,能够同时获得类似平扫的 CT 图像),以及病变(尤其是肿瘤性病变)的诊断与鉴别诊断的研究。

4. CT 造影 CT 造影是指对某一器官或结构进行造影再行扫描的方法,它能更好地显示结构和发现病变。分为 CT 血管造影和 CT 非血管造影两种。前者如常用的 CT 动脉造影,后者如 CT 脊髓造影(CT myelography, CTM)等。

(1)CT 血管造影(CT angiography, CTA):采用静脉注入含碘对比剂 80~100ml,当对比剂流经靶区血管时,利用多层螺旋 CT 进行快速连续扫描,再行多平面及三维 CT 重组获得血管成像的一种方法。其最大优势是快速、无创,可多平面、多方位、多角度显示动脉系统和静脉系统,观察血管管腔、管壁及病变与血管的关系。该方法操作简单、易行,一定程度上可取代有创的血管造影。目前 CTA 的诊断效果已类似数字减影血管造影(digital subtraction angiography, DSA),可作为筛查动脉狭窄与闭塞、动脉瘤、血管畸形等血管病变的首选方法。可用于显示肿瘤组织与血管的关系。

(2)CT 脊髓造影及 CT 关节造影:CT 脊髓造影指在椎管脊髓蛛网膜下腔内注射非离子型水溶性碘对比剂 5~10ml 后,让患者翻动体位,使对比剂混匀后,再行 CT 扫描,以显示椎管内病变。CT 关节造影指在关节内注入气体(如空气、CO_2)或不透 X 线的对比剂后,进行 CT 扫描,可更清晰地观察关节的解剖结构,如关节骨端、关节软骨关节内结构及关节囊等。目前,这些检查技术多已被 MR 检查所取代。

(二)3D 打印 CT 检查常用方法

1. 平扫或增强检查 常规情况下进行平扫即可,对于肿瘤或者血管性病变常需要选择增强检查。对于一些血供复杂,例如肝脏病变增强,需要多期增强(动脉期、门脉期及延迟期)。其中肝动脉期是指对比剂注入 20~25s 后开始扫描,肝实质密度与 CT 平扫密度相近,肝动脉呈现显著高密度影,门静脉可呈轻度高密度,肝静脉无强化;门脉期是指对比剂注入 60s 后开始扫描,肝实质呈现明显强化,肝内门静脉密度高于肝实质,显示清晰,肝静脉强化均匀;延迟期又称平衡

期,是指对比剂注入 2~3min 后开始扫描,肝实质内仍然明显强化,肝内静脉密度高于肝实质。肾脏病变亦是多期扫描(皮质期、髓质期及延迟期):皮质期延迟扫描时间为 25~30s,肾血管和肾皮质明显强化,强化的肾皮质还向肾实质内伸入,即所谓的肾柱,而髓质呈现较低的密度,因而可以清楚地分出皮髓质;髓质期延迟扫描时间为 90~120s,髓质的强化程度类似于或略高于皮质,皮髓质分界不再清晰;延迟期延迟扫描时间为 5~10min,肾实质强化程度开始下降,而肾盂和肾盏发生明显强化。

2. 扫描体位 扫描体位包括仰卧位、俯卧位、侧位以及其他体位。总体原则是扫描体位尽量与 3D 打印数据用途体位相一致。当采用 3D 打印导板指导肿瘤穿刺时,需要保持手术体位和 CT 扫描体位尽可能的一致(图 2-2-1)。为获取高质量的 CT 图像,应进行必要的准备工作,消除患者的顾虑;减少金属等异物对于扫描部位的遮挡;对于某些部位的检查,如胸腹部,应当配合机器扫描过程进行适度屏气呼气;腹部检查时,可按一定的时间要求服用必要的阳性或阴性对比剂,以利于肠管和腹部淋巴结、肿块的鉴别以及胃壁的观察等。扫描时,常用选择仰卧位,对于下肢的扫描,如膝关节、足部扫描时,应当采取足先进入的方式。乳腺扫描时可以采用俯卧位。

3. 扫描层厚与间距 应用于 3D 打印建模常规要求薄层(不小于 1mm)与连续扫描。CT 层厚指扫描层的厚度。CT 层间距是指两个扫描层面中心之间的距离。CT 层间隔指两层之间的距离。MRI 层厚是指被激发层的厚度。CT、MRI 的层间距概念不一样,CT 的层间距是指两个扫描层面中心的距离;MRI 的层间距是指相邻两个层面间的距离。例如层厚、层间距均为 1cm,CT 就是逐层扫描,两层间没有扫描间隔;而 MRI 两层间就有 1cm 厚度组织没被成像。对于 3D 打印骨组织建模而言,各向同性的多 CT 成像参数十分重要,即保证 CT 图像的横向空间分辨率和纵向分辨率相同,也就是像素的 x、y、z 三个方向的边长相等时,称为各向同性(isotropy)。

4. 扫描重建算法 CT 图像重建的算法根据观察对象不同,可分为骨重建算法、软组织重建算法等。CT 重建算法影响图像的空间分辨率。

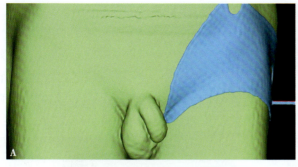
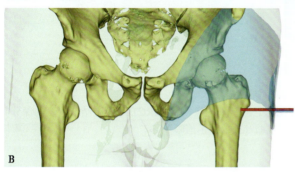
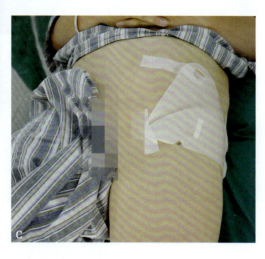

图 2-2-1　CT 图像后处理技术用于股骨近端肿瘤穿刺活检手术

A. 基于患者术前图像设计唯一匹配的 3D 打印个体化穿刺导板；B. 穿刺针精准定位患者病灶；C. 穿刺手术中 3D 打印个体化导板固定，确定进针点。

图像的重建过程涉及两步重建算法卷积和反投影，如果未经校正即行反投影，有可能使成像模糊。为使图像的边缘锐利，需采用高通滤波加权卷积处理，使反投影的图像边缘锐利、清晰。根据卷积的不同算法，分为 3 种常见的加权方法，即标准、边缘和平滑算法，卷积算法（或卷积核）决定了图像的清晰程度。通常由计算机程序设定的卷积算法常与解剖部位相关，平滑算法或软组织算法常用于显示脊柱、胰腺、肾上腺、肺结节或其他软组织；边缘增强算法或骨算法常用于内耳、致密骨或肺部的高分辨率显示。采用边缘增强算法有可能使图像的噪声增加，有时较肥胖患者图像的噪声也会增加。高分辨率 CT（high resolution CT，HRCT）通常为采用薄层（1～2mm）扫描及高分辨率算法（一般是骨算法）重建图像的检查技术，有时需要适当提高电压和电流。它使用的是传统 CT 扫描仪，但是在成像时会精确一些参数，以最大化空间分辨率（图 2-2-2）。主要用于观察病灶的微细结构，是胸部常规扫描的一种补充。

5. 造影方法选择　显示大动脉或静脉时，一般我们选择相应 CTA 造影。如果显示窦道或瘘

管时，一般选择手工注入对比剂然后进行 CT 检查。泌尿系统造影显示尿道时需要使用 CT 尿路造影（CT urography，CTU）检查，可以比较好地显示双侧输尿管。CTU 是经静脉注入对比剂后，10～30min 后行腹盆部扫描；此时对比剂由于肾脏的分泌功能使得肾盏、肾盂、输尿管及膀胱充盈，利用 CT 进行泌尿系范围内快速扫描，所得图像数据经过计算机后进行最大密度投影（maximum intensity projection，MIP）处理、三维重建，从而实现三维重组显示肾、输尿管、膀胱的解剖结构，了解肾功能，从任意角度全方位观察病变与邻近组织间的关系，影像表现直观，易为临床医生和患者所接受。

（三）CT 检查与 3D 打印检查规范

CT 作为临床常用的医学影像诊断设备，虽有助于早期病变检出，但检查本身也存在一定的风险，安全性是非常重要的问题。CT 检查的 X 线辐射剂量显著高于传统 X 线检查，更应注意防护。除了严格掌握 CT 检查的适应证外，还要努力遵循辐射防护的三项基本原则。应当指出，CT 检查时，不应单纯为追求图像质量而随意增加辐射剂量。

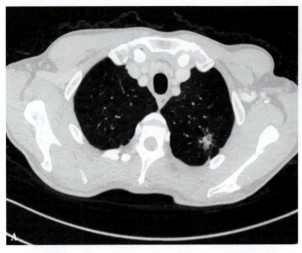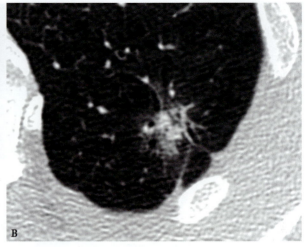

图 2-2-2 胸部 CT 靶扫描技术

A. 常规胸部 CT 重建图像；B. 高分辨率 CT（HRCT）重建图像。同常规图像相比，HRCT 对于肺结节病变的深分叶、锯齿征、小泡征、钙化、脂肪、血管集束征、支气管引入征、胸膜皱缩等征象显示清晰。

CT 设备作为一种影像学检查设备，其辐射剂量问题一直受到关注。但 CT 设备的 X 线输出量是严格控制的，在曝光前显示 X 线输出量并须确认后才能扫描。尽管 CT 检查有一定的辐射损伤，近年来通过不断优化扫描方案，其较小的辐射剂量并不会明显增加癌症的发生率，不会威胁到人体的健康。CT 增强检查作为一种无创性的影像学检查，整个检查过程非常快速，通常可在数分钟内扫描完毕。部分需静脉注射碘对比剂的受检者，一般不会感到任何不适，少数受检者可有温暖或发热（皮肤潮红）的感觉，亦可能出现短暂的口内"金属味"，一般持续 1min 左右。所注射的碘对比剂通常 24h 内就可从体内完全排出，对人体不构成伤害。

此外，目前在 CT 扫描过程设计和数据处理上，也采用了一些降低辐射剂量的措施，包括自动电压、自动毫安技术和数据迭代重建（iterative reconstruction，IR）算法等。其中，应用一些迭代算法，在降低 60%～80% 辐射剂量的情况下，仍能获得质量相同甚至更高的 CT 图像。尽管 CT 检查有一定的辐射，并有对比剂注射不适感和不良反应发生的风险，但其所获得的对病变检出、诊断和鉴别诊断价值要远远超过这些不利因素影响。总体而言，对于绝大多数病例，CT 是一种安全、无创的影像学检查技术。

（四）适应证与禁忌证

1. 适应证 CT 图像由于密度分辨率高、组织结构无重叠，有利于病变的定位、定性诊断，在临床上应用十分广泛。可用于全身各脏器的检查，对疾病的诊断、治疗方案的确定、疗效观察和预后评价等具有重要的参考价值。

（1）颅脑：CT 对颅内脑肿瘤（胶质瘤等）、颅内脑外肿瘤（脑膜瘤等）、颅骨肿瘤及脑先天性畸形、颅骨先天畸形等具有较大的诊断价值，可以作为 3D 打印扫描用数据。多层螺旋 CT 的脑血管三维重组可以获得精细清晰的血管三维图像，对于脑血管畸形、脑动脉瘤显示清晰直观。

（2）头颈部：对上下颌骨肿瘤、牙源性肿瘤、眼眶和眼球良恶性肿瘤，眼肌病变，鼻窦及鼻腔息肉及肿瘤，鼻咽部肿瘤尤其是鼻咽癌，喉部肿瘤，甲状腺肿瘤以及颈部肿块等均有较好的显示能力，尤其是颅底肿瘤具有良好显示能力，是 3D 打印 CT 建模很好的适应证；同时利用 CT 多平面重组、容积重组等后处理技术可以任意角度、全方位反映病变密度、形态、大小、位置及相邻组织器官的改变，对外伤、肿瘤等病变的显示可靠、清晰、逼真，利用 3D 打印建模技术可以更有效地指导手术。

（3）胸部：CT 对肺肿瘤性病变、先天性病变（肺奇叶等）等显示清晰，对支气管肺癌，显示肿瘤与支气管关系，以及观察肺门和纵隔淋巴结转移，CT 具有显著优势，是肺部肿瘤病变首选方法。对支气管扩张形态、部位及范围诊断准确。通过血管增强造影技术可以显示动脉瘤、动脉夹层及血管畸形等，是 3D 打印建模的主要数据源。尤其是冠状动脉 CT 血管造影可以直观显示冠状动脉的走行、狭窄等，对临床评价冠心病和进行冠脉介入治疗具有重要价值，也是 3D 打印冠状动脉建模主要检查方法之一。

（4）腹部和盆腔：对于肝、胆、脾、胰、肾、肾上腺、输尿管、前列腺实质性脏器病变的 CT 检查优势明显，通过选择合理增强方法，对于明确占位性病变的部位、大小以及与邻近组织结构的关系作用重要，是 3D 打印建模主要数据来源。但目前显示胃肠道腔内病变仍以胃肠道钡剂检查为首选，CT 检查不是首选方法，其在评价周围结构侵犯及淋巴结转移作用明显。CT 显示腹壁肿瘤价值大，只要体位正确，与手术或者活检体位保持一致，显示腹壁肿瘤大小、形态与周围结构关系准确，是 3D 打印建模的可靠数据。

（5）脊柱和骨关节：应该是目前 3D 打印应用 CT 检查主要应用方向。对骨关节肿瘤、脊柱肿瘤、脊柱与骨关节骨折、脊柱与骨关节畸形等具有很大的诊断价值，是 3D 打印建模的主要数据来源。

2. 禁忌证　妊娠妇女不宜进行 CT 检查。急性出血病变、对比剂过敏者不宜进行增强或 CT 造影检查。CT 检查时应注意防护生殖腺和眼睛。

（五）检查前准备

为了保证 CT 检查获得优质的图像质量，须做好扫描前的准备工作。检查前的准备主要有：

1. 充分医工沟通　扫描前应与临床医生充分沟通、了解检查目的，根据 3D 打印检查数据的用途，决定检查扫描体位、增强与否及重建方法。应认真查看申请单，询问病史，了解被检者携带的有关影像学资料和实验室检查结果，以供扫描时定位及诊断时参考。

2. 充分患者沟通　对被检者耐心做好扫描说明解释工作，充分与被检者沟通检查采用体位以及保持时间，取得其理解，消除其顾虑和紧张情绪，以取得其配合。

3. 胃肠道准备　腹部、盆腔、腰骶部检查者，扫描前 1 周，不作胃肠道钡剂造影不服含金属的药物如铋剂等。扫描前两日少吃多渣食物。腹部检查前 4h 禁饮食，扫描前口服对比剂使胃肠道充盈。盆腔检查前晚口服甘露醇等泻剂清洁肠道，

行清洁灌肠更佳；扫描前 2h 口服对比剂充盈肠道。

4. 制动　根据不同检查部位的需要，确保检查部位的固定，是减少运动伪影的有效措施。另外，胸腹部检查前应做好呼吸训练，使被检者能根据语音提示配合平静呼吸或吸气、屏气；腹部检查前可口服或肌内注射盐酸消旋山莨菪碱注射液（654-2）注射液 20mg 以减少胃肠道蠕动；喉部扫描时，嘱被检者不要做吞咽动作；眼部扫描时嘱被检者两眼球向前凝视或闭眼不动；不配合的儿童可口服催眠剂 10% 水合氯醛 0.5ml/kg（不超过 10ml）以制动。外伤、意识不清及躁动不安的被检者可根据情况给予镇静剂。

5. 除去金属物品　摆位时去除扫描范围内被检者穿戴及携带的金属物品，如钥匙、手机、发卡、耳环、项链、金属拉链、义齿、带金属扣的皮带、硬币、带金属的纽扣等，以防伪影产生。

6. 增强扫描及造影检查准备　做增强扫描及血管造影检查的被检者，检查前 4～6h 禁食、水，以防过敏反应时发生呕吐或呛咳致使胃内容物误吸入肺。询问有无过敏史，并做碘过敏试验，对试验阴性者请被检者或家属在碘对比剂检查合同书上签名。目前多数医院应用非离子型碘对比剂，过敏反应发生率极低，不需做过敏反应。但应在增强或造影过程中严密监控，以防意外。

（六）检查步骤

1. 被检者的接待与登记　仔细审查 CT 检查申请单是否填写完整，检查部位是否明确和符合要求，并根据病情的轻、重、缓、急和本部门的工作流程合理安排被检者的检查时间。给被检者做好解释和说明工作以便做好配合，指导被检者做好检查前准备。由专门人员进行检查项目的登记和归档。

2. 输入被检者的一般资料及扫描相关信息　将被检者的姓名、性别、出生年月、CT 号等资料输入 CT 机。选择扫描方向和被检者的体位；如果是增强扫描，要注明 C+，其他特殊扫描方式，必要时也注明。

3. 被检者体位的选择　根据检查的要求明确，仰卧还是俯卧，头先进还是足先进；根据检查的需要采用适当的辅助装置，固定检查部位；按检查部位将检查床调整至合适位置，开启定位指示灯，将被检者送入扫描孔内。定位线指示扫描

野中心的正中面、水平面和扫描平面，便于安置被检者，将预定层面送入扫描平面。

4. 计算机体层摄影定位像及制订扫描计划 扫描前需确定扫描的准确范围。先根据申请单上的病史及体征确定检查部位，根据检查部位进行定位扫描（scout scan），获取正位或侧位的定位像，再根据定位像明确扫描范围。定位扫描时，球管与探测器位置不变，固定在 12~6 点钟或者 9~3 点钟位置曝光过程中，检查床载被检者匀速移动，扫描所得的定位像类似高千伏摄影平片。球管探测器在 12~6 点钟位置时，其扫描的图像是人体前后或后前位（根据被检者是仰卧还是俯卧）的定位像。球管在 9~3 点钟的位置时得到的是人体侧位的定位像。在该定位像上制订扫描计划，确定扫描层厚、层距等。定位扫描条件一般管电压 100~140kV，管电流 10~50mA。定位较明确的部位（如颅脑），也可利用定位指示灯直接从被检者的体表上定出扫描的起始位置，该方法节省时间，缺点是与定位像定位相比准确性略低。

5. 断层扫描 选择扫描条件，设计扫描程序，进行扫描。CT 机图像重建速度很快，通常可以边扫描边显示图像。在整个扫描过程中，要密切观察扫描的图像，必要时调整扫描的范围或作补充扫描，如肺内发现小病灶，最好加扫小病灶部位的高分辨率 CT。

6. 存储 扫描完成后，对图像进行排版、照相、打印。一般扫描完毕的 CT 图像都暂存于 CT 机的硬盘上，如需永久存储，可选择磁盘光盘等存储介质。在配备有影像存储与传输系统（picture archiving and communication system，PACS）的科室，可以自动或者手动将图像传至服务器，实现图像共享。

二、基于 3D 打印需求的 MRI 影像学检查

（一）MRI 检查方法

MRI 检查方法的种类繁多，各自具有其适用范围和诊断价值，应根据检查的目的进行选用。

1. 平扫检查

（1）普通平扫检查：全身各部位 MRI 检查时，若无特殊要求，通常先行普通平扫检查。常规为横断层 T_1WI 和 T_2WI 检查，必要时辅以其他方位

检查。肝囊肿、胆囊结石、子宫肌瘤等病变普通平扫检查即可明确诊断。

（2）特殊平扫检查：常用者有以下几种。

1）脂肪抑制 T_1WI 和 T_2WI：应用特定的脂肪抑制序列和技术，能够明确病变内有无脂肪组织，有利于含脂病变例如脂肪瘤、髓脂瘤和畸胎瘤的诊断。

2）梯度回波同相位、反相位 T_1WI：用于富含脂质病变例如肾上腺腺瘤、脂肪肝等病变的诊断。

3）水抑制 T_2WI：能够抑制自由水信号，利于脑室、脑沟旁长 T_2 高信号病灶的检出。

4）磁敏感加权成像（susceptibility weighted imaging，SWI）：反映组织之间磁敏感性差异，能够清晰显示小静脉、微出血和铁沉积。用于脑内静脉发育畸形、脑外伤微出血等疾病的诊断。

2. 对比剂增强检查 MRI 对比剂增强检查常简称 MRI 增强检查，是经静脉注入顺磁性或超顺磁性对比剂后，再行 T_1WI 和 T_2WI 检查的方法。目前，普遍采用的对比剂是钆 - 二乙烯三胺五乙酸（gadolinium-diethylene triamine pentaacetic acid，Gd-DTPA），为顺磁性对比剂，主要作用是缩短 T_1 值，可使 T_1WI 图像上组织与病变的信号强度发生不同程度增高，称之为强化，从而改变其间的信号对比，有利于病变的检出和诊断。其他对比剂：①超顺磁性氧化铁（superparamagnetic iron oxide，SPIO），为超顺磁性对比剂，主要作用是缩短 T_2 值，使 T_2WI 图像上信号减低，是网状内皮系统库普弗细胞（Kupffer cell）特异性对比剂；②钆塞酸二钠（gadolinium ethoxyben-zyldiethy-lenetriaminepentaacetic acid，Gd-EOB-DTPA），为顺磁性对比剂，主要作用是缩短 T_1 值，是一种新型肝细胞特异性对比剂。

MRI 增强检查根据对比剂类型、注入后扫描延迟时间和扫描次数，分为以下方法。

（1）普通增强检查（Gd-DTPA）：为单期扫描，常用于颅脑疾病诊断。

（2）多期增强检查（Gd-DTPA）：多期扫描能够观察病变强化程度随时间所发生的动态变化，有利于定性诊断。主要用于腹、盆部疾病诊断。

（3）超顺磁性对比剂增强检查（SPIO）：应用很少，主要用于肝脏肿瘤的诊断与鉴别诊断。

（4）肝细胞特异性对比剂增强检查（Gd-EOB-

DTPA)：主要用于肝脏肿瘤的诊断与鉴别诊断，对于小肝癌的检出有较高价值。

3. 磁共振血管成像（magnetic resonance angiography，MRA）　MRA 检查主要用于诊断血管疾病，分为以下两种方法。

（1）普通 MRA 检查：无需注入对比剂，但对于小血管显示欠佳。

（2）对比增强磁共振血管成像（contrast enhancement magnetic resonance angiography，CE-MRA）：需经静脉注入 Gd-DTPA，对于血管细节尤其小血管的显示效果要优于普通 MRA。

4. 磁共振水成像检查　磁共振胰胆管成像（magnetic resonance cholangiopancreatography，MRCP）主要用于胆胰管异常，尤其梗阻性病变的诊断；磁共振尿路成像（magnetic resonance urography，MRU）则用于检查尿路梗阻性病变；内耳迷路水成像对于诊断内耳先天性发育畸形很有帮助。

5. ^{1}H 磁共振波谱（^{1}H-MRS）检查　^{1}H-MRS 通常获取的是代表组织内不同生化成分中 ^{1}H 共振峰的谱线图，进而能够明确其生化成分的组成和浓度；也可根据某一生化成分的空间分布和浓度转换成检查层面的伪彩图，并与普通平扫 MRI 图像叠加，以利直观分析。^{1}H-MRS 检查对肿瘤、炎症等疾病的诊断和鉴别诊断有很大帮助。

6. 功能磁共振成像（functional magnetic resonance imaging，fMRI）检查

（1）弥散加权成像（diffusion weighted imaging，DWI）和弥散张量成像（diffusion tenson imaging，DTI）检查：DWI 常规用于超急性期脑梗死诊断，也用于肿瘤性病变的诊断与鉴别诊断；全身弥散加权成像（whole body DWI，WB-DWI）常用于查找和诊断原发性恶性肿瘤及转移灶；此外，DWI 也已用于恶性肿瘤病理级别评估和放化疗疗效预测及监测等方面的研究。

DTI 目前常用于白质纤维示踪成像，能够清楚地显示其因病变所造成的移位、破坏和中断。

（2）灌注加权成像（perfusion weighted imaging，PWI）检查：主要用于缺血性和肿瘤性病变诊断与鉴别诊断以及肿瘤恶性程度评估的研究。

（3）血氧水平依赖脑功能定位成像（blood oxygen level dependent functional magnetic reso-nance imaging，BOLD-fMRI）检查：通过定位语言和运动等功能区，协助脑肿瘤手术方案的制订，尽可能避免损伤这些重要脑功能区。此外，BOLD-fMRI 还可以研究神经、精神疾病的脑功能连接损害特征。

7. 3D 打印 MRI 检查主要使用序列

（1）T_1WI：T_1WI 是显示解剖结构最好的序列。

（2）MRI 三维扫描序列：常规 MRI 扫描技术最大缺点是扫描层面厚，有间隔，容易丢失微小病变，而且不能将磁共振图像以任意方向重建。目前三维磁共振扫描技术已经取得了巨大进步，常用的扫描技术包括三维时间飞跃法磁共振血管成像（3 dimension-time of flight-magnetic resonance angiography，3D-TOF-MRA）、三维快速干扰项梯度回波 T_1WI 序列（3 dimension-T_1-fast spoiled gradient recalled echo，3D-T_1-FSPGR）、三维梯度回波 T_2WI 序列（3 dimension-T_2*-gradient recalled echo，3D-T_2*-GRE）、三维稳态自由进动快速成像（3 dimention-fast imaging employing employing steady state acquisition-cycling，3D-FIESTA-C）、三维对比增强磁共振血管成像（3 dimension-contrast enhanced-magnetic resonance angiography，3D-CE-MRA）等，其中以颅脑应用最为广泛。T_1WI 三维磁化强度预备梯度回波序列（T_1WI three dimensional magnetizationprepared rapid acquisition gradient echo sequences，T_1WI-3D-MP RAGE）是运用 180° 预备反转脉冲和小角度激发梯度回波快速获得三维傅里叶数据采集的磁共振扫描序列，它具有较高的空间分辨率和时间分辨率，能三维显示人脑内部精细解剖结构，对神经系统疾病的诊断具有重要价值。

（二）MRI 检查的适应证与禁忌证

MRI 设备产生强磁场，需特别注意患者检查的安全性。MRI 检查的禁忌证包括：安装有心脏起搏器；体内有金属性（铁磁性）内植物，例如手术夹、支架、假体、假关节等；妊娠 3 个月以内；幽闭恐惧症。患者、家属和医护人员进入 MRI 检查室时，严禁携带任何铁磁性物体，例如金属发夹、硬币、别针、金属性医疗器械等，否则不但影响图像质量，而且有可能导致严重的人身伤害。

此外，MRI 增强检查所用的含钆对比剂，有可能引起肾源性系统性纤维化（nephrogenic systemic fibrosis，NSF），故肾功能严重受损者禁用此类对比剂。

1. 3D 打印 MRI 检查常见适应证

（1）中枢神经系统：中枢神经系统是 MRI 检查的最佳适应证。颅内脑肿瘤（胶质瘤等）、颅内脑外肿瘤（脑膜瘤等）、颅骨肿瘤经 MRI 显示肿瘤分辨率高。

（2）头颈部：由于 MRI 不产生骨伪影，对后颅底区病变显示十分清晰，使用薄层序列获得的 MRI 图像可以直接建模使用。同时 MRI 显示咽、喉、颈部、淋巴、腺体及血管等多种病变准确，能为肿瘤周围结构侵犯，模型制作及手术规划提供可靠信息。

（3）心脏、大血管系统：MRI 显示心肌、心包病变、先天性心脏病及心脏肿瘤优势明显，能清晰显示结构及周围毗邻关系。MRI 增强检查直观显示主动脉瘤、夹层动脉瘤等大血管病变，MRI 数据可以作为 3D 打印建模数据来源。

（4）肝、脾、腹膜后：MRI 多参数技术及快速和超快速序列在消化系统实质脏器检查优势明显，尤其在肝脏病变的诊断与鉴别诊断中具有重要价值，磁共振对于病变显示分辨率高，对于肿瘤显示明显优于 CT 检查，MRI 薄层数据可以是 3D 打印建模应用的基础。

（5）胰胆管系统及泌尿生殖系统：由于胰腺周围脂肪的衬托，MRI 能显示胰腺及胰管，胰腺肿瘤在 MRI 显示清晰，尤其是 T_2WI 和增强 T_1WI 序列。通过磁共振水成像技术——磁共振胰胆管成像（MRCP），可清晰显示胆囊、胆道及胰管情况，2D 和 3D 磁共振胰胆管成像薄层数据可以建模显示胆管及胰管。MRCP 对胰腺疾病的诊断有一定的帮助，能清晰显示扩张的胰管。肾周脂肪囊能与肾形成对比，MRI 对肾脏疾病的显示有重要诊断价值。肾脏病变 MRI 显示皮质及髓质清晰，能对病变尤其是肿瘤完整显示，同时磁共振水成像技术——磁共振尿路成像（MRU）对肾、输尿管梗阻、狭窄显示清楚，与静脉肾盂造影、逆行肾盂造影两者具有互补作用。

（6）盆部：MRI 能清晰显示骨盆骨、周围肌肉、血管与神经的解剖结构。MRI 对骨盆肿瘤及周围水肿分辨率高，对肿瘤周围肌肉、血管神经受累显示清晰，尤其是 T_1WI 及增强 T_1WI 序列，使用薄层序列的骨盆 MRI 对骨盆病变显示优势明显。

（7）四肢骨关节：MRI 显示骨髓结构清晰，含有脂肪的黄骨髓组织在 T_1WI 及 T_2WI 图像中均呈高信号，绝大多数病变 T_1WI 均呈低信号，T_2WI 呈高信号，因此 T_1WI 及脂肪抑制 T_1WI 增强可以显示绝大多数骨骼系统病变。MRI 对于软组织成像分辨率高，可清晰显示软骨关节囊、关节液及关节韧带，对关节软骨损伤、关节积液等病变的诊断具有其他影像学检查无法比拟的优势。MRI 对于关节表面软骨有专有三维成像序列，成像时间短、软骨信噪比高，是 3D 打印显示软骨的主要数据来源。

2. 禁忌证

由于 MRI 是利用磁场与特定原子核的磁共振作用所产生的信号来成像的，而 MRI 系统的强磁场和射频场有可能使心脏起搏器失灵，也容易使各种金属性体内植入物移位，在激励电磁波作用下，体内金属还会因发热而造成伤害。因此 MRI 检查具有绝对禁忌证和相对禁忌证。

（1）绝对禁忌证：绝对禁忌证是指会导致被检者生命危险的情况，包括，①装有心脏起搏器者；②装有电子耳蜗者；③中枢神经系统留有金属止血夹者；④体内存有铁磁性异物者（如体内存留有弹片，眼内存留有金属异物等）。

（2）相对禁忌证：相对禁忌证是指有可能导致被检者生命危险或不同程度伤害，但通过解除金属器后仍可进行检查的情况。主要有：①体内有金属植入物，如心脏瓣膜、人工关节、固定钢板、止血夹、金属义齿、金属宫内节育器等；②带有呼吸机及心电监护设备的危重被检者；③体内有胰岛素泵等神经刺激器的被检者；④妊娠 3 个月以内的早孕被检者。

（三）MRI 检查前的准备

（1）充分医工沟通：向临床医生充分了解病情及诊治情况，明确临床 3D 打印使用途径，确定 MRI 检查患者体位。

（2）确认被检者没有禁忌证：嘱被检者认真阅读检查注意事项，按要求准备。凡体内装有金属植入物的被检者，应先问明植入物类型、材料后，根据实际情况，决定是否继续进行检查。

（3）除去随身携带的含金属物品：进入扫描室前，嘱被检者及陪同家属除去随身携带的任何金属物品及电子产品，如手机、手表、钥匙、磁卡、硬币、刀具、发卡、别针、轮椅、推床等，并妥善保管，严禁将其带入检查室。

（4）告诉被检者应注意的问题：给被检者讲述检查过程消除被检者恐惧心理，争取检查时的合作。告知所需检查时间、扫描时机器会发出较大噪声；嘱被检者在扫描过程中不得随意运动；按检查部位要求，训练被检者呼吸；告知被检者若有不适，可通过配备的通信工具与工作人员联系。

（5）特殊情况的处理：对婴幼儿、躁动不安及幽闭恐惧症被检者，应在临床医师指导下，适当给予镇静处理，以提高检查成功率。对于危重被检者除早期脑梗死被检者外，原则上不做 MRI 检查，如特别需要应由临床医师陪同观察，所有抢救器械药品必须在扫描室外就近备齐。

（6）腹部盆腔准备：对腹部盆腔部位被检者，检查当日早晨控制少量进食进水。置有金属宫内节育器被检者，嘱取环后再行检查。

（7）预约检查：对预约检查登记者，要核对资料，并询问是否做过 MRI 或 CT 检查。

（艾松涛）

第三节　医学影像 3D 打印技术与影像融合技术

一、3D 打印 CT 后处理

多层螺旋 CT（multi-slice spiral CT，MSCT）获取的是容积数据，借助于计算机图像后处理软件，能够进行多种图像后处理，按照临床需求，获得新的显示方式，以供观察和分析。应当明确，并非每例患者的 CT 检查均采用这些后处理技术，而是根据需要进行选用。

（一）重建技术

重建技术是指使用原始容积数据经计算机采用各种特定的重建方法处理得到的横断面影像的一种技术。可将 CT 图像的原始数据，改变图像的矩阵、视野层厚、重建间隔，进行图像再次重建处理。还可根据所选滤波函数，改变算法，再次重建图像。比如内耳骨算法扫描后，还可改变为软组织算法再次重建图像，提高了组织间的密度分辨率，使图像更细致、柔和。也就是说，一次扫描通过不同的重建方法可以获得数套不同的 CT 图像，取得的诊断信息更加丰富。

（二）重组技术

重组技术是指使用重建后的数据实施进一步后处理的技术方法。重组技术不涉及原始数据处理。高质量的重组图像通常需在多层螺旋 CT 机进行薄层扫描之后，数据经过进一步的薄层重建，得到通常小于 1mm 层厚的薄层图像，在薄层图像的基础上处理而成。目前的 MSCT 提供的重组方法很多，通过相应软件可以方便地完成。

（1）多平面重组：多平面重组（multiplanar reformation，MPR）是指把横断扫描所得的以像素为单位的二维图像，重组成以体素为单位的三维数据，再用冠状面、矢状面、横断面或斜面去截取三维数据，得到重组的二维图像。它可以以任何一个平面方向显示。层厚越薄，层数越多，重组图像越清晰、平滑。层面较厚时，容易造成阶梯状伪影。MPR 方法简单、快捷，适用于全身各个部位，可较好地显示组织器官内复杂解剖关系，有利于病变的准确定位，常作为横断面图像的重要补充而被广泛应用。

（2）曲面重组：曲面重组（curved planar reformation，CPR）是 MPR 的一种特殊形式，是指在容积数据的基础上，指定某个感兴趣器官，软件计算辨认该器官的所有像素的 CT 值，并将其以二维的图像形式显示出来的一种重组方法。MPR 可将扭曲重叠的血管、支气管等结构伸展开来，甚至拉直，显示在同一平面上，较好地显示其全貌，是多平面重组的延伸和发展。但曲面重组对器官辨认的准确与否依赖性很大，有时会造成人为的假象；另外，由于图像显示时存在变形，曲面重组图像有时不能真实反映被显示器官的空间位置和关系。曲面重组对于冠状动脉、输尿管、变形脊柱的显示有较高的价值。

（3）容积再现：容积再现（volume rendering）也称容积重组（volume reformation，VR），是将多个平面图像合成三维图像的方法，将所有体素的 CT 值设定为不同的透明度，由完全不透明到完全透明，同时利用虚拟照明效应，用不同的灰阶或伪彩显示三维立体图像。容积再现可以形成人体的表面图像、某切面图像以及表面、切面或组织断面合成在一起的图像,尤其是对于解剖复杂部位,可以表示出各个器官或组织在三维空间上的位置关系,适用于 CT 血管造影、肿瘤的显示、骨关节结构的显示等。在神经外科、矫形外科手术方面,可以模拟手术效果等,有利于提高手术质量。

容积再现时选择显示哪些组织器官是通过 CT 值阈值来实现的,可以使用软件默认的 CT 值阈值,也可以自行修改阈值,以显示不同的组织结构。容积再现的三维图像可以进行任意方向的旋转,从不同的视角进行观察。三维图像常常包含许多不需观察的组织结构,如做冠状动脉成像时,肺动脉和胸椎的影像也可同时显示,如果观察冠状动脉有碍,可以使用相应的软件工具进行裁剪。

(4)最大密度投影:最大密度投影(maximum intensity projection,MIP)是利用投影成像原理,将三维数据朝着任意方向进行投影。按照一定的投照方向,以该方向上经过的所有体素中的最大密度(强度)的体素的像素作为投影图像的像素,这些像素所组成的图像就是最大密度投影图像。投影图像中低密度的组织结构被去除,图像可以显示为二维,也可显示为三维。其主要优点是可将不在一个平面的结构显示在同一个二维平面上;分辨率很高,组织结构失真少,临床上广泛应用于具有相对高密度的组织和结构,例如注射对比剂后显影的血管、明显增强的软组织肿块等,对血管壁的钙化显示也很清楚。缺点是由于最大密度投影法是叠加的投影,所以不能反映结构的纵深关系,骨骼和钙化等高密度结构可遮盖血管图像。如图 2-3-1 所示,CT 图像后处理技术可显示患者血管。

(5)最小密度投影:最小密度投影(minimum intensity projection)与 MIP 相反,是指对每一投

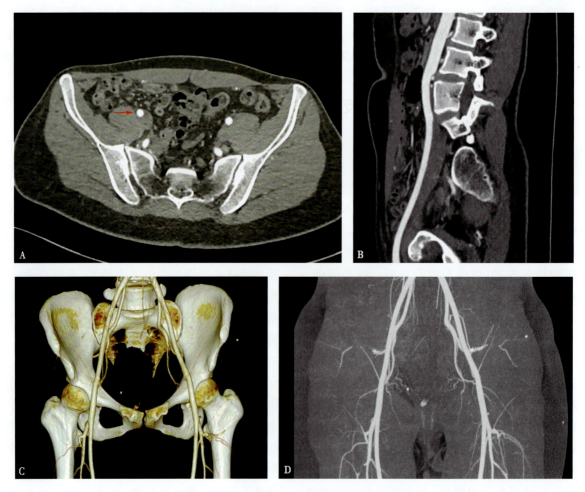

图 2-3-1 CT 图像后处理技术显示患者血管
A. CT 横断面图像,箭头示患者血管;B. 曲面重建图像;C. 容积再现图像;D. 最大密度投影图像。

影线所遇的最小密度值的体素投影重组的图像。主要用于气道的显示，如气管、支气管树结构与疾病的显示等。

（6）表面阴影显示：表面阴影显示（shaded surface display，SSD）又称表面遮盖显示。根据CT值阈值，通过计算机筛选被扫描部位从最表面逐渐向深面的像素，低于该阈值的像素全部忽略，直到选出高于该阈值的像素，并将这些像素相连组成三维表面轮廓图像。SSD空间立体感强，解剖关系清晰，有利于病灶的定位。多用于骨骼系统，空腔结构，腹腔脏器和肿瘤的显示。SSD受CT阈值选择的影响较大，选择不当，容易失去利于定性诊断的CT密度，使细节显示不佳。比如CTA时，CT阈值过高，选中的组织过少，空腔管径显示窄；反之CT阈值过低，细微病变就可能漏掉，管径显示宽。另外，SSD不易于区分血管壁的钙化、支架等。

（7）CT仿真内镜：CT仿真内镜（CT virtual endoscopy，CTVE）是容积数据同计算机领域的虚拟现实结合，重组出空腔器官内表面的立体图像，类似于纤维内窥镜所见的影像。螺旋CT连续扫描获得的容积数据重组的立体图像是CTVE成像的基础。在此基础上调整CT值阈值，消除不需要观察的组织的影像，保留需要观察的组织的影像。再行伪彩色编码，使内腔显示更为逼真。还可利用计算机远景投影软件功能，产生目标物体不断靠近观察者和逐渐放大的多幅图像，经过动画显示，产生类似通过纤维内窥镜进行检查的动态观察效果。CTVE因其具有检查的微创性、图像的直观性、整体性以及CTVE与纤维内窥镜图像的一致性，对某些空腔器官的部分疾病诊断具有很高的价值，如肠道肿瘤；气管、支气管的肿瘤、异物；冠状动脉狭窄等。不足之处是容易受伪影的影响；不能进行组织活检；不能显示组织结构的真实颜色。

（8）其他后处理技术：包括各种结构分离技术、肺结节分析技术、骨密度分析技术、心功能分析技术和冠状动脉CTA等。

MSCT技术的发展，带动了图像重组技术的发展。图像重组技术多种多样，各有优缺点，在临床工作中，根据需要选用适当的技术。如CTA常使用容积再现、MIP或SSD重组成三维血管影像。MIP对血管的形态、走向、分布和管壁钙化显示较好。对于容易遮盖血管的骨骼和其他高密度影需在重组前裁剪去除；容积再现对显示血管壁表面，血管的立体走向，以及与邻近结构的空间关系比较直观，但其准确性与阈值的选择有关，阈值选择过高或过低，都会造成假象，导致误诊或漏诊。不同的重组方法对诊断价值和意义有所不同，应根据部位，病变性质和临床要求进行选择。

二、3D打印MRI后处理

MRI系统在恒定磁场的基础上，通过施加一定的线性梯度磁场，由射频脉冲激发被检部位产生MR信号，再经接收电路将MR信号变成数字信号。此数字信号还只是原始数据，为获得被检部位高质量的图像，还必须经过一系列的数据处理，如累加平均去噪声、相位校正、傅里叶变换等数据处理方法。这些处理过程由计算机图像重建部分完成。

图像重建的本质是对数据进行高速数学运算。由于获取的数据量相当大，因此需要大容量的缓冲存储器；其次，因为图像数据量大，若要成像时间短就必须要求运算速度快。仅靠计算机来进行全部运算需要大量的时间，不能满足实际成像的需要，目前多用图像阵列处理器来进行影像重建。图像阵列处理器一般由数据接收单元、高速缓冲存储器、数据预处理单元、算术和逻辑运算部件、控制部件、直接存储器存取通道以及傅里叶变换器组成。图像重建的运算主要是快速傅里叶变换。每幅图像应该对应两个原始数据矩阵，一个表示信号的实部 M_x，另一个则为信号的虚部 M_y。实部和虚部矩阵均被送入傅里叶变换器，分别进行行和列两个方向的快速傅里叶变换，以便还原出带有定位信息的实部和虚部图像矩阵。此后，图像处理器再对这两个矩阵的对应点取模，就得出一个新的矩阵，两个方向的模矩阵中每个元素值的大小正比于每个体素磁共振信号的强度，以其作为灰度值显示出来时，就得到所需的磁共振图像。在高速图像阵列处理器中，所有的数学运算均由固化的硬件和微码完成，目前重建一幅MR图像的最快速度仅仅需要600μs。

经过上述各个方法的血管图像采集之后，得到的只是层面内的血管节段影像，要想获得整个成像范围的血管影像，必须使用最大密度投影（MIP）重建技术。MIP 是将三维空间的高强度信号投影于一个平面内，形成连续的血管立体影像。CE-MRA 数据先和蒙片进行减影再重建。

3D 空间的数据投影可以沿着左右方向投影、前后方向投影、头尾方向投影，也可采用多角度旋转投影，即先选定某一轴，然后设定投影平面沿着该轴旋转某一角度，最后再行投影。经过连续多次视角投影产生的一系列图像，还可用电影模式显示，以区别不同血管在空间的不同位置。

三、CT 和 MRI 图像配准融合联合 3D 打印技术

医学影像成像模式可分为解剖形态成像［如计算机 X 射线摄影（computed radio-graphy，CR）、数字 X 射线摄影（digital radiography，DR）、CT、MRI、超声（ultrasound，US），以及各类内窥镜图像等］和功能代谢成像［如正电子发射断层成像（positron emission tomography，PET）、正电子发射计算机体层显像仪（positron emission tomography and computed tomography，PET/CT）、fMRI 等］。在临床诊断中，因不同成像技术的显像能力及观察的重点不同，常对患者进行多种模式或同一模式的多次成像，若要对各种图像信息进行综合研究，获得较全面的信息，必须实现不同图像间的配准融合。医学图像配准是指确定两幅或多幅医学图像像素的空间对应关系，使图像上的所有解剖点，或至少使所有具有诊断意义的解剖点都达到匹配；而图像融合是指将不同形式的医学图像中的信息进行综合、取长补短，结合成一幅新的图像，内容包括图像的转换、对位（配准）和信息综合显示。

图像配准是公认难度较大的图像处理技术，是医学图像融合技术的基石。常用的图像配准的方法包括：基于特征的配准方法、基于力矩和主轴的方法、基于灰度的方法（最大互信息法和相关法）等。基于特征的配准方法是指采用基于图像点、面或者两者特征结合的方法，提取图像的特征信息。例如图像中的某些解剖结构或者图像

中组织的轮廓（如骨）等。基于力矩和主轴的方法是根据动量矩的计算使目标的质心重合，本质上属于基于点的方法。其算法具有自动、快速、易实现的优点，主要被用作预配准。基于灰度的方法是通过考察两幅图像中的像素或体素的关系实现图像间的配准，是近几年的研究的热点，主要有最大互信息法和相关法。最大互信息法目前已被广泛用于 CT/MR、PET/MR 的配准中，它用互信息（mutual information，MI）作为变量之间的相似性测度，不需要对图像作分割或任何预处理，几乎可以用于任何模式图像的配准，特别是当其中一个图像的数据部分缺损时也能得到很好的配准效果。相关法是使用相关函数、相关系数、差值的平方和等作为相似性测度。另外，近年来还出现了一些新的配准算法，如：基于小波变换算法、统计学参数图（statistical parametric mapping，SPM）算法、遗传算法（genetic algorithm，GA）等，在医学图像上的应用也在不断扩展。

医学图像配准融合技术目前的应用主要集中在 CT-MRI 融合及 PET/CT、PET/MRI、SPECT/CT 的融合方面，用于判定病变的性质及辅助临床治疗。其包括同机融合技术和非同机融合技术。前者主要是指核医学与 CT 图像的融合，用于同时显示病变的解剖结构和代谢功能状态；后者是指不同设备获得的多种模态的图像（CT、MRI、核医学等），通过一定图像后处理技术，融合不同图像的信息特征。在神经系统的应用领域中，CT 和 MRI 图像配准融合技术可辅助脑肿瘤的定位；结合 PET 图像，可在术前更全面地了解脑功能的活动情况，提高手术计划的可靠性。在胸腹部应用中，MRI 与三维正电子发射断层成像（three-dimensional positron emission tomography，3D PET）代谢图融合，将解剖结构的 MRI 图像赋予不同色彩，表示各个器官组织的代谢状态。另外，MRI/CT 与 PET 图像配准融合技术，已广泛应用于放射治疗计划的制订，尤其是在精确放疗的靶区确定中。在骨肿瘤的 3D 打印手术规划应用中，常常需要借助图像配准技术，充分发挥 MRI 软组织分辨率高和 CT 骨组织分辨率高的优势，完成骨肿瘤的分割建模。

四、3D 打印技术应用举例

（一）影像学检查及后处理技术在骨肿瘤中的应用

骨肿瘤边界的精准判定需要一定实践与经验积累，在多种模态的医学影像数据精确判定骨肿瘤边界中，MRI 图像软组织分辨率非常高，可用于骨肿瘤的精准三维建模和安全切除边界判定，常被认为是肿瘤边界判定的"金标准"；而 CT 图像对于骨骼显示优势明显，通常用于骨性解剖结构的三维建模，观察骨肿瘤与周围骨骼之间的空间位置关系；结合 CT 与 MRI 增强造影技术，还可以支持病灶区域血管等重要组织器官的建模与显示。骨恶性肿瘤病损形态复杂多变，存在显著的异质性，因而想要完整切除病变，重建患肢功能，多需要借助于精准的术前规划。多模态的骨肿瘤影像配准融合技术对于复杂性肿瘤手术规划具有决定性的意义。

以骨盆肿瘤为例，患者术前按照影像检查的要求，获得 CT 和 MRI 的数据。首先，在 CT 图像上使用阈值分割的方法分割得到骨盆区域（图 2-3-2）；其次，使用 Flying Edges 算法实现骨盆的三维建模；再次，依据骨盆 MRI 图像进行肿瘤边界判定，目前最常用的是 T_1WI 脂肪抑制的增强序列，进一步在 MRI 图像上逐层识别勾画骨盆肿瘤的边界（图 2-3-2）；然后，对于 CT 和 MR 两种不同图像，以其共有的骨性特征作为互信息基础，实现图像间的配准；最后完成 CT 的骨盆模型和 MRI 的肿瘤的模型间的融合（图 2-3-2）。根据三维模型上的骨肿瘤与周围骨骼之间的空间位置关系，进行后续的手术规划和个性化假体设计。

（二）影像学检查及后处理技术在骨关节外科中的应用

随着计算机科学与技术的快速发展，人类社会逐步进入了数字化时代。医学领域也不例外，在数字化时代的背景下，催生了"数字医学"的诞生与成长。随着数字医学的深入研究，已被引入更为广泛的领域，包括"手术导航""虚拟仿真""术式设计"等。数字医学的快速发展正从多个方向改变着现代医学的面貌，如外科手术导航、影像立体建立、假体的个性化制作、虚拟仿真操作的实现等。传统医学正朝着"个体化、精确化和微

创化"为特征的现代医学方向发展。影像后处理技术的进步成熟为数字化医学的发展提供了坚实的保障。

以胫骨高位截骨术（high tibial osteotomy，HTO）为例，HTO 手术有望显著延迟甚至避免全膝置换术（total knee arthroplasty，TKA），继而将有效降低 TKA 翻修的手术量，已经逐步为国际潮流。传统的术前规划方法是利用负重位下肢全长正位 X 线平片，来确定在冠状面上的截骨角度及截骨位置。然而，传统 HTO 或股骨远端截骨术（distal femur osteotomy，DFO）仅通过术前 X 线片检查和术中荧光透视引导杆进行截骨，术者凭借肉眼、手感和经验来定位解剖标志、下肢力线和胫骨平台后倾，然后借助术中非负重位下反复荧光透视来确认下肢力线。这种基于肉眼对肢体力线的观察，对于术后对位、对线有很大的主观性，直接影响了该定位方式的可靠性和手术的精确性，甚至导致手术的失败。因此，传统手术技术的精确度问题是困扰手术医生的主要问题，也是造成胫骨高位截骨术后期外翻角度丢失，甚至内固定失效、骨关节炎快速进展的主要原因。图 2-3-3 体现了图像配准技术在基于图像导航的介入术中应用广泛，可辅助校正 X 线成像过程中下肢位置不正带来的影响。下肢 CT 三维数据和下肢 X 线全长片，可借助于 2D/3D 的配准，从而在二维 X 片与三维数字化模型之间建立相对应的空间位置关系（图 2-3-4）。

目前，医学图像间的配准、融合仍是一项比较复杂和困难的课题。其中，大多数研究集中于对刚性物体的配准，而对非刚性体的研究才刚刚起步，涉及软组织变形或位移的图像配准方法较少，采用何种形变模型等问题还需要进行大量的深入探索。目前提出的许多算法都各有其局限性，仅能解决部分问题，通常在实际应用中要对精确度、速度、自动化程度等方面加以取舍。对于非同机配准、融合工作的结果还没有绝对的评价标准，使得优劣评价缺乏相应的指标。一般采用标记点的配准结果作为"金标准"，但操作烦琐且本身就存在变形等因素引起的误差。同机融合技术应用的扩展和效益评价方面亦有待进一步的研究。

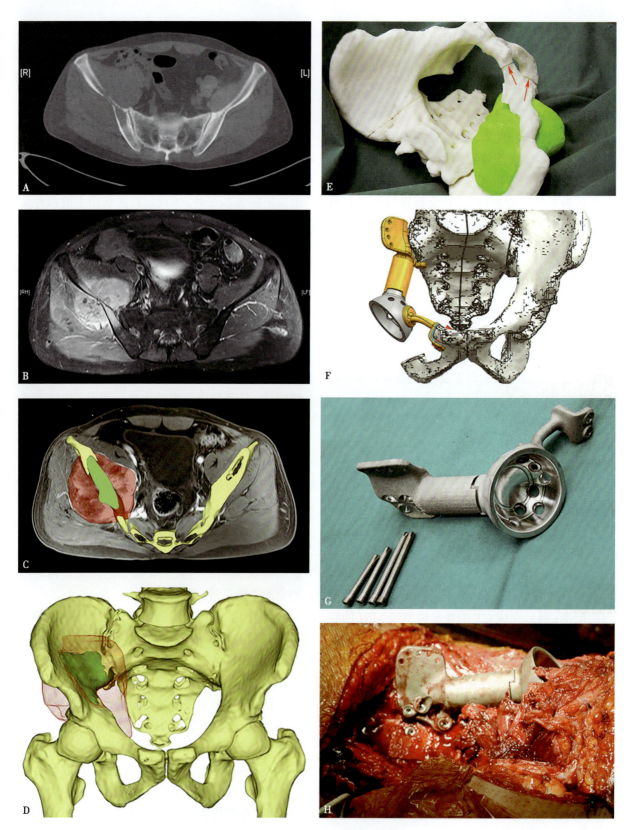

图 2-3-2　3D 打印技术应用于骨肿瘤

A. CT 图像；B. MRI 图像；C. 配准后图像，分割肿瘤和骨盆；D. 三维骨盆肿瘤模型；E. 3D 打印的骨盆肿瘤模型；F. 骨盆模型进行个体化假体设计；G. 3D 打印的个体化假体；H. 个体化假体术中安装。

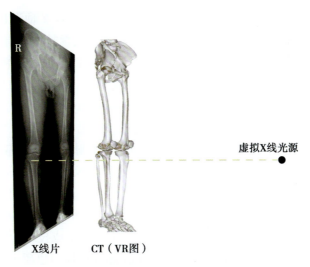

图 2-3-3　X 线和 CT 图像配准图

图为双下肢在同一虚拟 X 线光源下的图像配准，从 X 线
的二维图像重建 CT（VR）图的三维模型。

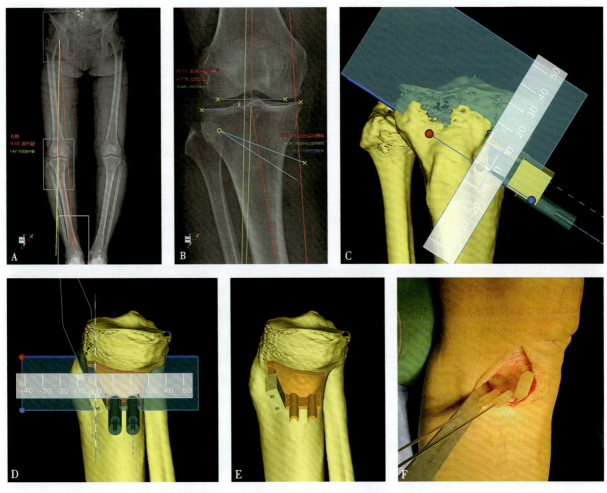

图 2-3-4　3D 打印技术应用于胫骨高位截骨术

A. 基于患者术前下肢负重位全长片规划患者下肢力线；B. 局部放大图像，获得胫骨术中撑开的角度；C、D. 基于和下
肢 X 线片配准的 CT 图像，并且依据术中摆锯的深度和角度，设计 3D 打印个体化截骨导板；E. 3D 打印个体化导板的形
态；F. 3D 打印个体化导板术中的应用。

（艾松涛）

第四节 超声成像基本原理与相关输出

超声成像（ultrasonography）是利用点状超声波（纵波）在组织中传播过程中产生的不同回声强度信息来成像的。后来才用到与组织纵向运动方向垂直的所谓剪切波（横波）来获取组织的弹性信息。超声探头主要由压电材料构成，比如压电陶瓷等。它既能加载电信号产生超声波（逆压电效应），又能将回声声压变化转换为电信号（压电效应）。传统的超声成像采用点脉冲超声发射，每次发射一个点脉冲后，仪器切换到接收状态，在声脉冲传播过程中，不同组织界面散射回探头的声能量模拟信号依次被超声探头接收并按照声能量的强度转换为数字信号，临时储存到数字扫描变换器（digital scan convertor，DSC）中，沿着平面逐行扫描就能获取脏器的切面声像图。因此，图像数字信息是以超声束扫描的顺序储存的，每幅图像信息的提取则是按照电视扫描方式逐行进行的。一幅超声图像像素的平面位置取决于回声到探头的时间顺序和回声相对于探头的角度，也就是探头发射超声脉冲的角度。

一、超声成像的演进

超声成像的发展仅有约 80 年的历史，最早使用的 A 型超声诊断仪直接借用了工业检测所用金属探伤仪。A 型振幅调制型（amplitude modulation mode），是将回声的强度在屏幕上显示为尖峰波的幅度。此时的超声技术所提供的仅仅是图形，还算不上成像。

当进一步把回声信号显示为荧光屏上的亮点，回声强度显示为光点的亮度，多条 B 型显示的超声回声信息可以并列拼接成长方形或散列排成扇形，所得到的是脏器的二维声像图或切面声像图。如果把此声像图放在平面坐标上，Y 轴和 X 轴都属于 B 型显示，因此，临床上通常把这种检查称为 B 型超声检查或 B 超检查。当把单方向的 B 型显示在荧光屏上的 Y 轴并将其在 X 轴上按时间顺序展开时，就得到了所谓的 M 型超声心动图（M-mode echocardiography）显示，用于显示心脏各结构的运动轨迹。M 型超声心动图也可以看

成是二维显示，Y 轴为 B 型，X 轴显示的是时间。

超声成像技术一直在进步，继 M 型之后，先后研发了 D 型的多普勒超声成像（Doppler ultrasonography）和 E 型的超声弹性成像（ultrasound elastography）。显示方式从一维、二维、三维到动态三维（也有称四维）等。这些模式传统上都是以单个点脉冲发射为基础，每次发射只能采集一条灰阶图像信息。革命性的变化发生在二十多年前，这次变革为今后超声成像技术的大幅度发展提供了空间。传统的单点超声脉冲发射成像技术，即声束形成技术，单点超声脉冲发射，单线接收，逐行扫描构建超声图像的技术。新超声成像技术，即域处理技术，则是一次发射由多个点脉冲组成的线状脉冲，可同时接收至少 64 条图像信息，这样，目前的新成像速度已经为传统技术的 64 倍，已经使超声图像的时间和空间分辨率有了很大的提高。进一步发展使发射的点脉冲数目提高到比传统高几千倍的水平，这意味着超声成像的时间和空间分辨率将会有革命性的进步。由于新超声成像技术已经开始取代传统技术，本节重点讨论新超声成像的基本原理。

二、传统超声成像的基本原理

传统超声成像技术中发射的所谓点状超声波，只是在早期传统超声成像技术中，单个圆形晶片几何聚焦条件下，聚焦区声场分布的近似情形。这种所谓的点脉冲波在离开探头表面时大致上是一种扁平圆片形的平面波。只不过传统超声成像技术仅能从这种超声波中提取一个点的散射体所散射的超声图像信息而将之称为点脉冲波。为了能够从更宏观的层次形象地说明超声成像技术进步的性质和跨度，我们利用几何学中的点、线、面概念来概括超声脉冲发射方式并以此为基础来划分超声成像技术发展的三个阶段。

传统超声成像技术中使用的线阵、凸阵或扇扫探头，晶片（压电陶瓷）在探头的厚度方向没有切割（除少数公司外），是利用声透镜的方式进行探头厚度方向上的声束聚焦的。在侧向（即与探头厚度方向垂直的方向）则利用电子相控阵技术将发射声束聚焦形成所谓的点脉冲波。点脉冲波发射后，仪器切换到接收状态，超声点脉冲波在向组织深部传播的过程中，每一个设定的像素都

可以看成是一个散射源，向探头散射球面波，探头根据回波的深度，追踪回波的曲率半径，进行回波的动态聚焦处理，即所谓动态聚焦技术，从而采集声束传播方向上的一条超声图像信息。同样利用电子相控阵技术也可以使声束在侧向不聚焦，这相当于发射一条由多个点脉冲波排成线形的窄条状的弧面（扇扫探头）或平面（线阵探头）脉冲波，接收时可以将其看成是由多个散射点连成线状的散射源。由于在厚度方向上仍然使用声透镜聚焦方式，并且在这个方向上只取一个散射点上的图像信息，我们称这种脉冲波的发射方式为线脉冲波发射，所发射的脉冲波称为线脉冲波。线脉冲波实际也有一定的宽度，也是一种弧面波或平面波，但为了和未来在探头厚度方向上取多个散射点的超声成像技术相区别，使用线脉冲波发射超声成像技术应该更形象，也不容易造成概念混淆。这样，传统超声成像技术中用来发射点脉冲波的线阵、凸阵或扇扫探头，也可以用在新超声成像技术中完成线脉冲波发射任务。如上所述，如果使用矩阵探头（比如 60×60 个晶片）和相控阵技术，也可以发射一个平面波或凸面朝前的并非很平滑的球面波。这样，一次发射就能够获得一组立方体形或金字塔形的三维超声图像信息。从几何学概念上看，这就是一种面脉冲波发射方式。我们根据超声脉冲波的发射和图像信息提取的模式将超声成像技术的发展分为三个阶段。

第一阶段为传统的点脉冲波发射超声成像阶段，属于超声影像技术的早期阶段，正在被新的线脉冲波发射超声成像技术阶段取代，正在成为过去。线脉冲波超声成像技术已经成为现代新的超声成像模式并且已经被定为未来超声成像的行业标准，称为第二阶段，也就是新超声成像理论和技术。这个阶段中，超声成像技术还会有一个量变的发展历程。我们预计，在这个阶段之后，超声成像技术还会迎来它更新的未来模式——面脉冲波发射超声成像技术阶段，可以看成是超声成像发展的第三阶段。

三、新超声成像的基本原理

线脉冲波发射可以看成是由多个点脉冲排列成线状超声能量的发射，这可以理解为由许多像

传统超声成像发射的所谓泪点样的点脉冲组成的线，可以是直线（线阵探头），也可以是弧线（凸阵或扇扫探头）。实际所发射的所谓线脉冲波在探头厚度方向上也都有一定的宽度，也可以看成是部分球面波发射，但从每一个深度只取到和探头侧向走行一致的一列图像信息，不同深度加起来才能组成一帧二维或一部分二维的声像图。也就是说，新超声成像技术目前已经达到了相当于线脉冲波发射的水平。相对于传统的单点脉冲波发射超声成像来说，图像信息采集速度提高了近百倍，是一个革命性的进步。

线脉冲波发射时，不需要对发射声束进行聚焦，发射声束的宽度可以利用电子相控阵技术控制在一次发射后计算机能够处理的点脉冲数的范围，这需要根据仪器整体设计所要达到的指标、计算机处理速度、探头的宽度等多种因素确定，比如目前能够处理 64 条图像信息，其宽度大约相当于一幅二维图像的四分之一，构成一幅二维超声图像只需要 4 次发射。

传统超声成像数据处理方法原则上也能够在新的超声成像理论中得到应用。目前使用新超声成像理论的较先进的超声诊断仪器所发射的声束的宽度已经达到了 64 个点脉冲，一次面波发射和接收就可以获取相当于传统超声成像技术 64 次点脉冲发射所能够采集到的图像信息。这样，只需要 4 次发射、接收就可以构成一幅二维图像，而不像传统超声成像那样，一次点脉冲发射只能获取二维图像中的一条纵向的线形图像信息，要得到一幅二维超声图像，则需要平均 256 次点脉冲波发射。如果计算机处理的速度或算法进一步改进，能够比目前再快 4 倍或者使用更多的芯片同步处理更多的信息，那么一次发射与接收就能够获取一整幅二维超声图像。这样在理论上，当探查深度为 18cm 时，二维超声成像的帧频则可以达到 4 278 帧 /s。即便是高速运动的胎儿心脏活动也应该有理想的时间分辨率，同时也不会像传统超声成像那样存在严重的由于扫描时间延迟所造成的图像畸变。这也非常有利于胎儿心脏3D 打印数据的采集，最大限度地改进 3D 打印数据的精确度和打印质量。

与传统超声成像相似，线脉冲波在一次发射后，仪器切换到接收状态，随着超声能量由浅入

深的传播，一层层组织界面的超声散射能量按深浅顺序，或时间顺序回到探头。由于每个散射点都是以球面波的方式散射超声能量的，散射超声波在向探头传播的过程中相互干涉，探头所接收到的超声能量实际上就是这些散射声波的干涉条纹。

图 2-4-1 为线脉冲波发射后组织散射回探头的超声波的相互干涉情况示意图。左、中、右三幅图，顶端都是由 64 个压电晶体片组成的线阵探头。左图显示近场发射后的接收情形。为便于理解，一个深度只展示三个散射点向探头各压电晶片散射超声波的情况。这些散射波能量在探头接收后，经上述接收后的聚焦处理则可以转换成三个不同的灰阶信息并作为像素显示为超声图像。在近场，三个散射点的三个球面散射波朝向探头传播，被不同晶片在不同时间接收，近场散射点的曲率半径很小，而且，每一个散射点所散射的球面波只能被局部少数晶片接收。这是图像信息处理的重要参数。

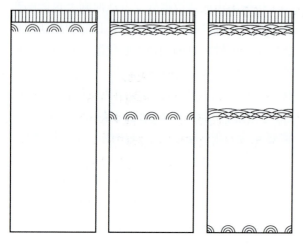

图 2-4-1　线脉冲波发射超声成像的回波信息特征

图 2-4-1 中图显示，当发射的面波到达中场时，中场三个散射点散射回探头的球面波回到探头时的情形。由于从中场到探头的距离较远，每个散射点到达探头的曲率半径都相应的增大并能够被所有晶片接收，但由于这三个散射点的空间位置不同，它们的散射波到达各晶片的时间也各异，这些参数的不同是下一步处理各散射点回波信息的依据。

图 2-4-1 右图显示，当发射的面波到达远场时，远场三个散射点散射回探头的球面波回到探

头时的情形。由于从远场到探头的距离更远，每个散射点到达探头的曲率半径都相应的增加到最大，也都能够被所有晶片接收，但由于这三个散射点的空间位置不同，它们的散射波到达各晶片的时间和角度也各异，这些参数的不同是下一步处理各散射点回波信息的依据。

一次面波发射后，仪器切换到接收状态，随着面波向组织深部传入，各层被面波"照亮"了的组织上的散射点逐层地向探头发回各自的球面超声波。为理解探头所接收到的超声波能量是如何转换成图像像素数据库的，可以把探头每一个晶片所接收到的超声波能量按时间顺序储存到一个临时储存器里。以来自三个散射点的散射波能量分布为例（图 2-4-1），在临时储存器中，近场的波形如左图，排在矩阵式声波能量分布图的顶端，中场的波形如中图，排在矩阵式声波能量分布图的中间区域，远场的波形如右图，因最后才能达到探头，排在矩阵式声波能量分布图的下端。可以看出，如果有 32、64 或 512 个散射点而不是简单的 3 个，能量分布图的复杂和混乱程度则难以想象。而且，近场、中场和远场的数据分布模式也不相同。要从这样混乱的干涉条纹中清理出每一个散射点的散射强度，看似绝无可能，这也可能是许多超声医学工程技术专家不看好新超声成像理论的主要原因之一。

基于波的产生原理，再参照图 2-4-1 可以看出，来自组织各散射点散射回探头的原始资料无论从横向（x 轴）、纵向（y 轴）或厚度方向（z 轴）看（也就是从三个坐标轴看），非严格意义上讲，都是连续的。我们知道，计算机是不可能处理连续性资料的，必须对连续资料进行数字化分割。实际上，这些连续资料在被各晶片接收时，在横向上就已经被 64 个晶片断开，分割成不连续的 64 组数据了，纵向上，由于超声波在组织中的传播是连续的，回到探头各晶片的波能量也会是连续的，必须进行数字化处理，也必须被分割成不连续的数字，比如分割成 128 个单元。探头厚度方向是声透镜聚焦，没有分割，因此，在这个方向上也就只能采集到一个数。这样，临时储存器中所存的是经过数字化处理后的，按照矩阵排列的（64×128 个数据），许多散射点所散射的波能量叠加后的数据库。虽然，探头晶片有一定的宽度

（空间宽度），所发射的脉冲也有一定的宽度（同时也是时间宽度），但作为按照矩阵排列的一个个数据，从几何学的角度考量，则已经转换为不占空间的几何点。

数据库中的每一个数据，如前面声能量聚焦讨论中所分析的那样，仅仅是一个具体的数，却代表了干涉条纹相应点上来自许多散射点所散射的超声能量叠加后的数值，其内所含的复杂信息看似完全消失了，其中的复杂性也已经完全看不出。自然界的有趣之处就表现在，看似消失了的超声图像信息却可以通过动态聚焦的方法再找出来（这可以通过波传播的独立性原理来理解）。

对连续性信号的数字化分割是处理这些信号的最基本的方法，这同时也非常有助于对新超声成像原理的理解。

上述临时储存器里所储存的是一次面波发射后探头所接收到的数字化处理以后的超声波能量矩阵式分布情况，包含了 64×128 个数据。假定这些数据来自一小片需要探查的人体组织切面，这片组织也可以人为地分割成按矩阵排列的散射体（亦即散射点），每个散射点所散射的超声能量被探头各晶片接收并聚焦后就能转变成相应位置的像素。理论上，超声图像的像素越多，图像分辨率就越好，但客观上受到探头的晶片数、发射脉冲的宽度、超声波长、仪器技术条件等因素限制，实际像素只能取各种因素折中的数值。为描述简单和容易理解，我们把这片组织也分割成 64×128 小块，每块小块组织为一个散射点。这样，这一小块组织的超声图像同样是由 64×128 个像素组成，每一个像素对应一个散射点。像素和被分割的组织小块都是实体，可以看成如一个个的马赛克那样的占有空间，而数据则为非实体，不占空间，可以看成是几何点，由它们连成的弧线则可以看成是几何曲线。理解了上述动态聚焦的原理，就能看出这些像素与矩阵数据库中的数据之间是一种动态聚焦的关系。也就是说，每一个像素的灰阶值是由这个像素所对应的散射点所散射的球面波能量，或者说，数据库中探头各晶片所接收到的能量数值相加（聚焦）后所得。参见图 2-4-1 就能够看出，每一个散射点（处理后的像素）所散射的声能量被探头各晶片接收时的空间位置和曲率半径参数都是独特的或唯一的，

像素和每一个散射点所散射的能量叠加后的数据是严格的一一对应的。

新超声成像技术明显提高了图像信息采集的速度，从而显著提高了超声图像的时间和空间分辨率，为三维重建提供了可能。

四、三维超声的重建及相关输出

三维超声成像（three-dimensional ultrasonography）有静态和动态之分，动态三维成像参考了时间因素，利用整体显像法重构感兴趣区域实时活动的三维图像，例如三维实时超声心动图，又称之为四维超声心动图。

静态和动态三维超声的重建原理基本相同，可分为立体几何构成法、表面轮廓提取法和体元模型法。其中，立体几何构成法对于描述人体复杂的解剖结构的三维形态并不能完全适合，因而现在很少被应用。表面轮廓提取法，曾用于心脏表面的三维重建，它的原理是将空间中一系列相关的坐标点相互连接，形成若干简单的直线来描述脏器的轮廓，但是由于这种方法耗时长，且无法显示解剖细节（如心瓣膜和心脏腱索等细小结构），故现未被临床采用。

目前，体元模型法是最理想的动态三维超声重建技术。在体元模型法中，脏器的三维图像被划分为一个个小立方体，被称作体素或体元，每个体素对应的数被称为"体素值"或"体素容积"，体素数目的多少决定三维图像的空间分辨率的大小。

在获取目标脏器的三维超声数据后，通常以医学数字成像和通信（digital imaging and communication in medicine，DICOM）格式或者卡迪尔坐标系体数据（Cartesian. vol）格式将数据导出。此类格式的三维超声数据可以在专业的医学建模软件被直接识别，并对其进行多方位切割以及多切面显示（如冠状、矢状和水平切面同时显示），进而实施可用于 3D 打印的三维重建。

（曹铁生　袁丽君　郭奕彤　邢长洋）

参 考 文 献

[1] 曹铁生,邢晋放,王作军等. 超高速三维超声成像新技术探讨 [J]. 中华超声影像学杂志,2003,12(7): 53-55.

[2] 曹铁生,段云有. 多普勒超声诊断学 [M]. 2 版. 北京:人民卫生出版社,2014.

[3] 罗福成. 三维超声成像技术的基本原理及操作步骤 [J]. 人民军医,2001(7):423-426.

[4] GUO Y, HOU N, LIANG J, et al. Three-dimensional printed multicolor normal and abnormal fetal hearts based on ultrasound imaging data[J]. Ultrasound Obstet Gynecol, 2020, 55: 416-422.

第五节　医学图像的增强

由于采集设备在空间、时间上分辨率的限制,医学图像在本质上是模糊的。获取的图像常常受到噪声、伪影等干扰,使得基于图像的诊断产生误差,因此,对含有噪声或者模糊的图像进行适当的处理就显得尤为重要。图像增强(image enhancement)一般是通过对图像的某些特征,例如边缘信息、对比度等进行突出或增强,从而更好地显示图像有用信息,提高图像的有用价值。常用的医学图像增强方法包括空域内的图像增强和频域内的图像增强,其中空域内的图像增强包括灰度变换增强、直方图增强、空域滤波增强,频域内的图像增强包括低通滤波器、高通滤波器、带通和带阻滤波及同态滤波等。此外,研究人员针对 CT、超声及 MRI 图像,提出多种图像增强方法。

一、空域内的图像增强

空域内的图像增强是通过直接对图像的灰度值进行调整,增加图像的明暗对比度。

(一)灰度变换增强

灰度变换增强即指直接对每个像素的像素值进行更改,而与该像素周围邻域点无关,常见的有图像反转、调整灰度范围等方法。如医学图像的显示就是灰度变换增强,由于 CT 等设备能够识别的灰度值通常不低于 4 096 级,而普通显示器只能提供 256 级灰度,在进行显示时就需要将医学图像的像素范围按照线性映射的方法映射到 0～255 的灰度值,然后在显示屏中显示。一般而言,人们常常只需要关注某一区域即可,因此,在进行医学图像观察时,只需要通过调节窗位和窗宽就可以快速得到较好的对比效果,其中窗位是指显示过程中图像灰阶的中心位置,窗宽指图像上显示的像素值范围。图 2-5-1A 为显示的全范围像素值图像,图 2-5-1B 为调节窗位和窗宽后得到的显示图像,增强后的图像只有骨骼部分,其中显示的范围为 100～600Hu,窗位是 350Hu,窗宽为 500Hu。设位于 100～600Hu 之间的灰度值为 x,显示图像位于 0～255 之间的灰度值为 y,则 x 和 y 满足如下公式。

$$\frac{x-100}{600-x} = \frac{y-0}{255-y} \qquad (式 2-5-1)$$

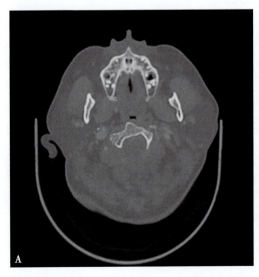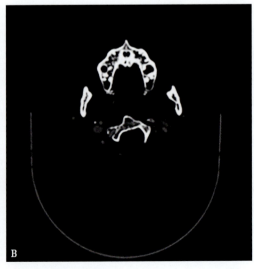

图 2-5-1　图像灰度范围调整
A. 全范围灰度显示图;B. 调节窗位和窗宽后的显示图。

（二）直方图增强

直方图是用于统计图像中每个像素值的个数，反映了图像灰度值的特征。直方图增强方法包括直方图均衡化和直方图规则化两种方法。直方图均衡化简单易实现，较为常见，其思想即是将原始图像中集中分布的像素通过均匀化处理使其在全部灰度区间均匀分布。图 2-5-2 中，A 图为原始的 CT 图像，B 图是直方图均衡化后的图像；图 2-5-3 中，A 图为原始的 CT 图像直方图，B 图是均衡化后的图像直方图。

（三）空域滤波增强

所谓空域滤波增强就是通过对每个像素点周围点像素值进行线性或者非线性运算，将所得结果替代原有像素值。设 $f(x, y)$ 为原图像函数，$h(x, y)$ 为滤波器脉冲响应函数，则滤波后的图像函数为 $g(x, y)$，空域滤波是基于卷积运算的方法，公式（2-5-2）如下：

$$g(x, y) = f(x, y) \cdot h(x, y) \qquad （式 2-5-2）$$

空域滤波包括线性空域滤波和非线性空域滤波，其中线性空域滤波是一种低通滤波，对图像

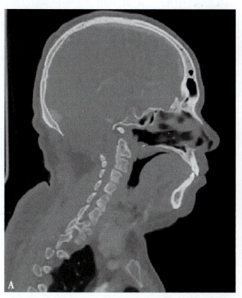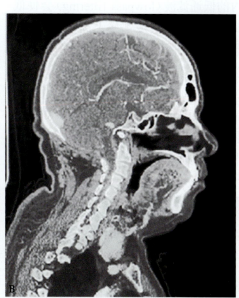

图 2-5-2　直方图均衡化处理
A. 原始图像；B. 直方图均衡化。

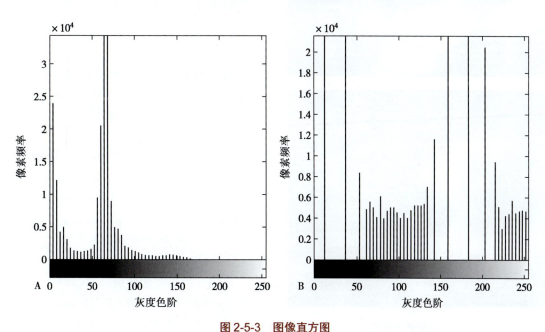

图 2-5-3　图像直方图
A. 原始图像直方图；B. 均衡化后图像直方图。

进行平滑处理，造成边缘部分模糊，可抑制噪声；非线性空域滤波常用的方法有中值滤波、顺序统计滤波和自适应滤波等平滑滤波器，以及基于拉普拉斯算子的锐化滤波器。

二、频域内的图像增强

频域内的图像增强即将图像经过傅里叶变换从空间域变为频域，然后在频域内进行处理后通过傅里叶反变换到空间域。

（一）低通滤波

频域内的低通滤波（lowpass filtering）会使低频部分通过，而噪声及边缘都属于高频部分，因此，低通滤波会抑制噪声，使图像边界模糊。常用的低通滤波器有理想低通滤波器、巴特沃斯低通滤波器、高斯低通滤波器；其中，高斯低通滤波器适用于消除高斯噪声，广泛用于图像的减噪平滑过程。图 2-5-4A 为心脏超声图像，图 2-5-4B 为经过高斯滤波处理后的图像。

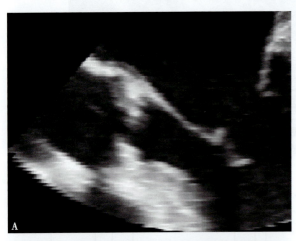

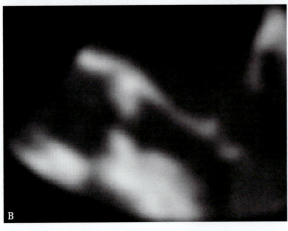

图 2-5-4 高斯滤波处理
A. 心脏超声图像；B. 高斯滤波处理后图像。

（二）高通滤波

高通滤波（high-pass filtering）抑制低频部分，让高频部分通过，把信息丰富的低频去掉会丢失许多必要的信息，因此，高通滤波器会使得图像边界突出，但是其对噪声无抑制作用，图像可能由于噪声严重而难以达到满意的改善效果。常用的高通滤波器包括理想高通滤波器、巴特沃斯高通滤波器、高斯高通滤波器。

（三）带通和带阻滤波

带通滤波（band-pass filtering）是可以通过距离频域中心一定距离的圆环区域的频域，而抑制高频和低频区域；而带阻滤波（band-stop filtering）则是通过高频和低频，并抑制中频。

（四）同态滤波

同态滤波（homomorphic filtering）是一种特殊的滤波技术，可用于压缩图像灰度的动态范围，且增强对比度。通过将非线性问题转化成线性问题，降低非线性噪声干扰问题，同态滤波的处理流程如图 2-5-5 所示。

$$f(x,y) \rightarrow \boxed{\ln} \rightarrow \boxed{\text{FFT}} \rightarrow \boxed{H(u,v)} \rightarrow \boxed{\text{IFFT}} \rightarrow \boxed{\exp} g(x,y)$$

图 2-5-5 图像同态滤波流程

其中，图像函数 $f(x,y)$ 通过照明分量 $i(x,y)$ 和反射分量 $r(x,y)$ 表示，其关系式（2-5-3）如下：

$$f(x,y)=i(x,y) \cdot r(x,y) \qquad \text{（式 2-5-3）}$$

对上式两端同时取对数，可得到：

$$z(x,y)=\ln[f(x,y)]=\ln[i(x,y)]+\ln[r(x,y)]$$
$$\text{（式 2-5-4）}$$

进而两端同时进行傅里叶变换，得到：

$$F\{z(x,y)\}=F\{\ln[f(x,y)]\}=F\{\ln[i(x,y)]\}+$$
$$F\{\ln[r(x,y)]\}$$
$$\text{（式 2-5-5）}$$

然后，令 $I(u,v)$ 和 $R(u,v)$ 分别表示 $F\{\ln[i(x,y)]\}$ 和 $F\{\ln[r(x,y)]\}$，设计滤波器的传递函数 $H(u,v)$，将上式两端同时和传递函数相乘则：

$$S(u,v)=Z(u,v)H(u,v)=I(u,v)H(u,v)+$$
$$R(u,v)H(u,v)$$
$$\text{（式 2-5-6）}$$

再进行傅里叶逆变换：

$$s(x,y)=F^{-1}\{S(u,v)\}=F^{-1}\{I(u,v)H(u,v)\}+$$
$$F^{-1}\{R(u,v)H(u,v)\}$$
$$\text{（式 2-5-7）}$$

最后一步，求指数就可以得到处理后图像 $g(x, y)$：

$$g(x, y) = \exp[s(x, y)] \qquad (式\ 2\text{-}5\text{-}8)$$

其中，$H(u, v)$ 的设计对于滤波效果起到关键作用，其对频域中的低频和高频部分产生不同的影响，对应于图像的照明分量和反射分量，通过调节 $H(u, v)$ 可以增加图像的对比度。图 2-5-6 展示了同态滤波对图像增强的效果，A 图为脑部 MRI 原图，B 图是经过同态滤波处理后的图像。

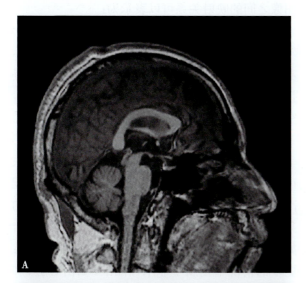

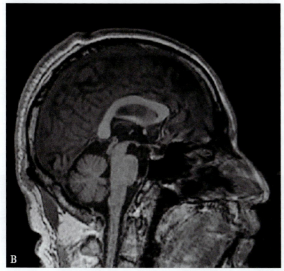

图 2-5-6　同态滤波对图像增强
A. 脑部 MRI 原图；B. 同态滤波后处理后图像。

三、其他图像增强方法

由于医学图像的复杂性，传统的图像增强方法对其处理效果一般，因此，研究人员尝试将多种方法用于医学图像增强。

（一）小波变换

小波变换（wavelet transformation）通过多分辨率分析多尺度提取图像边缘特征，在各个尺度中把图像噪声和图像边缘信息区分开来，在图像领域占据非常重要的位置，广泛应用于图像增强、融合、压缩及去噪等方面。

小波变换在对图像进行增强时的基本原理是将原始图像进行多级二维离散小波变换，将图像分解为低频分量和高频分量，其中，图像中大部分的噪声和边缘细节都属于高频分量，对高频分量进行小波去噪处理；低频分量表征图像的近似信号，对低频分量进行非线性图像增强，从而增强目标对比度并抑制背景；进行小波反变换后即可得到增强图像（图 2-5-7）。简单的小波变换虽然可以取得一定的效果，但是在增强图像的同时会加大噪声，因此研究人员常常将直方图均衡化等方法与小波变换结合，增强其自适应性。

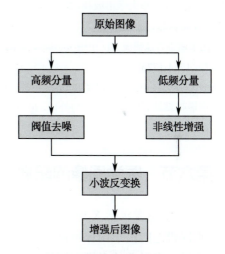

图 2-5-7　小波变换图像增强流程图

（二）Retinex 图像增强方法

Retinex 算法是人眼感知亮度和色度的视觉模型，40 多年来，研究人员将单尺度 Retinex 算法改进成多尺度加权平均的 Retinex 算法，并进一步发展为带颜色恢复的多尺度 Retinex 算法。其本质是将原始图像分解为入射图像和反射图像，通过去除入射图像的方法来避免光照不均的产生，还原图像的本来面貌。该方法广泛应用于彩色图像增强、图像的彩色恢复，在医学图像增强方面，也得到了广泛应用，如 CT 图像增强，将单尺度 Retinex 理论应用于肺部 CT 图像增强，将加权 Retinex 算法应用于牙科 CT 图像增强，以及基于多尺度

Retinex 理论的低剂量肺部 CT 图像处理；在超声图像方面，Retinex 模型常用于肝脏超声、血管内超声等图像的去噪及增强处理；Retinex 理论在脑部 MRI 图像增强方面也得到了广泛应用。

图像增强的目的是突出感兴趣区域，同时抑制其他区域，因此，图像增强需要根据具体需求去选择合适增强方法，特别对于医学图像，图像中所包含的信息复杂，往往需要根据图像处理人员具备一定的医学知识，才能更好地进行目标区域的增强。医学图像增强的目的是满足特定的医学分析，在不同的特定应用下，图像增强的方法和目的都是不同的。

（马致远 杨 剑）

参 考 文 献

[1] 杨丹，赵海滨，龙哲，等. MATLAB 图像处理实例详解 [M]. 北京：清华大学出版社，2013.

[2] 张甲杰，陈树越，刘瑞剑，等. 基于多尺度 Retinex 的医学图像增强方法研究 [J]. 中国医学影像技术，2007，23（11）：1724-1726.

[3] 黄亚丽，刘志文，赵真. 多尺度 Retinex 模型的肝脏超声图像增强算法 [J]. 数据采集与处理，2013，28（5）：597-601.

第六节 医学图像的配准

常用的医学图像包括 X 射线、CT、超声、磁共振等，不同模态的医学图像可以获取不同方面的信息，将同一个对象的多模态图像放在一起分析，就可以获得该对象多方面的综合信息，在这个过程中就需要将多幅图像进行对齐处理，这也就是图像的配准。有时候，我们也需要将同一对象不同时间获取的图像进行配准操作，以进行时间维度的病理分析。另外，将不同对象的图像，或者图像与图谱进行配准，可用于图像分割领域。

图像配准（image registration）的本质是两幅图像在空间和灰度上的映射。设两个图像的对应点上的灰度值分别为 $I_1(x, y)$ 和 $I_2(x, y)$，则两个图像之间的映射关系可以表示为：

$$I_2(x, y) = g\{I_1[f(x, y)]\} \quad （式 2-6-1）$$

其中，f 是二维空间坐标的变换函数；g 表示灰度映射函数，一般通过图像插值完成。通常寻找两幅图像之间的空间变换是配准的关键问题，空间变换可以使用函数 f_x 和 f_y 表示为：

$$I_2(x, y) = I_1[f_x(x, y), f_y(x, y)] \quad （式 2-6-2）$$

医学图像的配准方法按照空间位置变化关系可以分为刚性配准（rigid registration）和非刚性配准（non-rigid registration）。如对于同一个患者的某些器官在一定的采样间隔内基本不发生形变，如骨骼、大脑等组织，这种情况可采用刚性配准；更多的情况下则属于非刚性配准，如由心脏、肺部等器官自主运动产生的图像差异，以及不同对象的图像配准。相比于刚性配准，非刚性配准应用更加广泛，计算更加复杂，在后续的图像融合研究中，非刚性配准仍是亟须解决的关键问题。本节将从刚性配准及非刚性配准两方面介绍其常用的算法。图 2-6-1 所示显示了不同时刻序列的心脏和肺部 CT 的图像变化。

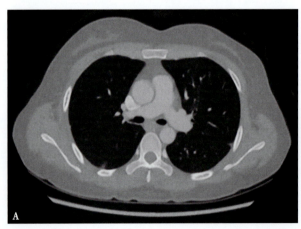
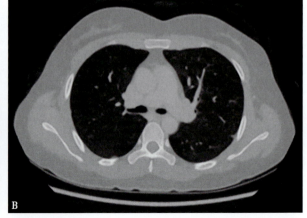

图 2-6-1 心脏及肺部的 CT 图像变化
A. 参考图像；B. 待配准图像。

一、医学图像刚性配准

图像中任意两点间的距离在变换前后保持不变，只发生坐标轴的平移和旋转，则称该图像发生刚性变换。常用的刚性配准算法有基于特征的刚性配准算法和基于像素的刚性配准算法。

（一）基于特征的刚性配准

图像的特征点具有信息量少，适应图像旋转和平移等特点，这里将介绍基于特征点的刚性配准方法。其中特征点的选取常用的方法有人工选取特征点和基于特征提取算法提取图像特征点两大类，人工选取特征点进行配准的方法简单易行，而基于特征提取算法获取特征点的方法可以自动提取图像特征，如 SIFT（尺度不变特征转换，scale-invariant feature transform）特征提取算法。根据医学图像特征，特征点可分为图像内部特征和图像外部特征，图像内部特征点指的是患者图像自身的位置相对固定且特征明确的标记点，图像外部特征点指的是在成像时固定在患者身上的清晰可见的标记物。

基于特征点的图像配准算法流程如图 2-6-2。

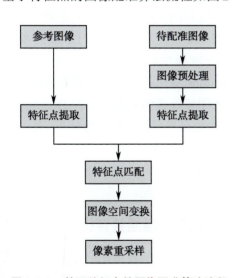

图 2-6-2　基于特征点的图像配准算法流程

（二）基于像素的刚性配准

基于像素的刚性配准是利用图像灰度的统计信息而不用提取图像特征点和其他分割操作。常见的医学刚性配准包括单模态配准和多模态配准。对于单模态配准，由于两幅图像上的对应像素之间存在简单的线性关系，可以采用最小化灰度差异、最大化相关系数以及最小图像比率一致

等方法；对于多模态图像配准，同样的组织在不同模态图像上的灰度分布则不同，如骨骼在 CT 图像中的灰度值较高，而在 MRI 图像中则处于低灰度范围，对此，研究人员提出了最小划分灰度一致性测度、最小联合熵、最大互信息及最大归一化互信息等图像配准测度理论。

其中，基于互信息的配准方法以其较高的配准精度和广泛适用性而受到广泛关注，成为医学配准领域常用的方法之一。互信息是信息论中的重要概念，用来描述两个系统之间的相关性，或者互相包含信息的多少。互信息通过熵及联合熵来度量。对于图像配准系统，当两个图像的相似性越大，其互信息就越大。

二、医学图像非刚性配准

非刚性配准是医学配准的重要研究领域。长期以来，研究人员提出了各种非刚性配准算法。其中，基于物理模型的非刚性配准算法是通过拟合产生变形的物理模型来进行图像配准，常用的物理模型包括弹性模型、黏性流体模型和光流场模型。本节主要介绍基于物理模型的非刚性配准算法。

一般非刚性配准算法都由三个部分组成：一个参考图像和待配准图像的空间变换；一个测量待配准图像和参考图像相似程度的相似性测度；还有一个确定相似性测度中的变换参数的优化方法。图 2-6-3 展示了三维图像的非刚性配准。

（一）基于弹性模型的非刚性医学图像配准

弹性配准（elastic registration）是将待配准图像到目标图像的变形过程建模为一个物理形变过程，形变过程通过内力和外力控制，当弹性体受到外力作用时，内部会产生与外力反作用的力来抵抗变形，当内力与外力平衡时变形结束。

弹性配准过程常用样条函数模拟非刚性医学图像变形，样条函数分为薄板样条和 B 样条。通常，弹性配准方法包含四个步骤：选取标记点、建立两组图像标记点间的对应关系、利用样条插值函数求取配准变换关系、将变换关系作用于待配准图像。薄板样条函数中的每个控制点在变换过程中都具有全局性影响，随着控制点数量增加，其计算代价也会急剧增加，而 B 样条曲线模拟图像局部形变时，一个控制点的移动只影响该控制

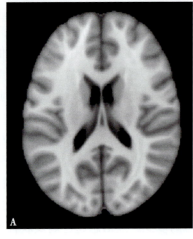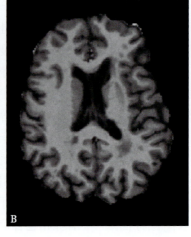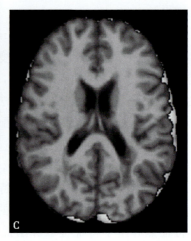

图 2-6-3 三维图像的非刚性配准
A. 参考图像；B. 待配准图像；C. 待配准图像配准后的结果。

点邻域控制点，具有良好的局部形变效果。B 样条曲线具有较高的计算效率和普遍适用性，在医学图像非刚性配准领域广泛使用。当存在较大的形变量时，则整体上采用刚性配准，在局部采用弹性配准，Rueckert 等提出了联合刚性和 B 样条弹性配准的方法，并将其用于胸部 MR 图像。

（二）基于黏性流体模型的非刚性配准

由于基于弹性模型的配准方法无法模拟高强度的局部变形，Christensen 等人将黏性流体模型引入图像非刚性配准中。该模型将图像像素转为流体运动中流体相互关系的数学模型，通过寻求控制点集的最优变换轨迹，实现图像像素相互制约的平滑变形。在黏性流体配准中，参考图像被建模为黏性流体，在内力驱动下拟合待配准图像，在内力消失时停止流动。流体模型能够模拟大变形图像及局部高度形变图像，因而更适用于不同对象的图像配准。

流体变形过程由纳维 - 斯托克斯方程（Navier-Stokes equation）表示，直接求解偏微分方程会使得计算量大且可能会得到奇异解，常用的匹配方案是先建立仿射配准和线性弹性配准，最后利用黏性流体配准，通过逐步增加自由度进行层次配准的策略。偏微分方程常常通过逐次迭代法进行求解。

（三）基于光流场模型的非刚性配准

光流场（optic flow field）是一种常用的运动目标检测方法，通过用图像平面亮度信息的流动运动来描述物体运动，实现对目标的运动检测。图像的配准过程可以视为是从待配准图像流动到参考图像的过程，则配准所求解的位移场可以看作光流场所求解的速度场。由于这一特性，Palos 等将光流场模型引入到了图像配准中。基于光流场模型，序列图像中各个像素的瞬时运动速度矢量信息即可求解出。通常，为了提高计算效率，在利用光流场模型进行配准之前需要进行粗配准，如利用 SIFT 特征算法进行粗配准。

其中，基于光流场模型的 Demons 算法是一种基于灰度梯度的全自动、稳定性强的配准算法。Demons 算法将像素位置的变换视为扩散问题，引入图像像素的形变力，即"Demons"力，形变力的内力是参考图像的灰度梯度，外力是两图像对应像素点灰度差。待配准图像中的每个体素由"Demons"力驱动向参考图像方向变形，最终使得两图像完全匹配。

三、图像配准质量评价

图像配准算法的效果评价是衡量配准结果优劣的标准，而通常，待配准图像是不同时间不同模态获取的，没有绝对的配准问题，即不存在临床实践的"金标准"，其衡量标准需要在一定准则下建立。因此，需要根据具体应用提出具体性能指标，然后制订具体的评定标准，研究人员常用评价有如下几种。

（一）均方根误差

均方根误差（root of mean square error，RMSE）常用来评价统计估计值与真实值之间的差异度，用于量化图像配准精度。

$$RMSE = \sqrt{\frac{1}{N}\left(\sum_{i=1}^{N}\|P_A^i - P_B^i\|^2\right)} \quad (式2\text{-}6\text{-}3)$$

其中，$\{(P_A^i, P_B^i)|i=1,2,3,\cdots,N\}$ 为分别在参考图像和几何变换后的待配准图像中相互对应的 N 对基准控制点。均方根误差越小，则配准效果越好。

（二）互信息测度

互信息测度是用于描述两个图像间的统计相关性，一般用熵表示，将参考图像和待配准图像的灰度值用两个随机变量 A 和 B 表示，则 $H(A)$、$H(B)$ 分别为变量 A 和 B 的边缘熵，$H(A,B)$ 为联合熵，两幅图像的互信息表示为：

$$I(A,B)=H(A)+H(B)-H(A,B)$$

$$(式2\text{-}6\text{-}4)$$

根据信息熵计算公式，即可推导出上述互信息公式，当互信息值越大时，表示相关性越大，配准效果则越好，反之，互信息值越小，配准效果越差。除了最大化互信息法外，基于互信息测度的评价指标有较多的优化改进方案，如归一化互信息测度、将互信息与图像梯度结合等方法。

（三）基准数据方法

首先利用标注或其他方法，建立标准的测评数据集，其次将配准后的数据集和标准数据集进行比较和误差分析，最后根据建立的指标对配准结果进行评价。

（马致远　杨　剑）

参 考 文 献

[1] 吕晓琪，张宝华，杨立东，等. 医学图像配准技术与应用[M]. 北京：科学出版社，2015.

[2] 李雄飞，张存利，李鸿鹏，等. 医学图像配准技术进展[J]. 计算机科学，2010, 37(7): 27-33.

[3] 王海南，郝重阳，等. 非刚性医学图像配准研究综述[J]. 计算机工程与应用，2005(11): 180-184.

[4] PALOS G, BETROUNI N, COULANGES M, et al. Multimodal matching by maximization of mutual information and optical flow technique[J]. International Conference of the IEEE Engineering in Medicine & Biology Society. IEEE, 2004: 1679-1682.

第七节　医学图像的融合

图像融合（image fusion）是指综合两个或多个源图像信息，以获取对同一场景的更为精确、全面和可靠的图像描述。医学图像通过融合处理可以将 CT、MRI、超声（ultrasound, US）、正电子发射断层成像（positron emission tomography, PET）等多模态影像信息进行处理，使得多模态影像综合在一起，对影像数据的解剖学分析和功能分析起到取长补短的作用。

以 CT 和 MRI 图像为例，如图 2-7-1A、图 2-7-1B 分别为 CT 图像和 MRI 图像，CT 图像可以获得清晰的骨骼组织，对于软组织区分则不明确，而 MRI 图像可以清晰地辨别软组织，对于骨骼组织则几乎不显影，通过将 CT 和 MRI 图像数据进行融合（图 2-7-1C），可以获取同时包含清晰软组织图像和骨骼组织的医学图像，对于临床分析具有重要意义。此外，其他学者也研究了多模态融合对于鼻咽癌和肝癌等疾病诊断的重要意义。

通常，多模态融合（multimodality image fusion）的步骤包括图像预处理、图像配准、图像融合和图像输出这四部分。其中，图像配准对图像融合起了决定性作用，其配准质量直接影响图像融合的好坏。

图像融合技术根据实施机制可以分为以图像像素为基础和以图像特征为基础两类融合技术。

一、像素级医学图像融合

（一）加权平均法

配准后的两幅图像在像素位置上一一对应，通过对同一位置上两个像素值进行简单的加权求和即可获得融合图像，常用的加权求和公式（2-7-1）：

$$f(x,y)=a\cdot g_1(x,y)+\beta\cdot g_2(x,y)$$

$$(式2\text{-}7\text{-}1)$$

其中，$g_i(x,y)$，$i=1,2$ 表示源图像在 (x,y) 位置处的像素值，$f(x,y)$ 表示融合后图像在 (x,y) 处的像素值，α 和 β 表示两个源图像的权重值，一般令 $\alpha+\beta=1$。

（二）基于小波的图像融合

基于小波的融合方案是通过对源图像分别进行小波变换（wavelet transformation），将图像分解

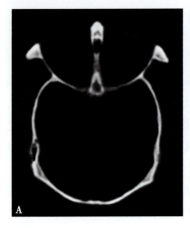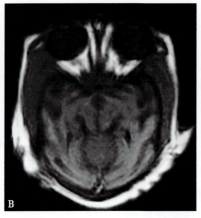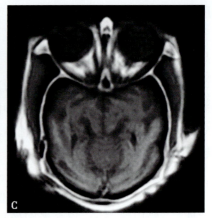

图 2-7-1 CT 和 MRI 图像融合
A. CT 图像；B. MRI 图像；C. 融合后图像。

为频域上各频域段的子图，代表源图像的各个分量，然后对各个分量进行融合，不同频域段的子图采用不同的融合算子进行融合处理，最终得到融合后的小波变换图像，通过小波逆变换处理即可得到融合后图像。融合方案流程图如图 2-7-2 所示。通过小波变换将图像分解到频域领域中，并在频域通道中进行融合处理，而人的视网膜图像也是在不同频域通道中进行处理的，因而基于小波的图像融合可获得与人的视觉特性更为接近的融合效果。

在基于小波的图像融合过程中，融合策略决定融合效果的优劣，常用的融合策略包括两种。一种是基于单个像素的融合规则，通过逐个考虑源图像相应频带及相应位置的小波系数，这种融合规则通常对图像边缘敏感，如果在配准阶段图像不是严格对准，处理结果将较差。另一种是基于区域的融合规则，通过考虑频域内一定区域中的小波系数，该融合规则基于相邻像素间的相关性，降低了边缘像素的敏感性，因此具有更好的适应性。

二、基于 Contourlet 变换的图像融合

Contourlet 变换由 Do 和 Vellterli 提出，是一种新的非自适应的方向多尺度分析方法，相比小波多尺度分析，实现了任意尺度上任意方向非分解，能够更好地描述图像轮廓和方向性纹理信息，被广泛用于图像融合领域。Contourlet 变换由拉普拉斯金字塔（Laplacian pyramid，LP）和方向滤波器组（directional filter bank，DFB）两个独立部分组成，LP 分解不具有方向性，而 DFB 滤波对高频部分能够很好分解，对低频部分则不行，将二者进行结合则能够弥补各自的不足，从而实现对图像的精确描述。Contourlet 变换的基本思想是先用一个类似小波的多尺度分解捕捉边缘奇异点，再根据方向信息将位置相似的奇异点汇成轮廓段。

Contourlet 变换后需要确定融合规则，融合规则主要体现在 Contourlet 变换后图像的低频子带和高频子带的优化处理中，对于医学图像，低频子带包含图像大部分特征概貌，应该尽量保留

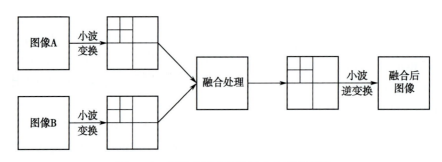

图 2-7-2 基于小波的图像融合方案流程图

这些信息，高频子带对应图像的边缘、纹理等突变信息，处理时应尽可能增加融合图像的细节信息。分别对低频子带和高频子带进行不同的融合处理，然后将融合后的 Contourlet 系数进行逆变换，获取融合图像。基于 Contourlet 变换的图像融合处理流程如图 2-7-3 所示。

非下采样轮廓波变换（nonsubsampled contourlet transform，NSCT）在 2006 年由 Cunha 等人提出，由于没有下采样，有效解决了 Contourlet 变换在不连续点领域处理过程中出现的伪吉布斯现象，在图像融合领域取得了一定的研究成果，并在医学图像融合领域得到广泛应用。

三、特征级医学图像融合

相比于像素级图像融合，特征级图像融合首先进行特征提取，再进行特征信息的综合分析和融合处理，更好地保护了图像纹理信息，突出了区域特征。图像特征级融合可以去除冗余信息，保留源图像的有效信息。

（一）基于二维经验模态分解的医学图像融合

经验模态分解（empirical mode decomposition，EMD）是由 Huang 等人提出的一种自适应多尺度信号处理工具，具有优越的空间和频率特性。通过将一维 EMD 分解拓展到二维经验模态分解（bidimensional empirical mode decomposition，BEMD），BEMD 仍具有同样良好的描述信号的物理特性。将 BEMD 应用于医学图像处理，可进行图像纹理提取和图像滤波等方面的处理。通过对医学图像进行 BEMD 处理，可得到源图像在不同频率的二维内蕴模函数（bidimensional intrinsic mode function，BIMF）和残差项，二者在图像特征表征中有明显差异，可利用其提取图像纹理信息。

（二）基于脉冲耦合神经网络的医学图像融合

脉冲耦合神经网络（pulse coupled neural network，PCNN）是一种基于猫的视觉原理构建的简化神经网络模型，具有全局的耦合性和脉冲同步性，被广泛应用于图像分割、去噪、融合等领域。Broussard 等人首先将 PCNN 应用于图像融合以提高目标的可分辨性，证实了其可行性。

PCNN 处理图像的时候，其神经元与像素点的个数一一对应，单个神经元的馈送信号由其对应的像素点的亮度值决定，通过链接域将单个神经元与其邻域内的神经元相连接，链接域信号通过邻域内神经元的输出脉冲产生，因此网络中的神经元通过链接域相互影响。每个神经元的输出只有激发态（又称点火）和抑制态（又称不点火）两种状态。当一个神经元被激发时，其领域内的神经元就会被影响，一部分神经元呈激发态，另一部分呈抑制态。通过多次点火激发就可以根据各像素点火次数，确定图像中单个像素与其邻域像素的脉冲关系。依据各个像素的点火次数将图像像素分类，相同点火次数的像素归为一类。

单独利用 PCNN 进行图像特征提取往往会丢失纹理和细节特征，实际使用时常将 PCNN 方法同其他方法结合。陈浩等采用 9/7 小波变换对图像进行分解，对分解后的低频分量采用像素绝对值选大法进行融合，将分解后的高频分量作为 PCNN 输入，根据点火次数得到一系列融合子图像，最后对一系列多尺度融合子图像进行逆变换得到最终的融合图像。Zhang 等提出了结合 BEMD 和双通道 PCNN 的医学图像融合方法，该方法首先进行 BEMD 分解，将分解后的子图像和趋势图作为 PCNN 的输入获取对应的点火映射图，然后将对应于图像纹理和图像背景的系数分别通过 PCNN 和双通道 PCNN 选取融合系数。

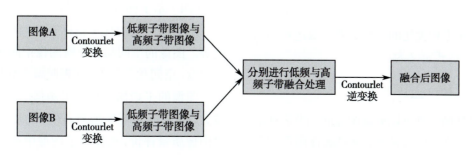

图 2-7-3　基于 Contourlet 变换的图像融合处理流程

该方法区别对待图像纹理和图像背景的像素,使得图像特征得到较好的保护。同时,将 PCNN 和 NSCT 结合应用于图像融合领域的方法也具有代表性,该方法使得 NSCT 模型选取子带系数更加容易,相比于其他方法具有较大优势。

(三)基于聚类的医学图像融合

聚类(clustering)是按照给定度量准则把数据集分为多个类似的类或簇,其关键是定义相似性度量准则和确定对数据进行划分的方法,通过聚类可发现数据内在结构,在图像处理中可应用于区域划分。k 均值聚类(k-means clustering)算法是一种典型的聚类算法,张宝华等提出了基于聚类和 PCNN 的医学图像融合算法,通过 k 均值聚类算法对源图像进行聚类分析和区域分割,提取图像相关特征分量,比较两个源图像各自的特征分量分布情况,进行同类归并,获得纹理集中区域和非纹理区域,然后应用 PCNN 和双通道 PCNN 制定规则选择融合系数,得到融合图像,融合后图像纹理清晰,质量改善。

四、图像融合质量评价

为了对融合图像质量进行客观评价,目前常用的评价指标主要有 5 类,分别为:基于信息量的评价、基于相关性的评价、基于统计量的评价、基于梯度值的评价、基于信噪比的评价。

(一)基于信息量的评价

基于信息量的评价指标有信息熵、交叉熵、相关熵、偏差熵和联合熵等。对于一幅单独的图像,可认为其各像素的灰度值是相互独立的样本,则图像的灰度分布为 $P=\{p_1, p_2, \cdots, p_i, \cdots, p_n\}$,其中,$p_i$ 为灰度值等于 i 的像素数与图像总像素数之比,n 为灰度级总数。

现代信息论理论认为平均信息量与统计热力学的熵有相同的概率数学表达式。对于图像,其信息熵常作为评价融合质量的量化指标,进一步用来作为系统方程优化的目标或者参数选择的判据,信息熵表达式定义为:

$$H=-\sum_{i=0}^{n-1} p_i \log_2 p_i \qquad \text{(式 2-7-2)}$$

通过信息熵计算可以衡量图像的细节表现能力,融合图像的信息熵越大,说明融合图像的信息量越大。

此外,交叉熵、相关熵、偏差熵和联合熵常用来评价融合图像与源图像的关系。交叉熵用于评价两幅图像差别,对融合图像与源图像求交叉熵,值越小,则表明融合后图像从原始图像中提取的信息量越多。相关熵是两个信息量之间相关性的度量,融合图像与源图像的相关熵越大越好。偏差熵可以反映融合图像和源图像的像素偏差程度,偏差熵越小则说明融合图像越忠于源图像。联合熵可用于度量三幅图像之间的相关性,融合图像与源图像的联合熵越大越好。

(二)基于相关性的评价

常用的相关性评价指标为相关系数,相关系数用于评价融合图像与理想图像(参考图像)的接近程度,其值越接近于 1,表明接近程度越好。其定义公式为:

$$C(R, F)=\frac{\sum_{i,j}\left[(R(i,j)-\bar{R})\times(F(i,j)-\bar{F})\right]}{\sqrt{\sum_{i,j}\left[R(i,j)-\bar{R}\right]^2\sum_{i,j}\left[F(i,j)-\bar{F}\right]^2}}$$

$$\text{(式 2-7-3)}$$

式中,$R(i,j)$ 与 $F(i,j)$ 分别为理想图像与融合图像的像素灰度值,$\bar{R}$ 与 $\bar{F}$ 分别为对应图像像素平均值。

(三)基于统计量的评价

基于统计量的评价指标主要有均值、标准差、均方根误差等。均值为融合图像的灰度平均值,标准差反映了融合图像灰度值相对于均值的离散情况,而均方根误差可以用来评价融合图像与理想图像(参考图像)的差异性,均方根误差越小,则融合效果越好。其公式定义为:

$$RMSE=\frac{\sum_{i=1}^{M}\sum_{j=1}^{N}\left[R(i,j)-F(i,j)\right]^2}{M\times N}$$

$$\text{(式 2-7-4)}$$

(四)基于梯度值的评价

基于梯度值的评价指标有空间频率、平均梯度等。图像的空间频率反映图像空间域的整体活跃程度,空间频率越大,则表明融合效果越好。

图像的平均梯度反映了图像的清晰度,其值越大,则图像清晰度越高,图像的清晰度不仅包含图像质量评价,也体现了图像中微小细节反差和纹理变换特征。图像的平均梯度定义为:

$$\overline{Grad} = \frac{1}{M \times N} \sum_{i=0}^{M-1} \sum_{j=0}^{N-1} \sqrt{\frac{\Delta I_x^2 + \Delta I_y^2}{2}}$$

（式2-7-5）

其中，ΔI_x 和 ΔI_y 分别为融合后图像在 x 和 y 方向上的差分。

（五）基于信噪比的评价

图像的信噪比（signal-to-noise ratio）及峰值信噪比是广泛用于评价图像质量的客观标准。通过分别计算源图像与融合图像的信噪比，并取其平均值即可，信噪比越高，表明融合效果和质量越好。信噪比的定义公式为（2-7-6）：

$$SNR = \frac{10\lg \sum_{i=1}^{M} \sum_{j=1}^{N} [F(i,j)]^2}{\sum_{i=1}^{M} \sum_{j=1}^{N} [A(i,j) - F(i,j)]^2}$$

（式2-7-6）

其中，$A(i,j)$ 为源图像，$F(i,j)$ 为融合图像。

除了上述的客观评价标准外，对融合图像进行主观评价也是常用方法，通过人为评价对融合质量进行判定，往往需要进行大量统计，如果缺乏大量统计的条件，那么所获得的结论可能不准确。但是对于特殊的应用场合，为了提高人为主体的视觉感受能力而进行图像融合时，主观评价方法则不失为一种最佳选择。

（马致远　杨　剑）

参 考 文 献

[1] MAINTZ J B, VIERGEVER M A. A Survey of Medical Image Registration[J]. Computer & Digital Engineering, 2009, 33（1）: 140-144.

[2] 陈露斯, 胡学锋, 石锦平, 等. MRI/CT 融合与增强 CT 对鼻咽癌靶区勾画的比较 [J]. 实用癌症杂志, 2010, 25（2）: 172-174.

[3] 张洋, 张宁, 王颖. PET-CT 图像融合对复发鼻咽癌靶区勾画的影响 [J]. 中国医学工程, 2011（12）: 52-53.

[4] 李凯, 曾庆劲, 郑荣琴, 等. CT/MR 图像融合评价肝癌消融的安全边界 [J]. 中国医学影像技术, 2012, 28（12）: 2189-2192.

[5] 田秀华. 基于 Contourlet 变换的医学图像融合研究 [J]. 信息技术, 2011（10）: 156-158.

[6] LI Y, SUN Y, HUANG X, et al. An Image Fusion Method Based on Sparse Representation and Sum Modified-Lapla-cian in NSCT Domain[J]. Entropy, 2018, 20（7）: 522.

[7] 张宝华, 刘鹤, 张传亭. 基于经验模态分解提取纹理的图像融合算法 [J]. 激光技术, 2014, 38（4）: 463-468.

[8] 陈浩, 朱娟, 刘艳滢, 等. 利用脉冲耦合神经网络的图像融合 [J]. 光学精密工程, 2010, 18（4）: 995-1001.

[9] DING S, ZHAO X, HUI X, et al. NSCT-PCNN image fusion based on image gradient motivation[J]. IET Computer Vision, 2018, 12（4）: 377-383.

[10] 张宝华, 刘鹤, 侯贺. 基于多聚类中心和 PCNN 的医学图像融合算法 [J]. 激光与红外, 2014（4）: 452-456.

第八节　医学图像的分割

在 3D 打印医学模型过程中，常常需要从给定的医学图像中得到目标区域的三维模型，其中，医学图像分割技术是实现此过程的关键步骤。

医学图像分割（medical image segmentation）是提取医学影像图像中特殊部位的定量信息所不可或缺的手段，也是医学图像可视化的必要条件。由于医学影像的多样性和复杂性，其图像具有灰度不均、边缘模糊或不明确、低分辨率、噪声和伪影干扰等特征，其分割问题直至今日仍是研究热点。近年来，研究人员将模糊集理论、统计学理论、形态学理论、小波理论、神经网络等广泛应用于图像分割中，一些新方法如多分辨率方法、遗传算法和尺度空间等也被应用于分割算法中。

本节将介绍几种常见的医学图像分割方法，实际使用时有时需要结合多种分割方法进行图像分割。

一、基于区域的分割方法

基于区域的分割方法利用目标区域内像素值的相似性进行区域的提取。

（一）阈值法

阈值法（thresholding）是利用目标与周围区域在灰度上的差异，通过设置阈值来将图像分为目标和背景两大类；可以通过设置单个或多个阈值来实现目标和背景区域的分类，实际使用时阈值的选取可以通过人工经验选择、直方图选取、最大类间方差法和自适应阈值法等多种方法来确定。设原始图像为 $f(x,y)$，阈值为 T，分割后的图像为 $g(x,y)$，其表达式如下：

$$g(x,y)=\begin{cases}1, f(x,y)\geqslant T\\0, f(x,y)<T\end{cases} \quad \text{（式 2-8-1）}$$

阈值法计算简单快捷，便于交互，得到的区域具有封闭性，对于目标和背景具有较强对比的图像可以通过这种方法得到较好的分割结果。常用于 CT 图像中骨骼和皮肤的分割。

（二）区域生长法

区域生长（region growing）是通过设定判断准则将具有相似性质的像素合并到一起，当满足终止条件时则终止生长。区域生长法需要先选取种子点，然后将周围的像素点进行对比，将相似像素合并到种子所在区域实现区域生长，直至没有可以归并的点为止。像素的相似性度量包括灰度值、纹理和颜色等方面。

区域生长法是一种通过迭代来拓展的方法，所消耗的内存和时间都较大，常用于分割比较复杂的图像，如肿瘤。区域生长法的好坏取决于三点，第一点为初始种子点的选取；第二点为生长准则；第三点为终止条件。目前，相关研究主要集中在改进设计生长准则和特征衡量准则方面，同时提高算法的有效性和精确性。

（三）基于聚类的图像分割法

聚类法是一种无监督的统计分析方法。通过迭代计算将数据集划分为若干类，使得各类内的数据相似性最大，各类之间的相似性极小。常用的聚类方法包括：k 均值聚类算法、模糊 C 均值聚类、分层聚类方法和最大期望算法（expectationmaximization algorithm，EM algorithm）。以 k 均值聚类算法为例，其基本思想可描述为：先指定聚类数目 k 和迭代次数或者收敛条件，并指定 k 个初始聚类中心，根据一定的相似性度量准则，将每一个对象分配到最近或相似的聚类中心形成聚类，然后以每一类的平均值作为这一类的聚类中心重新分配，反复迭代直至聚类收敛或者达到最大的迭代次数。

由于聚类法不需要监督训练，因此初始参数的设置对于最终结果的影响较大，并且聚类法缺乏空间关联信息，因此对噪声和灰度不均匀较敏感。近年来，研究人员通过提高聚类算法的鲁棒性，使其对磁共振图像的分割取得了较好效果。聚类法常用于脑部磁共振图像中灰质、白质和肿瘤的分割等方面。

（四）基于随机场的图像分割方法

随机场（random field）属于统计学概念，对于图像，当给每一个像素位置按照某种分布随机赋予一个像素值之后，其全体就叫作随机场。应用于图像的随机场模型包括：马尔可夫随机场（Markov random field，MRF）、隐马尔可夫随机场（hidden Markov random field，HMRF）和条件随机场（conditional random fields，CRF）等。

基于 MRF 模型的分割方法将 MRF 模型与贝叶斯理论结合，根据最优准则建立图像分割的目标函数，采用一些优化算法求取满足条件的 MRF 模型的最大可能分布。MRF 模型由于其简便的图像描述得到广泛应用，在此基础上发展了基于 MRF 模型的图割算法、归一化割算法和置信度传播算法等。MRF 模型常用于脑部 MRI 和弥散张量成像的图像分割。

基于 HMRF 模型的分割方法将目标像素与其邻域像素间的相互信息作为先验知识，利用最大后验准则，通过求解能量函数最优问题来分割图像。HMRF 模型常常用于脊柱 CT 图像分割和脑部 MRI 图像的分割。CRF 模型是建立在 HMRF 模型和最大熵模型的基础上，用于标记和切分有序数据，广泛应用于自然语言处理、机器视觉、生物信息学以及网络智能领域。在医学领域中，CRF 模型常用于脑部 MRI 图像中灰质、白质和脑脊液等的分割。

二、基于边缘检测的分割方法

不同的图像灰度不同，在边界处会有明显的边缘，利用此特征可以分割图像。边缘检测（edge detection）是通过检测边缘上的灰度或者纹理的突变来标记边缘，进而分割图像。常用的边缘检测方法包括微分算子、Canny 算子和 LOG（Laplacian of gaussain）算子。其中 LOG 算子具有抗干扰能力较强，定位精度高等优点。边缘检测法由于运行速度快，计算简单得到了广泛应用，一般应用于 CT 图像的边缘检测及分割，如骨骼和肝脏等。

三、基于形变模型的分割方法

基于形变模型的方法结合几何学、物理学和近似理论，利用区域与边界信息，使得分割结果具有精确、快速、鲁棒性和自适应特性。形变模型中两种重要模型分别是水平集模型和主动轮廓模型。

主动轮廓模型由 Kass 等人在 1988 年提出，又称 Snakes 模型，是一种通过最小化能量目标函数驱动参数曲线变形演化的方法。与传统的图像分割方法相比，能量函数驱动的闭合曲线能够更好地描述医学图像组织边界，因而引起了广泛关注，众多学者对经典的 Snakes 模型进行了改进，提出了几何主动轮廓模型，通过结合曲线演化理论和水平集方法，使算法具有水平集模型优良的曲线演化能力，同时也具有主动轮廓模型目标曲线的参数化描述。几何主动轮廓模型的基本方程为：

$$\frac{\partial C}{\partial t} = v(k, I) N \qquad (\text{式 2-8-2})$$

其中，k 是轮廓曲线曲率，I 表示图像对应点上灰度值函数 $I(x, y)$，v 表示与曲线曲率 k 和灰度值 I 相关的速度函数，N 表示轮廓曲线单位法线方向矢量。

水平集模型由 Osher 和 Sethian 在 1988 年首次提出，主要是将界面看为高维空间中水平集函数的零水平集，并将轮廓曲线的运动方程转化为高维水平集函数的偏微分方程。几何主动轮廓模型通过结合水平集模型，使得曲线几何参数计算和拓扑结构的变化应用水平集函数作数值计算。水平集模型与几何主动轮廓模型相辅相成，在近

年的研究中，研究人员不断改进模型，提出了新的理论模型，如 Callselles 等人提出的测地线几何主动轮廓模型，Xu 等人将水平集算法与图像梯度矢量流结合，Liu 提出了结合均值聚类的区域水平集分割方法，Li 等提出了针对 MRI 图像中不均匀图像分割的水平集优化算法。图 2-8-1 采用 Li 等提出的多相水平集算法得到脑部 MRI 图像分割效果。

在医学图像的应用上，水平集方法广泛被应用于脑部 MRI 图像分割、心脏 MRI 图像左心室分割、CT 图像中牙齿的分割、脊柱 MRI 图像分割和眼底血管分割等。

四、基于神经网络的分割方法

近些年，随着计算机运算速度和存储空间的极大提升，大量数据的获取和计算成为可能，神经网络算法重新回归到公众视野，分别在语音识别、图片分类、图像分割等领域获得重大突破。

神经网络（neural network）是一种模仿生物神经网络的结构和功能的数学或者计算模型。神经网络的基本单元是神经元，学习过程将调节神经元之间的连接关系及连接权值。神经网络算法对于解决图像分类及分割过程中遇到的多噪声多应用场景具有较好的适应性，同时能够满足实时输出等要求，因而被研究人员广泛使用。20 世纪90 年代，研究人员就尝试了将神经网络模型应用

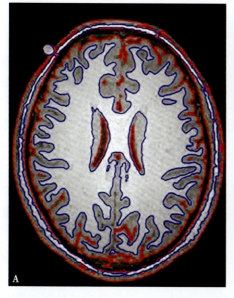
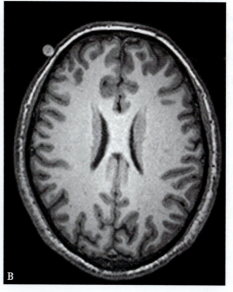

图 2-8-1　脑部 MRI 图像分割
A. 脑部 MRI 图像；B. 水平集分割后结果。

于图像分割，但是存在计算效率低下，存储开销大等问题；传统的神经网络算法采用随机初始化方法赋值网络中的权重，导致算法容易收敛到局部最小值，属于浅层学习方法。而深度神经网络算法通过深度网络结构的大量训练，使得每个神经元与他神经元间的连接强度（权值）在学习过程中得到不断修正。深度神经网络算法即深度学习算法，在图像分割领域使用最为广泛的深度学习算法是卷积神经网络算法。

卷积神经网络（convolutional neural network）近年来得到广泛应用，在医学图像方面具有独特优势。目前，已经开展了医学图像分割、诊断等方面的研究，包括鼻咽肿瘤 MRI 图像分割、视网膜血管图像分割、结肠病理图像中的腺体分割、MRI 肝脏的自动分割、脑胶质瘤分割等，以及乳腺癌病理图像分类系统、食管癌诊断系统、肺结节监测分类系统等。同时，一些学者尝试将深度学习算法结合传统的分割方法应用于医学图像分割领域，如 Cha 等将卷积神经网络算法结合水平集算法用于膀胱癌分割。由于卷积神经网络在图像分割方面具有良好的特征提取能力和特征表达能力，近年来在医学图像计算机辅助分析及诊断方面取得了巨大成功，可以预见，随着神经网络技术在理论及工程方面的进一步发展，深度学习技术将会为我们的生活带来更深刻的改变。

五、其他图像分割方法

（一）模糊集理论

医学图像从本质上是模糊的，医学图像分割问题是典型的结构不良问题，而模糊集理论具有描述不良问题的能力，因此模糊集理论的引入使得图像分割取得了较大进展。近年来，许多基于模糊集理论的方法逐渐成熟，如模糊阈值分割、模糊聚类等方法，其中模糊 C 均值聚类方法在医学图像分割领域应用最为广泛。

模糊 C 均值聚类（fuzzy C-means clustering）算法实质是一种通过目标函数的非线性迭代达到最优化方法，以图像中各个像素与每个聚类中心之间的加权相似度测度为目标函数，算法通过不断迭代，选取最佳的模糊隶属度矩阵和聚类中心，使目标函数达到最小，从而得到最优的分割结果。随着研究深入，在此基础上许多改进算法

不断提出，模糊 C 均值聚类算法也常常与其他算法结合以弥补算法自身的不足，如赵雪梅等将模糊 C 均值聚类算法与高斯回归模型和隐马尔可夫随机场模型结合，有效改进了经典算法对图像噪声的敏感性，提升了算法分割的准确性。模糊聚类方法常用于脑部 MRI 图像灰质白质等分割及脑部病变组织分割。

（二）基于图谱的分割方法

基于图谱的自动分割（automated segment）系统是综合了多个知识的较为完整的一个系统框架；其分割过程是将待分割的图像与已经分割好的模板图像进行配准，然后通过逆变换算子将分割结果变换到原图空间，从而得到原图的分割结果。其中模板图像由大量的相同解剖结构图像整理得到。图谱法的精度由其配准精度决定，配准算法的精度达到一定程度后，才能用于分割。

图谱法常用于脑部 MRI 图像的自动分割，并且可以按照人为的功能区划分进行脑部图像分割，如海马体、丘脑等。由于图谱法分割是按照医学功能区域分割，其对医学研究和临床医生都具有特殊的意义，因而图谱法分割脑室已经被广泛研究。目前，比较完整的基于图谱的分割系统有 FSL、FreeSurfer、IBAMSPM 等。这些脑室自动分割系统已经应用于实际研究，如 Schoemaker 等人分析了 FreeSurfer 和 FSL 两个系统在分割儿童脑部 MRI 图像中海马体和杏仁核组织的准确性；Perlaki 等人研究了 FreeSurfer 和 FSL 分割尾状核和壳核组织的准确性。

六、分割结果评价

目前，对于分割算法的评价一般是将算法分割结果与实际结果相比较；对于一般的医学图像其实际结果往往由人工分割结果替代。为了降低不同人员操作的差异性，一般由多个操作人员进行手动分割，再将计算结果与这些人工分割结果进行对比，而这往往耗费较大的人力物力。今后，随着众多医学图像的公开数据和标准的出现，算法的评价将变得更加容易，如哈佛大学（Harvard University）的脑部分割标准数据集 IBSR、医学影像分析比赛的国际化顶级平台 Grand-Challenge 等。

本节列出了几种常见的医学图像分割方法，但是，对于一般的医学图像，单一的分割方法往

往很难取得令人满意的结果，越来越多的研究人员尝试将多种分割方法进行结合；另外，自动化的分割方法虽然已经取得一定的成功，但是仍难以满足实际医学图像处理过程中的特殊要求，因此交互式分割方法越来越受到关注，也是在商业软件中广泛应用的分割方式。

（马致远 杨 剑）

参 考 文 献

[1] 王敏琴，韩国强，涂泳秋．基于形变模型的医学图像分割综述[J]．医疗卫生装备，2009，30（2）：37-39.

[2] 郑群花，段慧芳，沈尧，等．基于卷积神经网络和迁移学习的乳腺癌病理图像分类[J]．计算机应用与软件，2018，35（07）：237-242.

[3] 赵雪梅，李玉，赵泉华．结合高斯回归模型和隐马尔可夫随机场的模糊聚类图像分割[J]．电子与信息学报，2014，36（11）：2730-2736.

[4] 何小海，梁子飞，唐晓颖，等．图谱法脑部MRI图像自动分割技术发展及应用[J]．数据采集与处理，2015，30（5）：956-964.

[5] SCHOEMAKER D, BUSS C, HEAD K, et al. Hippocampus and amygdala volumes from magnetic resonance images in children: Assessing accuracy of FreeSurfer and FSL against manual segmentation[J]. Neuroimage, 2016, 129: 1-14.

第九节 医学图像可视化与三维重建

医学图像可视化就是将CT、MRI等一系列二维图像通过三维成像技术在计算机上直观地表现出来。传统方法只能依靠医生对获取的二维图像进行想象或加工还原出被检查对象的三维结构，这种方法主观性强，严重依赖医生的临床经验，无法做到准确和直观。医学图像重建技术能够克服上述缺陷，革命性地改变了传统诊疗方式，最大限度地还原被检测物体的三维模型。

医学图像三维重建是计算机可视化研究领域的重要组成部分，也是医学图像三维可视化的最为关键的部分，通过图像处理技术和计算机图形学等技术，将序列图像转为三维图像并显示，从而便于交互操作。医学图像重建技术可分为面绘制和体绘制两种，其中面绘制技术需要通过提取等值面或轮廓线等方式并借助计算机图形学进行图像显示，而体绘制技术则直接应用视觉原理成像，下面将就这两种方法进行介绍。

一、面绘制技术

医学三维重建可分为面绘制（surface rendering）和体绘制（volume rendering）两种方法。其中，面绘制的基本思想是通过对影像序列的三维体数据进行等值面提取生成中间几何单元，并对生成的中间几何单元进行显示的表面重建方法。在计算机图形学领域，面绘制算法目前已经发展到较为成熟的阶段，其具体形式有2种：边缘轮廓线表示和表面曲面表示。

（一）边缘轮廓线表示法

在断层图像中，通过手工或自动方式在每个断层切片图像中提取检测器官的边缘轮廓曲线形成轮廓集，然后在相邻的断层图像间，通过层间轮廓特征点的连接，构造出三角面片进行轮廓拼接，来拟合断层间轮廓的曲面。采用不同的拼接方法，可以得到不同的三角网格。这种轮廓表示方法简单且数据量小，但不是很直观。

（二）表面曲面表示法

随着医学扫描成像设备技术的提高，出现了基于体素的表面重建方法。体素级面绘制方法是运用一定的算法提取等值面，构造体素中等值面片的几何图元，绘制等值面。体素是三维数据场分割的最小的单位，是八个顶点有相应空间位置坐标的立方体。等值面是三维数据空间中所有具有相同值的点的集合。

1. **立方块法** 立方块（cuberille）算法是体素级重建中使用的最早的方法，其假定单个体素内部灰度值是相等的，只用边界体素的外表面拟合等值面。该算法容易出现外表面阶梯状明显，不流畅，不能很好地显示细节轮廓。

2. **移动立方体算法** 移动立方体（marching cubes, MC）算法是由Lorensen提出的一种基于体素的表面重建方法，MC算法是三维规则数据场等值面生成的经典算法。它先确定一个表面阈值，计算每一个体素内的梯度值，并与表面阈值进行比较判断，找出那些含有表面的立方体，利用插值的方法求出这些表面。其主要优点是可以采用比较成熟的计算机图形学方法进行显示，计算量小，运行速度快，借助于专用硬件支持，在高性能的计算机上面绘制完全可以实现实时交互显示，但它存在连接上的二义性，为解决二义性问题，提出了很多有限的方法，例如移动四面体（marching tetrahedra，MT），离散移动立方体（distance marching cubes，DiscMC），剖分立方体（dividing cubes，DC）。

3. 移动四面体算法　移动四面体（marching tetrahedra，MT）算法是 Montanic，Scatenir 和 Scopignor 在 2000 年提出的一种新型 MC 的改进算法，它是把移动立方体算法中的立方体体素剖分成四面体，剖分的方法有多种，通常是剖分成 5 个四面体，然后在四面体中构造等值面。通过反转与旋转对称性，在边界体素中只有一个顶点大于等值面，生成的是三角形面片；有两个顶点大于等值面，生成的是四边形面片，如图 2-9-1 所示。移动四面体法不会出现三角面片连接上的二义性，但是此算法构造的等值面的精度高于移动立方体方法，增加了三角面片的数量和存储量。

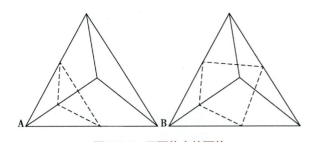

图 2-9-1　四面体中的面片
A. 四面体中的三角面片；B. 四面体中的四边形。

4. 离散移动立方体法　离散移动立方体（discrete marching cubes，DiscMC）算法是将三维表面的重构和简化融为一体，在等值面的生成过程中就自适应地完成了面片合并。

5. 剖分立方体　剖分立方体（dividing cubes）适用于离散高密度三维数据场，扫描数据场中的所有体素，如果边界体素在二维平面上的投影等于或小于一个像素大小，直接对其进行显示；如果边界体素投影面积大于一个像素，对其进行剖分，使其投影等于或小于一个像素大小。该方法使用体素中心点的小面片代替等值面的三角面片，因此不用再计算三角面片的顶点与其法向量，可以加快绘制速度，假如对其三维表面进行放大，看到的只是一些点云，不能很好地显示细节。

6. 表面跟踪法　表面跟踪法选取一个等值面经过的边界体素作为种子体素，然后以这个种子体素为出发点，运用一定的算法，得到其他边界体素的等值面片，再把等值面片连接成相应的曲面。该算法不需要访问三维体数据场中的所有体素，因此加快了绘制速度。表面重建方法的优点是轮廓数据量小，绘制速度较快，获得的图像直观效果好。缺点主要集中在抽取结构轮廓过程，切断了结构轮廓与体数据的联系，丢失所有其他的所需重建物体的内部图像信息，因此显示的只是物体表面，难以显示出实体剖面图像，不利于形态参数的分析计算。

二、体绘制技术

面绘制具有计算速度快、便于交互等优点，但是面绘制模型缺乏丰富的内部细节，医生利用面绘制模型进行诊疗时，无法对病灶及器官组织形成完整的理解，同时面绘制模型也需要较长的建模及后处理时间。体绘制模型能够较好地保留内部细节，具有较好的保真性，通过体绘制模型，医生可以对完整组织进行整体理解。常用的体绘制方法有光线投射法、抛雪球法、剪切变形法、基于硬件的三维纹理映射方法等。体绘制算法将三维离散数据转为二维图像而不必生成中间几何图元，只需计算影像序列中每个像素点对屏幕像素的贡献，即屏幕像素的光强度值。

（一）光线投射法

光线投射法（ray casting）是应用最为广泛的体绘制算法，该算法具有良好的绘制效果，且可以通过移植到图形处理单元（graphics processing unit，GPU）来增强实时绘制效果。该算法由数据预处理、数据值分类、数据重采样、图像合成几个步骤组成。首先，该算法认为序列图像可以表示为均匀分布在规则网格的网点上的三维空间数据集；其次，进行数据预处理，包括原始数据的格式转换、剔除冗余数据及导出所需要数据等；再次，将数据按照灰度值进行分类，根据像素值大小赋予不同的颜色和不透明度值，以求准确地表示多种物质的不同分布或者单一物质的不同属性；最后，进行数据重采样，从屏幕图像中的每一个像素点出发，沿着特定视线方向发出一条射线，该射线穿过三维数据场，沿着这条射线选择 K 个等距的采样点，并由距离采样点最近的 8 个数据点（采样点所在的体素）的颜色值和不透明度值做三次线性插值，求出该采样点的颜色值及不透明度值。同时，在进行数据重采样之前，需要将三维数据场由三维空间坐标转变为对应的图像空间坐标。用梯度代替法向量，用 phone 模型计算出各数据点的光亮度值，然后进行重采样。该算法的流程图如图 2-9-2 所示。

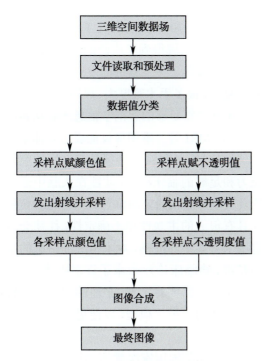

图 2-9-2　光线投射法流程图

最后合成图像，将每条射线上的各采样点的颜色及不透明度值使用图像合成算法，得到发出射线的像素点处的颜色值，生成最终屏幕图像。图 2-9-3 是头部 MRI 图像分别进行面绘制（图 2-9-3A）和体绘制（图 2-9-3B）的效果图，体绘制模型采用光线投射法，经过颜色属性调节后的体绘制模型具有更丰富的细节信息，整体更加逼真。

（二）抛雪球法

抛雪球法（splatting）又叫足迹法（footprint），是由 Westover 提出的一种物体空间扫描的体绘制方法，该算法的核心思想是利用足迹函数计算体数据里的每一个体素对屏幕的贡献，然后合成最后的图像。通过定义足迹函数，抛雪球算法把三维空间的坐标变换和重采样转换成体数据的遍历和二维足迹表的查询。当观察角度发生改变时，只需通过足迹表对各相关像素点进行二维插值，这种方式有效提高了程序的运行速度。但是相比于光线投射法，抛雪球法的成像质量和运算速度仍存在一定的差距。

（三）剪切变形法

剪切变形法（shear-warp）是由 Philippe Lacroute 提出，将剪切变形原理用于体绘制中，加速体绘制的方法。该算法将直接体绘制对三维体素场的投影变换分解为三维体素场的错切变换和二维图像的变形两个步骤，这样三维空间的重采样

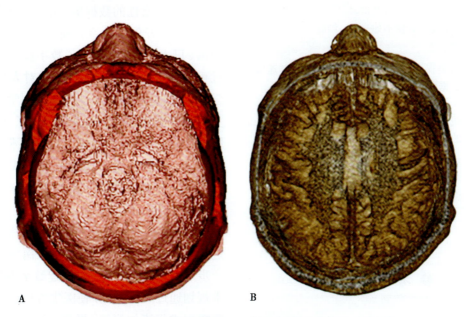

A　　　　　　　　　　　　　B

图 2-9-3　面绘制和体绘制效果对比
A. 面绘制模型；B. 体绘制模型。

就变换为二维平面的重采样过程,以此减少三维重采样的计算量,提高运算速度。

(四)基于硬件的三维纹理映射方法

基于硬件的三维纹理映射方法是近年来出现的快速体绘制方法,它有效地利用图形硬件的绘制性能,实现绘制加速。纹理映射体绘制算法可分为纹理创建和纹理绘制两个步骤。首先,将体数据读入并将体数据转换为纹理数据,储存到纹理缓存中,之后将纹理数据装入到图像硬件的纹理内存中;其次,定义一系列相互平行的多边形并通过纹理映射实现对体数据的重采样;最后,混合纹理映射后的多边形生成结果图像。

纹理映射体绘制方法分为二维纹理映射体绘制算法和三维纹理映射体绘制算法。二维纹理映射方法由于采用二维纹理切片依次堆叠的方法进行体绘制,绘制效果较差,目前普遍采用三维纹理映射的体绘制方法。

(五)体绘制算法的比较

表 2-9-1 就上述四种体绘制方法的特点进行列表对比。

表 2-9-1　四种体绘制方法对比

算法	特点	运行速度
光线投射法	内存开销较大,绘制效果好	可以移植到 GPU 上实现加速,实现实时绘制
抛雪球法	内存开销小,可渐进显示,成像质量不如光线投射法	无法实现实时绘制
剪切变形法	需要保留三个方向的数据副本,所占内存较大;由于对数据和扫描线的重采样都是二维的,容易造成失真	目前是绘制速度最快的方法
纹理映射法	算法中的重采样及颜色和不透明度值计算由硬件完成,内存开销大	基于硬件加速,绘制速度较快

(马致远　贺西京)

参 考 文 献

[1] 刘兴. 医学影像三维重建的算法研究及应用 [D]. 杭州:浙江大学,2010.

[2] LACROUTE P, LEVOY M. Fast volume rendering using a shear-warp factorization of the viewing transformation[C]//Proceedings of the 21st Annual Conference on Computer Graphics and Interactive Techniques, SIGGRAPH 1994. ACM, 1994.

第十节　基于医学三维模型的虚拟手术规划

自 20 世纪 70 年代以来,CT、MRI 等人体成像技术在医学领域得到了广泛的应用,临床诊断和治疗技术取得了突飞猛进的发展。但是人体结构非常复杂,很多手术难度大、风险高,外科医生需要在术前获得足够的解剖学信息才能从容应对手术。CT、MRI 等二维图像仅能表达人体某一解剖断层的信息,外科医生必须具有良好的空间想象能力和足够的临床经验,才能在头脑中建立出病灶及其毗邻结构的空间位置关系。这种传统的模式具有很大的主观性和不确定性,往往会造成既定手术方案不够准确,对术中解剖信息的掌握不够精准,给临床诊疗带来了许多困难。因此,临床医生迫切需要将二维、平面的扫描图像转换成三维立体的可视化模型,以便更好地进行手术辅助。

1989 年,美国国家医学图书馆提交了"可视化计划"之后,分别于 1994 年和 1996 年成功收集了男性和女性的数据集,用以建立人体结构图像数据库,开创了数字人研究的新时代。此后,中国、日本、韩国都开始了数字虚拟人研究。通过可视化人体数据的三维重建对人体内部解剖学的研究,医学解剖学从传统解剖学时代发展到了数字解剖学时代。这大大促进了计算机辅助、图像处理、材料学和机械工程等技术与临床医学相结合,逐渐形成了现代医学领域中的一个重要应用——基于医学三维模型的虚拟手术规划(virtual surgery planning)。

虚拟手术规划是利用计算机技术对外科操作进行模拟和仿真,是虚拟技术在医学领域中的进一步应用。基于医学三维重建数字模型的虚拟手术规划通过人机交互,使医生方便地对重建的数字模型进行诸如旋转、平移、剖分、开窗等操作,从而仿真手术操作,帮助医生做出准确的诊断和制订正确的手术方案，进而提高诊疗的精准性。而实现医学三维数字模型的展示方式随着技术的进步也在迅速增多，如虚拟现实（virtual reality，VR）、增强现实（augmented reality，AR）、混合现实（mixed reality，MR），还有可以重构出实体模型的 3D 打印技术等。从传统的二维 CT 图像三维重建、虚拟仿真手术和 3D 打印到虚拟手术规划实时导航，这都是现代数字医学的创新发展。克利夫兰医学中心在其 2018 年医疗创新峰会上发布了"2019 年十大医疗创新"，其中就包括了医学虚拟技术和 3D 打印。

1998 年，Marescaux 教授就指出，器官的三维可视化有助于医生理解内脏的复杂解剖结构。虚拟手术规划在手术计划的制订，手术操作的模拟和医学生培训及教育中将改变 21 世纪外科手术的发展。传统手术训练使用人类或动物的尸体以及多种材料制作的人体模型作为训练对象，存在着标本来源困难，动物及其他模型无法真实反映人体手术的实际场景等问题。同时，随着现代微创手术的发展，这种手术的缺点也越来越受到大家的关注，如手眼分离，局部屏幕可视化，平面屏幕的二维显示，降低了术者的视觉深度感。另外，触觉反馈的缺失，失去了人手对组织密度结构、血管搏动感的反馈，增加了手术难度。通过可靠的重建软件重建出符合外科医生需求的医学三维模型，增加了医生对于内脏复杂结构的空间认知。外科医生可以通过虚拟技术全面地观察病变的部位、形状和大小，以更好地进行术前规划，还可以立体和多角度地观察肿瘤与复杂管道结构的空间关系，准确识别血管等管道系统的解剖和变异。以肺癌手术为例，术前应用虚拟手术规划技术模拟肺癌手术，能多角度观察肺癌病变周围的气管、血管的毗邻关系，计算残余肺体积，从而确定最佳的手术方案。同时，三维重建的图像可以全面反映病变的病灶形状，为外科医生手术进行术中导航，加快识别病变区域，缩短手术时间，缩小切除范围，减少出血量。虚拟手术规划技术为外科手术提供了一种安全有效的新方法。

三维重建图像虽然可以很好地显示重要的血管，以及其他管道结构和病变的关系，但是二维屏幕上虚拟的三维影像缺乏真实性。由于缺乏可靠的表面标志物，术中使用三维图像来导航手术仍然存在着一定困难。同时，有些脏器重建和手术时并不是一样的形态，如手术时肺脏是萎陷的，给手术时应用三维重建导航造成了极大的难度。基于医学三维图像的高精度 3D 打印模型因其真实地反映重要血管和其他管道系统与病灶的关系，进一步提高手术的准确性和安全性，并可能扩大其适应证。手术时将 3D 打印的实体模型带入手术室，然后调整到最佳解剖位置。通过与术中实时手术的比较，可以提供关键手术步骤的直观实时导航，甚至将模型无菌消毒处理后在手术台上直接实时导航。3D 打印技术用于手术规划，极大地提高了外科医生对于各种器官的解剖学理解，有利于术式的改进。

3D 打印技术实现了从三维图像到三维实体模型的跨越式进步，可以带来更深入的信息和解剖结构的空间真实感。然而，3D 打印材料，时间，成本和伦理问题在一定程度上限制了 3D 打印技术的临床应用。随着材料的发展，3D 打印材料的成本不断降低，这将促进 3D 打印技术的广泛应用。

总之，虚拟手术训练方式能够对手术全过程进行模拟，这将极大地提高了外科手术的学习效率、降低了手术训练成本。虚拟手术的可视化、可交互作用起到良好的指导作用，可以更好地识别手术区域，加快学习曲线，加快在标本缺乏情况下解剖知识的积累且可重复学习。这不仅有利于年轻医生的学习，也有利于经验丰富医生的进步。当外科医生及医学生应用手术真实场景的模拟时，其身临其境的感觉，交互式手术视景的实现可在手术过程中提供操作和信息上的辅助、预测手术结果和外科教学，特别是适用于复杂手术。另一方面，虚拟手术规划通过减少手术时间，降低患者并发症发生概率，缩短患者的康复周期，使患者和医院的费用降低。在高风险手术操作中，虚拟手术规划得到的医学三维模型可以为医生提供虚拟仿真操作，并且可以在医学三维模型的基础上 3D 打印出实体模型来进行风险高手术的演练，进而提高手术成功率。虚拟手术规划还能提供术后康复指导，并应用各种显示技术达到患者训练的目的。虚拟手术规划可以加快外科医生学习曲线，提高手术技能，并且被多个学科所证实。越来越多的年轻医生希望使用此项技术提高技能。但虚拟手术规划也存在着很多缺点，如缺乏真实手术触摸的力反馈等。目前，有多种方式能将影像学数据重建出医学三维模型，但是都是虚拟的影像。很多医生都开始应用医学三维模型 3D 打印出器官的实体模型来进行手术规划，这可能比医学图像所得到三维数字模型更有临床意义。

（崔　键　董　庆）

第三章 医学模型三维重建与设计

第一节 医学模型三维数据重建方法

医学模型三维重建是通过计算机图形学、数字图像处理技术、计算机可视化以及人机交互等技术，把二维的医学影像序列转换为三维图像在屏幕上显示出来。图像分割是进行图像三维重建的必要准备，图像分割效果的优劣直接影响三维重建在生物医学领域的应用。医学模型三维重建的结果既可以导出为立体光刻（stereo lithography，STL）格式，再通过 3D 打印制造出医学模型的实物，也可以直接在计算机中对数字模型进行测量、分析、仿真、手术规划等操作，为医生提供帮助。目前，医学图像分割三维重建软件国外软件主要有 Amira、Mimics、Simpleware 和 3D-DOCTOR，国内主要有 Arigin 3D Pro 和宝葫芦（BOHOLO）软件。除此之外，若进行三维重建软件开发，可以使用 VTK、ITK、MITK 等开发工具包。

随着 3D 打印兴起和软硬件技术成熟，医学图像分割三维重建软件也越来越成熟和重要，从国内外看，国外 Materialise 公司的 Mimics 各项功能较为齐全、用户认可度较高，国内昕健公司的 Arigin 3D，锋算开发的 BOHOLO 外科手术模拟器在功能上各有独到之处，但稳定性与成熟度有待进一步的市场检验。

本文将以 Materialise 公司的 Mimics（materialise's interactive medical image control system）软件为例，对医学模型三维数据常规的重建方法进行介绍。

一、数据的导入与预览

（一）数据导入

Materialise Mimics 不仅支持医学数字成像和通信（digital imaging and communication in medicine，

DICOM）格式数据，而且能够直接导入 CT、MRI 的医学扫描仪器的扫描原始数据，同时，Mimics 也支持图像文件格式，包括位图（bitmap，BMP）格式、标志图像文件格式（tagged image file format，TIFF）及联合图像专家组（joint photographic experts grou，JPEG）格式断层数据的导入。在 Mimics 中，DICOM、BMP、TIFF 等格式的数据都支持自动或半自动导入，但若数据本身是其他未知格式的医疗影像数据，则必须由用户手工指定部分参数，如扫描分辨率、图像参数、像素属性等，以便软件进行识别。

（二）图像的浏览与初步测量

导入数据完成后，软件的主界面会出现图像的轴状面（横断面）、冠状面、矢状面三个截面的视图，并且可以利用鼠标拖拽来查阅不同坐标的数据截面。

使用软件提供的工具，可以直接在三视图中进行距离、角度、密度的测量，测量结果和坐标信息可以以 TXT 文本文件的格式输出，在统计软件中进行进一步的分析。

经过对医疗图像数据初步的浏览、测量及分析，对感兴趣的区域位置和形状有了一定的认识后，就可以开始医疗图像数据的分割、重建、处理等工作。从医疗图像的数据类型或分割重建的整体步骤的角度看，后续工作可以分为三个层级，分别是在图像的切片、蒙版、模型三个层级上进行操作。

二、图像在切片层级的处理

医疗图像数据刚被导入 Mimics 中时，在软件内被称为切片（slice）数据。切片数据呈现出轴状面、冠状面、矢状面三个截面方向上的二维切向图，必须经过初步处理为蒙版（mask）格式后，才能进行三维可视化以及进一步的处理。对于切片数据的处理最常见的有阈值分割、动态区域增长、3D 磁性套索三种方式。

（一）阈值分割

在使用阈值分割（thresholding）及动态区域增长之前，通常会采用剖面线（profile line）功能来测量感兴趣区域的 Hu 值分布。在剖面线窗口中，通过显示一条用户定义线段经过像素的 Hu 值，可确定目标组织的 Hu 值范围，随后可以直接开始阈值分割，将目标组织 Hu 值范围内的医学影像数据导出新的蒙版。

（二）动态区域增长

一般用于分离 CT 图像中的血管、神经等管状结构。动态区域增长（dynamic region growing）基于一定范围内灰度值的连续性来进行分割。此项功能无需设定具体的灰度阈值，而是需要指定一个初始像素点，以及设定一个偏差范围，软件会自动判断与现有像素点相邻的其他像素点是否满足灰度要求，不断判断直至邻近点全部不满足时停止，同时生成新的蒙版。

（三）3D 磁性套索

比较适用于 MR 图像和对比度较低的医疗影像数据。3D 磁性套索（3D livewire）的原理是：在轴状面、冠状面、矢状面三个截面方向中选择两个，在所选方向的数个切片中的感兴趣区域的边界处标出多个像素点，以指示出其边界线，最终在第三个方向中检查并删去不需要的结构线，软件便可自动生成感兴趣区域的三维蒙版。

三、图像在蒙版层级的处理

经过在切片层级的初步处理后，便可以得到蒙版（mask）形式的医疗影像数据。蒙版既可以在二维像素点层级上进行编辑，又可以方便地进行三维预览，是图像分割重建步骤中最主要的层级，主流商业软件都提供了非常多的工具来进行蒙版的编辑，以下对最常用的功能进行介绍。

（一）蒙版修剪

蒙版修剪（crop mask）是一个非常简单实用的功能。在经过阈值分割后，原始医疗影像数据中和感兴趣区域灰度值相近的区域都被保存进了蒙版中。蒙版修剪功能可以在现有立体图像中定义一个立方体，立方体以外的数据将被全部剔除出蒙版，从而大量去除非目标区域。

（二）区域增长

在经过阈值分割和蒙版修剪等处理后，蒙版数据中除了目标区域外，经常还存在大量分散的其他结构，区域增长就是去除这种离散结构的最佳工具。在选定连接方式后，再选定目标区域的某个像素点，所有与这个像素点相连接的区域都会被选中，其他区域则会被剔除。

（三）智能延展

智能延展（smart expand）的工作原理是先从蒙版的边界向外延展，直到在最大扩充半径之内遇到明显的 Hu 值梯度变化。智能延展功能一般用于当阈值分割出的区域是目标区域的子集时，也可以用于填补腔洞。

（四）蒙版分割

蒙版分割（split mask）是通过使用涂色工具在轴状面、冠状面、矢状面进行涂色，将一个蒙版分割成两个新的蒙版。蒙版分割工具非常简单，可快速进行解剖结构的分割。

（五）蒙版编辑

蒙版编辑（edit mask）是一个非常强大的工具，它允许在体素级别对蒙版的二维剖面或三维预览进行编辑。一般情况下，经过前述的阈值分割、蒙版修剪、区域增长等操作后，我们已经拥有了目标区域的大致模型，但由于阈值选取不够精确、图像自身误差等原因，在细节层面上往往会有一些很难自动化处理的瑕疵，此时便可以使用蒙版编辑来进行三角形、圆形、方形等体素的绘制或擦除，还可以使用给定阈值的方式来重建细节图像。

（六）多层插值处理

蒙版编辑的功能非常强大，但纯粹依赖手工操作使得在大量切片需要处理时耗费过多的时间和人力，此时多层插值处理（multiple slice edit）功能就能提供更有效的支持。切片插值处理的原理是使用手工编辑来确定一个或多个关键面，再自动生成过渡面，从而创造出一个工具蒙版，使用工具蒙版与原蒙版进行布尔运算，便可以得到一个经过"批量蒙版编辑"的新蒙版。

（七）蒙版光顺

蒙版光顺（smooth mask）的工作原理是过滤现有分割结果边界上的异常部分，提升蒙版的表面质量。蒙版光顺常用于去除蒙版中人工绘制的误差部分。

（八）形态学运算

形态学运算（morphology operations）主要用于进行膨胀、腐蚀、开运算、闭运算这四种形态学运算。

（九）布尔运算

布尔运算（Boolean operation）主要用于进行求和、求差、求交的三种布尔运算。

（十）模型计算

计算机三维模型（calculate 3D）用于从蒙版中计算三维模型，在进行模型计算时可选择模型质量。

四、图像在模型层级的处理

（一）光顺

光顺（smoothing），与蒙版光顺原理近似，但是在模型层面进行操作，经常与下述的包裹进行组合操作。

（二）包裹

包裹（wrap）的工作原理是在选定的实体外侧创造出一个包裹面作为实体的新表面。包裹一般用于填补细小的孔洞，或者创造包络面以便为有限元分析做准备。

（三）简化

简化（reduction）主要用于不需要过高的体素数量时，对模型进行简化。简化过程中可以指定最大误差、体素角、迭代次数等参数。

除此之外，还有其他一些功能应用，以及另一个重建模型处理与设计的模块 3-matic，该模型与 Mimics 有相似的功能，也有区别功能将在本章第四节涉及。

（贺西京　陈华磊）

第二节　医学模型设计方法

一、医学模型设计方法概述

相对于一般工业产品的标准化、规模化、需要大批量生产的要求而言，由于人体个性化的差异，人体各部位模型往往必须针对特定使用者的特定需求做设计，制造上也往往采用少量定做的方式，设计工作格外重要。然而医疗需求多样，医疗模型设计上需要各个领域的专业知识也十分多元，在设计过程中如何系统地整合、应用相关领域知识，设计出符合使用者需求的医学模型，则是共性要求。医疗产品设计程序除了一般的产品设计程序之外，一个额外、重要的元素是使用者的参与设计过程。

医疗产品与其他工业产品一样，在实现功能设计的同时，产品质量也是不可忽视的重要标准。对于产品质量，国内外许多科技工作者为了提高产品的设计质量，曾进行了大量的研究工作。对产品设计方法进行了深入的研究，取得了许多重要的成果，并在产品的研究、开发和设计中，取得了良好的效果。

以单一目标设计的理论方法，如：①面向产品质量、成本或寿命的设计理论与方法；②为加快设计进度及实施设计智能化的设计理论与方法；③面向产品广义质量的综合设计理论与方法。然而，一个成熟产品的设计，运用单一设计方法往往难以达到最佳设计目的，应采用系统工程综合性的设计理论与方法。

综合性的设计理论与方法一般有如下步骤：①产品研究与开发及设计之前，应该进行详细和全面的调研，即了解用户需求、产品研究与开发的各类环境，以及可能出现的风险调查。②调查研究的基础上做好产品设计的规划，针对设计指导思想、设计环境、设计过程、设计目标、设计内容、设计方法、设计质量检验与评估等方面进行全面的规划。③在产品设计的实施阶段，按照"1＋3＋X"的公式开展产品的设计工作，即以明确的目标、具体的内容和有效的方法开展功能优化设计、动态优化设计、智能优化设计、可视优化设计和特殊性能的优化设计。在实施综合设计法的过程中，根据具体情况，要采用各种先进和有效的方法，如创新设计、绿色设计、概念设计、全动态设计、智能设计、虚拟设计、稳健设计、可靠性设计、数字化设计等。④通过检验方法，即根据经验和理论方法、通过试验及用户的信息反馈等对产品设计质量进行检验与评估。

二、医学模型正向设计方法

医学模型产品设计有两种方式：一是按自上而下设计的顺序，二是按自下而上的设计顺序。它们在产品设计过程中各有优缺点，适合不同产品设计应用。

（一）自下而上设计方法

自下而上的设计方法是一种经典的、现在比较常用的传统产品设计方法，它方法思路简单，操作便捷，设计流程如图 3-2-1 所示，是传统二维设计流程的一个延续，是一个从三维（原理方案设计阶段）到二维（装配草图、零件草图阶段）再到三维（CAD 建模阶段）最后再到二维（自动生成装配图、零件图）的过程。即一般是设计师独立于装配体来设计零件，并把这些零件组成装配体，以确定零件配合是否合理以及产品是否按预期的设想运行。如果发现模型不符合设计要求，需要修改某个零件尺寸时，却不能引起周围零部件尺寸的相应变化，比如轴孔装配体中，增大轴直径，孔的直径不能跟随轴径扩大而增大，只能靠手调整每一个相关模型。更没有办法做后期的合理性检查，预期的效果也无从验证。而且随着装配数量的增加，检查和更正这些错误会耗费大量的时间。所以这种设计方法一般适于由较少的设计，人员承担结构相对比较简单的已有产品的建模或者标准零部件的设计。

（二）自上而下设计方法

自上而下的设计流程如图 3-2-2 所示，相对自下而上设计流程做了很大的改进，它是一个从

三维（原理方案设计）到三维（CAD 三维模型）再到二维（自动生成装配图、零件图）的过程，这就基本上不会出现从三维到二维的转换错误，符合产品设计过程和设计人员的思维过程，通过关键设计参数传递到较低级别的产品结构中，形成一个尺寸链的传递，修改这些参数后，整个系统将自动更新，便于实现多个零件或子系统的协同，实现并行设计，它是装配体的环境下对零部件进行设计的高级操作方式。

三、医学模型逆向设计方法

逆向工程（reverse engineering，RE）设计是测量技术、图像处理技术、数据处理技术和加工技术相结合的工程设计方法。它是将数据采集设备获取的实物外表面及内腔数据，输入到具有数据处理能力的三维 CAD 软件或专门的数据处理软件中进行处理及三维重构在计算机上复现实物，并在此基础上进行原样复制、修改、再设计。该方法主要对于难以精确表达的曲面形状或未知设计方法的实物形状进行三维重构和再设计。

由于人体结构的复杂性，获取人体器官组织模型，特别是骨类器官模型较为不易。逆向工程设计可解决该类难题，在骨科领域应用，可方便获取骨模型进行再设计、骨科器械内植物设计、手术导板模板设计等。逆向设计是由实物到图像再到实物的过程，不仅涉及相关数据采样技术、图形处理技术等，还涉及相关重构软件技术及应用。

（一）基于医学 CT 扫描方法

基于医学 CT 扫描方法主要指基于医学成像设备 CT、MRI，以及近年发展起来的分子影像学（molecular imaging，MI）等成像技术通过扫描人体部位，重建出人体三维模型进而在此基础上设计的康复辅具，如矫形器、支具。该方法可以有效解决人体骨骼具有不规则的复杂曲面、无尺

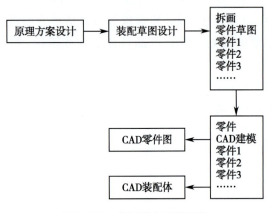

图 3-2-1　自下而上设计流程

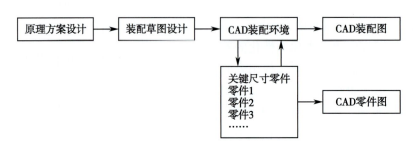

图 3-2-2　自上而下设计流程

寸参数，模型重建困难等问题。针对这一特点，首先，利用 CT 机对人体扫描得到扫描部位 CT 图像并以 DICOM 格式进行存储；其次，导入到 Mimics 等三维重建软件中，利用图像处理技术以及人工干预分割得到扫描部分，再进行相应的平滑处理，生成 STL 三维模型并输出，再次将输出的 STL 模型导入到 3-matic 进行辅具设计或导入逆向软件生成实体模型在三维 CAD 建模软件上进行辅具设计（图 3-2-3）；最后，导入三维切片处理软件进行模型分层处理实现 3D 打印前的准备；最后将模型导入 3D 打印机进行 3D 打印，生成实物，完成对辅具的逆向设计制造（图 3-2-4）。

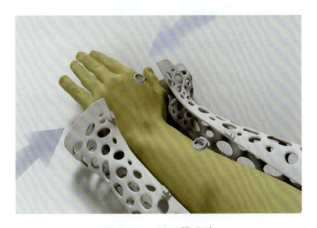

图 3-2-3 矫形器设计

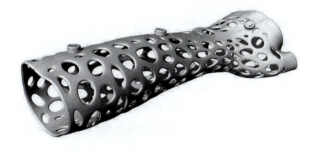

图 3-2-4 基于逆向工程制造的矫形器

（二）基于点云扫描方法

基于点云扫描方法主要指通过特定的测量设备和测量方法获取物体表面离散点的几何坐标数据实现实物表面的数字化，在此基础上进行逆向设计或再创新设计，如对原有康复辅具逆向复原设计，设计全新的康复产品。

数据的好坏直接影响逆向设计的结果，因此，如何高效率、高精度地实现对实物表面的数据采集是逆向工程主要研究内容之一。一般来说，实物表面数字化可分为逐层扫描测量方法、

接触式测量方法、非接触式测量方法。基于点云扫描方法主要指接触式测量方法、非接触式测量方法。

1. 逆向设计中的数据处理 通过测量仪器得到的实物外观表面的离散的点集合称之为点云（point cloud）。点云数据是逆向设计的基础，对点云数据处理是逆向设计关键环节之一，结果好坏直接影响模型重构的质量。在测量过程中由于人为、仪器精度、随机因素等的影响，测量结果往往会存在误差、坐标异常点、盲区、缺口、砸点、噪声点等现象，由于采用测量设备和测量方法不同，所获得的点云分布特征也不尽相同，根据分布特征，点云分为散乱点云、扫描线点云、网格化点云（图 3-2-5～图 3-2-7）。为获取高质量的点云，含缺陷的点云在逆向设计建模前都要进行数据预处理，即通过剔除、插补、降噪、滤波、分割、对其合并、精简等手段减少冗余信息，保留有效数据。

2. 逆向设计中的曲面重构 模型曲面重构（surface reconstruction）指由测量到的点云数据进行实物数字模型的构造，最终生成三维 CAD 模型。逆向设计的目的就是要得到实物的数据模型，以用于实物制造和再设计。曲面拟合包括曲面插值和曲面逼近。曲面插值要求插值后的曲面严格地通过数据点；曲面逼近是基于离散数据构造出，使这些点在某种意义上最为接近所构造的曲面。曲面建模通常分为面向有序数据点的四边域网格曲面建模和面向散乱数据点的三角域曲面建模。根据曲面重构方法不同，模型重构方法也分为曲线拟合和曲面拟合。曲线拟合造型指由测量的点云拟合成样条曲线，再通过造型的方式将曲线构建成曲面（或曲面片）。优点是原理比较简单，只要多项式的次数足够多就可以得到满意的曲面，但也造成计算不稳定，边界处理能力差等缺点。曲面拟合造型指由测量的数据点云直接拟合，生成曲面（或者曲面片），之后经过对曲面片进行拼接、剪裁等曲面编辑操作，从而完成曲面模型的构建。该种造型可以处理有序点云数据，也可以处理散乱点云数据，通常以点云数据中的某个特定区域中的数据整体为研究对象，可用一张曲面片反复拟合，直到拟合到满意结果为止。曲面拟合造型质量高低通常受曲面片调整影响，

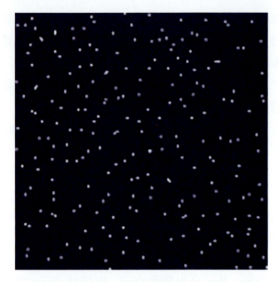

图 3-2-5 散乱点云

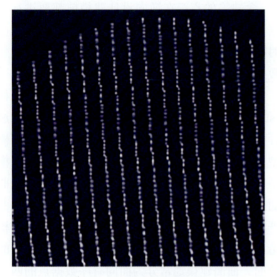

图 3-2-6 扫描线点云

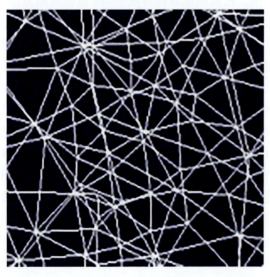

图 3-2-7 网格化点云

相比曲线拟合造型,其效率更高。对于以散乱点云为主的曲面重构方法主要有:函数曲面法,多边形模型法、贝塞尔三角形法、隐函数法、细分曲面法以及综合运用多种方法。

(贺西京　陈华磊)

第三节　医学模型设计评价

医学模型直接关系到对患者手术指导的准确性,故对医学模型的重建设立评价体系具有重要意义。本书从两个方面对重建生成的医疗模型进行评价,第一是根据数字模型本身;第二是与增材制造的工艺过程结合进行评价。

一、数字模型评价要素

(一)功能性

医疗模型的分割重建工作中最重要的就是其功能性,也即分割是否合理,医疗模型是否完整包含目标区域,有无冗余部分或缺失部分。此部分工作需要有丰富经验的医生根据具体案例进行评价。

(二)准确性

准确性是指在医疗模型满足功能性的要求下,其细节特征有无失真,增强、包裹、光滑程度是否合理,有无缺陷。

(三)网格模型因素

增材制造文件模型通常使用增材制造文件格式(additive manufacturing file format, AMF)或STL 文件,该文件是将 CAD 表面离散化为三角形面片(网格),网格是增材制造软件所要求的格式。网格模型的评价要素包括:设计者宜采用合适数量的三角形面片,以准确表达 CAD 模型,同时考虑网格数据的大小;网格转换软件有时会产生"法向反向",即网格中的一个三角面片的法向矢量与相邻三角面片的法向矢量相反,在合格的STL 或 AMF 文件中,所有面片的法向矢量应指向网格外侧;网格必须是封闭的,即网格面片完全包围零件体积,没有零厚度区域、没有空孔、缝隙或裂缝、没有非连续的边(每条边至少被两个面片共有)、不存在重合的边缘或面(两个边或面片重叠);网格内部的面片或者被包围在封闭体积内的面片宜被删除。

（四）优化设计

设计者通过对医疗模型的结构进行优化设计，在保证模型功能性、准确性的前提下，尽可能减小模型的重量，这具有显著的经济效益。

（五）一体化与装配

在一些复杂模型的重建工作中，由于打印体积、连接结构在目标区域外等限制，往往无法做到完全一体化成型。这就要求保证功能性准确性的前提下，减少模型中的零件数量。由相同材料制造、彼此没有相对运动、不影响其他零件装配的相邻的零件尽量合并。需要装配的零件宜具有易插入和固定的特征。根据装配要求，增材制造可以使装配特征集成到大多数零件设计中，如卡扣、定位特征和支撑其他零件的特征（比如，肋、筋）。

二、增材制造工艺评价要素

（一）台阶效应

台阶效应是由快速成型技术"离散 - 堆积"的核心思想所引起的一种原理性误差，是影响快速成型表面质量和精度的一个主要因素，台阶效应的影响可以用"尖峰高度（cusp height）"来量化表示，所谓尖峰高度是指台阶底部到模型表面（STL 斜面）的最大距离。因此，当层厚固定后，尖峰高度的大小只与模型的形状有关，那么对整个制件来说，所有尖峰高度的大小是不均匀、不可控的。

台阶效应引起的另一个问题是分层过程中容易造成模型的形状改变以及局部特征遗失。在"房檐"处由于局部的尺寸不能被层厚所整除，产生了高度误差；在锐角处模型的长度缩短，角度越小相差的越多。另外，模型中的扁平面、小特征等局部特征也因尺寸小于层厚而遗失。

（二）逼近误差

CAD 模型经过 STL 格式转化，原来的表面被离散成一系列的小三角形面片的组合，模型丧失了原本具有的光滑性，产生了逼近误差。STL 格式的逼近误差（approximation error）是由 STL 格式的生成原理决定的，是不能避免的，减小这种误差的简单方法就是用更多的三角形来逼近 CAD 模型，但相应的文件的数据量和错误量也将急剧增加，增加了 STL 格式生成、纠错及分层切片的工作量和难度。另外，STL 格式的切片轮廓是由一系列首尾相连线段环组成的，在成型阶段激光束将沿着这些线段进行加工。而增加三角形面片的数量将使这些线段变得更加细碎，激光束沿着这些细碎的线段运动需要频繁的转向，极大地降低了加工效率并造成较差的表面质量。

（三）最大高宽比

与最小特征尺寸相关的是最大高宽比，最大高宽比（maximum aspect ratio）是指特征结构宽度与高度或长度之间的关系低的、薄壁特征能成功制造，如果特征比较高，制造时可能出现断裂、破碎或其他失效方式。

（四）最小特征间距

最小特征间距指的是相邻特征之间的最小距离。例如，增材制造的装配件中相对运动零件之间最小的间隙对于确保制造过程中零件或特征不黏结在一起是很重要的。

（五）最大无支撑特征

本要素适用于需要使用支撑结构的增材制造工艺。在成形过程中朝下的面（如悬挑）可能需要支撑。通常，对于需要使用支撑的表面存在一个最小角度［从垂直方向（z 轴方向）测量］，该临界角度取决于特征的尺寸或长度。最大无支撑特征的概念是指没有支撑结构的情况下，在临界角度上能精确成形的最大特征尺寸。

（六）厚度突变

在以热源为能量源的热驱动工艺中（粉末床熔融、定向能量沉积和材料挤出），厚度突变会导致变形或精度问题。较厚的区域能保留热量，引起变形，类似于注射成型和压铸中的不良影响。

（七）粉末、液体树脂从腔室的排出通道

如果因设计原因导致未成形的材料在零件的封闭腔体中无法清除，将会产生额外的重量，对于粉末或液体成形材料，这些材料一旦泄漏，可能会有危险。可以设计孔洞、槽等结构来清除未成形材料，（大多情况这些孔洞可以使用焊接或填补的方法封闭）；或可以设计两个开口孔，使用压缩空气或溶剂来完全清除未成形的材料。

（八）细小特征

在零件从设备中取出或在后处理过程中，零件的细小特征可能会被破坏。金属零件的后处理通常使用喷砂或研磨，但会影响细小特征或表面

粗糙度。同样，用于立体光刻工艺或可溶性支撑材料的溶剂也会影响细小特征或表面粗糙度。

（贺西京　陈华磊）

第四节　医学模型重建与设计案例

一、医学模型重建方法及软件概述

医学三维重建以人体断层图像建立三维数字模型，例如，可用于骨骼修复设计与假体制作。目前常用的三维重建技术包括基于面绘制的三维重建技术、基于体绘制的三维重建技术和基于影像序列的三维重建技术。

基于面绘制（surface rendering）的三维重建技术是一种采用对物体表面进行拟合而忽略物体内部信息的重建方法。最大特点是先对三维数据提取表面轮廓，然后构造中间几何图元，如三角面片，然后用光照模型计算出绘制图像。面绘制将感兴趣的部分以等值面的方式抽取出来便于利用真实感呈现，通过灵活地进行旋转和变换光照效果来生成高质量的三维图像，并可以方便地对其进行多角度观察和分析。这种方法速度快，适合于实时性要求高的情形，如交互操作、图形引导手术等；适用于绘制表面特征分明的组织和器官，如骨骼。缺点是这种方法对表面分割的精度要求比较高，所以对形状特征不明显、有亮度变化特征的软组织、血管等精细组织或器官的三维显示不佳；而且该方法不可保留数据的完整性，其三维实物仅显示为空壳，内部空置，这样可能会影响某些方面的应用，如3D打印。

基于体绘制（volume rendering）的三维重建技术是一种直接将数据场中的体元透明化，然后在设置一定的颜色和暗化系数的基础上，投射光线形成三维的视觉效果。与面绘制相比有如下优点，体绘制不需要绘制中间几何图元，体绘制可以同时展现物体内部和表面的数据。缺点是计算量大而且当投影参数发生改变时需要重新计算投影图像，显示速度较慢。其中心思想是模拟光线在三维数据中传播，并考虑每一个体数据对光线的投射、发射和反射作用。体绘制方法可分为基于空间域的体绘制方法，该方法直接对原始的三维数据进行处理显示，大致有光线投射法、抛雪球法、错切变形法；基于变换域的体绘制方法，该方法将三维数据变换到变换域后再进行处理显示，大致有频域体绘制法、基于小波的体绘制方法。

基于影像序列三维重建技术是指利用影像序列来重建器官的三维模型。根据临床应用方向不同，可分为以下几类：断层影像序列三维重建技术、X射线影像序列三维重建技术、内窥镜影像序列三维重建技术。

随着3D打印兴起和软硬件技术成熟，医学图像分割三维重建软件也越来越成熟和重要。目前常用的医学图像分割三维重建软件主要有Mimics、Simpleware Arigin 3D Pro等。

（一）Mimics重建软件

Mimics是比利时Materialise公司开发的交互式医学影像控制系统，Mimics创新套件科研版包括两大组件：Mimics和3-matic。

Mimics支持以DICOM、BMP、TIFF等格式导入的断层数据（图3-4-1），并自动进行正交断层重组，可以让医生对薄层CT数据集在三个正交平面（横断面、矢状面和冠状面）浏览（图3-4-2），并支持任意断层重组、图像增强、体渲染等功能，方便医生进行进一步的细致浏览。Mimics还可进一步对感兴趣区进行三维重建（图3-4-3），重建的模型可以进行任意组合显示、可从任意角度观察、可任意调整透明度与标注，从而清楚地显示了局部解剖的空间立体位置关系。

利用Mimics中的Simulation模块可以进行手术仿真，例如：可以在计算机中虚拟截骨矫形，预先获得准备的截骨线和标志位置；可以精确定量地比较手术前和手术后解剖结构的几何改变等。

FEA模块则专注于医学三维有限元模型的建立，比传统的CAD方法节省了大量的时间和精力，并为ABAQUS、ANSYS、Fluent等专业有限元分析软件设计了接口，使数据的转换更加方便流畅。

（二）3-matic修复与设计软件

3-matic是一款通用的对网格层级设计进行修改的工具，可以使用CAD设计模型、拓扑优化模型以及模拟或扫描数据，可以清除用于模拟的原始数据或将网格转换回CAD。此外，它还能通过创建3D纹理、轻量化模型和流道结构来改进设计，为增材制造做准备。

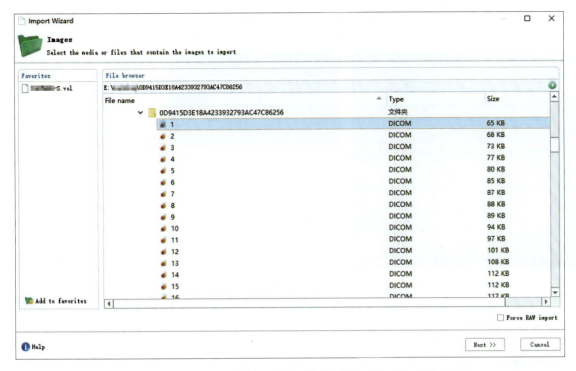

图 3-4-1　Mimics 导入 DICOM 格式二维数据医学图像图

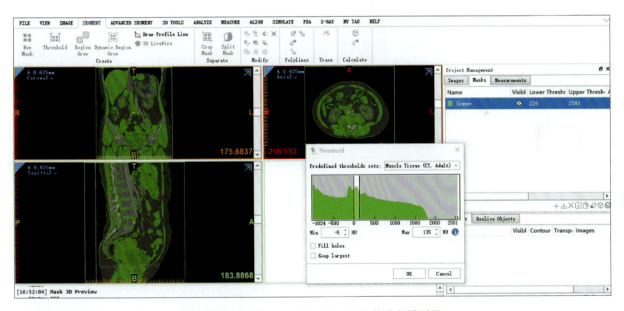

图 3-4-2　Mimics 重建窗口及重建阈值分割模型图

利用 3-matic 可以对 STL 格式文件创建 CAD 数据，通过将低精度表面重新加载成为更高分辨率的表面，能够创建更加精致的表面。3-matic 重建模块帮助充分准备好用于工程设计中的计算机辅助工程（CAE）应用程序的部件，通过不同的自动和手动网格重建操作优化表面网格，控制部件表面三角部分的质量和大小（图 3-4-4）。该

模块也提供立体网格化功能，能够创建 Tet4 和 Tet10 立体网格。这些表面网格和立体网格能够以 Fluent、ANSYS、ABAQUS 和 NASTRAN 等文件格式导出。此外，3-matic 中设计的轻量化梁结构能够以 ABAQUS 和 OptiStruct 文件格式导出，这样在打印前就能够充分分析轻量化部件的结构完整性。

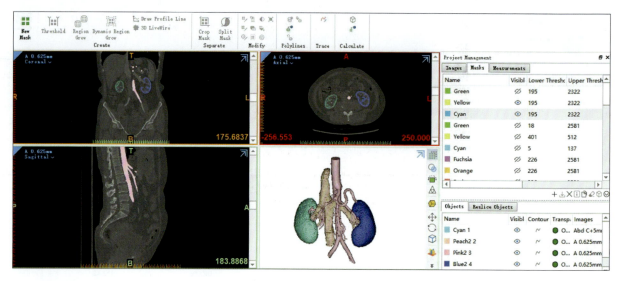

图 3-4-3　Mimics 窗口及重建三维模型图

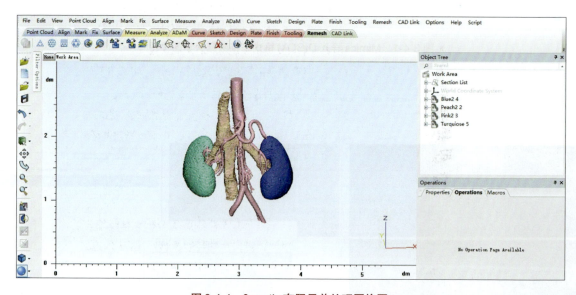

图 3-4-4　3-matic 有限元前处理网格图

二、医学模型的重建与设计案例

以某脊柱侧弯模型的重建为例，用于辅助脊柱侧弯矫正手术。

1. 首选打开医疗模型重建软件 Mimics，然后把 CT 扫描数据导入到软件，调整 CT 层数，可以从 CT 图中看到脊柱的侧弯程度，如图 3-4-5 所示。

2. 使用重建软件的分割工具，利用脊柱骨骼与其他组织灰度值的不同，应用阈值分割法，重建出人体骨骼模型；然后，利用蒙版分割工具分割出脊柱模型，其他不必要骨骼部分去除，如肋骨；最后，利用区域增长工具，消除周围的小的噪点，如图 3-4-6 所示。

3. 重建的蒙版脊柱模型，经过平滑等处理以及计算转化成脊柱模型 STL 格式，然后输出到 3-matic 进行设计处理，如图 3-4-7 所示。

4. 在 3-matic 修复与设计软件里，对脊柱模型进行修复与设计处理，包括修复具有重叠和交叉的三角表面、补洞、平滑等处理，直至符合 3D 打印的要求，设计处理后的模型，如图 3-4-8 所示。

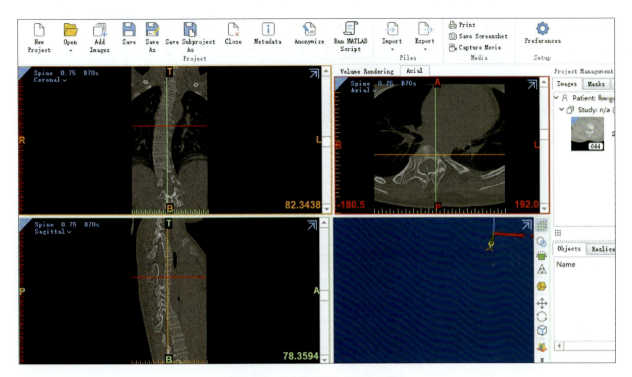

图 3-4-5　CT 数据导入 Mimics 软件

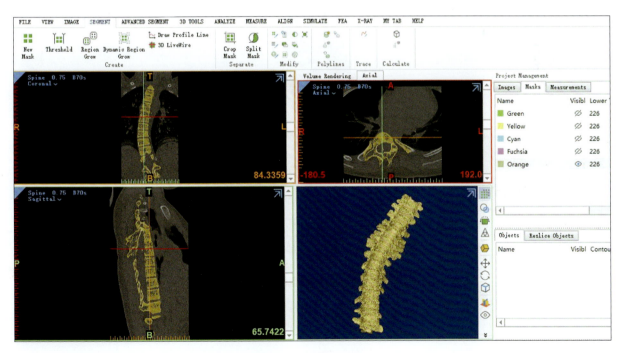

图 3-4-6　重建脊柱模型

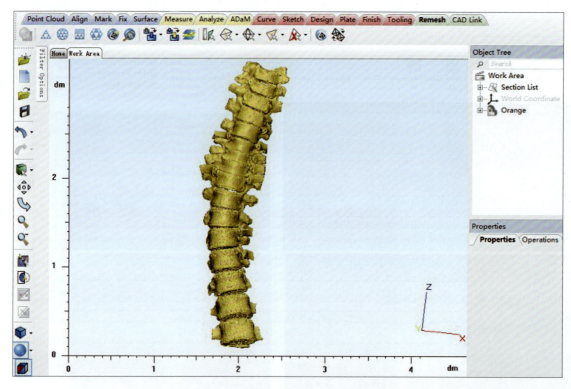

图 3-4-7　脊柱模型导入 3-matic 设计

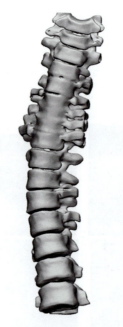

图 3-4-8　脊柱模型修复结果

（陈华磊　贺西京）

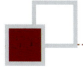

第四章　生物力学与仿真

第一节　医学 3D 打印的
生物力学问题

3D 打印技术引入医学领域，为精准医疗的发展提供了强劲动力，个性化、精准匹配成为 3D 打印医疗产品的代名词，也为患者带来了福音。然而，在发挥 3D 打印医疗产品优点的同时，不容忽视的是 3D 打印医疗产品的力学问题以及与患者部位匹配产生的生物力学问题。3D 打印医疗产品的力学问题，通常是产品结构强度问题以及打印过程中的力学问题。与患者部位匹配产生的生物力学问题，主要可从 3D 打印植入物的应力问题和 3D 打印康复辅具的生物力学问题出发开展研究。

一、3D 打印植入物的生物力学问题

金属植入物已在多个临床治疗学科应用，如骨科、牙科、心血管科，在取得良好治疗效果的同时，也不可忽视植入到人体内的金属植入物与人体部位的反应，其中最重要的就是金属植入物的力学性能产生的生物力学问题。由于植入到人体内的金属材料特性与周围人体组织不同，如弹性模量不同，不可避免会产生的应力遮挡效应，从而会影响周围组织的生长。

多年来，众多学者的研究表明，多孔结构的引入可以降低材料的弹性模量。通过调整孔隙的孔径和孔隙率，可以使钛金属的弹性模量控制在与人体骨弹性模量相近的水平，从而减小"应力遮挡（stress shielding）"效应引起的骨组织废用性吸收。医用多孔钛金属具有以下三个方面的优点：①互相连通的多孔结构有利于成骨细胞的黏附和增殖，从而促使新骨组织长入，使种植体与骨组织之间形成锚定，增加骨结合的强度；②建立大量的孔隙互联，通过多孔结构进行广泛的体液运输可促进骨重建，加快骨结合；③通过调整孔径和孔隙率的方法改变多孔钛金属的抗压强度、弹性模量等，从而使其力学性能与人骨相匹配。这些优点使得医用多孔钛金属在植入人体后具有良好的生物相容性和生物力学相容性。

3D 打印技术的诞生，使金属的多孔结构制备突破了传统制备方法的局限。众多研究证明通过 3D 打印技术，可以精确控制多孔结构的孔隙率以及内部孔隙结构参数，包括连通性、大小、几何形状、定位和分布，这不仅可以降低金属植入物的弹性模量，减小"应力遮挡"效应，同时也是实现孔隙内快速骨长入的要求。通过 3D 打印制造的孔隙结构使细胞更容易向支架内部伸展，相比之下，其他制造方法会在种植体表面形成不规则和不确定几何形状的孔隙，在这样的结构中，细胞只能在种植体表面定植。应用 3D 打印制造技术，可以精确地制造具有精确孔隙率、孔隙大小和分布的多孔钛种植体，使其弹性模量等机械性能与人骨更加接近，从而避免了由于种植体与人骨弹性模量不匹配而引起的"应力遮挡"效应。对于这样的问题，可用三维有限元分析法探讨种植体表面孔隙结构设计的生物力学特点。

二、3D 打印康复辅具的生物力学问题

3D 打印技术已在康复领域广泛应用，3D 打印的康复辅具，具有可依据人体进行个性化匹配设计的优点，获得患者广泛好评。生物力学是康复辅具设计与安装的重要基础。肢体康复的主要目的是最大限度地恢复失去的肢体支撑及运动功能，通过辅助技术提高其独立生活或生活自理的能力。因此，了解力在体内及身体与支撑之间的传递是非常重要的。通过生物力学的研究，可以设计出优化的康复辅具及训练方案。

（一）人与辅具界面的生物力学

康复辅具与人体直接接触，肩负着连接和承载的功能。不合理的界面设计会导致患者不舒适、疼痛甚至是组织的损伤，长时间的受压可能损伤软组织或产生压疮。所以如何合理传递和分布界面的载荷，使患者在行动中不会产生疼痛和不适，也不会由于过载对皮肤及皮下软组织产生伤害，是设计中主要考虑的问题。常见的身体支撑包括假肢、矫形器、轮椅、床及足底支撑等，支撑界面的好坏直接影响其功能和使用时的舒适程度。所有身体的重量需要通过皮肤及皮下软组织传递到支撑体上，但身体上很多部位的软组织不像脚底一样适应于承载，而且有些软组织甚至已经受过伤害。了解力对皮肤及皮下组织的损伤，才能设计出优化的支撑界面。作用在皮肤上的力可以分成几种：大的冲击力可能造成皮肤的直接划伤；中度的力尽管不会造成即时损伤，但长时间的作用可能造成积累性伤害，其伤害取决于载荷的形式。长时间的静态载荷将会阻塞血液供应，造成缺氧，甚至形成压疮；长时间的动态循环载荷，如行走中的足底力，可能形成血疱或水疱、皮肤变厚、鸡眼等损伤。因此，研究力载荷对皮肤及皮下软组织的影响时，需要考虑作用力的状态，包括力的大小、方向、分布及作用时间。3D打印的康复辅具由于贴附和匹配化更强，这些问题在设计辅具时也应重点考虑，只有患者穿戴舒适，才是好的3D打印康复辅具。

（二）肌骨系统的运动动力学

通过运动分析系统测量和计算机模拟，研究关节肌肉的力及力传递是康复工程的又一重要研究领域。大量的实验研究为康复辅具的设计提供了力学基础。步态分析（gait analysis）通过研究人的行走模式，找出人行走的共性，研究患者步态的差异。与正常步态相比较，可以找出患者走路的特点，从而判断假肢或矫形器的设计与安装的好坏。步态分析设备包括用来测量行走中地面反力的力台和运动记录系统，从位移计算出速度、加速度、关节角位移、角速度、角加速度、功率等参数。采用逆向动力学技术可预测任意关节的力和肌肉力，了解康复辅具对载荷大小及力传递的改变，既为建立有限元应力/应变分析模型提供力及运动边界条件，也为3D打印的辅具设计提供有力保障。

（陈华磊　闫自强）

第二节　医学3D打印仿真技术与方法

一、有限元法

有限元法（finite element method）是基于近代计算机的快速发展而发展起来的一种近似数值方法，用来解决力学或数学中的带有特定边界条件的偏微分方程问题。而这些偏微分方程是工程实践中常见的固体力学和流体力学问题的基础。有限元和计算机发展共同构成了现代计算力学的基础。有限元法的核心思想是"数值逼近（numerical approximation）"和"离散化（discretization）"。

（一）数值逼近

由于在有限元法被发明之前，所有的力学问题和工程问题中出现的偏微分方程只能依靠单纯的解析解得到解答。这种方法对数学要求很高，而且非常依赖于一些理想化的假定。比如在土木工程中梁柱计算中出现的平截面假定、小应变假定及理想塑性假定。这些假定其实是和实际工程问题有很大偏差的，而且一旦工程问题稍微复杂，我们就不能直接得到解析解，或者解析解的答案误差过大。而有限元法把复杂的整体结构离散到有限元（finite element），再把这种理想化的假定和力学控制方程施加于结构内部的每一个单元，然后通过单元分析组装得到结构总刚度方程，再通过边界条件和其他约束解得结构总反应。总体结构内部每个单元的反应可以随后通过总反应的一一映射得到，这样就可以避免直接建立复杂结构的力学和数学模型了。其总过程可以描述为：总体结构离散化，单元力学分析，单元组装，总结构分析，施加边界条件，得到结构总反应，结构内部某单元的反应分析。

在进行单元分析和单元内部反应分析的时候，形函数插值和高斯数值积分被用来近似表达单元内部任意一点的反应，这就是有限元数值逼近的重要体现。一般来说，形函数阶数越高，近似精度也就越高，但其要求的单元控制点数量和高斯积分点数量也更多。另外，单元划分得越精细，其近似结果也更加精确。但是以上两种提高有限元精度的代价就是计算量几何倍数增加。为了提高数值逼近精度同时尽量较少地提高计算量,有限元法经历了很多发展和改良。图 4-2-1 就是一典型的有限元问题,因为模型中间空洞部分几何不规则性,结构用有限三角单元划分。由于在靠外区域,结构反应变化程度不是很大,因此划分的单元比较大和粗糙,而在内部,应力变化比较大,划分也比较精细。而在左边单元划分最密区域,有应力集中现象(如裂纹问题的奇异解现象),所以又有相应的高级理论来指导这部分的单元应力应变计算。结构被选择性地离散和高级理论构成了有限元发展的主要研究方向。

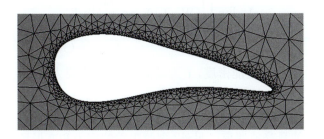

图 4-2-1　网格划分

(二)离散化

离散化和相应单元特性和收敛研究也是有限元中一个重要研究领域,总的来说,有限单元和他们组装成的总体结构,对于三维实体模型,可划分四面体(tetrahedral)单元、棱柱 / 楔形(prismatic/wedge)单元、六面体(hexahedral)单元、金字塔形(pyramidal)单元,如图 4-2-2 所示;对于二维表面模型,可划分三角形(triangle)单元和四边形(quadrilateral)单元,如图 4-2-3 所示。

可以看到每种单元又可以通过提高形函数的阶数[控制节点数量(node)]来提高精度。很多有限元研究也集中在这个领域。比如研究新的单元应用于结构动力反应以减小数值振荡,比如用3D 单元去模拟梁单元等。其实理论上来说这个

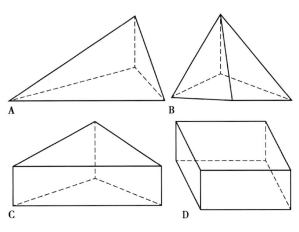

图 4-2-2　三维实体模型类型
A. 四面体单元类型;B. 金字塔形单元类型;C. 棱柱 / 楔形单元类型;D. 六面体单元类型。

领域可以有无限可能,因为对精度和数值稳定的追求可以是无限的。

二、扩展有限元法

(一)扩展有限元法概述

3D 打印的医疗产品结构多样,如对于生活自理和防护型辅助器具由于结构和受力环境复杂,容易引起构件的破坏,当应力、应变和压力引起支撑构件破坏的时候,结构就会发生断裂。而裂纹在萌生时往往不会被察觉,而是在受力后会发生扩展进而引起结构的断裂,影响辅具的使用寿命。以往研究结构中产生裂纹能否继续扩展,或者断裂是否会停止,以及结构的残余应力和剩余使用寿命的方法,多采用基于断裂力学的有限元对裂纹进行数值模拟和分析。近年来兴起的扩展有限元法是一种在传统有限元的基础上进行改进的方法。

扩展有限元法(extended finite element method)主要在保留标准有限元法优点基础上,在不连续边界对有限元的近似位移函数进行修正,并增加

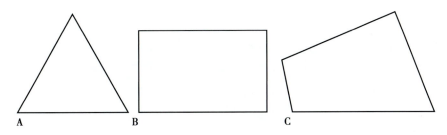

图 4-2-3　二维表面模型类型
A. 三角形单元类型;B、C. 四边形单元类型。

了不连续边界的描述方法。扩展有限元法所使用网格与结构或物理界面无关,从而克服了在诸如裂纹尖端等高应力和变形集中区域进行高密度网格划分所带来的困难。使用扩展有限元法模拟裂纹扩展时无须对网格重新划分。扩展有限元法主要使用基于奇点法和虚拟节点法。

(二)裂纹分类

1. 按裂纹的几何特征分类

(1)穿透裂纹(through crack):又称贯穿裂纹,简化为理想尖端裂纹(图4-2-4A)。

(2)表面裂纹(surface crack):深度和长度皆处于构件表面裂纹,可简化为半椭圆裂纹(图4-2-4B)。

(3)深埋裂纹(embedded crack):完全处于构件内部的裂纹,片状圆形或片状椭圆裂纹(图4-2-4C)。

2. 按裂纹的受力和断裂特征分类

(1)张开型裂纹(opening mode crack):又称Ⅰ型裂纹,拉应力垂直于裂纹扩展面,裂纹上、下表面沿作用力的方向张开,裂纹沿着裂纹面向前扩展,是最常见、最危险、最重要的一种裂纹(图4-2-5A)。

(2)滑开型裂纹(sliding mode crack):又称Ⅱ型裂纹,裂纹扩展受到剪切应力控制,剪切应力平行作用于裂纹面而且垂直于裂纹线,裂纹沿裂纹面平行滑开扩展(图4-2-5B)。

(3)撕开型裂纹(tearing mode crack):又称Ⅲ型裂纹,在平行于裂纹面而与裂纹前沿线方向平行的剪切应力作用下,裂纹沿裂纹面撕开扩展(图4-2-5C)。

(三)断裂力学参数

典型的断裂力学参数描述裂纹尖端前端的能量释放率(energy release rate)或应力幅(stress amplitude)、应力强度因子(stress intensity factor)、J积分(J-integral),应力强度因子和能量释放率对线弹性断裂力学、J积分对线弹性和非线性弹塑性材料的断裂力学均适用。

1. J积分

$$J = \lim_{\Gamma \to 0} \int_{\Gamma_0} \left[(W + T)\delta_{1i} - \sigma_{ij}\frac{\partial u_j}{\partial x_i} \right] n_i d\Gamma$$

(式4-2-1)

W 为应变能密度,T 为动能密度,σ 为应力,u 为位移矢量,Γ 为线积分域。

对于以线性弹性材料的裂纹,J积分表示的能量释放速率。另外,裂纹尖端的应力和变形场的振幅的特征是J积分用于在非线性弹性材料的裂纹。

2. 应力强度因子

对于线弹性材料裂纹尖端前面的应力应变区可表示为:

$$\sigma_{ij} = -\frac{k}{\sqrt{r}} f_{ij}(\theta)$$

(式4-2-2)

$$\varepsilon_{ij} = -\frac{k}{\sqrt{r}} g_{ij}(\theta)$$

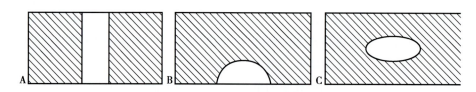

图4-2-4 按几何特征分类的裂纹示意图
A. 穿透裂纹;B. 表面裂纹;C. 深埋裂纹。

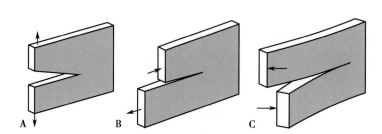

图4-2-5 按受力和断裂特征分类的裂纹示意图
A. 张开型裂纹;B. 滑开型裂纹;C. 撕开型裂纹。

k 是强度因子，r 和 θ 是极坐标的坐标，ε 指应变，σ 指应力，如图 4-2-6 所示。

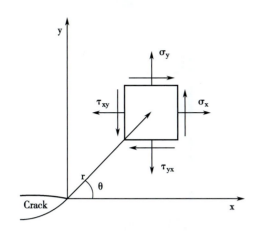

图 4-2-6　裂纹尖端示意图

对 I 型裂纹，应力场表述为：

$$\sigma_x = \frac{k_1}{\sqrt{2\pi r}} \cos\left(\frac{\theta}{2}\right)\left[1 - \sin\left(\frac{\theta}{2}\right)\sin\left(\frac{3\theta}{2}\right)\right]$$

$$\sigma_y = \frac{k_1}{\sqrt{2\pi r}} \cos\left(\frac{\theta}{2}\right)\left[1 + \sin\left(\frac{\theta}{2}\right)\sin\left(\frac{3\theta}{2}\right)\right] \quad （式 4-2-3）$$

$$\sigma_{xy} = \frac{k_1}{\sqrt{2\pi r}} \cos\left(\frac{\theta}{2}\right)\sin\left(\frac{\theta}{2}\right)\cos\left(\frac{3\theta}{2}\right)$$

3. 能量释放率　能量释放率裂纹由某一端点向前扩展一个单位长度时，薄板每单位厚度所释放出的能量。仅限于线弹性断裂力学，格尔菲斯首先提出并由欧文发展完善。

$$G = \frac{\pi\sigma^2 a}{E} \quad （式 4-2-4）$$

在断裂瞬间，能量释放率 G 等于临界释放率 G_c。对于单断裂模式，应力强度因子与能量释放率的关系：

$$G = \frac{k^2}{E'} \quad （式 4-2-5）$$

对于平面应变问题：

$$E' = \frac{E}{1 - v^2} \quad （式 4-2-6）$$

平面应力问题：

$$E' = E \quad （式 4-2-7）$$

在式 4-2-5～式 4-2-7 中，E 为材料弹性模量，v 为泊松比。

4. 扩展有限元法描述

（1）基于奇点法：基于奇点法（method of sin-gularities）允许裂纹在单元内终止，如图 4-2-7 所示。位移函数通过引入额外的富集函数来增强，这些函数在裂纹表面上的位移跳跃和裂纹尖端奇异性。

$$u(\chi) = N_I(\chi)u_I + H(\chi)N_I(\chi)a_I + N_I(\chi)\sum_j F_j(\chi)b_I^j$$

（式 4-2-8）

其中，$u(\chi)$ 为位移矢量，$N_I(\chi)$ 为节点形状函数，u_I 为节点位移矢量，$H(\chi)$ 为根据采样点的裂纹的那一侧阶跃函数，取值 -1 或 1，a_I 为增强的阶跃位移节点自由度，$F_j(\chi)$ 为裂纹尖端函数，b_I^j 为裂纹尖端奇异节点自由度。

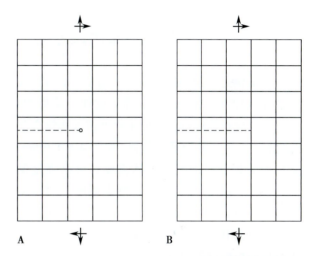

图 4-2-7　有限元模型中的扩展有限元裂纹表示
A. 裂纹终点在单元内；B. 裂纹终点在单元侧边。

（2）虚拟节点法　虚拟节点法只考虑裂纹面上的位移跳跃，而忽略了裂纹尖端奇异性，因此，位移公式变为：

$$u(\chi) = N_I(\chi)u_I + H(\chi)N_I(\chi)a_I \quad （式 4-2-9）$$

通过引入虚拟节点并叠加在母体单元上，位移函数公式可以重写成实节点和虚拟节点的形式：

$$u(x, t) = u_I^1(t)N_I(x)H[-f(x)] + u_I^2(t)N_I(x)H[f(x)]$$

（式 4-2-10）

其中，$u_I^1(t)$ 为子单元 1 中的位移矢量，$u_I^2(t)$ 为子单元 2 中的位移矢量，$f(x)$ 为裂纹表面定义 $[f(x) = 0]$，$H[f(-x)]$ 和 $H[f(x)]$ 为单位阶跃函数（Heaviside 函数），表示为 $H(x) = \begin{cases} 1, & x > 0 \\ 0, & x \leq 0 \end{cases}$，如图 4-2-8 所示。

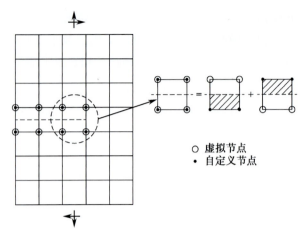

图 4-2-8 虚拟节点法

○ 虚拟节点
● 自定义节点

（陈华磊）

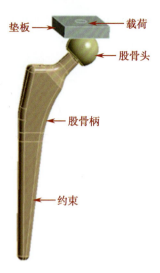

图 4-3-1 股骨柄模型

垫板
载荷
股骨头
股骨柄
约束

第三节 医学仿真技术应用案例

该案例是对某型股骨柄应力分析，使用有限元法和 ANSYS Workbench 商用软件。某型 3D 打印的包含有金属股骨头的生物型植入物钛合金股骨柄，柄颈部常为薄弱位置，如图 4-3-1 所示。金属股骨柄长时间植入人体需要有可靠强度保证，忽略疲劳强度，仅仅考虑静态强度。假设股骨柄远端固定，并承受 2 300N 的力载荷试求钛合金股骨柄总体变形、应力，颈部应力情况，3D 打印股骨柄仿真过程如下。

1. 启动 ANSYS Workbench 软件。

2. 创建结构静力分析项目 Static Structural，并保存为 Femur.wbpj。

3. 创建材料参数，如图 4-3-2 所示。

4. 导入几何模型，在结构静力分析项目上，找到模型文件 Femur.adgb，导入软件。

5. 为几何模型分配厚度及材料，为股骨柄与股骨头分配材料钛合金（titanium alloy）。

6. 接触设置，设置股骨柄与股骨头的接触，以及股骨头与金属垫板的接触。

7. 划分网格，分别使用六面体和四面体单元，如图 4-3-3 所示。

8. 施加边界条件，施加力载荷 2 300N，如图 4-3-4 所示。

9. 加约束，选择股骨柄远端表面（共 17 个面），如图 4-3-5 所示。

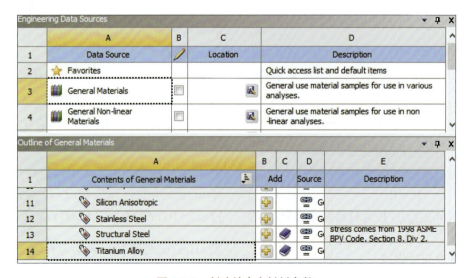

图 4-3-2 创建钛合金材料参数

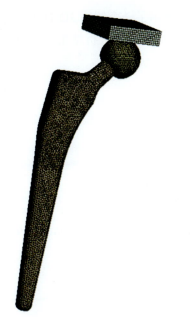

图 4-3-3　划分网格

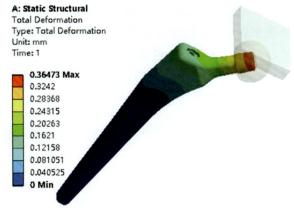

图 4-3-6　股骨柄变形云图

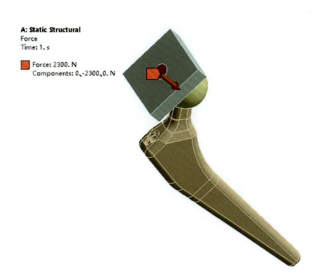

图 4-3-4　施加载荷

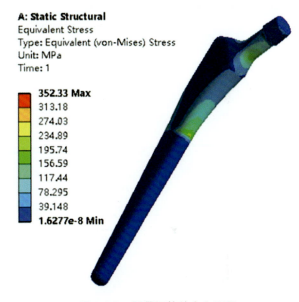

图 4-3-7　股骨柄等效应力云图

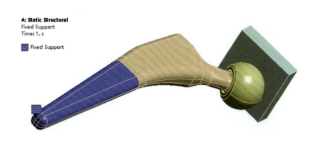

图 4-3-5　施加固定约束

10. 求解计算，得到股骨柄的变形、应力和股骨颈的应力，如图 4-3-6、图 4-3-7、图 4-3-8 所示。

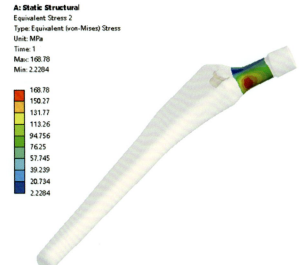

图 4-3-8　股骨颈局部应力

本 3D 打印的某型股骨柄仿真实例，从分析结果来看，股骨柄颈部是整个股骨柄的最薄弱处，应力大，实际该处也易疲劳，交变应力大，也是易断裂处，因此对此处的设计及制造应特别注意。该例演示了一个解决 3D 打印股骨柄设计强度的问题，通过参考分析结果可以更好地对整体及薄弱处进行优化设计。

（陈华磊）

参 考 文 献

[1] 买买提明·艾尼，陈华磊，王晶. ANSYS Workbench 18.0 有限元分析入门与应用 [M]. 北京：机械工业出版社，2018.

[2] 郑薇. 基于扩展有限元法的洗浴辅具设计研究 [D]. 天津：天津科技大学，2017.

[3] 张明，樊瑜波，王喜太. 康复工程中的生物力学问题 [J]. 医用生物力学，2011，26（4）：291-293.

第五章　3D打印工艺与装备

第一节　非金属打印

目前3D打印技术中最常用的是高分子材料和金属材料，随着3D打印技术被应用于越来越多的领域，陶瓷、复合材料等的3D打印研究也日益增多。

一、熔丝沉积成形技术

熔丝沉积成形（fused deposition modeling，FDM）技术的打印原理如图5-1-1所示，半流体状态的材料从喷头中被挤出，喷头根据零件的分层截面信息，按照一定的路径运动，在基板或前一层上完成当前分层截面的打印。每完成一层后工作台下降（或喷头上升）一个层厚的距离，开始后续分层截面的成型，如此反复直至完成整个零件的打印。

商品化的FDM打印机最常使用的材料是热塑性塑料（thermoplastics），如聚乳酸（polylactic acid，PLA）、丙烯腈-丁二烯-苯乙烯（acrylonitrile-butadiene-styrene，ABS）塑料等，材料的形式多为安装更换非常方便的成卷丝材。丝材在送丝机的推动下进入加热喷嘴，呈熔融状态从喷嘴中连续挤出。不容易制成丝的固体材料，如：陶瓷浆料、巧克力、细胞组织等，可以装在料筒中，通过加热或加入溶剂等方式制成黏稠状的半流体状态，并通过气压、活塞挤出等方式从喷嘴挤出。

FDM打印机是3D打印机中最为普及的一类设备，从几百元的桌面型到上百万元的工业级打印机都有。桌面型的FDM打印机的设备及材料的价格都相对便宜，能够使用的材料种类、颜色比较丰富。设备结构简单，操作与维护方便，占据了桌面级3D打印机的大部分市场。

3D打印时有一个需要进行特殊处理的结构，即支撑结构，图5-1-2为支撑结构的示意图。支撑可以按用途分为基础支撑、悬臂支撑、悬浮支撑三类，基础支撑的作用是将打印件与工作台面分离，一方面可以防止打印件从工作台面上取下来时被工具损伤，另一方面可以降低工作台面的误差对打印过程的影响。悬臂支撑的作用是避免悬臂结构在打印时的弯曲与塌陷。悬浮支撑的作用是为周围没有连接部分的悬浮区域提供底部的支撑。支撑是在打印管理程序中根据待打印模型的定向位置自动生成的，支撑数据生成后与模型数据一起发送给3D打印机，成为打印件的一部分进行同步打印。

多数桌面型FDM打印机为单喷头型，因此在打印模型部分与支撑部分时都是同一种材料，

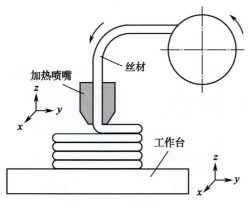

图5-1-1　FDM打印原理示意图

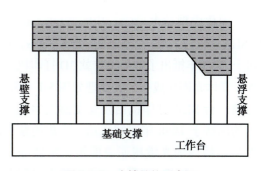

图5-1-2　支撑结构示意图

83

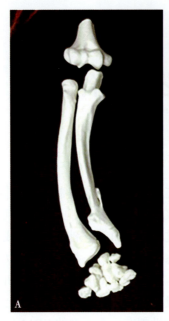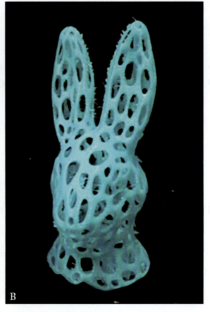

图 5-1-3　FDM 打印模型
A. 畸形尺、桡骨模型；B. 兔首模型。

支撑和模型的接触界面结合较好，在打印完后去除支撑时较困难。一些 FDM 打印机具有两个喷头，如 Stratasys 公司的 uPrint SE Plus 打印机的一个喷头打印成型材料，另一个喷头打印支撑材料，两种材料特性不同，结合界面间的结合力弱，容易去除，但支撑结构也会使打印成本增加。

　　FDM 打印机由于喷嘴出口直径的因素，打印精度相对较低，速度也比较慢。由于材料经历了加热熔融到冷却凝固的过程，打印过程中的热应力较大，会出现翘曲甚至开裂的情况，在制作大型零件的时候尤为明显。一般的低端的 FDM 多采用热床加热打印中的零件，高端 FDM 打印机的成型室具有整体加热功能，通过对成型室加热，降低温度梯度来减小热应力的影响，如图 5-1-3 所示 FDM 打印模型。

二、光固化成型技术

　　光固化成型技术（stereolithography apparatus，SLA）又称为立体光刻成型，美国 3D Systems 公司于 1987 年推出了世界上首款 3D 打印机——SLA-1 立体光固化成型。其原理如图 5-1-4 所示。国内第一台 SLA 打印机由西安交通大学卢秉恒院士的团队于 1998 年研制成功。聚焦的紫外激光在树脂槽内的光敏树脂表面根据零件分层截面的信息进行扫描，被激光扫描的液态树脂发生

光聚合反应转变为固态，在完成一层后工作台下降一个层厚的距离，由刮板刮平表面层的液态树脂，再开始后续分层截面的成型，如此反复直至完成整个零件的打印。激光的平面扫描一般是由系统完成，可以达到 20m/s 以上的速度，打印精度也比较高，打印件的性能由光敏树脂的性能决定，SLA 也需要支撑结构，需在打印结束后去除。

　　多数光固化 3D 打印机的激光是从树脂槽的上方照射扫描的，由于激光对焦的要求，要求树脂槽中的液面位置始终保持恒定，因此意味着即使做高度很小的零件时树脂槽中也必须充满树脂，这会导致材料的浪费。因此，也出现了倒置的 SLA 系统，激光从透明树脂槽的底部向上扫描，每成型完一层工作台上升一个层高。这种情况下需要的树脂量很少，但倒置方式不能打印大

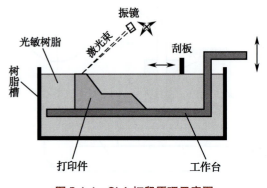

图 5-1-4　SLA 打印原理示意图

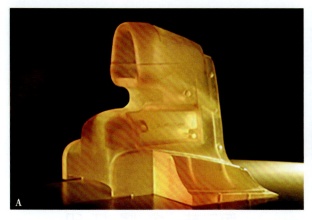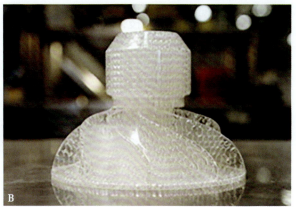

图 5-1-5　3D Systems 公司的 SLA 打印机制作的模型
A. 用于风洞测试的 F1 赛车零件模型；B. 用于熔模铸造的叶轮模型。

尺寸、重量大的零件。由于光敏树脂会在紫外线照射下发生光聚合反应，因此打印件应尽量避免长期被太阳光照射，否则会导致变色、变形等问题，如图 5-1-5 所示打印模型。

三、数字光投影技术

数字光投影技术（digital light projection，DLP），是一种新的 3D 打印技术，其原理如图 5-1-6 所示。DLP 技术采用与光固化技术类似的光敏树脂，投影光可以从树脂槽上方或从透明树脂槽下面照射，目前多采用后者。工作台下表面与树脂槽底部有一定的间隙，间隙内充满光敏树脂，数字光投影装置将零件当前的分层截面的图像投影到槽内树脂的下表面，待树脂固化后工作台被提升机构向上抬高一个层高，待液态树脂充满间隙后再进行当前分层截面的投影固化，如此反复直至完成整个零件的打印。

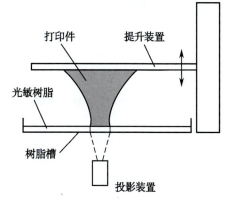

图 5-1-6　DLP 打印原理示意图

DLP 技术因其投影像素元件的精度高，能够打印出细节精度高的零件，而且由于一次曝光完成一个分层截面的固化，因此成型速度快。从透明的树脂槽底部投影的方法与从树脂槽上方投影的方法相比，需要的树脂量要少得多。DLP 技术不适于制作大尺寸的零件，如图 5-1-7 所示打印模型。

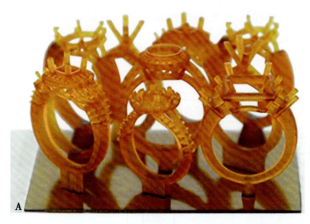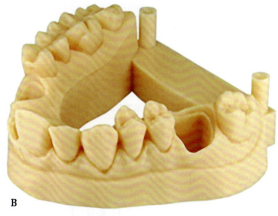

图 5-1-7　Envisiontec 公司的 DLP 打印机制作的模型
A. 戒指模型；B. 牙模模型。

四、连续液面生产技术

连续液面生产（continuous liquid interface production，CLIP）技术是由美国北卡罗来纳大学的 DeSimone 教授的团队开发出的一种 3D 打印技术，因其被美国《科学》杂志报道而备受关注，其原理如图 5-1-8 所示。

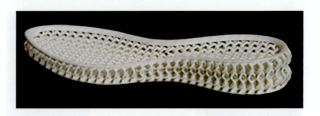

图 5-1-9　CLIP 打印的模型
多孔结构的鞋底。

（马致远　闫　亮）

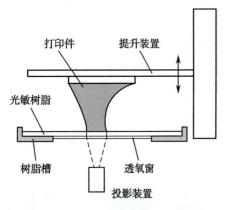

图 5-1-8　CLIP 打印原理示意图

CLIP 技术的材料为液态光敏树脂，紫外光从树脂槽底的透氧窗上照射，该透氧窗是一个具有同时透过紫外线和氧气的功能膜，紫外线的作用是固化树脂，氧气能够抑制固化，通过精确控制紫外线和氧气的相互作用，即可根据需要固化特定区域的树脂。在膜和光敏树脂之间有一层很薄的不会被固化的"死区"，避免树脂粘在膜上。传统的 3D 打印方式在每打印完一层厚要停下来，上升或下降一层，而 CLIP 技术的成型过程是连续的。开发者称 CLIP 技术的打印速度能超过一些传统 3D 打印方式的 100 倍，而且制作的零件表面光滑，分辨率达到 75μm。目前 CLIP 能制作的零件的尺寸还比较小，如图 5-1-9 所示打印模型。

第二节　金属打印

金属增材制造（3D 打印）是最前沿和最有潜力的增材制造技术，是先进制造技术的重要发展方向。金属增材制造技术是以高能束流（激光束/电子束/电弧等）作为热源，通过熔化粉材或丝材实现金属构件逐层堆积成形。根据所采用能量源和成形材料的不同，典型的金属增材制造主要包括激光选区熔化（selective laser melting，SLM）、电子束选区熔化（electron beam selective melting，EBSM）、激光近净成形（laser engineered net shaping，LENS）、电子束熔丝沉积成形（electron beam freeform fbrication，EBFF）和电弧增材制造（wire and arc additive manufacturing，WAAM），如图 5-2-1 所示。目前较成熟的金属增材制造的技术原理和技术特点等见表 5-2-1。

激光成形最重要特点是热量集中，加热快、冷却快、热影响区小，进而影响金属相形成的均匀度。由于不同材料对不同波长激光的吸收能力不同，造成激光熔覆材料选择限制较大。

3D 打印应用的领域越来越宽广，从民用的消费品、文化创意产品、建筑的设计到航空航天

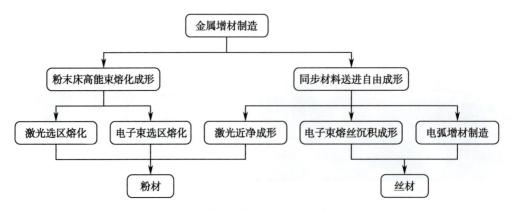

图 5-2-1　金属增材制造分类

表 5-2-1　目前较成熟的金属增材制造的技术原理和技术特点等

金属 3D 打印	SLM	EBM	LENS	EBFF	WAAM
热源形式	激光（单模）	电子束	激光（多模）	电子束	电弧（TIG/MIG/CMT）
束斑直径	30～200μm	200～500μm	0.5～3mm	1～3mm	1～3mm
输出功率	50～1 000W	>2 000W	>1 000W	>1 000W	>1 000W
材料形式	粉末	粉末	粉末	丝材	丝材
工作环境	惰性气体	真空（10^{-4}Pa）	惰性气体	真空（10^{-4}Pa）	惰性气体（Ar 或 N_2）
零件尺寸	中小型	中小型	大中型	大型	超大型
成形精度	±0.1mm	±0.4mm	±0.5mm	±1mm	±2mm
表面粗糙度	Ra 6～10	Ra 20～50	Ra 20～50	Ra 20～50	Ra >50
制造效率	5～20cm³/h	10～60cm³/h	10～80cm³/h	10～80cm³/h	50～200cm³/h
后续加工	几乎无需加工	几乎无需加工	少量加工	少量加工	后续较多加工
材料成本（不锈钢为例）	1 000 元 /kg	1 500 元 /kg	800 元 /kg	600 元 /kg	300 元 /kg
加工材料	钛基合金、铁基合金、镍基合金、铝基合金等	钛基合金、铁基合金、镍基合金、铝基合金等	钛基合金、铁基合金、镍基合金、铝基合金等	钛基合金、铁基合金、镍基合金、铝基合金等	锡铅合金、铝合金、不锈钢等

的结构，这方面国内很多研究单位做了大量的工作，已经用在飞机结构件的承载件，例如 C919 飞机上的很多零件。现在中国民用飞机也有自己的目标，中国航发商用航空发动机有限责任公司准备 80% 发动机的零件都用 3D 打印来支持研发，美国通用电气公司（general electric company，GE 公司）也已经有三分之一的飞机发动机零件用 3D 打印进行生产，并且已完成了 30 000 个燃油喷嘴的 SLM 成形和应用验证。未来各种增材制造技

术将得到进一步的快速发展，效率更高成本更低的增材制造工艺也可能会被不断提出，各种增材制造技术将同台竞技，不断拓展自己的应用领域。

图 5-2-2 表示构件的复杂程度对制造成本的影响，对于传统的机械制造（如车铣刨磨钻），零件的制造成本随复杂程度的提升指数级的增长，且与制造的批量有关，批量小于 3 000 件时，成本非常高。而零件的复杂程度对增材制造的成本影响很小，增材制造过程几乎不受零件复杂程度

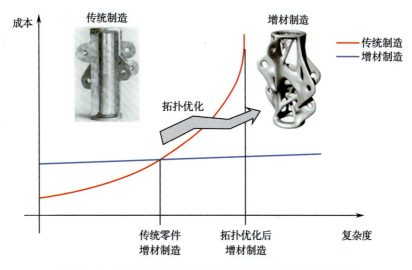

图 5-2-2　结构复杂对增材制造与传统制造零件成本的影响

的影响,其成本主要决定于制造改零件所需要的时间。因此对于单件小批量生产和具有较高几何复杂性的零件,增材制造具有显著的竞争优势。传统的零件的制造受到零件本身复杂性的限制,往往在设计过程中并未完全实现功能优先的设计,结构上有很多冗余,浪费材料,增材制造可以通过结构拓扑优化设计,极大地提升其性能,实现轻量化、高强度。增材制造可以将不同成分和颜色的材料按需分布在所需要的位置,获得理论设计最佳和功能优先的一体化设计和制造,真正意义上实现"控形控性控色"。

一、金属激光选区熔化

金属激光选区熔化(selective laser melting,SLM)成形技术是快速成型及制造领域最具发展潜力的技术之一。

SLM 技术由德国弗劳恩霍夫激光技术研究所于 1995 年首次提出,2002 年该所才实现实质性的突破。2003 年底德国 Fockele 和 Schwarze 与德国弗劳恩霍夫激光技术研究所(Fraunhofer ILT)合作研发出第一台 SLM 设备以来,SLM 技术及设备研发得到快速发展。近年来 SLM 技术取得长足进步,目前世界范围内已有多家 SLM 设备制造商,包括德国 EOS 公司(EOSING M270、M280、M400),SLM Solutions 公司,Concept Laser 公司(M Cusing 系列),ReaLizer 公司,美国 DTM 公司(Sinterstation 系列),英国 Renishaw PLC 公司(AM 系列),法国 Phenix systems 公司,日本 Solidk 公司等。

目前对 SLM 技术的研究集中在德国、英国、美国及日本等国家,主要针对 SLM 设备研发与工艺研究两方面展开。近年来,比利时鲁汶大学、英国利兹大学、英国利物浦大学、日本大阪大学、德国亚琛工业大学以及英国焊接研究所、德国弗劳恩霍夫激光技术研究所等科研机构在SLM 基础成形方面开展了大量的研究工作。相关研究主要分为两个阶段:第一阶段 2000—2012 年,对于 SLM 成形技术的研究主要针对航空航天领域以及生物医用领域常用的钛合金材料开展基础工艺、显微组织结构、性能等方面研究;第二阶段自 2013 年后,对于 SLM 制造技术的研究主要集中在以下几个方面:可用于 SLM 成形的

材料种类有所增加,包含钛合金、铝合金、高温合金、高强钢种等多种材料;SLM 成形零件热处理、无损检测等后处理技术;不锈钢、钛合金等材料点阵结构、蜂窝结构的 SLM 制备以及通过优化设计实现结构减重;SLM 成形过程中质量监控、缺陷监测以及变形控制等。

虽然各个厂家 SLM 设备的成形原理基本相同,但是不同设备之间的参数还是有很大的不同,表5-2-2 是对国外不同 SLM 设备的对比。

EOS 是一家较早进行激光成型设备开发和生产的公司,其生产的 SLM 设备具有世界领先的技术。图 5-2-3 所示是 EOS 生产的 SLM 设备EOSING M270,如表 5-2-2 所示,该设备的各种参数都具有很大的优势。成形件致密度可以达到近乎 100%,尺寸精度在 20~80μm,表面粗糙度 Ra 在 15~40μm,能够成型的最小壁厚是 0.3~0.4mm。

德国的 SLM Solution 开发的 SLM 280HL 和 SLM 500HL 是两款典型的金属成形设备,如图 5-2-4 所示,有别于 EOS 设备,采用上落粉结构,同时采用动态聚焦系统可实现两套光路系统,采用不同的扫描参数完成零件内部填充和轮廓扫描,提高了零件成形效率。

Renishaw 和 Concept Laser 公司分别推出了大型 SLM 成形设备,尤其是 Concept Laser 推出2000R,成形尺寸可达到 800mm×400mm×500mm,如图 5-2-5 所示。近年来发展势头迅猛,能够满足部分航空航天、汽车、工业模具等零部件的制造。

由于激光选区熔化特有的技术优势,欧美等国家近年来加快了该项技术的研发和应用步伐。在欧盟第七框架计划(European Union Seventh Framework Programme)、德国科学基金会(German Research Foundation)、美国国防部、美国能源部、美国增材制造创新研究院、英国工程与物理科学研究委员会(Engineering and Physical Sciences Research Council,EPSRC)等国家机构以及波音、洛克希德•马丁、欧洲宇航防务集团(EADS)等大型航空航天企业的资助下,比利时鲁汶大学、英国利兹大学、英国利物浦大学、日本大阪大学、德国亚琛工业大学等高校以及英国焊接研究所、德国弗劳恩霍夫激光技术研究所等科研机构都在基础成形方面展开了研究。

表 5-2-2　国外 SLM 设备各参数对比

厂家	设备名称	典型材料	能量源	成形尺寸/mm	铺粉形式	层厚/μm	光学系统	聚焦光斑直径/μm
EOS	M 270	铁基合金、铜合金、钛合金、铝合金等	200W 激光器	250×250×215	双缸顶粉	20～100	场镜+振镜	100～500
	M 280		200/400W 激光器	250×250×325		20～100		60～300
	M 290		400W 激光器	250×250×325		20～100		100
	M 400		1 000W 激光器	400×400×400	上落	20～100		90
ReaLizer	SLM 50	金、不锈钢、钛合金、钴铬合金等	20/120W	Φ70×40	双缸顶粉	20～50	场镜+振镜	30～50
	SLM 100		50W 激光器	Φ125×100	双缸顶粉	20～50	场镜+振镜	30～50
	SLM 100							
	SLM 250		200W 激光器	250×250×300		20～50		50～100
	SLM 300i		400/1 000W 激光器	300×300×300		20～100		70～200
Concept Laser	M1	不锈钢、热作钢、钛合金、钴铬合金等	50W 激光器	120×120×120	粉缸+刮刀	20～50	场镜+振镜	30～50
	M2		200/400W 激光器	250×250×280		20～80		50～200
	M3		200/400W 激光器	300×350×300		20～50		70～300
	Mlab		100/50W 激光器	90×90×80		20～50		20～80
	1000R		500W/1 000W 激光器	630×400×500		20～50	动态聚焦+振镜	20～80
	2000R		2×1 000W 激光器	800×400×500		20～50		20～80
SLM Solutions	SLM 125HL	不锈钢、钛合金、钴铬合金、铜合金等	400W 激光器	125×125×75（或125）	粉缸+刮刀	20～40	场镜+振镜	60/70～90
	SLM 250HL		400W 激光器	250×250×250	上落粉+刮刀	20～75	动态聚焦+振镜	80～115
	SLM 280HL		400/1 000W 激光器	280×280×350		20～75（或100）		70～120/700
	SLM 500HL		2×400/700W 激光器 4×400/700W 激光器	500×280×325	上落粉+刮刀	20～200		80～150/700
3D Systems	sPro 125	不锈钢、钛合金等	100W 激光器	150×150×150	柔性铺粉刷	50～100	场镜+振镜	70～200
	sPro 250		200W 激光器	250×250×300		50～200		50～150
Renishaw	AM125	不锈钢、钛合金、钴铬合金	100W 激光器	125×125×125	压紧式铺粉滚筒	30～100	场镜+振镜	70～100
	AM250		200/400W 激光器	250×250×300		30～100		70～100
	AM500		400W 激光器	250×250×350		30～100	场镜+振镜	70～100
Phenix systems	PXL	不锈钢、钛合金等	200W 激光器	250×250×300	柔性铺粉刷	20～50	场镜+振镜	50～100

Φ：直径

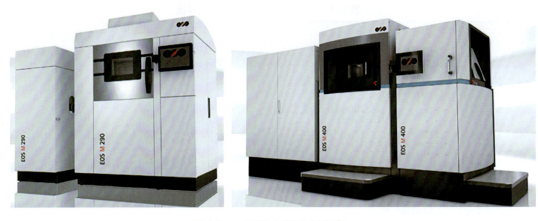

图 5-2-3 EOS 金属 SLM 设备

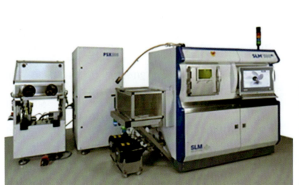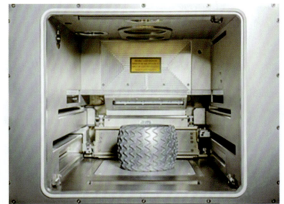

图 5-2-4 SLM Solution 金属成形设备

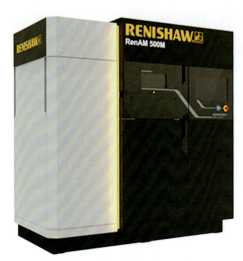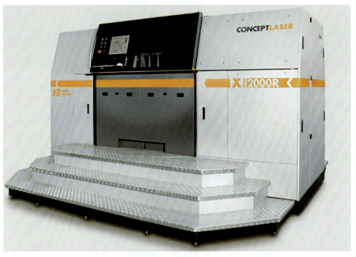

图 5-2-5 Renishaw 和 Concept Laser 金属成形设备

我国激光选区熔化（SLM）技术的研发相对落后，前期主要还是集中在工艺、理论与设备的基础研究，研究单位主要有国家增材制造创新中心、西安交通大学、西北工业大学、华中科技大学、华南理工大学、南京航空航天大学、北京工业大学、中北大学、西安铂力特等。近年来，尤其是 2015 年以来，在国家政策的引导和大力支持下，各地的 SLM 成形设备研发如雨后春笋般发展，发展势头迅猛，产业发展前景较好，如表 5-2-3 所示。

表 5-2-3　国内 SLM 设备的参数对比

机构	设备名称	典型材料	能量源	成型件范围/mm	铺粉装置	层厚/μm	光学系统	聚焦光斑直径/μm
国家增材制造创新中心	RC100-N1	钛合金、不锈钢、钴铬合金、镍基高温合金、铝合金、铁基合金、金属基纳米复合材料、高熵合金、形状记忆合金等	500W 激光器	Φ120×150	圆缸上落粉	20~100	场镜+振镜	30~80
	RC100-N2		500W 激光器	120×120×150	刮刀+粉缸	20~100	场镜+振镜	30~80
	RC300-N1		500W 激光器	Φ300×300＋Φ120×150	圆缸上落粉	20~100	动态聚焦+振镜	50~80
	RC300 环形铺粉		500W 激光器	Φ300×300	圆缸环形铺粉	20~100	动态聚焦+振镜	50~80
西安铂力特	BLT-S200	钛合金、不锈钢、钴铬合金、镍基高温合金等	200/500W 激光器	105×105×200	刮刀+粉缸	20~100	场镜+振镜	50~80
	BLT-S300		500W 激光器	250×250×400	上落粉+粉缸	20~100	动态聚焦+振镜	50~150
	BLT-S400		500W 激光器	400×250×400	上落粉+粉缸	20~100	场镜+振镜	50~80
上海探真	TS120	钛合金、不锈钢、钴铬合金、镍基高温合金等	500W 激光器	Φ120×100	上落粉+粉缸	20~100	场镜+振镜	30~80
	TS300A		500W 激光器	250×250×300	上落粉+粉缸	20~100	场镜+振镜	30~80
	TS500		500W/1 000W 激光器	500×500×1 000	上落粉+粉缸	20~100	场镜+振镜	30~80
苏州倍丰科技	SP330	钛合金、不锈钢、钴铬合金、镍基高温合金等	500W 激光器	250×250×330	上落粉+粉缸	20~100	场镜+振镜	30~80
	SP500		500W 激光器	250×250×500	上落粉+粉缸	20~100	场镜+振镜	30~80
苏州西帝摩	XDM 250A	钛合金、不锈钢、钴铬合金、镍基高温合金等	500W 激光器	250×250×410	上落粉+粉缸	20~100	场镜+振镜	30~80
	XDM 300A		500W 激光器	300×300×410	上落粉+粉缸	20~100	场镜+振镜	30~80
	XDM 500A		500W 激光器	500×500×500	上落粉+粉缸	20~100	场镜+振镜	30~80
	XDM 750A		500W 激光器	750×750×500	上落粉+粉缸	20~100	场镜+振镜	30~80
吴江中瑞科技	SLM 150	钛合金、不锈钢、钴铬合金、镍基高温合金、铝合金、铁基合金等	200/400W 激光器	150×150×200	刮刀+粉缸	20~100	场镜+振镜	30~80
	SLM 300		200/400W 激光器	300×250×250	上落粉+粉缸	20~100		30~80
	SLM 500		200/400W 激光器	500×400×350		20~100		50~120

机构	设备名称	典型材料	能量源	成型件范围 /mm	铺粉装置	层厚 /μm	光学系统	聚焦光斑直径 /μm
江苏永年激光	YLM 120	不锈钢、铁镍合金、钛合金、钴铬合金等	50/200W 激光器	Φ120×100	刮刀+粉缸	20～50	场镜+振镜	50
	YLMs-Ⅱ型		200W 激光器	Φ200×200	漏斗落粉+粉缸	20～100	动态聚焦+振镜	70
	YLM-Ⅰ型		300W 激光器	300×300×400		20～50		
	YLMs-Ⅰ型		300W 激光器	Φ300×300		20～100		70
	YLM-Ⅱ型		300W 激光器	1 000×800×400		50～100		70～150
武汉华科三维	HK M100	不锈钢、钴铬合金、钛合金、高温镍基合金粉末	200W 激光器	100×100×100	刮刀+粉缸	20～100	场镜+振镜	50～120
	HK M250		400W 激光器	250×250×250		20～100		50～120
武汉滨湖机电	HRPM-Ⅰ	不锈钢与钛合金等	150W 激光器	150×150×1 500	刮刀+粉缸	20～200	场镜+振镜	60～120
	HRPM-Ⅱ		100W 激光器	250×250×400		20～200	动态聚焦	50～80
北京易加三维科技有限公司	EP-M250	不锈钢、钴铬、钛合金等	200/400W 激光器	250×250×300	刮刀+铺粉	20～100	场镜+振镜	50～120
湖南华曙高科	FS121M	不锈钢、钴铬合金、钛合金、高温镍基合金等	200W 激光器	116×116×100	刮刀+铺粉	20～100	场镜+振镜	30～50
	FS271M		400W 激光器	275×275×320	单缸下落粉	20～100	场镜+振镜	50～80
北京易博三维	YBRP-140	不锈钢、钴铬合金、钛合金、高温镍基合金等	300/500W 激光器	140×140×140	刮刀+铺粉	20～100	场镜+振镜	50～100
	YBRP-260		300/500W 激光器	260×260×300		20～100	场镜+振镜	50～120
广东汉邦激光	SLM 150	不锈钢、钴铬合金、钛合金、高温镍基合金等	200/500W 激光器	150×150×200	刮刀+铺粉	20～100	场镜+振镜	50～80
	SLM 280		200/500W 激光器	250×250×300		20～100	场镜+振镜	50～80
广东信达雅三维	DiMetal-50	不锈钢与纯钛、钛合金等、钴铬合金等	50W 激光器	50×50×50	刮刀+铺粉	20～50	场镜+振镜	20～50
	DiMetal-100		200W 激光器	100×100×130	柔性铺粉刷	20～100	场镜+振镜	20～60
	DiMetal-240		200W 激光器	240×240×250	刮刀铺粉	20～100	场镜+振镜	50～70
	DiMetal-280		200W 激光器	280×280×300	刮刀铺粉	20～100	场镜+振镜	50～70
珠海西通电子	Walnut 11	不锈钢与纯钛、钛合金等、钴铬合金等	500W 激光器	110×110×110	刮刀铺粉	20～200	场镜+振镜	20～120
	Walnut 18		200W 激光器	180×180×180	刮刀铺粉	20～200	场镜+振镜	20～120
	Walnut 26		200W 激光器	260×260×260	刮刀铺粉	20～200	场镜+振镜	20～120

Φ：直径

国家制造业创新中心目前已成功研发了 4 款具有完全自主知识产权的 SLM 金属 3D 打印机 RC100-N1、RC300-N1、RC100-N2、环形铺粉 RC300 以及 SLM 工艺和控制软件 NIIAM-SLM-DC 和 NIIAM-SLM-SC，设备成功亮相国际 3D 打印博览会暨高峰论坛（IAME），获得一致好评，如图 5-2-6 所示。同时，团队已成功开发了石墨烯纳米增强 K418 高温合金纳米复合材料、高熵合金、形状记忆合金（4D 打印）等 3D 打印专用材料，拓展了 3D 打印可成形合金的材料体系。

选区激光熔化借助计算机辅助设计与制造，基于"离散 - 分层 - 叠加"的原理，利用高能激光束将金属粉末直接成形为致密的三维实体零件，成形过程不需要任何工装模具，也不受零件形状复杂程度的限制，未熔粉末可充当支持材料，可获得冶金结合、高精度、高空间可达性的金属功能件。与 LENS 技术相比，SLM 所采用的激光功率较低（200～1 000W）、激光能量密度高（10^6～10^8W/cm^2）、光斑直径小（50～200μm）、粉末沉积效率低（5～30cm^3/h），但是制造精度很高（20μm），最小壁厚可以达到 100μm，构件性能可达到同成分锻件水平，精度远高于精铸工艺，零部件致密度近 100%。SLM 成形过程中粉末经历了完全熔化、凝固过程，成形精度高，可实现中小型构件直接精密净成形，无需后续机加工，特别适合于成形"小而精"和具有复杂结构零件（悬垂、曲面、多孔结构等）零件，如图 5-2-7 所示。

目前受到 SLM 设备成形尺寸的限制，SLM

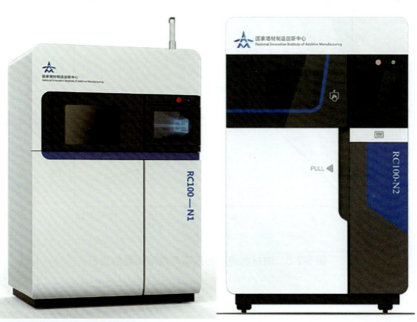

图 5-2-6　国家增材制造创新中心 SLM 打印机

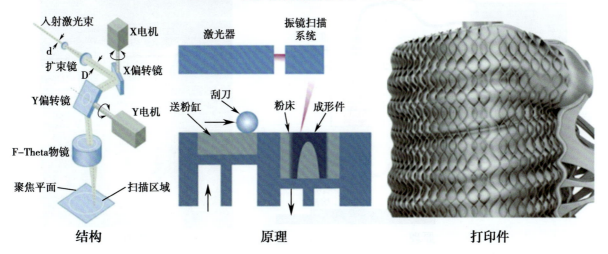

图 5-2-7　SLM 原理图与成形件

主要用于制造中小型复杂精密构件,但随着多振镜和增减材一体化技术的发展,SLM 的应用领域和成形件尺寸都将得到进一步的发展,短期内被其他技术取代的可能性不大。如图 5-2-8 所示,增材制造的成形质量和成形效率之间存在着矛盾,针对不同的应用领域,应综合评估权衡成形质量、效率和成本之间的关系,选择性价比最佳的 3D 打印工艺。

二、金属激光近净成形

金属激光近净成形(LENS)是在激光熔覆技术的基础上发展起来,采用激光束(一般为多模光纤激光器)与金属粉末同轴或旁轴输送的方法,使粉末汇聚在激光束焦点附近,并通过逐层堆积的成形工艺,将同步送给的金属粉末进行逐层熔化、快速凝固、逐层沉积,从而实现整个金属零件的直接制造。LENS 采用的激光功率比较大(2~10kW)、光斑直径大(1~10mm)、粉末沉积效率高(最大 1~3kg/h),但是成形精度低(毫米级别),其技术特点适合应用于大型构件毛坯件的加工成形,然后通过后续的机械加工完成构件的最终精加工成形,成形时热应力较大,制造精度较差,悬臂结构添加支撑困难,如图 5-2-9 所示原理及成形件。

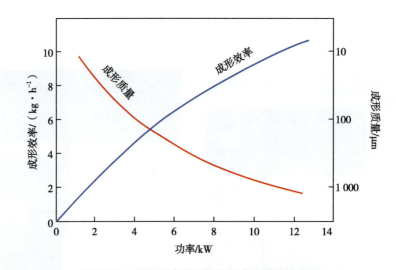

图 5-2-8 增材制造成形效率与成形质量的关系

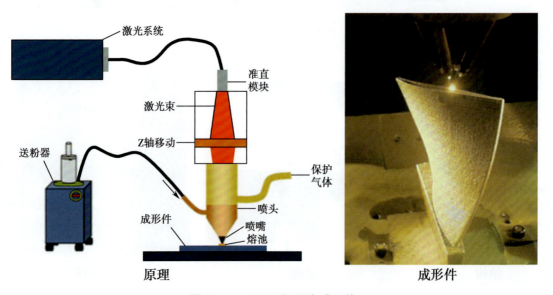

图 5-2-9 LENS 原理图与成形件

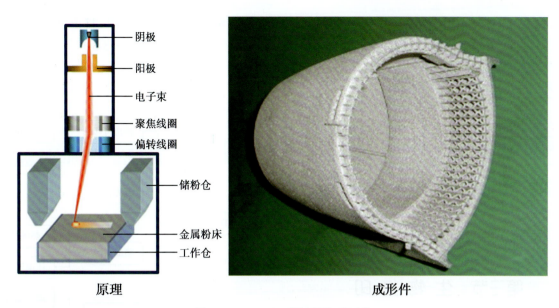

| 阴极 |
| 阳极 |
| 电子束 |
| 聚焦线圈 |
| 偏转线圈 |
| 储粉仓 |
| 金属粉床 |
| 工作仓 |

原理　　　　　　　　　　　成形件

图 5-2-10　EBSM 原理图与成形件

随着增减材一体化技术的发展,LENS 技术的应用将会进一步得到拓展。金属激光选区熔化(SLM)成形技术是目前金属增材制造中发展最成熟、应用最广泛的技术。

三、电子束选区熔化

电子束选区熔化(electron beam selective melting,EBSM)的优点是能量密度高,热影响区小,变形小,生产率高等,但须在真空环境中进行,导致加工件尺寸受限,此外电子束快速成型加工需要一整套专用设备和真空系统,价格较贵,生产应用有一定局限性,如图 5-2-10 所示原理图。相对比激光选区熔化技术,电子束选区熔化技术采用高能量密度电子束作为能量源,成形过程在真空中进行,成形效率高,成形精度不及激光选区熔化技术。激光成形最重要特点是热量集中,加热快、冷却快、热影响区小,进而影响金属相形成的均匀度。随着电子枪技术的发展,EBSM 技术将会得到快速的发展。

四、电子束熔丝沉积成形

电子束熔丝沉积成形(electron beam freeform fabrication,EBFF)是电子束焊接技术和快速成型技术的结合,真空环境中,电子束轰击金属表面熔池,金属丝材加热熔化成熔滴,随着工作台的移动,熔滴沿着一定的路径进入熔池,连续堆积形成沉积层,最终形成"近形"制件。电子束熔丝

成形具有速度快、内部质量高的特点,其制造的零件为毛坯,还需要机械加工,适于大型结构的高效成形,如图 5-2-11 所示原理图。

五、电弧增材制造

电弧增材制造(wire and arc additive manufacturing,WAAM)是一种利用逐层熔覆原理,采用熔化极惰性气体保护焊(metal inert-gas welding,MIG)、钨极惰性气体保护焊(tungsten inert-gas arc welding,TIG)、冷金属过渡焊接(cold metal transfer welding,CMT)等焊接产生的电弧作为热源,通过丝材添加,逐层堆积成形的工艺,如图 5-2-12 所示原理图。沉积层厚度为毫米尺度,制造速度快,适合制造大型构件,激光成形件精度较低,需后续机加工。

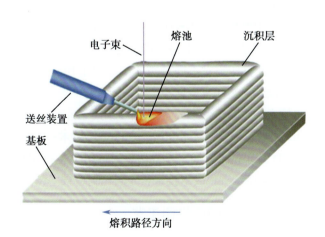

电子束　　熔池　　沉积层

送丝装置

基板

熔积路径方向

图 5-2-11　EBFF 原理图

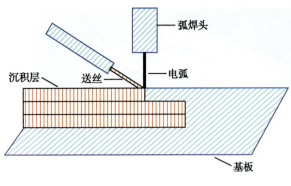

图 5-2-12　WAAM 原理图

（马致远　陈华磊）

第三节　生物打印

生物 3D 打印的终极目标是体外制造功能性组织或器官，现阶段目标是构建具有生物活性的结构体。生物 3D 打印、金属 3D 打印和非金属 3D 打印虽然均基于增材制造原理，但由于生物 3D 打印产品特有的生物医学应用场景，其工艺和装备都有更严格的要求。首先，脱氧核糖核酸（DNA）、蛋白质和细胞是生物 3D 打印的主要材料，而 3D 打印是一个物理和机械的加工过程，打印中或打印后生物材料性能是否稳定、细胞活性能否保持成为重要评价指标。因此，生物 3D 打印需要在温和的条件下进行，应避免细胞长时间暴露于恶劣的环境，如：过低或过高的温度、较大的剪切力、强辐射、剧烈的 pH 变化、生物毒性物质等。其次，细胞周围的细胞外基质是由多种大分子组成的复杂网络，是细胞新陈代谢的重要通道，生物 3D 打印需要制造多孔结构以适应细胞的生长、增殖和迁移。再次，人体的主要组织和器官都是分形结构且形态各异，生物仿生对制造精度及准确性要求极高。最后，组织和器官是由多材料、多细胞组成的非均质体系，生物 3D 打印需对不同种类的细胞和生物材料进行精确地组装和有机地整合。鉴于此，一些 3D 打印技术的工艺条件十分苛刻，不宜用于生物 3D 打印，如电子束熔化技术和激光选区熔化技术；而一些 3D 打印技术在经过参数调整后可用于生物 3D 打印，如熔丝沉积成形技术和光固化制造技术。

一、生物 3D 打印工艺

根据材料成型方式的不同，生物 3D 打印一般分为喷墨打印、激光打印、挤出打印和光固化打印四种常规打印工艺（图 5-3-1）。

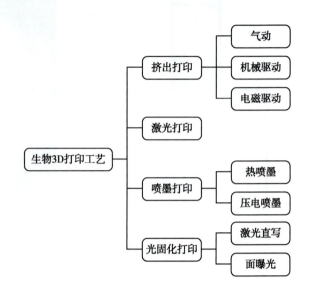

图 5-3-1　生物 3D 打印工艺分类

喷墨打印借助热泡形成或压电陶瓷变形，将流体室中的生物墨水分割为生物墨水微滴，喷嘴将微滴高速喷出于基板上，通过交联作用形成预设结构。激光打印基于激光诱导转移原理，借助激光在吸收层上形成的热量产生气泡从而驱动液体材料喷射成型。挤出打印采用机械、电磁或气压作为驱动力，通过微米级喷嘴连续挤出细胞、水凝胶等生物材料形成微丝，微丝逐层堆叠，同时通过化学交联或物理交联形成三维结构。光固化打印通过激光对液体光敏材料的固化作用，逐层扫描固化成型。

二、生物 3D 打印装备

生物 3D 打印装备是一种以 3D 数据模型为指导，按增材制造原理装配生物材料或细胞单元，制造组织模型、组织工程支架和组织器官等制品的智能化装备。生物 3D 打印装备一般由硬件系统和软件系统组成。理想的生物 3D 打印装备需满足以下几个条件：

（1）高自由度：可以在非平整表面打印生物材料。

（2）高分辨率和高精度：精确组装细胞，重现人体组织的形状与结构。

（3）快速运动系统：快速制造用于临床移植

的组织和器官；快速制造药物筛选模型或肿瘤模型。

（4）多喷头：可以制造异质细胞模型。

（5）易用：方便操作。

（6）小型化：可放置在无菌环境下运行。

典型的生物打印工艺流程为：由计算机辅助设计（computer aided design，CAD）软件根据 3D 数据模型生成运动路径，随后材料分配系统（气动、机械或流体驱动）通过打印头在基板上精确沉积生物墨水，运动系统根据路径在 x 轴、y 轴和 z 轴上连续运动，逐层堆叠，形成预设的结构。

基于不同的打印工艺，生物 3D 打印装备可分为挤出式、喷墨式、激光式和光固化式四大类。图 5-3-2 为代表性生物 3D 打印装备。第十八章将详细介绍不同的生物 3D 打印装备。

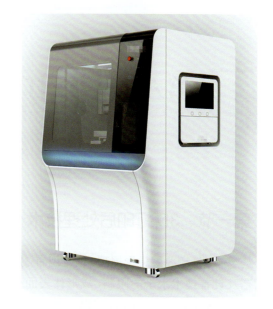

图 5-3-2　商用生物 3D 打印装备

（徐　弢　刘博勋）

参 考 文 献

[1] OZBOLAT I T, MONCAL K K, GUDAPATI H. Evaluation of bioprinter technologies[J]. Additive Manufacturing, 2017, 13: 179-200.

第六章　3D 打印后处理与检测

第一节　3D 打印后处理技术

基于 3D 打印叠层成形原理，以及现有 3D 打印工艺及设备技术水平的限制，成形件表面一般存在台阶效应，如图 6-1-1 所示（以立体光刻技术为例），辅助支撑去除之后表面也会存在残留；如图 6-1-2 所示（以熔丝沉积成形件为例），部分成形件也会存在表面翘曲等情况，导致表面质量达不到设计要求，内部也可能存在不同类型的缺陷，力学强度相对传统成形方式较低。因此成形件一般需要经过相应的后处理才能达到使用要求。

后处理是 3D 打印技术的一个不可或缺的环节。3D 打印成形件的成形工艺和材料类型的不同，可采取的后处理方式也有差异，产品复杂性也会影响后处理的成本和效率。

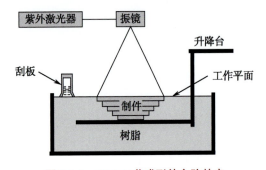

图 6-1-1　SLA 工艺成形件台阶效应

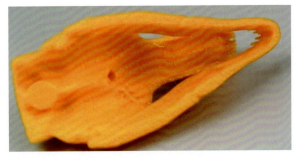

图 6-1-2　FDM 工艺支撑残留

一、医学金属 3D 打印成形件后处理技术

医用金属 3D 打印工艺的主流工艺为粉末床熔融（powder bed fusion, PBF）技术，主要有激光选区熔化（selective laser melting, SLM）和电子束选区熔化（electron beam selective melting, EBSM）两种工艺，所使用的材料主要有钛合金（TiAl6V4）、不锈钢（超低碳奥氏体不锈钢 316L 和 317L）、钴铬合金、贵金属和纯金属（包括钽、铌、锆等）等金属粉末材料。所采取的后处理方式如图 6-1-3 所示，包括热处理、去除支撑、机加工、表面处理、清洁多余粉末、清洗消毒等。

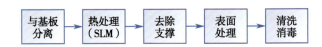

图 6-1-3　医用金属 3D 打印后处理流程示意图

（一）与基板分离

常见的金属骨科植入物大多经过拓扑优化设计，内部或者表面或多或少地存在孔洞，在打印过程中，多余金属粉末残留于成形件的孔洞内。将打印完成的成形件采取线切割的方式从基板上取下，通过高压气体或者高压水射流冲洗掉多余金属粉末，避免影响后续处理。

（二）热处理

采用 SLM 技术打印的成形件经初检合格后需要尽快进行热处理以消除残余应力，而采用 EBM 技术打印的由于其打印过程中有加热保温，往往不需要进行热处理。增材制造金属件所采用的热处理，应充分考虑增材制造工艺、成形态组织特点和最终产品要求，以保证处理后的金属件满足产品规范的要求为目标。根据增材制造金属件的尺寸、形状、加工余量、机加工状态及热处理目的，可选用不同规格的惰性气体保护炉或真空加热炉等加热炉进行热处理。热处理所用的加热炉应符合 GB/T 32541—2016《热处理质量控制体系》的规定，并应安装炉温自动控制、记录和报警装置。热处理采用的加热炉与冷却设备的适用标准和特殊要求见表6-1-1。

表6-1-1　增材制造金属件的热处理设备

设备	适用标准	特殊要求
惰性气体保护炉或真空加热炉	压升率：GB/T 10066.1—2019 氩气：GB/T 4842—2017 氩气纯度不小于99.99%	宜用于：①零件加工余量＜1mm；②钢件表面有控制碳要求
冷处理炉	/	在能达到规定温度的冷冻箱内进行
冷却装置	淬火装置：GB/T 32541—2016 真空淬火装置：GB/T 22561—2008	缓冷应配置砂箱、铁箱，空冷应配置吹风装置

对粉末床熔融金属件进行热处理前，应对支撑内部粉末进行清理，防止热处理结束后，支撑内部粉末烧结，增加去除难度。金属件表面的氧化皮、指印、油印、水迹或其他任何污染物痕迹应清除干净。工装夹具全部表面的切屑、杂质颗粒物、锈蚀产物、脱落氧化皮等可能污染炉膛的污物也应清除干净。同时，需防止在高温和高真空下金属件与工装夹具因金属间扩散而发生粘连和金属件表面的合金元素贫化（dilution of alloying elements）现象。

成形件摆放和装炉量应适当，全部成形件应合理排列于有效加热区内，相互之间保持一定的距离，确保炉内气体能自由流动循环，使全部热处理件均匀地加热和冷却。此外，应避免热处理件直接与炉底板接触。

不同热处理类型所要求有效加热区内的温度允许偏差不应超出表6-1-2的规定范围。

表6-1-2　不同材料的热处理工艺及有效加热区温度均匀性最大允许误差

材料	热处理工艺	有效加热区温度均匀性最大允许误差 /℃
钛合金、钢	退火、热等静压、正火、高温回火、淬火、固溶	±10
钢	冷处理、时效	±5
	冷处理后回火	±3

使用惰性气体保护炉和真空炉进行热处理时，金属件宜随炉升温，建议升温速率不大于300℃/h。保温时间参考表6-1-3所示，可根据金属件尺寸，适当调整保温时间。热处理后采用随炉冷却，随炉冷却可通入冷却气体冷却。

表6-1-3 列出了目前常见且较为成熟的增材制造医用钛合金金属件的热处理技术，未列出的材料可参考传统热处理工艺或按技术规范要求执行。为进一步提升和改善增材制造金属件内部质量和力学性能，以满足供需双方商定的特定技术要求，可对金属件进行热等静压（hot isostatic pressing, HIP）处理。

在惰性气体保护炉或真空炉中热处理的金属件，表面若存在浅氧化色时，应采用吹砂、砂轮抛磨或机械加工等方法予以清除。若表面存在严重氧化色时，应对本次热处理工艺及过程进行检查确认。

（三）支撑去除

热处理完成之后的金属件，可以机械方法去除支撑，并对去除支撑后的粗糙表面进行简单的打磨处理，确保没有多余的支撑结构残留。

（四）表面处理

对于金属植入物，影响生物材料与骨界面的成骨活性及结合强度的主要因素是表面形貌和化学因素，因此，大量的表面改性上的科研工作已

表6-1-3　钛合金热处理工艺表

制造技术	热处理状态	热处理温度 /℃	保温时间 /h	冷却方式	要求
激光选区熔化	退火	800～840	2～4	炉冷 / 空冷	
	固溶	920～980	1	空冷	
	时效	550～650	4	空冷 / 水冷	
电子束选区熔化	热等静压	850～950	2～4	随炉冷却	加载压力 100～150MPa

经指向这两个方面。一般情况下，材料表面可进行改性的形态结构包括微粗糙度、微孔、纳米颗粒等。另一种方法是提高植入材料结合面与骨组织以化学方式相结合的能力，例如在钛表面上形成一层具有良好生物活性和生物相容性的涂层。根据材料表面改性层的形成过程机制，目前钛及其合金表面改性技术总的来说有机械方法、化学方法和物理方法三大类。通常，我们把通过磨削、切削、喷砂以及激光刻蚀等方法对材料进行机械处理，使材料表面粗化或者光滑以提高基底与涂层的结合强度的方法称为机械法；把通过热喷涂法（火焰喷涂、等离子喷涂等）、物理气相沉积法（离子镀、溅射等）以及辉光放电等离子体处理的表面改性方法统成为物理法；将通过对金属表面进行化学处理、碱处理以及过氧化物处理以除去材料表面污物或提高生物活性的方法以及通过溶胶凝胶法、化学气相沉积等方法在材料表面引入生物活性涂层的方法统称为化学法。

一般采用表面喷砂的方式对成形件表面进行处理，以去除表面黏附不牢有可能在植入后脱落的粉末，提升成形件表面质量。

表面处理通过增加材料表面的粗糙度，以利于纤维蛋白的聚积、促进细胞的黏附聚集、促进成骨，增加植入物与骨组织的机械稳定性，但并不是粗糙度越大越有利于成骨。Ponader 等比较了不同表面粗糙度金属的生物性能后发现，当表面粗糙度小于 24.9μm 时，其表面对细胞的增殖和分化有正性促进作用；当表面粗糙度大于 56.9μm 时，其表面对细胞的增殖和分化有负性抑制作用。因此通过表面处理以获得合适的表面粗糙度尤

为重要。De Wild 等对增材制造工艺制作的多孔钛金属经过特殊的物理、化学和热处理后发现处理后的金属材料形成了合适的宏观和微观结构，使其生物性能明显提高，并表现出一定的骨诱导性能。

（五）清洗消毒

增材制造金属件的清洗消毒可以参考美国材料实验协会（American Society for Testing and Materials，ASTM）G131 *Practice for Cleaning of Materials and Components by Ultrasonic Techniques*（超声波技术清洁材料和部件的实施规程），采用去离子水和乙醇在超声波中清洗、烘干并消毒，最终得到符合要求的医用金属增材制造成形件。

二、医学非金属 3D 打印成形件后处理技术

（一）激光选区烧结工艺后处理方式

激光选区烧结（selective laser sintering，SLS）工艺的后处理方式主要有：喷砂介质处理零件表面、表面加工（滚筒磨光、研磨、染色等）。

表面喷砂也是常用的后处理工艺，操作人员手持喷嘴朝着抛光对象高速喷射介质小珠从而达到抛光的效果。珠光处理一般比较快，约 5～10min 即可处理完成，处理过后产品表面光滑，有均匀的亚光效果，效果参见图 6-1-4 所示。

（二）立体光刻技术后处理方式

立体光刻技术（stereo lithography apparatus，SLA）的后处理方式主要有：清洗、去除支撑、二次固化、表面加工（蒸汽平滑、喷漆、化学抛光等）。后处理流程一般如下：

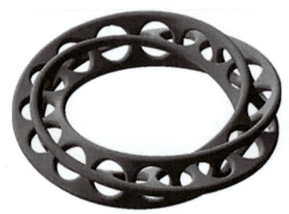
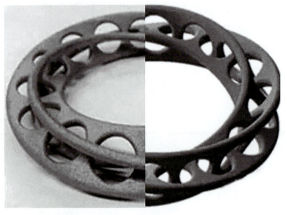

图 6-1-4　尼龙打印件表面喷砂处理效果对比图
黏附粉末被去除，表面光洁度明显提升。

1. 清洗　通常 SLA 的打印过程都在液体中进行，打印零件的支撑都是手动添加的，打印完成后需先将打印部件进行清洗，一般用酒精或其他有机溶剂彻底清洗，不要有液态树脂残留。

2. 去除支撑　手动或使用铲刀等工具去除底板及支撑。

3. 二次固化　通常 SLA 成形件需要在紫外环境下进行二次固化，确保树脂完全固化，使得力学性能达到最佳效果。

4. 表面加工　SLA 模型经过自然光或紫光箱固化后，可以进行打磨喷砂。注意调整喷砂机压力大小，砂纸要选用较细型号的。若打磨和喷砂同时进行，注意不要打磨过度。

（三）材料挤出工艺的后处理方式

材料挤出工艺的后处理方式主要有：去除支撑、表面加工（蒸汽平滑、喷漆、化学抛光等）。

材料挤出的主要工艺为熔丝沉积成形，打印完成后，使用铲刀或其他工具将成形件从基板上取下，然后使用工具去除支撑。如果使用的为水溶性支撑材料，可以依据相应的工艺在水中浸泡，方便去除支撑。

由于 FDM 工艺的精度问题，成形件表面质量相对较差，容易存在台阶效应，以及支撑残留，需要对成形件表面进行打磨加工，以获得更为完整且表面质量较高的模型。

常规的表面处理方式分为物理打磨和化学抛光两种方法。

其中物理打磨主要采用锉刀和砂纸等工具，如图 6-1-5 所示。第一步，用锉刀或粗砂纸将模型表面打磨一遍，将较大的颗粒和纹理清除；第二步，用细砂纸对模型表面进行仔细抛光和打磨，在打磨过程中可以采用湿磨法提升抛光效果。

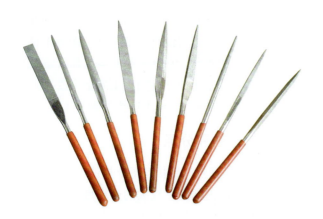 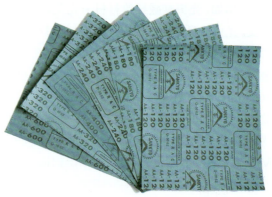

图 6-1-5　物理打磨工具锉刀和砂纸

粗砂纸的目数一般为：16、24、36、40、50、60。

常用砂纸目数：80、100、120、150、180、220、280、320、40、500、600。

精细打磨用细砂纸目数一般为：800、1 000、1 200、1 500、2 000、2 500。

可以根据经验和打磨要求进行选配使用。

化学抛光采用抛光机，抛光液为丙酮，如图 6-1-6 所示。

完成抛光后，根据不同使用需求，如术前规划、教学模型等，可以进行上色处理。常用的上色工具主要有马克笔、丙烯、模型专用水性漆或油性漆、软式粉彩、手提式自动喷漆等。

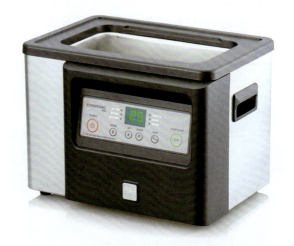

图 6-1-6　用于化学抛光的抛光机

（卢秉恒）

第二节 3D打印件缺陷形式

本章节主要侧重于金属增材制造零件的缺陷形式描述,通过增材制造的金属零件可能存在裂纹、孔隙、融合不良、被困粉末、夹杂物(图6-2-1~图6-2-6)的情况。医学成形件也可能有后处理带来的缺陷。这些因素将导致复杂的损伤状态,可以是可见的或不可见的,宏观的或微观的。这些损伤状态的特征是存在致密化、凹陷、化学改性、微结构变化和异物碎片(包裹体)。

一、孔隙

这种缺陷可以是气体诱发的,也可以是过程诱发的。在前一种情况下,孔隙是由于成形腔气氛不对,或者由原料中的被困气体造成的。在后一种情况下,孔隙是由于工艺参数的意外变化而产生的,例如,光束衰减导致材料未完全熔化;或者相反,光束能量密度过高,导致熔体池过度熔化和熔池流体坍塌(匙孔)。无论来源如何,在传统的金属铸件工艺中,孔隙率都是由热等静压(hot isostatic pressure,HIP)控制的。这一过程通常是有效的,但目前的设计要求可能要求检测孔隙度(特别是在设计负荷较大的区域),如图6-2-1所示,SLM钛合金件孔隙示意图(计算机断层扫描图)。

二、空洞

空洞包括不规则形状或拉长的空洞(工艺导致的孔隙),球形空洞(气体导致和匙孔),裂纹和跳层。这些空腔可以是空的,也可以用部分或全部未熔透的粉末填充。空洞与为了减重而特意添加的开放胞元结构不同,空洞导致零件不完全致密。

三、融合不良/未固结粉末

由于局部激光功率下降、扫描速度快、污染、飞溅和/或其他不正确调整的工艺参数而产生的,导致零件的致密化程度不足(图6-2-2,图6-2-3)。粉末床熔融(powder bed fusion,PBF)工艺功率波动的程度导致不同数量的未熔合(lack of fusion,LOF),表现为存在未固结粉末。在PBF中,未固结粉末是一种增材制造特有的缺陷类型,与焊接过程中出现的两个构件不熔的缺陷无关。此类型的缺陷至少发生在一个层中,也可能扩展到多个层。在单层(水平方向LOF)中,受这种缺陷影响的部件的体积可能很大。例如,对于由0.75mm厚组成的打印件,一个单层的水平LOF可以占7.5mm厚打印件体积的10%。当连续构建层被融合时,这种类型的缺陷会扩展到多层(垂直LOF),通常相对于扫描方向偏移一定角度。融合不良可能是不规则的形状,可能含有未熔或部分熔融粉末。以较低的扫描速度进行扫描会导致孔隙形成,而高速扫描则会导致不连续的融合不良。

四、裂纹和分层

高强度(聚焦)光束和高冷却速度的PBF工艺可导致零件内部产生较大的热梯度。尤其是在大型零件中,冷却引起的残余应力会导致零件从基板上分离,或者导致零件内部产生裂纹,如图6-2-4所示。

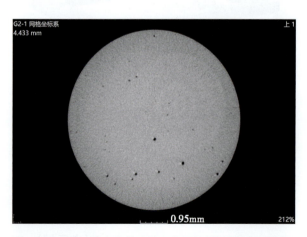

图6-2-1 SLM钛合金件孔隙示意图(计算机断层扫描图)

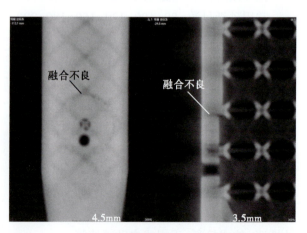

图6-2-2 钛合金点阵结构融合不良示意图(计算机断层扫描图)

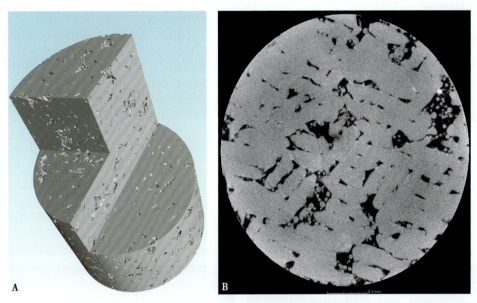

图6-2-3　SLM零件未固结粉末、被困粉末（计算机断层扫描图）

A、B. 零件不致密，有明显空洞等缺陷

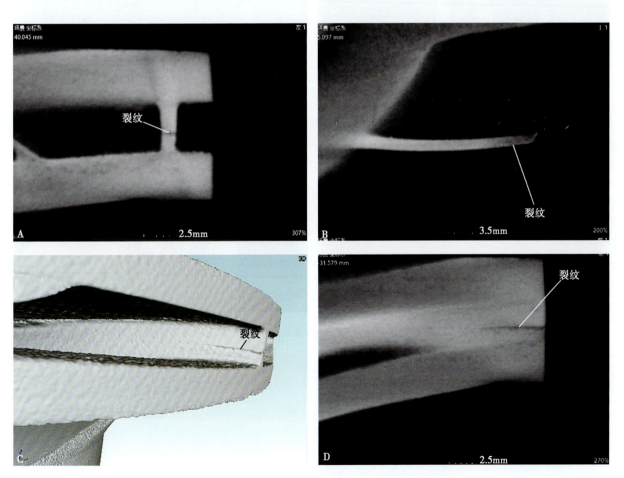

图6-2-4　激光选区熔化零件内部裂纹（计算机断层扫描图）

五、被困粉末

粉末床熔融特有的伤类型，其中非用于零件的未熔化的粉末被困在零件空腔内。如图6-2-3，图6-2-5所示。

六、夹杂

通常是由输入材料中存在的污染物或熔化或烧结的沉积物与成形室内气氛或真空中的污染物相互作用造成的，如图6-2-6所示。

表6-2-1概述了常见伤和不连续的根本原因（工艺导致）。表6-2-2列出了常见的增材制造缺陷类别及子类。

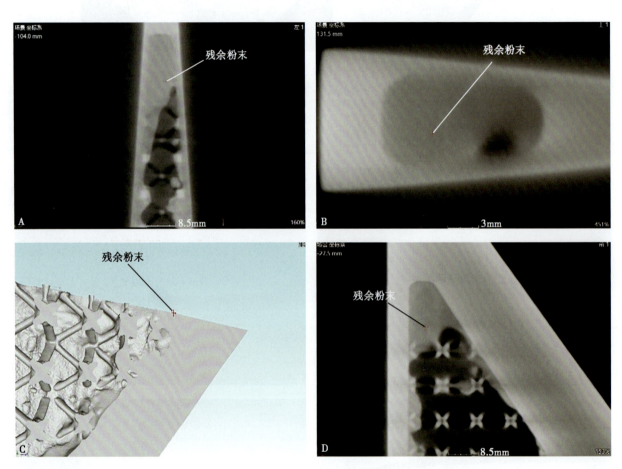

图6-2-5　激光选区熔化点阵结构内部被困粉末（计算机断层扫描图）

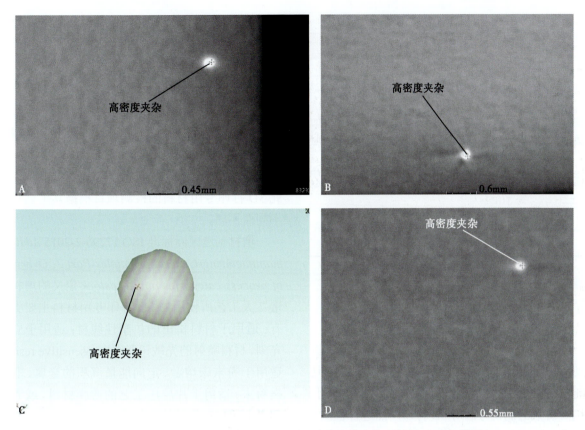

图 6-2-6 激光选区熔化不锈钢内部夹杂（高密度夹杂物、计算机断层扫描图）

表 6-2-1 增材制造常见伤

伤/缺陷	形成原因	备注
孔隙	参数选择不当，原料和工艺环境受潮或污染、处理、储存不当，微量合金成分汽化（取决于原料）；激光束（或电子束）传送精度误差	HIP 可以修复（可能不能完全修复）
空洞	粉末耗尽，激光束（或电子束）能量密度变化产生匙孔熔化或蒸发条件，夹带空隙或产生飞溅（球状熔融喷射物）留下孔，以及可能被后续熔融材料层覆盖的孔洞。系统偏移或校准问题可能会产生 LOF 的条件。料斗中的粉末搭接/流动性差	HIP 可以修复的程度与尺寸有关（不能完全修复）
融合不良/未固结粉末	参数选择不当，工艺开发和控制不良或工艺失控，造成难以解决的伤状态。激光束（或电子束）传送精度上的误差	仅在工艺过程中可修复
裂纹和分层	PBF 工艺在加工另一种合金粉末之前，未能将前一种合金粉末从成形环境中完全清除，DED 大型构件中存在大量的凝固应力，存在大量与裂纹敏感性有关的冶金问题。在所有 AM 过程中，可能导致裂纹的潜在热条件和机械条件的范围都非常大，但这些难以表征	
夹杂物	来自 AM 设备或后处理设备的杂物	去除所有潜在的污染物来源，使用前后筛分、分析粉末
被困粉末	打印的产品在设计时有空腔部分，空腔中会附着金属粉末，如果空腔中的结构比较复杂，会导致粉末在打印出的产品中难以取出	可以通过热处理、吹风、酸洗等方式去除，但去除效果根据零件结构会不同

DED：定向能量沉积（directed energy deposition）；AM：增材制造（additive manufacturing）。

表 6-2-2　增材制造缺陷类别及子类

缺陷类别	缺陷子类
表面缺陷	粗糙、材料不足/过多、下沉、台阶效应、虫印、轮廓分离、焊渣、球化
孔隙	气孔、匙孔、链式孔隙、表面破坏孔隙、微孔
裂纹	热撕裂、冷裂、DED 工艺基材界面热影响区、分层
融合不良	冷叠、被困粉末、氧化圈、线状、面状、飞溅、HIP 后处理
夹杂	原料杂质、与成形腔内污染物产生反应、偏析、夹层、平面夹杂

第三节　3D 打印的检测技术

为了保证 3D 打印成形件的性能满足其在医疗应用领域的使用要求，保障产品质量，或者达到客户要求的技术参数和性能，需要依据专用、科学、有效的测试方法对 3D 打印产品进行检测。

3D 打印产品主要包含 3D 打印用原材料、3D 打印设备、3D 打印成形件这几大类。其中原材料的化学成分、机械性能（静态力学性能、疲劳性能）等的评价可以参照该材料已有的测试及评价标准，生产厂商和研究单位为了达到最佳的成形效果，对部分性能参数进行了改进，需要重点关注此类项目的测试和评价，研究制订专用的测试方法。3D 打印设备的性能测试主要包含软件（安全性、易用性、健壮性）、安全性能（电气安全、机械安全）、打印性能（打印精度、打印效率、运行稳定性）、电磁兼容、核心器件等，需要重点关注安全性能和打印性能。3D 打印成形件测试主要包含尺寸精度、形位公差、表面质量、机械性能、组织结构、内部缺陷等。本章节重点讲述医用 3D 打印原材料和成形件性能的测试技术。

目前 3D 打印产品相关的测试方法和评价指标主要参照原材料、成形件在其原有应用领域相关的标准，专用于 3D 打印的测试标准和评价指标大部分是国内部分企业为了保证自身生产产品质量控制而制订的企业标准，制订流程不够严谨，测试方法的科学性需要考证，评价指标并没有可靠的参考值，实用价值不大。此外，相关的国家、行业、地方标准基本上处于空白状态，需要大量工作来完善 3D 打印标准体系框架和评价指标体系。

一、医用 3D 打印专用材料检测方法

医用 3D 打印专用材料主要有金属材料、高分子材料、陶瓷材料、细胞等。由于材料基本物理、化学特性需要满足对应工艺的打印要求，且要满足对应的医疗器械产品的注册审批要求。因此 3D 打印专用材料的检测项目根据其工艺特性不同而不同。

增材制造国际标准 ISO 17296-2-2015 *Additive manufacturing-General principles-Part 2: Overview of process categories and feedstock* 定义的增材制造 7 大工艺所使用的 3D 打印专用材料主要类别有：适用于材料挤出的热塑性线材；适用于立体光刻、材料喷射的光敏树脂（photosensitive resin）；适用于粉末床熔融、定向能量沉积的金属、非金属粉末；适用于片层压工艺的薄膜材料，或者是利用上述材料根据特定使用要求而制备的复合材料等。

（一）热塑性线材检测项目及方法

此类材料主要应用于材料挤出工艺大类中的熔丝沉积成形（fused deposition modeling，FDM）工艺，市面上主流的线材产品主要有丙烯腈-丁二烯-苯乙烯（acrylonitrile-butadiene-styrene，ABS）塑料、聚乳酸（polylactic acid，PLA）、聚醚醚酮（polyetheretherketone，PEEK）、聚碳酸酯（polycarbonate，PC）等。

根据 FDM 工艺成形技术要求检测的项目主要有：外观、线径、密度、玻璃化转变温度、熔融温度、熔体质量流动速率、有毒有害物质。对应的检测项目及标准见表 6-3-1 所示。

（二）金属粉末检测项目及方法

激光选区熔化（selective laser melting，SLM）工艺主要使用金属粉末作为打印材料，粉末的化学成分、密度、粒径分布、流动性、球形度、夹杂是粉末生产商及用户重点关注的项目。根据 3D 打印金属粉末增材制造国际标准 ASTM F2924 "Standard Specification for Additive Manufacturing Titanium-6 Aluminum-4 Vanadium with Powder Bed Fusion"、ASTM F3049 "Standard Guide for Characterizing Properties of Metal Pow-

表 6-3-1 3D打印热塑性线材检测项目及标准

项目	单位	项目内容	检测方法/标准
密度	g/cm³	采用浸渍法测定表观密度	GB/T 1033.1—2008 中 A 法：浸渍法的规定 ASTM D792—2007 ISO 1183 DIN 53 479
玻璃化转变温度	℃	无定形聚合物或半结晶聚合物中的无定形区域从黏流态或橡胶态到硬的、相对脆的玻璃态的一种可逆变化温度范围的近似中点的温度	GB/T 19466.2—2004
熔融温度	℃	物体从固态开始转变为液态的温度	GB/T 19466.3—2004
熔体质量流动速率	g/10min	在一定的温度和压力下，通过标准口径和一定时间内（一般为 10min 内）流出的熔料克数	GB/T 3682.1—2018 ASTM-D1238—2010
有毒有害物质	mg/kg	线材的六种限用物质（铅、汞、镉、六价铬、多溴联苯和多溴二苯醚）的测定	GB/T 26125—2011

ders Used for Additive Manufacturing Processes"、ASTM F3055"Standard Specification for Additive Manufacturing Nickel Alloy 40；UNS N0771841；with Powder Bed Fusion"、ASTM F3056"Standard Specification for Additive Manufacturing Nickel Alloy &40；UNS N06625&41；with Powder Bed Fusion"所规定的检测项目和推荐的检测标准和方法，参考冶金行业、粉末行业的相关标准可以对上述项目进行检测，具体的检测项目及标准见表 6-3-2 所示。

（三）非金属粉末检测项目及方法

主要用于激光选区烧结（SLS）技术，目前应用最多的非金属粉末为聚酰胺 -6（polyamide-6，商品名尼龙 6）、聚酰胺 -66（尼龙 66）及其复合材料。与 SLM 技术类似，粉末的流动性、粒径分布、颗粒形貌、热学性能（比热、导热系数、熔点）、成型收缩率、吸水率等参数关系到非金属粉末的打印性能，从而直接影响最终成形件致密度、力学强度等性能。材料性能对打印过程的主要影响见表 6-3-3 所示。

表 6-3-2 金属粉末检测项目及标准

项目	单位	项目内容	检测方法/标准
外观		外观均匀一致	目测检查
夹杂		粉末中的异类夹杂	目测检查、显微镜、扫描电镜
粒径分布	g	一定质量的粉末中不同粒径范围粉末颗粒的质量	GB/T 1480—2012
	μm	系列离散粒径段上颗粒体积相对于总体积的百分比	GB/T 19077—2016
球形度		粉末颗粒接近球形的程度	GB/T 1455.6—2005
松装密度	g/cm³	粉末松散填装时单位体积的质量	GB/T 1479.1—2011 GB/T 1479.2—2011
振实密度	g/cm³	粉末质量除以振实后的体积	GB/T 5162—2021
真实密度	g/cm³	粉末质量除以真实体积	ASTM B923—2010
流动性	s	固定质量粉末流出漏斗的时间	GB/T 1482—2010
化学成分	%	金属材料中各元素的含量	GB/T 11261—2006 GB/T 20124—2006 GB/T 4698 系列标准 GB/T 223 系列标准 GB/T 20975 系列标准等

表 6-3-3　材料性能对打印过程的影响

材料性能	主要影响
热吸收性	CO_2激光器的波长为10.6μm，要材料在此波段有较强的吸收性，才能使粉末在较快的扫描速度下熔化和烧结
热传导性	材料的热传导系数小，可以减少热影响区域，保证成形尺寸精度和分辨率，但会降低成形效率
熔点	熔点低易于烧结成型，反之易于减少热影响区，提高分辨率
玻璃化转变温度	对于非晶体材料，影响作用与熔点相似
结晶温度与速度	在一定冷却速率下，结晶温度低，速率慢，有利于工艺控制
热分解温度	一般要求有较高分解温度
阻剂抗氧化性	要求不易燃，不易氧化
收缩率	材料的相变体积收缩率和膨胀系数尽可能小，减少成形内应力和收缩翘曲
模量	模量高，不易变形
熔体黏度	黏度小，易于黏结，强度高，热影响区大
粉末粒径	粒径大，成形精度与表面光洁度低，不易于激光吸收，易变形。粒径小，易于激光吸收，表面质量好，成形效率低，强度低，易污染，易烧蚀
粒径分布	合适的粒径分布有利于形成紧密堆积，减少收缩变形
颗粒形状	影响分体堆积密度和表面质量，球形度高，流动性和光吸收性好
堆积密度	影响收缩率和成形强度

这些影响非金属粉末材料成形性能项目的测试方法及标准主要参照现有非金属粉末的测试方法，具体见表6-3-4所示。

（四）光敏树脂检测项目及方法

立体光刻（SLA）3D打印设备专用材料，以及部分材料为喷射射出的3D打印设备专用材料主要为光敏树脂，由于3D打印设备设计不同、产品用途不同，树脂的各项目检测结果并不一定具有相同的判定标准，部分项目检测结果与其他产品偏离较多不代表其打印性能不佳，目前此类产品也没有专门的产品或检测标准。但是黏度、表面张力等影响打印性能的项目，pH、挥发性有机化合物（volatile organic compounds，VOC）影响安全性能的项目是具有可比性的。

表 6-3-4　非金属粉末材料性能测试项目及方法/标准

项目	单位	方法/标准
相对密度		ASTM D792—2007
松装密度	g/cm³	ASTM D4164—2003
吸湿率	%	ASTM D570—2005
粒径分布	μm	GB/T 19077—2016
熔点	℃	DSC
热变形温度	℃	ASTM D648—2018
屈服强度	MPa	ASTM D648—2018
弹性模量	MPa	ASTM D648—2018
缺口延伸率	%	ASTM D648—2018
弯曲模量	MPa	ASTM D790—2003

DSC：差示扫描量热法

1. 黏度、表面张力　这两个项目主要影响树脂的打印性能，是很重要的指标。当黏度过高时，需要很高的压力才能使其从喷头喷出，能耗高；而当黏度过低时，则容易形成拖尾、漏液和飞溅。另外，光敏树脂能否从喷头稳定喷出的一个重要影响因素是表面张力，当表面张力过高时，需要较大的表面能才能形成液滴，从而导致光敏树脂较难从喷头喷射出来；而当表面张力过低时，喷出来的树脂在工作面上铺展过快，无法形成有效的分层厚度，导致制品的尺寸精度变差。

2. 水分　水分含量过高，导致树脂中可固化成分降低，容易在成形件中形成空洞，降低成形件的力学强度。

3. pH值、挥发性有机化合物（VOC）　主要是考虑到样品对人和环境的危害。在倒入树脂、取出样品、清洗设备、对样品进行后处理时，如果皮肤接触到酸性树脂，有可能被腐蚀。立体光刻设备打印工作区域会存储大量的光敏树脂，根据设备尺寸大小而不同，非工作期间，树脂温度基本上是室温，树脂中的有机成分挥发量有限，在工作过程中，由于激光本身具有能量，树脂固化时也会放出热量，阵面曝光式设备发热量更明显，树脂的挥发量会增加，因此树脂材料的VOC过高易导致树脂存储稳定性降低，周围环境中的有机物含量偏高，对工作人员的身体存在伤害。

光敏树脂的检测项目及方法/标准见表6-3-5所示。

表 6-3-5　光敏树脂测试项目及方法 / 标准

项目名称	检测方法 / 标准
挥发性有机化合物含量	GB 18582—2020
pH 值	GB/T 14518—1993
黏度	GB/T 7193—2008
表面张力	GB/T 22237—2008
稳定性	GB/T 11175—2021
水分	GB/T 6283—2008

二、医用 3D 打印成形件检测项目及方法

使用目前主流 3D 打印工艺设备制备的医用 3D 打印成形件主要应用为手术器械、植入器械、活细胞组织器官等。

医用 3D 打印成形件的设计、制造、后处理、检测等过程应遵循以下标准的相关规定：

（1）YY/T 0340—2009《外科植入物　基本原则》（ISO/TR 14283：1995）。

（2）GB/T 16886《医疗器械生物学评价》系列标准（ISO 10993）。

（3）YY/T 0640—2016《无源外科植入物　通用要求》（ISO 14630：2005）。

以骨科植入物为例，上市前需要对 3D 打印骨科植入物进行以下项目的检测：

（1）化学成分、显微组织、金属耐腐蚀性。

（2）孔隙形态、动静态力学性能、摩擦性能。

（3）表面粗糙度、微裂纹、内部探伤。

（4）粉末污染：清洗工艺的验证。

（5）多孔结构分析：①内部贯通空间结构、孔隙尺寸、孔隙率；②连接筋直径、平均涂层厚度、多孔结构与实体结构的过渡结构、表面粗糙度、金相结构；③多孔结构因其的特有风险：溶血，金属离子析出的测定。

（6）生物性能：无菌性。

（7）生物相容性：细胞毒性、致敏、刺激、全身急性毒性、亚慢性毒性、遗传毒性、植入实验、血液相容性。

（8）临床前大动物实验：模拟临床使用用途的大动物实验（例如骨缺损后植入），时间半年以上。包括：①图像分析；②力学分析；③病理分析；④安全性指标：生化、血液学等。

因此，医用 3D 打印成形件的检测项目覆盖了表面特性、几何特性、机械性能、内部质量、化学成分、生物学性能等。对于成形件的表面特性、几何特性可以采取类似的测试方法、设备来进行尺寸精度、公差、三维形貌、表面粗糙度等的测试。对于不同类型成形件的机械性能，分别有专用的测试设备、标准进行检测。对于化学成分测试，可以参考原材料的化学成分分析方法。对于生物学性能评价，可以参考现有的标准进行实验，同时要特别关注，为了适应 3D 打印工艺而进行改性的材料及其性能变化带来的影响。

（一）3D 打印成形件的表面特性

1. 外观　成形件的外观特性可以通过目视检查的方法，观察成形件表面质量，有无明显的不符合设计模型的特征，如错层、翘曲、层间开裂、多余的支撑、表面裂纹、残余材料等。

依据标准 YY 0341—2009《骨接合用非有源外科金属植入物通用技术条件》，YY/T 0343—2002《外科金属植入物液体渗透检验》的规定，采用液体渗透检验，骨结合金属植入物表面不得有连续性缺陷。

2. 颜色　对于金属成形件可以观察成形件表面的颜色来分析判断材料成形过程中是否存在被氧化、氮化等现象。

对于塑料成形件可以根据标准 GB/T 3979—2008《物体色的测量方法》、GB/T 2913—1982《塑料白度试验方法》，采用光谱光度测色法、光电积分测试仪法、目视比较测量法等来测试塑料成形件的颜色。

对于陶瓷成形件可以根据标准 GB/T 4739—2015《日用陶瓷颜料色度测定方法》，采用国际照明委员会（CIE）D_{65} 标准照明体，1964 补充标准色度系统条件下，使用测量仪器测出陶瓷试样的三刺激值 X_{10}、Y_{10}、Z_{10}，并采用 CIE1976（$L^* a^* b^*$）色空间中明度指数 L^* 和色品指数 a^*、b^* 值表示颜色。

3. 表面粗糙度　对于需要装配的成形件，其配合面的表面粗糙度要求较高，一般需要再次机加工，通过测量其表面粗糙度，可以确定需要加工的程度。

表面缺陷与表面粗糙度不仅关系着材料的机械性能及耐腐蚀性，也是器械加工质量的标志，且决定了植入后周围组织与器械的反应。

3D 打印成形件的表面粗糙度可以依据标准

GB/T 1031—2009《产品几何技术规范（GPS）表面结构 轮廓法 表面粗糙度参数及其数值》，适用中线制（轮廓法）评定被测样品的表面粗糙度，表面粗糙度参数可以用轮廓的算术平均偏差 Ra 或轮廓的最大高度 Rz 来表示，一般推荐用 Ra。

（二）3D打印成形件的几何特性

3D 打印成形件的几何特性越接近设计模型效果越好，几何特性偏差较大的可能无法使用，偏差较小的可以通过机加工进行处理。通过科学的测量方式得到成形件的精确几何特性参数后，应结合用户要求判断零件是否可用。

1. 尺寸、长度及角度公差 对于几何形状比较规则的，无复杂表面结构的成形件可以使用经过计量认证的直尺、游标卡尺、千分尺、量角器等对成形件的尺寸、长度及角度公差进行测试分析。对于异形曲面、结构复杂的成形件推荐使用较为先进，自动化程度高的三坐标、高精度扫描仪等进行整体测量。但这些方法只能测量成形件外表面几何特性，内部的尺寸、长度及角度公差需要对成形件进行解剖，选取要测量的截面来测量。

对于外观尺寸不大的 3D 打印成形件，可以使用工业 CT 无损检测的方法来测试其尺寸、长度及角度公差，这种方法同时可以检测成形件内部的尺寸、长度及角度公差，特别适用于有内部结构难以测量的成形件。

测试结果依据标准 GB/T 1800.1—2020《产品几何技术规范（GPS）极限与配合 第 1 部分：公差、偏差和配合的基础》、GB/T 1800.2—2020《产品几何技术规范（GPS）极限与配合 第 2 部分：标准公差等级和孔、轴极限偏差表》、GB/T 1804—2000《一般公差 未注公差的线性和角度尺寸的公差》的规定进行标注说明。

2. 几何公差 3D 打印成形件的几何公差可以采用上述测量尺寸、长度及角度公差的仪器设备来测量，并依据标准 GB/T 1182—2018《产品几何技术规范（GPS）几何公差 形状、方向、位置和跳动公差标注》进行标注。

（三）3D打印成形件的内部质量

1. 内部缺陷无损检测 有的 3D 打印材料、设备、工艺制备的成形件内部或多或少存在空隙、裂纹、夹杂等缺陷，影响成形件的机械性能。由于加工方式与传统生产方式不同，对于缺陷的评级，行业内暂时没有定论。可以通过解剖成形件观看其内部结构，但是这种方式不适合于单个加工成本和时间较长的 3D 打印成形件，推荐使用无损检测的方式来检测。

无损检测（nondestructive testing，NDT）是指在不损害或不影响被检测对象使用性能，不伤害被检测对象内部组织的前提下，利用材料内部结构异常或缺陷存在引起的热、声、光、电、磁等反应的变化，以物理或化学方法为手段，借助现代化的技术和设备器材，对试件内部及表面的结构、性质、状态及缺陷的类型、性质、数量、形状、位置、尺寸、分布及其变化进行检查和测试的方法。

无损检测方法很多，其中四大常规检测有射线检测（radiographic testing，RT）、超声检测（ultrasonic testing，UT）、磁粉检测（magnetic particle testing，MT）和渗透检测（penetrant testing，PT）四种。其他无损检测方法有涡流检测（eddy current testing，ET）、声发射检测（acoustic emission testing，AET）、红外热成像（infrared thermography，IRT）检测、泄漏试验（leakage test，LT）等。

（1）目视检测（visual test，VT）：目视检测，在国内实施的比较少，但在国际上非常重视的无损检测第一阶段首要方法。按照国际惯例，要先做目视检测，以确认不会影响后面的检验，再做四大常规检验。

（2）射线检测（RT）：是指用 X 射线或 γ 射线穿透试件，以胶片作为记录信息的器材的无损检测方法，该方法是最基本的，应用最广泛的一种非破坏性检验方法。

1）射线检测原理：射线能穿透肉眼无法穿透的物质使胶片感光，当 X 射线或 γ 射线照射胶片时，与普通光线一样，能使胶片乳剂层中的卤化银产生潜影，由于不同密度的物质对射线的吸收系数不同，照射到胶片各处的射线强度也就会产生差异，便可根据暗室处理后的底片各处黑度差来判别缺陷。

2）射线检测的优点及局限性：总的来说，RT 的定性更准确，有可供长期保存的直观图像。总体成本相对较高，而且射线对人体有害，检验速度会较慢。

（3）超声检测（UT）

1）超声检测原理：通过超声波与试件相互作

用，就反射、透射和散射的波进行研究，对试件进行宏观缺陷检测、几何特性测量、组织结构和力学性能变化的检测和表征，并进而对其特定应用性进行评价的技术。

2）超声检测的优点及局限性：超声检测适用于金属、非金属和复合材料等多种试件的无损检测。其优势包括：可对较大厚度范围内的试件内部缺陷进行检测（如对金属材料，可检测厚度为1～2mm的薄壁管材和板材，也可检测几米长的钢锻件）；缺陷定位较准确，对面积型缺陷的检出率较高，灵敏度高，可检测试件内部尺寸很小的缺陷；检测成本低、速度快，设备轻便，对人体及环境无害，现场使用较方便。

但对具有复杂形状或不规则外形的试件进行超声检测有困难，并且缺陷的位置、取向和形状以及材质和晶粒度都对检测结果有一定影响，检测结果也无直接见证记录。

（4）磁粉检测（MT）

1）磁粉检测原理：铁磁性材料和工件被磁化后，由于不连续性的存在，使工件表面和近表面的磁力线发生局部畸变而产生漏磁场，吸附施加在工件表面的磁粉，形成在合适光照下目视可见的磁痕，从而显示出不连续性的位置、形状和大小。

2）磁粉检测的优点及局限性：磁粉探伤适用于检测铁磁性材料表面和近表面尺寸很小、间隙极窄目视难以看出的不连续性缺陷（如，可检测出长0.1mm、宽为微米级的裂纹）；也可对原材料、半成品、成品工件和在役的零部件进行检测，还可对板材、型材、管材、棒材、焊接件、铸钢件及锻钢件进行检测，可发现裂纹、夹杂、发纹、白点、折叠、冷隔和疏松等缺陷。

但磁粉检测不能检测奥氏体不锈钢材料和用奥氏体不锈钢焊条焊接的焊缝，也不能检测铜、铝、镁、钛等非磁性材料。难以发现表面浅的划伤、埋藏较深的孔洞和与工件表面夹角小于20°的分层和折叠。

（5）渗透检测（PT）

1）渗透检测原理：零件表面被施涂含有荧光染料或着色染料的渗透剂后，在毛细管作用下，经过一段时间，渗透液可以渗透进表面开口缺陷中；经去除零件表面多余的渗透液后，再在零件表面施涂显像剂，同样，在毛细管的作用下，显像剂将吸引缺陷中保留的渗透液，渗透液回渗到显像剂中，在一定的光源下（紫外光或白光），缺陷处的渗透液痕迹显影，从而探测出缺陷的形貌及分布状态。

2）渗透检测的优点及局限性：渗透检测可检测各种材料，金属、非金属材料，磁性、非磁性材料；焊接、锻造、轧制等加工方式；具有较高的灵敏度（可发现0.1μm宽的缺陷），同时显示直观、操作方便、检测费用低。

但它只能检出表面开口的缺陷，不适于检查多孔性疏松材料制成的工件和表面粗糙的工件；只能检出缺陷的表面分布，难以确定缺陷的实际深度，因而很难对缺陷做出定量评价，检出结果受操作者的影响也较大。

上述常见方法中VT、MT、PT不太适用于含有内部结构的成形件，对于内部有孔道的成形件，如随形冷却模具，可以选择合适尺寸的内窥镜探头进行目视检测。RT、UT可以看到成形件内部情况，但是这两种方法都不是很直观，RT有X射线拍片和CT等方式，其中X射线拍片主要呈现的是一张张二维图片，可以通过多个角度拍摄的方式大体定位缺陷的位置和尺寸，但是无法呈现缺陷的形貌。CT则可以以三维的形式展示成形件内部缺陷，并能精确测量缺陷的尺寸，重构的三维图形也可以用于医疗植入物多孔结构分析。但是由于X射线管电压有限，对于尺寸较大的成形件检测较为困难。UT有多种方式，其中超声C扫描可以以三维形式展示成形件内部缺陷，与CT相比对成形件尺寸范围的要求较宽。

因此，成形件内部质量的检测可以根据实际成形件的材质、成本、检测精度要求等，选择合适的无损检测方式，或者多种无损检测方式相结合，参考相应的检测标准进行检测操作。

2. 显微组织

（1）金相测试：采用线切割，试件横截面样品与纵截面各取一件样品，试样在能代表材料特征的位置选取，宜包含完整的加工处理和影响区域。

试样尺寸以检验面积小于400mm²，试样高度15～20mm（小于横向尺寸）为宜。

按照GB/T 13298—2015《金相显微组织检验方法》，进行镶嵌，研磨，抛光，浸蚀。用倒置式材料显微镜对制样面进行显微组织观察。

不同金属基体组织及缺陷检测时的术语和

金相图谱可参照下列标准进行：钛合金，GB/T 5168—2020《钛及钛合金高低倍组织检验方法》及 GB/T 6611—2008《钛及钛合金术语和金相图谱》；钢及钢合金，GB/T 13305—2008《不锈钢中 α- 相面积含量金相测定法》及 GB/T 226—2015《钢的低倍组织及缺陷酸蚀检验法》。

（2）晶粒度试验：取样部位与数量按试件标准或技术条件规定，有加工变形晶粒的试样检验平行于加工方向的检验面（纵截面），必要时还应检验垂直于加工方向的检验面（横截面）。等轴晶粒可以随机选取检验面。

取样部位与数量按产品标准或技术条件规定。如果产品标准或技术条件未规定，则在试件半径或边长 1/2 处截取。推荐试样尺寸为 10mm×10mm。

采取比较法、面积法或截点法来评定组织晶粒度等级，按照 GB/T 6394—2017《金属平均晶粒度测定方法》进行执行。该标准给出了单 / 多相组织、非等轴晶试样的晶粒度测定方法，较为全面，但由于增材制造是逐层沉积成形，因此，不同沉积层所经历的热历史不一样，这将导致晶粒形核及生长动力不一样，采用平均晶粒度法应注意评价的区域；同时还应注意到增材制造不同成形方向也将导致不同的晶粒形状及晶粒尺寸，因此，在进行晶粒度测试前及试验后的报告处理中应显示出金属件的成形方向。

（四）3D 打印成形件的机械性能检测项目及方法

成形件的机械性能主要有硬度、拉伸性能、冲击性能、压缩性能、弯曲性能、弹性、疲劳性能、蠕变性能、抗老化性能、摩擦性能、剪切性能、裂纹扩展等，如果这些性能达不到设计或者使用要求，成形件将无法使用。这些项目中绝大部分都可以依据现有的标准进行检测，根据不同材料类别，可参考的检测标准如表 6-3-6 所示。

表 6-3-6　成形件的机械性能测试项目及推荐的检测标准

项目	金属	塑料	陶瓷
硬度	GB/T 4340.1—2009 GB/T 230.1—2018 GB/T 231.1—2018	GB/T 3398.1—2008 GB/T 3398.2—2008 GB/T 2411—2008	GB/T 16534—2009
拉伸性能	GB/T 228.1—2021 GB/T 228.2—2015	GB/T 1040.1—2018 GB/T 1040.2—2006 GB/T 1040.3—2006 GB/T 1040.4—2006	GB/T 23805—2009
冲击性能	GB/T 229—2020	GB/T 1043.1—2008 GB/T 1843—2008	ISO 11491—2017
压缩性能	GB/T 23370—2009 GB/T 7314—2017	GB/T 1041—2008	GB/T 8489—2006
弯曲性能	GB/T 3851—2015	GB/T 9341—2008	GB/T 6569—2006 GB/T 14390—2008 ISO 14610—2012
弹性	无	无	GB/T 10700—2006
疲劳性能	GB/T 3075—2021 GB/T 4337—2015	ISO 13003—2003 ISO 15850—2014	ISO 22214—2006 ISO 28704—2011
蠕变性能	GB/T 2039—2012	GB/T 11546.1—2008	ISO 22215—2006
抗老化性能	无	GB/T 16422.1—2019 GB/T 16422.2—2014 GB/T 16422.3—2014 GB/T 16422.4—2014	无
摩擦性能	无	ISO 6601—2002	ISO 20808—2016
剪切性能	GB/T 229—2020	ISO 14129—1997	GB/T 31541—2015 JC/T 2172—2013

（五）3D打印成形件的生物学性能检测

对于骨科植入物，生物学性能的评价尤为重要，骨科植入物涉及材料：金属、陶瓷、高分子聚合物、人工杂化材料、组织工程材料等，涉及标准体系多而繁杂。植入材料属于与人体持久接触的器械，与机体的相互作用复杂，其生物学评价需严格按照 GB/T 16886.1—2022 或 ISO 10993-1：2020 标准推荐的项目进行，在需要的时候，应考虑附加的安全性实验。

（1）GB/T 16886.1—2022 规定的基本评价试验：①细胞毒性；②致敏（迟发型超敏反应）；③遗传毒性；④植入。补充评价试验：①慢性毒性；②致癌性。

（2）ISO 10993-1：2020 规定的基本评价试验：①细胞毒性；②致敏（迟发型超敏反应）；③刺激与皮内反应；④急性全身毒性；⑤亚急性或亚慢性全身毒性；⑥遗传毒性；⑦植入。补充评价试验：①慢性毒性；②致癌性。

对骨科植入物的评价，应尽量在其最终使用状态，并考虑其预期用途的前提下进行。其包装及灭菌使用方式也应该考虑。

（冒浴沂　黄晓东）

参 考 文 献

[1] 朱银辉. 钛合金表面改性及其生物活性和抗菌性研究 [D]. 长沙：湖南大学，2016.

[2] 魏弘朴，王旭东. 快速成型制造钛金属骨内植入物的应用研究与进展 [J]. 中国组织工程研究，2017，21（22）：3583-3588.

[3] New Guide for Nondestructive Testing of Metal Additively Manufactured Metal Aerospace Parts After Build: ASTM WK47031[S/OL]. [2014-08-14]. https://www.astm.org/WorkItems/WK47031.htm.

[4] Additive manufacturing-General principles-Part 2: Overview of process categories and feedstock: ISO 17296-2-2015[S/OL]. [2015-01]. https://www.iso.org/standard/61626.html.

第三篇 临床转化

第七章　3D打印医学模型

第八章　精准手术导板的3D打印技术及其临床
　　　　应用

第九章　3D打印技术在骨科领域的应用

第十章　3D打印技术在颌面领域的应用

第十一章　3D打印技术在口腔领域的应用

第十二章　3D打印技术在眼科领域的应用

第十三章　3D打印技术在整形外科领域的应用

第十四章　3D打印技术在神经外科领域的应用

第十五章　3D打印技术在心血管与胸壁重建中
　　　　　的应用

第十六章　个性化康复辅具的3D打印技术及其
　　　　　临床应用

第七章 3D 打印医学模型

第一节 3D 打印医学模型概述

一、3D 打印医学模型在临床中的应用价值

X 线的发明是骨科等临床学科诊断技术的一次革命,但它提供的是一个两维的影像学信息,在使用中有一定的局限性。CT/MRI 的发明与应用将这个信息提升到了准三维的层面,特别是现代医学影像设备中的三维解剖模型显示功能,使医生对病损部位有了一个三维层面的了解,是又一次革命性的技术提升。今天,当我们在临床中觉得 X 线和 CT/MRI 提供的影像学信息还不能满足需求的时候,图 7-1-1 所示患者病损部位的 3D 打印实物模型无疑是新出现的、更高技术层面的信息载体,是继 X 线、CT/MRI 之后第三个带有里程碑意义的技术。

图 7-1-2 为本章作者团队与香港大学深圳医院的一个合作案例。一位 6 岁儿童,下肢呈严重畸形状态,用传统的 X 线和 CT 影像学信息都不能做出精准的矫形手术规划。通过 1:1 的患病骨骼 3D 打印模型,医生不仅可以在术前清晰地看到骨组织的畸形状态,而且可以对骨骼分段切割的位置和 V 形截骨的角度做出精密的手术规划,并可在术前进行多次演练。最后用髓内钉技术将该小儿双下肢矫直,使其恢复了行走功能。显然,3D 打印医学模型在这里起到了传统 X 线、CT/MRI 不具备的、关键性的作用。

3D 打印医学模型在临床中的应用价值大体有四个方面。

1. 术前诊断和手术规划　医生可以根据患者病损部位精准、等比例地解剖模型,清晰地看到病损的部位和状况,由此做出更精准的诊断和手术规划。如图 7-1-3 的模型清晰地显示了骨盆肿瘤的位置和尺寸形状,为手术规划和假体设计提供了重要的信息。

3D 打印医学模型还可以用来向患者和家属展示,促进医患更好地沟通。图 7-1-4 为一个用于手术规划、与患者进行沟通的心脏模型。

2. 手术操作演练　一个好的 3D 打印医学模型,不仅能提供丰富的视觉信息,而且可用于修

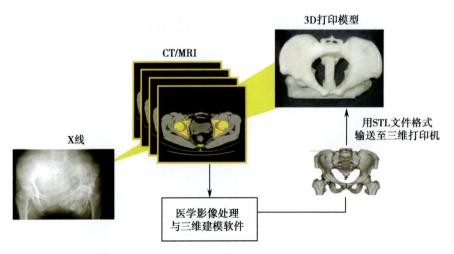

图 7-1-1　病损组织解剖信息可视化的三个里程碑技术

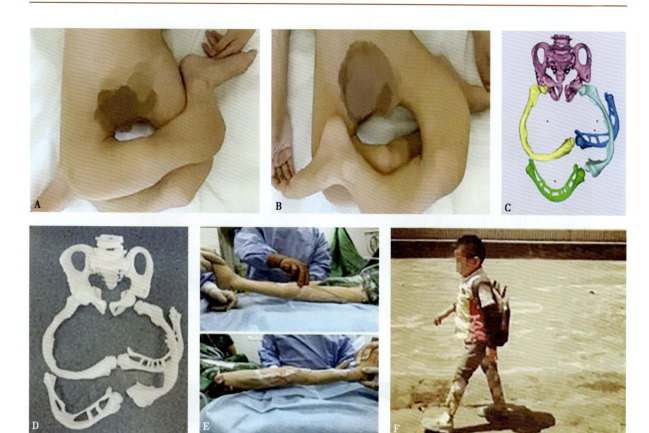

图 7-1-2 3D打印骨骼模型的临床应用典型案例

A、B. 患者畸形下肢外观；C. 下肢三维重建模型图；D. 下肢三维打印模型图；E. 术中在准确的位置和角度做截骨矫正畸形，并进行内固定；F. 术后恢复情况。

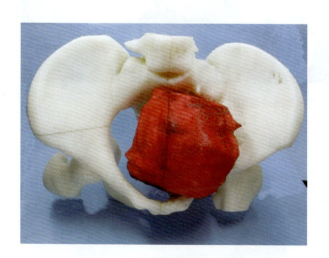

图 7-1-3 3D打印骨盆肿瘤模型

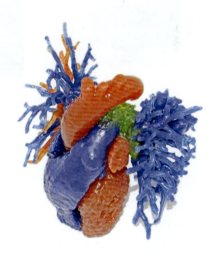

图 7-1-4 3D打印患者心脏模型

复体与手术操作的精确设计，还可利用该模型对复杂手术进行术前的操作演练，完善手术方案并通过术前演练，形成团队之间很好的配合，保证手术的顺利进行，大大提高手术的安全性和可靠性。图 7-1-5 是广东省人民医院用于梗阻性肥厚型心肌病（obstructive hypertrophic cardiomyopathy）术前演练的心脏 3D 打印模型，模型不仅精准地展现患者心脏的病损状态，而且其材质做到了与人体心脏在手术操作感方面的仿真。

3. 植入物的匹配操作 目前市场上提供的植入物都是标准规格产品，例如接骨板、钛网等。医生在术中须用消毒过的工具现场进行裁剪、弯

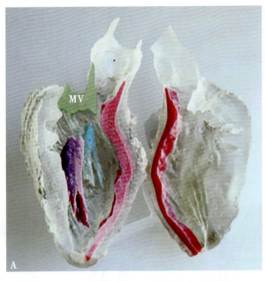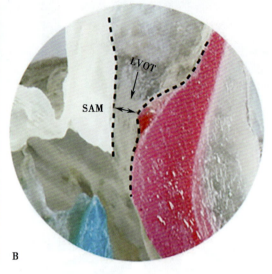

图 7-1-5 可用于手术操作演练的 3D 打印模型
MV：二尖瓣；SAM：二尖瓣收缩期前向运动；LVOT：左室流出道狭窄。广东省人民医院提供。

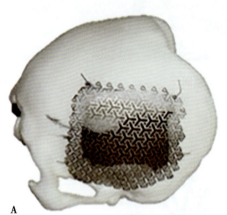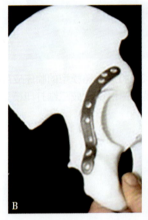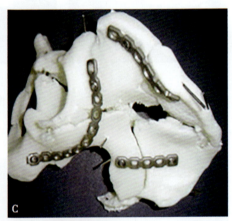

图 7-1-6 根据 3D 打印模型完成术前预成型的钛网和接骨板
A. 利用 3D 打印颅骨模型预成型钛网；B、C. 利用 3D 打印骨盆模型预成型接骨板。

曲等成型操作，以便与患者病损部位解剖形态匹配。3D 打印医学模型可以让这项工作从术中转移到术前，而且可以与专业制造商共同完成，使这项匹配工作做得更为完美，并大大缩短手术时间，明显提高了整体手术的质量和技术水平。图 7-1-6 是这种术前预成型个体化植入物的典型案例。

　　按患者解剖形态"量体裁衣、度身定做"的个体化植入物，制造商在提交临床医院产品时，应将植入物与宿主骨模型组合提交，使手术人员充分了解产品的匹配状态，进行术前演练。图 7-1-7 为一个典型案例。

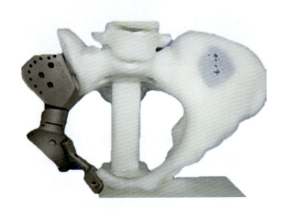

图 7-1-7 个体化植入物与宿主骨的匹配显示

4. 教学功能 3D打印医学模型能直观、形象地将患者的病损状态展示在学员面前。通过临床不断积累形成的丰富的典型案例模型将成为临床教学非常有力的工具(图7-1-8)。人们还可以按教学需求人为地设计一组完整的病损状态模型供教学使用。

二、3D打印医学模型的精度

3D打印医学模型能否真实反映实际解剖组织的尺寸与形态,是临床医生最为关注的问题。这里介绍本章编者团队的一项试验验证工作(图7-1-9)。

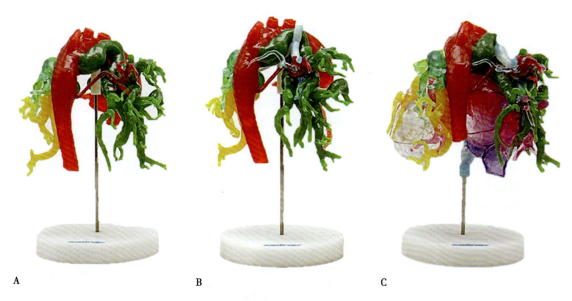

图 7-1-8 临床案例积累形成的心脏手术教学模型组合
广东省人民医院提供。

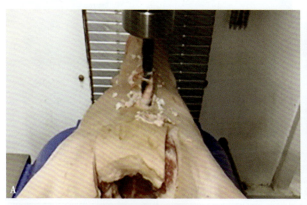
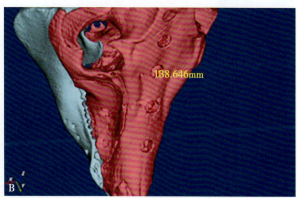
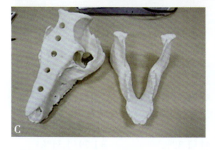
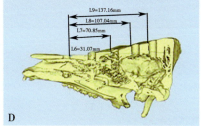
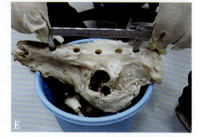

图 7-1-9 3D打印模型精度考核试验
A. 铣床加工猪颅面骨上的孔洞;B. Mimics图像处理和三维建模;C. SLS打印尼龙实体模型;D. 测量数字模型;E. 打印模型和剥离软组织后猪头标本上的孔洞间距。

为如实反映临床中 3D 打印医学模型生成的每一步过程，这里采用完整的、包含所有软硬组织的新鲜猪头为标本。首先在猪头上用铣床加工出一系列位置精准的孔洞（图 7-1-9A），构成人为的解剖特征点。然后做 CT 扫描，采用 Mimics 软件进行图像处理和三维建模（图 7-1-9B），进一步用该数据模型在 EOS P110 打印机（SLS）上打印出尼龙实体模型（图 7-1-9C），通过测量数字模型（图 7-1-9D）、打印模型和剥离软组织后猪头标本上的孔洞间距（图 7-1-9E），得出对比结果，见表 7-1-1。

根据这项实验得出结论：

1. 软件所建数字模型与实际骨骼标本之间的尺寸误差在 2.0% 以内，取决于软件精度以及操作者的阈值选取。

2. 3D 打印模型与数字模型之间的误差在 1.5% 以内，打印模型一般略大于数字模型。

3. 3D 打印件与骨骼标本之间的尺寸误差约在 0.6% 以内。

三、3D 打印医学模型的进一步发展

3D 打印医学模型最早用于骨组织相关外科，主要打印骨骼模型，并在临床获得广泛应用。这些模型色彩单一，主要显示骨骼解剖形态。

根据手术诊断和手术规划的需求，逐渐发现单纯骨骼模型不能满足需求，必须和周边的软组织共同建模、一体化打印，而且需要用不同的色彩来区分骨组织和周边的软组织。随着软组织外科各领域对 3D 打印模型需求的出现，彩色打印技术更受到人们的关注，从而产生各种基于彩色喷墨印刷原理的打印设备。医生使用这种技术打印的肝脏、肾脏、心脏等软组织模型，不仅清晰地反映了这些器官内部的复杂结构，而且用不同的色彩加以区分，在临床中获得了很好的应用。

但是，随着技术的发展，人们今天对 3D 打印医学模型提出了进一步的需求。

1. 由于虚拟现实（virtual reality，VR）技术的发展，今天人体器官复杂的解剖模型可以不通过 3D 打印，而直接将数字模型在虚拟环境中展现。人们可以像观察实物模型一样，在空中看到一个完全逼真的、具有三维沉浸感的仿真模型，而且可以对这个模型进行放大、缩小、剖切和测量，其视觉效果完全可以替代 3D 打印模型，而且优于 3D 打印模型，如图 7-1-10 所示。这就促使全彩、多材质、一体化 3D 打印技术的进一步发展。打印设备的打印材料能够根据临床需要调配，做到所打印的模型不仅具有视觉效果，而且具有手术操作演练时的较好手感仿真效果，从而具有虚拟现实技术难以替代的功能。

2. 人们不仅需要 3D 打印医学模型提供视觉和操作手感，而且进一步需要它处于术中完整的周边组织仿真环境中。例如：脊柱手术模型，必

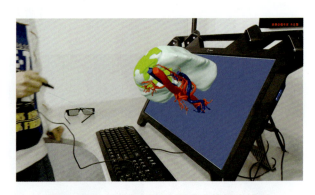

图 7-1-10　在 VR 环境中观察人体器官模型

表 7-1-1　孔洞间距实物模型、三维数字模型和 3D 打印模型测量结果对比

位置	孔 1-孔 2 距离 L6/mm	孔 1-孔 3 距离 L7/mm	孔 1-孔 4 距离 L8/mm	孔 1-孔 5 距离 L9/mm
实物（P）	31.7	71.8	108.9	139.5
Mimics 模型（M）	31.07	70.85	107.04	137.16
M 与 P 误差	−0.63（1.99%）	−0.95（1.32%）	−1.86（1.71%）	−2.34（1.68%）
3D 打印模型（D）	31.52	71.54	108.45	138.95
D 与 M 误差	+0.45（1.45%）	+0.69（0.97%）	+1.41（1.32%）	+1.79（1.31%）
D 与 P 误差	−0.18（0.57%）	−0.26（0.36%）	−0.45（0.41%）	−0.55（0.39%）

误差计算公式：（M−P）/P。

须要在人体微创手术的仿真环境中进行操作演练，这就促使仿真人体技术的产生。仿真人体是 3D 打印模型技术的重要提升，并具有广阔的发展前景。

（王成焘）

第二节　3D 打印医学模型的制作

一、3D 打印医学模型的制作流程

一般来说，3D 打印医学模型的制作流程可分为：模型数据处理、模型打印以及模型的后处理三个阶段。

（一）3D 打印医学模型的数据处理

打印模型前需要将模型数据转化为指定的三维立体图档格式，然后进行一系列的处理。

模型数据处理包含简化、修复、z 轴补偿、支撑设计、排仓、切片及输入打印等内容，下面将就上述几个方面详细阐述。表 7-2-1 为不同 3D 打印方式在不同处理流程中常用的软件。

表 7-2-1　不同 3D 打印方式中常用的软件列表

打印方式	简化软件	修复软件	支撑设计软件
FDM	Magics	Magics	simplify 3D
SLA	Magics	Magics	Magics
PJP	Magics	Magics	GrabCAD
SLS	Magics	Magics	不需要加支撑，只需使用 Magics 软件调整零件摆放位置

PJP：塑料喷头打印技术（plastic jet printing）。

1. 模型简化　目前常见的三维立体图档有多种格式，如 STL、STP、IGS、OBJ、SLDPRT、PRT 等。其中，3D 打印中最为常用的图档格式是 3D Systems 公司于 1988 年制订的一个接口协议，即专为 3D 打印技术服务的三维图形文件 STL（stereo lithography）格式。STL 文件用多个三角面片组成的网状结构来表征模型的表面和曲线的壳体结构。计算机辅助设计（computer aided design，CAD）模型数据在转化为 STL 文件时，可以通过选择三角面片的边长来控制 STL 文件的精度。边长越小，STL 文件的精度就越高，但三角面片的数量也因此越多，该 STL 文件所占内存

也就越大。一般来说，在转化过程中会选择较小的边长以尽可能精细地表征模型的细节，而后根据实际需要对 STL 文件进行适当的简化，以减小其所占内存，方便后续处理流程。图 7-2-1 表示一个球形模型的简化过程。

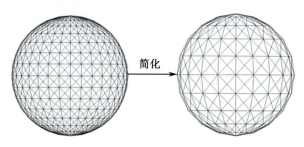

图 7-2-1　STL 文件简化示意图

2. 模型修复　在 CAD 模型数据转换为 STL 文件时，STL 文件的三角面片常会出现一些异常现象，如：法向错误、坏边、错误轮廓、缝隙、孔、多余壳体、重叠及交叉等。这些错误会导致后续处理流程无法正常进行，因此在对 STL 文件简化后常需进行 STL 文件的修复。可以采用修复向导下拉菜单进行诊断，完成后选择综合修复中的自动修复完成修复，如图 7-2-2 所示。如果 STL 文件的错误较为复杂或不易修复，可选择单项修复或将 STL 文件重新导出。

3. z 轴补偿　当 3D 打印材料为粉末或液态时，为保证层层间搭接率，实际每层成型厚度常大于设计层厚 d，为（d + Δd）（图 7-2-3A）。这里 Δd 是该层打印过程中融接到上一次打印层面的深度，是形成层层搭接的重要环节。因此造成第一层的打印厚度增加了 Δd，导致整个模型 z 轴方向尺寸增加了 Δd（图 7-2-3B）。同样，在打印中空的模型时，内部中空形状的顶部打印层会下沉出 Δd，造成 z 轴方向向尺寸减小的现象，也就是 3D 打印过程中常出现的塌陷现象（图 7-2-3C）。为了保证 z 轴方向尽可能接近真实尺寸，为此常需要对 STL 文件进行 z 轴补偿：将模型在 z 轴方向将尺寸缩小 Δd；对中空形状的 z 轴尺寸放大 Δd。一般补偿量 Δd 为 0.15mm。需要注意的是，z 轴补偿完成后，需再次对补偿后的 STL 文件进行简化及修复。

4. 支撑设计　支撑是指 3D 打印过程中用于支撑打印件下表面，或为加强打印件与基板连接

稳定性而设计的附加结构。

支撑的作用包括：①加强工件与基板连接的稳定性；②促进工件打印过程中多余热量的散热；③防止倾斜角度较大工件翘曲，提高工件合格率。

几乎所有的打印件在打印过程中都需要添加支撑。支撑会显著影响打印产品的设计方式、生产效率及材料成本。支撑可分为点支撑、线支撑、块支撑及体支撑等类型。图7-2-4为支撑设计示意图。

支撑设计原则：首先，须保证打印件的成品率；其次，须保证打印件的成型效果；最后，在保证上述两项要求的基础上，最大限度减少支撑结构的使用，节约原料及后处理成本。

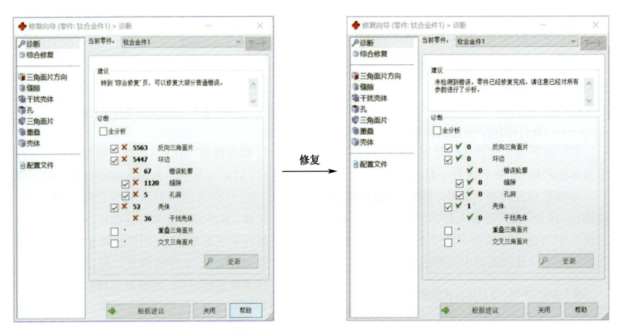

图7-2-2　STL文件修复示意图

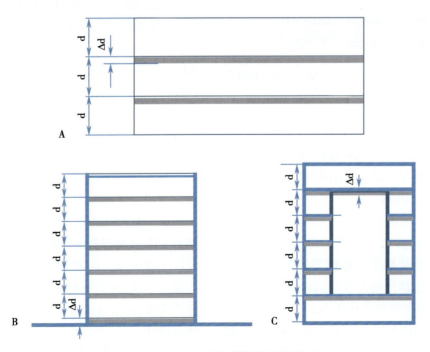

图7-2-3　STL文件z轴补偿示意图

A. 实际每层成型厚度常大于设计层厚；B. z向尺寸增加；C. 打印过程中的塌陷现象。

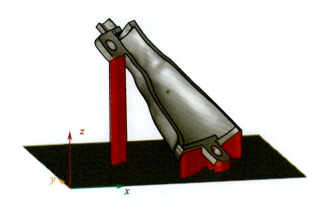

图 7-2-4 STL 文件支撑设计示意图

支撑设计步骤具体如下：

（1）确定模型摆放角度：确定模型摆放角度时，应尽量将面积较大的面置为底面，以减少支撑及后处理过程。对形状复杂的模型，遵循底大顶小的原则，保证其成型稳定。

（2）调整支撑面角度：模型外悬结构的下表面是支撑设计的对象。表面相对基准面的角度小，外悬表面对支撑的需求高，无支撑结构的下表面倾斜角度一般不小于 35°。对于上部尺寸较大的打印件，可适当增大添加支撑的下表面角度范围，以增强支撑强度。而对于上部较小的 STL 文件，可适当减小支撑面角度。需要注意的是，对于"阳台"式完全悬空的结构部位，不仅要设计足够强度的支撑，还要保证支撑的尺寸合理，避免出现支撑尺寸过细导致断裂的现象。

（3）选择支撑类型及参数：支撑面角度调整完成后，可根据具体情况选择支撑种类，并通过合理组合，设计出强度足够、体积最小的支撑。支撑组合设计完成后，为保证打印过程稳定，还可修改支撑参数，如偏移量等，进一步优化支撑的设计。

5. 排仓 当在一个工作平台上打印多个物件时，须在计算机中对各打印件 STL 文件在打印平台上进行合理的布局，称为排仓。排仓中，当需要打印多个相同的模型时，对 STL 文件的移动可以理解为对 STL 文件及对应支撑的整体移动，可通过阵列方式获取多个相同的 STL 文件及其对应的支撑，然后进行布放。而当需要打印多个不同的模型时，应全面考虑排放布局后再逐个进行支撑设计。

排仓应当尽可能遵循以下原则：首先，STL

文件及对应的支撑尽可能处在与刮刀平行的区域内，尽可能减少激光路径，缩短激光跳转时间和每一层打印周期，从而有效节约打印时间。其次，在打印有长直边结构的模型时，一般将 STL 文件调整至长直边与刮刀呈一定夹角的位置，将线与线的交遇转化为线与点的交遇，减小刮刀与模型接触时的阻力，保证支撑与工件接触效果。

6. 切片 排仓完成后，需要对 STL 文件和对应的支撑进行切片操作。切片，是指将设计的工件转换为一组打印机打印所需的移动指令。该指令能够控制打印喷头的移动或控制扫描振镜的角度，实现激光在选定轮廓内扫描，逐层叠加得到打印件。

7. 文件导入打印机 切片完成后，将切片文件导入打印机中，选择合适的模型材料、支撑材料及打印参数后开始打印。

（二）模型的后处理

刚从设备取出的打印工件并不能直接使用。去除支撑结构，改善表面粗糙度以及热处理等是必不可少的后处理工艺。打印件后处理工艺烦琐，多数需要熟练的技术工人手动操作，导致后处理成本在总成本中占较高的比例。因此，在工艺设计过程中要求设计人员应最大限度地优化方案，以简化后处理工艺。

二、不同类型打印设备具体操作流程

表 7-2-2 所示为不同 3D 打印方式适用的医学模型产品。下文将就这几种打印方式展开具体的设备操作流程介绍。

表 7-2-2 不同 3D 打印方式在医学模型产品制作中的应用

打印方式	适用产品
FDM	骨骼模型及初期设计样品
SLA	精确度要求较高的骨骼模型
PJP	彩色、硬度多样化模型
SLS	精度与强度要求较高的骨骼模型

（一）熔丝沉积成形设备

1. 适用模型类型 熔丝沉积成形（fused deposition modeling，FDM）设备中的多打印头设备可以同时装配不同材料而实现材料多元化打印。FDM 常用的线材成分为：聚乳酸（polylactic acid，

PLA）、聚乙烯醇（polyvinyl alcohol，PVA）和高抗冲聚苯乙烯（high impact polystyrene，HIPS），其中PVA 属于水溶性材料，常被用于支撑材料。FDM 环境友好性高、设备结构简单成本低、材料利用率高，但表面粗糙度较大，适合于打印精度要求不高的骨骼模型。

2. 模型数据处理与打印 用 FDM 设备打印模型时的具体步骤如下：

（1）STL 文件简化及修复。

（2）STL 文件支撑设计。

（3）STL 文件及对应支撑的排仓。

（4）STL 文件及对应的支撑切片，切片数据格式一般为 G-code 文件。

（5）准备打印设备，确保打印平台干净，且材料仓载入了足够的模型材料及支撑材料。

（6）将切片文件导入设备，选择合适打印材料及打印参数，一般情况下，结构复杂或具有内部结构的模型常用水溶性材料作为支撑，便于后续去除。

（7）评估打印时间后开始打印。

（8）打印完成，待模型在托盘上冷却后，小心地用刮铲取下。

（9）清理打印平台。

3. 打印模型的后处理

（1）若支撑材料为水溶性材料，将打印件置于水中浸泡一段时间后，用高压水枪将支撑材料冲洗干净。

（2）若支撑材料为非水溶性材料，则需用尖嘴钳小心移除支撑。

（3）有表面粗糙度要求的，用砂纸打磨至所需要求。

（4）放置于通风处。

（二）立体光刻设备

1. 适用模型类型 立体光刻（stereo lithography）设备打印速度快，成型精度较高（打印精度为 ±0.05mm），比较适用于精度要求较高，临床需求急的骨骼模型打印。

2. 模型数据处理与打印 用 SLA 设备打印模型时的具体步骤如下：

（1）STL 文件简化及修复。

（2）STL 文件 z 轴补偿，简化及修复。

（3）STL 文件支撑设计。

（4）STL 文件及对应支撑的排仓。

（5）STL 文件及对应的支撑切片，切片数据格式一般为 CLI 文件。

（6）准备打印设备，确保打印平台干净，并载入了足够的材料，与 FDM 不同的是 SLA 打印材料与支撑材料为同种材料。

（7）将切片文件导入设备，选择合适打印材料及支撑材料。

（8）评估打印时间后开始打印。

（9）打印完成，待模型在托盘上冷却后，小心地用刮铲取下。

（10）清理打印平台。

3. 打印模型的后处理

（1）将取下的模型浸泡于粗洗池中的酒精溶液中，待支撑部分泡软后去除大块支撑。

（2）将去除支撑后的模型浸泡于精洗池中的酒精溶液中，用刷子将表面的液态的光敏树脂清洗干净。

（3）高压气枪吹除表面附着的酒精溶液。

（4）置于加热炉中固化 15min。

（5）用镊子或美工刀去除模型表面支撑点，按照需求打磨表面纹理及上色。

（6）由于材料为光敏材料，处理完成的模型最好涂覆防氧化漆。

（7）放置于通风处。

（三）塑料喷射设备

1. 适用模型类型 塑料喷射（plastic jet printing，PJP）打印技术常用来制作接近真实对象的模型，更可用来打印软硬结合、多种颜色或多种硬度的模型，如骨骼 - 血管组合模型、心脏 - 血管组合模型等。

2. 模型数据处理与打印 用 PJP 设备打印模型时的具体步骤如下：

（1）STL 文件简化及修复。

（2）准备打印设备，确保打印平台干净及载入了足够的材料，并将打印设备切换至在线模式。

（3）将处理好的 STL 文件导入设备，选择打印材料及支撑材料。

（4）点击自动摆放，完成排仓。

（5）STL 文件及对应的支撑切片，软件内部完成切片。

（6）评估打印时间及材料消耗后开始打印。

（7）打印完成后，待模型在托盘上冷却后，小心地用刮铲取下，取件过程尽量避免撬动或弯折模型，以防模型变形破裂。

（8）清理打印平台，用清水擦拭干净。

3. 打印模型的后处理

（1）手动移除易去除的支撑材料，不易去除的支撑部分，如尺寸较小的凹槽或内部结构，可利用镊子及高压水枪协助去除。

（2）支撑去除完成后，将打印件浸泡于5% NaOH溶液中30min，取出后用清水冲洗，吹干保存。

（3）为防止打印模型变形，处理完成后的打印件须储藏于室温和低湿环境中。

（四）激光选区烧结设备

1. 适用模型类型 激光选区烧结（selective laser sintering, SLS）设备不需添加支撑结构，材料利用率较高，基于打印成本及成型件机械性能方面综合考虑，SLS适用于精度与强度要求高的模型打印，或稳定性要求较高的导板打印。

2. 模型数据处理与打印 使用SLS设备打印模型时的具体步骤如下：

（1）STL文件简化及修复。

（2）STL文件z轴补偿，简化及修复。

（3）STL文件的排仓。

（4）STL文件的切片，切片数据格式与打印设备对应。

（5）准备打印设备，确保载入了足够的材料，并将打印平台预热至指定温度。

（6）将切片文件导入设备。

（7）评估打印时间后开始打印。

（8）打印完成后，待打印仓温度冷却后，将模型取出。

3. 打印模型的后处理

（1）将取出的模型表面粉末清理干净。

（2）喷砂将表面附着的细小粉末颗粒清除。

（3）按照需求上色等。

（4）晾干后放置于通风处。

三、剩余材料的再利用

FDM和PJP成型消耗为模型及支撑部分的共同消耗，未使用的原材料可直接继续使用。

对于SLA成型方法，由于原材料为液态光敏树脂，原材料消耗为模型和支撑结构以及取出时附着于表面的光敏树脂的总消耗，清除打印仓内残渣后，仓内原材料可直接继续使用。SLS的原材料为粉末状高分子材料，成型中以原材料粉末为支撑，节省了支撑部分原材料的消耗。但由于受到扫描区域温度场影响，模型周围粉末已发生变性及结块而无法继续使用，加之其新旧粉末掺和使用方式及需定期淘汰粉末的特点，使其原材料利用率并不高。因此，在处理粉末时需注意以下事项：首先，取出成型仓内工件时，避免揉搓或抖动导致变性及结块粉末残留至仍可继续利用的粉末中。其次，取出工件后仍可继续利用的粉末并不能直接作为下次使用的粉末，一般情况下使用筛分机筛分出残渣后，通过混粉机将新旧粉末按适当的比例混合后才可使用（常规比例为1:1，新粉占比略低也可）。混合完成后的粉末需放置于通风干燥处。使用一定次数后的粉末，由于其中始终存在最先遗留的那部分粉末，这部分粉末经过多次循环后性能恶化，会严重影响成型效果及稳定性，须进行淘汰处理。在一次SLS成型的过程中，对于尺寸较小而实际体积较大的模型材料利用率较高，反之，尺寸较大而实际体积较小的模型，原材料利用率较低，因此数据处理过程中合理的排仓对SLS成型原材料的利用率至关重要。

（付 军）

第三节 全彩多材质一体式3D打印医学模型及其临床应用

这里介绍我国珠海赛纳打印科技股份有限公司的全彩多材质一体式打印设备J501Pro及其临床应用。它是目前该类型打印设备中我国具有自主知识产权、实现量产的打印设备。

一、直喷全彩多材质一体式3D打印技术

图7-3-1为J501Pro的工作原理图。一个类似于办公用彩色打印机的打印喷头阵列在电机驱动下沿xy轴运动。工作台面在每层打印完毕后沿z轴作层厚运动。

（一）全彩打印技术

赛纳WJP（white jet process）白墨填充全彩3D打印技术，其基础原理类似于2D喷墨打印技

打印喷头

x轴导轨

固化光源

y轴导轨

成型平台

支撑材料

成型材料

z轴导轨

图 7-3-1 直喷全彩多材质一体式 3D 打印工作原理

术,三维打印中的全彩色表现是二维色彩表现基础上的引申扩展。2D 喷墨打印是在白纸上喷射彩色墨滴,在微观表现上每个像素点是一个九宫格(图 7-3-2A),像素点的颜色是由多个彩色墨滴颜色通过人眼的视觉混合而成。赛纳 WJP 白墨填充技术俗称补墨技术,也就是在九宫格的空白处用白墨或透明墨滴填充(图 7-3-2B 中的 W 区),其最终目的为保证单一打印层每一像素点的墨滴数均为一致,即在微观上保证每一层的成型材料高度一致,从而保证整体模型在任何一处的高度一致,无凹槽不平现象出现,从而打印出颜色丰富和尺寸精确的三维模型。每次喷射打印出一个薄层的光敏树脂后即用紫外光快速固化。每完成一层的打印,机器成型托盘便极为精确地下降一个层厚,喷头继续下一层打印工作,直至全部完成。

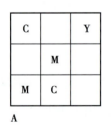
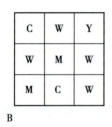

图 7-3-2 全彩打印工作原理
A. 像素点的微观表现;B. 九宫格的空白处(W 区)。

(二)多材质打印技术

多材质主要是指不同硬度的材质。其基本原理是用两种或两种以上不同硬度的材料,通过一定方式混合打印,得到特定硬度的第三材料。

赛纳打印设备具有两组墨盒,每组 4 个。第一组墨盒为黑、红、蓝、黄彩色盒。第二组为白色和透明材料墨盒,各有两种硬度。第一组墨盒材料主要负责色彩的生成,第二组墨盒材料负责材质硬度调配。赛纳设备可通过数据处理合成出不同软硬度的打印效果。该方法主要是通过控制混入较软柔性材料中较硬材料的比例,调和打印出不同软硬度。两种柔性不同的材料可打印出 256 种不同软硬度的材质效果。在进行每一层切片数据处理时只需分别对每一部分指定所期望的硬度即可。

二、人体组织器官的全彩建模与打印文件生成

彩色模型打印操作流程主要分为三步。

(一)模型导入

模型导入如图 7-3-3 所示,导入后会有默认颜色,此时不用理会。

(二)模型上色

在颜色选择界面可以选择颜色,也可点击 按钮,弹出颜色选择对话框进行颜色选择。

1. 骨骼上色(255 255 255) 鼠标点选骨骼 STL 文件,然后选择(255 255 255)颜色后,点击"确定"按钮,骨骼即上色成功,如图 7-3-4 所示。

2. 肿瘤上色(0 255 0) 鼠标点选肿瘤 STL 文件,然后选择(0 255 0)颜色后,点击"确定"按钮,肿瘤即上色成功,如图 7-3-5 所示。

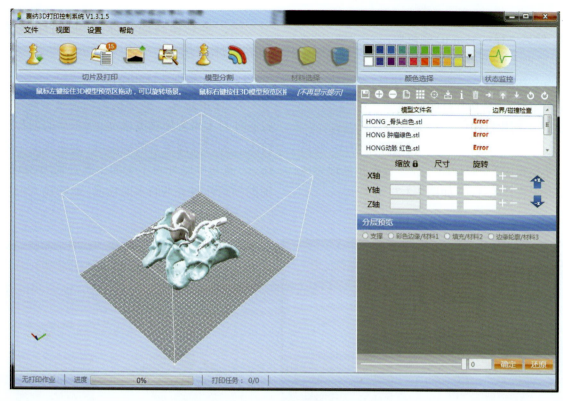

图 7-3-3　模型导入

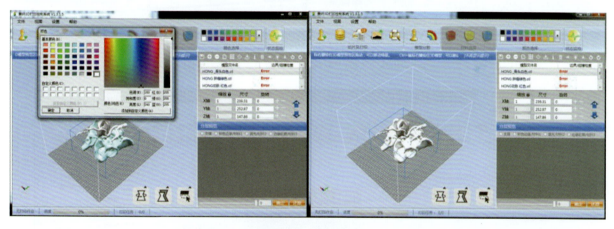

图 7-3-4　骨骼上色

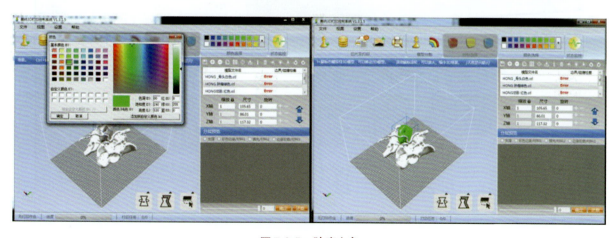

图 7-3-5　肿瘤上色

3. 动脉上色（255 0 0） 鼠标点选动脉 STL 文件，然后选择（255 0 0）颜色后，点击"确定"按钮，动脉即上色成功，如图 7-3-6。

当全部的 STL 文件上色完毕后，整个模型上色工作完成，等待切片打印。

（三）切片打印

点击"分层切片"按钮，模型开始切片，然后点击弹出窗的"立即打印"，模型数据预处理完成后即会正式开始打印，如图 7-3-7。

三、全彩多材质一体式 3D 打印医学模型的临床应用

（一）在颅脑外科的应用

1. 应用意义 脑部解剖结构复杂纤细，导致脑外科手术实施难度极高，手术后的创伤反应较大。如何提高手术的精确度，进而减少手术损伤，一直是颅脑外科不变的主题。采用 3D 技术辅助颅脑外科手术的术前预演，能够最大限度地

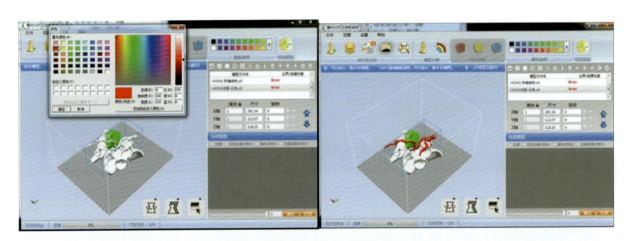

图 7-3-6　动脉上色

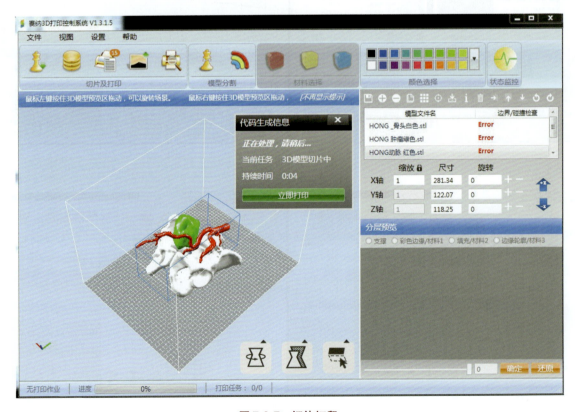

图 7-3-7　切片打印

减少手术损伤以及提高手术精确度,保证手术顺利实施。

2. **案例介绍**　中山大学附属第一医院病例。经CT诊断颅脑岩骨斜坡部位脊索瘤。简称岩斜脊索瘤,CT影像如图7-3-8。

3. **病变危害性**　因为病变处于颅中窝和颅后窝,位置深,毗邻脑干等重要结构,临床手术比较困难。传统的手术策略常采用颅中窝和颅后窝联合入路或者分期手术切除肿瘤,不但增加了手术的风险,也增加了治疗难度和费用。在彩色模型打印完成后,1∶1真实直观地再现病灶部位,见图7-3-9。

该模型在术前交付给医生,在手术前进行肿瘤摘除模拟训练。术中将模型带到手术现场,供手术过程中直观的参考。手术前3D打印的彩色模型帮助制订手术规划,经鼻腔行内窥镜手术,降低了手术创伤与风险,体现了对于该病例的精准医疗,节约了手术费用。

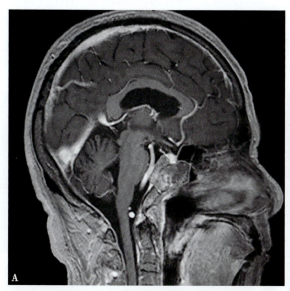
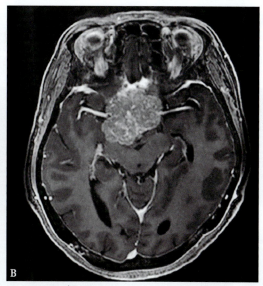

图7-3-8　岩斜脊索瘤CT影像
A. 案例1矢状面图; B. 案例2横切面图。

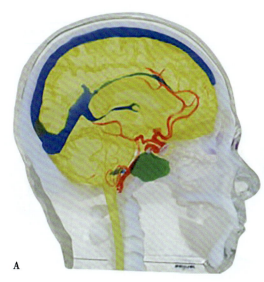
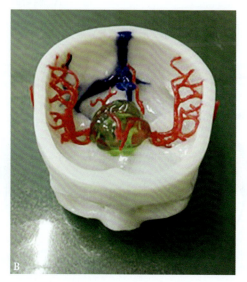

图7-3-9　岩斜脊索瘤3D打印模型(案例)
A. 案例1 3D打印彩色模型; B. 案例2 3D打印彩色模型。

(二）在心外科的应用

1. 应用意义 目前的影像技术在显示复杂结构性心脏病的解剖关系时尚有不足。三维重建技术对病变内部结构显示效果欠佳，亦缺乏真实感。而 3D 模型可完美解决这一难题，也可以辅助介入外科手术。3D 模型能够让医生在心脏手术之前充分了解患者心脏病损情况，并且可利用模型进行术前模拟手术过程，从而缩短手术时间，提高手术成功率，降低手术风险。

2. 案例介绍 香港某医院心外科，2 周岁小患者，结合临床表现和 CT 诊断为先天性肺动脉闭锁（图 7-3-10），合并室间隔缺损。

3. 病变危害性 该症患者血液不能正常流向肺部进行氧合，所以主动脉血氧含量低，患儿稍作活动即导致全身性缺氧。通常需要二期或更多次手术才可根治。

根据患儿 CT 影像资料，建模并打印出 1：1 真实直观的病灶部位彩色模型，直观地呈现室间隔缺损大小、形态和位置。治疗方案随之调整为先作姑息治疗和一期布莱洛克 - 陶西格分流术（Blalock-Taussig shunt，B-T 分流术），观察后再规划下期治疗方案。

B-T 分流术和姑息治疗后，再作影像学检查和制作，手术后彩色模型，帮助检查治疗效果，有效地提高了该病例的精准医疗。B-T 分流术的血管建议用其他颜色进行打印以便讲解时区分，如图 7-3-11。

我国目前有数以百万计的结构性心脏病患者

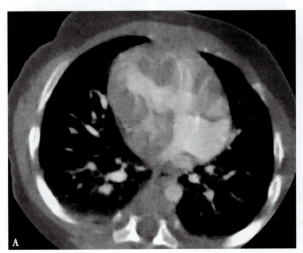
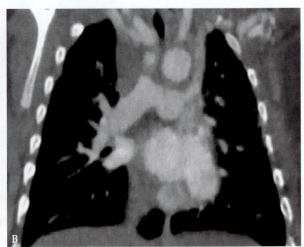

图 7-3-10 先天性肺动脉闭锁 CT 图
A. 横切面图；B. 冠状面图。

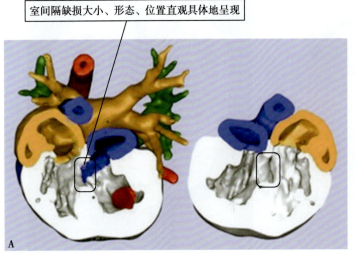
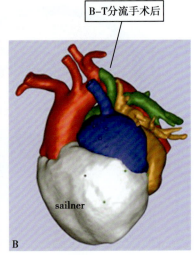

室间隔缺损大小、形态、位置直观具体地呈现

B-T 分流手术后

图 7-3-11 患儿心脏 3D 打印模型
A. 术前模型图；B. 术后模型图

需要手术治疗，这些病例的个体差异非常大，治疗方案复杂多变，手术难度大。由3D打印技术通过1:1的精确比对打印出实体模型，外科医生可直观地在模型上讨论手术关键步骤并制订出最佳的手术方案，并在术中参照模型完成手术。

（三）在肝胆外科的应用

1. 应用意义 肝癌是世界上最常见的恶性肿瘤之一。在中国，肝癌也是发病率高、死亡率高、治疗费用高的重症，但在手术中很难确保既能完整切除肿瘤，又尽可能保留正常的肝组织，而且有相当一部分肝癌患者同时会有多个肿瘤，切除时有遗漏的可能。手术前在3D打印技术的辅助下，外科医生可借助肝脏及周围解剖结构的3D模型，精确定位病灶并确定手术路径，实现完整切除病灶的同时，尽可能保留正常肝脏，并避免重要解剖结构受到损伤。

2. 案例介绍 患者女性，56岁，因肝恶性肿瘤、肝硬化，就诊于南方医科大学南方医院的肝胆外科，因为肝功能存在严重缺陷，肝移植是目前唯一有效的治疗方法。

3. 病变危害性 肝脏是人体最大的实质性器官，承担人体的各类重要代谢功能，因此，肝脏一旦出现恶性肿瘤将导致危及生命的严重后果。又由于肝脏具有丰富的血流供应，与人体的重要血管关系密切且肝脏恶性肿瘤发病隐匿，生长快速，因此治疗甚为困难，目前总体疗效和预后并不理想。

根据CT影像资料（图7-3-12），建模并打印出1:1真实直观的病灶部位彩色模型（图7-3-13），直观地呈现出肝脏结构，并利用不同色彩、多种材料，呈现出清晰可见肝脏肿瘤位置，帮助制订治疗案，有助于实现精准医疗的理念。

（四）在大血管外科的应用

1. 在主动脉夹层治疗中的应用意义 主动脉夹层是指由于主动脉内膜局部撕裂，在强有力的血液冲击下，内膜逐步剥离、扩展，在动脉内形成真腔和假腔。主动脉夹层传统外科手术被认为是大血管外科最复杂、风险最大的手术之一。传统开放手术切口大，出血多，创伤大，死亡率和术后并发症发生率较高。3D打印技术能让我们在术前更充分了解主动脉夹层的大小、形态、角度等信息，从而为精准选择血管支架、设计手术方

案、制订手术入路等提供参考。

2. 案例介绍 广东省人民医院病例，经CT诊断为主动脉夹层（图7-3-14）。

3. 病变危害性 主动脉是身体的主干血管，直接承受来自心脏跳动的压力，血流量巨大。出现内膜层撕裂时，如果不进行恰当和及时的治疗，破裂的可能性甚大，死亡率也非常高。

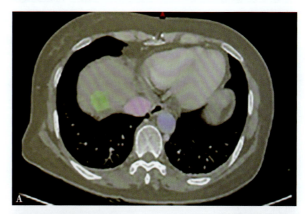
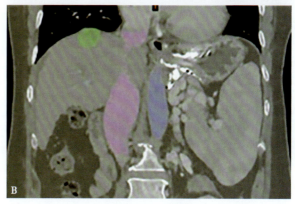

图7-3-12 肝恶性肿瘤、肝硬化的CT影像
A. 横切面图；B. 冠状面图。

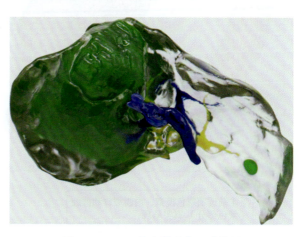

图7-3-13 3D打印的患者肝脏模型

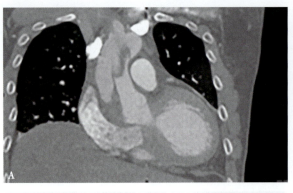
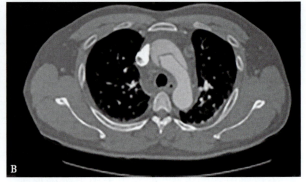

图 7-3-14 主动脉夹层 CT 影像
A. 冠状面图；B. 横切面图。

根据患者 CT 影像资料，建模并打印出 1∶1 真实直观的病灶部位彩色模型（图 7-3-15）。模型可通过主动脉内膜裂口位置、假腔大小和形态直观具体地呈现，从而帮助制定手术方案，通过大腿根部小切口经股动脉在内膜裂口放置支架型血管。

治疗后再次 CT 复查，并打印出 1∶1 真实直观的彩色模型（图 7-3-15），显示治疗效果良好，并免除了范围巨大的修复手术。

（五）在骨科的应用

1. 应用意义　目前多彩 3D 打印技术在骨科主要应用在复杂、精细的手术，如人工关节置换、脊柱肿瘤、骨盆骨折、上下肢经关节骨折等，具有使手术更具精准和前瞻性、降低手术风险等优势。有了提前打印出的患者骨骼及周边软组织模型，医生可以在手术前选择正确的手术入路，避免重要血管神经损伤，并设计制作个性化的内固定或假体。

2. 案例介绍　广东省人民医院病例，经诊断为颈胸椎肿瘤，见图 7-3-16。

3. 病变危害性　主要表现为背颈疼痛、局部肿块、脊柱畸形以及神经功能障碍等。通过 1∶1 打印患者病灶部位的实物模型（图 7-3-17），真实直观地再现病灶部位，能精确评估病变范围与临近脏器组织的三维空间关系，便于医生进行术前评估、诊断、选择手术路径、精确测定手术部位及决定手术方案，确定肿瘤供血动脉的结扎位置。通过模型术前演练手术过程，降低手术风险。

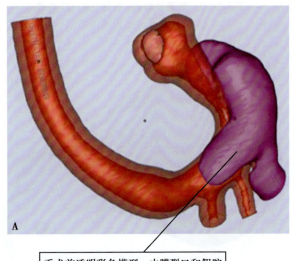
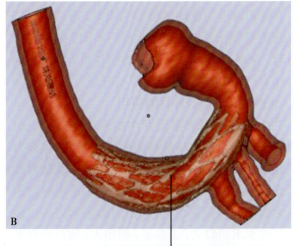

手术前透明彩色模型，内膜裂口和假腔（紫色部分）真实呈现

手术后透明彩色模型，内膜裂口和假腔消失，网状血管支架形态真实呈现

图 7-3-15 主动脉夹层 3D 打印模型

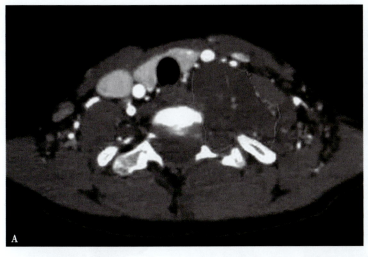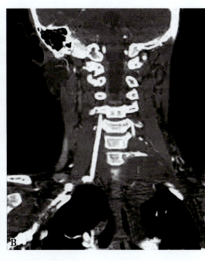

图 7-3-16　颈胸椎肿瘤 CT 影像

A. 横切面图；B. 冠状面图。

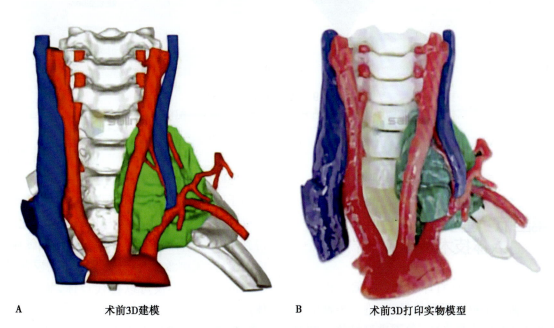

A　　　　　术前3D建模　　　　　　　B　　　　　术前3D打印实物模型

图 7-3-17　颈胸椎肿瘤 3D 建模与 3D 打印模型

（六）在肺结节导板中的应用

1. 应用意义　肺部小结节行楔形切除术最大的挑战在于定位，特别是那些在肺表面上无胸膜凹陷的结节，往往术中外科医生需要花费相当长的时间去触摸定位小结节。定位失败后往往会导致非计划性的肺段切除、肺叶切除或者中转开胸。术前的 3D 打印定位模型和导板能很好地解决以上问题。

2. 案例介绍　广东省人民医院胸外科病例，经 CT 诊断为肺结节，图 7-3-18。

3. 病变危害性　肺结节有可能是肺癌（肺肿瘤）的前兆。胸内结节病早期常无明显症状和体

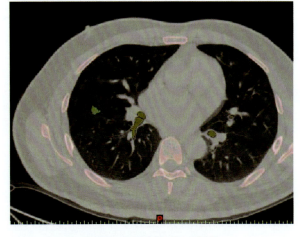

图 7-3-18　肺结节 CT 影像

征。有时有咳嗽，咳少量痰液，偶见少量咯血；可有乏力、发热、盗汗、食欲减退、体重减轻等。病变广泛时可出现胸闷、气急，甚至发绀。

根据患者 CT 影像资料，利用数字化建模技术与 3D 打印技术构建疾病模型（图 7-3-19），可应用于肺癌、肺结节切除等外科手术。手术前 3D 打印的彩色模型帮助病灶定位和实施介入治疗，免除创面大的开胸手术。

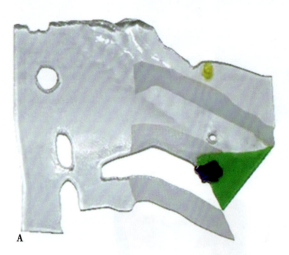
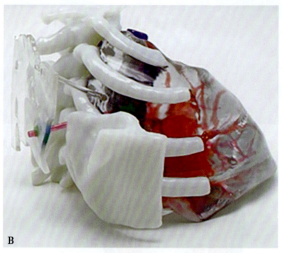

图 7-3-19 肺结节 3D 打印模型

A. 肺结节导板模型；B. 肺结节导板与肺部装配模型。

（周　毅）

第四节　基于 3D 打印的仿真人体技术及其应用

如今，临床对 3D 打印人体组织器官模型的需求已不满足于视觉观察的层面，进一步希望手术演练时具有操作仿真感；已不满足对单一组织器官的建模，而希望进一步显示病变与其周边组织的整体关系。仿真人体技术由此应运而生。

一、仿真人体的特点及功能

（一）仿真人体的特点

仿真人体是依据真实人体 CT 或 MRI 扫描数据，通过对组织器官三维建模，基于 3D 打印技术仿真制作而成。不仅具有与真实人体一样的解剖结构外观，而且材质的触感和手术操作感接近真实活体。图 7-4-1 为中国制作的仿真人体。

过去医学院学生和年轻医生通过尸体解剖来了解人体内部的结构和进行手术训练。仿真人体的出现为这方面的学习提供了新的手段。中国每年用于医学教学的尸体量巨大，依靠志愿者捐献难以满足需求。仿真人体与传统尸体相比，来源得到保证，没有腐坏问题，手术操作训练环境生而于保持，无刺激性气味，而且运输比较方便。

仿真人体不仅可以替代尸体，而且优于尸体，这是因为。

1. 医生在进行手术训练时能够获得与真实存活人体各部位相同的手感，而不是尸体的手感。

2. 仿真人体可以模拟人体不同部位的病损状态，如特定的骨、软骨病变，不同性质的肿瘤等。

3. 可以更换在学习训练中损坏的部位，而使用更长时间。

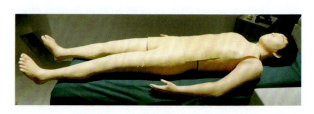

图 7-4-1 中国制作的仿真人体

不熟悉人体结构怎敢当医生！

——几代解剖学家集腋成裘，为你揭示人体结构的奥妙

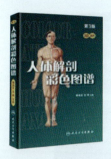

《人体解剖彩色图谱》（第 3 版／配增值）
——已是 100 万[+] 读者的选择

读者对象： 医学生、临床医师

内容特色： 医学、美学与 3D/AR 技术的完美融合

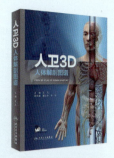

《人卫 3D 人体解剖图谱》
—— 数字技术应用于解剖学出版的"里程碑"

读者对象： 医学生、临床医师

内容特色： 通过数字技术精准刻画"系解"和"局解"所需展现的人体结构

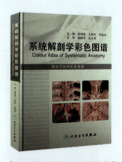

《系统解剖学彩色图谱》

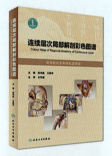

《连续层次局部解剖彩色图谱》
——"系解"和"局解"淋漓尽致的实物展现

读者对象： 医学生、临床医师

内容特色： 分别用近 800 个和 600 个精雕细刻的标本"图解"系统解剖学和局部解剖学

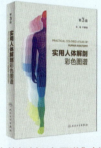

《实用人体解剖彩色图谱》（第 3 版）
——已是 10 万[+] 读者的选择

读者对象： 医学生、临床医师

内容特色： 通过实物展现人体结构，局解和系解兼顾

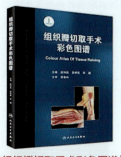

《组织瓣切取手术彩色图谱》
——令读者发出"百闻不如一见"的惊叹

读者对象： 外科医师、影像科医师

内容特色： 用真实、新鲜的临床素材，展现了 84 个组织瓣切取手术入路及线管的解剖结构

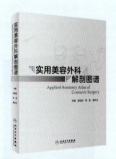

《实用美容外科解剖图谱》
——集美容外科手术操作与局部解剖于一体的实用图谱

读者对象： 外科医师

内容特色： 用 124 种手术、176 个术式完成手术方法与美学设计的融合

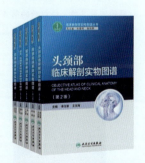

《临床解剖学实物图谱丛书》（第 2 版）
——帮助手术医师做到"游刃有余"

读者对象： 外科医师、影像科医师

内容特色： 参照手术入路，针对临床要点和难点，多方位、多剖面展现手术相关解剖结构

临床诊断的"金标准"
——国内病理学知名专家带你一起探寻疾病的"真相"

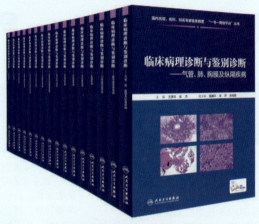

《临床病理诊断与鉴别诊断丛书》

——国内名院、名科、知名专家对临床病理诊断中能见到的几千种疾病
进行了全面、系统的总结,将给病理医师"震撼感"

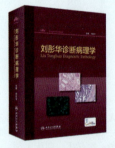

《刘彤华诊断病理学》
(第4版/配增值)

——病理科医师的案头书,二十年
打磨的经典品牌,修订后的第4版在
前一版的基础上吐陈纳新、纸数融合

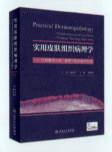

《实用皮肤组织病理学》
(第2版/配增值)

——5000余幅图片,近2000个二
维码,973种皮肤病有"图"(临
床图片)有"真相"(病理图片)

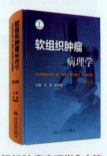

《软组织肿瘤病理学》(第2版)

——经过10年精心打磨,以4000
余幅精美图片为基础,系统阐述各
种软组织肿瘤的病理学改变

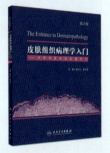

《皮肤组织病理学入门》(第2版)

——皮肤科医生的必备知识,皮肤
病理学入门之选

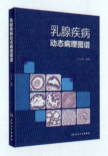

《乳腺疾病动态病理图谱》

——通过近千幅高清图片,系统展
现乳腺疾病病理的动态变化

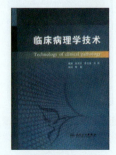

《临床病理学技术》

——以临床常用病理技术为单元,
系统介绍临床病理学的相关技术

第三轮全国高等学校医学研究生"国家级"规划教材

购书请扫二维码

创新的学科体系，全新的编写思路

授之以渔，而不是授之以鱼　　回顾历史，揭示其启示意义

述评结合，而不是述而不评　　剖析现状，展现当前的困惑

启示创新，而不是展示创新　　展望未来，预测其发展方向

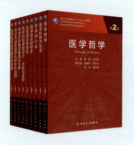

《科研公共学科》

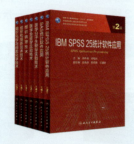

《实验技术与统计软件系列》

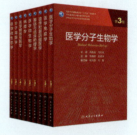

《基础前沿与进展系列》

在研究生科研能力（科研的思维、科研的方法）的培养过程中起到探照灯、导航系统的作用，为学生的创新提供探索、挖掘的工具与技能，特别应注重学生进一步获取知识、挖掘知识、追索文献、提出问题、分析问题、解决问题能力的培养

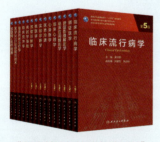

《临床基础与辅助学科系列》

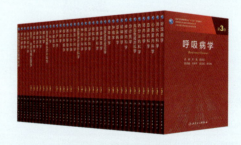

《临床专业学科系列》

在临床型研究生临床技能、临床创新思维培养过程中发挥手电筒、导航系统的作用，注重学生基于临床实践提出问题、分析问题、解决问题能力的培养

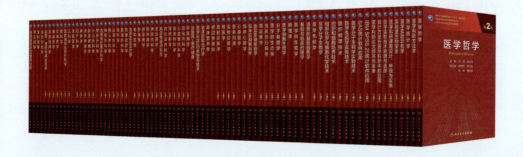

临床医生洞察人体疾病的"第三只眼"

——数百位"观千剑而识器"的影像专家帮你练就识破人体病理变化的火眼金睛

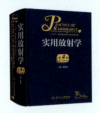 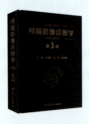 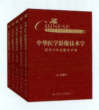 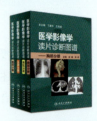

《实用放射学》 第 4 版 　　《颅脑影像诊断学》 第 3 版 　　《中华医学影像 技术学》 　　《医学影像学读片诊断 图谱丛书》

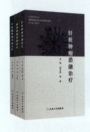 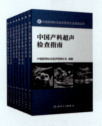 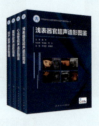 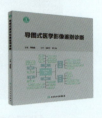

《中国医师协会肿瘤消 融治疗丛书》 　　《中国医师协会超声医 师分会指南丛书》 　　《中国医师协会超声造 影图鉴丛书》 　　《导图式医学影像 鉴别诊断》

放射好书荟萃 　　　　　　超声好书荟萃

新书速递

书号	书名	定价	作者
34088	影像诊断思维（配增值）	139.00	居胜红，彭新桂
32207	实用肝胆疾病影像学	520.00	李宏军，陆普选
34439	医学影像解剖学（第 2 版 / 配增值）	89.00	胡春洪，王冬青
33451	同仁鼻咽喉影像学	138.00	鲜军舫，李书玲
32769	主动脉疾病影像诊断与随访	120.00	范占明
32771	腕和手运动损伤影像诊断（配增值）	128.00	白荣杰，殷玉明，袁慧书
33899	妇产经静脉超声造影图解（配增值）	229.00	罗红，杨帆
34787	介入超声用药速查手册	159.00	于杰，梁萍
33900	超声引导肌骨疾病及疼痛介入治疗（配增值）	129.00	卢漫
33055	实用产前超声诊断学（配增值）	208.00	吴青青
33079	胰腺疾病超声诊断与病例解析	198.00	陈志奎，林礼务，薛恩生

中华影像医学丛书·中华临床影像库

第五届中国出版政府奖获奖图书

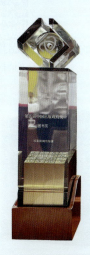

编写委员会

顾　　问　刘玉清　戴建平　郭启勇　冯晓源　徐　克

主 任 委 员　金征宇

副主任委员（按姓氏笔画排序）

　　　　　　王振常　卢光明　刘士远　龚启勇

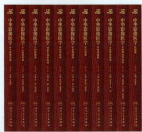 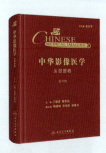 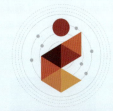 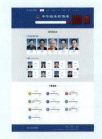

中华临床影像库

分卷	主编
头颈部卷	王振常　鲜军舫
乳腺卷	周纯武
中枢神经系统卷	龚启勇　卢光明　程敬亮
心血管系统卷	金征宇　吕　滨
呼吸系统卷	刘士远　郭佑民
消化道卷	梁长虹　胡道予
肝胆胰脾卷	宋　彬　严福华
骨肌系统卷	徐文坚　袁慧书
泌尿生殖系统卷	陈　敏　王霄英
儿科卷	李　欣　邵剑波
介入放射学卷	郑传胜　程英升
分子影像学卷	王培军

子库	主编
头颈部疾病影像库	王振常　鲜军舫
乳腺疾病影像库	周纯武
中枢神经系统疾病影像库	龚启勇　卢光明　程敬亮
心血管系统疾病影像库	金征宇　吕　滨
呼吸系统疾病影像库	刘士远　郭佑民
消化道疾病影像库	梁长虹　胡道予
肝胆胰脾疾病影像库	宋　彬　严福华
骨肌系统疾病影像库	徐文坚　袁慧书
泌尿生殖系统疾病影像库	陈　敏　王霄英
儿科疾病影像库	李　欣　邵剑波

了解更多图书
请关注我们的公众号

关注公众号
开启影像库 7 天免费体验

"视触叩听" 飞翔的翅膀

——国家行业管理部门和权威专家为你制定的临床检验诊断解决方案

购书请扫二维码

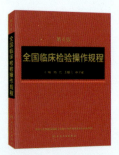

《全国临床检验操作规程》（第 4 版）
——原国家卫计委医政司向全国各级医院推荐的临床检验方法

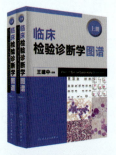

《临床检验诊断学图谱》
——一部国内外罕见的全面、系统、完美、精致的检验诊断学图谱

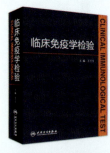

《临床免疫学检验》
——以国内检验专业的著名专家为主要编写成员，兼具权威性和实用性

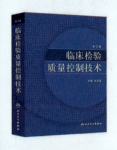

《临床检验质量控制技术》（第 3 版）
——让临床检验质量控制有章可循，有据可依

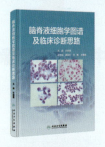

《脑脊液细胞学图谱及临床诊断思路》
——近千张高清细胞学图片，50 余例真实临床案例，系统阐述脑脊液细胞学

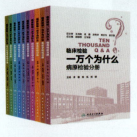

《临床检验一万个为什么丛书》
——囊括了几乎所有临床检验的经典问题

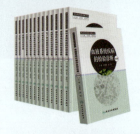

《常见疾病检验诊断丛书》
——临床医师与检验科医师沟通的桥梁

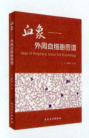
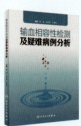
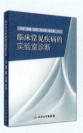
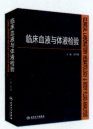
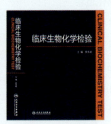
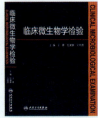
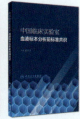
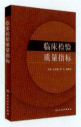
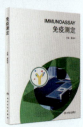
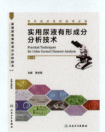

"治疗－康复－长期护理"服务链的核心

——全面落实《"健康中国 2030"规划纲要》所提出的 "早诊断、早治疗、早康复"

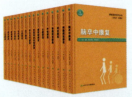

《康复医学系列丛书》

——康复医学的大型系列参考书，突出内容的实用性，强调基础理论的系统与简洁、诊疗实践方面的可操作性

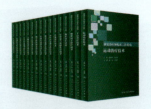

《康复治疗师临床工作指南》

——以临床工作为核心，对操作要点、临床常见问题、治疗注意事项进行重点讲述

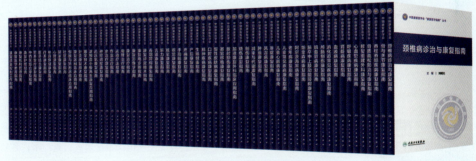

《中国康复医学会"康复医学指南"丛书》

——康复医学领域权威、系统的工作指南

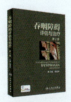

《吞咽障碍评估与治疗》（第 2 版/配增值）

——八年酝酿、鸿篇巨制，包含大量吞咽障碍相关新知识、新技术、新理论

《康复科医生手册》

——全国县级医院系列实用手册之一，服务于基层康复医务工作者

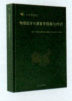

《物理医学与康复学指南与共识》

——中华医学会物理医学与康复学分会推出的首部指南，提供规范系统的康复临床思路以及科学的临床决策指导

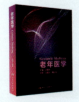

《老年医学》

——体现了老年医学"老年综合征和老年综合评估"的核心内涵，始终注重突出老年医学特色，内容系统权威

《老年医学速查手册》（第 2 版）

——实用口袋书，可方便快捷地获取老年医学的知识和技能

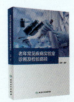

《老年常见疾病实验室诊断及检验路径》

——对老年人群的医学检验进行了严谨的筛查、分析及综合诊断

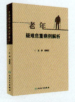

《老年疑难危重病例解析》

——精选老年疑难、复杂、危重病例，为读者提供临床诊治思辨过程以及有益的借鉴

"临床手绘手术图谱" 丛书

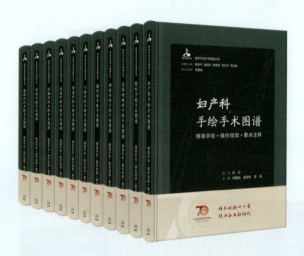

以手绘图为基础，文、图和手术视频相辅相成展现了医学与美学、基础与临床、纸质出版与数字出版的完美结合

书号	书名	作者
33651	泌尿外科手绘手术图谱——精准手绘＋操作视频＋要点注释（配增值）	徐国成，李振华，韩秋生
34375	心脏外科手绘手术图谱——精准手绘＋操作视频＋要点注释（配增值）	徐国成，张 永，韩秋生
33865	胸外科手绘手术图谱——精准手绘＋操作视频＋要点注释（配增值）	徐国成，杨雪鹰，齐亚力
34535	普通外科手绘手术图谱——精准手绘＋操作视频＋要点注释（配增值）	徐国成，罗英伟，韩秋生
33460	整形外科手绘手术图谱——精准手绘＋操作视频＋要点注释（配增值）	郭 澍，韩秋生，徐国成
33430	耳鼻咽喉科手绘手术图谱——精准手绘＋操作视频＋要点注释（配增值）	韩秋生，曹志伟，徐国成
33450	肛肠外科手绘手术图谱——精准手绘＋操作视频＋要点注释（配增值）	徐国成，李春雨
33382	神经外科手绘手术图谱——精准手绘＋操作视频＋要点注释（配增值）	徐国成，梁国标，韩秋生
33429	眼科手绘手术图谱——精准手绘＋操作视频＋要点注释（配增值）	韩秋生，张瑞君，徐国成
34374	骨科手绘手术图谱——精准手绘＋操作视频＋要点注释（配增值）	路磊，徐国成，韩秋生
33446	妇产科手绘手术图谱——精准手绘＋操作视频＋要点注释（配增值）	徐国成，孟祥凯，孟涛

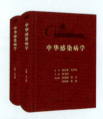

《中华感染病学》

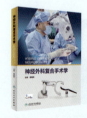

《神经外科复合手术学》

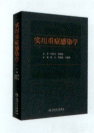

《实用重症感染学》

（二）仿真人体的功能

1. 用于解剖教学，包括人体整体解剖教学、各专科的解剖教学。

2. 用于手术训练，特别是一些新手术技术的设计与训练。

3. 用于手术模式的研究，特别是一些复杂的手术，通过在一个局部的、逼真的仿真人体上反复操练，规范和改进手术流程，可明显减少临床手术的风险。

4. 辅助医疗器械的研发，如作为手术机器人研发时的对象人体。

（三）仿真人体研究与产品现状

国外仿真人体的研究比国内起步较早，因此成果也较为丰富。大部分产品都是局部人体的手术训练模型，包括：仿真皮肤可用于静脉注射、甲沟炎手术训练，以及各种皮肤科手术训练模型等；骨科中的脊柱外科手术训练模型、关节外科手术训练模型、急救训练模型等；心血管外科中的血管介入手术模拟和训练模型；肛肠科手术训练模型；产妇分娩训练模型等。这些模型都具有接近真实的解剖学结构，其操作手感也接近真实人体，能为医护人员提供各种操作培训。

有日本公司将真实的人体器官进行扫描，通过 3D 打印技术打印出仿真器官模型，器官模型上能清晰地看见肿瘤和血管，可供外科医生手术操作实习，以提高其临床技能。模型的外表具有凝胶状的人造树脂，给予医生一种湿润且真实的触感。

英国诺丁汉特伦特大学利用 3D 打印技术制作出专门为外科医生进行创伤急诊手术训练用的仿真人体，并且可以重现进行创伤急救手术时的场景。每个器官都是通过 CT 扫描后打印出来的，为准备上手术台的实习医生提供手术训练的机会。实习医生在进行实践时，人造血被注入仿真人体体内，模拟伤口或切口出血的场景。肺部也可以注入空气，通过充气和放气的过程来模拟患者的呼吸。这种仿真人体采用硅胶和纤维制成，可被重复切割和修复，胸部皮肤、肋骨都可以打开，进行心脏外科手术演练。

目前市场上已出现多种设计制作的仿真人体，包括人造组织和器官，具有数百块可替换的肌肉、骨骼、器官、静脉和动脉，这些都是由模仿活体组织的机械学、热力学和物理化学特性的材料制成，会流血和呼吸，特定条件的刺激下能够模拟出人体真实的反应。这些经过验证的技术被用于医疗器械研究、外科手术临床训练和模拟，可以替代活体动物、人类的不同疾病患者。

长期以来，国内大部分公司生产的产品停留在解剖教具的水平，只能满足解剖形态教学的要求。随着我国制造业的迅速发展，出现一些专业生产常规手术教学人体模型的企业，品种覆盖医学各领域，包括急救、护理、妇幼、中医、口腔、影像、康复等，产品系列达千余种。这类企业在我国已经形成一定的规模。随着医学领域 3D 打印技术的推广，国内出现针对专业手术训练的仿真人体制造企业，推出关节镜、椎间孔镜等骨科微创治疗、心血管系统介入治疗、整形美容以及皮肤科等专业手术训练产品。仿真人体技术在我国正在崛起和发展。

二、仿真人体的制作材料

人体不同部位组织器官的材质构成不同，因此制作仿真人体的材料也不完全相同。总的分为刚性和柔性两大类。

制作仿真人体的材料种类很多，基本上都属于高分子材料。刚性材料主要是以聚氨酯原料为主的高分子材料。柔性材料包括硅胶，水凝胶等弹性体类材料。为达到仿真人体生理上的仿真，使用水、无机盐及纤维等复合材料制作的仿真人体也被开发出来，在外界环境的刺激下能够做出与真实人体相近的反应，如眼睑的开闭。

（一）人体皮肤仿真材料

仿真人体皮肤需要做到与真实人体皮肤在颜色、外观形态、手感、弹性甚至纹理上的接近，这就对制作仿真皮肤的原料有一定的要求。一般都使用柔性材料来制作，但原料的选择不会局限于一种材料。例如使用硅胶作为仿真皮肤的原料时，为使仿真皮肤的操作手感更加接近真实情况，需要纤维的加入来提高仿真皮肤的弹性，并防止切口局部撕裂影响操作真实感。图 7-4-2 为作者委托西南交通大学开展的仿真皮肤穿刺试验。

（二）人体骨骼仿真材料

人体骨骼的仿真制作材料有两种不同要求：一种是要求与真实骨骼性能完全一致，用来进行相应的力学试验，如和骨科植入物组装在一起，开

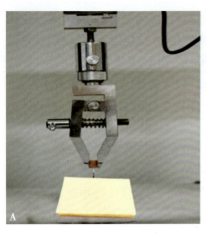
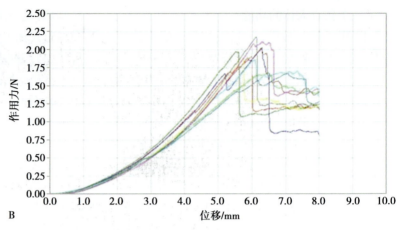

图7-4-2 仿真皮肤的穿刺性能试验
A. 实验装置图；B. 实验结果力-位移曲线图，多条彩色曲线代表多次实验的结果。

展力学强度试验。另一种是便于切割的材料，主要用于手术模拟训练，在完成手术过程操练的前提下，尽量降低摆锯刀片的磨损，从而降低培训成本。用于前者的仿真骨材料主要为环氧树脂。用于后者仿真骨材料主要是聚氨酯硬质泡沫塑料（简称聚氨酯硬泡）类材料。仿真骨具有与真实人体骨骼相近的皮质骨和松质骨解剖结构。通过原料配方的调整满足不同部位皮质骨硬度的需求，通过发泡技术制作松质骨。所制作的仿真骨在切割、打磨时具有与实际骨骼接近的效果，见图7-4-3。添加不同显影剂能够使所制备的仿真骨模拟出真实人骨X线显影像的效果，见图7-4-4。

现在，可以采用3D打印的模具制作出各种解剖形态的仿真人体骨骼，通过材料配方调整切割性能。直接采用3D打印技术制作的骨骼模型，其材料基本组分为丙烯酸酯聚合物、聚氨酯等，通过添加各种光引发剂形成光固化材料。这种3D打印骨具有很好的解剖仿真性能，用于患者个体化骨骼手术模型的制作。但切割时的手术感觉还不尽人意，有待进一步研究改进。

（三）人体肌肉仿真材料

软组织器官仿真制作的基础是肌肉的仿真，包括骨骼肌、平滑肌和心肌。合成人体软组织时，根据实际活体组织物理性能测试数据进行材料成分的组配设计。每个仿真组织材料都需要与模拟的活体组织在相同的物理环境条件下进行测试对比，如：弹性模量、耐磨性、渗透压、摩擦系数、导热系数、介电常数等。

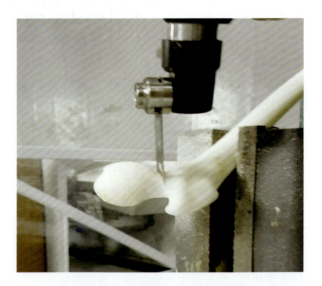

图7-4-3 仿真骨的摆锯切割试验

硅胶（silica gel）类材料由于其成型工艺简单、原料易得等特点，是最常用于制作仿真肌肉的材料。通过颜色的搭配、配方的调整来实现不同软组织的仿真制作。但是单纯硅胶类产品所制作的仿真软组织有一定的局限性。为模拟仿真肌肉层间的润滑现象以及穿刺时肌肉的润滑手感，在使用硅胶原料时会添加硅胶类产品专用的润滑油，并通过润滑油的用量对最终产品的润滑性能产生影响。心肌与血管通常使用硅胶作为原料来制作，它可以很好地模拟心血管的弹性。目前用硅胶材料制作的仿真心脏具有心房、心室和瓣膜等解剖结构，硅胶主动脉组成的仿真心血管系统，可调节心率、脑和外周血流量。

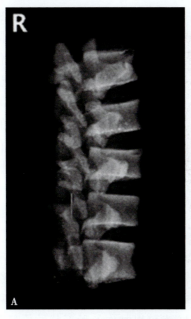
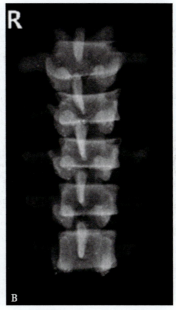

图7-4-4　仿真骨的X线显影
A. 椎体侧面观；B. 椎体正面观。

硅胶是绝缘体，不能导电，而医生在手术操作过程中往往会使用电刀来切割人体软组织，这就需要所制作的仿真产品能够导电。仿真导电肌肉常用水凝胶做基本材料，通过在水凝胶中加入导电离子实现其导电功能，同时调控原料的配比及成型工艺达到与人体真实肌肉相似的力学特性，使仿真软组织既具有可被电刀切割的特性，切割时的力学感觉也与真实情况相似，通过其他原料的添加还能模仿人体软组织被电刀切割时的气味。

聚氨酯软质泡沫塑料（简称聚氨酯软泡）类原料也可以用于制作仿真软组织，主要是利用其慢回弹的特性来模拟人体肌肉的弹性，回弹的程度通过聚氨酯材料配方的调节来实现。与上面两类产品相比，医生在此类材料的仿真肌肉上进行肌肉穿刺时没有真实人体的润滑感，但材料价格相对低廉。因此，聚氨酯软泡类材料适用于只追求外观手感，对具体操作感受要求不高的仿真软组织。

同样通过添加影响显影效果的组分，目前不同仿真人体软组织器官在MRI下的显影效果已可以与真实人体软组织媲美。为使制作的仿真软组织更加接近医生手术操作时的情形，各种更接近真实人体软组织的复合材料正在被开发出来，如切割时仿真出血状态的肌肉组织。

（四）人体软骨与韧带仿真材料

人体关节处骨骼表面有一层软骨起到润滑的作用，为使所制作的仿真骨更接近真实骨骼的结构，仿真骨的关节表面需要制作关节软骨层。关节软骨一般也使用高分子材料来制作，通过颜料的添加使其外观接近真实关节软骨。所制作的关节软骨应表面光滑，接近真实人体关节软骨的性状。

人体关节处的韧带是白色带状的结缔组织，坚韧且有弹性，起到连接骨骼的作用。为使仿真韧带达到这种效果，须采用特定原料的硅胶，通过配方的调节以及与骨头特殊的固定方式进而达到仿真的目的。

三、仿真人体的制作技术

3D打印是仿真人体得以制作的技术基础。在此之前，人们只能通过各种常规方法制造的模具，批量生产医学模型教具。利用3D打印技术，今天可以制作个体化，反映各种病损状态，可用于模拟真实手术的人体仿真模型。基于3D打印的仿真人体制作技术通常分为两种：一种是利用3D打印机直接打印人体组织器官模型；另一种是利用3D打印敏捷制造的模具，间接制作人体组织器官模型。

仿真人体可以是一具完整的人体，但根据医

学教学培训和临床的需要,更多采用局部的人体体段仿真模型。

(一)仿真人体组织器官的直接打印制作技术

对于解剖结构复杂的模型,如包含患者脊椎、椎间盘、神经和周边血管等软组织的脊柱组合模型,包含内部解剖结构的肝脏、肾脏、心脏完整的器官模型,则需要采用多材质、全彩色、一体化 3D 打印技术及设备。目前,能够提供这类打印功能的设备有美国 Stratasys 公司的 J750、中国珠海赛纳打印科技股份有限公司的 J501Pro 等设备。它们都是基于喷墨打印和光固化技术的打印设备,通过调控设备所带墨盒中材料的配比实现产品色彩与材质软硬度的调节。这类设备目前在解剖形态显示方面已能够满足临床与教学的视觉需求(图 7-4-5,图 7-4-6),但在满足人们丰富的操作手感要求方面,还需要不断地改进。因为,人体组织器官各部位的质感不同,不仅需要打印机能使用现已开发出来的大量仿真人体材料,还要求这些材料满足 3D 打印工艺的需求,这也是 3D 打印技术和设备领域长久的课题。

(二)仿真人体组织器官的间接打印制作技术

由于全彩、多材质、一体化 3D 打印技术还在发展之中,因此产生第二种制作技术,充分利用 3D 打印制作模具的工艺灵活性,与前面所提到的各种仿真人体材料相结合,通过所用材料在模具中成型,最终制成仿真人体。

聚氨酯硬泡仿真骨的制备,就是用 3D 打印制作出仿真骨的外观模具,将聚氨酯硬泡原料灌注其中,在特定的工艺下成型。由于 3D 打印技术可以制作各种形状结构复杂的模具,因此所制

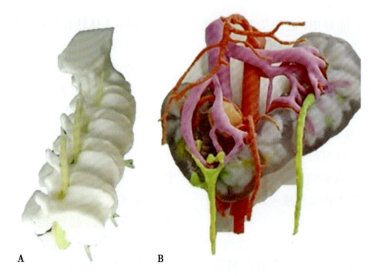

图 7-4-5 Stratasys J750 打印的人体器官组合模型
A. 椎体及神经模型;B. 血管及肠道模型。

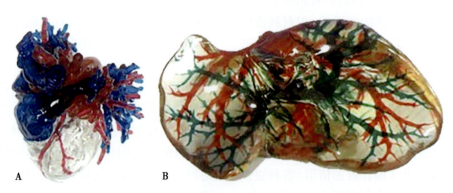

图 7-4-6 珠海赛纳 J501Pro 打印的人体脏器仿真模型
A. 心脏模型;B. 肝脏模型。

作的仿真骨能满足各种病损状态骨骼的解剖仿真需求。同时，通过材料配方的变化，还能满足不同力学性能的仿真。这种骨模型和软组织模型组合，不仅可以实现患者病损状态的仿真，医生操作时的手感也符合仿真要求。图7-4-7所示人体膝关节仿真模型中股骨、胫骨、腓骨、髌骨、半月板、关节囊，以及各种韧带皆采用3D打印模具制作，组合装配成用于膝关节镜的手术训练模型。

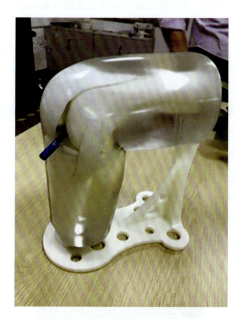

图7-4-7　膝关节镜仿真训练模型

基于3D打印技术所制作的仿真人体与传统的尸体相比，其手术训练部位设计为可替换的耗材，一次性使用后可以更换，保留没有被破坏的仿真人体区段，不仅可降低使用成本，还可变换不同的病损状态和病灶类型。

（三）仿真人体动态模拟

将机电技术与仿真人体相结合，能够实现仿真心脏的跳动、血管中血液的流动及肺部的呼吸运动等动态仿真。将计算机技术与仿真人体相结合，能够实现某些人体的生理学仿真，如：在光线照射下瞳孔的变化等。

四、仿真人体的临床应用

（一）在皮肤外科手术训练中的应用

仿真皮肤的结构包括表层、脂肪层和肌肉层，表面具有和真实人体皮肤相似的纹理，手感真实，尺寸和颜色可以根据需要定制，见图7-4-8。

仿真皮肤能够提供学生练习皮肤清洁、消毒、皮试、切割、缝合和打结等基础训练。缝合时不会出现局部撕裂的情况。在基础训练中还衍生出仿真手臂模型，医生可以练习手臂消毒、缝合及其他操作，操作手感真实，安全无毒。

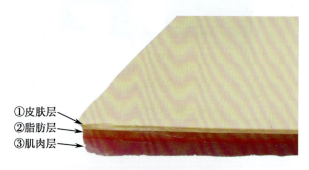

①皮肤层
②脂肪层
③肌肉层

图7-4-8　仿真皮肤的结构

仿真皮肤可以定制成含有不同类型的病灶，如脓肿、脂肪瘤、纤维瘤及黑痣等，见图7-4-9。这些病灶使用3D打印模具制作，组合到训练皮肤中。在皮肤外科专业手术训练中主要用来为刚毕业的医生及住院医师提供进一步提升手术操作技能的机会，例如训练皮肤表面脓肿的切开、脂肪瘤及纤维瘤的摘除、黑痣的切除等。

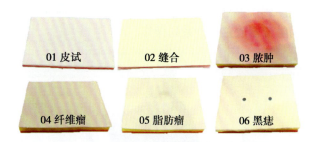

图7-4-9　满足不同应用需求的仿真皮肤

（二）在脊柱外科手术训练中的应用

仿真人体在脊柱外科中通常制作成一系列局部区段躯体模型用于训练。椎间孔镜手术训练模型见图7-4-10。其外部是人体一段腰部模型，内部是由椎体、椎间盘、神经等解剖组织构成的腰椎。模型外部结构根据真实人体数据利用3D打印技术直接制作成型。两侧的肌肉为了达到穿刺时与真实人体相同的手感，采用硅胶与润滑材料组配的专用材料，灌注到3D打印模具中制作成型。仿真椎体采用仿真骨的技术制作而成，可切削打磨。医生可以模拟椎间孔镜手术中穿刺定位、病变组织抓取、摘除等全过程的操作。脊柱和被穿刺肌肉为耗材,可更换。

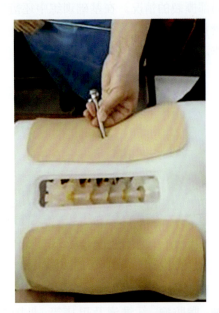

图 7-4-10 用于椎间孔镜手术训练的仿真人体模型

在椎间融合手术训练仿真人体模型中,模型整体外部结构根据真实人体数据利用 3D 打印技术直接制作而成,在腰部两侧开口(图 7-4-11)。腰部仿真肌肉具有类似真实人体两侧肌肉的外观及穿刺手感,可模拟手术过程中椎间盘摘除、椎间融合器放置等一系列操作。

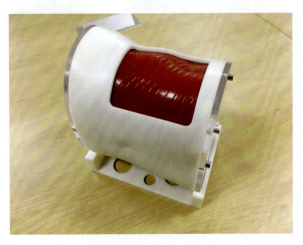

图 7-4-11 椎间融合手术训练的仿真人体模型

在脊柱畸形矫形手术训练中,可以个体化制作不同类型的畸形骨,这些畸形骨都是根据真实人体的数据制作。模型还包括脊柱两侧的肌肉、神经等其他结构,如图 7-4-12 所示。

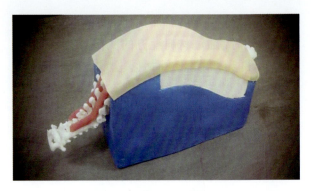

图 7-4-12 脊柱畸形矫形手术训练的仿真人体模型

(三)在关节外科手术训练中的应用

仿真膝关节镜手术训练模型包括前后交叉韧带、半月板、侧副韧带、髌骨、关节囊等结构,其材料性能根据人体相应组织的力学测试结果调配制作。可以利用该仿真人体模型训练膝关节镜下的一系列手术操作,例如半月板的修复或切除手术,见图 7-4-13。关节镜下的操作视野与真实人体手术情况接近。手术操作部位可以定制成各种病灶类型,作为耗材可以替换,以进一步节省成本。

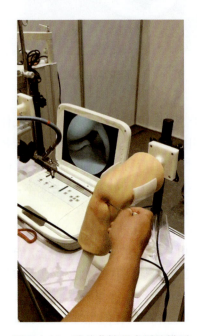

图 7-4-13 膝关节镜手术训练模型

用特定材料与 3D 打印技术相结合的方式可以定制胫骨平台不同部位塌陷的仿真训练模型,见图 7-4-14。它与腿部软组织受损,肌肉皮肤肿胀等临床症状相吻合,使所制作的仿真人体更加接近胫骨平台塌陷后的真实情况,从而为训练胫骨平台塌陷手术提供逼真的环境和手术操作训练条件，如：制订手术方案、掌握复位技巧、确定手术入路，以及锁定钢板安置等。

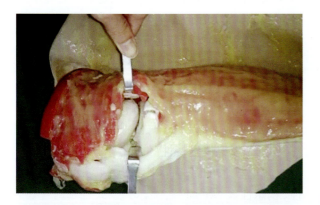

图7-4-14　胫骨平台塌陷手术训练的仿真人体模型

（四）在介入治疗手术训练中的应用

使用 CT 或 MRI 的真实数据，能够量身定制全透明血管介入手术模拟系统，见图7-4-15。制作出的模拟血管的弹性和硬度、管壁表面质感、柔韧性等均与真实血管相近。甚至可以模拟介入治疗中所遇到的各种血管病态情况，进行完整的介入手术训练操作。采用独特的模拟成像技术，还可以使受训学员获得在手术室显示屏前真实操作的视觉和触觉感知，与真实手术相同。

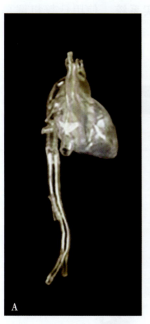
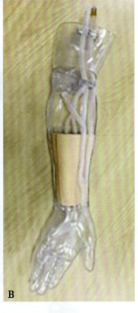

图7-4-15　血管介入治疗手术训练模型
A. 心血管手术训练模型；B. 上肢血管手术训练模型。

图7-4-16 所示的心脏起搏器手术训练模型是仿真人体在心血管外科的典型应用。该系统的心脏可以正常搏动，血液循环系统可以调节、模拟血液流动。医生能够操作导丝在模拟心脏中的穿梭，并且能够直观地看到导丝在心脏中的位置。

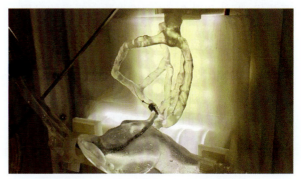

图7-4-16　心脏起搏器植入手术训练模型

（五）在普通外科领域的应用

图7-4-17 所示腹部仿真人体模型可提供包括肝胆外科、泌尿外科、肛肠外科等多科手术训练的平台。

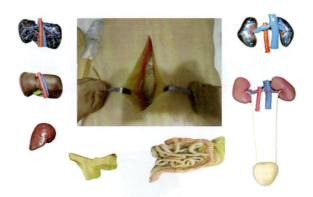

图7-4-17　腹部手术训练仿真人体模型

腹部的核心器官，如：肝、胆、脾、胰、肾脏、肠道等，包括其内部解剖结构，可以通过直接 3D 打印或 3D 打印模具加以制作。它们的操作手感也可以做到接近真实手术操作。这种仿真人体通常根据临床的需求在相关的局部细化制作，达到手术仿真的要求，而在其他部位简化。因此是一种腹部手术训练仿真人体共性技术平台。

（马　潇）

第五节　虚拟技术与 3D 打印医学模型功能的融合

在医学领域，虚拟技术又是一项 3D 技术，它在很多场合与 3D 打印医学模型技术一起，功能相互替代、互补和融合，共同推进数字医学的发展。

一、虚拟技术

（一）虚拟技术的类型

虚拟技术是虚拟现实（virtual reality，VR）、增强现实（augmented reality，AR）和混合现实（mixed reality，MR）等技术的总称。

人类感官所感知的是现实世界。虚拟现实是一种在计算机上生成的，通过对人体视觉、听觉、嗅觉、触觉等感知的模拟，在用户面前构建一个实际不存在的虚拟世界，但它能使用户产生身临其境的感受。在现实世界和虚拟现实之间是一个两者互相配合的组合技术。如果以现实功能为主，在现实基础上组合一些虚拟的辅助内容，如虚拟画面、语音等，我们将其称为增强现实。如果以虚拟为主，在其上组合一些现实的辅助手段，如图表、语音说明、配套的实际场景等，我们称其为增强虚拟（augmented virtual，AV）。在中间的很大一个区间里，是虚拟和现实相互共存、共同发挥作用的技术空间，我们称之为混合现实。

（二）虚拟技术系统组成

虚拟技术系统通常由五部分构成：高性能计算机、应用内容与相应软件系统、数据库、输入设备和输出设备。高性能计算机主要用于处理用户输入的数据、实时计算更新及反馈数据给输出设备。应用内容及软件系统主要用于在虚拟环境中构建用户需求的"剧情"以及各种感知的模拟，是实现虚拟技术应用的关键。数据库主要用于模型及相关信息的存储。输入和输出设备主要用于虚拟环境的生成，以及用户与虚拟环境之间的交互。

（三）虚拟技术特性

虚拟技术的最基本特征包括交互性、沉浸性、构想性。

1. 沉浸性　又称沉浸感或临场感、存在感等，指用户作为第一人称存在于虚拟环境中的真实感。

2. 交互性　用户可以对虚拟对象进行抓取、使用等操作，虚拟对象也可以通过传感器给用户触感、重量等感觉。

3. 构想性　不仅可以再现现实存在的环境，也可以随意构想客观不存在甚至不可能存在的环境。

（四）虚拟技术系统的类型

目前应用的虚拟技术系统具有如下几类（图 7-5-1）。

1. 桌面式虚拟现实系统　使用计算机屏幕

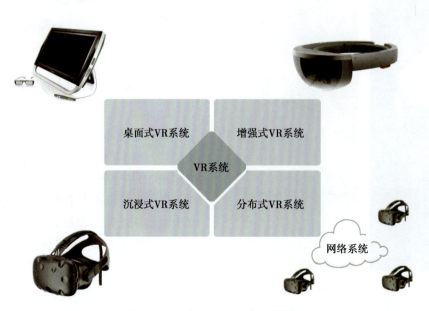

图 7-5-1　虚拟现实系统的类型

作为输出设备,通过专用眼镜看到具有沉浸感的三维虚拟对象,通过各种输入设备如鼠标、控制笔等操纵虚拟对象,实现与虚拟对象的交互。zSpace系统是一种典型设备。

2. 沉浸式虚拟现实系统　采用洞穴式立体装置或头戴式显示器等设备,将各种感官体验封闭起来,并使用手柄等空间位置跟踪器、数据手套等作为输入设备,实现与虚拟世界的交互。HTCVive系统是一种典型设备。

3. 增强式虚拟现实系统　既可以看到真实世界,也能看到叠加在真实世界上的虚拟对象。微软的Hololens系统是一种典型设备。

4. 分布式虚拟现实系统　利用计算机网络技术,将位于不同位置的多个虚拟世界进行连接,是虚拟现实技术与网络技术发展和结合的产物。

二、VR/MR 技术的医学应用及其与 3D 打印模型功能的融合

虚拟技术在医学领域的应用将会非常广泛。目前,已初步应用于医学教育、临床诊断与医患沟通、远程会诊、虚拟康复训练等方面,并和 3D 打印医学模型的功能相互融合。

(一) 在术前诊断与手术规划中的应用及其与 3D 打印医学模型功能的融合

在术前利用三维重构技术建立患者病损部位解剖组织三维模型,输入 VR(例如锦术系统),医生可以在空间获得一个如同 3D 打印实物模型一样的视觉效果(图 7-5-2A),可以随意将模型放大缩小,用不同色彩将模型解剖组织进行标注,用虚拟的平面对模型进行剖视,利用 VR 模型指导手术操作如脊柱穿刺手术(图 7-5-2B),可以对需要的组织进行测量。这种动态的解剖组织模型 VR 显示技术对临床诊断、手术规划具有重要的使用价值,并为医患沟通提供了有效的工具(图 7-5-3),是发展 3D 打印医学模型的巨大挑战。

虚拟技术还可以通过广域网实现手术室中的医生与远程的专家实时交互,进行远程会诊,使在某一领域具有丰富经验的专家不受空间距离的限制指导远方医生。华中科技大学同济医学院附属协和医院(图 7-5-4A)、美国弗吉尼亚理工大学(图 7-5-4B)和新疆博尔塔拉蒙古自治州人民医院(图 7-5-4C)举行的一次三地远程会诊案例。在一个基于 MR 的虚拟现实手术会诊系统中,三方通过 MR 头盔装置面对患者同一个解剖模型进行查看,远程的专家能够手指点击患者器官模型进行指导,各方可以指点模型交互讨论。

使用专业的图像处理软件将 CT、MRI 等医学影像转化为数字化的三维模型,再利用虚拟技术进行立体显示,与 3D 打印制作的实体模型相比,速度更快、成本更低,并且可以反复进行一些实体模型所不能进行的交互操作,保存也更便捷。但是,它与 3D 打印医学模型相比,也有一些自身的缺点。

1. 使用中受到设备的限制,不像 3D 打印模型可以随身携带,随时观看使用。特别是在手术中,医生须要经常参看自己在模型上标注的手术规划路径,这时反复摘戴 VR 头盔显然不太现实,而 3D 打印医学模型则具有相对优势。

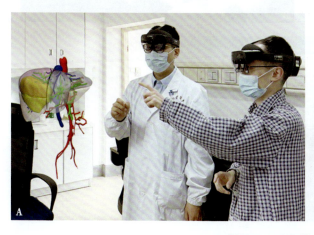
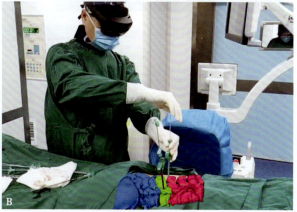

图 7-5-2　VR 技术用于临床诊断
A. VR 系统的视觉效果;B. 用虚拟内窥镜对模型内部组织结构进行窥视。

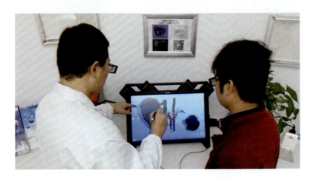

图 7-5-3　VR 技术用于医患沟通

2. 使用者在使用前需要一定时间适应，长时间佩戴需要休息。

3. 3D 打印医学模型可以用来对接骨板、钛网等进行手术前预成型，VR 技术无此功能。

4. 一旦 3D 打印模型的材质发展为具有人体器官材质仿真、给予操作者力学感受等功能时，VR 显示技术则难以媲美。因此，在临床中互补使用应该是重要的模式：用虚拟现实技术进行术前诊断，制订初步的手术规划，充分发挥它可以对模型透视、剖切观察的优点；再用 3D 打印模型进行手术方案的操练论证；在手术中将 3D 打印模型放置在手术室以备随时观察，充分保证手术规划的准确实现。如此配合，可以将临床手术的技术水平提升到崭新的层面。如图 7-5-5 所示。

（二）在手术训练中的应用及其与 3D 打印医学模型功能的融合

在图 7-5-6 中，本节笔者团队将 3D 打印仿真人体技术和 Hololens MR 技术相融合，在医学手术教学和临床培训中取得良好的效果。在图 7-5-6 的案例中，学员在头盔中既看到仿真人体外部，又能通过头盔透视看到仿真人体内部的解剖组织，例如图中的骨盆。虚拟骨盆与仿真人体内部的骨盆解剖实物模型准确配准。学员在这种虚实结合的环境中，可以开展针对骨盆骨折施行外固定装置的置钉操作训练。这种训练在开始时可以在透视看到内部骨盆的条件下进行，但最后要求学员在无透视的条件下操作，然后通过 MRI 透视考察自己的操作正确性，评判训练成绩。

实践证明，3D 打印医学模型与虚拟技术相结合的手术训练系统优于虚拟技术与力反馈装置组合的训练系统。

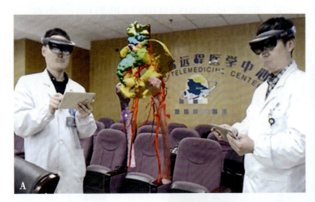

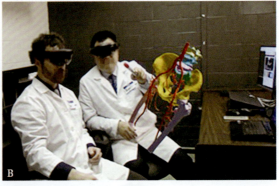

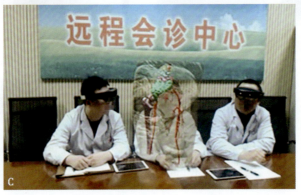

图 7-5-4　虚拟现实技术用于远程会诊

A. 华中科技大学同济医学院附属协和医院；B. 美国弗吉尼亚理工大学；C. 新疆博尔塔拉蒙古自治州人民医院。

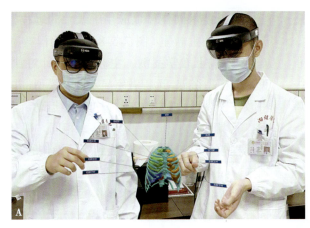
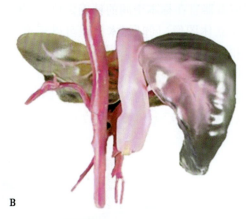

图7-5-5　3D打印模型和虚拟技术共同支撑临床应用
A. 虚拟现实模型；B. 3D打印模型。

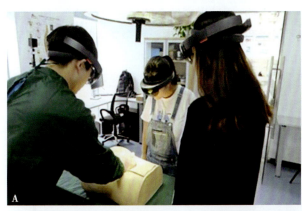
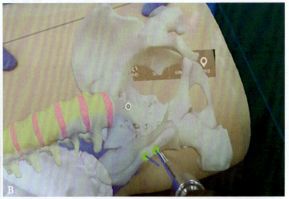
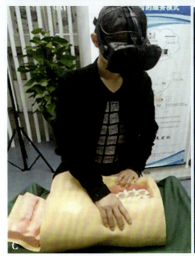
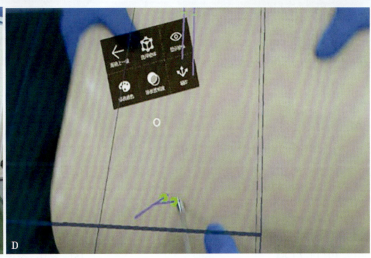

图7-5-6　医学模型VR远程虚实结合手术操作培训
A、B. 主教室的教师示范，使用虚拟现实技术和3D打印模型相结合进行术前训练；C、D. 远程教室的学员模仿学习。

（三）在医学教学中的应用及其与3D打印医学模型功能的融合

　　传统的解剖图谱和多媒体教学都是二维的，不能够直观表现标本的立体特征，不便于学生理解。实体模型和标本虽然具有立体结构，但形式单一，灵活性差，不能满足深层次、多方位的教学和实践需求。利用VR技术可以使学员拥有真实的解剖体验，可以观察到标本的剖面结构，得到组织或者器官在标本空间的精确定位、三维测量数据和立体图像，同时标本模型可以任意缩放、旋转和移动，便于观察标本结构的所有内容。同时还可利用虚拟现实技术建立虚拟实验室，模拟实现各种不可视、不可摸、不可入、危险性高的实验，以及想象的实验场景，如图7-5-7所示。

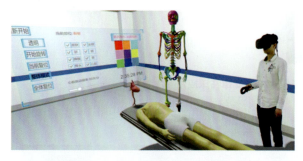

图7-5-7 虚拟现实技术用于医学解剖教育

虚拟技术同样可以应用于线上的远程教学。图7-5-8是主教室（图7-5-8A）与远程教室（图7-5-8B）线上教学案例。主教室教师针对骨盆骨折解剖模型讲课，远程教室显示同一模型，并在主讲教室操纵下，与主教室的模型同步运动，同步传声。其具体技术和远程会诊基本相同。但是，这种远程教学模式进一步拓展到实际操作的手术培训中。如图7-5-6所展示，主教室教师做外固定系统置钉操作的讲解和手术操作演示（图7-5-6A），远程教室的学员通过视音频系统接收学习，然后在教室中准备好的同样仿真人体上，在头盔帮助下进行同样的操作训练（图7-5-6B）。

总之，虚拟技术和3D打印医学模型（包括仿真人体）通过虚实结合的模式相互融合，能为临床医学和教学培训提供一种全新的技术创新平台。

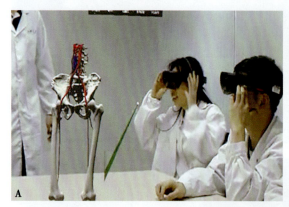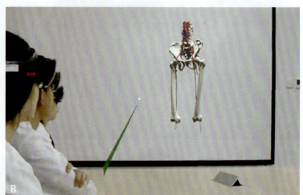

图7-5-8 VR线上教学
A. 主教室；B. 远程教室。

（张 风）

参 考 文 献

[1] 中华医学会医学工程学分会数字骨科学组. 3D打印骨科模型技术标准专家共识 [J]. 中华创伤骨科杂志, 2017, 19（1）: 61-64.

[2] 王晓燕, 朱琳. 3D打印与工业制造 [M]. 北京: 机械工业出版社, 2019.

[3] 张菁. 虚拟现实技术及应用 [M]. 北京: 清华大学出版社, 2011.

[4] 芦娟. 虚拟现实系统的分类 [J]. 企业导报, 2011（4）: 277.

[5] 罗伟, 李珊珊, 田夫, 等. 虚拟现实技术在医疗中的应用 [J]. 中华医院管理杂志, 2005（12）: 837-838.

[6] 叶哲伟. 医学混合现实 [M]. 武汉: 湖北科学技术出版社, 2018.

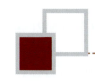

第八章　精准手术导板的 3D 打印技术及其临床应用

第一节　精准手术相关技术概述

一、概述

精准化是 21 世纪医学发展的一个重要方向，也是个体化医疗发展的重要前提。伴随医学影像、计算机软硬件的快速发展，计算机辅助手术（computer assisted surgery，CAS）技术逐渐进入医学的各个领域，尤其是在硬组织外科领域取得较大突破，包括骨科、颅颌面外科及整形外科等。在硬组织外科中，植入物的设计、精准安装及手术方案的精准执行是手术取得优良效果的核心环节。近三十年来，围绕各类植入物的设计、改良的相关研究并没有给临床疗效带来显著提升。近年来，越来越多的研究者尝试借助计算机辅助技术提升手术精准度来进一步提升治疗效果。传统的计算机辅助术前规划是基于 X 线检查，属于二维层面的规划，定性非定量。近来，基于 CT、MRI 等横断影像的三维规划成为研究热点，越来越多专科医生通过医工合作，将手术要点融入特定的计算机辅助手术流程中，贴合亚专科特点实现定向开发，以期进一步提升 CAS 技术的个体化、精准化及实用性。

以骨科为例，2018 年，Sugano 曾对前沿的骨科计算机辅助技术的临床实际应用情况展开回顾。计算机辅助技术进入骨科临床已有 20 多年，它最早应用于脊柱外科，并逐步扩展至髋膝关节重建、创伤、韧带重建、截骨及肿瘤重建等领域。计算机辅助骨科的出发点是借助某种或多种计算机辅助技术，在术前规划、导航、个体化植入物或器械及手术机器人等方面，提升各类骨科手术的精确度和可重复性。近来，伴随计算机软硬件的发展，普通骨科医师也有条件在个人电脑上使用计算机辅助技术来辅助术前的规划及设计。未来，伴随早期研究所得三维测量数据的积累和统计形状建模方法（statistical shape modeling methods）的发展，计算机辅助技术的应用越来越便捷，用户使用也将越来越友好。技术的更新有望让临床医师，计算机辅助技术的使用者，不再需要手动或者依赖工程师来完成繁重的图像前处理工作，越来越友好的术前规划或者计算机辅助流程将不断出现，也将进一步推进计算机辅助技术在医学各个领域的应用及发展。本节就精准手术，尤其是硬组织外科计算机辅助技术，聚焦其共性技术及各种技术的特点，做个简单回顾。

二、精准手术系统的原理

精准手术技术希望通过基于 CT、MR 的横断影像或术中点云数据来实现建模及规划，借助各种计算机辅助手段来确保精准实施，最终实现治疗效果的最优化及并发症的最少化。为实现这一目的，手术器械厂商早期希望通过机械引导装置实现假体的精准安装，通过手术器械实现手术步骤的精准实施，但是标准化的机械引导装置及手术器械除了容易学习及使用之外，对于个体解剖形态的差异并没有给予充分的重视。另外，由于近来对手术微创化的追求，切口对解剖标志的显露并不算充分，造成术中医生主观判断精确度下降。因此，为了更好地实现精准安装，犹如开车需要全球定位系统（global positioning system，GPS）定位一样，研究者们希望能给手术对象安装上定位装置，将核心信息实时地传达给术者，提供术者必要的数据参考。尽管计算机辅助系统多种多样，但总的原则是一致的，包含以下三要素，治疗对象、虚拟对象及连接两者的导航器。其中导航器是计算机辅助体系的核心。该导航器能辅助建立治疗对象所在的全局坐标系，同时也能将相关的其他终端接收器的位置和方向通过数学方式准确描述，最终将相关信息转达在虚拟对象所在的坐标系中实现示踪。计算机辅助系统最重要的功能之一就是实现各种终端接收器、治疗对象和虚拟对象之间的位置信息传递。计算机辅助系统可以基于光学、电磁学或者机械传动装置。物化为具体的技术手段的话，即导航技术，机器人技术及个体化医疗器械技术等。

计算机辅助手术系统建立的终端接收器、治疗对象和虚拟对象之间的联动关系是核心。要实现这一目的，会涉及三个层面，首先需要将各个终端接收器进行校准，也就是说需要通过导航器准确描述各种终端接收器的几何形状及尺寸。此步骤是建立各种终端接收器的局部坐标系，以光学系统为例，就需要在每一个终端接收器上刚体连接 3 个及以上的光学标记。其次是注册，其目的是在治疗对象和虚拟对象之间进行几何变化，从而实现各个终端感受器在虚拟对象所处的局部坐标系中的定位，正如将汽车准确地在电子地图中定位。最后是参考，也就是通过动态或者静态参考架将治疗对象在术中的实际活动在虚拟坐标环境中进行展示，从而能代偿计算机辅助系统本身或者治疗对象由于手术等因素造成的位置变动，正如动态展示汽车行驶路径，图 8-1-1 为计算机辅助手术系统示意图。

三、精准手术系统的基本要素

（一）虚拟对象

虚拟对象的建模一般需要借助 CT 及 MRI 等横断影像的容积数据，也可通过术中直接光学捕捉实现建模，精准建模才能精准呈现治疗目标解剖结构的细节信息。与 MRI 资料相比，尽管 CT 影像存在辐射风险，但是它更容易实现三维建模，更便于区分骨性结构和软组织，同时不存在图像扭曲变形的风险，建模更为精准。第一代导航技术立足于 CT 影像，随后研究者意识到所获取的 CT 影像若与实际治疗存在较长时间间隔，或者治疗对象存在自身结构不稳定的情况，例如骨折移位，可造成虚拟对象不能反映治疗对象的实际情况，甚至有人提出需要术中 CT 或者其他影像获取方式提供更实时更精确的影像资料。应运而生的基于术中透视的第二代导航系统，C 臂机系统是这一导航技术的核心设备，该系统由于存在透视变形且仅为二维影像等不足。为了提升其精准度，需要对其进行校准，从而纠正图像变形。该系统往往需要进行多角度透视，通过相应的算法，实现模型的三维重建，但不足之处是涵盖空间有限，术中辐射暴露较多。在此之后，又出现以患者的解剖形态的大致模型为虚拟对象，该技术通过术中光学设备的直接数字化，通过示踪装置在

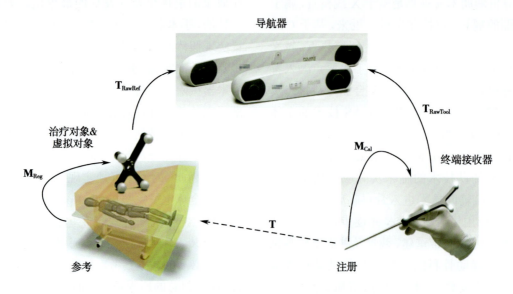

图 8-1-1　计算机辅助手术系统示意图

T 表示实时改变的坐标系间变换，在追踪过程中需要实时计算；M 表示非实时改变的坐标系间关系，通常在追踪过程中保持定值。T_{RawRef}：参考标记的原始变换；M_{Reg}：参考的配准矩阵；$T_{RawTool}$：工具标记的原始变换；M_{Cal}：工具的标定矩阵。

治疗对象的目标解剖结构的表面进行滑动，实现局部结构的数字化，从而准确代表治疗对象。该模型的建立与操作者直接相关，可以看作医生通过对局部解剖结构的识别来定义治疗对象，最终实现不基于影像资料的虚拟对象的确立。

（二）注册

所谓注册，就是将多种终端接收器，如标记的手术器械的位置数据在虚拟对象的局部坐标系中准确呈现，或者是术前计划相关步骤在虚拟对象的局部坐标系中自动执行过程的呈现。通常两者的坐标系是不同的，需要通过算法转换来实现同步。早期注册通过点配准或者面配准来实现。也就是将术前在虚拟对象鼠标确定的特殊点与术中治疗对象上的特殊点通过追踪探针进行确认。传统的导航是通过导航系统来对探针进行追踪，而机器人是通过促动器对探针进行追踪。点配准对于术中探针的准确选择要求较高，实际上这也是这一技术的误差之源。曾有人通过置入特征性标记来辅助术中识别，但是这种有创性操作的接受度并不高。继而研究者尝试结合点匹配和面匹配来提升配准精度。也有研究者通过 2D/3D 配准或者超声辅助下提升配准精度。近来随着 3D 打印技术的成熟，Radermacher 借助个体化导板实现术前规划和术中实际的配准。其原则是通过术前 CT 或 MRI 实现虚拟治疗对象的精准建模之后，选取特殊解剖区域，设计并制造与该区域完美匹配的个体化导板。特点之一是目标骨性结构的部分区域融入导板接触面的设计，术中通过该特征接触区域实现导板的准确安装，就能顺利实现术中配准。继而将术前规划的相关内容通过导板的特殊结构设计得以实现。

（三）导航器

导航器包括：机器人、导航系统及个体化导板。注册的过程其实是借助导航器所提供的宏观坐标系实现虚拟对象与治疗对象的同步化，此外导航器还能实现相关手术器械等各种终端接收器在治疗对象的局部坐标系的动态呈现。机器人系统本身具备导航功能，术中机器人需与治疗对象进行配准，而机器人系统终端感受器通常会整合某种治疗技术。根据机器人终端感受器的作用方式不同，可将手术机器人分为主动式和被动式。主动式机器人无需外科医生操作，可自动完成手术。曾有在关节置换术中进行尝试，但是其临床疗效受到强烈的质疑。被动式，也就是半自动机器人，它更多的是引导或者辅助术者实现对手术工具的定位。导航系统的导航器实际上是空间位置的追踪器，它可确定导航范围内治疗对象的位置及方向，并通过三维坐标及刚体变换来体现。导航系统内的追踪技术较多，可基于声学、电磁学、光学及机械引导等。通过这些追踪技术，可实现对手术器械及治疗对象的定位。以光学系统为例，追踪器和治疗对象之间需无光线阻挡，这在术中较为困难，因此，有研究者希望通过电磁追踪技术来克服光学系统的不足。但是电磁场的均一性将受到目标范围内金属器械的影响，因此，准确度稍差，目前基于电磁学的导航系统的应用领域有限。近来，惯性导航系统开始受到研究者重视，该系统具备现有导航的精准度，同时与传统的机械引导装置较为类似，在全膝关节置换、椎弓根置钉及髋臼周围截骨中获得临床应用。但其精准度较光学导航较差，也不能够体现空间三维移位。个体化导板是目前新崛起的注册及引导装置，它将手术规划，术中配准及追踪等步骤进行整合，去除中间步骤，尽管其精度略差，但从临床适用度看是目前最贴合临床需求的一种技术。

（四）参考

术中，治疗对象和导航系统必然存在相对移动，这种相对移动需要被探知，并进行代偿，而前述的注册及导航器等步骤能有助于实现治疗对象、虚拟对象及各种终端接收器的同步，从而保证系统的精确可靠。

四、临床应用回顾及展望

早在 20 世纪 90 年代，计算机辅助系统就曾用于胸腰椎椎弓根置钉及全髋关节置换术，也曾在创伤及骨肿瘤中实现应用。经过多年发展，各种技术在不同的角度及层面有发展也有丢弃，最终发展为目前的计算机辅助骨科手术系统。ROBODOC 是最早实现临床应用的导航系统之一，最早用于椎弓根置钉，需要术前 CT，结合点 / 面配准实现注册，可在光学或者电磁导航器辅助下，实现精准置钉。该系统的成功，促使研究者尝试其他领域的应用。

近年来,基于 3D 打印个体化导板的类导航系统越来越受到重视。最早也是在脊柱外科,借助棘突形态实现个体化导板的设计及制造,并将椎弓根通道的相关手术信息赋予导板,保障了手术的精准度及可重复性。该技术的成功,引导研究者在全膝关节置换、髋关节表面置换及全髋关节置换中应用导板。尤其是 3D 打印技术的出现,将导板的制造流程进一步简化,促成其临床应用。3D 打印个体化导板与传统计算机辅助手术系统的术前规划步骤一致,但是术中注册等步骤更为简便,符合临床手术的常规流程,不改变术者的手术习惯,学习曲线过渡平缓,术中不增加额外的时间,可提供必要的参考信息,且投入低,有希望能在近期实现较为广泛的临床应用。

计算机辅助技术的优势无需赘述,但其临床应用始终没有得到广泛开展。计算机辅助技术相关的培训、技术难点、学习曲线都是妨碍其成为常规技术的原因。也有研究者认为技术本身存在的问题才是最重要原因,如术中故障、精准度不明确、术中注册的不便及光线阻挡等问题。为进一步提升计算机辅助技术的临床适用度,还需在以下方面进一步努力。比如,目前基于透视的导航系统涵盖范围有限,实现术中二维系列透视的拼接将有效提升覆盖范围,这也将提升该技术的临床应用可行性。若能实现 CT/MRI 影像的融合,将有效提升建模的精度,可实现对邻近软组织的显示,如软骨、韧带、关节囊及神经血管等。统计学建模及变形分析,有助于预判目标结构的三维形态,一旦取得突破,将有助于进一步推进无图像导航技术的发展。人工智能、机器学习及深度学习等技术的发展,将有助于实现自动化精准建模,提升术前规划的效率。

计算机辅助技术目前还处于变革的早期,现有的技术还在不断地得到系统性的改进,其与现有系统的整合能力不断发展,从而实现临床适用度的提升。目前基于 3D 打印个体化导板的类导航系统在临床适用度上具备较大优势。但是融合多种计算机辅助技术的系统正在研发,联用多种技术有助于优化建模方式。研究者们也正集中精力来提升追踪技术,克服目前光学及电磁导航的不足。力学感知和实时计算建模将有助于开发新一代的计算机辅助系统,将从运动学角度提升其

功能。未来,智能工具、手术机器人、人工智能、机器学习、深度学习及大数据技术的融合,将促成新一代计算机辅助骨科手术(computer assisted orthopedic surgery, CAOS)系统的出现,相信智能骨科将拥有光明的未来。

(王 燎 戴尅戎)

参 考 文 献

[1] ZHENG G, NOLTE LP. Computer-Aided Orthopaedic Surgery: State-of-the-Art and Future Perspectives[J]. Adv Exp Med Bio, 2018, 1093: 1-20.

[2] SUGANO N. Computer Assisted Orthopaedic Surgery for Hip and Knee: Current State of the Art in Clinical Application and Basic Research[M]. Berlin: Springer, 2018.

第二节 精准手术导板的类型及其临床应用

作为计算机辅助外科技术的一个重要分支,与导航、机器人一样,精准手术导板也需经过图像处理、手术规划、术中配准等步骤,但由于其融合了注册、导航及参考的步骤。因此,术前规划方案的实施过程更便捷,聚焦手术的关键步骤,如假体置入、肿瘤切除、截骨、骨块复位等核心环节,核心环节实际上最能体现手术的个体化及精准化。同时,精准手术导板并不改变临床操作习惯,在众多计算机辅助技术中,操作更便捷,不增加术中额外时间,提升手术效率及安全性,确保手术重建效果。

早期精准手术导板主要通过手工设计及制造来完成加工,缺乏标准且效率低下。20 世纪 90 年代,口腔科较早地借助牙胶来实现导板的设计,辅助口腔种植手术。伴随医学图像及相关处理技术的发展,计算机辅助设计及制造逐渐成为个体化导板制造的首选。近来,随着快速成型(rapid prototyping)技术,即 3D 打印的出现,进一步提升了制造效率及复杂结构的制造能力,成为目前个体化导板的主流制造技术。

伴随 3D 打印技术、计算机辅助设计及制造技术及计算机软硬件的发展,在过去十年,3D 打

印精准手术导板逐渐在多个医学亚专业实现临床应用，包括口腔种植、肿瘤外科治疗、颌面部假体置入、颈腰椎螺钉置入、髋膝关节置换等。结合各个临床专科的操作习惯及关键参数的分析，可将计算机辅助设计方案通过3D打印精准导板来集中体现。精准导板一般包括两个部件，匹配部件及规划部件。通过导板与术前规划部位的接触，实现导板匹配部件与核心解剖结合的精准匹配，同时将术前规划的核心参数融合在导板的规划部件上，从而实现术中定位、定点、线、面及其方向和深度，明确空间位置及角度关系等，简化传统操作中较复杂、困难、主观的手术操作步骤，显著减少术中C臂机的使用次数，减少术中辐射，缩短手术时间，提升手术精度，降低手术并发症。

按照3D打印精准手术导板的用途，可将导板分为定位定向导板、定位截骨导板及复合导板3类。本章将以骨科应用为例，阐述不同类型精准手术导板的使用方式。

1. 定位定向导板　聚焦手术中置钉/针通道的定点、定向、定深问题，设计实施精准钻孔导向的3D打印导板。脊柱椎弓根螺钉的置入是确保后方坚强固定的重要步骤，但是置钉点、方向及角度的综合把握是实现坚强固定、避免周围神经损伤的重要环节。早在20世纪末，就有脊柱

外科医师借助目标椎体的棘突及椎弓板形态，通过个体化导板的精准定位，实现置钉入口的有效把握；通过对椎弓根结构的逆向工程分析，实现置钉辅助通道的设计，同时也能确定置钉直径及深度，在骨科最早实现临床应用（图8-2-1）。随后精准导板在肩、膝关节等领域都获得了类似的成功。近来关于髋关节的应用也时有报道。Henckel等就曾对该项技术进行综述汇报。全髋关节置换术是人工关节置换术中最早取得成功的手术，可有效缓解疼痛，恢复髋关节功能。其中假体位置的精准安装是影响其功能效果的关键要素，3D打印个体化导板可借助髋臼周围的解剖结构实现导板的个体化精准定位，同时对髋臼杯的磨锉方向实现有效指引。借助术前的规划系统，可有效确定臼杯尺寸，假体的内外及上下方向的平移，臼杯开口面的方向的引导，从而对传统意义上的臼杯前倾和外展实现有效把控（图8-2-2）。3D打印个体化髋关节导板也是实现导板定位定向的成功案例。

2. 定位截骨导板　主要用于引导手术部位的空间位置及截骨角度、深度的控制，提高内植物（尤其是个体化植入物）与受区的吻合程度，确保其处于理想位置、角度，从而恢复生理力线、精确截除病灶、确定病变部位开窗、截断范围。截

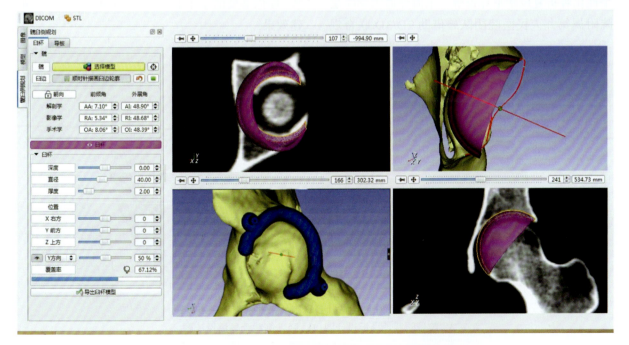

图8-2-1　后视图：个体化椎弓根钉导板的术前规划及导板设计

骨导板最早应用在个体化骨肿瘤保肢重建的精准截骨，Wong 等就曾借助 CT/MRI 影像实现骨肿瘤边界的三维划分，然后借助计算机辅助设计技术实现个体化截骨导板的设计及制造，确保实现骨肿瘤边界的安全切割，同时也能实现对个体化植入物的定位，辅助精准安装。潘伟等就曾借助图像处理实现截骨导板的设计，实现 3D 打印个体化导板在旋转铰链型人工膝关节置换中的应用，可有效减少手术操作时间，提升安装精准度及可靠性，提升手术重建效果，如图 8-2-3。

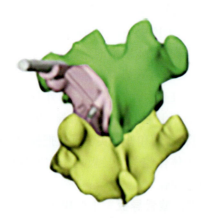

图 8-2-2　个体化髋臼导板的术前规划及导板设计

3. 复合导板　根据特定手术的特点，实现定向、定位，甚至辅助复位、撑开、矫形等作用，如定向与定位截骨导板组合、个性化引导矫形导板、个性化骨折复位塑形导板等。上海交通大学医学院附属第九人民医院团队曾借助 2D/3D 联合规划，实现下肢负重位 X 线检查和 CT 重建三维模型的配准，将下肢负重力线信息赋予三维模型；实现了 3D 打印个体化胫骨高位截骨导板的设计、制造及临床应用；实现在胫骨功能冠状面内进行外翻纠正手术；在显著减少术中透视次数、缩短手术时间的前提下，实现下肢力线的精准控制，取得较为理想的力线纠正效果，如图 8-2-4。

无论是传统的计算机导航、炙手可热的手术机器人技术，计算机辅助手术技术都需要烦琐的图像前处理，借助单个或者多个规划软件，在术前或者术中需要医工的反复交互，同时还存在术中配准及术中各种操作故障的不便，但不能否认，上述技术对于提升手术精度，避免出现异常值已取得共识。尽管精度的提升目前还不能与临床获益直接挂钩，但部分研究者认为借助传统的评估手段来区分精准导板手术技术的优势，可能存在区分度不足的遗憾。因此，计算机辅助手术技术这一国际上广被接受的理念，由于对于设备、手术室空间、人员及手术过程中时间的投入较大，在目前阶段仍是小范围开展的"奢侈品"。3D 打印技术辅助个体化导板的研发，在保持传统计算机辅助技术在精准度及可靠度的基础上，可有效减少术中的额外时间投入，避免手术室空间的占用，避免额外辅助人员的投入，同时以较低的经费投入，发挥其与当前手术操作匹配的优势，提供必要的手术参考，提升手术效率，改善重建效果。

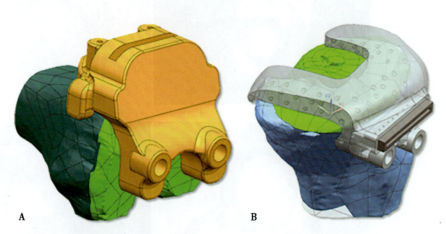

图 8-2-3　个体化膝关节截骨导板的术前规划及导板设计
A. 股骨侧截骨导板设计图；B. 胫骨侧截骨导板设计图。

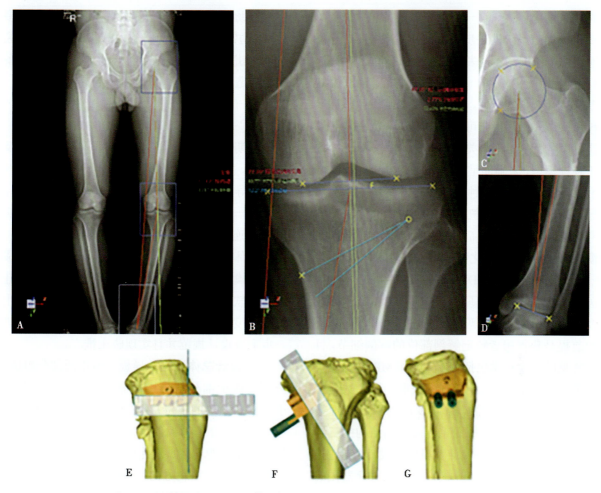

图 8-2-4　基于 2D/3D 配准算法的个体化胫骨高位截骨导板的规划及设计

A. 下肢 X 线检查全长片上开展二维规划；B. 膝关节局部影像；C. 髋关节局部影像；D. 踝关节局部影像；E. 个性化导板及胫骨近段模型外侧视图；F. 前视图；G. 内侧视图。

（王　燎　戴尅戎）

参 考 文 献

[1] WONG K C. 3D-printed patient-specific applications in orthopedics[J]. Orthop Res Rev, 2016, 8: 57-66.

[2] 王燎, 戴尅戎. 骨科个体化治疗与 3D 打印技术 [J]. 医用生物力学, 2014, 29（3）: 193-199.

[3] 潘伟, 郝永强, 严孟宁, 等. 个体化数字导板结合 3D 打印技术在旋转铰链型人工膝关节置换术中的应用 [J]. 国际骨科学杂志, 2015（3）: 231-234.

[4] CHEN X, XU L, WANG W, et al. Computer-aided design and manufacturing of surgical templates and their clinical applications: a review[J]. Expert Rev Med Devices, 2016, 13（9）: 853-864.

[5] JOHANN H, HOLME T J, WARWICK R, et al. 3D-printed Patient-specific Guides for Hip Arthroplasty[J]. Journal of the American Academy of Orthopaedic Surgeons, 2018, 26（16）: 342-348.

第三节　3D 打印手术导板设计制作的技术流程及要点

伴随医学影像技术、计算机软硬件系统的快速发展，各种二维横断图像借助图像前处理可方便进行多平面重建及三维建模。在此基础上，通过各种计算机辅助设计，如建立局部坐标系，实现 2D、3D 规范标准测量，实现对个体解剖结构的快速量化评估。这一计算机辅助测量、分析及设计技术的系统性进步，将辅助临床医生更方便地实现个体规划。过去十年，3D 打印技术作为计算机辅助设计技术的一个重要落脚点，逐渐得到多个医学专科的重视，包括骨科、口腔科、耳鼻喉科及整形外科等。它可高效实现与计算机辅助设计方案的对接，将相关方案实体化，它不仅能打印各种模型，来辅助呈现复杂的三维结构及测试手术规划，也能将各种手术规划方案转化为手术导板，将传统的计算机辅助手术技术的注册及参考步骤一站式实现，高效、便捷、符合临床操作习惯，有助于实现个体化精准治疗的实际推广。

从医学图像到 3D 打印导板，常规流程包括医学图像的获取及处理、术前规划、3D 打印导板及后处理、临床应用等步骤。要实现个体化分析的前提是获得患者特定解剖部位的解剖细节，目前常见的影像技术包括多排 CT 和 MRI 技术，可实现快速、精确的三维数据的获取。原始数据往往是薄层的横断图像，经过多种图像后处理技术，可实现图像的多平面重建及解剖结构的三维可视化。然后结合各种计算机辅助设计、制造技术实现手术器械的改良，最终有助于医疗器械的全面改进。

一、图像获取及处理

原始影像数据的高分辨率是实现三维精准建模的前提，三维模型的质量不可能超过二维图像的质量。CT 图像的高对比度让 CT 数据成为各种计算机辅助设计的原始数据。尽管 MRI 没有辐射暴露、软组织分辨率更好，但是它无法常规实现 1~2mm 层厚的图像获取，扫描时间更长，相伴随的运动伪影等都限制其在计算机辅助技术中的应用。上述图像原始文件的存储、交互及传递模式主要是以 DICOM（digital imaging and communication in medicine）文件格式进行。所谓图像后处理，是指通过将 DICOM 文件中的图像数据进行提取，常见的可通过多平面重建技术来实现冠、矢、轴状面的重建，从而能更好地展示三维结构的内部信息。容积重建技术也是常用的实现三维可视化的重建技术。图像分割也是后处理的重要环节。三维重建就需要通过阈值分割实现目标结构的分割，然后再形成三维模型。各种计

算机辅助软件将三维模型的轮廓转变为一系列多边形，通常是三角面片格式。该格式的文件可通过软件进一步优化，然后直接通过 3D 打印装备实现制造。

二、术前规划

早期个体化导板的术前规划往往依赖医工反复讨论，并借助多个工程软件实现相关规划，既往最终导板产品的形成往往是工程师主导。设计上存在一定的随意性，且往往难以和临床操作实现无缝连接，这也是无法实现广泛应用的原因。伴随个体化导板应用案例的不断积累，逐渐形成一定的模式。国内外逐渐出现服务特定导板设计的专科软件，其中临床医师的自主权及软件应用的便利度不断提升，相信通过这种模式有助于进一步形成设计规范并且实现临床推广。

1. 设计总体流程 导板一般由两部分组成，分别为匹配部分与导引部分。其中匹配部分用于导板在术中的定位，保证导板术中位置的唯一性；导引部分是导板的功能部件，包含了手术规划的关键信息，比如导孔可以引导克氏针 / 螺钉的开头位置和穿刺方向，切槽可以限定摆锯切割的位置、方向及深度等。匹配部分的建模：为保证导板在术中的匹配效果，一般选择解剖特征较明显或者形态曲率变化较大的区域。但区域的选择还需要考虑手术切口的部位以及术中暴露的大小，否则导板会因为尺寸太大而无法安装，另一方面也要考虑导板使用完成后的拆卸，通常软组织是造成导板装卸困难的因素之一。

2. 术前规划场景分析 导板设计往往需要考虑其临床应用的场景。口腔颌面手术较早应用 3D 打印导板技术，牙齿是最常见的用于固定导板的结构，图 8-3-1 为正颌手术中使用的导板。基于牙齿设计导板需要考虑导板是否能够在术中实现安装，因为部分牙齿存在上大下小的结构，如直接按照该牙齿的结构设计导板匹配面，将导致导板在术中无法安装。可以在建模过程中依据术中安装的方向去除导板与牙齿干涉的结构。

在人工关节领域，全膝关节置换术较早尝试个体化截骨导板辅助假体安装，如图 8-3-2 所示，内外髁及滑车在全膝关节置换术中通常可充分显露，适合作为导板匹配面的建模基础。匹配面的

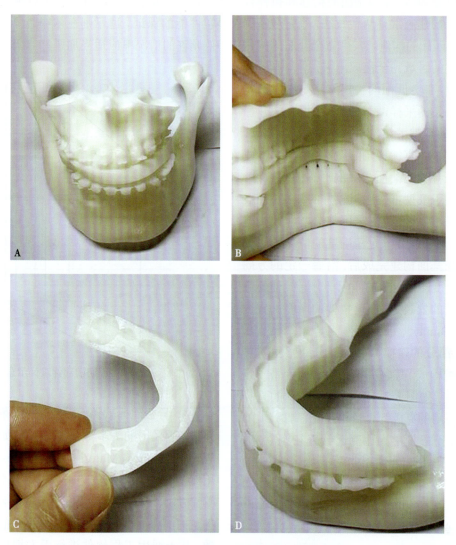

图 8-3-1　3D 打印的正颌手术导板
A. 整体观；B. 内视图；C. 俯视图；D. 斜侧视图。

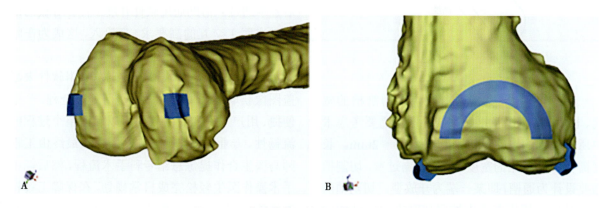

图 8-3-2　全膝关节置换术股骨侧导板设计图
A. 斜侧视图，以股骨远端内外髁作为匹配位置之一；B. 前视图，以股骨滑车面作为另一匹配面。

构建过程可以分为两步，即基面的构建和拉伸构建。其中基面构建通常有两种做法，即完全匹配的构建和部分匹配的构建。其中完全匹配的构建方法是将选定的区域完全提取出来，即与原解剖形态完全一致，部分匹配的构建方法是指对选定的区域进行点集的采样，再通过曲面拟合构建出基面，当采集的点越密集，与选定的区域越接近。这两种构建方法各有优势，采用完全匹配的构建方法可以保证导板匹配面与解剖形态的一致性，这种方法适用于模型重建质量较好的情况；当模型重建的质量不好时，可以采用部分匹配的构建方法，使匹配面在保证一定精确度的情况下达到光滑过渡。在基面构建完成后，沿着一定的方向拉伸一定的厚度即为导板的匹配部分。拉伸的方向一般为导板的安装方向，而拉伸的厚度不宜过薄，一般大于 3mm。

3. 引导部分的建模 引导部分通常由引导孔或者切割槽构成，其中引导孔的结构为带一定厚度的圆柱孔，如图 8-3-3 所示。圆柱孔的直径需要与术中使用的克氏针直径相匹配，考虑到 3D 打印的精度，一般设定为比克氏针直径宽 0.3～0.5mm。圆柱孔的厚度不宜过薄，否则容易在 3D 打印过程中发生变形，或是在术中因克氏针受力状态下无法起到引导方向的作用，一般设定厚度为 1.5～2.5mm。

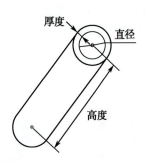

图 8-3-3　圆柱引导孔

对于切割槽，其关键参数包括切割槽的宽度、长度、高度以及厚度。其中宽度需要考虑术中所用摆锯的厚度，一般设定为 1.5～2mm。长度需要考虑摆锯的宽度，如果摆锯过宽，切割槽需要设计为通槽，即某一端为开放型。切割槽的高度是保证摆锯在术中按照切割方向移动的关键，过低会起不到导向作用，过高会影响手术视野和手术范围，一般设定为 10mm 左右，切槽部件设计示意如图 8-3-4。而切割槽的厚度是其力学性能的保证，越厚则在术中越不易断裂，在条件允许的情况下应适当加厚。

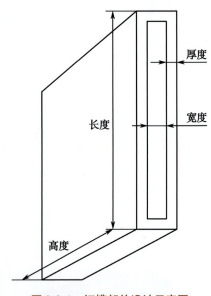

图 8-3-4　切槽部件设计示意图

4. 导板建模软件 导板建模一般由工程师来完成，所采用的大多数是工程软件如 UG、SolidWorks、Mimics、Materialise 3-matics 等。目前通用工程软件建模的优势是具有通用性，即不论是哪个手术的导板，都可基于该软件建模，但该软件也有其不足之处。由于每个手术的规划并不一致，基于通用工程软件进行手术规划较为费时费事。传统模式下，导板的设计过程必须有专科医生全程参与、监控及评估，从而能保证规划植入和实际手术植入位置的一致性和术中操作的可行性。导板设计完成后，最终由临床医生审核确认后签字通过。借助通用软件开展个性化导板的研发带来医工交互的高要求、高投入，这成为在临床上推广个体化导板的瓶颈所在。

因此，有研究团队拟通过研发专用软件来涵盖图像获取、处理、规划、打印前处理全程，一个便捷、用户友好的专用软件可以保证整个过程的流畅性、专业性及与临床的贴合度，最终由工程师与医生合作提炼总结专科手术流程，然后能由手术操作医生轻松完成日常规划，在保障工程精准度的前提下，由手术操作医生独立完成，将有助于进一步保证手术规划和导板设计的一致性及可行性。

三、3D打印导板制备

STL文件在打印前，需要借助其他软件将虚拟三维模型再切割成一系列的横断轮廓数据，然后借助各种不同原理的3D打印装备，通过逐层叠加的方式实现三维实体的制作。

医用3D打印材料需和人体直接接触，既要与人体体表相接触，又要在术野中与骨骼直接接触，因此，医用3D打印材料除应满足一定的理化性质要求以外，还必须满足生物相容性要求。医用3D打印材料必须按国际或国家规定或认可的标准，严格地进行安全性、可靠性等评价，并经过国家主管部门认可后才能投放市场。按国际通用管理法规，生物医用材料划属医疗器械范畴。

医用3D打印导板材料在分类中属于无源医疗器械的一种，因此需要根据导板性质和用途，对导板材料做相关的生物学评价，目前国内外都制订许多方法和评价标准，如ISO 10993系列国际标准、我国GB/T 16886《医疗器械生物学评价》系列标准等，主要观察研究材料植入体内长期、短期与机体组织、细胞、血液相接触后所引起的各种不同的机体反应。目前导板按接触部位不同，主要分为表面接触（皮肤），体内接触（组织/骨/牙）；导板的接触时间一般按手术方式不同而存在差异，但多为临时接触；所需要的基本评价的生物学试验主要为细胞毒性、致敏、刺激或皮内反应。考虑到导板使用需要的生物学评价要求，导板材料选择首先需要考虑生物相容性。目前医用3D打印材料有部分光敏树脂（通过生物相容性认证的树脂）、尼龙（聚酰胺-6、聚酰胺-12）、医用聚醚醚酮（polyetheretherketone，PEEK）、医用金属（钛合金、纯钛、医用不锈钢等），只有具备良好的生物相容性和生物安全性，才可以作为医用材料使用。

常见的3D打印装备包括光固化成型（stereolithography apparatus，SLA），熔丝沉积成形（fused deposition modeling，FDM），激光选区烧结（selective laser sintering，SLS），激光选区熔化（selective laser melting，SLM），电子束熔炼（electron beam melting，EBM）等技术。SLA通过逐层紫外线的暴露实现液态光敏材料的固化实现三维成型。FDM技术通过精细的喷头将热塑性材料实现逐层定点堆积实现三维成型。SLS、SLM和EBM等技术基于三维粉末材料的逐层平铺，然后逐层通过激光束或者电子束实现点、线及面的熔融成型。通过这种方式可实现复杂结构的一体成型。

常用3D打印组配：①树脂材料和设备，价廉，加工速度适中，成型的材料在一定方向具有韧性，但精度较低，推荐用于打印体积较大的导板，如脊柱经皮导板。②光敏树脂材料和设备，成本适中，加工速度快，成型精度极高，具有一定强度，强烈推荐使用光敏树脂材料作为导板材料的首选。③尼龙材料和设备，成本较贵，加工速度适中，成型精度高，强度较大，推荐用于体积较小、有一定强度要求的导板。④金属材料，包括钛合金、医用不锈钢、铝合金，其材料和设备价格高昂，操作及维护成本均较高，加工周期较长，精度高，强度极高；可加工成导板，直接引导钻头、摆锯和骨刀。

医用3D打印在临床应用前，需行相应的后处理，实现未成形粉末或者残留原材料的清理。术中应用的导板需要依据导板材质确定消毒方式。①金属类：对于耐高温、耐湿度的3D打印金属导板，强烈推荐压力蒸气灭菌。②非金属类：对于ABS、尼龙和光敏树脂等不耐高温、不耐湿热的3D打印非金属类导板，强烈推荐使用低温等离子和环氧乙烷消毒法对3D打印导板进行消毒灭菌。

四、导板应用

3D打印个体化精准导板由于其个体化的设计，需要在手术应用前由临床医生确认导板是否存在设计偏差、尺寸偏差；熟悉导板的使用方法，提前准备与导板尺寸配合的磨钻、摆锯、钻头等手术器械工具。作为一个辅助工具，需由专科医生根据术中情况参考应用。如出现导板变形、匹配不佳、操作偏差均可造成实际与术前规划匹配位置出现差异，应根据术中实际情况随时调整。为进一步验证个体化导板的临床适用度及精准度，需要摸索规范化的导板使用流程，开展系统的随访及术后评估，最终才能真正证实其临床疗效，并获得更广泛的临床应用。

（王　燦　姜闻博）

参 考 文 献

[1] CHEN X, LI X, XU L, et al. Development of a computer-aided design software for dental splint in orthognathic surgery[J]. Scientific Reports, 2016, 6(1): 38867.

[2] 张蔓, 李文, 贺学英, 等. 无源医疗器械材料生物相容性研究进展 [J]. 医疗装备, 2016(3): 46-50.

[3] 中华医学会医学工程学分会数字骨科学组, 国际矫形与创伤外科学会(SICOT)中国部数字骨科学组. 3D 打印骨科手术导板技术标准专家共识 [J]. 中华创伤骨科杂志, 2019, 21(1): 6-9.

第九章　3D 打印技术在骨科领域的应用

第一节　骨与关节 3D 打印内植物的设计与应用基本要求

　　复杂的骨与关节创伤及退行性变、肿瘤、骨病、翻修等所致病损形态多变,常规内植物往往难以与局部解剖实现完美匹配,影响重建效果。个性化内植物有望优化重建效果,其出现与内植物设计与制造技术的进步是不可分割的。以人工关节为例,早期 X 线检查被用于个性化内植物的设计及制造,无法避免投照角度及放大率等因素的干扰,也难以获取关键结构的细节。因此,早期个性化内植物的存留率甚至不如常规内植物。20 世纪 70—80 年代,随着医学影像、图像后处理技术及计算机技术的发展,个性化内植物的设计制造逐渐实现了数字化。借助图像处理软件、逆向工程(reverse engineering,RE)软件及计算机辅助设计(computer aided design,CAD)软件进行顺逆结合的个性化设计,然后,借助数控机床实现计算机辅助制造(computer aided manufacturing,CAM)。理论上,第二代个性化内植物解剖匹配程度明显改善。早在 1987 年,上海第二医科大学附属第九人民医院骨科与上海交通大学机械与动力工程学院合作,率先在国内尝试将 CAD/CAM技术引入骨关节个性化内植物制造领域,初步建成可直接服务临床的个性化内植物数字制造系统。个性化内植物与个体解剖匹配度更高,理论上可提供更好的长期疗效。但不可否认,时限性限制了个性化内植物的临床应用。要真正实现临床应用,除量体裁衣设计并制造出最优化的内植物外,还需考虑如何将技术优势转化为临床效益,克服费时、费钱及费力的弊端。临床上,复杂骨关节病损发病率并不低,治疗困难,常规内植物难以实现病损区有效重建。个性化制造可

量身定做内植物,以实现病损部位完美重建。但限制其临床应用的关键问题为:①个性化内植物与病损区难以精确匹配,内植物在复杂病区难以精准安装;②个性化内植物设计和制造的周期长;③缺乏统一评估标准规范,安全性缺乏有效评估,临床推广面临困难。3D 打印、图像处理及网络化制造等技术及理念的出现有望突破技术瓶颈,而定制内植物相关法规又可为其研发提供依据和方向。

　　20 世纪 80 年代,3D 打印技术出现,它不同于传统的减材制造模式,通过逐层定位堆积材料的方式实现三维实体的构建,也称增材制造(additive manufacturing,AM)。立足 CAD 模型,通过分层离散和数控成型系统,用激光束或其他技术将材料堆积成三维实体。源自医学断层图像,借助前沿的图像后处理技术,以面网格为基础的 CAD 模型可直接服务医用 3D 打印,尤其适合于骨关节等硬组织外科手术。目标结构易于在 CT 上显示及提取,继而进行分割、建模、测量、规划及制造,直接服务个性化内植物及导板的设计及制造。主流图像处理软件或价格昂贵,或直接与图像生成硬件设备打包安装,真正可供非影像医师上手的软件较少,阻碍其进一步的临床推广。目前,已出现不少免费图像处理软件,包括OsiriX MD、ImageJ、3D slicer 等。不过,聚焦硬组织外科的专科规划软件少,当前主流术前规划软件仍归属于传统图像处理软件,包括 Mimics、Amira 等。虽然该类软件用户交互已较完善,但价格昂贵,且需联合多种工程软件,如 Imageware等,规划的多数步骤需要在工程师辅助下完成,医工交互需耗费时间,交互效果因人而异。以上瓶颈要素在一定程度上限制了个性化内植物的临床应用。通过专科医师与软件工程师合作,提取某一特定术式的必要设计模块,整合集成的专科

规划软件需提升医工交互效率，改进交互效果，从而进一步推动 3D 打印技术在骨科临床的应用。功能完善且操作友好的专科软件不仅要满足内植物与病损区的精确匹配，还要同期实现辅助导板的设计及制造，从而能更好地实现内植物在复杂病区的精准安装。

个性化、精确化毫无疑问是医学发展的重要方向，3D 打印技术作为数字化技术的核心要素，是实现数字化规划的有力工具，是保障手术个性化、精确化的有效手段。个性化内植物能真正实现与局部结构的完美匹配，理论上可提供更好的初始稳定性，改善骨长入，延长内植物寿命。早期，个性化内植物的制造借助数控机床，但即使五轴加工设备也无法实现某些复杂结构的制造。3D 打印技术在设计及生产上具有高度柔性，可更好地服务复杂结构的快速制造。王臻等曾尝试采用 3D 打印技术完成光敏树脂膝关节成型，然后以硅胶为材料翻制硅胶凹模，最后浇铸获得个性化钛合金关节，技术流程较为烦琐。金属 3D 打印技术可进一步优化流程，在完成数字化建模及内植物设计的基础上，可直接制造金属内植物，并实现多孔涂层的一体成型，力学性能介于铸造与锻造之间。国外多家内植物厂家采用该技术开展常规及个性化内植物的制造，并先后获得欧盟 CE 认证（conformite europeenne certification）及美国食品药品管理局（Food and Drug Administration，FDA）认证，如 ConforMIS、Lima、Exactech 等。美国特种外科医院（Hospital for Special Surgery，HSS）与意大利的 Lima 公司（Lima Corporate）聚焦复杂关节的重建，合作成立 3D 打印创新研发中心，借助金属 3D 打印开展个性化关节植入物的制造，于 2021 年实现正式运营。在获得患者、医院、企业及管理部门等多方认可后，上海交通大学医学院附属第九人民医院于 2014 年开始 3D 打印技术辅助个性化内植物的临床研究，在骨盆肿瘤、脊柱肿瘤及复杂关节翻修等多个领域实现临床应用，短期效果满意，但长期效果尚待评估。此外，关于 3D 打印个体化内植物的力学性能的相关研究较少，仍需进一步开展相关研究。

个性化内植物由于个性化内植物设计的复杂性，就术者对内植物的安装提出更高的要求，往往需在计算机辅助技术，如导航、机器人或 3D 打印导板的帮助下，才能保证个性化内植物的精准安装，充分体现个性化内植物的重建优势。张元智等借助 3D 打印技术打印个性化导板辅助髋关节发育不良患者的臼杯安装，导板组植入前倾角及外展角误差可分别控制于 [(1.6±0.4)° 和 (1.9±1.1)°]，显著优于常规植入组 [(5.8±2.9)° 和 (3.9±2.5)°]。陆声等在颈椎、胸椎、腰椎等多个部位应用该技术，借助图像技术规划置钉轨迹及螺钉长度，个性化导板确保置钉准确度，降低手术风险。上海交通大学医学院附属第九人民医院在骨盆肿瘤精准切除中已开展临床应用，取得较为满意的重建效果。个性化导板临床应用的潜力巨大，已受到 Depuy Synthes、Confermis 等器械公司关注，并获得多项专利。美国 Biomet 公司与比利时 Materialise 公司的跨国合作，实现膝关节个性化截骨导板的商业化（Signature 膝关节系统）。

目前，全球部分医疗器械监管机构已经将个性化医疗器械纳入监管体系，批准上市包括个性化医疗器械、患者匹配式器械，其中不乏基于 3D 打印加工的产品。随着国际上个性化医疗器械临床需求不断加大，以及对 3D 打印技术研究和认识的逐步深入，国际标准化组织也开始计划制订个性化医疗器械相关的标准。其中，2015 年外科植入物标准化技术委员会（ISO/TC 150）年度工作会议上，将制订用于定制式膝关节假体的 CT 数据建模、设计和安全性评价方法、制造方法等系列标准（ISO 19233-1：2017）纳入下阶段工作计划，并于 2017 年 5 月正式发表相关标准。对于 3D 打印使用的材料、工艺等内容目前 ISO 和 ASTM 标准组织均发布了一系列相关标准，但对于金属 3D 打印骨关节植入物尚缺乏明确标准。

3D 打印技术有潜力成为硬组织外科个性化重建的有力工具，相关产品除证明其有效外，还需保障其安全性。个性化是 3D 打印技术的独特优势，但当前医疗器械审批的法律法规仅匹配批量产品的生产特点，对于 3D 打印个性化产品没有明确规定，这将限制该技术在临床上的快速推进。既往，我国仅明确了个性化义齿这类非植入医疗器械的管理模式，并制定了包括《定制式固定义齿》和《定制式活动义齿》两项推荐性行业产品标准。当前，若缺乏法律法规的指导，医生、企业家、工程师及患者都将无所适从。为规范定制式医疗器械注册监督管理，保障定制式医疗器械的安全性、有效性，满足患者个性化需求，国家药品监督管理局、国家卫生健康委员会于2019年7月正式发布了《定制式医疗器械监督管理规定（试行）》法规。但该法规聚焦于定制性医疗器械的监管，对于患者匹配式医疗器械这一更具实用意义的、有望实现大批量生产的产品仍没有明确方案来进行监管。因此，仍需要多个学科背景的同道从政产学研用多个角度发力，打通3D打印骨关节植入物临床应用的最后一个环节，使更多的患者获益。

（王 燎 姜闻博 戴尫戎）

参 考 文 献

[1] DAI K R, YAN M N, ZHU Z A, et al. Computer-aided custom-made hemipelvic prosthesis used in extensive pelvic lesions[J]. J Arthroplasty, 2007, 22（7）: 981-986.

[2] LI H, WANG L, MAO Y, et al. Revision of Complex Acetabular Defects Using Cages with the Aid of Rapid Prototyping[J]. J Arthroplasty, 2013, 28（10）: 1770-1775.

[3] HOLUBAR S D, HASSINGER J P, DOZOIS E J, et al. Virtual pelvic anatomy and surgery simulator: an innovative tool for teaching pelvic surgical anatomy[J]. Stud Health Technol Inform, 2009, 142: 122-124.

[4] GITTARD S D, NARAYAN R J, LUSK J, et al. Rapid prototyping of scaphoid and lunate bones[J]. Biotechnol J, 2009, 4（1）: 129-134.

[5] MAVILI M E, CANTER H I, SAGLAM-AYDINATAY B, et al. Use of three-dimensional medical modeling methods for precise planning of orthognathic surgery[J]. J Craniofac Surg, 2007, 18（4）: 740-747.

[6] 王臻, 滕勇, 李涤尘. 基于快速成型技术的个体化人工股骨髁关节面的设计与应用[J]. 中华外科杂志, 2004, 12: 746-749.

[7] ZHANG Y Z, LU S, YANG Y, et al. Design and primary application of computer-assisted, patient-specific navigational templates in metal-on-metal hip resurfacing arthroplasty[J]. J Arthroplasty, 2011, 26（7）: 1083-1087.

[8] LU S, XU Y Q, CHEN G P, et al. Efficacy and accu-racy of a novel rapid prototyping drill template for cervical pedicle screw placement[J]. Comput Aided Surg, 2011, 16（5）: 240-248.

[9] LU S, ZHANG Y Z, WANG Z, et al. Accuracy and efficacy of thoracic pedicle screws in scoliosis with patient-specific drill template[J]. Medical & Biological Engineering & Computing, 2012, 50（7）: 751-758.

[10] LU S, XU Y Q, ZHANG Y Z, et al. A novel computer-assisted drill guide template for lumbar pedicle screw placement: a cadaveric and clinical study[J]. Int J Med Robot, 2009, 5（2）: 184-191.

[11] 曲扬, 艾松涛, 武文, 等. 3D打印个体化导板在骨肿瘤经皮穿刺活检中的初步应用[J]. 上海交通大学学报（医学版）, 2018, 38（09）: 1054-1058.

[12] 曲扬, 艾松涛, 杨飞, 等. CT和MRI图像配准融合联合3D打印技术在难治性骨盆肿瘤术前规划中的应用[J]. 上海交通大学学报（医学版）, 2017, 37（09）: 1239-1244.

第二节 用于四肢骨折治疗的3D打印装置

3D打印技术在四肢骨折治疗领域中的应用主要集中在三维模型、个性化支具及手术导板三个方面。3D打印技术具有快速、准确及擅长制作复杂实体形状的特性，骨科医生开拓性地将其应用于临床实践中，解决了许多传统治疗方法难以解决的问题，更好地实现了个性化精准治疗，获得了良好的效果。

一、3D打印骨折模型

（一）简介及优势

打印三维骨折模型属于3D打印技术较为初级的应用，很好地体现了3D打印技术在骨科临床的实用价值。骨折有简单骨折与复杂骨折之分。对于简单骨折，临床医生通过X线检查、CT等影像学检查就能做出正确的判断并规划手术方案。但是，对于复杂骨折，尤其是关节内或关节周围的复杂骨折，使用二维图像来描述其空间三维结构则容易产生误差及误判。3D打印骨折模型是以数字模型为基础制作出的三维实物模型，架起了虚拟与现实间的桥梁。医生通过观察3D打印的骨折模型实物，直观形象，准确可靠，不易产生误判（图9-2-1），并且还可将模型用于术前评估、术前规划、模拟手术以及指导术中操作。

推荐使用3D打印骨折模型的情况如下：①复杂部位的单发骨折（如骨盆等）；②多发骨折；③累及关节面的骨折（如肱骨头骨折、髋臼骨折、胫骨平台骨折、踝关节骨折等）；④骨、关节陈旧性骨折畸形愈合；⑤辅助手术设计和植入物预安装的情况；⑥辅助术前医患沟通。

（二）应用方向

1. 术前诊断及评估 对于复杂骨折，或是特殊部位的骨折，仅通过二维的X线检查、CT或MRI影像难以获得全面的信息。利用3D打印制备出1:1模型，可以对骨折的具体情况进行直观观察，结合术前骨折影像学资料，不仅可以帮助医生明确骨折的诊断和分型，判断骨折移位方向及程度，还能据此制订合理的治疗方案。3D打印骨折模型可以降低年轻医生出现误诊的概率。

2. 术前手术计划 复杂关节内骨折常因损伤严重、结构复杂，术前难以通过X线和CT等影像学资料确定完善的手术计划，而利用3D打印的骨折模型则可以给医生提供准确的骨折分型及骨折块的移位方向及程度等信息。医生在获得上述信息后，就可以做出详细而精确的术前规划，制订个性化的手术方案。医生可以根据骨折的特点和骨折周围软组织的解剖结构，选择正确的手术入路，确定骨折复位固定顺序，需要使用的复位技术和工具，选择恰当的内固定方法，规划接

骨板的位置、长度，以及所需螺钉的数目、长度和方向。同时，可以提前考虑手术中可能会遇到的困难，并准备应对方案，最终形成完善的术前规划。

3. 模拟手术 为了提高复杂骨折的手术成功率，理想的情况是医生在术前就进行模拟手术演练。在传统的手术程序中，预手术是在操作者的头脑中，或者是在纸上画图进行的。这种方法对医生的要求非常高，不仅要对手术过程非常熟悉，并且具有一定的空间思维能力。虽然CT三维重建影像对于复杂骨折的治疗有指导作用，但是其缺点在于图像的静态化、平面化。而3D打印模型则可以通过真实的模型，让术者真真切切地理解骨折的形态，掌握骨折移位的方向，以及骨折复位的条件（图9-2-2）。

医生可以在3D打印模型上尝试不同的骨折复位和内固定技术。骨折块解剖复位后用克氏针临时固定，选择适配的接骨板，可将接骨板预弯塑形放置于模型上合适的位置，用螺钉固定（图9-2-3）。通过模拟手术演练后，医生能够进一步完善修正手术计划，确定最佳手术方案，在实际的手术过程中，避免了不断地摸索尝试固定方式，从而节省手术时间、减少出血量，减轻术中手术损伤。模拟手术后，要记录预手术的操作步骤，同时记录所使用器械的参数，如接骨板规格、螺钉的数量、位置、方向及长度，还可将预弯塑形的接骨板提前消毒备用。

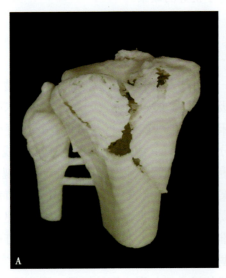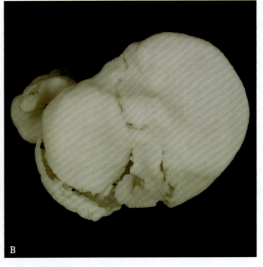

图9-2-1 3D打印胫骨平台粉碎性骨折模型
A. 前视图；B. 俯视图。

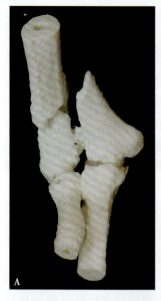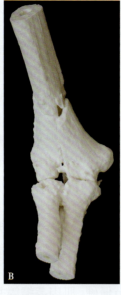

图9-2-2　3D打印肘关节粉碎性骨折模型及复位后模型
A. 骨折模型；B. 复位后模型。

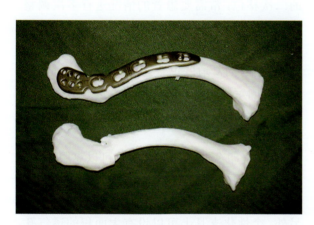

图9-2-3　3D打印锁骨骨折模型及模拟骨折复位内固定

3D打印模型手术预演的优势体现在：① 3D模型允许术者试错，尝试多种手术方案，从而优选出最为合理可行的手术方案；②在术前利用3D模型进行预演手术操作，提高术者的熟练程度，并对拟使用的接骨板及螺钉进行预处理，可以显著缩短手术时间。

4. 手术操作中的实时指导　手术追求以最小的损伤获得最好的治疗效果，因此术中暴露范围通常不会很大，不会将所有的骨折损伤部位暴露于直视下。为了判断骨折断端复位情况及避免遗留碎骨组织，传统手术需要术中多次透视。而3D打印模型为医生提供了一个术中进行实时观察的参照物，术中如出现骨折无法复位或复位不

良，内固定放置不满意或无法有效固定等情况，可以反复将术中情况与3D打印骨折模型进行比对，从而判断骨折部位的空间位置信息，进而指导手术操作。

与常规复位内固定手术相比，有了3D打印骨折模型的帮助，医生能够按照预手术的操作方法有条不紊地进行骨折的良好复位，使用预弯塑形的接骨板进行有效可靠的内固定，提高手术操作的准确度，减少透视次数，缩短手术时间，减少出血，提高手术成功率，减少并发症。试想，当一个医生带着3D打印模型进入手术室，可以在术中实时观察与比对，这必将极大地增加手术医生的信心。

5. 医患沟通及临床教学的工具　3D打印骨折模型可以帮助医生与患者及家属交流，为患者和医生提供触觉与视觉上的体验，加深患者及家属对病情和治疗方案的理解，降低医患沟通的难度，取得患者理解。患者还可通过术前、术后的模型比较，直观判断治疗效果。

3D打印骨折模型还可以用于年轻医生、医学生和手术室人员的教学。在有3D打印模型辅助的教学环节中，大多数学生对这种教学方式给出的评价是"愉悦、有帮助、有效、自信"。

（三）设计、制备、应用基本流程

1. 临床需求　3D打印骨折模型的应用应依据临床需求决定。临床医生或相关人员依据实际需要，将复杂的临床问题简化、提炼，提出明确、合理的制备模型需求，结合3D打印技术的特性，综合考虑选择3D打印骨折模型模拟需解决的实际问题。

2. 数据获取　3D打印骨折模型原始数据的获取主要依靠CT和MRI这2种非接触式的获取方法。利用CT和MRI采集数据时，应针对不同组织与不同目的合理选择扫描方式和参数。

3. 模型设计　利用专业软件对获取的数据进行处理，根据临床需求分割出兴趣区域、完成三维重建，设计出理想的三维模型。同时，在进行模型设计时要考虑所选用的3D打印方式。

4. 模型打印　将设计完成的三维模型数据转换成3D打印机可识别的文件格式，根据临床需求选择合适的3D打印方式、材料及参数，完成实物模型的制备。依据临床使用目的的不同，需对

模型进行适当的后处理，如去除支撑、表面光滑、拼接、金属部件的淬火回火等，必要时可进行部分机械加工处理。

5. 模型应用 将获得的 3D 打印骨折模型依据不同的目的需求应用于临床实践中。

（四）注意事项

1. 虽然 3D 打印技术制备模型具有快速性，但仍然需要一定的时间。因此，3D 打印的模型一般不用于急诊手术患者。

2. 术前数据处理时，需要排除软骨软组织等伪影影响，防止打印出来的模型变形失真。

3. 手术预演要充分了解软组织血管神经情况，以确定手术入路以及标注确定固定物顺序减少操作步骤。需要明确骨质缺损的情况，从而确定术中是否植骨及所需要植骨的量。

4. 用于手术操作实时指导的模型需带入手术室，为了有效杜绝污染与感染，必须进行消毒。3D 打印骨折模型结构复杂、几何精度要求高，为防止消毒导致模型变形失真，应依据模型不同的制备材料选择恰当的消毒灭菌方式。

二、3D 打印骨折个性化外固定支具

（一）简介及优势

3D 打印技术引入骨科临床后，个性化外固定支具的应用越来越多（图 9-2-4）。相对于四肢骨折的传统外固定方式，3D 打印个性化外固定支具具有结构简单、制造方便、建模精度高、美观轻便、透气性好以及环保等特点，患者匹配性较好，满意度高。

创伤患者中四肢损伤占较高比例，以四肢骨折较为常见。在非手术治疗中，骨折的早期复位固定是关键环节，可以有效控制骨折端出血，避免断端间活动继发血管神经损伤，并可有效降低脂肪栓塞等严重并发症的产生。骨折部位的稳固定位和患肢的良好贴合是骨折外固定技术的重要因素。

传统的外固定方法主要分为石膏外固定（包含高分子夹板）和夹板绷带外固定两种。石膏虽具有良好的塑形功能，干涸后可实现牢固固定，然而石膏笨重不透气，长时间的固定容易产生关节僵硬、肌肉萎缩等并发症以及皮肤过敏等皮肤病。夹板固定的松紧度较难把握，固定太紧容易造成筋膜间室综合征，固定太松又容易导致骨折的二次移位，常需要患者的情况进行多次调整。此外，现阶段临床中大部分应用的木质夹板与肢体的吻合性较差，在骨折固定时约束力难以均匀分布，患者的舒适度也有待提高。石膏外固定和夹板外固定都很难达到解剖或近似解剖复位，即使复位良好固定后在早期功能锻炼中也容易发生二次移位。

3D 打印个性化外固定支具可以克服传统外固定方式的缺点。3D 打印个性化外固定支具能够与患者骨折部位良好匹配，具有较高的贴合度。另外，个性化支具上可以设有大面积的透气孔，

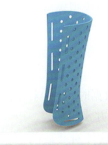
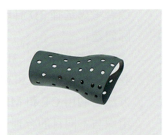
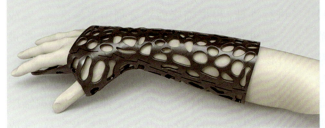
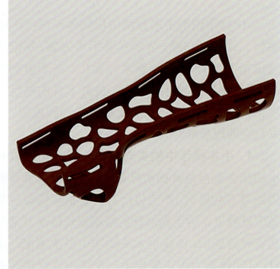

图 9-2-4 多种 3D 打印个性化前臂外固定支具展示

便于包覆部位的透气、伤口换药以及清洁，更加卫生。同时，3D打印个性化外固定支具通常采用PLA、ABS等材质为原材料，降低了支具的重量，更加轻便。这些塑料材质的支具，其强度、刚度均可满足使用要求，即使出现撞击等突发情况也不易断裂破损。相对于传统外固定方式而言，3D打印个性化外固定支具的舒适度和患者满意度更高。

（二）应用整体流程

3D打印个性化外固定支具是基于患者三维扫描数据，利用逆向处理软件首先提取骨折区域肢体外形的特征数据，然后利用点云去噪、精确曲面、网状曲面片、构造网格等功能进行曲面拟合，得到表面优化处理后的精确模型。首先，在优化后的模型的基础上，设计师再利用软件根据患者的具体情况在软件数据库中进行支具透气孔形状和锁紧装置的选取，进而智能生成个性化外固定支具（图9-2-5）。其次，有选择地对生成的支具模型进行有限元静力学分析，满足模型的力学要求。最后，进行个性化支具与患者骨折部位的贴合度分析，满足两者的贴合度要求。设计完成后，利用3D打印技术制备支具，然后去除支撑结构并对模型表面进行简单的打磨处理，去除明显的毛刺，以便减小对皮肤的伤害。将支具交由骨科医生或者康复科医生为患者佩戴。佩戴时要适

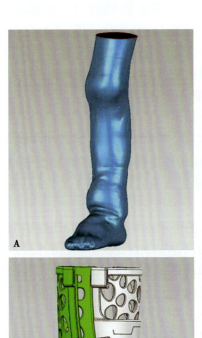
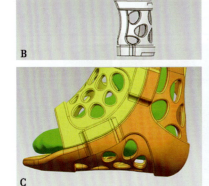
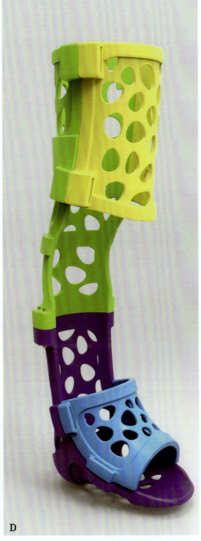
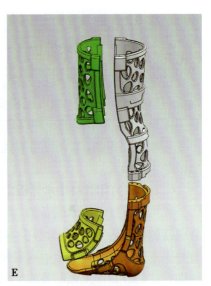
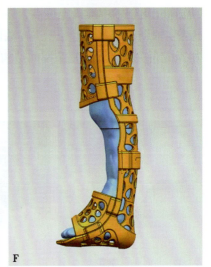

图9-2-5　3D打印个性化下肢外固定支具的设计示例

A图为下肢外形重建，B图为膝关节外固定部件设计，C图为足踝外固定部件设计，D图为下肢外固定支具整体展示，E图为各个固定部件装配关系，F图为外固定支具模拟安装。

当地使用衬垫，保护好骨突部位，同时要调节松紧，使患者感到舒适。

（三）注意事项

1. 设计的过程中，要注意医工交互。医生应明确提出要求，例如固定的范围、束带或者卡扣、卡槽配合的锁紧装置等，工科设计人员在此基础上完成设计制备。

2. 外固定支具通常通过压迫肢体的软组织从而实现稳定内部的骨折断端。外固定支具会持续保持对肢体软组织的一定压力。因此，设计支具时要留有一定的余量，以容纳肿胀的肢体，以及包覆骨折部位肢体的棉纱。

3. 用于骨折早期的外固定支具，随着肢体消肿会显得宽松，所以要根据患者具体情况定期重新设计并更换外固定支具。

三、3D打印手术导板

精准手术是外科发展的方向。3D打印手术导板可以辅助骨折复位或内植物安放，是实现骨科手术个体化、精准化的一种有效手段。3D打印手术导板运用得当，其精度可媲美计算机辅助导航或手术机器人。

（一）3D打印骨科手术导板定义

采用3D打印技术制备的、具有引导作用的骨面接触板即为3D打印骨科手术导板。3D打印骨科手术导板是根据临床手术需要而采用计算机辅助设计、3D打印工艺制备的一种个性化手术辅助器械，用于术中准确定位点、线的位置、方向和深度，辅助术中精确建立孔道、截面、空间距离、相互成角关系及其他复杂空间结构等。

（二）3D打印骨科手术导板分类

按照3D打印骨科手术导板的用途，可将导板分为钉道导板、截骨导板及其他系列导板3类。

1. **钉道导板** 主要应用于骨科手术中针对置钉通道的定位、定向、定深问题，实施精准打孔导向的3D打印导板（图9-2-6）。

2. **截骨导板** 主要指用于引导骨科手术截骨部位的空间位置、角度控制，提高假体或内植物与受区吻合程度，恢复生理力线、精确截除病灶、确定病变部位开窗、截断范围、截骨后引导复位的3D打印导板。在创伤骨科领域，这种导板较多应用在陈旧性骨折畸形愈合的矫正病例中。

3. **其他系列导板** 包括钉道导板和截骨导板未包含的各类3D打印的术中辅助定位装置，如钉道与截骨导板组合、安装定位导板、个性化引导矫形导板、个性化骨折复位塑形导板、个性化骨缺损修复体制作导板、内固定物塑形导板等。

（三）3D打印手术导板的优势

使用传统方法治疗复杂骨折时，往往需要消耗大量的手术时间，手术效果也很难达到精确。3D打印手术导板的应用使得术者能在导板引导下复位骨折、精确置入内植物，缩短手术时间，提高手术精确度。

数字化设计的手术方案可以通过3D打印手术导板将手术的规划集中到导板上，使用时只需将导板接触于术前规划的部位，即可引导术者按照术前规划进行术中定位、定点、定深，引导手术工具到达术前设计的线、面、角度及深度，从而精确引导钉道定点、方向和深度，确定截面、距离和相互成角关系等，提高手术操作的精准性和安全

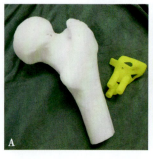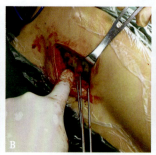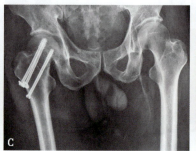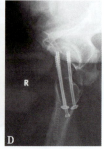

图9-2-6　3D打印股骨颈骨折空心螺钉置钉手术导板

A图为3D打印股骨近端模型和导板，B图为术中在导板指引下钻入导针，C图为术后X线正位片显示置钉位置良好，D图为术后X线侧位片显示置钉位置良好。

性、缩短手术时间、减少术中出血和副损伤；使一些传统手术比较复杂、困难的术中操作变得容易和轻松（图 9-2-7）；减少了术中对 C 型臂 X 线机的依赖和辐射暴露，减少了手术相关并发症；其技术的普及应用极大改善和提高了骨科的救治水平，有效提高了创伤骨科的手术质量。

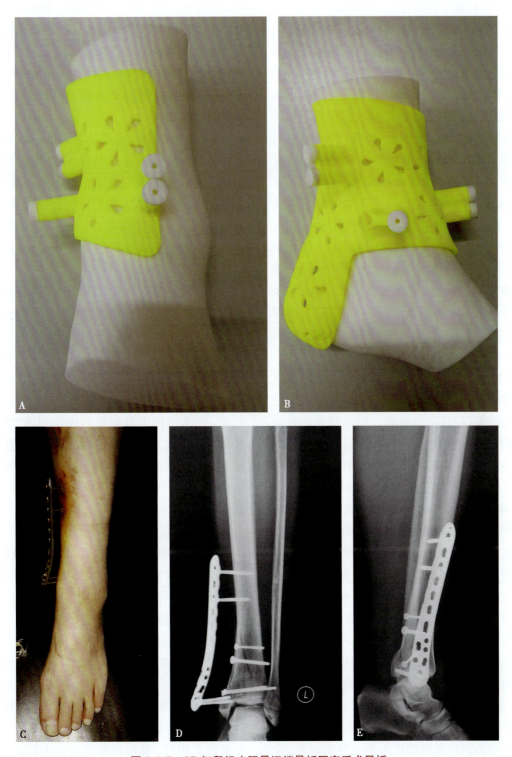

图 9-2-7　3D 打印经皮胫骨远端骨折固定手术导板

A 图为导板安装在模型上的前视图，B 图为导板安装在模型上的侧视图，C 图为术后患者伤肢外观及钢板固定情况，D 图和 E 图为术后 X 线正侧位片显示骨折复位良好、置钉准确。

（四）推荐使用导板的情况

以下情况推荐使用 3D 打印骨科手术导板：①骨、关节骨折畸形愈合截骨矫形；②复杂部位骨折内固定物置入；③其他需要术中精确定位的骨科手术或操作。3D 打印骨科手术导板用途非常广泛，并不局限于四肢骨折的治疗。

（五）3D 打印骨科手术导板应用整体流程

钉道导板、截骨导板和其他系列导板在临床应用环境上虽略有区别，但它们在设计、制备、应用等基本环节是一致的。整体流程可分为提出临床需求、数据获取、导板设计、导板打印及导板应用 5 个环节。作为临床应用的特殊产品，需要对这 5 个环节进行相应的质量控制，以确保 3D 打印骨科手术导板的安全性和有效性。

1. 临床需求　应根据临床需求决定是否采用手术导板以及采用手术导板的类型。临床需求包括但不限于以下情况：优化手术方式、优化手术路径、手术部位解剖结构的量化、准确定位、确定方向和角度、替代或减少传统辅助工具、减少手术显露范围、减少透视次数或有可能避免透视数、缩短手术时间及提高准确度等。需要实现以上功能的均可选择使用手术导板。

2. 数据获取　设计手术导板需要患者受区部位的原始数据。这些数据通常是患者的 CT 或者 MRI 等断层扫描影像数据。扫描精度会直接影响 3D 打印骨科模型的精准性。因此，利用 CT 和 MRI 采集数据时要规范，而且应针对不同组织与不同目的需求合理选择扫描方式和参数。

3. 导板设计　导板通常要具有两个功能模块：一个是依据人体固定解剖部位确定导板安放位置的贴附模块；另一个是辅助引导术者进行操作的导向模块。设计的方法如下：首先，利用专业数字化软件对获取的数据进行处理，根据临床需求分割兴趣区域、完成骨模型三维重建；其次，根据手术实际显露范围，选择适合导板贴附的骨面或者皮肤区域的局部表面，在设计软件中将面增厚成为实体，并进行外形改良以避开重要解剖结构、方便导板贴附和观察等，设计出贴附模块；最后，根据临床手术要求在导板实体上设计具有导向作用的圆管或横槽作为术中导向装置，设计出导向模块，将其与贴附模块合理地结合在一起，从而完成导板的设计。导板设计完成后，最终由临床医生审核确认后签字通过。

3D 打印骨科手术导板的设计，对于手术的成功与手术质量至关重要。在设计环节需要考虑的因素包括：手术方式、显露范围、植入位置、导板贴附区域、加工工艺等。导板设计时厚度要适中，结构要合理，利于手术操作，避免术中出现变形，甚至断裂。导板厚度与导板材质选择、用途、部位、手术操作以及 3D 打印工艺等因素有关。结构合理包括合理的力学结构、消除不安全的锐利边缘与尖角、有利于以后 3D 打印模型支撑的去除等。

4. 导板打印　将设计完成的三维导板数据转换成 3D 打印机可识别的文件格式，根据临床需求选择合适的 3D 打印方式、材料及参数，完成导板制备。依据临床使用目的和部位的不同，需对导板进行适当的后处理，如去除支撑、抛光打磨导板表面、金属部件的热处理去除内应力等，并依据导板材质确定消毒方式。

5. 导板应用　3D 打印骨科手术导板在手术应用前需临床医生仔细验证导板是否存在设计偏差、尺寸偏差、材料偏差。临床医生要掌握导板的正确使用方法，提前准备与导板配合使用的磨钻、摆锯、丝锥、钻头等手术器械工具。术中要严格执行术前计划。一般导板的设计均直接贴附于骨面，手术过程中软组织的成功剥离尤为重要。避免因为手术切口显露范围、软组织遮挡等因素导致导板无法贴附，或器械放置困难。导板安放到位后，就可以引导电钻钻孔或是摆锯、骨刀截骨开槽。

（六）注意事项

1. 设计使用 3D 打印骨科手术导板时，要以临床医生为主导，要根据医生提出的具体需求设计制备 3D 打印骨科手术导板，确定设计方案、手术入路、显露范围、植入位置、贴附区域等。

2. 3D 打印手术导板是一种强调个体化精确定位的手术辅助工具。通常由临床医生提出需求，由工科人员完成设计。因为设计人员不是医生，没有手术的操作常识及经验，因此在设计时经常脱离实际或与术者认知产生偏差，设计出的导板在实用性、易操作性等方面大打折扣，影响手术质量。为避免这一问题，在导板的设计环节必须强调医工交互。导板的设计过程，必须有临床医生全程参与、监控，保证虚拟植入和实际手术植入位置的一致性和术中操作的可行性。

3. 手术导板只是一个辅助工具，术中应用需由具备一定手术操作经验的医生进行。如出现导板断裂、贴附区域偏差、进针点微动或移位造成实际的植入位置与虚拟的术前规划存在差异等问题的时候，医生应根据术中实际情况做出对应的调整。

四、用于四肢骨折治疗的其他3D打印装置

3D打印技术还可以应用在创伤骨科领域的其他方向上。例如，对于特殊骨折患者的内固定治疗，可采用3D打印的个性化接骨板。相比标准规格的接骨板，3D打印的个性化接骨板能够更好地满足患者病情的特殊需求。但是，由于受到制备周期以及产品安全性、有效性检测等因素的影响，3D打印个性化接骨板等内植物目前只能用于少数患者的特殊情况，尚不适合在临床上大规模应用。

个性化外固定架也可以使用3D打印技术制备。目前只有少量的研究者及医生在探索使用3D打印个体化定制外固定架。据称，3D打印个体化定制外固定架具有操作简便、手术时间短、复位良好、固定牢靠等优点，并且术后可根据需要对断端应力进行随意调节。

（郭　征　董谢平　张涌泉　付　军）

参 考 文 献

[1] 中华医学会医学工程学分会数字骨科学组. 3D打印骨科模型技术标准专家共识 [J]. 中华创伤骨科杂志, 2017, 19（1）: 61-64.

[2] 中华医学会医学工程学分会数字骨科学组, 国际矫形与创伤外科学会（SICOT）中国部数字骨科学组. 3D打印骨科手术导板技术标准专家共识 [J]. 中华创伤骨科杂志, 2019, 21（1）: 6-9.

[3] 刘非, 邱冰, 薛向东, 等. 基于3D打印技术的个性化外固定支具设计 [J]. 中国矫形外科杂志, 2016, 24（24）: 2260-2263.

[4] 董谢平, 裴延军, 张大伟, 等. 3D打印接力导板在胫骨远端关节内不规则骨折畸形愈合中的应用 [C]// 第22届中国康协肢残康复学术年会暨生物治疗研讨会. 泰安: 中国矫形外科杂志, 2015.

[5] 董谢平, 张大伟, 漆启华, 等. 3D打印截骨导板在后踝骨折畸形愈合截骨复位中的应用 [J]. 足踝外科电子杂志, 2016, 3（2）: 8-14.

[6] TACK P, VICTOR J, GEMMEL P, et al. 3D-printing techniques in a medical setting: a systematic literature review[J]. Biomed Eng Online, 2016, 15（1）: 115.

[7] MARTELLI N, SERRANO C, VAN DEN BRINK H, et al. Advantages and disadvantages of 3-dimensional printing in surgery: A systematic review[J]. Surgery, 2016, 159（6）: 1485-1500.

第三节 上肢3D打印内植物

一、肩关节与肩胛骨3D打印内植物

肩关节（shoulder joint）是典型的球窝关节，由肱骨头和肩胛骨关节盂构成。纤维软骨构成的盂唇附着于关节盂周围，加深关节窝。肩关节具有"头大盂小"的特点，关节盂面积仅为肱骨头面积的1/4~1/3。关节囊较松弛，附着于关节盂周围以及肱骨解剖颈。肩关节周围有喙肱韧带、盂肱韧带和肱横韧带等。肩关节可作屈、伸、收、展、旋内、旋外和环转七种运动，是上肢最大、最灵活的关节。

肩胛骨（scapula）为人体肩部背侧的三角形扁骨，位于胸廓后外侧，第2~7肋间。可分为肩胛体、肩胛冈和肩胛角，由三个角（上角、下角和外侧角）、三个缘（上缘、内侧缘和外侧缘）和两个面（腹侧面和背侧面）组成。

肩关节与肩胛骨的内植物，常用于肩关节和肩胛骨骨折、肩袖损伤、肩关节各类关节炎晚期和发生于肩关节和肩胛骨的肿瘤治疗中。对于一般的肩关节和肩胛骨的骨折，接骨板是最常用的固定方式，由于肱骨头、肩胛骨表面不规则，故多采用根据解剖形状设计的特殊接骨板，但由于患者的个体差异，往往需要在手术过程中通过弯折调整接骨板以贴合骨骼表面。将3D打印技术应用到骨折接骨板的设计与术前模拟中，通过影像学扫描得到患者数据，3D打印患者肩关节模型，可在术前模拟整个手术过程，对于非个性化设计

的接骨板可在术前进行预弯，避免手术中反复调整比对，从而缩短手术时间。

对于晚期的肩关节骨性关节炎、类风湿关节炎、创伤性关节炎以及复杂的肱骨近端骨折和肩袖损伤，常采用肩关节置换术全部或部分置换肩关节。肩关节置换术可分为三类：全肩关节置换、半肩关节置换和反置式全肩关节置换。其中，全肩关节置换是指人工肱骨头和关节盂表面置换；半肩关节置换指仅单独置换人工肱骨头或关节盂表面；反置式全肩关节置换是指置换后，使肩关节处于肱骨头与肩胛骨关节盂对调状态，即肩关节假体的球形关节面位于肩胛骨关节盂，盂杯位于肱骨一侧。目前临床上应用的肩关节假体虽然有很多选择，但由于每制作一个型号的假体都要进行一次开模，且很难进行调整，所以很难针对不同患者不同的骨骼情况实现个性化治疗。

使用 3D 打印技术制作的肩关节假体，避免了单独开模的过程，可直接在计算机中进行设计并调整，针对不同患者进行个性化治疗，目前已经应用于肩关节置换术中。在手术准备过程中，对双侧上肢均进行 CT 和 X 线扫描，将得到的数据转换为 STL 格式进行设计，对健侧肱骨三维图像进行镜像处理，以健侧肱骨近端为原型设计人工假体，在设计软件中模拟假体与患侧肱骨远端连接进行可视化修改，通过该方式所设计的假体能够与患侧远端肱骨更好的贴合且利于肩关节软组织贴合生长。根据患者自身情况不同，可在肱骨假体近端设计球形关节或关节盂，全肩关节置换、半肩关节置换及反置式肩关节置换均可使用 3D 打印假体。外形设计完成后在假体的表面进行多孔结构设计，一方面多孔的结构有利于骨骼周围软组织长入，从而固定假体；另一方面可以减轻重量，使假体重量接近原有骨骼，避免肩关节置换术后患者因两侧重量不一产生不适或因假体质量过大牵拉肩关节周围韧带影响手术预后。假体设计完成后，使用 3D 打印机以钛合金 Ti-4Al-6V 等具有一定刚度和强度的硬性材料打印假体，检测无误后即可进行手术。

对于肩胛骨恶性肿瘤，如肩胛骨软骨瘤等，常采用手术方式切除部分或全部肩胛骨，对于侵犯范围较大的肿瘤，甚至可能切除部分肱骨头。在保证安全切除肿瘤的同时，重建患者肩胛区骨

性结构和软组织结构是骨科医生的一大挑战，术后常采用的重建方式包括肩胛骨切除后肱骨头悬吊、异体肩胛骨置换和肩关节假体置换等。其中肱骨头悬吊时，整个上肢与躯干之间的连接仅靠软组织，无法重建肩袖及关节囊周围肌肉及韧带，且长期悬吊后会引起软组织牵拉，影响上肢功能。异体肩胛骨置换虽对肩关节功能的恢复具有良好的效果，但异体骨来源稀缺，且异体骨的不匹配和相关并发症会对术后远期效果产生很大影响。假体的置换重建是目前认为最有效的治疗方法，既可以保证肩关节的功能又可避免异体骨所引起的并发症，在此基础上，采用新材料和个性化设计的 3D 打印肩胛骨假体应运而生。

与 3D 打印肩关节假体类似，在 3D 打印人工肩胛骨的设计中，一般也常用拍摄 CT 和 X 线的方式采集对侧肩胛骨三维数据，通过镜像设计出患侧肩胛骨。聚醚醚酮（PEEK）是常用的打印材料，与钛合金相比具有更好的生物相容性且不会释放毒性金属离子。为保证置换肩胛骨假体后能够恢复肩关节功能，除了重建骨性结构外，还需保证肌肉和韧带与人工肩胛骨之间的连接。在 3D 打印人工肩胛骨的边缘增加多孔设计，可将切除病变肩胛骨后余留的肌肉断端直接缝合在人工肩胛骨上，若肿瘤侵犯范围较大，切除肌肉或韧带过多，可采用人工韧带连接人工肩胛骨与肌肉。边缘的孔状结构除了有利于术中连接人工肩胛骨周围肌肉，还有利于肌肉及韧带长入，形成更紧密的连接，保留肩关节功能。

对于肩胛骨恶性肿瘤侵犯至肱骨头的患者，可在 3D 打印肩胛骨的基础上复合 3D 打印肩关节，切除肩胛骨和肱骨头后，通过肌肉及韧带固定人工肩胛骨，肩关节假体肱骨端插入肱骨进行固定。

二、肘关节 3D 打印内植物

肘关节（elbow joint），由肱骨下端和尺骨、桡骨上端构成，包括三个关节，即肱尺关节、肱桡关节和桡尺近侧关节。关节囊附着于各关节面附近的骨面上，肱骨内、外踝均位于囊外。关节囊前后松弛薄弱，两侧紧张形成侧副韧带。桡骨头周围有桡骨环状韧带，附着于尺骨的桡骨切迹的前后缘，此韧带和带同的切迹一起形成一个漏斗形

的骨纤维环，包绕桡骨头，可以防止桡骨小头脱出。肘关节可做前屈、后伸运动，也参与前臂的旋前和旋后运动，是全身最复杂的复合型关节。

肘关节内植物主要用于骨折、风湿、创伤、肿瘤等原因破坏的肘关节。达到缓解疼痛，并恢复肘关节功能的目的。肘关节的解剖特点特殊，个体差异大。传统的肘关节假体存在解剖匹配度差，机械性能低的问题。3D打印技术在骨科的应用，给肘关节假体带来了革命性的创新。

对于一般的肘关节骨折，最常用的固定方式是接骨板，由于肘关节的复杂性，解剖结构的特殊，上下关节面的接触弧度大，术后很容易受到限制，发生骨性活动障碍。当肘关节出现肱骨髁间粉碎性骨折或尺骨鹰嘴粉碎性骨折等复杂骨折时，维持肘关节稳定的骨和关节附近韧带、关节囊等遭受损伤，骨折块呈不规则状隐蔽分布且大部分较为碎小，使得治疗难度极大提升。在传统手术过程中，在很大程度上不能使骨折部位完全的复位，造成整个关节面的不平整，进而影响到整个关节的功能。3D打印技术可以通过获取影像数据，个性化打印患者肘关节模型，从而帮助医师了解患者骨折的程度、类型及各个骨折块的移位情况，做出明确的术前诊断。术前对比3D实体模型，通过手术团队之间的交流沟通，行术前评估及术前模拟手术操作，骨折端复位，接骨板术前预弯，制订出手术方案。

对于肘关节终末期骨性关节炎、类风湿性关节炎、创伤性关节炎、肿瘤等疾病，常采用全肘关节置换手术。目前肘关节疾病治疗方式多种多样，如类风湿性肘关节炎，可以做滑膜切除术、关节切除术、关节融合术、关节成形术，但都不能满意的达到缓解关节疼痛、改善关节功能的目的。人工关节假体的发展为类风湿性肘关节炎提供了更优的选择，假体的置换减轻了疼痛也保证了肘关节的功能，因此采用新材料和个性化设计的3D打印肘关节假体的应用是很重要的。全肘关节假体根据有无铰链主要分为铰链式和非铰链式两种，根据假体的限制程度分为非限制性、半限制性和完全限制性。通常非铰链式假体均为非限制性的，而铰链式假体有半限制性和完全限制性两种。铰链式假体通常由2～3部分组成，由金属和高分子聚乙烯材料构成关节，其关节连接可通过

锁针或咬合匹配装置而建立。铰链式假体有内在的外翻和内翻松弛度，除伸屈活动外，还允许一定程度的内收、外展和旋转活动，更符合正常肘关节运动特点，有利于外力的消散，减少假体松动的发生。非铰链式假体没有机械性连接，力图模仿肘关节正常的解剖关系。其稳定性主要依赖于负重表面的形态匹合、适当的骨储量，更重要的是存有或可重建关节囊和韧带结构的完整性，故又称为表面置换。所有表面重建均要求具有完整的韧带和前部关节囊结构以及静态下正确的对线关系。半限制性铰链假体是现在临床上使用的主流型假体，与完全限制型假体在设计理念和临床应用方面都存在根本的不同。临床上应用的肘关节假体各种各样，目前没有实现个性化、定制化的假体针对不同患者不同骨骼的治疗。

3D打印技术可以制造任意复杂的三维结构的肘关节，避免了人工开模的过程，可直接在计算机中进行设计并调整，针对不同患者进行个性化治疗，目前已经越来越多肘关节3D打印假体运用于肘关节的置换手术中。在手术准备过程中，对患者进行CT扫描，将CT连续扫描数据以DICOM格式保存，导入三维重建软件Mimics，对Mimics断层图像编辑完成后，运用Mimics软件的动态区域生成功能初步建立患者肘关节的三维模型，于Mimics上对患者骨折处模拟复位，处理完毕后模型以STL文件格式输出。将STL文件输出转化为三维模型打印指令，以引导打印头，从下到上逐层打印三维模型及其支撑材料。这种方式设计的肘关节假体可实现可视化设计，有利于与近端肱骨更好的贴合且便于肘关节组织的贴合生长。假体的表面设计多孔结构，多孔结构既可以骨骼周围软组织长入，固定假体，又可以减轻重量，使假体重量接近原有骨骼，避免肩关节置换术后患者因两侧重量不一产生不适或因假体质量过大牵拉肩关节周围韧带影响手术预后。假体设计完成后，使用3D打印机以Ti-4Al-6V等具有一定刚度和强度的硬性材料打印假体，检测无误后即可进行手术。

肘关节3D打印内植物优于传统工艺，不仅体现在个性化定制，更重要在微观结构方面的优势。3D打印内植物能够根据患者实际情况设计、打印出复杂的具有多孔结构的内植物，能够

实现梯度孔径、差异化孔隙的孔与孔间完全贯通，促进骨骼生长。传统的假体存在很多问题，但是，3D打印技术为医疗假体植入提供了很多解决的方法，肘关节3D打印内植物的优点可以概括为以下几点：①3D打印技术可以借助影像科DICOM数据，精确的打印任何形状的内植物来精密匹配复杂的骨质缺损。②内植物微孔表面可以增加接触面积来增强结合强度和初始稳定性，从而减少植入物和骨之间的微动。③多孔结构可以通过维持细胞的形态，促进骨细胞黏附和增殖来促进骨的长入和长期稳定性。④3D打印内植物制造周期较短，数据采集到制造完成大约只要一周时间。另外，3D打印内植物能够很好地减少手术时间，降低并发症，并且获得较高的患者满意度。

三、腕月骨3D打印内植物

在腕关节中，随着诊断设备及方法的发展以及临床重视的程度提高，3D打印内植物在腕关节的应用并不广泛，国内第一例相关手术由吉林大学完成（图9-3-1，图9-3-2）。3D打印腕关节内植物的设计流程一般包括了：①镜像健侧关节，并进行重新定位；②对重建模型进行光滑处理，关节面通过曲面拟合修改，以确保平滑的运动轨迹，根据桡骨表面拟合和设计假体柄等仿生结构；③设置用于夹取或肌肉肌腱缝合的孔隙；④在骨长入部位对内植物表面进行多孔处理以更好实现轻量化。一般通过EBM使用Ti-6Al-4V合金进行打印，邻关节面部分可使用CoCrMo合金或增加涂层的超高分子量聚乙烯（ultra-high molecular weight polyethylene，UHMWPE），以提高耐磨性。

以月骨假体为例，月骨无菌性坏死（aseptic necrosis of the lunate bone），又称月骨缺血性坏死（lunate bone ischemic osteonecrosis）于近年来的发病率有所上升。对于治疗月骨已出现塌陷、碎裂，Lichtman分期为Ⅲ～Ⅳ期月骨无菌性坏死的患者，可选择月骨的切除与替代术，重建月骨并尽可能保留腕关节的功能及稳定性。自Lippman于1949年使用钴铬钼合金假体以来，月骨置换包括使用硅胶假体和热解碳假体，以及近年来出现肌腱球、筋膜移植，以及带蒂的豌豆骨等自体移植物，这些手术有利于保留手腕的活动范围，然而，它们也可能与疾病发展有关，例如腕骨高度的丢失或内在的不稳定。例如，通常会看到腱球填充缺损中的钙化或骨化，而假体的半脱位，脱位或撞击可能与硅胶或热解碳假体相关。

笔者团队对月骨无菌性坏死患者术前使用光敏树脂腕关节模型进行假体模拟匹配，在术中使用了3D打印个性化钛合金月骨假体进腕关节重建（图9-3-3，图9-3-4）。月骨无菌性坏死的特征是月骨缺血性坏死，并且通常导致腕骨改变和退化以及月骨塌陷等一系列可预测的改变。对于一

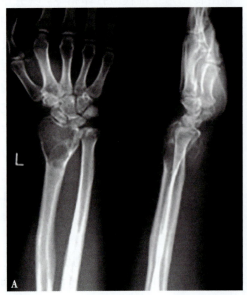
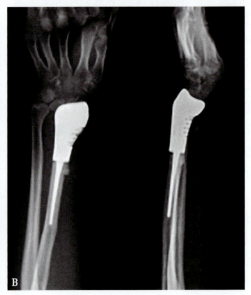

图9-3-1　腕关节置换前后X线检查
A. 术前；B. 术后6个月。

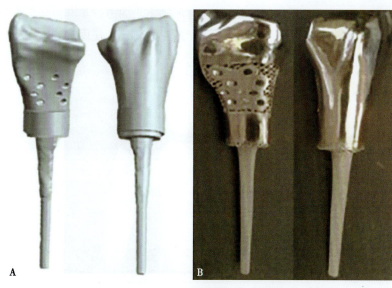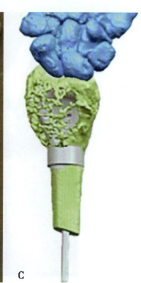

图 9-3-2　腕关节设计图

A. 设计模型；B. 打印假体；C. 术前规划。

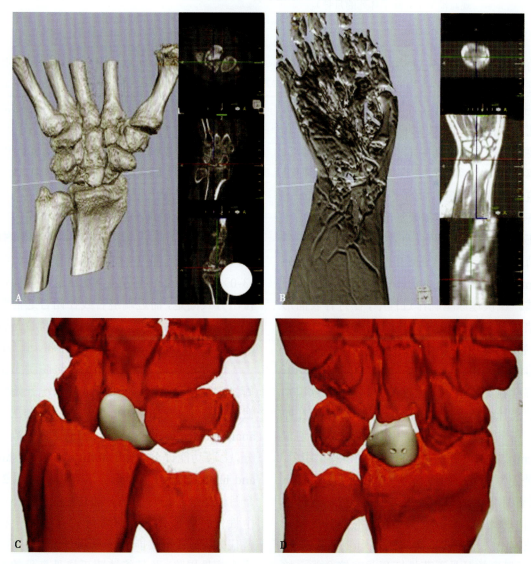

图 9-3-3　腕关节月骨假体重建

A、B. 来自患者受损月骨和对侧月骨的数字重建图像；C、D. 软件中模拟 3D 打印月骨的关节成形术。

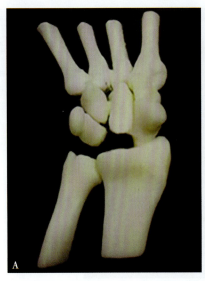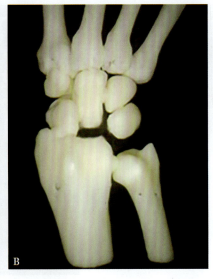

图 9-3-4　腕部 3D 打印模型

3D 打印光敏树脂材料制备而成的月骨坏死患者腕部模型（A. 掌侧观；B. 背侧观。模型中去除了坏死的月骨）。

个成功的治疗来说，至关重要的是能缓解疼痛，恢复良好的功能，保留腕关节的活动度及力量。使用 3D 打印月骨假体进行置换术的手术过程需切除坏死月骨和植入假体，对于其他关节成形术，常规需要部分桡骨茎突切除术及舟状骨和头状骨头部的部分切除术。同时，在这些手术中，为了便于假体植入并改善手腕术后的关节活动度（range of motion，ROM），也可能需要加深桡腕关节窝凹。

在术前手术模拟期间，月骨假体在腕关节模型中可精确地匹配。最后通过电子束熔炼（electron beam melting，EBM）技术由钛合金（Ti-6Al-4V）制成假体。在快速原型制作过程中，在月骨表面形成了诸如孔洞和隧道等结构。在患者全身麻醉后，将患侧手臂抬高并从手指向下驱血。然后，在手腕的背侧做出约 5cm 的"S"形切口（图 9-3-5A），向下解剖到支持带。在此过程中，特别注意识别和保护桡神经和尺神经的感觉分支。接着，在伸肌支持带的第三和第四隔室之间形成纵向切口（4～5cm）。除去坏死的月骨和周围的滑膜组织后，以生理盐水冲洗去除残余碎片（图 9-3-5B）。接下来，探查月骨近端和远端的关节面、桡骨远端的月骨面和头状骨，观察它们是否具有完整的软骨下骨或浮动关节。在每个病例中均使用 Bain 和 Begg 所倡导的月骨无菌性坏死关节镜分类。接着，在空缺处置入三种不同尺寸（1∶0.85，1∶1，

1∶1.1）的月骨假体（图 9-3-6）。这个过程是使用带有橡胶管的止血钳进行的。被动屈伸手腕以测试并选择大小合适的假体，并且适当地对周围组织和骨骼施加应力，观察期间有无出现半脱位。在此过程中，我们发现以 1∶1 和 1∶0.85 的比例制作的假体可以很容易地置入间隙中，而 1∶1.1 的假体则难以置入。同时，在 1∶0.85 或 1∶1.1 假体试验期间可出现半脱位或撞击的情况。因此，选择 1∶1 假体作为最终植入物（图 9-3-5C、图 9-3-5D）。然后，取出假体并将两根可吸收缝合线（3-0）穿过隧道。远端缝合线穿过掌侧韧带并以拉出方式固定，而近端缝合线在闭合之前穿过支持带。进行术中透视以确认月骨的位置是否与周围腕骨对齐。最后，修复伸肌支持带，缝合切口。

患者术后以可摘取的支具将腕关节固定 2 周。支具移除后，根据患者恢复情况开始腕关节锻炼并持续 4～16 周。以视觉模拟评分法（visual analogue scale，VAS）评分、Mayo 腕关节功能评分，上肢功能评分表（disability of arm，shoulder and hand，DASH））及患者满意度在术后 2 周、6 个月、12 个月进行随访。随访结果显示 3D 打印个性化月骨假体对于月骨重建来说是一种理想替代方案，它不仅能够恢复腕骨的解剖结构，防止头状骨塌陷，并且能够矫正桡骨舟骨的对线对位，还能保留腕关节活动性以及缓解疼痛。研究

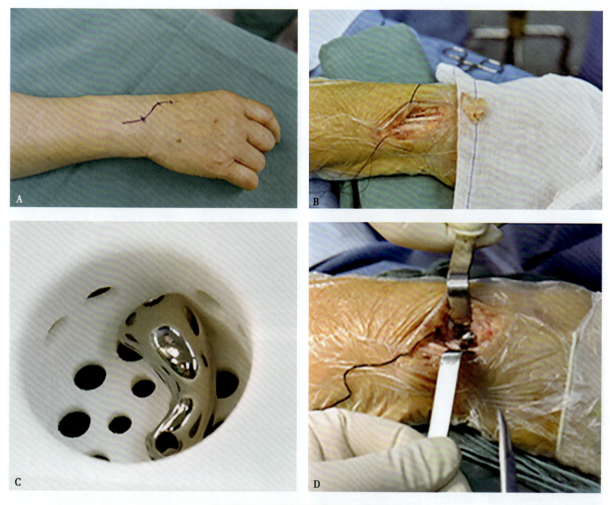

图 9-3-5　3D打印月骨假体置换手术

A. 显示手术背侧入路手术切口标记；B. 显示坏死月骨的位置和切除后的术中视图；C. 显示术中选择 1∶1 月骨假体侧视图；D. 显示 3D 打印月骨假体置入后术中视图。

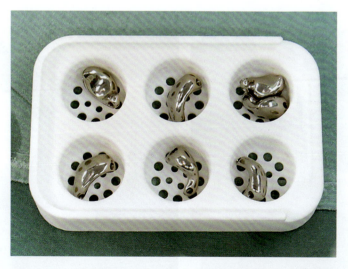

图 9-3-6　三种不同尺寸的 3D 打印钛合金月骨假体的术中视图

随访时,植入物在临床和影像学检查方面均提示有良好的耐受性(图9-3-7)。腕关节位置正确对齐,没有任何前或后半脱位,腕关节功能显著改善、疼痛缓解(图9-3-8)。

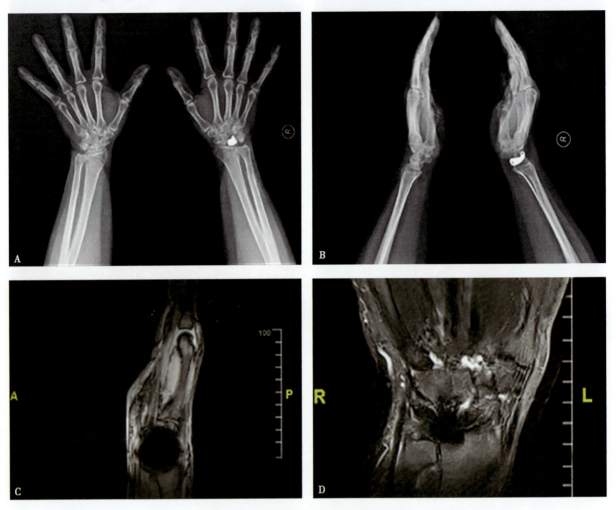

图9-3-7 患者随访X线检查和MRI检查

在12个月的随访中,观察图9-3-1中3D打印月骨和桡骨关节面的位置。A、B. 显示假体没有脱位或半脱位(X线检查);C、D. 显示在桡骨的关节表面上没有观察到退行性变化,腕关节炎未见显著恶化(MRI检查)。

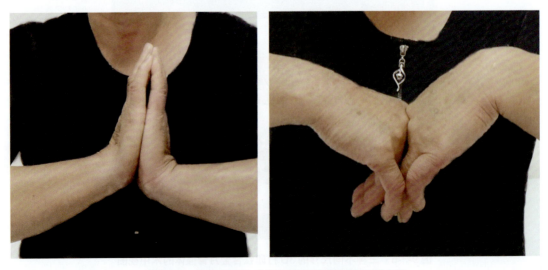

图9-3-8 患者术后末次随访腕关节背伸及腕屈功能

患者末次随访腕关节（屈／伸），疼痛完全缓解，患者对术后效果非常满意。

（王金武　戴尅戎　姜闻博）

参 考 文 献

[1] HAN Q, QIN Y, ZOU Y, et al. Novel exploration of 3D printed wrist arthroplasty to solve the severe and complicated bone defect of wrist[J]. Rapid Prototyping Journal, 2017, 23（3）: 465-473.

[2] 路来金, 贾晓燕. 腕月骨无菌性坏死的临床进展 [J]. 遵义医学院学报, 2016, 39（4）: 333-339.

[3] BAIN GI, CHONG JY, MORSE LP. Kienböck Disease: Recent Advances in the Basic Science, Assessment and Treatment[J]. Hand Surgery, 2015, 20（3）: 352-365.

[4] MATSUHASHI T, IWASAKI N, KATO H, et al. Clinical outcomes of excision arthroplasty for Kienbock's disease[J]. Hand Surgery, 2011, 16（3）: 277-282.

[5] MARICONDA M, SOSCIA E, SIRIGNANO C, et al. Long-term clinical results and MRI changes after tendon ball arthroplasty for advanced Kienbock's disease[J]. The Journal of hand surgery European volume, 2013, 38（5）: 508-514.

第四节　下肢 3D 打印内植物

一、髋关节 3D 打印内植物

（一）髋关节 3D 打印内植物的应用

对于严重髋关节疾病，成功的全髋关节置换术既可减轻患者痛苦，也能使患者重获运动能力。经过数十载的临床应用，全髋关节置换术已经成为髋关节疾病的标准治疗手段。普通初次髋关节置换术多数不需要定制假体。目前，有部分厂家采用 3D 打印工艺制作常规髋关节假体并已在市场销售。对少数特殊初次髋关节置换患者，如侏儒症患者等，有时需采用 3D 打印定制增加块等加深髋臼，辅助臼杯安装。髋周肿瘤切除后的髋关节重建是 3D 打印定制假体常用的领域之一。特别随着新辅助化疗后保肢手术增多，这一需求也逐渐增多。严重骨肿瘤患者的患髋往往存在大范围骨缺损、支撑骨较少和周围软组织破坏

等问题，术前精准评估、规划是手术成功的关键，而 3D 打印医用模型的应用不仅为医生提供了一个直观的视角，还帮助医生明确肿瘤边界及肿瘤切除范围，必要时，还可在模型辅助下设计定制假体。有医生发现，给予髋臼周围恶性肿瘤的患者使用 3D 打印假体进行髋关节重建可以更好地获得假体与宿主骨之间的准确连接并促进骨整合，而且此方法安全，并发症少，有良好的短期效果。使用 3D 打印髋关节定制假体的手术在节约了手术时间的同时并没有增加术中失血。

对于髋关节术后出现假体松动等并发症的患者可行置换髋关节翻修术。髋关节翻修术中，对于髋臼周围较大混合性缺损、骨盆连续性中断、缺损大于 50% 以及无法提供有效三点夹持的骨缺损可使用 3D 打印定制假体重建。假体负重区与宿主骨的直接接触至关重要，而且要避免手术对重要血管神经造成损伤，所以髋关节翻修手术的定制假体设计需要充分考虑假体的支撑范围、固定部位、固定方式和螺钉置入方向。对于髋臼上方溶解巨大、髂骨翼菲薄、髋臼浅平或闭孔环不完整的病例，可以相应设计延长支撑嵴、增强块或固定翼等。3D 打印增强块和臼杯可以准确地重建旋转中心，提供可靠的上方支撑，必要时，钩形设计可帮助确定髋臼假体放置高度，使翻修更便捷。使用传统增强块耗时长，且无骨长入性能，而动物体内实验证实 3D 打印多孔钛结构具有良好的骨整合效果。

值得注意的是，对于复杂病例，3D 打印模型尚不能 100% 反映有效骨量，设计 3D 打印定制假体时仅需大体充填，不必要求形态完全匹配。此外，3D 制造工艺尚未达到锻造水平，目前仅应用于少部分复杂的全髋关节置换及翻修手术中。

（二）临床病例应用示范

以下通过 1 例全髋关节翻修病例演示 3D 打印技术在髋关节外科中的应用。

1. 病史　患者，女性，70 岁，14 年前行左髋关节置换术，术后出现骨溶解以及假体移位，X 线检查显示左髋关节 Paprosky ⅢB 型骨缺损，假体上移超过 3cm（图 9-4-1）。CT 扫描显示存在 80% 以上髋臼壁缺损（图 9-4-2）。入院行左髋关节翻修术。

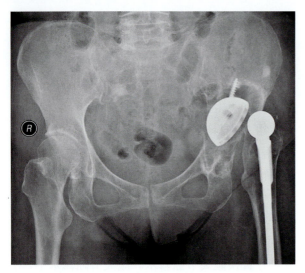

图 9-4-1 患者髋关节翻修术前 X 线检查

骨盆 X 线检查显示初次左髋关节置换术后，左髋 Paprosky ⅢB 型骨缺损，左侧髋臼周围骨溶解表现。

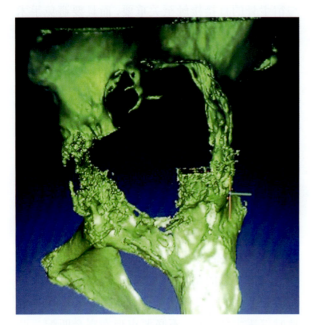

图 9-4-2 患者左髋关节翻修术前 CT 重建

CT 扫描显示左髋存在 80% 以上髋臼壁缺损。

2. **评估** 根据 CT 影像打印出患者骨盆模型，模型显示髋臼顶部以及髋臼前后柱无法支撑传统商用假体，遂使用 3D 打印定制化假体。化验和关节穿刺细菌培养排除感染。

3. **骨缺损重建设计** 设计假体前需要确定患侧髋关节旋转中心。取双侧髂前上棘连线中点、耻骨联合中点、第五腰椎前方中点，以上 3 点构成骨盆的中轴面。然后将健侧股骨头中心点向骨盆中轴面做对称点即可在理论层面确定患侧髋

的股骨头旋转中心（图 9-4-3）。设计 3D 打印假体内植物时，上部加入髂骨固定翼、深部加入增强块、下部加入闭孔钩，以便更好地贴合骨表面增强支撑以及提高旋转稳定性（图 9-4-4）。

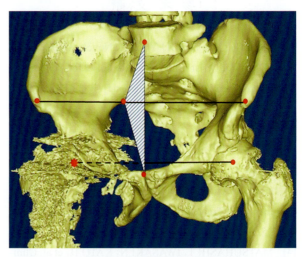

图 9-4-3 确定患侧髋的股骨头旋转中心

取双侧髂前上棘连线中点、耻骨联合中点、第五腰椎前方中点，以上 3 点构成骨盆的中轴面。然后将健侧股骨头中心点向骨盆中轴面做对称点即可在理论层面确定患髋的股骨头旋转中心。

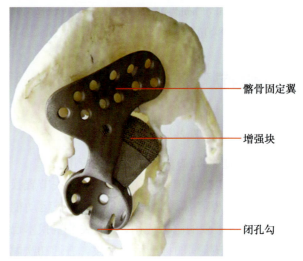

髂骨固定翼

增强块

闭孔勾

图 9-4-4 3D 打印假体内植物

4. **3D 打印假体内植物** 3D 打印假体内植物材料选择钛合金，3D 打印后进行后处理及消毒准备临床应用。

5. **手术植入和术后随访** 术中将松动假体取出，清理骨溶解和松动假膜界面后进一步评估骨缺损情况，并与术前评估对比，结果显示术前评估准确。冲洗创面后按照髋关节翻修步骤手

术。术中分离周围软组织并保护重要血管神经。随后顺利植入 3D 打印假体内植物，内植物稳定性良好。调整内植物的前倾及外展角度后使用螺钉固定假体。术后 X 线检查显示左髋旋转中心恢复，假体固定良好，3D 打印内植物有效重建（图 9-4-5）。

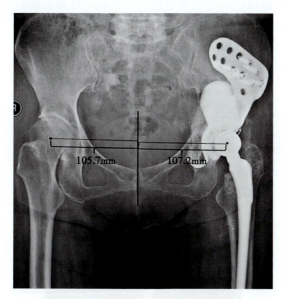

图 9-4-5　患者左髋翻修术后 X 线检查
术后 X 线检查显示左髋旋转中心恢复，假体固定良好，3D 打印内植物有效重建。

（李慧武　张经纬）

二、膝关节 3D 打印内植物

3D 打印技术在膝关节的应用涉及运动损伤、膝关节周围截骨和人工关节置换术等，具体包括解剖和病变模型、手术导向工具、骨和 / 或软骨的缺损充填和人工关节假体等。目前作为植入物的相对成熟应用主要是 3D 打印骨缺损填充块的植入。由于 3D 打印能适应各种复杂形态的缺损和骨组织环境，近年来逐渐受到重视。

（一）适应证

初次置换或翻修术中各种类型骨缺损的重建，包括容积性、节段性和混合性骨缺损；膝关节周围截骨骨缺损间隙的填充。

（二）植入材料选择及植入物设计

1. 植入材料选择　目前在膝关节置换中的 3D 打印用的植入材料主要是金属，包括钛合金和钽金属。二者各有优势，钛合金在价格、制作工艺和重量上具有更大优势，而钽金属在弹性模量

和骨整合方面优势明显。聚合物材料如 PEEK 类材料，可吸收材料如羟基磷灰石（HA）或磷酸三钙（TCP），主要用于骨缺损的填充，如膝关节周围开放截骨、骨折或肿瘤切除后骨缺损间隙的填充。

2. 植入物设计　对于膝关节置换中的各种类型骨缺损，现有临床常用的重建方法包括骨水泥充填、植骨和金属填充物如金属垫块、增强块或袖套等。骨水泥充填仅适用于较小的容积性骨缺损。而植骨可能需要加用内固定、可能发生植骨愈合问题和愈合过程中有假体松动风险。节段性骨缺损的失败风险明显增加。常用的组配式金属填充物便于术中灵活组合应用，但通常需要去除部分骨质以适合填充物的植入和形态匹配，植入物与骨床愈合困难，对于大范围骨缺损往往无法获得稳定重建。而且，这类金属填充物通常只能与对应公司的假体匹配，对于不同类型和不同品牌假体不存在通用性。

3D 打印的最大优势在于能高效制作出各种复杂形态的骨缺损填充物，而且可以通过不同的孔隙和力学特性设计适应不同组织环境的植入物，利用材料特性和工艺提高植入物的骨整合性能。膝关节置换中的 3D 打印骨缺损植入物的设计有以下几种类型：① 3D 打印增强块，植入物独立于假体植入，类似于标准化的增强块，此类植入物需要很好的骨整合性能以获得与骨床的稳定性，假体与增强块之间通过骨水泥固定，多用于 Ⅰ～Ⅱ区较大的容积性骨缺损；② 3D 打印垫块，多为异形植入物，可与假体结合固定或独立于假体固定；③ 3D 打印重建块，植入物需要和骨床生物愈合，同时与假体有物理连接以提高骨缺损重建的初始稳定性和长期有效性，多用于累及Ⅱ区以上的骨缺损。

（三）临床病例应用示范

以下通过 1 例膝关节翻修病例演示 3D 打印技术在膝关节外科中的应用。

1. 病史　患者，男性，84 岁，因双侧膝骨关节炎于 2006 年在外院行右膝初次表面关节置换术，术后功能恢复欠佳，于 2008 年及 2015 年以膝关节假体松动行 2 次膝关节翻修术，2017 年再次出现膝关节疼痛、畸形和功能受限。2019 年以右膝关节置换术后假体松动入院手术。

2. 评估　入院后 X 线检查显示右膝铰链膝

置换术后,股骨和胫骨假体松动(图9-4-6)。通过膝关节双能 CT 评估骨缺损,化验和关节穿刺细菌培养排除感染。利用影像专业软件评估显示右膝股骨远端Ⅰ~Ⅱ区混合性骨缺损,胫骨侧Ⅰ~Ⅱ区容积性骨缺损(图9-4-7)。

3. 骨缺损重建设计 该患者第 2 次翻修时已采用铰链假体,因此本次翻修假体选择旋转铰链假体。股骨侧和胫骨侧都有累及Ⅱ区的骨缺损,因此考虑选择 3D 打印重建块进行骨缺损重建,重建块与股骨和胫骨接触的位置需要和骨床生物愈合,需要良好地利于骨长入的高孔隙表面,同时胫骨重建块与胫骨侧假体通过 PEG 柱(假体上的一个柱状凸起,作辅助固定用)形成物理连接,股骨重建块与股骨侧假体通过 3 个斜面接触以提高骨缺损重建的初始稳定性和长期有效性(图9-4-8)。

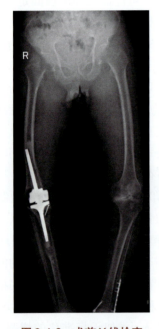

图 9-4-6 术前 X 线检查
右膝铰链膝置换术后,右下肢内翻畸形,股骨假体和胫骨假体周围骨水泥鞘透亮线,股骨远端骨吸收。

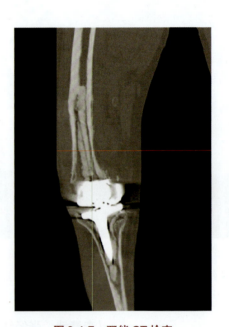

图 9-4-7 双能 CT 检查
右膝股骨远端Ⅰ~Ⅱ区混合性骨缺损,胫骨侧Ⅰ~Ⅱ区容积性骨缺损。

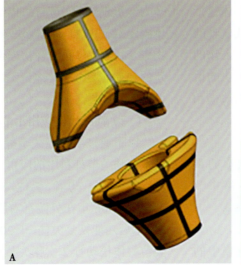
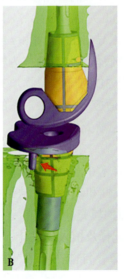

图 9-4-8 骨缺损重建设计
重建块与干骺端骨缺损形态相适合(A),胫骨重建块与胫骨侧假体通过 PEG 柱(红色箭头)形成物理连接,股骨重建块与股骨侧假体通过 3 个斜面接触(B)。

4. 3D 打印重建块打印　重建块材料选择钛合金,3D 打印后经过后处理及消毒准备临床应用。

5. 手术植入和术后随访　术中将松动假体取出,清理骨溶解和松动假膜界面后进一步评估骨缺损情况,并与术前评估对比。结果显示术前评估准确。冲洗创面后按照膝关节翻修步骤手术。术中顺利植入 3D 打印骨重建块(图 9-4-9),显示与股骨远端和胫骨近端骨床匹配良好,重建块稳定性良好。骨水泥固定假体,显示重建块与假体固定良好。术后 X 线检查显示下肢力线恢复,假体固定良好,3D 打印重建块有效重建(图 9-4-10)。术后患者恢复良好功能。

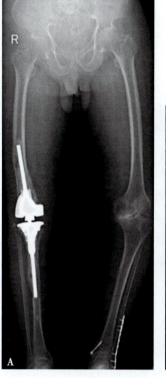

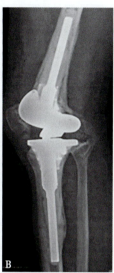

图 9-4-10　术后 X 线检查
下肢负重位全长片显示下肢力线恢复正常(A),侧位片显示假体和 3D 打印重建块固定良好(B)。

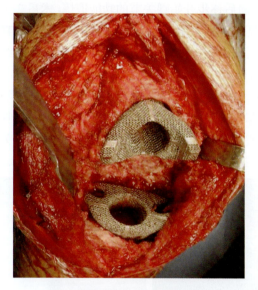

图 9-4-9　植入 3D 打印重建块

(四)临床应用存在问题及未来发展方向

3D 打印植入物在膝关节外科的应用具有快速、精确和适用性广的优势,但也存在一些共性问题。其一,对骨缺损的评估偏差造成植入物匹配不佳,由于术前影像对钙化、硬化软组织和骨溶解组织、骨床辨别困难,影响植入物的设计;其二,术前判断的骨缺损范围与术中假体取出后骨缺损的差异,也会造成植入物与骨床匹配不佳;其三,异形植入物植入问题,由于硬化骨的存在,以及缺乏或无法设计对应的植入工具,3D 打印全匹配的异形植入物常出现植入困难;最后,3D 打印植入物与常规假体固定或匹配问题,需要有完整假体数据库的支持。

假体摩擦面仍然是决定假体远期寿命的主要因素,3D 打印在摩擦处理上尚未体现出优越性。

未来,在解决这一问题后,一体化假体打印或是组配式打印将是一个重要发展方向,有望解决目前 3D 打印植入物与现成假体之间的匹配或固定问题。生物型假体需要良好的骨骼匹配和固定界面骨长入性能,这也是 3D 打印的优势所在,因此未来符合个性化需求的 3D 打印生物型假体可能替代常规假体。

(严孟宁　吴海山)

三、踝关节 3D 打印内植物

足踝部是全身承重和运动的支点,由足部 26 块不规则骨,联合胫、腓骨远端和相应的关节韧带组成的能够进行复杂运动的负重结构。包含多个负重小关节,后者结构复杂且不规则。足踝部的创伤、畸形和足病是临床常见病,年轻人受累较多,对疾病预后和足踝功能恢复的期望值也较高。基于这些因素,医学 3D 打印技术的应用在足踝疾病的治疗方面具有明显的重要性。

(一)3D 打印定制型全距骨全踝关节假体

1981 年,上海第二医科大学附属第九人民医院骨科戴尅戎等为一位 21 岁的距骨巨细胞瘤的女性患者设计了个性化定制的全踝 + 全距骨假体。该患者的整个距骨被骨巨细胞瘤严重破坏（图 9-4-11A），戴尅戎等对患者距骨的影像学数据进行了精确测量，并设计和定制了国内首例全踝全距骨假体（图 9-4-11B）。完整切除患有骨巨细胞瘤的距骨之后，将个性化定制的距骨假体匹配地安装在跟骨的中、后关节面上，并进行了良好的固定。而在胫骨穹隆顶设计制作了踝关节胫骨侧的聚乙烯假体，使用骨水泥充填安装，完成了全踝全距骨的置换（图 9-4-11C）。该病例目前已经随访 41 年，假体位置始终良好，患者能自如行走、上下楼、骑自行车（图 9-4-12）和从事较轻农活。至20 世纪 90 年代中叶，上海交通大学医学院附属第九人民医院骨科已先后应用自己设计的个性化（定制型）人工全踝关节假体置换 12 例，其中全踝关节加全距骨假体置换 2 例，患者平均年龄 35.6 岁，病因多为陈旧性踝关节损伤、距骨坏死、距骨肿瘤、类风湿性关节炎等。12 例平均随访 8 年 7

个月，按 McGuire 评分：优 9 例，良 3 例。术后症状消失，功能改善明显，均恢复原工作。

随着技术不断进步，2019 年上海交大医学院附属九院骨科干耀恺、戴尅戎、姜闻博等应用 3D打印技术，成功完成了一例 3D 打印定制型全距骨假体置换手术。患者为 16 岁女性，因距骨巨细胞瘤在外院手术后 8 个月复发（图 9-4-13），病理提示有恶变倾向。经采用 3D 打印技术，按照对侧正常距骨 CT 扫描数据镜像打印了一个完整的钛合金距骨假体（图 9-4-14），假体表面约 70% 为光滑的关节面，30% 为供韧带附着的粗糙接触面和供固定内外侧副韧带的缝针孔。术后石膏固定 4周，随后逐步开始踝关节的功能锻炼，术后 2 个月恢复正常的学习、生活。术后 1 年，常速行走自如，无明显跛行，无痛（图 9-4-15）。目前患者已经随访 3 年有余，负重、行走和活动功能恢复良好。

2017 年开始，上海交大医学院附属九院骨科郝永强治疗组继续将 3D 打印个性化全距骨全踝假体应用于踝关节肿瘤、距骨坏死继发骨关节

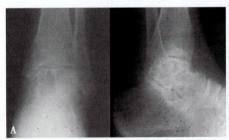
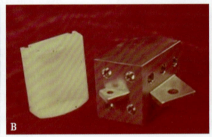
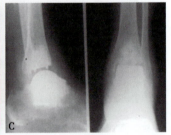

图 9-4-11　距骨巨细胞瘤及关节置换
A. 距骨巨细胞瘤；B. 定制的全踝全距骨假体；C. 1981 年，人工全踝全距骨假体置换术后 X 线检查。

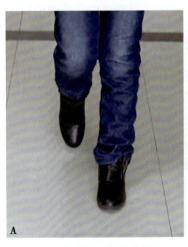
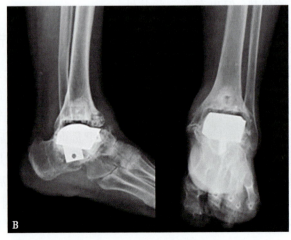
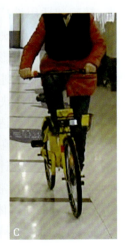

图 9-4-12　全踝全距骨置换术后 41 年随访
A. 行走自如；B. X 线检查；C. 可骑自行车。

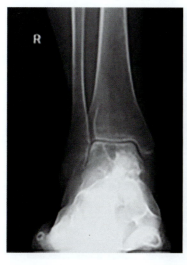
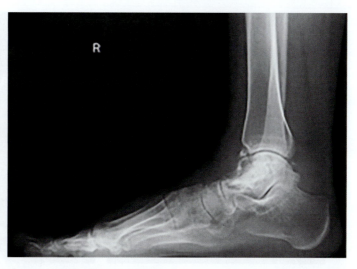

图9-4-13　距骨巨细胞瘤术后复发

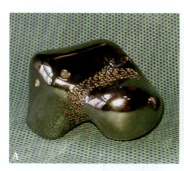
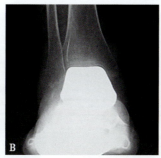
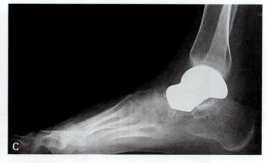

图9-4-14　3D打印人工全距骨假体置换术

按健侧距骨镜像3D打印全距骨假体（A）；全距骨切除后假体置换术后正位（B）、侧位（C）X线检查（术后1个月）。

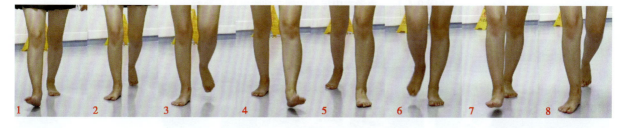

图9-4-15　全距骨假体置换术后1年

常速行走自如，无明显跛行，无痛。

炎、类风湿关节炎等患者，术中使用3D打印导板使截骨手术更加精准，假体与跟骨更匹配，有利于骨长入假体多孔表面。

　　患者，女，70岁，入院诊断为左足背腱鞘巨细胞瘤侵及距骨，于2018年10月19日在上海交大医学院附属九院骨科行"左足背腱鞘巨细胞瘤及全距骨切除＋3D打印个性化全距骨全踝关节置换术"（图9-4-16～图9-4-19）。

（二）3D打印跟骨假体

　　除了距骨以外，3D打印的假体也运用到跟骨

疾患的治疗，避免了截肢手术。Imanishi等针对一例跟骨软骨肉瘤的患者，在跟骨全切后，首次使用3D打印钛跟骨假体置换替代患者的跟骨，随访5个月，患者无明显的不适，功能良好且无并发症。

（三）3D打印多孔内植物支架

　　3D打印多孔内植物支架用于填充修复骨缺损，可以替代结构性植骨，提供有效支撑和调整肢体长度。Hamid等报道了一例左下肢胫骨远端开放性骨折伴大段骨缺损（8.5cm），使用3D打印技术制作了与患者胫骨相匹配的钛合金支架，支

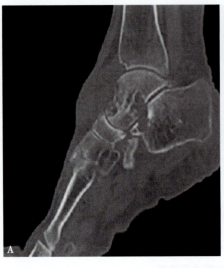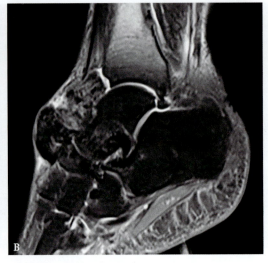

图 9-4-16 左足背腱鞘巨细胞瘤侵及距骨
A. 术前 X 线检查；B. 术前 MRI 检查。

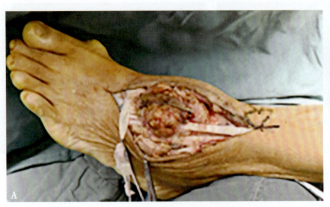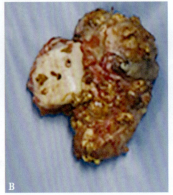

图 9-4-17 患者术中显露肿瘤并切除肿瘤与距骨
A. 术中显露肿瘤；B. 切除肿瘤与距骨。

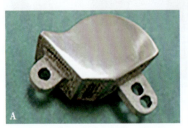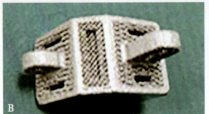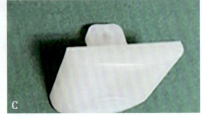

图 9-4-18 3D 打印钛合金距骨假体
A、B. 3D 打印钛合金距骨；C. 超高分子量聚乙烯假体。

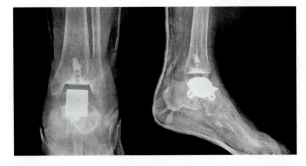

图 9-4-19 3D 打印个性化全距骨全踝关节置换术后 2 周 X 线检查

架中填满碎骨及髂骨骨髓血，解决了大段骨缺损自体骨来源不足的问题。上海交通大学医学院附属第九人民医院刘铭也设计制作了用于踝关节融合的 3D 打印钛合金支架（图 9-4-20），用于保持双下肢等长，随访半年取得满意疗效。Dekker 等随访了 15 例使用 3D 打印钛合金移植物修复复杂性大段骨缺损的患者，平均随访 22 个月，结果疼痛明显改善，各项功能评分明显提升。

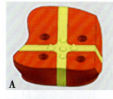
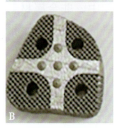
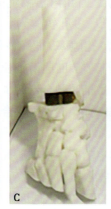
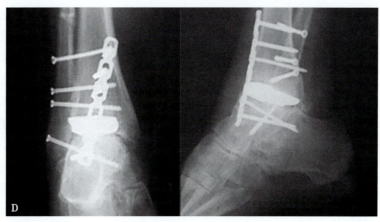

图 9-4-20　应用踝关节充填物进行踝关节融合，避免下肢的短缩

A. 3D 建模设计融合间隔物；B. 3D 打印融合间隔物成品；C. 术前规划，在 3D 打印踝关节模型上试放踝关节融合物；D. 应用踝关节间隔物进行踝关节融合术后正侧位 X 线检查。

此外，在足踝外科领域，应用 3D 打印技术，还可以设计制备一些特殊的 3D 打印内植物，如用于治疗柔软性平足的距下关节制动器、用于保留第 4、5 跖骨与骰骨间活动度的间隔物、用于治疗跗趾关节炎或足拇外翻的人工小关节假体等。

除了内植物，3D 打印技术在足踝外科术前矫形规划、复杂骨折术前骨折块情况判断、术中截骨导板或足踝专用导向器的制备，以及术后个性化矫形支具或足垫设计等方面都有广泛的应用前景。

（干耀恺　郝永强　姜闻博　戴尅戎）

参 考 文 献

[1] 戴尅戎，俞昌泰，张先茂. 全踝关节假体的设计和临床应用初步报告 [J]. 中华骨科杂志，1984，4（1）：27-37.

[2] 王以友，戴尅戎. 全踝关节假体置换术的远期疗效分析 [J]. 中华外科杂志，1995，33（6）：359-361.

[3] GAN Y K, DAI K R, LI J Y, et al. Total Talar Replacement Using a Novel 3D-Printed Prosthesis for Recurrent Giant Cell Tumour of the Talus[J]. Shanghai Jiao Tong Univ, 2021, 26（3）: 391-397.

[4] 王碧菠，陈博，李星辰，等. 3D 打印距骨部件修复重建距骨病损的生物力学研究 [J]. 中国修复重建外科杂志，2018，32（3）：306-310.

[5] IMANISHI J, CHOONG P F. Three-dimensional printed calcaneal prosthesis following total calcanectomy[J]. Int J Surg Case Rep, 2015, 10: 83-87.

[6] HAMID K S, PAREKH S G, ADAMS S B. Salvage of Severe Foot and Ankle Trauma With a 3D Printed Scaffold[J]. Foot Ankle Int, 2016, 37（4）: 433-439.

[7] DEKKER T J, STEELE J R, FEDERER A E, et al. Use of Patient-Specific 3D-Printed Titanium Implants for Complex Foot and Ankle Limb Salvage, Deformity Correction, and Arthrodesis Procedures[J]. Foot Ankle Int, 2018, 39（8）: 916-921.

第五节　脊柱 3D 打印内植物

3D 打印作为新兴前沿技术，为医学领域带来了技术革新，也为脊柱外科的快速发展注入了新动力。作为医学数字化技术的集中体现，以 3D 打印技术为核心的个性化手术方案规划和个性化内植物设计制作，对于脊柱外科疑难病例的治疗、高难度手术的实现有极大的帮助；相较于传统内植物批量制造方式，3D 打印技术能制造出符合个体患者临床需求的特定内植物，可以较好地满足传统技术不能实现的脊柱内植物个性化形态需求；利用 3D 打印技术打印出的多孔网状结构，能够有效促进成骨细胞的黏附增殖，增强骨整合能力，提高植骨融合效率；新型的生物 3D 打印技术在未来脊柱外科领域也将会有更为广阔的应用前景。

一、脊柱外科的特点与个性化需求

脊柱作为支撑人体的重要结构，具有解剖复杂、活动度大、活动频率高、负荷重等特点，因而脊柱外科手术对内植物的性能要求更高。总的来说，脊柱内植物的个性化需求主要体现为"被动个性化"和"主动个性化"两个方面：对于一些脊柱肿瘤、畸形病例，因其特殊的结构和重建需求，常规内植物往往无法满足手术的需要，不得不采用个性化定制的方式获取内植物进行重建时，称为"被动个性化"；而对于一些常规脊柱手术，如颈前路椎体次全切除植骨融合内固定或腰椎后路减压椎间植骨融合内固定手术，目前已有广泛应用的常规内植物，但由于设计问题，仍存在诸如接触面应力集中导致钛网下沉或融合器的解剖适配性不良等问题，通过个性化设计进一步完善内植物的设计，称为"主动个性化"。3D 打印技术的应用，给脊柱内植物的使用带来了更多选择。3D 打印技术打印出的多孔网状结构模拟了骨小梁结构，可以促进成骨细胞的黏附增殖，增强骨整合能力，实现内植物与骨组织的生物固定；3D 打印技术还可以通过调整内植物材料孔径、孔隙率的大小来调节内植物的密度、强度和弹性模量，使内植物的形态和力学性能与人体自身骨达到双重适配。我国 3D 打印技术在脊柱外科中的应用起步较早，被动个性化内植物在脊柱肿瘤等手术中已得到较为广泛的应用，而对于主动个性化的应用较为谨慎，相关产品的应用仍在临床试验阶段。

二、脊柱 3D 打印内植物材料与制作工艺选择

为满足脊柱负荷体重、多维活动等基本功能要求，脊柱 3D 打印内植物必须选择具有一定生物力学特性的材料，以确保打印出的内植物产品可以承受足够的载荷、维持椎间高度，并且对周围组织具有良好的组织相容性和生物安全性。目前报道的脊柱外科 3D 打印内植物的材料主要有金属类和非金属类。前者包括钛合金、钽金属及记忆金属镍钛合金等；后者包括聚醚醚酮（PEEK）、聚乳酸（PLA）、碳纤维等。钛合金材料在 3D 打印脊柱内植物的制作中应用最早，也最为广泛。其可通过激光选区烧结技术、激光选区熔化技术、电子束熔炼技术等将内植物打印为特定形状，还可以通过优化孔隙率，在显微结构上模拟骨小梁结构，提高内植物的生物相容性和促进其骨整合能力，增加内植物的稳定性，同时减

少诸如应力遮挡和内植物沉降等并发症。随着材料学的进步，多孔钽作为一种新型的骨科植入材料，因其高孔隙率、低弹性模量及表面摩擦系数高等物理特性，也逐渐被应用到 3D 打印脊柱内植物特别是椎间融合器的制作中。非金属材料中采用 PEEK 打印的椎间融合器已有若干相关报道，而 PLA、碳纤维及生物陶瓷等材料在 3D 打印脊柱内植物中的应用仍在研究阶段。骨科较常用的 3D 打印技术在前面章节已有讲述，主要包括光固化立体打印、激光选区烧结、熔丝沉积成形、金属直接熔融、喷墨打印等。近几年，有人提出一种把目标细胞混合在支架组织中共同打印后进行体内移植的新设想，即生物 3D 打印，这将是以人工椎间盘为代表的脊柱内植物未来发展的重要方向。

三、3D 打印个性化内植物在脊柱外科的应用范例

在脊柱肿瘤的治疗中，手术切除是目前最重要也是最有效的方法，但切除后的重建往往给脊柱外科医生带来较大挑战。由于脊柱的解剖复杂性和肿瘤生长的不规则性，常规的减材制造手段很难设计出一种脊柱肿瘤手术通用的重建内植物，脊柱外科医生往往不得不寻求其他方式来满足手术要求，这就催生了对 3D 打印内植物的"被动个性化"需求。

病例 1：男性，32 岁，颈椎巨大占位病变（神经鞘瘤）。入院后给予 CT 扫描获取影像数据（图 9-5-1）；术前通过计算机数字模拟技术，完成对肿瘤切除手术的规划以及 3D 打印内植物的设计（图 9-5-2）；按照既定方案打印肿瘤切除后的脊柱模型以及钛合金内植物，验证内植物安装后的解剖适配性（图 9-5-3）；完善各项术前准备后，前后路联合手术完整切除上颈椎病灶组织并植入 3D 打印内植物完成重建手术。术后 X 线检查显示内植物位置良好，与骨性结构完美匹配（图 9-5-4）。在这例患者的治疗过程中，通过应用 3D 打印技术制作的定制化内植物，植入后提供了更好的生理契合度，同时术前通过 3D 打印模型模拟手术，显著减少了手术时间，大大提高了手术效率和效果，完成了应用常规内植物和技术难以完成的手术。

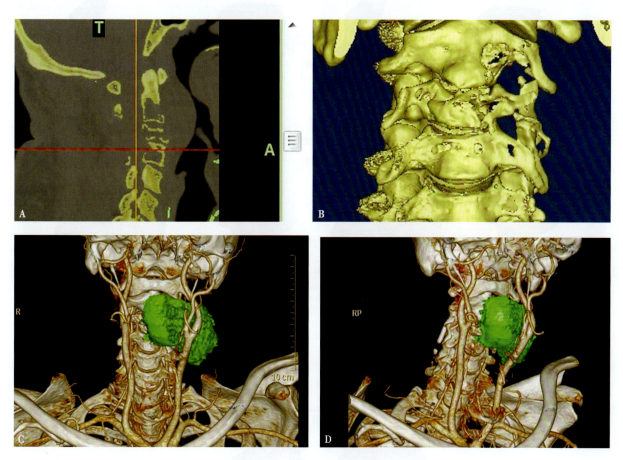

图 9-5-1　术前 CT 扫描与重建

可见颈椎巨大占位，$C_2 \sim C_4$ 椎体及附件骨质明显侵蚀破坏。

在相对常见的胸腰椎肿瘤病例的手术中，钛网结合椎弓根螺钉植入的固定技术已能达到稳定病变节段的效果，基本能够满足手术的要求。但安装过程操作难度较高，易发生神经根损伤，长期随访依然能发现不少断钉、断棒和钛网沉降塌陷的病例。这往往是由于植骨区域融合不佳，钛网局部应力集中引起的。3D 打印技术能根据患者的个体化数据制作内植物，能更好地重建人体正常结构，内植物与相邻椎体拟合度较好，可以获得更好的效果。此外，目前主流打印技术制作的钛合金多孔结构能有效地促进成骨细胞向内生长，以达到更好的骨整合，从而实现重建脊柱结构的稳定性。这种对 3D 打印内植物的"主动个性化"需求，为提高手术安全性，改善手术效果起到了积极作用。

病例 2：女性，55 岁，腰痛伴左下肢疼痛麻木乏力 2 个月，术前影像学检查提示 L_4 椎体及附件骨质侵蚀破坏明显（图 9-5-5A），局部神经受压明显（图 9-5-5B）；局部病灶穿刺病理诊断侵袭性椎体血管瘤。考虑前后路联合手术创伤较大，手术拟行后方肿瘤切除，人工椎体重建内固定。因后方节段神经根阻挡往往会导致人工椎体植入困难，常需同时行神经根切断术。通过计算机数字建模，设计了 3D 打印分体组配式人工椎体，通过分体式设计使单次植入假体的体积变小，避免神经根损伤；多孔金属表面可以促进骨整合，上下表面形态与椎体终板适配（图 9-5-6）；术中完整保留了神经根（图 9-5-7），术后 X 线检查显示组配式人工椎体位置良好，终板接触面完全匹配，重建高度合适（图 9-5-8）。

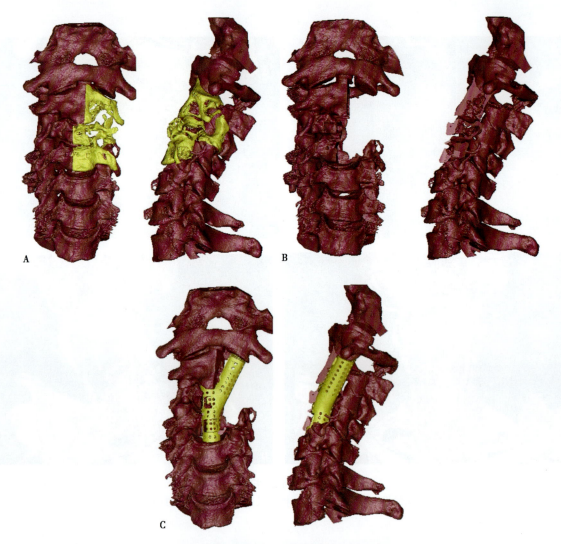

图 9-5-2 术前计算机数字模拟手术过程
A. 确定病灶切除范围；B. 模拟手术切除病灶；C. 3D 打印内植物的设计与模拟手术植入。

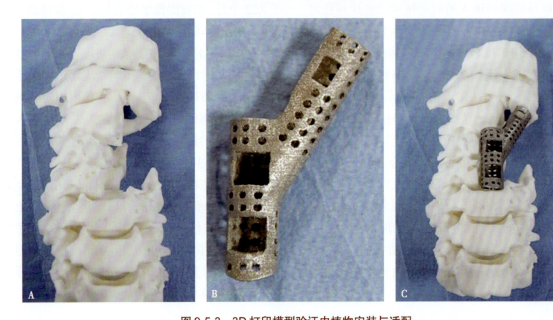

图 9-5-3 3D 打印模型验证内植物安装与适配
A. 3D 打印病灶切除后颈椎模型；B. 3D 打印钛合金内植物；C. 3D 打印内植物的安装与适配。

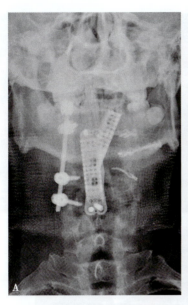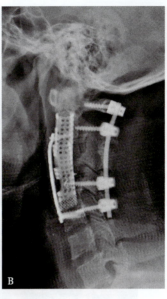

图 9-5-4　术后 X 线检查

内植物位置良好，与骨性结构完美匹配；A. 正位；B. 侧位。

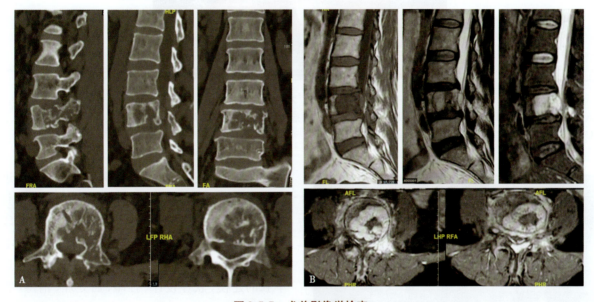

图 9-5-5　术前影像学检查

A. 腰椎 CT 检查显示 L_4 椎体及附件骨质侵蚀破坏明显；B. MRI 检查显示肿瘤形态及范围，局部神经受压明显。

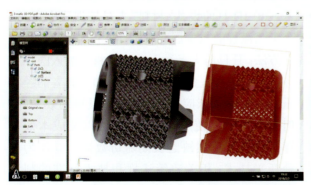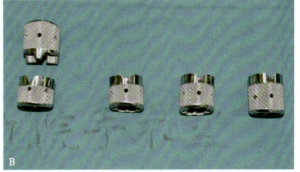

图 9-5-6　3D 打印组配式人工椎体设计与制造

A. 计算机数字建模，分体式设计便于人工椎体植入，多孔金属表面促进骨整合，上下表面形态与椎体终板适配；B. 组配式人工椎体的打印生产，打印不同高度的组配式人工椎体适应术中体位改变及肿瘤切除后带来的高度变化。

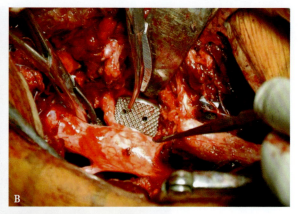

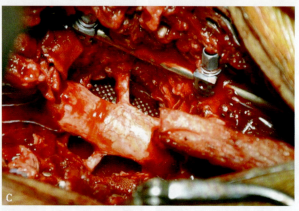

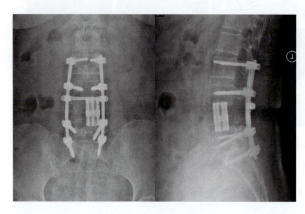

图 9-5-7 术中照片

A. 显露硬膜囊及双侧神经根后,彻底切除椎体及附件的肿瘤组织;B. 完整保留神经根,将分体式人工椎体分别植入;C. 完成组配式人工椎体的组装及内固定的植入。

图 9-5-8 术后 X 线检查

组配式人工椎体位置良好,终板接触面完全匹配,重建高度合适。

四、脊柱 3D 打印内植物临床应用存在的问题与展望

在脊柱植入物的临床应用中,3D 打印技术展示了优于传统技术的先进性,其个性化设计与多孔化结构提高了手术的精准性与成功率。但该技术目前仍处于起步阶段,诸多局限性问题有待进一步解决:①打印材料可选择种类有限,更多具备适宜力学特性和良好生物相容性的新型打印材料有待研发。②与常规内植物制作相比,3D 打印内植物在每例患者的应用过程中都需经过单独的建模、软件设计、打印、后处理、消毒、物流运输等环节,流程相对复杂,无法预先准备,耗时较久,需一定的等待时间,难以用于急诊手术。③3D 打印设备、材料、人员培训成本高,整个工艺流程的成本居高不下,高于常规的减材制造方法;且目前大多数医院无法将其纳入医疗服务收费目录和医疗保险范围,增加了患者的经济压力。④因临床应用历史较短,虽短期效果好,但是在内植物使用寿命、可靠性以及成本效益评估等方面仍然缺乏长期随访数据。⑤作为一种新兴技术,相关政策法规和技术标准的制订存在一定滞后性,质控和监管流程还有待进一步完善。

目前针对 3D 打印技术在脊柱外科领域的基

础研究中主要集中在骨组织工程方向，虽然大多数尚处于起步阶段，但随着研究的深入，极有可能产生重要创新成果。我们期望以生物3D打印为代表的新兴技术，能够通过精准复制组织细胞用于组织器官修复、重建及再生，在脊柱外科疾病的治疗上颠覆传统模式，带来质的飞跃。

（田海军 孙晓江 赵 杰）

参 考 文 献

[1] ANDERSON P A. Clinical Applications of 3D Printing[J]. Spine（Phila Pa 1976），2017，42 Suppl 7: S30-S31.

[2] THAYAPARAN G K, OWBRIDGE M G, THOMPSON R G, et al. Designing patient-specific solutions using biomodelling and 3D-printing for revision lumbar spine surgery[J]. Eur Spine J, 2019, 28（Suppl 2）: 18-24.

[3] TONG Y, KAPLAN D J, SPIVAK J M, et al. Three-dimensional printing in spine surgery: a review of current applications[J]. Spine J, 2020, 20（6）: 833-846.

[4] VAISHYA R, PATRALEKH M K, VAISH A, et al. Publication trends and knowledge mapping in 3D printing in orthopaedics[J]. J Clin Orthop Trauma, 2018, 9（3）: 194-201.

[5] WILCOX B, MOBBS R J, WU A M, et al. Systematic review of 3D printing in spinal surgery: the current state of play[J]. J Spine Surg, 2017, 3（3）: 433-443.

[6] GADIA A, SHAH K, NENE A. Emergence of Three-Dimensional Printing Technology and Its Utility in Spine Surgery[J]. Asian Spine J, 2018, 12（2）: 365-371.

[7] 邓亚军, 解琪琪, 李文洲, 等. 3D打印技术在脊柱外科的应用进展 [J]. 中国医学物理学杂志, 2019, 36（3）: 360-363.

[8] 李宝杰, 段丽萍, 李晓光. 3D打印技术在脊柱外科中的应用现状 [J]. 中国矫形外科杂志, 2017, 25（15）: 1405-1408.

[9] SUN X J, ZHAO C Q, YANG E Z, et al. Technique Note for Staged Resection of Giant Invasive High-Cervical Schwannoma and Reconstruction of C2—C4 with 3D Printing Technique[J]. J Shanghai jiao Tong Univ. 2021, 26（3）: 325-333.

[10] SUN X J, YANG E Z, ZHAO C Q, et al. Progress in the Application of 3D Printing Technology in Spine Surgery[J]. J Shanghai Jiao Tong Univ. 2021, 26（3）: 352-360.

第六节 骨盆3D打印内植物

一、骨盆3D打印内植物的数据收集

（一）数据收集前的评估与准备

以骨盆肿瘤患者为例。在3D打印骨盆内植物数据进行收集前，医师对患者的全身情况，以及手术方案做初步评估。评估内容包括患方诉求，年龄、身体条件、肿瘤部位、大小与周围脏器、血管神经毗邻关系等。

患者住院期间需要进行全方位的检查。如肿瘤影像与病理、血常规、肝功能、肾功能等。

（二）骨盆原始数据收集要求

由于3D打印个性化模型与3D打印个性化假体所需原始数据来源于患者的影像学资料，患者的影像学检查有特殊的要求。应用3D打印个性化假体手术的流程图见图9-6-1。

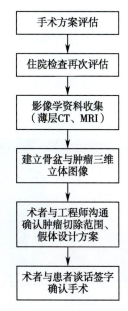

图 9-6-1 应用3D打印个性化假体手术的流程图

首先，3D打印假体设计精度与影像学数据的精度密切相关，为了获得较高精度的影像学资料，需使用高分辨率CT对患部进行扫描，层厚以 <1mm 为宜。其次，CT扫描范围应当适当扩大。对骨盆肿瘤患者，通常会扫描全部骨盆至双下肢全长的CT。这样做的好处是除了获取患侧必要影像学信息之外，还可以获得患者健侧下肢的力

线、解剖学形态等信息，为患者假体设计以及骨盆功能重建提供重要参考。

二、骨盆原始影像资料的处理

因 MRI 扫描对软组织有较好的分辨能力，可以显示 CT 扫描难以体现的肿瘤软组织细节信息，如肿瘤反应区和肿瘤边界。这些信息对手术规划和手术切除范围的选择至关重要。为了精准规划骨盆肿瘤切除范围，应在获得患处 MRI 影像数据后，将数据导入计算机软件中，建立肿瘤三维立体模型。

CT 扫描骨骼的精度较高，CT 影像学数据适合用来进行骨盆的重建。获取 CT 影像学资料后，类似 MRI 数据的处理，工程师需要将该 DICOM 格式的资料导入计算机软件中（比较常用的软件为 Mimics）。通过计算机软件生成骨盆骨骼的三维立体图形。

需要注意的是，在 CT 扫描中，所扫描得到的影像学数据非连续的图像，存在一定的误差。这是因为每层图像有一定的层厚，且层与层之间存在层间距。理论上层距与层厚越小，生成的三维数据越精确。目前的 CT 扫描层厚在 1mm 以内。此外，通过计算机软件对图像数据进行预处理，有利于生成连续的、曲线平滑的骨盆三维影像（图 9-6-2）。

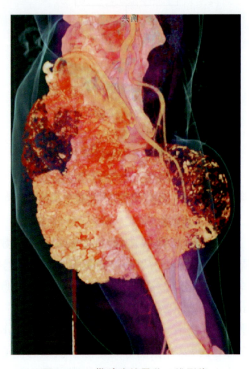

图 9-6-2 带肿瘤的骨盆三维影像

有了 CT 扫描的骨盆三维数据和 MRI 扫描得到的肿瘤软组织数据后，工程师使用适当的计算机软件算法，将两者图像融合，生成既有骨盆，又有肿瘤的 CT/MRI 三维影像数据。该数据可在骨盆三维立体图上清晰地显示骨肿瘤的边界（图 9-6-3）。该过程中工程师与医师必须反复沟通确认方案，以免漏标或多标肿瘤边界。

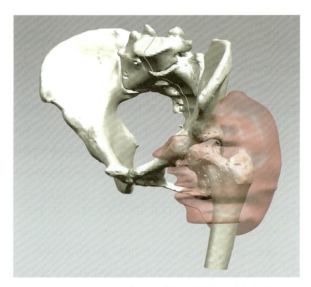

图 9-6-3 预处理后的骨盆三维立体图（肿瘤与骨边界已区分）

三、骨盆 3D 打印假体的设计

（一）3D 打印骨盆假体按骨盆缺损分类

1. Enneking 骨盆分区 由 Ennecking 和 Dunham 在 1978 年提出，他将骨盆分为 4 个区域。

骨盆 I 区：又称为髂骨区。主要范围包括骶髂关节到髂骨颈。

骨盆 II 区：又称为髋臼区。主要范围包括髋臼、髂骨颈部、坐骨支和部分耻骨。

骨盆 III 区：又称为耻骨坐骨区。

骨盆 IV 区：又称为骶骨翼区。

骨盆的分区对骨盆假体的设计有着重要意义。对于不同分区不同组合的肿瘤切除后骨盆缺损，假体设计有着或多或少的区别。

2. 不同分区骨盆缺损的假体设计 单纯的骨盆 I、III 区肿瘤切除范围通常不经过髋臼区，手术切除肿瘤后不需要对髋臼区进行重建，骨盆环完整性较高，重建也相对简单。按照对侧正常骨盆镜像设计缺损处假体是常见的做法。

单纯骨盆Ⅱ区肿瘤切除后缺损重建需要重建髋关节功能。需要设计髋臼区，及其和髂骨、坐骨相连接的结构。

比较复杂的是Ⅰ+Ⅱ+Ⅲ区同时缺损时的假体设计与重建，以下以该类型缺损为例介绍骨盆 3D 打印内植物的设计。

（二）利用重要骨盆参数设计假体

肿瘤边界确认后，医师指导工程师标注骨盆肿瘤手术的切除范围。该过程是在立体三维图像上模拟肿瘤切除，形成骨盆缺损的三维立体图像。以模拟切除后形成的局部缺损为基础，以患者健侧骨盆解剖结构为参照，镜像设定 3D 打印假体的位置。在后续的设计优化过程中，通常会将股骨头处理成球形。髋臼的具体形态方位设计需要参考一些辅助点与辅助线，主要包括髋臼旋转中心（center of rotation，COR）、前正中线（anterior median line，AML）、髋臼前倾角（acetabular anteversion）、髋臼外展角（acetabular abduction）、水平偏心距、上下偏心距、前后偏心距等（图 9-6-4，图 9-6-5）。

参考这些参数来辅助设计 3D 打印骨盆内植物，是为了从解剖学形态上还原缺损骨盆，从而尽可能还原骨盆功能。

（三）3D 打印骨盆的闭环结构设计

自骨盆内植物用于外科手术治疗以来，骨盆内植物设计使用闭环还是开环有些争议。闭环和

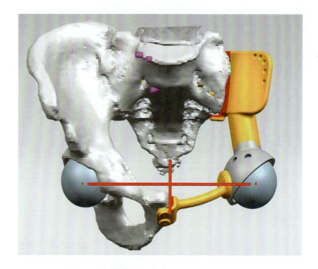

图 9-6-4　镜像处理 COR、AML 确定方位

开环的主要区别在于是否设计并使用耻骨板（图 9-6-6）。这一方面的研究主要聚焦于有限元分析和步态分析，在计算机模拟环境下将骨盆分成若干个细微结构，并测试各结构所受应力大小，最终得到连续的、宏观的骨盆受力大小及应力传导分布。使用开环设计的外科医师认为，耻骨板设计虽然能降低静态环境下 3D 打印骨盆髂骨固定部件所受应力，但是在动态环境下，例如行走、上下楼梯时并没有降低髂骨部件的细微移动，且耻骨板是应力集中点，较容易出现耻骨板固定部件的失效。使用闭环设计的外科医师则认为，耻骨板虽然有失效的风险，但是有效分散了约 50% 来

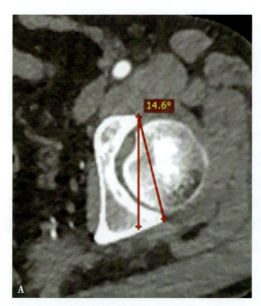
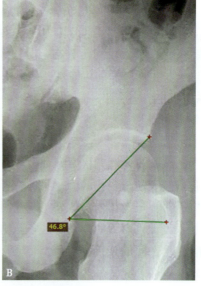

图 9-6-5　前倾、外展角确定髋臼开口朝向

A. 前倾角确定髋臼开口朝向；B. 外展角确定髋臼开口朝向。

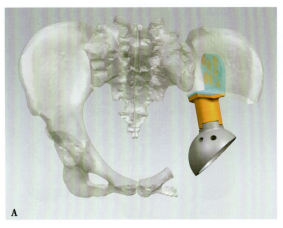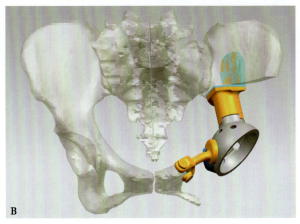

图 9-6-6　开环与闭环骨盆假体图

A. 开环骨盆假体图；B. 闭环骨盆假体图。

自髂骨固定部件的应力。髂骨部件应力负载大、应力集中会导致金属部件如髂骨固定螺钉的松动或断裂，相较于耻骨固定部件的失效，髂骨固定部件的失效将带来更严重的后果。因为骶骨部件是与剩余骨盆连接的最重要结构。耻骨板失效的严重程度远低于骶骨固定部件失效，后者可直接导致整个 3D 打印骨盆内植物的失效。因此，我们认为耻骨板的设计与手术安装虽然困难，但为了提高骨盆内植物的总体稳定性，耻骨板仍是十分必要的。

（四）添加钉道与螺钉

3D 打印设计可以直接在三维数据上建立任意角度、位置、大小的钉道系统，这是 3D 打印技术的重要优势。螺钉的置钉位置主要在耻骨板和残留的髂骨上，通过自锁螺钉、松质骨螺钉、螺栓等相互配合，将假体 - 骨之间的剪切力转换为压缩力，并使螺钉所受应力较均匀分布，减小部分螺钉因应力过于集中而断裂的可能性。

（五）添加多孔结构设计

为了使假体与骨形成强度较高的连接，假体与骨的连接面一般设计成多孔结构（图 9-6-7）。术中还可在多孔结构表面填充松质骨骨颗粒。肿瘤切除后的骨残端表面与多孔结构之间形成了可供骨长入的"桥梁"。已有体内与体外实验证明多孔结构的骨长入设计是有效的。骨长入多孔结构后，假体与宿主骨之间的连接强度得到增强，可作为螺钉固定的有效补充。骨盆内植物与剩余骨盆连接形成更紧密的整体，整个系统的力学传导性能发生变化，螺钉受到的应力如剪切应力等被

分散，防止螺钉因长期受力导致疲劳断裂。该设计有利于延长假体的使用寿命和长期稳定性，也有利于残留肌肉的有效附着。

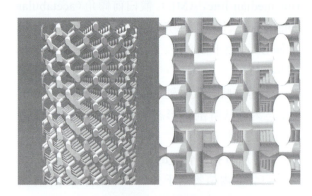

图 9-6-7　多孔结构图

（六）设计 3D 打印骨盆内植物配套截骨导板

骨盆形态结构复杂，有各种形状的曲面，且每个个体的骨盆细微解剖结构都不同。术中视野有限，一些突出的解剖标志部位可能受到破坏或暴露不全，甚至在有限的手术视野中无法暴露。在这种情况下，术中参考三维影像数据直接进行截骨，不但手术难度大，且风险高。这对医师的操作与经验都是很大的考验。

为了提高假体安装的精准性，同时使得肿瘤组织完整被切除。医师需与工程师合作，在之前得到的 CT/MRI 融合图像中设计合适的截骨导板。截骨导板应当"简洁了当"，使主刀医师在有限的手术视野中快速、准确定位截骨区域。成功的截骨后骨盆缺损形状应与截骨方案保持一致。

截骨导板由聚乙烯材料打印而成，包括指导

截骨路线的导向部，以及确定截骨导板放置位置的定位部。为方便截骨导板的精准放置，定位部可与骨盆凸起部位和／或解剖学结构点相接触（图9-6-8）。

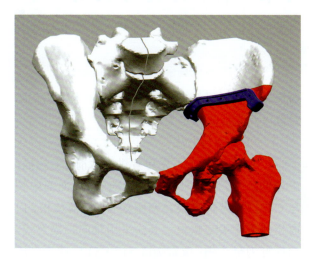

图9-6-8　截骨导板图

此外，为了加强导板与骨盆连接的稳定性，可设置多个钉道配合克氏针进行临时固定。完成截骨后，作为辅助工具的导板和克氏针将被移除。

四、3D打印骨盆内植物设计难点与展望

3D打印骨盆内植物设计每一方面都需要做合适的取舍。多孔结构可促进骨长入，但关键部位过多的多孔设计会降低假体强度；弃用耻骨板可以降低手术难度，但同时增加髂骨连接部件所受应力；截骨导板应当越长越精确，但同时会增加不必要手术暴露；填充块可以填补局部大范围缺损，但是填充体积增加时假体重量也在增加。目前3D打印骨盆内植物的设计原则与细节设计尚未达成统一共识，有很多细节方面的设计可以改进优化。

骨盆形态复杂，骨盆缺损形状更是复杂多变。很难有几种设计能满足所有情况。直接根据骨盆缺损形状设计假体比较困难，而通过临床研究，探索上述细节设计原则的可行性更高。我们希望未来通过医学与工程学的共同努力，进行大量的实验和临床研究，找到这些细节的最优设计原则，找到兼顾假体性能与耐用度的设计方法。

（郝永强　戴尅戎　杨阳子）

第十章　3D 打印技术在颌面领域的应用

第一节　3D 打印技术在牙颌面畸形领域的应用

牙颌面畸形（dento-maxillofacial deformities）是指因颌骨发育异常引起的颌骨形态、体积、上下颌骨之间及与其他颅面骨之间的关系异常，同时伴发𬌗关系及口颌系统功能异常与颜面形态异常的畸形。其治疗较为复杂，需要正颌-正畸联合治疗，而正颌外科手术离不开模型外科。传统模型外科是将患者的咬合关系转移到𬌗架上，在临床检查和影像学分析的基础上，对转移到𬌗架上的模型进行移动、切割和拼对，然后根据所获得的新的咬合关系制作𬌗板，作为术中骨切开后重新拼对位置的模板。传统模型外科在咬合关系的重建及稳定上具有其显著优势，然而对于颌骨的移动，面形预测以及偏颌畸形患者对称性的矫治方面具有明显缺陷。由于牙颌面畸形常表现为颌骨三维空间和结构的位置异常，而传统模型外科主要着眼于牙列咬合，不能直观反映颌骨的移动，尤其对于面部不对称畸形的患者，存在一定的局限性。

数字化医学是现代医学发展的方向，利用数字化技术我们可以进行手术的虚拟设计及术中的精确操控。由于其独特的优势和显著的特征，近年来获得了飞速的发展及应用。然而在模型外科的数字化方面，由于牙列的 CT 重建模型精确度差以及矫治器伪影的因素，限制了其临床应用。数字化外科技术通过手术规划设计软件辅助，将颌面部 CT 导入软件中进行三维重建，通过目标区域分割，CT 数据与三维可视化牙模配准，三维测量分析、模拟骨块移动、三维数据参照分析以及镜像技术规划正颌手术方案。最终通过软件设计所需就位𬌗板、导板，通过 3D 打印技术，打印所需就位𬌗板以及截骨导板，确保手术中的正确对位以及术后的稳定关系。

（一）步骤与方法

1. 数据采集　首先患者进行术前 CT 扫描：患者仰卧位，眶耳平面垂直于地平面，面部中轴与 CT 扫描纵轴一致。双眼闭合，表情放松，口内牙处于牙尖交错位。其次采用轴向扫描方式，扫描野为全头颅；像素矩阵 512×512；球管电压 120kV；球管电流 120mA；扫描层厚 1.25mm。

取印模制作石膏牙模型及咬合蜡记录：用弹性印模材料取上、下颌印模，并用之灌制石膏模型。牙列模型要求用硬石膏灌制，可以防止拼对模型时牙咬合面磨损产生咬合误差。取咬合蜡记录上、下颌之间的位置关系，以确定上、下颌模型术前的咬合状态，便于复核 CT 与牙模型配准是否到位。

牙模扫描：激光扫描仪扫描牙模，通过高精度的模型激光扫描技术对牙列及咬合进行重新记录。分次扫描患者上下颌牙模以及终末咬合位置牙模，形成独立的立体光刻（stereo lithography, STL）文件。

2. 数据处理

（1）三维重建：将 DICOM 格式 CT 图像数据输入 ProPlan CMF 1.4 软件系统，载入同时图像重建为体数据。改变 CT 值的窗宽、窗位使图像中只包含完整的骨组织，设定此时的 CT 阈值（Hounsfield）来自动提取骨组织。经二维预处理（区域剪切，滤波），三维预处理（切片插值、图像分割、切片重组）行骨组织的三维重建。在三维重建的颅颌面模型上，行区域增长（region growing）、布尔运算（Boolean operation），分离上、下颌骨。

（2）图像融合：通过配准 CT 数据与激光扫描的牙模数据上较为一致且分散的 5～10 个标志点，从而实现两者之间的拟合。用较为精细的牙模替代 CT 三维重建的牙齿模型，得到了反映牙颌面畸形患者颌骨外形及牙列咬合的三维图像（图 10-1-1）。

通过激光扫描牙模与 CT 重建颅颌面模型拟合，构建了颅颌面 - 牙列模型，克服了 CT 重建模型中牙列形态难以辨认，矫治器继发伪影的缺点，实现了颅颌面 - 牙列的精确建模。

（3）三维头影测量：根据先前已定的三维头影测量坐标系统标定相应的标志点，根据原有设定，软件自动生成相应基准参考平面、三维参考平面、解剖参考平面以及各测量项目。设计者根据术前的临床检查结合三维头影测量结果确定患者的面中线，并依据该面中线进行手术模拟设计。

3. 手术模拟　模拟截骨：根据手术设计模拟所需截骨手术方式，包括上颌骨 Le Fort Ⅰ型截骨术、双侧下颌矢状劈开术、颏成形术、面部轮廓修整等。根据手术计划移动上下颌骨，比较术前术后相应标志点的三维方向数据变化，同时通过镜像技术检查模拟手术后面部轮廓三维方向对称性。检查术后可能早接触部位，模拟去骨，为术中操作提供参考。观察术后面型，结合三维头影测量数据分析预测颏成形术的必要性或制订相应轮廓修整方案（图 10-1-2）。

利用 ProPlan CMF 软件可以进行正颌手术的虚拟设计及颌骨形态的精确预测，尤其对于偏颌畸形患者，利用该方法可准确确定截骨的范围及

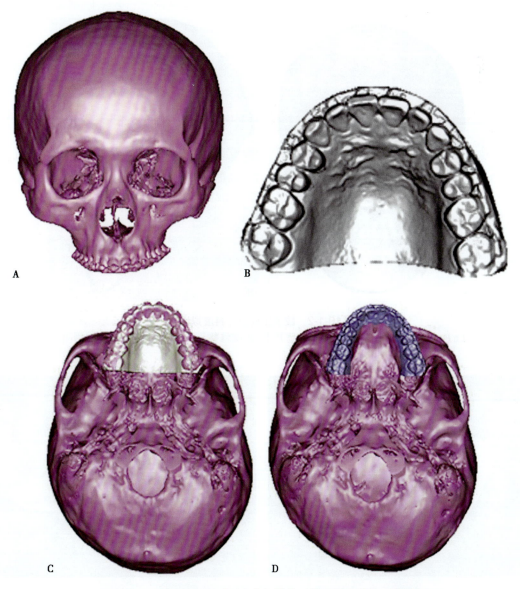

图 10-1-1　反映牙颌面畸形患者颌骨外形及牙列咬合的三维图像
A. CT 重建颅颌面骨模型；B. 牙列激光扫描模型；C. 模型配准拟合；D. 颅颌面 - 牙列模型。

截骨量。同时术中利用导板指导手术,实现了正颌手术的精确化。

4. 3D 打印定位𬌗板及导板 导出中间咬合、终末咬合牙模以及轮廓修整骨块重建的 STL 文件,导入 Geomagic studio 以及 Geomagic spark 软件进行定位𬌗板的虚拟设计,连接三维打印机,3D 打印、制作术中定位𬌗板以及截骨导板(图 10-1-3)。

5. 正颌手术及术后评估 按照术前设计方案,进行正颌手术及颌骨轮廓修整术。术中利用虚拟设计三维打印𬌗板进行截骨块的定位,导板进行截骨线的确定及轮廓修整所需截除骨量范围的确定。术后 3 个月进行面形及对称性评价,并进行 CT 扫描,重建模型与设计方案拟合,对下颌

角,颏部等差异相对较大的区域进行骨标志点间测量,进行精确度评价。见图 10-1-4~图 10-1-6。

(二)优势与不足

医学图像三维可视化技术的建立,超越了常规 CT 或 X 线二维图像的局限性,借助专用软件和计算机图形学方法,可以显示三维物体表面及任意剖面的全面结构信息。基于螺旋 CT 的 DICOM 格式数据的三维几何建模,是目前国内外广泛使用的方法之一。数字化技术通过拟合患者颌面部三维 CT 扫描图像以及上下颌牙列三维扫描重建图形,重组形成一个精细的三维虚拟模型,以此对其进行虚拟手术设计、𬌗板导板的 3D 打印。其优势如下:①数字化模型数据处理分析

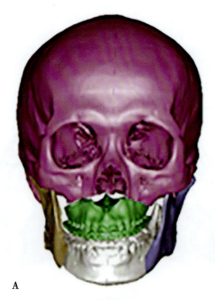
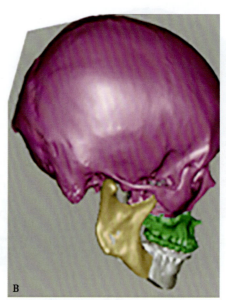

图 10-1-2 数字化模型外科虚拟设计
Le Fort Ⅰ型截骨术、双侧下颌矢状劈开术、轮廓修整。A. 模型正面;B. 模型侧面。

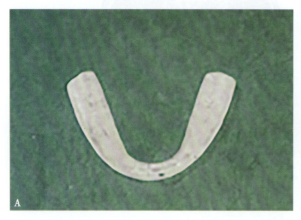
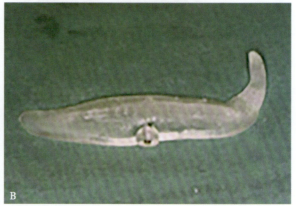

图 10-1-3 数字化𬌗板、导板 3D 打印
A. 正面观;B. 侧面观。

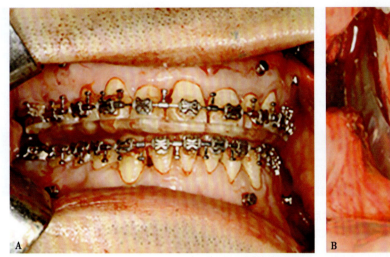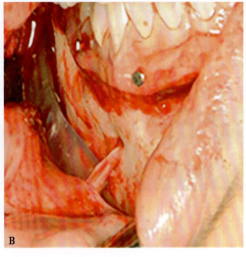

图 10-1-4　数字化𬌗板、截骨导板在正颌手术中应用
A. Le Fort Ⅰ型截骨术＋双侧下颌矢状劈开术；B. 下颌角修整。

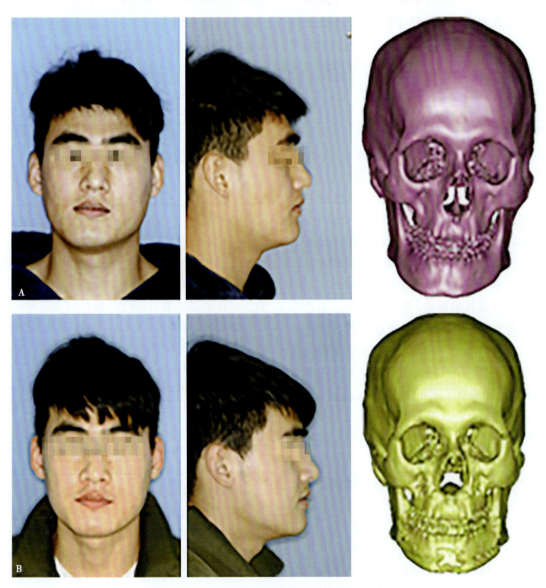

图 10-1-5　治疗前后的面形及三维 CT 重建比较
A. 正面观；B. 侧面观。

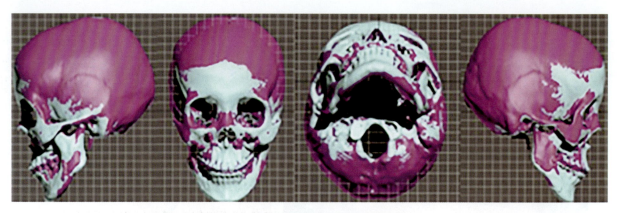

图 10-1-6 术后 CT 与虚拟设计图像拟合
紫色为术后 CT 重建，蓝色为虚拟设计。

利于发掘和测量传统模型外科不能体现的骨性𬌗平面歪斜以及其他面部的不对称畸形。②手术虚拟技术可以真实模拟手术设计和过程，形象地显示骨块的切割和移动情形。在术前就术式和截骨部位、骨段的移动方向、幅度及就位时可能出现的干扰点进行准确预知。可以真实准确地从各个方向观察模拟骨块的移动，较传统模型外科有无法比拟的优势。同时较传统模型外科，该模拟手术过程直观易懂，方便医师和患者更直观交流。③虚拟技术便于观察手术后颌面部轮廓对称性，尤其是下颌骨的对称性，从而预测颏成形术以及面部轮廓修整手术必要性。④虚拟设计结合 3D 打印技术，制作术中所需𬌗板、导板，保证了精确性，提高了工作效率。⑤传统模型外科耗时长，步骤工序复杂，手术方案的调整操作时间长，虚拟手术设计方案易于调整，花费工序少。术者可以设计多套方案进行对比，从而获取患者术后最佳外形。⑥便于术者对颞下颌关节正中关系位的评价以及矫正。不一致的正中关系位可以在术前进行校正，由此减少了颞下颌关节（temporomandibular joint，TMJ）在正颌手术后的压力以及促进手术的精确性。⑦虚拟手术方案以数字化数据模式存储，节约存储空间，便于拷贝、交流、教学以及病例分析，同时也为医疗互助和远程诊疗提供了途径。

然而，该方法也有其不足：①现阶段，数字化模型外科构建颅颌面 - 牙列模型中的重要部分——虚拟牙列模型在模拟手术移动中无法提示咬合面早接触部位，无法进行碰撞试验，因而可能出现术中就位异常以及咬合不稳定，故须在术前设计时尽量规避。②手术虚拟设计需对 CT 重建颅颌面模型以及激光扫描牙列模型进行多次配准，因而存在误差。③手术虚拟设计需要配套的软件、硬件支撑，由此而产生一定的购买以及维护保养费用。

综上所述，通过手术虚拟、3D 打印技术治疗牙颌面畸形，可以很大程度上弥补传统模型外科的不足，对牙颌面畸形的矫治起到了积极的作用，具有广泛的临床应用价值，值得推广。

（沈国芳 于洪波）

参 考 文 献

[1] 沈国芳. 新技术在当代牙颌面畸形矫治中的开发与应用 [J]. 口腔颌面外科杂志，2007，17（2）：109-113.

[2] 张诗雷，张志愿，沈国芳. 基于 CT 的三维正颌手术仿真模拟平台的建立 [J]. 中国口腔颌面外科杂志，2004，2（2）：95-98.

[3] SWENNEN G R, MOLLEMANS W, SCHUTYSER F. Three-dimensional treatment planning of orthognathic surgery in the era of virtual imaging[J]. J Oral Maxillofac Surg, 2009, 67（10）: 2080-2092.

[4] BAKER S B, GOLDSTEIN J A, SERUYA M. Outcomes in computer-assisted surgical simulation for orthognathic surgery[J]. J Craniofac Surg, 2012, 23（2）: 509-513.

[5] ABOUL-HOSN CENTENERO S, HERNANDEZ-ALFARO F. 3D planning in orthognathic surgery: CAD/CAM surgical splints and prediction of the soft and hard tissues results - our experience in 16 cases[J]. J Oral Maxillofac Surg, 2012, 40（2）: 162-168.

[6] HSU S S, GATENO J, BELL R B, et al. Accuracy of a computer-aided urgical simulation protocol for orthognathic surgery: a prospective multicenter study[J]. J Oral Maxillofac Surg, 2013, 71(1): 128-142.

[7] XIA J J, GATENO J, TEICHGRAEBER J F, et al. Accuracy of the computer-aided surgical simulation (CASS) system in the treatment of patients with complex craniomaxillofacial deformity: A pilot study[J]. J Oral Maxillofac Surg, 2007, 65(2): 248-254.

[8] ZIZELMANN C, HAMMER B, GELLRICH N C, et al. An evaluation of face-bow transfer for the planning of orthognathic surgery[J]. J Oral Maxillofac Surg, 2012, 70(8): 1944-1950.

第二节 3D 打印技术在口腔颌面部肿瘤领域中的应用

3D 打印技术被誉为是第三次科技革命的新型快速成型制造技术,目前已广泛应用于军事、航天、医学、建筑和电子等各个领域。随着数字化、个性化口腔诊疗技术的应用和推广及医学影像技术的日新月异,3D 打印技术逐渐应用于口腔医学各个领域,特别适合对复杂精细结构的定制化生产,这也为口腔颌面部肿瘤的诊疗提供了新的思路。本章节将介绍 3D 打印技术在口腔颌面肿瘤诊疗、教学及护理中的应用。

一、3D 打印技术在口腔颌面部肿瘤诊疗中的应用

3D 打印对于口腔颌面部肿瘤的诊断与治疗已得到越来越多的关注,主要包含以下几个方面:① 3D 打印肿瘤患者的颌面部结构,了解肿瘤范围和毗邻关系,协同明确手术切缘;②结合三维重建、图像分割、手术规划、红外导航及快速原型等技术,精确实施颌骨缺损修复重建手术;③通过 3D 打印个性化放疗支架,将该技术应用于颌面部放疗领域。进一步保护健康组织,减少正常组织的辐射损伤。

(一)3D 打印技术在口腔颌面部肿瘤围术期的应用

口腔颌面部肿瘤不仅影响患者的外形和功能,还对患者的心理产生极为严重的负担。然而,口腔颌面部的解剖外形复杂,功能结构多样,组织器官精细,口腔颌面部肿瘤的累及往往导致重要结构和功能的丧失。此外,颌面部上达颅底,内含颈动脉、颈椎等重要生命中枢,如何切除病变同时保存重要器官更是对外科医生的极大挑战。目前对于肿瘤类型,手术方案等的判断主要通过病史、临床查体及 B 超、CT 和 MRI 等辅助检查的综合考量,而随着 3D 打印技术的兴起,目前已实现运用手术规划软件导入患者的 CT 或 MRI 的 DICOM 数据,同时勾画肿瘤范围及重要器官,从而 3D 打印出高精度的颌面部模型。通过该方法可更为直观地了解病变的范围、毗邻关系等重要信息,有利于制订手术入路,切除范围,同时可预测术后的外形。

(二)3D 打印技术在颌骨缺损重建中的应用

颌骨是面中、下 1/3 的骨性支架,由于肿瘤、炎症及外伤等原因引起的颌骨缺损,不仅影响患者的外形与美观,还造成咀嚼、吞咽及言语等生理功能障碍,严重影响患者的生活质量和社交活动,导致沉重的精神压力。

血管化骨组织瓣是目前颌骨缺损修复的金标准。传统意义上的血管化骨组织瓣修复颌面部骨缺损时,是依据患者术前影像学检查结果,结合临床检查制订手术方案,术中根据术者经验完成肿瘤切除及缺损重建。这种治疗方法是一种"经验依赖"的治疗流程,缺乏严密的设计与精确的手术引导,缺乏规范性和可重复性。当颌骨缺损复杂或者外科医生经验不足时,往往难以达到精确的重建效果。此外,传统的手术内植物需术中人工弯曲来匹配移植骨的轮廓外形,反复弯曲可能引起材料应力集中,人体长期运动下易产生金属疲劳,导致各种并发症,如钢板断裂、腐蚀、螺钉松动和周围骨吸收等。

数字化外科结合 3D 打印技术的应用明显改善了目前的治疗现状,它是综合了传统外科技术、计算机成像技术、图形处理技术、增材制造技术等各个领域的优势而逐渐兴起的。该方法包括多个技术环节。

(1)三维重建技术:在下颌骨缺损重建手术中,利用三维重建技术可以在计算机软件中对颌骨的三维结构进行精确重建,在三维重建后的模型上判断颌骨肿瘤的位置、范围及骨组织侵犯与

破坏情况（图 10-2-1）。直观的三维影像有助于医生进行手术设计并实施精确的颌骨肿瘤切除术。

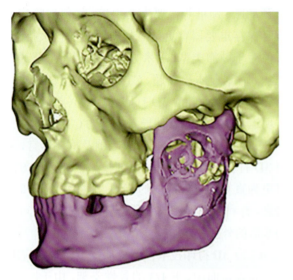

图 10-2-1　左侧下颌骨成釉细胞瘤三维重建图

（2）计算机辅助设计技术：计算机辅助设计是（computer aided design，CAD）以 CT、MRI 等影像学数据为基础，在数字化软件中对手术过程进行虚拟设计。在三维重建的基础上，医生可以利用各种数字化软件在重建后的虚拟模型中进行颌骨肿瘤与缺损重建的虚拟设计。术前根据肿瘤的性质及三维轮廓，确定切除范围，在数字化软件中设计截骨线位置，进行虚拟截骨。

在数字化软件中，医生可以通过镜像技术，利用健侧的颌骨形态对称转移至患侧，恢复被肿瘤破坏的颌骨外形，从而为颌骨外形的重建提供依据（图 10-2-2）。利用数字化技术，医生同样可以在术前实现移植骨（腓骨 / 髂骨）虚拟塑形设计。将患者供区数据导入数字化软件中，根据颌骨缺损的范围及位置，精确设计各段移植骨的长度与角度，使其在三维位置上满足外形和功能修复的需要。

（3）3D 打印手术导板：根据术前规划的虚拟设计方案，可同步设计颌骨截骨导板、腓骨 / 髂骨截骨导板、颌骨定位导板等手术导板（图 10-2-3），并进行 3D 打印。在手术中的颌骨截骨、移植骨塑形及颌骨定位等关键步骤，分别利用术前设计的 3D 打印导板指导手术实施，从而将术前虚拟设计的方案转化至实际手术中，以达到精准切除、精

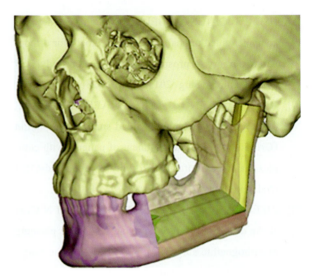

图 10-2-2　以镜像技术还原患侧下颌骨外形，进行腓骨重建下颌骨

确重建的目标。此外，医生还可根据术前设计，打印出腓骨 / 髂骨重建后的颌骨重建模型，预弯制个性化重建钛板，引导术中精确恢复颌骨外形及咬合关系。通过这样的方法减少对主观经验的依赖，简化了手术操作，同时也降低了手术难度。

（4）3D 打印颌骨内植物：颌骨内植物主要分为行坚固内固定的板、钉与颌骨替代假体，与手术导板不同，颌骨内植物为Ⅲ类医疗器械，需植入人体内，对其理化性质、生物学性能等要求极高。而 3D 打印技术在该领域的应用可以高精度、可重复地快速制造个性化内植物，减少了钛板反复弯制而导致的折断，降低了移植骨塑形的不确定性，同时免去了供区的损害。然而，目前的 3D 打印技术所形成的内植物尚未通过国家药品监督管理局（National Medical Products Administration）审批，主要原因在于打印过程中，空气杂质、湿度等条件的不可控性，导致打印的假体存在一定的差异，尚需进一步研究。

相比于传统的"经验依赖"的手术模式，本技术的主要优势体现在以下 5 个方面：①通过三维重建获得直观的三维可视化图像，提高诊断的精确性；②术前制订完善的治疗方案，在模拟手术的过程中及时发现设计缺陷进行改进，提高手术效率；③术中实现精确引导与定位，提高手术精度；④术中精确定位重要解剖结构位置，提高手术安全性，降低手术并发症；⑤术后提供定量评价方法，利于客观地发现问题，以便改进。

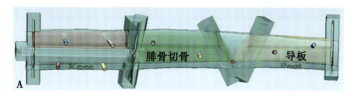

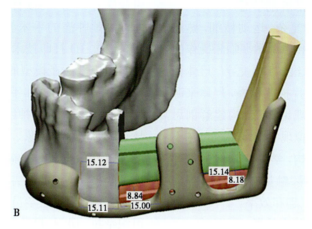

图 10-2-3　3D 打印手术导板
A. 腓骨塑形导板；B. 下颌骨定位导板。

二、3D 打印技术在颌面部放疗领域中的应用

口腔黏膜炎和口干燥症是口腔颌面部术后放疗最常见的并发症，目前尚无比较满意的治疗方法，而放疗支架是目前预防保护的主要手段。自1965 年以来，口腔支架作为主要的放疗保护性辅具在临床中经过不断的改进，从暖水瓶的软木塞、一次性注射器等简易口腔支架，到用甲基丙烯酸甲酯树脂制作个体化口腔支架。2015 年，上海交通大学医学院附属第九人民医院涂文勇等在应用印模膏的基础上，采用 3D 打印技术制作了个体化口腔支架。该装置的优点在于模型精度高、建模速度快、个体化制作、数字化储存，为个体化口腔放疗支架的制作提供了一种高效、准确、简单的方法。

3D 打印个性化口腔支架所选的打印材料为聚乳酸，是一种新型的具有优良抑菌及抗霉特性的生物降解材料，使用可再生的植物资源（如玉米）所提取出的淀粉原料制成。其密度均匀，CT值与软组织接近，能与黏膜面紧密贴合，满足作为组织等效填充物的要求。支架本体前部作为固定部分，保证在放射治疗过程中该口腔支架良好的位置重复性。支架本体后部作为支撑压舌部

分，该部分一方面分离上下颌骨起到支撑作用，使危及器官处于高剂量区外，减少受照射剂量；另一方面将舌固定于口腔底部，保证在放射治疗过程中舌的良好位置重复性。固定部分和支撑压舌部分两者之间以透气通道贯通。带有透气通道的口腔支架有利于保持患者佩戴该口腔支架行放射治疗时的气道通畅，可有效预防呼吸道窘迫、窒息等意外的发生。

该口腔支架可增加空间距离，正常组织被推离照射野，起到距离防护的作用；另外，因其密度低构成较大空腔，借助空腔效应和剂量建成效应进一步降低了口腔黏膜的表面剂量。口腔支架在随后的临床应用中取得良好效果，能够明显降低危及器官的受照射剂量和体积，从而减轻口腔黏膜炎、口干燥症等不良反应的发生。

三、3D 打印技术在颌面部肿瘤医疗教学领域中的应用

口腔颌面 - 头颈肿瘤外科教学的实践性很强，教学过程实际上就是一个不断实践的过程。3D 打印技术作为一种新的辅助教学模式，为包括口腔颌面 - 头颈肿瘤外科在内的临床教学提供了一种新颖的、有效的教学手段，可以增加课程的生动性、趣味性，提升学生的学习兴趣及理解性

记忆，对于学生实践操作能力的培训更是独具优势。3D 打印技术目前被应用于口腔颌面 - 头颈部解剖学习、口腔颌面 - 头颈肿瘤教学，以及口腔颌面 - 头颈肿瘤手术培训。

(一)口腔颌面 - 头颈部解剖学习

人体口腔颌面部结构复杂、运动精细，熟悉其解剖结构是理解病理学和熟练掌握临床操作的前提。传统教育模式有二维图片、文字、尸体标本和仿真模具等。文字图片抽象枯燥，尸体来源稀缺，学生难以深入理解理论知识、构建解剖思维。数字三维成像结合虚拟现实仿真系统可从不同层面、角度学习解剖结构，学生在软件上进行虚拟解剖练习时产生视、听、触觉实时反馈，提高学习的真实感，增强学习兴趣和效率。

(二)口腔颌面 - 头颈肿瘤教学

肿瘤外科教学的目的应以临床思维能力的培养作为教学核心。口腔颌面 - 头颈部解剖结构复杂，肿瘤类型众多，生长部位及临床表现各异，加之理论学时少，教学内容多而繁杂，导致临床教学效果不佳。3D 打印技术的出现为这些问题的解决带来了转机。在口腔肿瘤临床教学中，3D 打印技术可以将口腔内的组织结构，如牙龈、舌、唇、颊，甚至腮腺导管开口、下颌下腺导管开口清晰呈现在学生面前。3D 打印特有的高分辨率结合不同打印材料的选择，可以将口腔软组织立体模型做得几近逼真，学生可以直接触摸打印出的口腔癌性溃疡，感触其表面质地，切实体会其基底与周围组织的浸润感，并与常见的创伤性溃疡及结核性溃疡进行触摸比较与鉴别，加深对口腔鳞癌的理解与记忆。在唾液腺肿瘤的教学中，3D 打印技术获取的肿瘤模型可以清晰显示肿瘤在腺体中的部位、深度，尤其是与面神经及导管的关系；在此基础上，向学生讲解面神经在唾液腺肿瘤诊断及治疗过程中的重要价值及处理原则。这些对于加强初涉临床的学生主动参与学习的兴趣，建立基于感官和触觉上的理解吸收有重大意义，对教学效果的快速提升具有促进作用。

(三)口腔颌面 - 头颈肿瘤手术培训

目前，口腔颌面 - 头颈肿瘤外科的手术教学和青年医师的技能培训存在着很大的局限性。传统手术教学模式下，在课堂上教师对着解剖图谱或者标本讲解各种基本手术技术，教学过程抽象乏味；在手术室，青年医师则需要经过长时间的手术观摩，才能在经验丰富的上级医师的指导下进行手术操作，而且这些初涉手术的学生很容易发生较为危险的手术行为，导致医疗差错，甚至引起医疗纠纷。3D 打印技术的出现，为口腔颌面 - 头颈肿瘤的手术教学模式带来了颠覆性革新。通过 3D 打印技术可以构建个体化的 1∶1 肿瘤实体模型。在模型的设计中，也可以对原始影像进行适当修饰，如手术区域局部放大、肿瘤病变颜色强化、血管、神经分类标记等，以便突出其特点，使教学更形象、直观。借助材料科学的发展，3D 打印技术不仅能够实现各类肿瘤的不同质地及触摸感，还可以实现肿瘤内部及周围血管的液态打印，能够让学员在模拟操作中切实体会到组织牵拉、切割、磨除骨质的震动感等感觉，甚至能够经历出血、止血，避开重要结构暴露深部病变等操作锻炼。由于 3D 打印可以将个体化肿瘤模型批量打印，因此学生可以多次操作，反复实践，深刻领会，极大地缩短培训时间，增强培训效果，在手术理论与实际操作中架起一座桥梁。

相对于传统教学模式，3D 打印辅助教学模式在教与学方面有诸多创新与优势，主要表现在改善教学效果、激发创新思维、营造学习体验三个方面。

在改善教学效果上，3D 打印技术提供了更多的创造空间，教师可以方便地自行设计和打印某些教具，以有形的三维实物展示教科书中提取的二维信息，并可设计个性化教学模型，以适应教学内容要求并在课堂上展示。学生则可以通过观察、触摸和组装这些教具，将抽象理论直接转换为眼前实物以促进理解与吸收，提升教学效果。

在激发创新思维上，3D 打印辅助教学开发了学生的想象力，将他们的创造变成现实。在教与学的互动过程中，学生的动手能力、设计能力和思维能力等得到全面发展和提高，这是推动学生创新思维和创造能力发展的重要环节，对创新型人才的培养具有积极意义。

在营造学习体验上，3D 打印辅助教学能够帮助讲授者将数字化三维设计快速变成可触摸的实体模型，独特的实物模型给学生提供了切身感受，并且可以操作模型互动，将理论知识和具体实践相结合，从另一个角度对事物增进了解，有助于愉快高效地记忆，避免遗忘。

四、3D打印技术在颌面部肿瘤护理领域中的应用

在2017年，宋良艳将15例应用3D打印技术经血管化游离腓骨移植治疗下颌骨病变患者的护理体会进行了总结。总结后提出，对于部分下颌骨患者由于对术后的面部畸形估计不足，术后难以接受容貌毁损、张口受限、口腔异味等并发症，术后存在一定负性情绪，不配合治疗，对患者的健康恢复造成重大的影响，因此对于下颌骨重建患者必须进行严格细致的护理及健康教育。

虽然3D打印技术近年来在颌面部肿瘤的医疗与教学领域应用广泛，但在颌面部肿瘤护理领域的应用甚少。近三年来，3D打印技术已被应用于其他专科（如骨科、胸外科，及泌尿外科）的围手术期健康教育中，并取得了良好效果。相较于传统二维图，3D打印模型在患者围手术期健康教育中的优势主要体现在：①利用3D打印模型进行疾病及手术前健康教育可提高患者对疾病及手术方案的认知程度；②应用3D打印模型对患者进行个性化康复训练可提高患者术后康复程度及康复依从性。

随着口腔颌面肿瘤专科护理的不断发展，今后可将3D打印模型应用于颌面部围手术期的健康教育中，期望能够通过3D打印技术的应用帮助患者更容易地理解健康教育内容、促进患者术后康复、提高健康教育成效，进而提高专科护理质量。

五、结语

3D打印技术推动了临床实践的发展和进步，在口腔颌面部肿瘤诊疗、教学及护理等方面皆发挥了重要作用。随着3D技术的进一步发展，必将对口腔医学的进步产生深刻影响。

（张陈平 刘剑楠）

第三节 3D打印技术在获得性缺损、畸形领域的应用

颌骨肿物的手术切除、颌面部的严重创伤或颌骨的长期感染经常导致颌骨的部分缺损，而颌骨的大型缺损对患者的面容和功能的影响举足轻重，而且其缺损往往也伴随周围重要结构的破坏或缺失，从而导致面部畸形及咀嚼、吞咽和发音等口腔功能丧失，给患者的生理和心理带来灾难性的打击，严重影响患者的生存质量。常规的颌骨重建技术目前已经可以一定程度地恢复患者的面型及功能，但随着人民对生活水平和生存质量的要求日益提升，传统的修复重建方法已无法满足更精准恢复外观和行使功能的要求。

上下颌骨体部的缺损，常常导致口内牙列的缺损或缺失，颌骨体部陈旧性缺损往往引起继发性的骨性错颌畸形，产生面部的严重偏斜。而颞下颌关节区的感染性疾病往往导致该部位的吸收，最终导致下颌骨的后缩，产生张口及呼吸的相关问题。正颌手术是治疗这类获得性牙颌面畸形的主要外科手段之一。

对于这些获得性颌骨缺损的患者，以往因手术精度的不足以及手术设计的不可靠，常常分期完成颌骨重建以及畸形的矫正。但一方面患者需要面临多次手术的风险以及大量时间和金钱的投入；另一方面，前期手术产生的瘢痕和结构紊乱也增加了后期手术的困难。针对这些患者的治疗，既要尽量恢复患者的面部形态和咀嚼等功能，又要尽量减少患者的手术次数。上海交通大学医学院附属第九人民医院口腔颅颌面科团队率先进行了尝试。在国内首先报道了数字化设计3D打印猾板在正颌手术中的应用，提高了正颌手术的精确性，且大大拓宽了复杂病例的手术适应证，在此基础上，选择部分陈旧性颌骨病变或缺损患者，进行了3D打印导板辅助下的颌骨重建同期进行正颌手术纠正颌面畸形的尝试，取得了良好的效果，建立了标准化的诊疗流程和模式。

一、颌骨体部重建同期正颌手术

腓骨是上下颌骨体部的重建修复较为常用的供体。通过虚拟手术计划制作的各类导板用于术中引导手术，对腓骨进行精确塑形，确定重建颌骨的部位和范围，最大程度减少手术创伤并简化颌骨重建手术，最终达到最佳的颌骨外形修复、功能重建效果。

（一）适应证

颌骨体部肿瘤、创伤及某些医源性因素导致的骨坏死（放射线骨坏死、化学性骨坏死），肿瘤

或病灶彻底切除后二期修复，全身情况耐受手术者。

（二）禁忌证

某些具有极强侵袭性的恶性肿瘤，切除后不宜修复者，以及伴有严重心肺疾病、控制不佳的糖尿病等，不能耐受手术者。

（三）手术设计

1. CT扫描及分割重建 患者的颌面部及下肢CT薄层扫描（层厚1.0mm以下），数据以DICOM格式导出，再导入数字化医学设计软件（Mimics、ProPlan CMF等）。经过图像分割、重建、镜像等处理后，生成颌骨及腓骨的三维图像模型。

2. 虚拟手术及导板打印 虚拟手术应由临床医师与生物医学工程师共同实施，重建及塑形导板一般选择骨支持式，而正颌导板常选择牙支持式。

（1）正颌手术：进行虚拟手术之前应进行三维头影测量。根据先前确定的三维头影测量坐标系统标定相应的标志点，软件自动生成相应基准参考平面、三维参考平面以及各测量项目。根据术前的临床检查结合三维头影测量结果，确定患者的面中线，并依据该面中线进行虚拟手术。根据手术设计，模拟所需截骨手术方式，如上颌Le Fort Ⅰ型截骨、下颌矢状劈开术、颏成形术、颌骨轮廓修整等。根据手术计划进行上、下颌骨骨段的移动、旋转，比较手术前后相对应标志点的三维方向变化，同时通过镜像技术，检查虚拟手术后颌骨轮廓的对称性。检查术后可能出现的早接触部位，模拟去骨，观察术后面型及咬合接触，结合三维头影测量数据，制订颏成形术或轮廓修整方案。

（2）修复重建手术：在完成正颌手术模拟后，在虚拟手术软件中以正中矢状面为轴，形成健侧颌骨，镜像图像。以此镜像作为缺损颌骨重建的参考位置。然后，模拟腓骨切取手术，确定拟切取的腓骨长度。将计算机切取的腓骨骨段转至患侧颌骨，参照镜像后的颌骨形态进行调整，确定腓骨的塑形曲线。

（3）根据手术方案制作、打印术中所需导板：包括腓骨截骨导板、塑形导板、重建导板、正颌𬌗板以及术前术后完整头模。术前可根据实体打印模型完成重建板的预弯并灭菌备用。正颌定位导板主要使用𬌗板。根据手术中移动上下颌骨的先

后顺序，确定移动颌骨后上下牙列的位置关系，制作固定于牙列的中间及终末𬌗板。近年来出现了定位与固定一体化的3D打印个体化钛质接骨板，上海交通大学医学院附属第九人民医院王旭东团队也已在国内进行了相应报道。在使用截骨导板截骨后，利用钉道转移技术，设计制作符合颌骨终末位置的接骨板。

（四）术前准备与手术实施

1. 术前准备 行洁牙及口腔清洁处理，备血，并行下肢彩色多普勒检查确定腓动脉穿支点，以及其他常规全麻术前准备。

2. 体位摆放 一般采用经鼻腔气管插管全身麻醉，必要时行气管切开术。体位取仰卧位，垫肩，正颌手术时头正位，重建手术时头偏向健侧。拟切取腓骨侧下肢膝关节屈曲90°，在同侧臀部下面衬垫布卷使骨盆内旋。止血带加压之前，对大腿行不完全驱血。

3. 手术过程

（1）正颌手术：手术采用口腔前庭沟黏膜切口暴露骨面，按照术前设计方案，进行颌骨截骨，一般按照上、下颌骨的顺序进行。上颌截骨松解完成后，进行牙骨段移动或旋转就位，利用中间咬合导板使上下颌牙骨段就位，颌间钢丝结扎，根据手术设计确定其三维方向移动距离，必要时需磨除部分阻挡牙骨段就位的骨质，并行坚固内固定；再进行下颌骨截骨术，下颌骨截骨完成后，根据终末咬合导板决定下颌骨远心段位置，颌间结扎后行内固定。

上、下颌骨手术完成后，如需行颏成形术或者轮廓修整术，应根据截骨导板进行截除骨量范围的确定，行截骨手术。颏成形术亦需要使用定位导板确定颏部游离骨段位置后，行内固定。

在使用截骨导板及3D打印个体化钛质接骨板时，根据截骨导板形态紧密接触暴露的上下颌骨骨面，预备所有钉洞，固定后截骨；将定位接骨板固定于预备的钉洞后，颌骨位置即为设计的终末位置。此时可使用定位导板进行验证。

（2）腓骨取骨及塑形：行下肢手术时，在暴露腓骨后，将腓骨截骨导板根据解剖标志紧密贴合于骨表面，在截骨导板截骨槽的引导下进行截骨。切取腓骨瓣时注意保护穿支皮瓣及血管蒂，避免损伤胫神经及腓神经，腓骨外侧可仅保留少量肌

袖以利于截骨导板的准确安置,腓骨内侧需保留部分肌袖以避免与血管蒂分离。

腓骨瓣制备完成后,在不断蒂的情况下进行截骨塑形。按照术前设计的位置安放截骨导板并用螺钉固定,剥离子分离、保护需截除部分骨段的肌袖,用矢状锯沿截骨导板所示方向截骨,分段后按照就位导板进行塑形就位。

(3)颌骨重建:下颌骨手术多采用下唇正中及颌下切口,上颌骨手术多采用 Weber-Fergusson 切口。切开暴露颌骨病变区域后,颌间固定保持咬合关系。受区血管准备完成后,切断结扎腓动脉,将完成塑形的腓骨段转移至颌骨缺损区域,就位导板放置到预定位置并螺钉固定。此时可用预先弯制的重建板或小型钛板完成腓骨与颌骨之间的固定,必要时在截骨断面适当调磨。去除就位导板,吻合动静脉,逐层关闭伤口,放置引流,完成手术。下颌骨部分切除+腓骨肌瓣转移修复手术过程见图10-3-1。

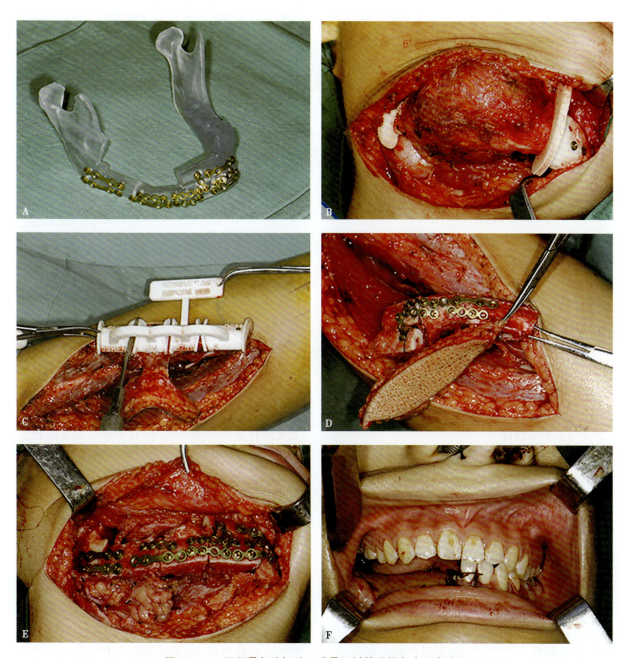

图 10-3-1　下颌骨部分切除+腓骨肌瓣转移修复术手术过程

A. 在 3D 打印头模上预弯固定用钛板;B. 截骨导板就位,引导截骨;C、D. 腓骨取骨及塑形导板就位,截骨后塑形并固定;E、F. 腓骨肌瓣移植完成。

（五）术后验证

术后验证在虚拟手术中非常重要。为了获得最准确的术后骨段移动数据，并与术前设计做对比，应安排患者在术后尽早进行 CT 扫描。将术后 CT 扫描重建模型与设计方案拟合、比较，对移动后的骨段进行骨标志点间测量及精确度评价，并进行误差分析及方案改进。

二、下颌支重建同期正颌手术

下颌骨的肿瘤切除往往涉及一侧下颌支的完全切除；颞下颌关节区的感染或创伤性病灶产生的颌骨吸收也常常导致下颌支的大范围受累。这部分患者常常产生一侧或双侧的下颌骨后缩，除畸形外，常常伴有张口困难和严重的气道问题。对于下颌支的重建修复，除却人工关节的重建（详见第十章第五节）外，肋骨是较为常用的供体。通过虚拟手术计划制作的各类导板，用于对肋骨进行塑形和放置位置的引导，可以较准确恢复下颌支的高度及弧度，并通过肋软骨恢复部分下颌关节的结构和功能。

（一）适应证

下颌支部的肿瘤、创伤及某些医源性因素导致的骨坏死（放射线骨坏死、化学性骨坏死），肿瘤或病灶彻底切除后二期修复，全身情况耐受手术者，均为手术的适应证。

（二）禁忌证

某些具有极强侵袭性的恶性肿瘤，切除后不宜修复者，以及伴有严重心肺疾病、控制不佳的糖尿病等，不能耐受手术者，为手术禁忌证。

（三）手术设计

1. CT 扫描及分割重建 同颌骨体部重建同期正颌手术。

2. 虚拟手术及导板打印 虚拟手术应由临床医师与生物医学工程师共同进行，重建及塑形导板一般选择骨支持式，而正颌导板常选择牙支持式。

（1）正颌手术：正颌手术的设计同颌骨体部重建同期正颌手术。

（2）修复重建手术：完成正颌手术模拟后，在虚拟手术软件中将健侧下颌骨以中线平面为轴，形成镜像图像。以此镜像作为缺损颌骨重建的参考位置。然后，模拟肋骨切取手术，常采用患侧下颌骨对侧的肋骨作为供区，确定拟切取的肋骨长度和部位。将计算机切取的肋骨骨段转至患侧颌骨，参照镜像后的颌骨形态以及颞下颌关节位置进行调整，确定肋骨的塑形和最终位置。该手术设计需要预留一部分的肋软骨作为重建颞下颌关节的结构，而软骨在 CT 中不显像，因此需要人为计算额外的软骨高度。

（3）根据手术方案制作、打印术中所需导板：包括肋骨截骨导板、塑形导板、重建导板、正颌殆板以及术前术后完整头模。术前可根据实体打印模型完成重建板的预弯并灭菌备用。定位与固定一体化的 3D 打印个体化钛质接骨板亦可在该手术中应用。

（四）术前准备与手术实施

1. 术前准备 行洁牙及口腔清洁处理，备血，常规全麻术前准备。

2. 体位摆放 一般采用经鼻腔气管插管全身麻醉，必要时行气管切开术。体位取仰卧位，垫肩，正颌手术时头正位，重建手术时头偏向健侧。肋骨供区背部垫高。

3. 手术过程

（1）正颌手术：手术过程基本同颌骨体部重建同期正颌手术。但在下颌支缺损的患者中，往往只在健侧行下颌支矢状劈开截骨术；而在患侧，常选择口外颌下切口暴露骨面，并沿骨面进行软组织的剥离，充分游离患侧下颌骨，使下颌骨在正颌手术重新摆放下颌骨的过程中没有软组织的牵引和阻力。

（2）肋骨取骨及塑形：肋骨的取骨及塑形与上文腓骨取骨基本一致，但行下颌支修复时根据设计需要预留约 1~1.5cm 长的肋软骨，因肋软骨在 CT 中不显像，需手工切取。

（3）颌骨重建：下颌骨手术多采用下唇正中及颌下切口，上颌骨手术多采用 Weber-Fergusson 切口。切开暴露颌骨病变区域后，颌间固定保持咬合关系。受区准备完成后，将完成塑形的肋骨段转移至颌骨缺损区域，就位导板放置到预定位置并螺钉固定。此时可用预先弯制的重建板或小型钛板完成腓骨与颌骨之间的固定，必要时在截骨断面行适当调磨，手法确定肋软骨是否位于关节窝内，检查张口功能。去除就位导板，逐层关闭伤口，放置引流，完成手术。

三、颌骨修复同期正颌手术的要点与陷阱

（一）腓骨截骨导板设计

为了取得相对较长的血管蒂，腓骨截骨段应在保证踝关节稳定性（腓骨远端保留6cm）的前提下，尽量靠近远端。根据颌骨缺损的部位、范围，颈部受区血管情况及腓骨血管蒂的方向，并参考健侧颌骨的镜像，确定所需腓骨的总长度及各分段长度。腓骨截骨导板放置于腓骨外侧紧贴腓骨，但因腓骨肌袖的存在，需预留适当间隙。截骨引导线应在三维方向上均指向明确，固定截骨导板所用钉孔应与腓骨就位后重建板或小型钛板钉孔相吻合。

（二）腓骨就位导板设计

腓骨在颌骨缺损区的放置位置需兼顾外形恢复与功能重建，应采用以"牙种植"为导向的设计思路，腓骨段尽量靠近牙槽突方向，必要时双层折叠。腓骨断面与颌骨断面呈最大面积接触，必要时可行"插入式"接触。就位导板需有足够的强度对抗术中形变，且不能阻挡重建板或小型钛板的安置。

（三）重建板弯制

在3D打印手术导板的辅助下，颌骨病损切除、腓骨截骨及移植就位均可严格按照模拟手术步骤执行，达到较高的精度。然而，在手术过程中重建板的弯制完全由术者手工操作，因此是最容易出现误差的环节之一。术者应该熟悉重建板弯制的原则与技巧，且不应过分强求重建板与腓骨段的严密贴合。另外，研发新的3D打印个体化钛质接骨板，可从设计源头上减小此类误差，进一步提高手术的可预测性。

（四）颌骨与牙列数据的融合

螺旋CT或锥形线束CT（cone beam CT，CBCT）可以重建出牙颌面骨组织形态及无颜色和纹理的面部形态，但由于牙齿周围银汞填充物及矫正托槽金属伪影的存在，CT获得的牙列表面形态不够精确。因此需要对患者的牙列取石膏模型及蜡颌记录，并行三维激光扫描，获得精确表面数据，完成包括患者颌骨形态及牙列表面细微结构的三维重建图像。激光扫描的精确度远高于CT图像，但是这也需要专门的激光扫描仪和配套的软件将CT数据与激光扫描数据进行匹配。

（五）导板支持方式选择

正颌外科手术导板根据支持方式可分为牙支持式、骨支持式两种。牙支持式实际上是根据咬合关系确定颌骨位置，由于髁状突在关节窝内的位置不恒定，下颌骨颌位也存在一定范围的动度，因此这种根据下颌骨位置及咬合关系确定上颌骨骨段位置的方法会存在一定的误差。在理论上，骨支持式截骨、复位导板误差较小，而且可以摆脱对咬合导板的依赖；但在实际手术操作中，截开的上颌牙骨段由于软腭、颊部软组织的牵拉，难以依靠仅固定在上颌骨唇颊侧面的复位导板限制其移动位置。目前多数临床医师仍然选择中间咬合导板、终末咬合导板指导手术，骨支持式导板仅作为补充。

（六）术后咬合稳定性

正颌外科数字化虚拟手术较模型外科在多方面有极大的优势，但是在虚拟手术中，无法对虚拟牙列模型的移动进行多次碰撞试验，难以发现咬合面早接触部位，也难以确定呈最大稳定性的咬合关系，因而可能出现术中就位异常以及术后咬合不稳定。在这方面，模型外科具有显著优势。因此在进行虚拟手术时，须尽量规避咬合早接触，建议参考牙列石膏模型并拼对终末咬合作出判断。

（七）术后面型预测

正颌外科数字化虚拟手术利用医学图像三维可视化技术，借助专业软件，可以显示颌骨表面三维及任意剖面的结构信息，这样非常有利于发现和测量传统模型外科不能体现的骨性颌平面歪斜以及其他面部不对称畸形。虚拟手术可形象地显示骨块的切割和移动情况，在术前就可对术后骨性面型作出初步预测。但是，面部软组织与颌骨移动的幅度常常不一致，数字化虚拟手术对术后软组织面容的预测仍然达不到准确的程度。

（八）误差与容差

在影像采集、虚拟手术、导板打印等过程中，各类系统误差及随机误差的出现难以避免。此外，在实际手术过程中，截骨线的宽度与虚拟手术设计中不一定完全一致，这也可能导致就位导板与腓骨段不完全贴合。虚拟手术设计时，应考虑到此类因素，给予3D手术导板适当的容差，以达到最佳的手术效果。

（王旭东 张天嘉）

参 考 文 献

[1] LEVINE J P, PATEL A, SAADEH P B, et al. Computer-aided design and manufacturing in craniomaxillofacial surgery: the new state of the art[J]. J Craniofac Surg, 2012, 23（1）: 288-293.

[2] FARRELL B B, FRANCO P B, TUCKER M R. Virtual surgical planning in orthognathic surgery[J]. Oral Maxillofac Surg Clin North Am, 2017, 17（4）: 459-473.

[3] STEINBACHER D M. Three-Dimensional Analysis and Surgical Planning in Craniomaxillofacial Surgery[J]. J Oral Maxillofac Surg, 2015, 73（12 Suppl）: S40-56.

[4] SARMENT D. Cone Beam Computed Tomography: Oral and Maxillofacial Diagnosis and Applications[M]. Hoboken: Wiley Blackwell, 2014.

[5] ZHANG L, LIU Z, LI B, et al. Evaluation of computer-assisted mandibular reconstruction with vascularized fibular flap compared to conventional surgery[J]. Oral Surg Oral Med Oral Pathol Oral Radiol, 2016, 121（2）: 139-148.

[6] LI B, WEI H P, WANG X D. Application of A Novel Three-dimensional Printing Genioplasty Template System and Its Clinical Validation: A Control Study[J]. Scientific Reports, 2017, 7（1）: 5431.

[7] LI B, WANG X D. A new design of CAD/CAM surgical template system for two-piece narrowing genioplasty[J]. Int J Oral Maxillofac Surg, 2016, 45（5）: 560-566.

[8] DANG N P, SHEN, S, QUANG C, et al. Computer-Assisted Planning and Navigation for the Treatment of True Hemifacial Hyperplasia[J]. Journal of Craniofacial Surgery, 2015, 26（2）: 596-597.

[9] YU H, SHEN G, WANG X. Endoscope-Assisted Conservative Condylectomy Combined With Orthognathic Surgery in the Treatment of Mandibular Condylar Osteochondroma[J]. J Craniofac Surg, 2014, 25（4）: 1379-1382.

[10] ZHANG L, SUN H, YU H B, et al. Computer-assisted orthognathic surgery combined with fibular osteomyocutaneous flap reconstruction to correct facial asymmetry and maxillary defects secondary to maxillectomy in childhood[J]. J Craniofac Surg, 2013, 24（3）: 886-889.

[11] HAO S, LI B, ZHAO Z, et al. Error analysis of a CAD/CAM method for unidirectional mandibular distraction osteogenesis in the treatment of hemifacial microsomia[J]. Br J Oral Maxillofac Surg, 2013, 51（8）: 892-897.

[12] KIM Y C, JEONG W S, PARK T K, et al. The accuracy of patient specific implant prebented with 3D-printed rapid prototype model for orbital wall reconstruction[J]. J CranioMaxillofacial Surg, 2017, 45（6）: 928-936.

[13] DENG M, CAI H, FANG W, et al. Three-dimensionally printed personalized guide plate for percutaneous radiofrequency thermal coagulation in idiopathic trigeminal neuralgia[J]. Int J Oral Maxillofac Surg, 2017, 47（3）: 392-394.

[14] SUOJANEN J, LEIKOLA J, STOOR P. The use of patient-specific implants in orthognathic surgery: A series of 32 maxillary osteotomy patients[J]. J CranioMaxilloFacial Surg, 2016, 44（12）: 1913-1916.

[15] 王敏娇, 司家文, 张剑飞, 等. 数字化模型外科在牙颌面畸形治疗中的应用 [J]. 中国口腔颌面外科杂志, 2015, 13（6）: 497-501.

[16] 李彪, 姜腾飞, 沈舜尧, 等. 3D 打印个体化钛板在正颌手术中的应用及其准确性评价 [J]. 中国口腔颌面外科杂志, 2016, 14（05）: 419-424.

[17] 沈毅, 李军, 王良, 等. 虚拟手术辅助的腓骨肌（皮）瓣在上颌骨精确重建中的应用 [J]. 中国耳鼻咽喉颅底外科杂志, 2016, 22（02）: 114-119.

第四节　3D 打印技术在颌面部创伤领域中的应用

颅颌面区域由于其独特、复杂的解剖结构，毗邻重要解剖区域以及维系着面部外形的完整，承担着咀嚼功能，与吞咽、语言、呼吸等功能密切相关，因此该区域受到外伤所导致的骨折移位、缺损的修复与重建，需要同时兼顾功能和美学考虑，具有一定的挑战性。由于颌骨复杂的解剖结构和外形轮廓，传统的手术方法无法精确的恢复骨折块的原始位置及缺损区的轮廓形态等，因此，在术后常常会出现一些并发症，导致修复失败。

近年来，随着数字医学影像学技术与计算机辅助设计 / 计算机辅助制造（CAD/CAM）技术的发展，使得 3D 打印技术在颌面创伤修复领域中具备了独特的潜力和优势。

一、3D 打印技术应用于颌面创伤修复的历史与原理

3D 打印技术又称为增材制造（additive manufacturing，AM），由 Charles Hull 于 1986 年首次提出。3D 打印技术最早应用于工业制造领域，后于 1990 年首次应用于医学领域，当时开发者运用 CT 获取的颅骨解剖数据，通过立体光刻技术，成功打印出颅骨模型，并用于临床手术的导航和设计中。其原理是利用立体光刻技术（stereo lithography apparatus，SLA）将特定波长和强度的激光照射到光固化材料表面，使单个层面的材料发生凝固，再通过升降台的上下运动固化另一个层面，经过上述步骤层层固化，从而叠加形成一个三维树脂模型，用于模拟和设计手术方案。在数字医学影像学技术和计算机辅助设计软件的协助下，在术前利用手术规划软件进行可视化的手术设计和模拟，协助临床医师制订复杂手术方案。通过 3D 打印技术制作各种手术导板、个性化金属钛板及修复体植入物，实现颌骨骨折及骨缺损个性化设计、制作和修复的目的，使颌面创伤后的修复重建更加便捷、精确。同时，多种修复材料的 3D 打印也可根据其自身理化性质的不同，得到相应的应用。

二、3D 打印技术在颌面部创伤领域中的应用

（一）个体化金属植入物在颌面部骨折中的应用

在颌面部外伤造成的复杂骨折或骨缺损的治疗中，严重移位的骨碎片、骨缺损、正常咬合关系的丧失均使复位和修复极为困难。由于成品钛板/网的外形无法与患者的颌骨外形完全一致，在术中常需要预弯，而有些钛板（重建板）或钛网的预弯操作较难，另外，经过反复调整后容易疲劳，导致断裂，最终使得修复失败。

而虚拟外科、计算机辅助设计和制造的巨大进步极大地提高了手术的精确性和效率。虚拟手术使外科医生能够通过在任何角度对骨碎片进行虚拟操作来模拟术前复位，并确定碎片的最佳位置。采用 3D 打印技术，可轻松制作各种手术导板、个性化金属钛板及修复体植入物，减少手术时间并提高手术的精确性。

病例：31 岁男性患者，诊断为陈旧性右侧颧骨上颌复合体（zygomaticomaxillary complex，ZMC）粉碎性骨折。按以往传统手术方式，这类患者因面部骨折情况严重，术中复位各粉碎的骨折块，恢复缺损骨质、面型及功能均比较困难，手术时间长，术后效果不理想。通过数字化手术设计技术对该患者进行术前手术模拟，拼对各骨折块，恢复缺损处外形。在此基础上，设计个性化金属骨折内固定装置或重建缺损植入物，同时可设计特定的固定位孔，在确保稳固的同时避免损伤颌面部复杂走行的神经、血管等重要解剖结构。将上述数据以 STL 格式导入 3D 打印软件打印术前和术后模拟模型及个体化金属植入物（图 10-4-1），术中根据截骨导板的钉孔固定个性化金属植入物，明显缩短手术时间及操作难度，达到满意的手术效果。

（二）在外伤性颌骨缺损修复重建中的应用

病例：45 岁男性患者，诊断为外伤后继发下颌骨缺损畸形，本次治疗方案定为利用患者自身腓骨重建下颌骨形态并恢复咬合功能。传统的修复重建手术中，腓骨的截骨及塑形较多依赖医生的临床经验，重建下颌骨后，原有咬合关系恢复尤为耗时且困难。而本次病例中，根据患者颌面骨三维重建 CT 数据，精准地定位缺损范围，术前设计以最终咬合为导向，尽可能多地保留健康颌骨，并以此确定腓骨截骨范围，通过镜像健康侧下颌骨，模拟出术后重建效果。根据预先确定的截骨设计方案，通过 3D 打印技术，制作出颌骨、腓骨截骨导板及重建后下颌骨 3D 模型，并在此模型上，预先塑形下颌骨重建钛板（图 10-4-2）。虚拟手术设计结合 3D 打印技术，明显提高了手术精度，降低了操作难度，减少了手术时间，并且获得了较满意的效果。

（三）个体化羟基磷灰石在外伤继发骨凹陷畸形中的应用

羟基磷灰石（hydroxyapatite，HA）是一种生物相容性良好的骨组织工程支架材料。它具有骨传导性和不可吸收性，具有很强的结合硬组织和软组织的能力。纯 HA 黏度低，不易形成复杂形状，但可以通过 3D 打印定制 HA 来克服这一缺点。

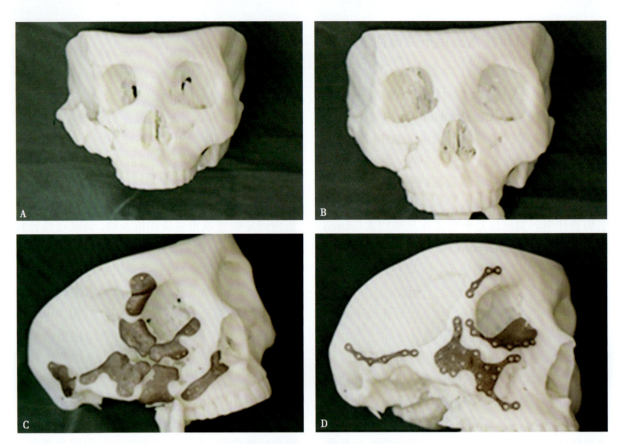

图 10-4-1　3D 打印模型与导板

A、B. 3D 打印术前及模拟骨折复位后模型；C、D. 3D 打印个体化截骨导板及钛板。

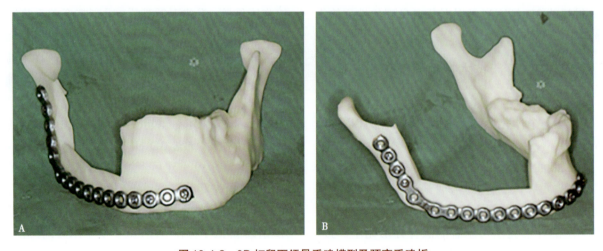

图 10-4-2　3D 打印下颌骨重建模型及预弯重建板

A. 下颌骨重建模型正面观；B. 下颌骨重建模型侧面观

　　病例：46 岁女性患者，诊断为外伤后继发额骨凹陷畸形，本次治疗方案定为利用 HA 植入物恢复额骨轮廓形态。由于 HA 存在不易塑形的缺点，因此本病例根据患者颅颌面骨三维重建 CT 数据，精准地定位骨凹陷范围，描绘出凹陷范围轮廓，通过虚拟手术软件制作出与凹陷区域形状完全匹配的虚拟模型。根据预先设计方案，通过 3D 打印技术制作出凹陷区域的实体 3D 模型，并在颅骨模型上尝试就位是否顺利，若能够精准就位则按照该设计形状进行打印 HA 植入物。因此，HA 植入物在术中的就位简单且精确，避免了传统塑形不精确导致的术中就位困难的问题。

3D打印个体化HA植入物，大大地缩减了术中就位以及临床医师调整就位所需的时间，极大地减小了手术创伤，明显提高了手术精度，并且获得了良好的美学效果。

（四）聚醚醚酮在骨缺损修复重建的应用

聚醚醚酮（polyetheretherketone，PEEK）是一种具有良好力学性能的多芳香族半结晶热塑性聚合物，具有与骨相似的强度和弹性，且易于修饰。它在CT中具有耐放射性，比钛合金更舒适，导热系数更低，重量更轻。颌面部的解剖复杂性要求颧眶区的修复具有完美的对称性和良好的功能、形态学和美学效果。近年来，随着3D打印技术的发展使PEEK材料可被制造成为形态复杂而又精准的植入物，作为颌面部和颅骨重建材料的又一大发展前景。

2007年，Scolzzi等报道了聚醚醚酮（PEEK-OPTIMA-LT1）材料应用于颅骨重建的首批临床病例之一。作者描述了一例复杂的眶额颞重建病例，使用了计算机辅助设计的PEEK患者特异性植入物（patient specific implant，PSI）。2009年，Kim等人报道了一系列使用定制PEEK植入物重建缺陷的4例患者。作者进行了16～20个月的术后随访，所有患者均未发生感染、挤压、错位等植入相关并发症，术后美观、功能恢复良好。Godson等人描述了一个非常复杂的临床案例，成功地使用了两件PEEK植入物重建眶缘和眶底骨折，以及一个扁平的颧骨复合体。2014年Jalbert等人采用了一种简单可靠的方案，在额眶区切除较大病灶的同时，用PEEK特异性植入物进行最佳的一期重建。他们的结论是，在减少手术时间和避免供区病变的同时，额眶区可以完成大范围切除，具有良好的美学和功能效果。

在几例应用个体化制作的PEEK植入物进行颅骨重建的病例中，定制的植入物允许手术大范围切除颅骨圆顶全层的结构组织。在这些病例中，颅骨成形术除了具有明显的美容优势外，还恢复了颅骨对创伤的物理屏障作用。Lethaus等人对个体化的研磨钛植入体及PEEK植入体的力学性能进行了研究，其中2例颅骨缺损模型行钛植入体修复重建，2例植入个体化PEEK修复体重建。临床研究表明聚醚醚酮的力学性能适合于颅骨缺损的重建。PEEK的弹性和吸能性能较钛

更接近于骨，与钛相比，为颅骨成形术提供了更好的保护。2015年O'Reilly等对19例接受22次颅成形术的患者进行了6年的回顾性分析。作者认为，应用个体化PEEK板进行颅骨重建具有以下优点：易于嵌入，具有良好的解剖精度和美观效果；可能节省手术时间；在手术室内也可以便捷地对重建板进行修改。

三、结语

由于颌面骨组织的解剖形态和结构较为复杂，个性化植入物及修复体的设计和制作极为重要，而传统工艺的制作不仅精度很难达到要求，而且制作过程既费时间又耗费材料。3D打印技术无需模具，精度较高，制作过程省时、省料。数字化医学、计算机软件和3D打印技术的快速发展，实现了颌面骨缺损修复体的个性化设计、制作和修复。这些技术为颌面创伤修复的术中操作和术后效果的分析提供了极大的便利，提高了颌骨修复效果。因此，随着3D打印技术和相关设备的发展，为改善颌面创伤导致的外形和功能异常，以更精确的手术操作和更短的手术时间修复、重建颅颌面创伤及缺损的病例会越来越多，3D打印技术在颌面创伤修复领域的应用极具前景。

（张诗雷）

参 考 文 献

[1] 王宏，胡敏. 3D打印钛及钛合金在颌骨缺损修复中的应用[J]. 中华老年口腔医学杂志，2017，15（2）：117-120.

[2] HULL C W. Apparatus for production of three dimensional objects by stereolithography: U.S. Patent 6027324[P]. 2000-2-22.

[3] 陈旭卓，周知航，郑吉驷，等. 3D生物打印技术在口腔颌面部骨组织缺损修复的研究进展[J]. 中国口腔颌面外科杂志，2018，16（3）：95-99.

[4] GARAGIOLA U，GRIGOLATO R，SOLDO R，et al. Computer-aided design/computer-aided manufacturing of hydroxyapatite scaffolds for bone reconstruction in jawbone atrophy: a systematic review and case report[J]. Maxillofac Plast Reconstr Surg，2016. 38（1）：2.

[5] ZHANG L，SHEN S，YU H，et al. Computer-Aided Design and Computer-Aided Manufacturing Hydroxyapa-

tite/Epoxide Acrylate Maleic Compound Construction for Craniomaxillofacial Bone Defects[J]. J Craniofac Surg, 2015, 26(5): 1477-1481.

[6] FAN J P, TSUI C P, TANG C Y, et al. Influence of interphase layer on the overall elasto-plastic behaviors of HA/PEEK biocomposite[J]. Biomaterials, 2004. 25(23): 5363-5373.

[7] SCOLOZZI P, MARTINEZ A, JAQUES B. Complex orbito-fronto-temporal reconstruction using computer-designed PEEK implant[J]. J Craniofac Surg, 2007, 18(1): 224-228.

[8] KIM M M, BOAHENE K, BYRNE P J. Use of customized polyetheretherketone(PEEK)implants in the reconstruction of complex maxillofacial defects[J]. Arch Facial Plast Surg, 2009, 11(1): 53-57.

[9] GOODSON M L, FARR D, KEITH D, et al. Use of two-piece polyetheretherketone(PEEK)implants in orbitozygomatic reconstruction[J]. Br J Oral Maxillofac Surg, 2012, 50(3): 268-269.

[10] JALBERT F, BOETTO S, NADON F, et al. One-step primary reconstruction for complex craniofacial resection with PEEK custom-made implants[J]. J Craniomaxillofac Surg, 2014, 42(2): 141-148.

[11] LETHAUS B, SAFI Y, LAAK-POORT M T, et al. Cranioplasty with customized titanium and PEEK implants in a mechanical stress model[J]. J Neurotrauma, 2012, 29(6): 1077-1083.

[12] O'REILLY E B, BARNETT S, MADDEN C, et al. Computed-tomography modeled polyether ether ketone (PEEK)implants in revision cranioplasty[J]. J Plast Reconstr Aesthet Surg, 2015, 68(3): 329-338.

第五节　3D 打印技术在颞下颌关节领域中的应用

颞下颌关节(temporomandibular joint, TMJ)是口腔颌面部唯一的左右双侧联动关节, 兼具滑动和转动的功能, 是人体最复杂的关节。颞下颌关节病是一种常见且多发的疾病, 表现为关节区疼痛、张口受限、咬牙合错乱、颌骨严重功能障碍等一系列症状和体征。许多严重的 TMJ 疾病, 如颞下颌关节强直、骨关节病、关节肿物等需要在外科手术的干预下才能得到彻底的治疗。以往, 毗邻颅底、解剖结构复杂、神经血管丰富等因素

为 TMJ 区域的手术带来了极大的挑战和风险。近年来, 随着 3D 打印技术和数字化外科技术的蓬勃发展, 该类技术逐渐广泛应用于口腔颌面外科, 尤其是 TMJ 外科领域。3D 打印和数字化外科技术在极大提高了手术质量的同时, 也降低了风险, 不仅为医生提供了技术和安全保障, 更造福了广大 TMJ 疾病患者。本章节就 3D 打印技术在颞下颌关节领域中的前沿技术和应用进行归纳总结。

一、非关节重建手术的应用

3D 打印技术在非关节重建手术的应用主要包括 TMJ 强直外侧成形术、TMJ 区各类肿物的切除以及 TMJ 脱位的挡板治疗。

(一)颞下颌关节强直

颞下颌关节强直(temporomandibular joint ankylosis, TMJA)是一种严重破坏患者关节功能的疾病, 主要症状为张口受限, 进而影响患者的进食和发音功能以及口腔卫生的维护。如发生在儿童期, 常影响下颌骨的正常发育, 导致面部畸形、咬合紊乱等, 严重者可导致阻塞型睡眠呼吸暂停低通气综合征。目前其病因主要是外伤, 约占 75%~98%。根据组织病理学成分可分为纤维性强直、骨性强直和混合性强直。按照病变范围则可分为不完全强直和完全性强直。对于严重的完全骨性强直的治疗, 应彻底去除强直骨球, 之后进行关节重建。当骨球仅覆盖于关节外侧, 而内侧有相对完好的髁突和关节盘残留的情况下, 可采取外侧成型的方法进行手术。

然而, 由于髁突残余位于骨球内侧, 术中无法直视, 导致手术截除外侧骨球时盲目性较大, 易损伤髁突残余、颅底及外耳道前壁等重要解剖结构。因此, 如何提高手术的准确性, 是需要解决的关键问题。以往有许多关于导航技术指导外侧骨球切除的报道, 但是导航手术操作复杂, 需要多次配准, 费力费时。设计数字化导板, 辅助保留髁突残余的颞下颌关节是近年来的应用趋势。Lu 等在 2014 年率先报道了 3D 打印数字化导板在外侧成形术中的应用, 其步骤主要包括: ①数据获取和髁突残余的识别; ②截骨平面的设计; ③模拟手术截骨; ④ 3D 打印及消毒; ⑤术中应用。术中导板就位良好, 与骨面密切贴合, 指

导截骨准确，完整切除了外侧骨球，同时未损伤内侧髁突残余、颅底、外耳道前壁及上颌动脉等重要解剖结构。术后CT显示骨球切除彻底，髁突残余完整，术后CT显示与术前设计吻合度高。因此，3D打印截骨导板不仅确保了截骨的精确，同时也对周围重要解剖结构进行保护，大大提高了手术的准确性和安全性，节省了手术时间，是TMJ强直外侧成形术有效的辅助方法。

（二）颞下颌关节肿瘤

TMJ肿瘤在颌面外科中并不多见，主要以硬组织来源的良性肿瘤为主，如骨软骨瘤（osteo-chondroma）、腱鞘巨细胞瘤（tenosynovial giant cell tumor）、滑膜软骨瘤病（synovial chondromatosis）等。引起的典型症状包括：耳前区肿胀、疼痛、髁突运动障碍、开口受限、咬合紊乱及颌骨畸形，对患者的生理和心理均会造成影响。国际上对于该类病的治疗多采用手术切除，但切除的范围、截骨线的确定多是依据术者的经验，缺乏精确性，容易导致肿瘤残留而引起术后复发。因此，应用计算机辅助设计和数字化导板是TMJ区域肿瘤切除的热点和趋势。Huang等于2013年采用计算机辅助设计的方法进行术前测量和手术截骨线的设计，极大地提高了手术的精确性。随后，Bai等进一步对术前设计进行了完善，并精确制作3D打印数字化截骨导板，指导巨大外生型髁突骨软骨瘤的手术切除，其应用效果评价良好。数字化导板的设计和应用不仅有助于确定肿瘤的边界，选择最佳截骨平面和角度，更提高了肿瘤切除的彻底性，避免了重要血管神经的损伤，同时保存了未受累髁突的功能，未来有望成为TMJ肿物切除的必备辅助治疗手段。

（三）颞下颌关节脱位

颞下颌关节脱位（temporomandibular joint dislocation）是指下颌过度运动使髁突滑出了关节窝，超越了下颌正常的运动范围，以致不能回到正常的位置，其中以前方脱位最常见，在人工或自行复位后仍反复发作者，称为习惯性或复发性颞下颌关节脱位。目前普遍认为，其与关节囊及周围韧带组织松弛、关节结节解剖形态异常及先天性因素有关。针对TMJ脱位的手术治疗，主要分为关节结节增高及关节结节切除术。其中，钛板植入阻挡是关节结节增高术的主要方法。该法无需打开关节腔，不会破坏关节内部结构，创伤较小，且手术操作简单，只需暴露关节结节外侧。使用3D打印技术个性化设计制造的符合患者解剖结构的钛板，大大节省手术时间的同时，也增强了挡板固位的稳定性，具有极佳的应用前景。

二、关节重建的应用

关节重建的应用，包括在自体骨移植重建TMJ及人工关节置换中的应用。

（一）自体骨移植重建

自体骨移植仍然是当前发展中国家关节重建的首选方法，目前主要包括腓骨、跖骨、锁骨、髂骨、肋骨软骨重建。其中，肋骨软骨移植（cos-tochondral graft，CCG）是目前应用最广的自体骨重建技术，于1920年由Gillies首次报道，具有良好的生物相容性、可操作性和功能适应性强，并且对患者的额外损害最小。目前CCG的主要难点在于如何根据肋骨条件如弯曲度、厚度及宽度，个性化选择肋骨进行TMJ重建。计算机辅助技术和3D打印技术的问世有效地解决了这个难题，其简要的操作流程如下。

1. 数据采集和处理 术前获取患者头颅薄层CT（层厚0.625mm）并在Mimics软件（Version 18.0）中进行三维重建。

2. 肋骨的术前定位以及选择 根据重建结果，测量关节窝到下颌角的高度，根据此确定所需肋骨的长度。选取对侧第5～8根肋骨，并且以STL格式依次导入头颅模型中，依据最初的髁突头位置，将肋软骨的一端固定到颞下颌关节窝的中部，然后另一端旋转至与下颌后缘平行，并与下颌支的侧面贴合，注意放置位置远离下牙槽神经血管束。匹配每根肋骨与下颌支的外侧面，基于肋骨的弯曲度以及肋骨和下颌支之间的匹配程度，选择最适合者。将STL格式的钛板（通常6孔）导入头颅模型，并放置到肋骨表面。根据钛板孔到下颌支内侧面的距离，将STL格式的相同长度的钛钉导入并植入钛板孔，起固定作用。

3. 颅颌面三维重建模型的测量 术前确定下列测量值，以指导手术：①关节窝到下颌角的高度；②从髁突头到第一个截骨平面的高度；③下颌支外侧面重叠骨的范围；④钛板的长度；⑤所有钛钉的长度。

4. 手术过程 全麻下进行手术。通过耳前切口打开颞下颌关节。以术前设计制作的导板为指导,切除髁突,在颞下颌关节强直病例中,应先进行骨球切除。根据术前测量,应用导板将下颌支外侧面骨重叠部分进行修整,从而将肋骨放置到与术前模拟中一样的位置。所选肋骨通过乳房下切口以标准方式获取。肋骨长度等于术前测量的关节窝中部到下颌角的高度,同时至少包含1cm的软骨。修剪和弯曲软骨,使软骨端正确放置在颞下颌关节窝的中心。将 CCG- 钛板复合体放置在术前计算机辅助手术模拟的位置。在复合体取得适合的位置后,移植物通过 4 颗符合术前测量长度的钛钉固定在下颌骨上。在肋骨软骨放置好后,检查咬合关系,冲洗伤口,分层缝合,加压包扎。

(二) 人工关节置换

全关节置换术(total joint replacement,TJR)是在当前国际上关节重建的首选方法,而国内应用尚在起步阶段。全关节假体分为标准型假体(Biomet 公司为代表)和定制式假体(TMJ Concepts 为代表)的两大类。近年来随着 3D 打印技术的发展,数字化设计全关节假体及手术设计逐渐被国内外推广和应用。上海交通大学医学院附属第

九人民医院口腔外科自 2009 年以来自主研发符合中国人解剖结构的全 TMJ 假体,目前其定制式假体在临床已应用 40 余例,随访结果良好。其主要设计和应用流程如下:

1. 个性化假体和数字化导板的设计

(1) 术前获取患者头颅薄层 CT(层厚 0.625mm)并在 Mimics 软件(Version 18.0)中进行三维重建。

(2) 将髁突 - 关节窝标准型部件放置于适当位置。同时确定关节结节的截骨平面,将标准假体部件与关节结节重叠的部分切除,以获得关节结节底部的平坦骨面。

(3) 同样,根据病变范围确定下颌的截骨平面,截除病变髁突。

(4) 对关节窝假体和下颌假体的骨接触面进行个性化设计,以适应每个患者的解剖特征。

(5) 设计数字化截骨及定位导板,导板分为关节结节导板和髁突导板。导板与骨表面相匹配,其定位孔与关节窝假体及下颌假体的螺孔相对应,从而引导截骨和假体精准就位(图 10-5-1)。

2. 假体的生产和灭菌 假体各部件所使用的材料(包括 TC4 钛合金,UHMWPE 和钴铬钼合金)均获得 FDA 认证。假体生产加工、试戴及消毒的一般工作流程如下。

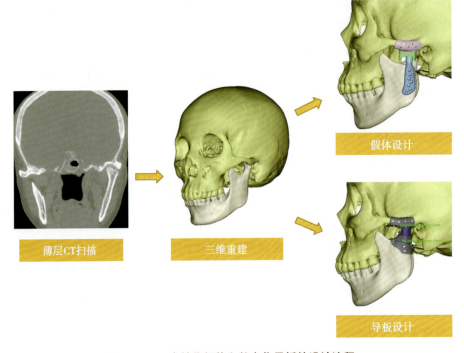

薄层CT扫描　　三维重建　　假体设计　　导板设计

图 10-5-1 个性化假体和数字化导板的设计流程

（1）基于前期设计的数字化模型，使用3D打印技术制作TC4颧弓固位部，利用快速机加工制作UHMWPE板块。

（2）通过搅拌摩擦点焊（friction-stir spot welding, FSSW）使TC4颧弓固位部和UHMWPE板块形成稳定连接。

（3）TC4/UHMWPE复合体在计算机辅助设计和计算机辅助制造的引导下进行精加工。

（4）对于下颌骨组件，采用3D打印制作TC4下颌固位柄和钴铬钼合金（Co-Cr-Mo）髁突头。通过锥形固位将两部分稳定连接。

（5）使用3D打印制作数字化导板和头模，将个性化假体和导板安装于头模进行试戴（图10-5-2）。

（6）确保各部件精确匹配后，使用辐照和环氧乙烷对关节窝假体进行彻底灭菌。采用高温高压法对下颌假体进行灭菌，使用等离子法灭菌数字化导板和头模。将所有灭菌部件包装以用于手术。

3. 手术方法

（1）所有患者常规鼻腔插管全身麻醉。

（2）采用改良耳前入路暴露颧弓，关节结节，髁突和下颌升支外侧面。

（3）将髁突导板放置并固定于髁突上下方，截除并取出病变髁突。导板下部的定位孔与下颌假体上端的螺孔相相匹配。

（4）同样，将关节结节导板放置并固定于颧弓。利用摆动锯对关节结节进行截骨，导板的定位孔与关节窝假体的螺孔相对应。

（5）对于术前咬合稳定的患者，可避免颌间结扎，以节省手术时间及感染风险。根据导板的定位孔进行关节窝假体的螺钉固位。下颌假体首先根据导板的定位孔固定假体上部的两个螺钉。在确保咬合的稳定之后，利用穿颊器和内镜固定下颌假体的其余螺钉孔，关节结节和下颌假体分别固定至少四个螺钉（图10-5-2）。

（6）在咬肌和颊肌之间取颊脂垫，填充于周围无效腔以防止异位成骨。

（7）再次检查咬合（对于没有稳定咬合的患者，需先打开颌间结扎），关闭切口，分层缝合创面，留置负压并局部加压包扎。

三、总结与展望

综上所述，随着当前3D打印工艺的不断优化和升级，以及相关团体标准的制订和出台，我们期待在未来3D打印手术导板以及定制型假体将成为颞下颌关节外科的常规治疗辅助手段，造福我国广大的关节病患者。

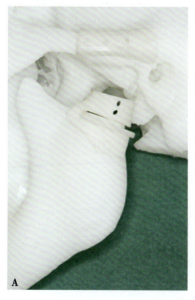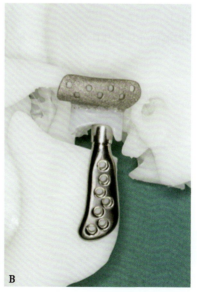

图10-5-2 导板和假体的头模匹配
A. 3D打印导板的头模匹配；B. 定制式全TMJ假体的头模试戴。

（张善勇）

参 考 文 献

[1] SIDEBOTTOM A J. Guidelines for the replacement of temporomandibular joints in the United Kingdom[J]. Br J Oral Maxillofac Surg, 2008, 46(2): 146-147.

[2] FRANCO R, BASILI M, VENDITTI A, et al. Statistical analysis of the frequency distribution of signs and symptoms of patients with temporomandibular disorders[J]. Oral Implantol, 2016, 9(4): 190-201.

[3] KATSNELSON A, MARKIEWICZ M R, KEITH D A, et al. Operative Management of Temporomandibular Joint Ankylosis: A Systematic Review and Meta-Analysis[J]. J Oral Maxillofac Surg, 2012, 70(3): 531-536.

[4] ROYCHOUDHURY A, PARKASH H, TRIKHA A. Functional restoration bygap arthroplasty in temporomandibular joint ankylosis: a report of 50 cases[J]. Oral Surg Oral Med Oral Pathol Oral Radiol Endod, 1999, 87(2): 166-169.

[5] HE D, YANG C, CHEN M, et al. Surgical treatment of traumatic temporomandibular joint ankylosis with medially displaced residual condyle: surgical methods and long-term results[J]. JOral Maxillofac Surg, 2011, 69(9): 2412-2418.

[6] 陆川, 何冬梅, 杨驰, 等. 数字化导板在颞下颌关节强直保留髁突手术中的指导作用 [J]. 中国口腔颌面外科杂志, 2015, 13(1): 31-37.

[7] 邱蔚六. 邱蔚六口腔颌面外科学 [M]. 上海: 上海科学技术出版社, 2008.

[8] HUANG D, HE DM, YANG C, et al. Computer-assisted local resection for exostosis osteochondroma of the mandibular condyle[J]. J Craniofac Surg, 2013, 24(4): e446-449.

[9] 白果, 何冬梅, 杨驰, 等. 数字化导板引导髁突巨大骨软骨瘤手术切除 1 例报告 [J]. 中国口腔颌面外科杂志, 2014, 12(4): 378-382.

[10] SAEED NR, KENT JN. A retrospective study of the costochondral graft in TMJ reconstruction[J]. Int J Oral Maxillofac Surg, 2003, 32(6): 606-609.

[11] FIGUEROA A A, GANS B J, PRUZANSKY S. Long-term follow-up of a mandibular costochondral graft[J]. Oral Surg Oral Med OralPathol, 1984, 58(3): 257-268.

[12] LOTESTO A, MILORO M, MERCURI L G, et al. Status of alloplastic total temporomandibular joint replacement procedures performed by members of the American Society of Temporomandibular Joint Surgeons[J]. Int J Oral Maxillofac Surg, 2017, 46(1): 93-96.

[13] ZHENG J S, CHEN X Z, JIANG W B, et al. An innovative total temporomandibular joint prosthesis with customized design and 3D printing additive fabrication: a prospective clinical study[J]. Journal of Translational Medicine, 2019, 17(1): 4.

第十一章　3D打印技术在口腔领域的应用

第一节　3D打印技术在口腔内科领域的应用

数字化技术在牙科操作领域中早有应用，3D打印技术在数字化的基础上可以更便捷、精准地再现各种牙齿结构，也为口腔内科的临床操作提供了新的可能。但由于材料强度、黏结性与可操作性等原因，现有技术下尚无可直接作为牙体修复的3D打印材料，目前临床广泛应用的CAD/CAM技术只是3D切削而非3D打印。但3D打印技术却广泛应用于临床辅助，例如手术导板的制作以及临床治疗设计与操作模拟等方面。

一、口腔内科手术导板的设计

口腔内科作为口腔临床医学的主要操作学科，也有着包括根管外科及牙周手术等大量的门诊手术病例，随着微创医学理念的不断深入，如何更精准地开展手术操作，去净病变组织，尽可能保留健康组织，成为每位口腔内科医师的追求。针对治疗区域的个性化定制的3D打印手术导板就日益成为精准牙科手术的必备前提。

在根管外科手术领域，当病变尚未对牙槽骨硬骨板造成破坏时，对于病灶的定位成为决定手术创伤范围的主要影响因素之一。常规术式中，往往需要大范围地去除根尖区硬骨板，以便彻底暴露病损区，但这样的操作往往也容易对牙根与健康的牙槽骨造成不必要的损伤。随着CBCT等影像学技术的不断进步，在术前，医师往往已经能从三维影像上确认病损的范围，此时基于数字化的影像分析，医师即可设计并打印出精准的手术导板，在手术操作的过程中通过导板的辅助定位以明确在骨面上开窗的最佳位置与去骨的最适范围，从而实现微创手术的目的。如图11-1-1所示，医师们可以根据影像学的数据，在术前确认手术中需在骨面开窗的范围与位置，据此设计出手术用导板，辅助手术过程中的精确定位，实现精准的微创手术。

3D手术导板的精确性，也有助于其在冠延长术中的应用。冠延长术需要牙周医师与修复医师

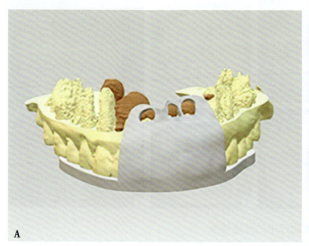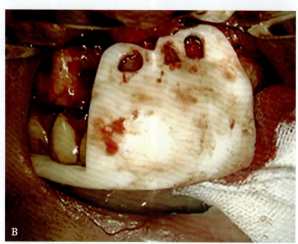

图 11-1-1　根管外科手术中根尖定位导板

A. 导板设计图，按病损部位设计了相应的骨面开窗区；B. 手术过程中的实际操作，在导板的定位孔中去骨开窗，清除病灶。

共同在术前确认需要去骨的范围，在传统的手术中，往往由修复医师确定一个大致去骨量的数值范围，由牙周医师在手术中翻瓣后参考临床经验去除相应的骨量。但由于医师间缺乏直观的沟通交流，在手术过程中无法精确控制生物学宽度，对医师临床判断能力的要求较高，术后疗效仍有待于长期的临时冠边缘调整。数字化技术的涌现，医师们可以在术前即对手术去骨范围做好图形化的标定与精准的定位，随后将这一设计体现在 3D 打印的手术导板上，在便于手术定位的同时，也有助于修复医师与牙周手术医师之间的交流与沟通，以获得更确定的牙冠延长效果。

二、根管治疗用微创导板

根管治疗是要求极为精准的牙科治疗项目，医师需要在坚硬的牙面上确认开髓范围，用高速涡轮器械切割牙体组织，逐步暴露出牙体内部的髓腔空间，从而完成治疗。随着现代化的根管治疗器械以及根管内消毒技术的不断进步，微创牙髓治疗已逐步获得了更多的临床应用。医师们可以凭借尽可能小的开髓入口，经过彻底的清创与封闭手段，获得更好的疗效，从而保证牙体组织在最大程度上的保留，实现微创与感染控制的最佳平衡。

但在传统的治疗过程中，由于医师技术水平的差异，对于患牙的开髓治疗过程有着较高的技术依赖性，开髓洞型有时会偏离正确的髓腔方向，造成对牙体组织的不必要的切割与损伤，此外开髓孔的位置也决定着后续治疗中根管入路的建立，不良的开髓入路还会导致治疗难度的显著增大，严重者甚至可导致治疗失败。随着影像诊断技术的进步，在术前，临床医师已能获得根管解剖的三维数据，此时根据根管的直线通道延伸，在牙齿的咬合面设计开髓入路，并打印出精准的开髓导板。3D 打印技术可以充分发挥个性化、精准的特性，在临床治疗过程中，帮助医师依照开髓导板设定的开髓孔建立入髓通道，并可直接获得根管的入路，良好地控制了临床医疗的技术敏感性（图 11-1-2）。

根管治疗中，对于钙化根管的疏通也一直是

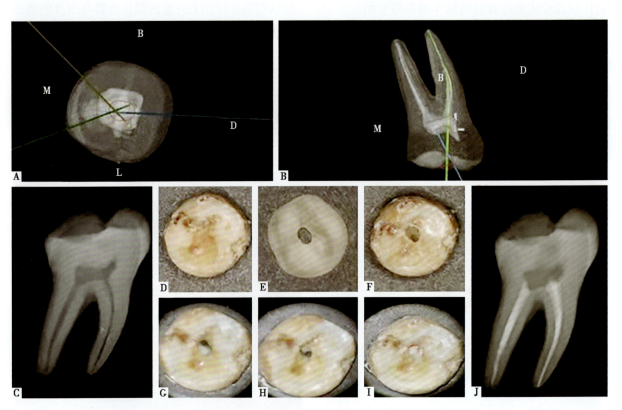

图 11-1-2　微创牙髓治疗中的开髓导板

A、B. 根据 CBCT 的影像学资料对牙齿的开髓洞型进行数字化设计；C. 术前 X 线根尖片的影像学资料；D. 精度扫描数据；E. 微创开髓导板，将导板固位于牙面后；F. 依导板设计位置进入髓腔；G、H. 不同角度即可顺利进入相应的根管；I. 完成根管治疗；J. 术后 X 线片可见在根管治疗后对牙体组织的清除控制在最小范围之内。

治疗的难点之一。现有技术下，对根管的疏通需要以涡轮车针或超声器械，对根管内的钙化物质加以磨除，直到暴露出根管的进入通道。但在实际操作过程中，由于口腔内操作视野的限制，如何确保治疗器械沿着根管实际走行方向磨除钙化物质，成为治疗成功与否的关键。一旦偏离根管的长轴，造成过度切割，则很可能导致牙根侧穿等治疗并发症，严重者甚至可导致治疗失败。因此临床上也常有设计3D打印的开髓导板，以引导开髓车针按照术前设定的磨除方向进入，并向根方展，充分利用数字化技术的精确性获得精准的入路。

三、口内模拟治疗的应用

3D打印技术由于其能精准再现牙体解剖的特性，除了在临床上各种治疗辅助导板的设计应用之外，同样可用于临床教学模拟。在一些特殊牙齿的治疗过程中，由于牙体解剖结构的特殊

性，医师仅通过影像学资料的重建，所获得的信息有时还不足以满足治疗中对于根管解剖的了解。例如图11-1-3中所示为一例根管低分叉（又称牛牙症）的患者，常规的CBCT重建之后，医师对于根管形态的了解仅限于空间想象，此时，在3D打印技术的辅助之下，医师即可以获得相关的树脂模型牙，并可通过同比例放大，对解剖有着更深入的了解。进而可以在高度仿真的模型牙上模拟练习根管治疗中可能遇到的各种情况，从而熟悉临床实际治疗的整个过程，以帮助临床实践操作。

此外，在口腔内科的临床教学工作中，离体牙开髓练习与根管治疗模拟是口腔医学生的必学课程，也是执业医师考试的常规考核项目，但由于离体牙在解剖上存在着极大的个体差异，不同牙齿在教学与考核过程中的操作难度也有着很大的差别，很难获得客观的可比性。3D打印技术的产生，一方面可以逼真地再现牙齿上各种精细的

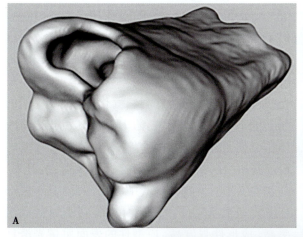
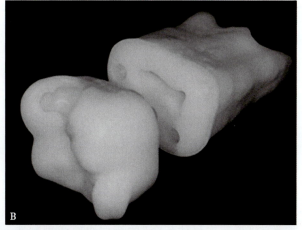
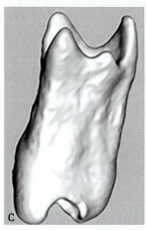
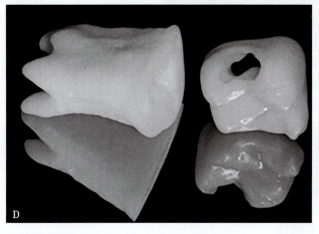
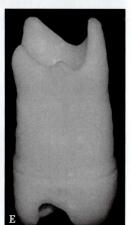

图 11-1-3　3D打印的模拟治疗训练用具
A、C. 根管低分叉患牙的CBCT重建图；B、D. 3D打印出与之精确还原的牙冠与牙根模型；E. 牙根模型。

结构，在打印过程中也可以按设计者的意图调整具体的表现形式，因此，现代口腔操作模拟的训练中也大量涌现了以 3D 打印的模型牙代替离体牙提供给医学生进行练习，如图 11-1-3B 所示的 3D 打印牙，设计者还可在同一个牙齿上设计不同弯曲度的根管，并整合各种类型的侧枝根管，以给训练者提供不同治疗难度的模拟练习用具。

（黄正蔚）

第二节 3D 打印导板在口腔种植领域的应用

目前，口腔种植技术是牙列缺损 / 缺失的首选治疗方案。随着口腔种植技术的不断进步，以修复为导向的种植外科理念逐渐深入人心。医生需在种植术前综合考虑后期修复美学、生物力学及相邻重要解剖结构位置来设计种植体的植入位置、方向及深度，以确保种植体长期功能和美学结果。

然而，传统种植手术对于种植体植入位置、角度及深度存在着相对不可预见性，若种植体植入位置和方向偏差过大，会在手术过程中和修复过程中带来诸多并发症。1987 年，Edge 首次提出利用种植导板辅助进行种植体的植入，抽真空热压膜技术制作的种植导板成为临床上应用较多的辅助种植体植入的种植导板，但该传统种植导板一般是在石膏模型上制作的，精确性较差，在多颗牙缺失等情况下的应用具有局限性。

3D 打印技术（3D printing technology）是一种被誉为"第三次科技革命"的新型快速成型制造技术，具有成型快、精度高、耗材少等特点，适合具有复杂精细结构物体的定制化生产。目前广泛应用于军事、航天、医学、建筑和电子等各个领域。随着数字化、个性化口腔诊疗技术的应用和推广，3D 打印技术逐渐应用于口腔医学各个领域。3D 打印种植导板的应用能够较好地满足精确要求，把术前设计的导板准确地转移到手术过程中，可有效避免种植体植入的盲目性，是实现术前虚拟植入和实际植入的一道桥梁。

一、3D 打印技术概述

3D 打印技术是快速成型技术领域的一种新兴技术，是一种以数字模型文件为基础，依托于信息技术、精密机械以及材料科学等发展起来的尖端技术，主要通过计算机辅助设计（computer aided design，CAD）软件或逆向工程重建三维设计模型，对模型进行分层设计，在 3D 打印机上实现"打印"叠加，最终整体成型，又称"增材制造"（additive manufacturing，AM）技术，也称添加制造技术或增量制造技术。3D 打印技术最大的优势在于利用 CAD 软件设计出的模型可以直接打印制作出实物，省略了复杂的工业制造流程，提高了生产效率。3D 打印技术按所用材料及生成片层方式的区别，不断拓展出新的技术路线和实现方法。目前比较成熟的技术主要有以下五种：液态树脂光固化成形（liquid resin for stereolithography）利用紫外光束分层照射光聚合物发生聚合交联固化形成三维模型；熔丝沉积成形（fused deposition modeling，FDM）技术将热塑性材料加热至 140～250℃高温熔融状态，喷头逐层挤压材料成形；低温沉积成形（low-temperature deposition modeling，LDM）技术，其原理和 FDM 相似，但不同之处在于其需要低温冷却操作平台，也称作冷冻形式方法；激光选区烧结（selective laser sintering，SLS）技术，加热材料至其熔点附近，激光按设定轨迹直接烧结材料固化；以及喷墨印刷（ink-jet printing）又称三维印刷，打印机头盛装液体黏合剂通过压电、电磁等方法产生微小液滴与粉末基质层层结合，其可直接打印核酸、蛋白质、细胞等生物活性物体。其中，SLA 技术具有成形任意复杂形状零件，成形精度高，成形材料利用率高，成形件强度高，原型件的表面质量光滑良好等特点，是当前最常用的数字化外科种植导板的制作方法。

二、3D 打印技术在口腔种植领域的应用

（一）3D 打印种植导板分类

根据支持结构的不同，3D 打印种植导板可以分为骨支持式、黏膜支持式和牙支持式三类导板。

1. 骨支持式导板 即导板组织面直接安放于缺牙区的牙槽骨上，适用于缺失牙较多，有骨缺损的患者，对于缺牙间隔较长，牙槽骨吸收明显，术中需切开翻瓣以扩大手术视野的种植手术可采用该类导板，此类导板可以减小误差，提高

精确度，并可同时行骨增量术，但因其术区创伤较大，增加了患者出血感染的风险及术后反应。

2. 黏膜支持式导板　即直接在缺牙区牙槽嵴黏膜上放置的导板，此类导板可通过导向孔在不翻瓣或穿黏膜的情况下逐级备洞至最终植入种植体，手术创伤小，手术时间大大缩短且患者术后反应小，适合于不翻瓣的微创种植或无牙颌患者，但对患者骨量要求较高，且该导板戴入后稳定性较差。

3. 牙支持式导板　即手术中直接放置在缺牙区相邻牙上的导板，利用邻牙固定和稳定导板，该类导板必须有天然牙存在的情况才可使用，适用于微创手术的单颗牙缺失或少量牙缺失患者。

此外，根据种植窝限制程度不同又可分为半程导板和全程导板。半程导板只限制了植入方向，而对植入深度、先锋钻、成型钻的直径没有限制，因此其精确性小于全程导板；全程导板限制了种植体植入过程的每一个环节，包括方向、直径和深度，精确度较高，现已成为种植导板发展的主要方向。

（二）3D打印种植导板的制作过程

3D打印种植导板的制作过程有两个重要步骤。第一，使用高分辨率激光扫描仪进行口内扫描或者针对制取的口内石膏模型进行口外扫描，以获取口内牙齿和黏膜表面信息；第二，患者进行CBCT扫描，以获取患者骨组织、上颌窦、下颌神经管等重要解剖结构信息；将CBCT数据与光学扫描数据进行整合，采用种植设计软件，完成种植方案的规划设计，确定种植体的数量、位置、直径和方向。根据医生设计的种植方案，设计导向孔的大小，采用偏置算法生成整体导板，相减布尔运算生成导向孔。根据种植方案的设计，将数据以STL格式保存，利用导板生成软件输出数字化导板模型，通过3D打印技术制作导板。

（三）3D打印种植导板的临床应用过程

导板使用前，采用碘伏浸泡、低温消毒等方式对导板进行消毒。所有患者采用半卧位，常规消毒铺巾，局部浸润麻醉后，将消毒好的种植导板放入患者口内，确保导板正确就位，可增加辅助固位钉来增加导板的固位。利用定位钻经导向孔进行定位，去除导板，采用牙龈环切刀彻底去除定位点处的软组织，形成种植区（或者也可不

需要该步骤），再次戴入导板，按配套种植系统逐级备洞，备至相应直径、深度，术中使用低温生理盐水（≤4℃）及时对种植窝洞冲洗、降温以及冲走骨碎屑，植入相应种植体，根据初期稳定性，决定使用封闭螺丝或是愈合基台。

三、3D打印种植导板的特点分析

（一）3D打印种植导板优点

通过术前CBCT，医生可以充分了解术区颌骨情况，测量剩余骨高度、宽度以及重要的解剖结构的位置，术前模拟种植方案通过种植导板转移到手术过程中，可以保证种植体植入的精确性，提高种植手术的安全性和可预见性；对于骨量充足的患者，可采取不翻瓣的微创种植手术，减少手术创伤及手术风险，节约就诊时间，提高医生工作效率；利用数字化种植导板可以根据术前修复方案制备临时修复义齿，使术后即刻修复成为可能；在三维重建影像上还可以向患者展示手术方案和术后效果，便于医患沟通，减少医疗纠纷的发生。

（二）3D打印种植导板缺点

尽管口腔种植导板有其特有的优势，但同时也存在一定的局限性。首先，3D打印种植导板使用过程中对患者张口度要求较高，尤其是后牙区，对于手术视野受限、张口度不足的患者有一定的局限性；其次，种植导板影响了种植窝洞备洞过程中的散热，备洞过程中需要反复提拉及大量冷却的生理盐水冲洗降温。除了以上两点，3D打印种植导板存在着误差问题。误差来自多方面，也是不可避免的，所有的误差都可能产生累积效应。数字化导板引导的种植手术的每个步骤包括数据采集、种植计划、3D打印导板制作、植体植入手术都会产生误差，这些误差的累积导致术前计划植入与实际植入位置的差异。研究显示牙支持和黏膜支持式种植导板在种植体颈部平均误差分别为（0.27±0.24）mm和（0.69±0.66）mm，种植体根部平均误差分别为（0.37±0.35）mm和（0.94±0.75）mm，种植体深度平均误差分别为（0.32±0.32）mm和（0.51±0.48）mm，种植体角度平均误差分别为（1.72°±1.67°）和（2.71°±2.58°）。

（三）3D打印导板的精度

3D打印技术在口腔领域的应用最大的顾虑

就是导板的精度问题。研究显示，3D打印手术导板的平均误差是可以接受的，种植体颈部和种植体根部的平均误差分别为（1.11±0.7）mm和（1.41±0.9）mm，种植体角度的平均误差为（4.1±2.3）°，但是不同支持形式导板的差异性很大。

根据研究，可以发现种植体根尖部的误差总是大于种植体颈部，这一现象也十分符合逻辑，由于在种植导板引导下的种植体实际植入角度与设计位置存在偏差，种植体根尖部因距离旋转中心更远而使得这一误差更为显著。因此，统计结果发现长种植体的整体误差要大于短种植体，在术前设计时如果计划使用长种植体，则必须考虑这一因素。

除了种植体根尖部和颈部误差的不同，三种不同支持形式的种植导板整体误差也不尽相同。牙支持式导板的精度最高[颈部误差（1.00±0.33）mm；根尖部误差（1.15±0.42）mm]，骨支持式导板其次[颈部误差（1.07±0.33）mm；根尖部误差（1.15±0.42）mm]，而黏膜支持式导板的精度最差[颈部误差（1.47±0.43）mm；根尖部误差（1.65±0.48）mm]。种植导板是否能按设计就位是影响其精度的重要原因。对于无牙颌的病例，考虑到骨支持式导板需要对软组织行大面积切开的操作，手术创伤大于不需要翻瓣的黏膜支持式导板。而使用黏膜支持式导板进行无翻瓣种植可能有助于减少手术时间、疼痛强度、相关镇痛药使用以及多种常见的种植体术后并发症。

在多颗牙植入时，种植体间的距离是必须考虑的要素之一。从单颗种植体来看，整体误差为颈部约1mm、根尖部约2mm，这一误差大小会使得连续缺失的多颗牙种植体位置设计出现困难。但研究显示，同一导板中的多颗种植体间的根尖部误差仅为0.33mm，说明同一导板的多颗种植体位置偏差存在明显的方向性，提示导板的复位及固定的稳定性是造成偏差的主要原因。证实了3D打印导板辅助无牙颌种植的可行性。

研究显示，从口内扫描、CT数据获取、三维重建至导板3D打印的过程中总体累积系统误差可达0.7mm，但大多数快速导板打印技术的误差小于0.25mm。因此需要注意的是，整个3D打印导板的治疗技术不仅仅是3D材料的打印技术，同时应该包含口内扫描，CT拍摄，软件重建三维数据等多个因素，在完整的流程中控制每一个部分的误差是降低整体系统误差的关键。

四、未来展望

伴随着个性化种植需求的与日俱增，3D打印技术在口腔种植领域的应用日渐增多，数字化口腔种植导板与3D打印技术、CAD/CAM的结合，使得原本复杂的种植手术变得简单化、快速化、精确化及个性化。虽然3D打印种植导板的优势明显，但同样存在局限性，精确度不足普遍存在，另外价格昂贵也是限制其普及的原因。因此，压缩3D打印种植导板成本并进一步提高导板的精确性是未来的目标，以此推动数字化种植发展，让患者受益。

（赖红昌 乔士冲）

参 考 文 献

[1] CHIAPASCO M, ZANIBONI M. Clinical outcomes of GBR procedures to correct peri-implant dehiscences and fenestrations: a systematic review[J]. Clinical oral implants research, 2009, 20(Suppl 4): 113-123.

[2] ALMOG D M, TORRADO E, MEITNER S W. Fabrication of imaging and surgical guides for dental implants[J]. The Journal of prosthetic dentistry, 2001, 85(5): 504-508.

[3] EDGE M J. Surgical placement guide for use with osseointegrated implants[J]. The Journal of prosthetic dentistry, 1987, 57(6): 719-722.

[4] ZHAO Y, MORAN K, YEWONDWOSSEN M, et al. Clinical applications of 3-dimensional printing in radiation therapy[J]. Medical dosimetry: official journal of the American Association of Medical Dosimetrists, 2017, 42(2): 150-155.

[5] SHETTY B. 9. Stereolithographic surgical template: a review[J]. Journal of Indian Prosthodontic Society, 2018, 18(Suppl 2): S78.

[6] SOHMURA T, KUSUMOTO N, OTANI T, et al. CAD/CAM fabrication and clinical application of surgical template and bone model in oral implant surgery[J]. Clinical oral implants research, 2009, 20(1): 87-93.

[7] 黄华军，曾参军，李永欣，等. 3D打印技术结合数字化技术在医学中的应用[J]. 广东科技，2014，23(15): 57-59.

[8]　VAN ASSCHE N，VERCRUYSSEN M，COUCKE W，et al. Accuracy of computer-aided implant placement[J]. Clinical oral implants research，2012，23（Suppl 6）：112-123.

[9]　VERHAMME L M，MEIJER G J，BERGE S J，et al. An Accuracy Study of Computer-Planned Implant Placement in the Augmented Maxilla Using Mucosa-Supported Surgical Templates[J]. Clinical implant dentistry and related research，2015，17（6）：1154-1163.

[10]　RAMASAMY M，GIRI，RAJA R，et al. Implant surgical guides：From the past to the present[J]. Journal of pharmacy ＆ bioallied sciences，2013，5（Suppl 1）：S98-S102.

[11]　贺刚，陈峰，陈治清. 数字化医患沟通在复杂种植病例中的应用 [J]. 中国口腔种植学杂志，2012，17（03）：120-123.

[12]　KOMIYAMA A，PETTERSSON A，HULTIN M，et al. Virtually planned and template-guided implant surgery：an experimental model matching approach[J]. Clinical oral implants research，2011，22（3）：308-313.

[13]　YONG L T，MOY P K. Complications of computer-aided-design/computer-aided-machining-guided（Nobel-Guide）surgical implant placement：an evaluation of early clinical results[J]. Clinical implant dentistry and related research，2008，10（3）：123-127.

[14]　NAITOH M，ARIJI E，OKUMURA S，et al. Can implants be correctly angulated based on surgical templates used for osseointegrated dental implants?[J]. Clinical oral implants research，2000，11（5）：409-414.

[15]　BRIEF J，EDINGER D，HASSFELD S，et al. Accuracy of image-guided implantology[J]. Clin Oral Implants Res，2005，16（4）：495-501.

[16]　PETTERSSON A，KOMIYAMA A，HULTIN M，et al. Accuracy of virtually planned and template guided implant surgery on edentate patients[J]. Clinical implant dentistry and related research，2012，14（4）：527-537.

[17]　GENG W，LIU C，SU Y，et al. Accuracy of different types of computer-aided design/computer-aided manufacturing surgical guides for dental implant placement[J]. International journal of clinical and experimental medicine，2015，8（6）：8442-8449.

[18]　D'HAESE J，VAN DE VELDE T，ELAUT L，et al. A prospective study on the accuracy of mucosally supported stereolithographic surgical guides in fully edentulous maxillae[J]. Clin Implant Dent Relat Res，2012，14（2）：293-303.

[19]　OZAN O，TURKYILMAZ I，ERSOY A E，et al. Clinical accuracy of 3 different types of computed tomography-derived stereolithographic surgical guides in implant placement[J]. J Oral Maxillofac Surg，2009，67（2）：394-401.

[20]　ERSOY A E，TURKYILMAZ I，OZAN O，et al. Reliability of implant placement with stereolithographic surgical guides generated from computed tomography：clinical data from 94 implants[J]. J Periodontol，2008，79（8）：1339-1345.

[21]　TURBUSH S K，TURKYILMAZ I. Accuracy of three different types of stereolithographic surgical guide in implant placement：an in vitro study[J]. J Prosthet Dent，2012，108（3）：181-188.

[22]　ARISAN V，KARABUDA C Z，OZDEMIR T. Implant surgery using bone- and mucosa-supported stereolithographic guides in totally edentulous jaws：surgical and post-operative outcomes of computer-aided vs. standard techniques[J]. Clin Oral Implants Res，2010，21（9）：980-988.

第三节　3D 打印技术在口腔修复领域的应用

口腔修复学是一门集口腔医学、美学、生物力学和材料学等现代自然科学于一体的实践性学科。数百年以来，口腔修复科一直在沿用传统的修复治疗模式，即由临床医生为患者进行修复治疗方案制订，口腔软硬组织预备，通过制取印模的方法获取患者口腔或颌面部的解剖形态，再按常规制作步骤完成具有特定形态和功能的修复体，并最终完成修复治疗。这种口腔修复临床治疗模式是以医生和技师的理论水平、临床经验和操作能力为基础，来实现各类病例的临床修复治疗，因此对口腔修复医师和技师的临床经验和技能有高度的依赖性。数字化技术为口腔修复学开辟了崭新的修复治疗模式。经过 30 多年的探索与发展，已经成功实现了现代数字化制作工艺和传统口腔修复治疗技术的衔接，临床已有数十种口腔修复数字化修复体设计与制作系统，实现了口腔修复学的数字化技术的临床应用，通过临床修复治疗实践，数字化技术的精确和高效性能已被口腔修复学界认可，该临床修复治疗方式是未来口腔修复学的重要发展方向之一。

3D 打印技术为口腔修复治疗过程中的病例分析、治疗设计、修复体制作以及医患交流带来了极大的变革，颠覆了传统修复治疗程序和交流模式，使得医师、技师和患者可以在三维虚拟可视的情况下共同参与治疗计划的制订和执行，解决了医技交流的科学化和医患交流的科普化问题，是口腔修复数字化技术从理论研究上升到了实际应用层面的重要标志。

本节将具体介绍 3D 打印技术在固定修复、活动修复和颌面缺损赝复中的实际运用情况和相关理论技术，同时穿插介绍各种计算机软硬件系统和最先进的 3D 打印设备，并对 3D 打印技术在口腔修复学各领域的远期应用前景提出预测。

一、3D 打印技术在固定修复中的应用

利用 3D 打印技术进行增材制造，有利于精确实现修复体三维设计结果，指导美学效果实现；又可减少数控切削加工的材料浪费和加工缺陷，提高工作效率，延长修复体的使用寿命。3D 打印技术辅助口腔固定修复体（全冠、固定桥、嵌体、桩核、贴面等）制作的方式有两种，第一种是通过 3D 打印制作修复体的树脂蜡型，然后通过传统铸造工艺或复制切削工艺加工金属材料或全瓷材料的最终修复体；第二种是利用 3D 打印技术直接制作最终修复体。目前临床上相对成熟的是激光选区熔化（selective laser melting，SLM），该修复体制作系统利用激光烧结原理直接加工金属粉末（钴铬合金、钛合金、纯钛等），其加工层厚达到了 0.02～0.06mm，一次性精确加工出批量的金属实体，用于制作金属全冠、金属桩核、烤瓷冠桥的基底等。目前已有学者致力于研发用于 3D 打印工艺的氧化锆全瓷材料，可以直接加工最终修复体；并且通过特殊工艺制备不同比例立方相和四方相的钇稳定氧化锆多晶陶瓷，使氧化锆材料的透明效果大大改善，满足患者对美学效果的要求。可以预见，3D 打印全瓷技术在口腔固定美学修复领域中的应用将有更加广阔的前景。

3D 打印在口腔固定修复的另外一个应用领域是数字化微笑设计（digital smile design，DSD）。它是借助智能计算机和高质量的数字软件，综合运用口腔美学理念，通过牙形态及排列上的艺术表达，达到治疗疾病、展露最美微笑的双重功效。这是一门新的跨学科的应用领域，为患者提供一种符合其生理功能、美学及情感表达的个性化微笑治疗方案，是时下深受各界追捧的美齿热门技术。

DSD 技术可分为三个阶段：第一阶段为数字化美学设计；第二阶段为美学诊断模型；第三阶段为口内诊断饰面。第一阶段的通常方法是在口腔内取模或口内扫描收集患者口内数据后利用软件进行美学设计。早期 DSD 技术是采用平面图形设计软件，仅能大致模拟最终修复效果，而无法精确实现；最新开发的 DSD 设计是利用三维图形软件设计立体的前牙美学效果，甚至可以结合面部三维动态扫描技术将患者面部表情数据一同结合到三维设计模块中，达到真实精确地模拟患者前牙美学修复的最终效果。第二阶段是在第一阶段的基础上完成，早期 DSD 设计后，由技师凭借手工雕刻在患者模型上制作最终修复效果的蜡型；而三维 DSD 技术是将设计好的三维模型利用 3D 打印技术成形，能够更加精确地实现 DSD 设计的效果。第三阶段是在第二阶段制作的诊断模型基础上制作硅橡胶导板，再利用树脂材料进行口内诊断饰面制作，使患者能够直观地看到最终修复效果，如图 11-3-1 所示。

总之，三维 DSD 和 3D 打印技术可以更加精确地复制数字化设计的修复体外形，在可视的情况下帮助患者理解和参与最终修复体的设计和制作，减少模型翻制及手工制作蜡型时造成的误差，有效提高诊疗效率和患者舒适度，是今后前牙美学修复技术的发展方向。

二、3D 打印技术在活动修复中的应用

可摘局部义齿（removable partial denture，RPD）是口腔修复学中的重要内容。传统 RPD 是由技师在耐火模型上雕刻蜡型，再用失蜡铸造法制作金属材料的 RPD 支架。其加工工序复杂，技术敏感性高，而且会出现不可预测的加工缺陷，如铸钛支架上存在的铸造缩孔，严重影响最终修复体的强度。

随着 3D 打印技术的不断进步，人们开始研究 3D 打印 RPD 支架的制作工艺，并取得了显著

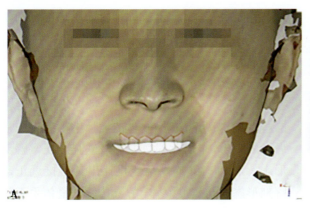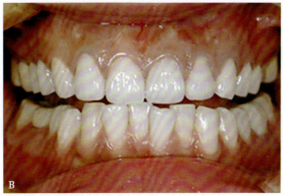

图 11-3-1　三维 DSD 的治疗效果
A. 结合面部扫描的三维 DSD；B. 患者最终的修复效果。

成果，目前已经能够达到临床应用要求。根据制造方法不同，3D 打印 RPD 支架大致可分为两种技术：①利用 3D 打印 RPD 支架的树脂模型，再通过失蜡铸造方法加工金属材料的 RPD 支架，这种方法利用三维软件设计 RPD 支架的三维图形，避免了手工制作蜡型产生的缺陷和误差，加工的金属支架与传统技术制作效果接近，方便后期处理；②利用 SLM 技术加工金属材料的 RPD 支架，这种方法更加直接，在技术上也达到临床精度要求，但是在 3D 打印过程中会产生大量支撑结构，需要手工去除，后期处理相对复杂。SLM 技术在惰性气体保护下可以加工纯钛材料的 RPD 支架，从技术原理上避免了铸钛技术产生的缩孔问题，使纯钛 RPD 支架的临床适用范围大大增加，将是今后 RPD 制作的重要方向之一（图 11-3-2）。

另外，精密附着体义齿是 RPD 临床应用的延伸，由于其加工精度要求极高，制作过程非常复杂，一直是临床工作中的难点。制作精密附着体义齿，不仅需要操作者具有丰富的加工经验和理论知识，而且必须使用平行切削仪、金沉积仪等精密仪器，加工周期长，工作效率低，不利于普及和推广。三维数字化设计和 3D 打印技术的良好结合为精密附着体义齿的制作提供了新的路径，利用正向、逆向工程软件对修复体空间形态和特征进行精确控制，包括就位道方向确定、聚合度控制、缓冲间隙的设计等；再利用高精度 3D 打印设备高效、精确、快速地加工出成批的修复体组件，大大减少人工操作时间和强度，降低修复体质量的人为因素影响。同时，数字化技术的便利性有利于临床资料的长期保存和远程传输，有利于患者修复体损坏后的修理和重新制作。

全口义齿（complete denture）也是口腔修复临床中最常见的活动修复体之一，应用于无牙颌患者的临床治疗。目前 3D 打印技术应用于全口

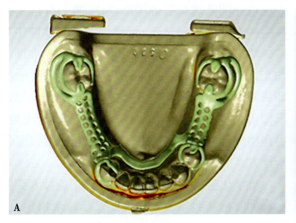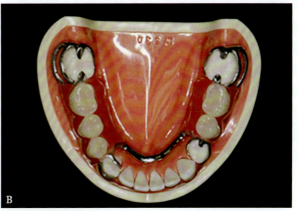

图 11-3-2　3D 打印活动义齿的制作
A. RPD 支架的三维设计；B. 3D 打印加工效果。

义齿制作领域相对局限，包括3D打印金属腭板和3D打印个别托盘，辅助最终修复体的制作，临床效果良好。也有学者提出数字化全口义齿设计路径，在三维软件上实现了全口义齿的虚拟排牙、选磨和基托设计，但由于加工材料和修复体颜色的限制尚无法完全实现3D打印加工。可以预见，3D打印全口义齿也会是无牙颌口腔修复的重要发展方向之一。

三、3D打印技术在颌面缺损赝复中的应用

颌面缺损（maxilofacial defect）包括颌骨缺损和颜面部缺损，传统的赝复治疗方法在印模制取、赝复体设计和赝复体加工过程中都存在一定的难度，需要临床医师具备高超的操作技能和极大的工作耐心。数字化技术和3D打印的发展，为颌面赝复体制作提供一条新的途径。利用数字化技术进行赝复体的三维设计和制作，可以避免传统印模制取过程的不便，显著提高赝复体的仿真效果，简化赝复体制作的操作步骤，提高制作效率。

数字化赝复体制作的主要操作步骤包括三维数据扫描，数字化赝复体的设计和3D打印辅助加工。由于患者颌面缺损区域形态的复杂性和多变性等原因，其数字化制作过程与固定、活动修复体制作有所不同。

1. 三维数据扫描 颌面缺损修复数据获取方式主要采用光学扫描技术和CT扫描技术，各种文献对于两种数据扫描方式褒贬不一，各有成功应用于赝复治疗的病例。光学扫描技术成本低，操作便捷，精度很高，但是对于光线不能达到或者反射光不能接受的倒凹区域，形态测量受到影响。CT扫描技术是无盲区的测量方式，对患者身体有一定的损伤，而且测量精度低于光学扫描技术。也有研究提出的融合模型概念，将CT重建数据与光学扫描数据结合，发挥两种三维测量技术的优势，在颌面部缺损的赝复治疗病例的实践中得到验证。

2. 数字化赝复体设计 利用三维设计软件对患者进行赝复体三维形态个性化的设计，需要医师的临床经验处理赝复体设计中的细微结构。对于口腔或颜面部缺损的软硬组织，首先，应恢复其正常外形，利用三维软件中的图形编辑功能实现其缺损充填、左右对称的效果。其次，大面积的软硬组织缺损，不但对患者造成形貌改变，而且严重影响了患者正常的生理功能，如咀嚼、吞咽、发音、呼吸等。人体的生理功能是由特定的解剖结构决定，在赝复体的设计中不仅要恢复患者的外形，而且尽量恢复患者缺损区正常解剖形态。利用三维软件功能设计出具有接近正常解剖形态的仿真赝复体，解决传统赝复体手工制作中难以实现的内部结构仿真效果，达到尽量恢复患者生理功能的目标。最后，在赝复体三维设计中，应尽量保留提供固位的软组织倒凹区，使硅橡胶材料延伸至这些区域，增加赝复体的固位效果。

3. 3D打印辅助加工 由于目前3D打印的材料限制，尚难以直接打印硅橡胶材料的赝复体。为此，国内学者提出了赝复体阴模的三维设计设想，用3D打印辅助加工树脂阴模，再充填赝复用硅橡胶材料获得最终赝复体。由于赝复体形态复杂，需要在赝复体三维图形的基础上进行深度设计，以获得最利于赝复体加工的阴模三维形态。经过数年的临床实践，已经形成完整可行的技术路线，并为多名颌面缺损患者完成赝复体的制作。另外，已有国外文献报道采用特殊的弹性材料制作赝复体，这种直接三维打印的方式将是未来数字化赝复技术的主要加工方式。

数字化赝复体制作为口腔颌面缺损患者的治疗提供了新的模式。随着大数据、云技术和人工智能的发展，还可以将颌面缺损患者的临床数据通过互联网传输给数字化赝复体制作中心，由专业设计团队进行三维图形设计，再与异地的主诊医师反复沟通和交流，最终确定赝复体设计方案。然后由制作中心完成赝复体相关的三维设计和3D打印，制作完成最终赝复体。临床主诊医师只需要为患者进行赝复体试戴，完成染色和定形即可。这种治疗模式，减少患者的就诊次数，提高临床治疗质量，是未来口腔颌面部缺损赝复治疗方式的发展方向之一（图11-3-3）。

数字化医学是现代医学与现代工业技术完美结合的一门新兴学科。与传统医学技术相比，数字化医学具有高信息化、高自动化、高精密性等特点。随着科技日新月异的发展，口腔修复数字

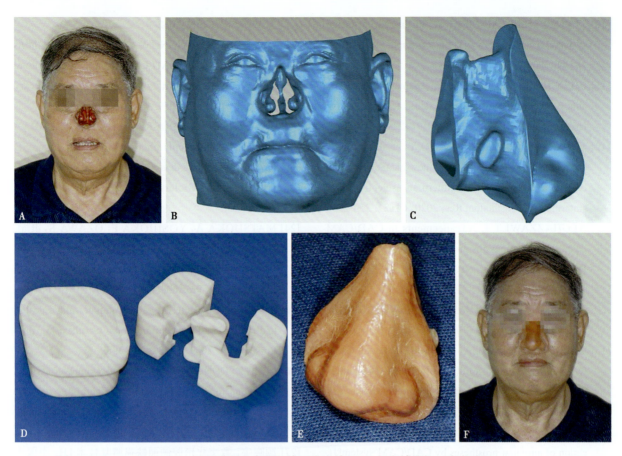

图 11-3-3 颌面缺损患者赝复体三维设计和 3D 打印辅助加工治疗过程

A. 患者治疗前形态；B. CT 重建的患者面部数据；C. 赝复体三维形态设计；D. 3D 打印的阴模；E. 硅橡胶赝复体成形和染色；F. 患者修复后最终效果。

化和 3D 打印技术将会逐步改变传统的口腔修复诊疗模式，成为今后口腔修复临床工作的主流方式。

（蒋欣泉　顾晓宇）

参 考 文 献

[1] 赵铱民. 口腔修复学 [M]. 7 版. 北京：人民卫生出版社，2013.

[2] 吕培军. 数学与计算机技术在口腔医学中的应用 [M]. 北京：中国科学技术出版社，2001.

[3] CARR A B，MCGIVNEY G P，BROWN D T. McCracken's Removable Partial Prosthodontics[M]. 11th ed. St. Louis：Mosby，2005

[4] KESSLER A，HICKEL R，REYMUS M. 3D Printing in Dentistry-State of the Art[J]. Oper Dent，2020，45（1）：30-40.

[5] LUCA FIORENZA，ROBIN YONG，SARBIN RAN-JITKAR，et al. Technical note：The use of 3D printing in dental anthropology collections[J]. Am J Phys Anthropol，2018，167（2）：400-406.

[6] KOUTSOUKIS T，ZINELIS S，ELIADES G，et al. Selective Laser Melting Technique of Co-Cr Dental Alloys：A Review of Structure and Properties and Comparative Analysis with Other Available Techniques[J]. J Prosthodont，2015，24（4）：303-312.

[7] WANG W，YU H，LIU Y，et al. Trueness analysis of zirconia crowns fabricated with 3-dimensional printing[J]. J Prosthet Dent，2019，121（2）：285-291.

[8] GARCIA P P，DA COSTA R G，CALGARO M，et al. Digital smile design and mock-up technique for esthetic treatment planning with porcelain laminate veneers[J]. J Conserv Dent，2018，21（4）：455-458.

[9] COACHMAN C，CALAMITA M A，SESMA N. Dynamic Documentation of the Smile and the 2D/3D Digital Smile Design Process[J]. Int J Periodontics Restorative Dent，2017，37（2）：183-193.

[10] ZIMMERMANN M, MEHL A. Virtual smile design systems: a current review[J]. Int J Comput Dent, 2015, 18(4): 303-317.

[11] CHEN H, LI H, ZHAO Y, et al. Adaptation of removable partial denture frameworks fabricated by selective laser melting[J]. J Prosthet Dent, 2019, 122(3): 316-324.

[12] TASAKA A, SHIMIZU T, KATO Y, et al. Accuracy of removable partial denture framework fabricated by casting with a 3D printed pattern and selective laser sintering[J]. J Prosthodont Res, 2020, 64(2): 224-230.

[13] ALGHAZZAWI T F. Advancements in CAD/CAM technology: Options for practical implementation[J]. J Prosthodont Res, 2016, 60(2): 72-84.

[14] 孙玉春, 孙儒, 邓珂慧, 等. 全口义齿数字化修复技术的研发和应用进展 [J]. 中华口腔医学杂志, 2018, 53(1): 60-65.

[15] KALBERER N, MEHL A, SCHIMME M, et al. CAD-CAM milled versus rapidly prototyped (3D-printed) complete dentures: An in vitro evaluation of trueness[J]. J Prosthet Dent, 2019, 121(4): 637-643.

[16] JIAO T, ZHANG F, HUANG X, et al. Design and fabrication of auricular prostheses by CAD/CAM system[J]. Int J Prosthodont, 2004, 17(4): 460-463.

[17] COWARD T J, SCOTT B J, WATSON R M, et al. A comparison between computerized tomography, magnetic resonance imaging, and laser scanning for capturing 3-dimentional data from a natural ear to aid rehabilitation[J]. Int J Prosthodont, 2006, 19(1): 92-100.

[18] COWARD T J, SCOTT B J, WATSON R M, et al. A comparison of prosthetic ear models created from data captured by computerized tomography, magnetic resonance imaging, and laser scanning[J]. Int J Prosthodont, 2007, 20(3): 275-285.

[19] CIOCCA L, MINGUCCI R, GASSINO G, et al. CAD/CAM ear model and virtual construction of the mold[J]. J Prosthet Dent, 2007, 98(5): 339-343.

[20] NUSEIR A, HATAMLEH M M, ALNAZZAWI A, et al. Direct 3D Printing of Flexible Nasal Prosthesis: Optimized Digital Workflow from Scan to Fit[J]. J Prosthodont, 2019, 28(1): 10-14.

[21] 熊耀阳, 焦婷, 孙健, 等. 数字化印模及图像处理技术在鼻赝复中的应用 [J]. 组织工程研究与临床康复, 2009, 13(9): 1629-1632.

[22] QIU J, GU X Y, XIONG Y Y, et al. Nasal prosthesis rehabilitation using CAD-CAM technology after total rhinectomy: a pilot study[J]. Support Care Cancer, 2011, 19(7): 1055-1059.

[23] SALAZAR-GAMARRA R, SEELAUS R, DA SILVA J V, et al. Monoscopic photogrammetry to obtain 3D models by a mobile device: a method for making facial prostheses[J]. J Otolaryngol Head Neck Surg, 2016, 45(1): 33.

[24] MATSUOKA A, YOSHIOKA F, OZAWA S, et al. Development of three-dimensional facial expression models using morphing methods for fabricating facial prostheses[J]. J Prosthodont Res, 2019, 63(1): 66-72.

[25] WU G, BI Y, ZHOU B, et al. Computer-aided design and rapid manufacture of an orbital prosthesis[J]. Int J Prosthodont, 2009, 22(3): 293-295.

[26] FENG Z, DONG Y, ZHAO Y, et al. Computer-assisted technique for the design and manufacture of realistic facial prostheses[J]. Br J Oral Maxillofac Surg, 2009, 48(2): 105-109.

[27] 顾晓宇. 数字化口腔颌面缺损赝复技术 [J]. 中国实用口腔科杂志, 2012, 5(5): 272-276.

[28] JIAO T, ZHU C Y, DONG X, et al. Rehabilitation of maxilectomy defects with obtuator prostheses fabricated using computer-aided design and rapid prototyping: a pilot study[J]. Int J Prosthodont, 2014, 27(5): 480-486.

[29] UNKOVSKIY A, SPINTZYK S, BROM J, et al. Direct 3D printing of silicone facial prostheses: A preliminary experience in digital workflow[J]. J Prosthet Dent, 2018, 120(2): 303-308.

[30] JINDAL S K, SHERRIFF M, WATERS M G, et al. Development of a 3D printable maxillofacial silicone: Part I. Optimization of polydimethylsiloxane chains and cross-linker concentration[J]. J Prosthet Dent, 2016, 116(4): 617-622.

[31] JINDAL S K, SHERRIFF M, WATERS M G, et al. Development of a 3D printable maxillofacial silicone: Part II. Optimization of moderator and thixotropic agent[J]. J Prosthet Dent, 2018, 119(2): 299-304.

[32] 顾晓宇, 陈晓波, 焦婷, 等. 三维打印数字化阴模辅助制作口腔颌面缺损赝复体的临床应用 [J]. 中华口腔医学杂志, 2017, 52(6): 336-341.

第四节 3D 打印技术在口腔正畸领域中的应用

3D 打印技术在口腔正畸领域中的应用越来越广泛，并日趋成熟，为正畸的个性化矫治和精准诊疗提供了很大的支持。目前 3D 打印在正畸领域主要可用于打印牙齿模型、透明牙套、正畸托槽、托槽间接粘接导板、种植钉导板、活动矫治器等。

一、3D 打印在无托槽隐形矫治技术中的应用

商品化的无托槽隐形矫治器首次出现于 20 世纪 90 年代，相比于传统的固定矫治器，它更加美观舒适，牙齿易于清洁，就诊次数减少，受到了越来越多患者的青睐。对于正畸医生而言，它临床操作时间缩短，操作更便捷，牙齿移动更加精确。

无托槽隐形矫治器的发展依赖于数字化医疗的进步和 3D 打印技术的成熟。其制作流程是建立 3D 数字模型、数字化正畸排牙、3D 打印排牙模型及热压膜矫治器制作（图 11-4-1）。3D 数字模型的获取主要有两种方式，一是通过硅橡胶取牙齿印模，再翻制出超硬石膏模型，扫描成数字化的模型；二是直接通过口内扫描获得牙齿数字化模型。最早期的时候，正畸排牙需要手工将石膏模型上每一颗牙齿分离，再重新排列整合成新的模型。现在我们将牙齿模型数字化，通过软件进行正畸排牙和牙面附件设计，生成每一步牙齿移动对应的排牙模型。利用立体光刻技术（stereo lithography apparatus, SLA）3D 打印出树脂的排牙模型，无论在精准度、强度、保存性，还是操作简便、省时省力等方面，都具有传统人工排牙无法比拟的

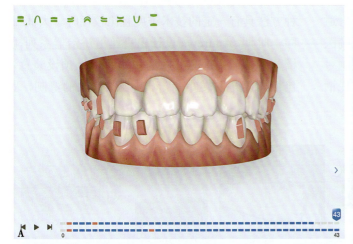
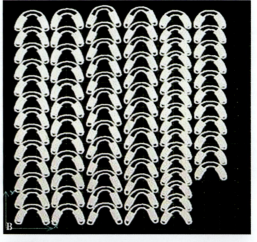
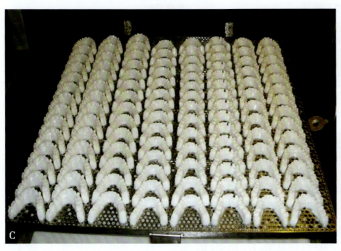
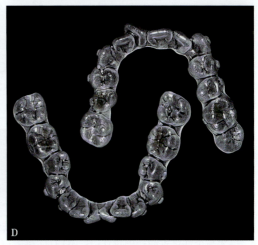

图 11-4-1 无托槽隐形矫治器的设计与制作
A. 建立 3D 数字模型；B. 数字化正畸排牙；C. 3D 打印排牙模型；D. 热压膜成形的透明牙套。

优越性。最后通过热压膜技术获得每一步矫正对应的透明牙套。3D打印技术的发展与成熟极大地推动了无托槽隐形矫治技术的发展。

二、3D打印在个性化舌侧托槽矫治技术中的应用

20世纪70年代末，舌侧矫治技术出现于日本和美国，并经历过一次快速发展。而80年代末在美国发展遭遇低谷，主要是因为正畸医生对舌侧技术期待过高，并未接受该技术的专业培训，应用时椅旁操作时间久、操作难度大、费用高，而且舌侧托槽底板与舌侧牙面不密合，易脱落。对患者而言，舌侧托槽影响了舌体运动与发音、舒适度欠佳，并且影响口腔卫生的维护。在1999年，Wiechmann等人运用激光选区熔化（selective laser melting，SLM）技术3D打印出第一副个性化舌侧托槽。3D打印技术的出现，使得成品化的舌侧托槽的发展迈入个性化、精准化的时代。

近年来，舌侧托槽矫治由于隐形、美观、舒适等优势，受到越来越多患者的青睐。对于正畸医生而言，个性化托槽配合间接粘接技术和定制弓丝的应用，使得托槽底板与牙面紧密贴合、托槽

定位和牙齿矫正更加简便和准确。舌侧托槽的制作原理是建立3D数字模型、数字化正畸排牙、个性化托槽设计与定位、3D打印托槽、机械手弯制个性化弓丝。舌侧托槽的3D打印，目前主要是通过喷墨成型（inkjet printing）、激光选区烧结（selective laser sintering，SLS）等技术打印出个性化托槽的蜡型，再通过失蜡法铸造出金属舌侧托槽（图11-4-2A～E）。此外，也可以通过SLS和SLM等技术直接3D打印出金属托槽，但这种方法打印机成本过高、精准度一般，目前应用较少。舌侧托槽需要配合间接粘接技术，使用的托槽定位夹也是通过3D打印的树脂材料，大大简化了托槽粘接的过程，并且更加精准。

三、3D打印技术在个性化唇侧托槽矫治技术中的应用

20世纪70年代，唇侧固定矫治技术形成了方丝弓矫治和细丝弓矫治两大主要流派，但这两种方法具有一定的技术难度且比较耗时。大概在同一时期，Andrews设计出直丝弓矫治器系列托槽与颊面管，通过在托槽和颊面管上预设装置，包括倾斜角和转矩角等，减少了弓丝的弯制，大

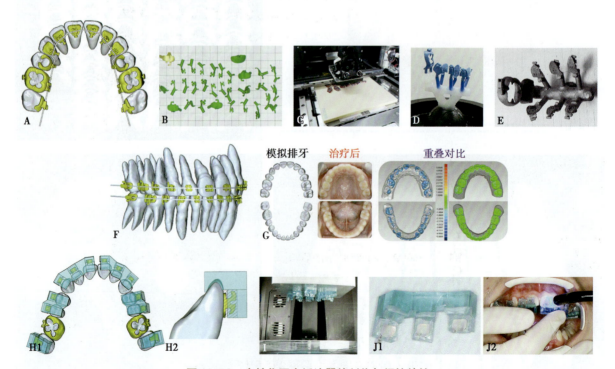

图11-4-2　个性化固定矫治器的制作与间接粘接

A. 排牙与个性化舌侧托槽设计；B. 3D打印排版；C. 3D打印蜡型；D. 蜡型；E. 失蜡法铸造金属舌侧托槽；F. 排牙与个性化唇侧托槽设计；G. 个性化唇侧矫治模拟排牙与实际排牙对比；H. 间接粘接托槽定位夹设计；I. 3D打印托槽定位夹；J. 托槽定位夹的临床应用。

大简化了临床操作、缩短了就诊时间，而且可有效预防因弓丝弯制误差造成的牙齿往复移动。然而，这种成品化的托槽和颊面管，预设的槽沟角度相同，并不适用于所有人的牙齿，临床应用仍需要配合些许的弓丝弯曲以实现更好的转矩、轴倾控制，而个性化的唇侧托槽矫治器可以实现真正的直丝弓矫治。

个性化唇侧托槽矫治器1987年就已由Craig Andreiko发明出来，经过三十多年的发展，现在应用也越来越多。它是基于理想的牙齿排列目标位，数字化设计，制作个性化矫治器，实现可视化的治疗目标。个性化唇侧托槽矫治技术需要将数字化牙齿模型与牙齿CBCT数据结合，根据患者牙齿与牙根位置设计托槽位置、轴倾、转矩和托槽体厚度，配合间接粘接技术和个性化的直丝弓使用。不仅临床操作简便、省时，三维方向上牙齿的移动也更加精准、高效，避免牙齿往复移动，缩短了临床操作时间和整体的矫治时间（图11-4-2F～J）。个性化唇侧托槽矫治器的制作原理与舌侧托槽矫治器类似，需要进行数字化的排牙，设计个性化的托槽矫治器与弓丝，通过3D打印技术生产托槽、颊面管、带环和托槽定位器（图11-4-2）。

四、3D打印技术在正畸治疗中的其他应用

3D打印还可用于种植钉导板、个性化矫治器的制作。在正畸治疗过程中，支抗控制是贯穿整个疗程的重要环节。微种植钉的植入可以提供最大支抗，医生门诊操作方便，患者异物感小。在种植钉导板出现之前，微种植钉的植入主要依靠医生对CBCT的判读与操作经验。当牙根间隙较窄时，植入方向的偏差就会导致牙根和牙周膜损伤，种植钉脱落率增加，延缓了矫治的进程。基于数字化牙齿模型和CBCT数据，用软件设计出三维空间上种植钉植入的位置，并设计出数字化的导板，通过3D打印技术生产出树脂的种植钉导板，引导种植钉植入的位点、方向与深度（图11-4-3A、B），使得一项依赖经验、具有较大误差的操作完成了精准化的转变。此外，有些特殊的病例需要用到植入颌骨的钛板作为支抗或骨性前牵引的工具，3D打印的钛板能更好地与颌骨骨面贴合，利于钛板的固定与稳定，医生操作也更加简便，避免了钛板的反复弯制。

正畸治疗中还会运用各种类型的矫治器，此类矫治器需要在石膏模型上弯制复杂的卡环、施

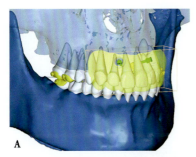
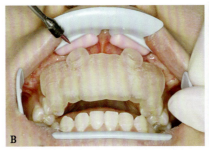
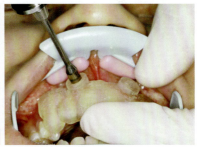
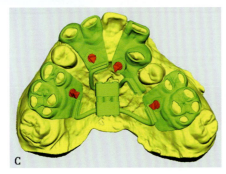
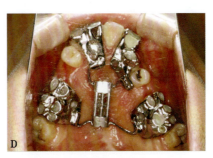

图11-4-3　3D打印技术在正畸领域的其他应用

A. 微种植钉植入位置与导板设计；B. 微种植钉导板的临床应用；C. 扩弓器的数字化设计；D. 3D打印扩弓器的临床应用。

力装置和连接体等,再进行铸造、充胶、打磨、抛光、焊接,制作过程烦琐、制作周期长。每一步的误差都会造成矫治器的不贴合,导致临床佩戴时需要大量的调整甚至返工。目前,利用数字化牙齿模型、3D 设计、3D 打印技术可以设计制作扩弓器等矫治器(如图 11-4-3C、D),其精度高、制作时间短,避免了临床大量调改的过程,使用方便。

3D 打印技术在正畸领域有着广泛的应用,推动着正畸新技术的发展与成熟,促进了正畸精准化的进程。新技术让患者享受到个性化、精准医疗带来的便利与舒适度的提高,同时也简化了医生的临床操作,缩短了正畸治疗的周期,提高了医生工作效率。但目前 3D 打印的材料品类受限,打印机和使用成本高昂,对正畸新技术的推广也有影响,相信随着 3D 打印技术的不断成熟与精进,未来正畸个性化矫治终将得到普及,正畸新技术也会不断涌现。

(房 兵 李振霞 叶年嵩)

参 考 文 献

[1] WEIR T. Clear aligners in orthodontic treatment[J]. Aust Dent J, 2017, 62(Suppl 1): 58-62.

[2] ALEXANDER C M, ALEXANDER R G, GORMAN J C, et al. Lingual orthodontics. A status report[J]. J Clin Orthod, 1982, 16(4): 255-262.

[3] WIECHMANN D. A new bracket system for lingual orthodontic treatment Part 1: Theoretical background and development[J]. J Orofac Orthop, 2002, 63(3): 234-245.

[4] ANDREWS L F. The straight-wire appliance, origin, controversy, commentary[J]. J Clin Orthod, 1976, 10(2): 99-114.

[5] PERRI A, GRACCO A, SIVIERO L, et al. Customized orthodontics: The Insignia System[J]. Int J Orthod Milwaukee, 2014, 25(4): 17-20.

[6] YE N, LI J, ZHANG K, et al. Computer-aided design of a lingual orthodontic appliance using cone-beam computed tomography[J]. J Clin Orthod, 2011, 45: 553-559.

[7] WANG X T, LI J Y, LI L Y, et al. Accuracy of dental arch form in customized fixed labial orthodontic appliances[J]. Am J Orthod Dentofacial Orthop(Accept), 2022, 162(2): 173-181.

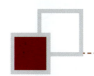

第十二章　3D 打印技术在眼科领域的应用

第一节　3D 打印技术在眼眶骨修复中的应用

一、3D 打印技术应用于眼眶骨修复

（一）眼眶骨性结构异常的临床特点

就眼眶骨结构异常的原因分类，眼眶畸形可以分为发育性（图 12-1-1）、外伤性（图 12-1-2）和肿瘤性（图 12-1-3）三类。眼眶外伤造成眼眶骨折是导致眼眶骨缺损和畸形的主要因素。爆裂性眼眶骨折表现为眼眶内壁、下壁的骨缺损，造成眶内组织疝出和嵌顿，导致眼球内陷、下移、复视和斜视；复合性眼眶骨折在爆裂性眼眶骨折的基础上，合并眶缘骨、畸形或骨质缺损，导致面部畸形和眶周结构功能异常。先天性小眼球、先天性无眼球、眶面裂或因眼部恶性肿瘤在儿童时期接受过眼眶放射治疗的患者，患侧眼眶的发育明显慢于健侧，造成面部结构不对称。眼眶肿瘤在生长过程中，对眼眶骨产生压迫，造成眼眶畸形、容积扩大或骨缺损，例如眼眶神经纤维瘤常见蝶骨大翼缺损伴眶上裂、眶下裂扩大；骨源性肿瘤（骨瘤、骨化性纤维瘤）或者生长于眶骨内的病损（骨海绵状血管瘤）可导致眼眶畸形、眼球位移和视功能障碍；此外，一些眶周的恶性肿瘤，如上颌窦癌的根治性手术也可造成眼眶骨缺损，导致眼球位移和视功能障碍。总之，眼眶骨异常可表现为眼眶占位、眼眶畸形和眼眶缺损。

（二）3D 打印技术在眼眶骨性结构异常诊疗中的应用

随着数字化技术与眼眶病专业的联系日益紧密，传统眼眶病诊疗模式发生巨大变革，逐步从经验化、大体化、轮廓化向标准化、精准化、个性化的方向发展。3D 打印技术作为数字化技术的集中体现，是实现眼眶手术个体化、精准化的有效手段。

每一位眼眶肿瘤、眼眶外伤或眼眶畸形患者的眼眶结构都有其特殊性，即便现在有十分先进的影像数据处理软件，帮助眼眶外科医生观察，但是，这始终是不直观的、难以触及的。3D 打印技术可以在术前清晰、精准、直观地向眼眶外科医师展示患者的眼眶形态、病变结构、组织结构间的毗邻关系等。同时使用模型进行操作训练，使得术者预先"胸中有丘壑"。3D 手术演练可缩短手术时间，发现术中可能发生的问题并预测手术结局，避免潜在风险，确实提高手术质量和安全性。除此以外，3D 打印模型还有助于医生与患者及家属进行必要的术前沟通。

3D 打印技术也可以实现术前设计向术中执行的转化。3D 打印手术导板将手术的规划集中到导板上，使用时只需将导板接触于术前规划的部位，即可引导术者按照术前规划顺利进行术中定位、定点、线、面及其方向和深度，从而精确引导钉道方向和深度，确定截面、距离和相互成角关系等，使手术操作的精准性和安全性大大提高、手术时间缩短、术中出血和副损伤减少；使一些传统手术比较复杂、困难的术中操作变得容易和轻松。例如眼眶骨折修复术中可以根据术前设计的截骨线，制作截骨导板，根据目标位置设计复位导板。术中将术野暴露后，安上截骨导板，在导板引导下根据术前设计截骨，游离骨块，再换上复位导板，将骨块贴合导板排列后固定。

眼眶骨缺损的修复也是 3D 打印的主要应用领域。眼眶骨具有复杂的曲面，外形差异又比较大，市场上的植入材料只有标准加工件，很难满足个性化定制的要求。目前 3D 打印技术在两个方面参与其中，一是作为现有植入材料的塑形模

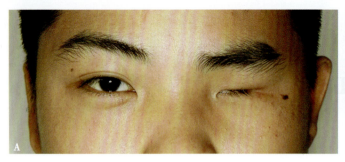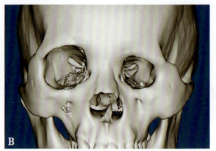

图 12-1-1　发育性眼眶畸形

A. 患者眼部照片，左侧先天性小眼球，左侧眼球、眼睑及面部发育迟缓；B. 患者面部 CT 三维重建图像，左侧眼眶发育明显慢于对侧。

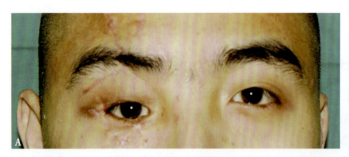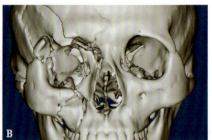

图 12-1-2　外伤性眼眶畸形

A. 患者眼部照片，右侧面中部遭受外伤，右面中部畸形，右眼球下移和内陷；B. 患者面部 CT 三维重建图像，右眼眶复合性骨折伴骨质缺损，眼眶容积变大。

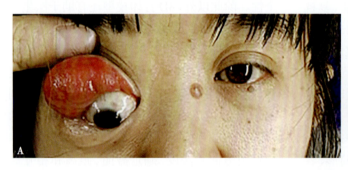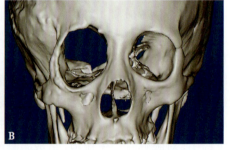

图 12-1-3　肿瘤性眼眶畸形

A. 患者眼部照片，右侧眼部神经纤维瘤病，右眼睑及眼眶内肿瘤呈侵袭性生长，右眼睑畸形和下垂，右眼球突出和下移，右侧面中部畸形；B. 患者面部 CT 三维重建图像，眶内肿瘤生长造成眼眶畸形、容积变大，蝶骨大翼缺失，颅眶沟通。

具，术前在三维软件中设计眼眶形态，通过 3D 打印技术具象化，消毒后，在术中指导修复材料的塑形；二是直接设计修复材料的大小和形状，将数据传输到 3D 打印机（一般为钛合金打印机），制作钛合金植入物，或者打印出与修复材料同等大小和形状的尼龙或塑料模型，以此为蓝本制作阴模，用于铸造修复材料。

（三）3D 打印技术应用于眼眶骨修复的典型案例

1. 临床资料　患者，男，因"右上颌窦癌术后右眼球下移内陷 4 年"入院。查体：右眼球内陷 9mm、下移 10mm，右眼睑闭合不全，露白 4mm，右眼球运动可，向上有复视（图 12-1-4A）。CT 显示右侧眼眶下缘、眶底缺失，右眼球内陷下移（图 12-1-5）。

2. 术前手术设计及 3D 打印材料准备　根据眼眶软组织体积、眼球位置和眼眶结构、缺损范围等特点，设计修复材料（图 12-1-6），电子束熔炼（electron beam melting，EBM）技术 3D 打印钛合金植入材料并进行后处理（图 12-1-7）。

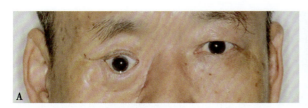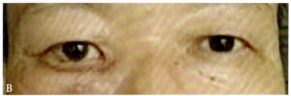

图 12-1-4 患者双眼照片

A. 术前照片；B. 术后患者双眼眼位、眼球突出度基本一致，右眼闭合可，各方向运动无明显障碍。

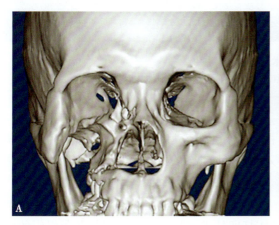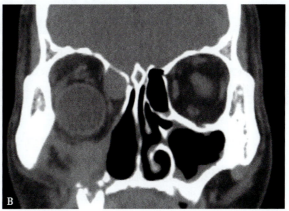

图 12-1-5 术前影像

A. 患者面部 CT 三维重建图像，显示右眼眶眶下缘及上颌窦骨质缺失、畸形；B. 冠状位图像，显示右眼眶眶底缺失，右眼球下移。

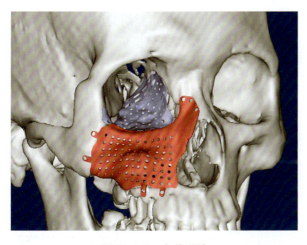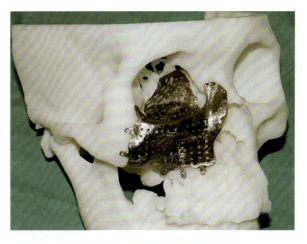

图 12-1-6 术前设计

术前利用患者的影像学资料，根据缺损范围、眼球位置、眼眶结构、软组织体积，设计眼眶和面中部修复材料。

图 12-1-7 3D 打印眼眶修复材料

运用电子束熔炼技术 3D 打印钛合金植入材料并进行后处理。

3. 手术技术及术后效果 行改良 Weber-Ferguson 切口，分离右侧面中部组织，暴露骨缺损边界，分离回纳眶内容物，植入眼眶修复材料，分隔眼眶和上颌窦，再植入面中部修复材料，5-0可吸收线间断缝合骨膜和皮下组织，6-0 尼龙线间断缝合皮肤。术后患者眼球的位置、外观和视功能明显改善（图 12-1-4B），CT 结果显示眼眶容积恢复正常，眼球回归正常位置（图 12-1-8）。

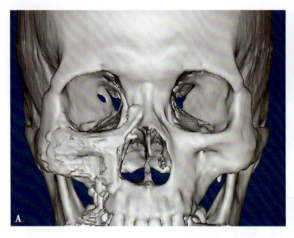 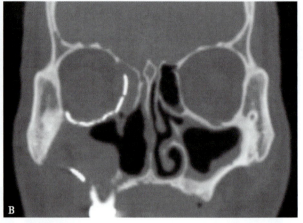

图 12-1-8 术后影像

A. 患者术后 CT 三维重建；B. 术后冠状位图像；显示双侧面中部对称，右眼眶下缘、眶内壁、眶底壁、上颌骨被修复，位置与对侧对称，眼眶容积恢复，眼球回归正常位置。

二、3D 打印技术应用于眼眶软组织修复

（一）眼眶软组织修复的临床现状与需求

医学治疗的个性化是 21 世纪医学发展的方向之一，依据 CT 扫描，CAD 模型，利用 3D 打印技术可精确地打印出手术所需要的植入物。在眼眶骨折、眶壁塌陷、眼窝内容积增加、眼球凹陷时，常需手术植入具有一定体积的填充物，使眼球恢复正常位置。既往的填充物规格统一，需要手术医生在术中手工裁剪弯曲或叠加充填，占用大量手术时间，增加了手术的复杂性。而利用 3D 打印技术，术者便可以在术前即进行设计，根据需要，对眼眶部进行 CT 扫描，将 CT 图像进行三维处理，将健侧眼眶镜像处理，设计合适的填充物，模拟植入后效果，将填充物按 CAD 模型形式输出，选择合适的材料，借助 3D 打印机打印出合适大小形状的填充物，真正做到个性化治疗。

对于眼座植入术后眼座移位的患者，既往常实施眼座替换或植入真皮脂肪组织，但存在易感染、组织吸收率高、矫正眼座移位效果不确定的风险。而利用 3D 打印技术，可首先根据患者的 CT 影像资料制作患者眼眶的三维模型和移位眼座的三维模型，以此作为模板，个性化设计可矫正眼座移位的植入物，并确定植入物的植入路径及固定位置。以聚甲基丙烯酸甲酯（polymethylmethacrylate，PMMA）为材料 3D 打印植入物。PMMA 材料的植入物可在术前消毒以备术中使用。临床病例显示，个性化 3D 打印的植入物具有

很好的矫正眼座移位的效果，并且避免了传统植入真皮脂肪组织存在的感染和组织吸收的问题。

（二）3D 打印眶内各组织支架

依据 CT 扫描的组织信息，利用 CAD 模型和 3D 打印技术可打印出各种形状各类组织的模型支架，可利用特殊的生物材料，如可降解材料，打印出组织的特殊模型支架，在模型支架上进行相应组织细胞的接种培养，培养到一定程度，组织细胞则生长成打印支架的形状，支架自动降解，培养出的组织可用于缺损组织的移植。目前此技术在眼科中的应用仍未见报道，但其应用前景值得期待。

（三）3D 打印眶面部赝复体种植钉的术中引导装置

眶面部严重软组织缺损的患者往往需要佩戴赝复体。在患者眶缘需植入穿透皮肤且与骨融合的钛金属钉来固定可拆卸的赝复体。植入钛钉的位置决定了赝复体是否贴合，位置是否稳定。为种植钉设计术中引导装置，可保证术中植入种植钉时的位置、深度、角度符合术前设计。具体操作步骤：首先，根据患者的 CT 影像资料制作患者眼眶的三维模型，在软件中规划种植钉植入位置及角度，模拟植入，根据种植钉与眶缘的关系，设计引导装置。其次，引导装置需能够贴合眶缘曲面，不滑动移位，根据引导装置预留的孔洞可以确定种植钉植入的位置、深度和角度。最后，将引导装置按 CAD 模型形式输出，用丙烯腈 - 丁二烯 - 苯乙烯塑料借助 3D 打印机打印出引导装置，

术前消毒备用。术中可将引导装置放置到眶缘，以辅助种植钉的植入。临床病例显示，采用个性化 3D 打印的引导装置，种植钉植入的准确性得到了保证，继而保证了赝复体与眶面部的贴合固定。

（范先群　周慧芳）

参 考 文 献

[1] KANG S J, OH M J, JEON S P. A Novel and Easy Approach for Contouring Surgery in Patients With Craniofacial Fibrous Dysplasia[J]. Journal of Craniofacial Surgery, 2015, 26(6): 1977-1978.

[2] ENGEL M, HOFFMANN J, CASTRILLON-OBERNDORFER G, et al. The value of three-dimensional printing modelling for surgical correction of orbital hypertelorism[J]. Oral & Maxillofacial Surgery, 2015, 19(1): 91-95.

[3] SCAWN R L, FOSTER A, LEE B W, et al. Customised 3D Printing: An Innovative Training Tool for the Next Generation of Orbital Surgeons[J]. Orbit, 2015, 34: 216-219.

[4] HUANG Y H, SEELAUS R, ZHAO L, et al. Virtual surgical planning and 3D printing in prosthetic orbital reconstruction with percutaneous implants: a technical case report[J]. Int Med Case Rep J, 2016, 9: 341-345.

[5] MOMMAERTS M Y, BÜTTNER M, VERCRUYSSE H JR, et al. Orbital Wall Reconstruction with Two-Piece Puzzle 3D Printed Implants: Technical Note[J]. Craniomaxillofac Trauma Reconstr, 2016, 9(1): 55-61.

[6] KANG S, KWON J, AHN C J, et al. Generation of customized orbital implant templates using 3-dimensional printing for orbital wall reconstruction[J]. Eye, 2018, 32(12): 1864-1870.

[7] 孙成, 于金华. 3D 打印技术在口腔临床的应用 [J]. 口腔生物医学, 2014, 5(01): 49-52.

[8] DAVE T V, GAYATRI G, NIKHIL C, et al. Customized 3D printing: A novel approach to migrated orbital implant[J]. Saudi Journal of Ophthalmology, 2018, 32: 330-333.

[9] 徐柒华, 廖洪斐. 3D 打印及其在眼科中的应用前景 [J]. 眼科新进展, 2016, 36(3): 295-297.

[10] HUANG Y H, SEELAUS R, ZHAO L, et al. Virtual surgical planning and 3D printing in prosthetic orbital reconstruction with percutaneous implants: a technical case report[J]. International Medical Case Reports Journal, 2016, 9: 341-345.

第二节　3D 打印技术在眼表修复中的应用

一、3D 打印技术在组织工程角膜中的应用

角膜位于眼球的最前端，透明，无血管，有弹性，表面光滑，具有较大的屈光度，形状前凸后凹，如凸凹透镜，边缘与巩膜相接，组织学上角膜由前向后分五层：上皮层、前界层、基质层、后界层和内皮层（图 12-2-1）。据世界卫生组织统计，世界上有数百万人由于外伤或者疾病导致角膜盲。对于出现了角膜瘢痕的角膜盲患者，角膜移植手术是目前最有效的治疗手段，但是目前角膜的供体数量却远远无法满足患者的需求，因此，研究发展组织工程角膜替代供体角膜一直是一个研究热点。与传统的组织工程学技术相比，3D 打印技术具有更多的优势：①打印精度高；②可以同时打印细胞及其支架材料；③构建速度快，生产周期短；④按需制作，实现了医学个体化；⑤可以解决移植排斥反应等问题。近年来，国内外研究者也在 3D 打印技术与组织工程角膜领域取得了许多进展。有研究利用 3D 生物打印机打印出人角膜上皮细胞、胶原蛋白、明胶及海藻酸盐水凝胶的三维复合物，并证明角膜上皮细胞在打印出的角膜中具有较高的细胞增殖速率和较高的细胞角蛋白 K3（keratin 3）的表达。该研究探索了一种以三维生物打印技术为基础构建的新型海藻酸盐三维角膜细胞培养系统，为未来构建组织工程角膜上皮打下基础。有研究采用激光辅助 3D 生物打印技术，利用角膜缘上皮干细胞打印出角膜上皮层，利用脂肪干细胞构建角膜基质层支架，联合构建了组织工程角膜。经检测发现两种细胞在打印后均保持良好的存活率，同时保有良好的增殖能力和干性。Abigail 教授通过实体角膜，利用计算机辅助设计技术，模拟角膜基质结构，并采用 3D 生物打印技术将角膜基质细胞与海藻酸钠及甲基丙烯酸酯 I 型胶原蛋白联合打印

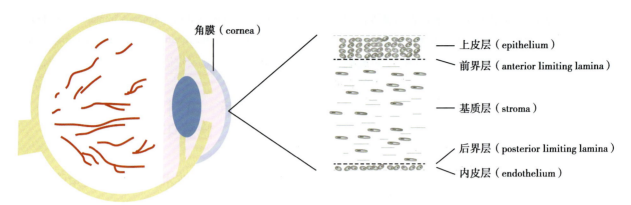

图 12-2-1 角膜结构与组织学示意图

出带有角膜细胞的角膜基质模型，通过活/死细胞（Live/Dead）染色发现在打印 1 天后细胞存活有 90%，7 天时仍有 83%，该研究表明 3D 生物打印技术可以作为一种快速有效的方法，为低黏度生物油墨制备人类角膜替代品提供了依据。通常来讲，3D 打印构建组织工程角膜的基本原理是利用激光辅助等手段精准地将细胞（角膜基质细胞、角膜上皮细胞或者其他干细胞等）与材料支架联合打印，形成带有细胞的活体组织结构，并能够发挥一定的功能（图 12-2-2）。当然，目前组织工程角膜的难点是组织工程全层角膜，仍然没有取得实质性的研究进展，但 3D 打印技术能够精准地打印出贴合生理弧度的角膜结构，实现细胞的精确排布，有望成为未来构建组织工程全层角膜的重要技术。

二、3D 打印技术在组织工程睑板中的应用

睑板是眼睑的重要组成部分之一，是由致密的结缔组织、丰富的弹力纤维和大量睑板腺组成，对眼睑起支撑作用，可以维持眼睑的形态，保护眼表（图 12-2-3）。睑板内有垂直排列的皮脂腺，称睑板腺，睑板腺分泌的油脂构成角膜前的泪膜脂质层，可以提高泪膜稳定性，减少泪液蒸发，并维持泪膜的功能。眼睑的睑板结构是独特和唯一的，没有任何组织能够完全替代。常见的引起睑板缺损的病因主要是肿瘤侵犯睑板行手术切除或眼睑外伤导致部分或全层组织缺损，目前应用较多的替代组织包括异体巩膜、自体硬腭黏膜、鼻中隔黏膜、耳郭软骨等，但这些组织均有

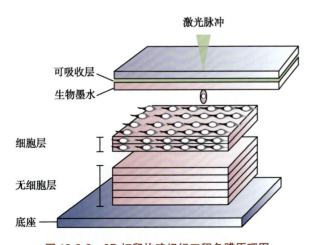

图 12-2-2 3D 打印构建组织工程角膜原理图
通过激光脉冲技术分层打印细胞及材料，构建 3D 生物角膜。

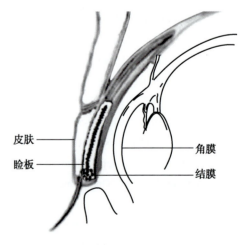

图 12-2-3 睑板解剖示意图
睑板是位于眼睑皮肤下、睑结膜前的由致密的结缔组织、丰富的弹力纤维和大量睑板腺组成的组织结构。

其局限性，如取材范围局限，术后植片收缩较大，及免疫排斥等，并且这组织都无法取代睑板中睑板腺的分泌功能。3D 打印技术应用于构建组织工程睑板，一方面可以保证打印出高精度的仿生睑板结构，同时有望在睑板支架中构建形成睑板腺。澳大利亚的 Michelle 医生收集了 10 位患者的眼睑组织，并获取了其中的睑板，对睑板的各项指标（长度、宽度、厚度、硬度及弹性等生物力学特性）进行了测定，为 3D 打印技术应用于组织工程睑板提供了准确的生物力学数据。有团队曾利用 PHBHHx［羟基丁酸和羟基己酸共聚物，poly（3-Hydroxybutyrate-Co-3-Hydroxyhexanoate）］构建了一个类似睑板的支架，并将其原位植入到行

睑板部分切除手术的大鼠眼睑中，8 周后大鼠眼睑已经恢复至术前状态，行免疫组化检测发现移植的材料已经与周围的睑板贴合；并且从第 4 周开始，已经观察不到移植区的淋巴细胞及中性粒细胞，表明炎症反应基本消失，材料具有良好的生物相容性，为未来构建组织工程睑板基质材料的选择提供了研究基础。通过 CAD 技术设计出睑板数字化模型（图 12-2-4），同时将睑板腺上皮细胞种植到材料上甚至通过 3D 生物打印技术更加精准地将细胞打印至相应的区域，最终构建出带有分泌脂质功能的睑板腺的睑板结构，是未来组织工程睑板的重点研究方向。

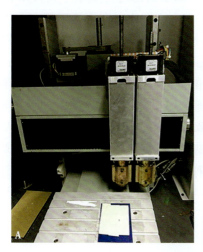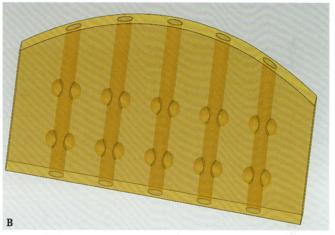

图 12-2-4　3D 打印构建睑板支架
A. 3D 打印机；B. 利用 CAD 设计出的睑板数字化模型。

（傅　瑶）

参 考 文 献

[1] WHITCHER J P, SRINIVASAN M, UPADHYAY M P. Corneal blindness: a global perspective[J]. Bull World Health Organ, 2001, 79(3): 214-221.

[2] JI Z K, ZHAO Y, YU S S, et al. The application progress of 3D printing technology in ophthalmology[J]. Zhonghua Yan Ke Za Zhi, 2018, 54(1): 72-76.

[3] WU Z, SU X, XU Y, et al. Bioprinting three-dimensional cell-laden tissue constructs with controllable degradation[J]. Sci Rep, 2016, 6: 24474-24483.

[4] SORKIO A, KOCH L, KOIVUSALO L, et al. Human stem cell based corneal tissue mimicking structures using laser-assisted 3D bioprinting and functional bioinks[J]. Biomaterials, 2018, 171: 57-71.

[5] ISAACSON A, SWIOKLO S, CONNON C J. 3D bioprinting of a corneal stroma equivalent[J]. Exp Eye Res, 2018, 173: 188-193.

[6] MADGE S N, KHINE A A, THALLER V T, et al. Globe-sparing surgery for medial canthal Basal cell carcinoma with anterior orbital invasion[J]. Ophthalmology, 2010, 117(11): 2222-2228.

[7] SUN M T, PHAM D T, O'CONNOR A J, et al. The Biomechanics of eyelid tarsus tissue[J]. J Biomech, 2015, 48(12): 3455-3459.

[8] ZHOU J，PENG S W，WANG Y Y，et al. The use of poly（3-hydroxybutyrate-co-3-hydroxyhexanoate）scaffolds for tarsal repair in eyelid reconstruction in the rat[J]. Biomaterials，2010，31（29）：7512-7518.

第三节　3D 打印技术在眼底疾病中的应用

3D 打印技术在眼底领域的应用主要包括视网膜生物 3D 打印、眼底模型 3D 打印和手术植入物 3D 打印等。

一、3D 打印技术在眼底领域的研究进展

（一）视网膜生物 3D 打印技术

视网膜作为复杂且精细的器官，是由胚胎时期神经外胚叶形成的视杯发育而来，组织上分为 10 层，由外向内分别为：视网膜色素上皮层、视杆视锥层、外界膜、外核层、外网层、内核层、内网层、神经节细胞层、神经纤维层和内界膜。

喷墨成型（inkjet printing）是一种能保留细胞结构的完整性的 3D 打印工艺，在再生医学领域中具有重要作用。目前的喷墨成型 3D 打印能

够在维持细胞活性的前提下，实现视网膜神经节细胞和神经胶质细胞的生物 3D 打印。一项动物研究表明，采用单喷嘴压电喷墨装置（MicroFab，Texas，美国）打印出的大鼠视网膜神经节细胞的生长活性比不经过打印的细胞更强，提示在打印过程中会促进细胞自身分泌有利于细胞生长的因子（图 12-3-1）。后续会有更多研究对视网膜其他细胞的 3D 打印进行探索和尝试，运用更多的 3D 打印工艺最终获得有生物活性的完整视网膜，为再生医学提供技术支持。视网膜细胞 3D 打印流程见图 12-3-1。

（二）眼底模型 3D 打印

将 3D 打印技术与眼底影像学相结合，可以将眼底的影像学信息转化成数字文件后打印出血管模型，有利于医生对眼底疾病的全面认识和制订个性化治疗方案。基于扫频光源光学相干层析术（swept source optical coherence tomography，SS-OCT）的数据可以打印正常脉络膜血管结构、脉络膜肿瘤及其周围与之相互作用的血管结构，有助于让医生更好地掌握解剖结构和病变及周围组织的病理学，在评估肿瘤侵袭性和周围炎症反应方面具有重要作用。

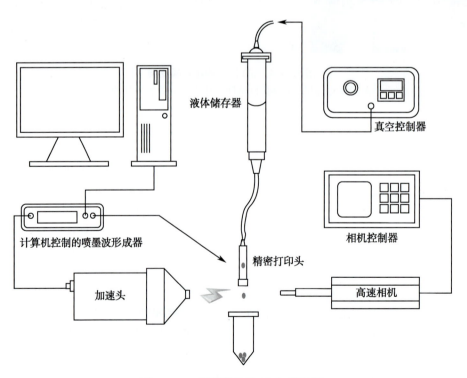

图 12-3-1　视网膜细胞 3D 打印流程
通过计算机控制，利用气动驱动喷头，将生物墨水（含有视网膜细胞的混合物）分成一系列的微滴，经过层层打印，形成含有视网膜细胞的三维结构。

另外,利用术中光学相干断层成像/光学相干层析术(optical coherence tomography,OCT)数据可3D打印出黄斑视网膜前膜的位置与形状,以及视网膜与玻璃体后皮质粘连引起牵引的部位,给医生提供准确且全面的术前信息,帮助眼底外科医生制订更加安全、有效的手术方式。

二、3D打印技术在眼后段手术植入物中的应用

随着近年来高度近视患病率的明显增高,病理性近视引起的眼底病变已成为眼底病中不可逆致盲的重要疾病。其中,高度近视导致的近视牵引性黄斑病变(myopic traction maculopathy,MTM)主要包括黄斑中心凹视网膜劈裂、黄斑中心凹视网膜脱离和黄斑裂孔三种类型,可引起眼底出血、视网膜脱离,是一组严重影响患者视功能的致盲性疾病。

由于高度近视患者眼球在解剖结构上往往发生改变,表现为眼轴增长、眼球外形不规则和后巩膜葡萄肿,根据3D-MRI眼球模型结果发现其整体形态可以大致分球形、锥形、碗形和柱形这4种主要类型。黄斑外加压术有助于缓解后巩膜葡萄肿对外层视网膜的牵引(前后方向),缩短视网膜复位所需的路程,同时避免内眼手术可能对视网膜功能的损伤。然而,目前的常规黄斑外加压术中所使用的外加压植入物不能完全吻合眼球形状,这增加了手术操作难度,因此术中容易出现医源性损伤视网膜、巩膜和眼外肌等并发症,术后也可能因外加压植入物贴合不佳而发生暴露感染、斜视、视物变形、散光等症状。因此,我们希望优化黄斑外加压术,利用3D打印技术个性化

定制外加压植入物,使之与眼球外表精确吻合,从而降低术中、术后并发症,提高手术有效性。

对近视牵引性黄斑病变进行眼部MRI检查,通过对患者眼部MRI三维(冠状位+水平位+矢状位)眼球扫描获得的解剖学结构数据进行处理和编辑,将重建的三维眼球模型进行3D打印,随后根据患者的眼球模型制订适宜形状的钛板垫片,进一步采用立体平板印刷技术或聚合物喷射技术,3D打印出医用高分子材料,开发精细结构、可加工的基于硬质有机硅的3D塑性体,形成完整植入体,运用于黄斑外加压术,可为患者提供更加精准的治疗方法(图12-3-2)。

采用3D打印技术进行高度近视黄斑外加压具有以下优势:①正常成人眼轴前后径为24mm,巩膜作为眼球壁最外层结构,其各处厚度有所差异,眼外肌附着处巩膜最薄(0.3mm),视神经周围及角巩膜缘处的巩膜最厚(1.0mm)。鉴于眼球精细度高的解剖特点,采用全因子实验设计将SLA 3D打印工艺中的重要参数作为因素,将成形尺寸误差分成不同水平,通过全因子试验得到多参数组合的最优结果,从而得到对设计模型还原度很高的3D打印植入体。②基于MRI影像学数据构建的眼球及其附属器模型与有限元力学分析对植入体压力性能的测试,用计算机模拟植入体最佳施力角度与部位,在后巩膜上施加适当的压力,能增加视网膜解剖复位率,减少术后复视、散光发生的可能性。术中沿预设引导路径植入,植入体能避免压迫眼外肌与视神经,在术中OCT直视下的定量、精确视网膜解剖复位操作,有效降低医源性损伤视网膜、巩膜或眼外肌的发生风险。

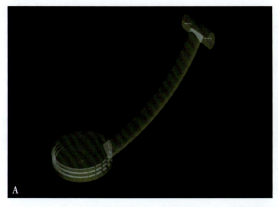
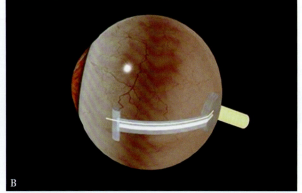

图12-3-2　3D打印技术在视网膜手术中的应用
A. 3D打印黄斑外加压块设计图;B. 3D打印黄斑外加压块手术顶压。

三、3D 打印技术在眼底肿瘤放射治疗领域中的应用

（一）巩膜外敷贴器的 3D 打印

随着放射治疗在眼肿瘤中的运用，逐渐成为葡萄膜恶性黑色素瘤（uveal malignant melanoma, UMM）的主流治疗手段，其中敷贴放射治疗（巩膜外敷贴放射治疗）为最常用的放疗方法，其他治疗方法还包括质子束放射治疗（proton beam radiotherapy, PBT）和立体定向放射外科（stereotactic radiosurgery, SRS）。EPBT（episcleral plaque brachytherapy, EPBT）是全球范围内应用最广泛的疗法，它对 UMM 病灶局部的辐射剂量更加高度集中，而对肿瘤周围组织的辐射则较少。根据肿瘤的位置及大小不同，目前临床上所使用的埋放放射粒子的敷贴器均需定制，但仅限于敷贴器的尺寸以及是否带有卡槽（用于治疗视神经周围的肿瘤）。目前已有相关研究者根据肿瘤大小进行敷贴器的 3D 打印，使敷贴器的形状与大小与肿瘤界限更加吻合，降低对正常组织的不必要辐射。

（二）包含肿瘤的眼球模型的 3D 打印

对于不适合采用巩膜外敷贴放射治疗以及肿瘤位置较深或较大的 UMM，通过立体定向放射外科手术可将高剂量的射线集中作用于目标组织，而周围组织则相对较少受到照射。而立体定向放射外科需要借助眼部 CT 和 MRI 在三维空间内将肿瘤精确定位，确定目标肿瘤的边界，同时标记出关键的解剖部位（视交叉、脑干、视神经、视网膜、黄斑、晶状体和睫状体等），在最大程度上避免了对重要结构的照射，减少了放疗相关副作用，提高患者的生活质量。与二维的影像学技术相比，3D 打印的眼球疾病模型有助于医生全方面理解和想象肿瘤的大小和定位，在确定肿瘤边界的过程中降低了主观性的影响和测量误差，有效降低放射相关副作用，如放射性视网膜病变、白内障、新生血管性青光眼和视神经病变。与此同时，在计算每个辐射束的穿透肿瘤深度时提高了准确性，为患者提供优化的放疗方案。将 3D 打印技术运用于眼肿瘤的临床治疗中，将提高个体化精准治疗的水平。

（汪朝阳）

参 考 文 献

[1] LORBER B, HSIAO W K, HUTCHINGS I M, et al. Adult rat retinal ganglion cells and glia can be printed by piezoelectric inkjet printing[J]. Biofabrication, 2014, 6(1): 015001.

[2] CHOI S W, KWON H J, SONG W K. Three-dimensional printing using open source software and JPEG images from optical coherence tomography of an epiretinal membrane patient[J]. Acta Ophthalmol, 2018, 96(3): e399-e402.

[3] FURDOVA A, SRAMKA M, THURZO A, et al. Early experiences of planning stereotactic radiosurgery using 3D printed models of eyes with uveal melanomas[J]. Clin Ophthalmol, 2017, 11: 267-271.

第四节　3D 打印技术在眼科教学中的应用

现代医学教育鼓励学生探索性学习，逐步从框架性知识记忆模式转化为基于问题的学习模式。作为一种新颖、有效的临床教学手段，3D 打印帮助学生获取学习经验和认知体验，促进学生立体化获取和理解知识，拓展创造性思维，其应用于医学教学的各个层面是必然趋势。同时，眼科具有复杂精细的特点，对教学模型和教学技术的使用依赖性较高、教学难度大，但传统手段由于展示性和规范性的不足而效果不理想，借助 3D 打印等新兴技术的创新性教学变得重要而迫切。近年来，3D 打印技术引入教学，不仅促进了教学方式的革新，也为眼科教学带来新的机遇和挑战。

一、运用 3D 打印模型进行眼部形态学教学

（一）现状

视觉系统由眼球、眼附属器、视路及视中枢组成，其中眼球具有结构复杂、体积较小的特点，是教育教学的难点。由于眼部标本稀缺、制作与保存烦琐等因素，直接观察结构较困难，不适用于常规教学。传统教学模型铸型耗费大、工艺复杂、重复性差且精确度不高，教学效果不佳。临

床教师依靠数字化图片进行讲解，不能真实、完全、立体地展现解剖毗邻关系，学生较难掌握解剖层次和空间结构。

（二）优势

3D 打印在眼科形态学方面有很好的展现能力，其优势体现在以下几个方面。

1. 适当放大眼球结构模型，方便观察讲解。根据 Duke Elder 测量，正常眼球矢状径内轴为 22.12mm，外轴 24.15mm，横径 24.13mm，垂直径 23.48mm，体积为 6.5ml。3D 打印眼球模型依据临床教学需要，模仿眼球细微结构，并整体放大数倍。

2. 与正常眼部结构相似度高，避免因结构变异而产生误解。大体标本存在解剖结构变异的可能，而传统的眼部模型制作工序烦琐、精度不高，两者均可能引起学生误解。

3. 解剖层次分明，具体结构显示清晰。3D 打印模型可以清晰展示眼球壁三层结构、眼内容物、眶壁及眶壁上特殊结构，如：眶上切迹、泪腺窝、滑车凹等。

4. 易于保存管理，可反复使用。常用 3D 打印材料有良好的综合性能，如尼龙粉，有良好的力学性能、耐磨性、耐热性、阻燃性，使用与保存极其方便。

5. 激发学生自主学习热情，符合医学教育认知规律。

6. 符合医学伦理，避免了获取人体眼球标本的伦理问题。

（三）案例

眼球模型在临床教学中应用频率较高，对于不同阶段的医学生而言，构建眼球及附属器立体形象、掌握球内及眶内结构层次是未来从事眼科的基础。基于 Navarro 眼球模型的光学参数，使用 CAD 软件设计模拟眼球三维数字模型文件，借助 3D 打印技术制造出眼球模型。经测试，它可以实现在不同观察条件下对眼底可视区广度的测量，满足眼底的观察与研究的需要。掌握眼眶形态学结构也是眼科教学的难点。依据眼眶 CAD 模型，可打印出真实比例的眼眶模型，清晰展示眼眶四棱锥样的骨性腔隙、眶上裂、眶下裂、视神经管等特殊结构，以及眶与鼻窦的毗邻关系（图 12-4-1）。

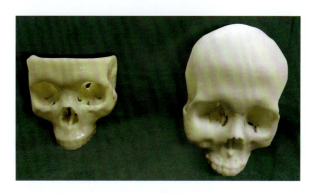

图 12-4-1 3D 打印眼眶和头颅示教模型

二、借助 3D 打印具象化眼部疾病

（一）现状

眼部范围狭小、结构精细、部位隐匿、解剖复杂，许多眼科疾病需要患者检查过程中充分配合或在术中经过复杂的暴露过程才可直观探查病灶、展示典型病变，供学生观察学习。在实际临床示教过程中，学生数量多，能理解并接受实习、规培教学的患者数量相对较少。在这种情况下，临床医师若延长示教时间将极大影响患者就医体验，难以得到患者全程配合，甚至引起医患纠纷；或受限于手术医疗安全的限制，可术中学习的机会更为稀缺，亦无法成为可推广的有效教学模式。同时，由于医疗水平差异和地区差异，部分医院无法开展罕见眼科疾病或疑难病例手术，缺少真实病例模型，学生缺乏对这类疾病的直观认知。目前临床教学普遍采用的是非个性化的、预成型的、仿真度不高的疾病教学模型。

（二）优势

3D 打印技术可以通过高分辨率 CT 扫描等方式获得患者眼部病变数据，经软件处理后形成 3D 图形，传输到 3D 打印机，再选择合适的材料打印出成品。优势如下。

1. 打印病变局部的 3D 实体模型，展示病变局部解剖关系，有助于深入理解病变机制，引导学生建立立体的疾病观，培养主动思考的习惯，制订可能的治疗方案，完善诊疗思维。

2. 打印模型具有良好的可控性，可按需制作多份同一病例的模型，或依据具体需求一次性制作个性化模型，各类医学、教学机构的参与者均可按需进行教学。

（三）案例

以眼眶骨折为例，头面部外伤容易导致眼眶及周围组织骨折。眼眶结构复杂，有眶壁、眶缝及各种特殊结构，学生对解剖结构的不熟悉，病例示教时抽象难懂，可能导致对病变部位误判和错误解读，影响教学效果。临床中我们可以通过眼眶的 CT 三维重建来估计眶壁骨折的高度、深度、宽度，但是由于组织间密度不一样，存在很多数据采样或数字化重建技术问题导致的缺损和失真，不能真实地还原眶壁损伤的 3D 形态，进而影响教学效果。根据每个眼眶骨折患者的 CT 影像数据，利用尼龙粉、聚乳酸等材料成功打印出个体化、等比例的三维立体眼眶骨折模型，使临床医师能够更加充分地了解眼眶骨折的形态、面积及其周围骨骼的二维结构关系，从而使临床医师

能直观地进行教学，帮助学生理解病变解剖关系与发病机制（图 12-4-2，图 12-4-3）。上海交通大学医学院附属第九人民医院眼科利用积累的各类眼眶病 3D 打印模型建立了眼眶病 3D 打印模型资料库，可依据不同的教学需求选择代表性模型进行解剖结构、发病机制、手术方法等方面的仿真教学，取得了良好的教学效果。

三、结合 3D 打印模型模拟眼部经典手术

（一）现状

许多眼部疾病以实际操作和手术治疗为主，如果单纯通过阅读教材和现场观摩教学，学生对操作和手术的理解是抽象的、不深刻的。通过实践操作提升手术技能是医学生成长的必要方式，然而眼科手术极其精密，一旦失误可能带来难以

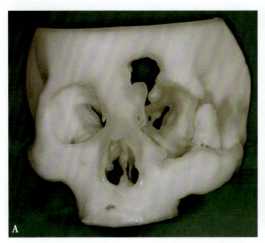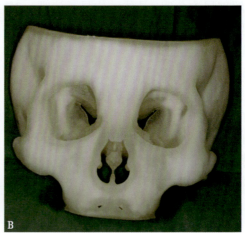

图 12-4-2 眼眶复合性骨折模型（A）与正常头颅模型（B）对比图

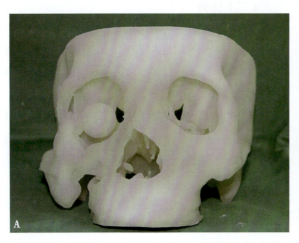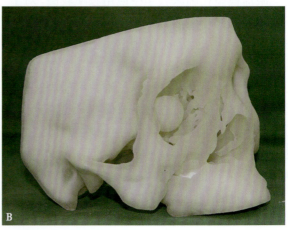

图 12-4-3 眼眶缺损及眼球移位模型
A. 正位观察；B. 侧位观察。

挽回的并发症。传统的培养模式中，或使用动物实验降低风险，或通过手术实地教学提高效率，但二者难以兼顾。

（二）优势

相比传统手术教学方式，将 3D 打印模型应用于眼部手术教学与训练具有如下优势。

1. 制作高仿真、个性化的组织、器官模型，替代二维图像及人体标本，清晰再现病变结构。

2. 模型可供学生反复演练、熟能生巧，在实际手术操作时能够胸有成竹、有的放矢，对提高手术操作效率、降低风险、保障患者安全具有重要价值。

3. 在模型上进行手术方法、路径及操作技巧的学习，更加直观地掌握操作步骤、体验操作手感、总结操作要领，锻炼临床实际操作能力，培养空间理解能力。

4. 没有时间限制，有利于学生反复练习，及时纠正错误，不需顾及长时间操作对患者产生不良后果，切实培养学生的求是精神。

（三）案例

基于患者眼眶 CT 数据重建的 STL 模型，可以依需求不同使用不同的材料 3D 打印患者的眼眶模型。基于上述模型，正常眼眶与病变眼眶的对比教学、手术入路的直观教学、预成型眼眶植入物二次塑形的模拟教学得以顺利开展，完成从课堂、诊室到手术台的全流程教学，借助 3D 打印技术实现以提高医生诊疗水平为最终目的的直观教学。例如，将眼眶骨折患者 CT 数据输入计算机辅助设计 / 计算机辅助制造（CAD/CAM）系统，生成眼眶树脂模型，同时设计修补术的预成型植入材料，应用 3D 打印模型进行眼眶修复材料的预塑形（图 12-4-4）。借助 3D 打印以及导航内镜技术，手术更精准、更安全、更规范，有助于青年医师及医学生的成长。

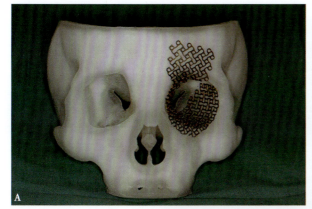
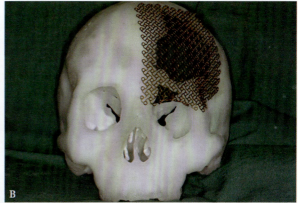
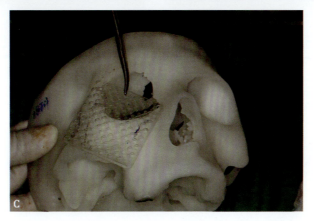

图 12-4-4 应用 3D 打印模型进行眼眶修复材料的预塑形

A. 眼眶骨折缺损预成型钛网；B. 眼眶及颅骨缺损预成型钛网；C. 眼眶骨折缺损预成型可吸收材料。

（范先群　周慧芳）

参 考 文 献

[1] 鲜军舫，史大鹏，陶晓峰. 头颈部影像学眼科卷 [M]. 北京：人民卫生出版社，2014.

[2] XIE P, HU Z, ZHANG X, et al. Application of 3-Dimensional Printing Technology to Construct an Eye Model for Fundus Viewing Study[J]. PLoS One, 2014, 9(11): e109373.

[3] 刘成刚，陈丽鸿. 3D 打印技术在眼耳鼻咽喉科临床教学中的应用及展望 [J]. 中国医学教育技术，2018，32(1): 58-61.

[4] 张鹤，陈明，李鹤明，等. 应用 3D 打印制作个体化眼眶模型的研究 [J]. 中华眼外伤职业眼病杂志，2015，37(2): 102-106.

[5] 刘梅歌，张钰，李晓丹. 3D 技术在医学教育中的应用和展望 [J]. 中华医学教育探索杂志，2016，15(5): 533-537.

[6] LU W, ZHOU H, XIAO C, et al. Late Correction of Orbital-Zygomatic-Maxillary Fractures Combined With Orbital Wall Fractures[J]. Journal of Craniofacial Surgery, 2012, 23(6): 1672-1676.

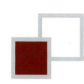

第十三章　3D 打印技术在整形外科领域的应用

第一节　3D 打印辅具在整形外科的应用

一、3D 打印辅具在颅颌面畸形的应用

（一）基于 3D 打印制作的头盔在婴儿体位性头颅畸形中的应用

婴儿体位性头颅畸形定义为婴儿头部形状不对称，表现为颅顶或头颅高度与前后左右宽度不对称，并伴有面部器官不对称（如双耳、双眼不对称）。主要分四个类型：斜头畸形、短头畸形、三角头畸形、舟状头畸形。引起畸形的因素主要跟睡姿、早产儿（新生儿重症监护室体位）、先天性肌性斜颈、宫内胎儿生长受限（双胞胎、多胎妊娠）、产伤等有关。

在我国，由于部分地区流行"睡扁头"的传统习惯或家长的疏忽，给婴儿长时间保持固定卧姿导致体位性头颅畸形的病例越来越多，其中后斜头发生率较高，在正常出生小儿中可有 5%～25% 的发生率。其原因主要为 1 岁以内小儿前后囟门及颅缝未闭合，若长时间采用某一体位睡眠，将使局部颅骨趋向移动过多，即可导致头颅不圆润情况产生。如果不及时治疗，头部形状不对称继而造成其他部位畸形或者相关联部位的移位，例如不正常的颅骨高度和宽度，以及伴有同侧前额突出的枕骨扁平，明显的耳朵错位，不对称的眼眶等，从而导致视觉和前庭的损伤，对眼外肌肉和神经的压迫而产生的眼眶变形，最终引起感觉障碍等。80% 以上的家长由于头颅畸形造成患儿面部不对称、颞下颌关节不对称和牙齿排列问题，产生一定程度的自责，头颅畸形也可导致儿童自卑情结。85% 的婴儿体位性头颅畸形发生在出生后 1 年内，及时诊断和治疗至关重要。矫形

头盔治疗是目前对于婴儿体位性头颅畸形的主要治疗手段之一。

1. 制作流程

（1）首先使用手持三维激光扫描仪对需要头盔制作的患儿头颅进行扫描，对生成的文件使用 3D 设计软件如 Geomagic Design X 进行编辑。根据镜像对称翻转大脑半球，在颅骨扁平处形成新的补片。

（2）将设计好的 STL 格式文件输入 3D 打印机，打印出患儿的头颅和补片（图 13-1-1）。

（3）剪裁合适大小的低温热塑板，置于 70℃ 恒温水箱中，待板材完全变软后在打印好的头颅模型上塑形，修剪打磨边缘，头盔内部加装海绵衬垫，并安装好固定带（图 13-1-2）。

（4）在患儿头部试戴，并调整至合适的松紧度。

2. 注意事项

（1）每次佩戴均需调整头盔的位置以保持头部突出的部位紧密接触头盔，扁平的部位即补片的位置留有空间，给头部生长提供一种规则的可塑性空间。

（2）患儿家长必须要有良好的依从性，遵医嘱按时按要求佩戴，患儿适应后每天佩戴 23h，根据严重程度佩戴 3～6 个月，每 2～4 周定期门诊随访，调整头盔的局部形状至完全合适。

（3）日常保持头盔的干燥清洁，禁用热水清洗，避免过度冲撞。

矫形头盔的原理是通过给婴儿头部施加持续、温和的压力来抑制突出区域的生长，在扁平区域留有空间促进其生长。通过渐进性矫治措施，使得患儿头部形状和相貌变得匀称。由于头部保持正中，婴儿所感受获取的信息更加准确，从而确保大脑快速发育。矫形头盔在婴儿 4～12 月龄使用为最佳时间，因为 4 月龄前的婴儿头骨的生长速度快，且有更大的延展性，可以通过体

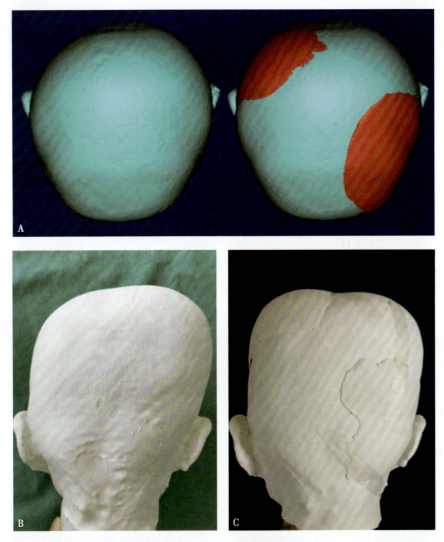

图 13-1-1　3D 头颅模型
A. 3D 扫描头颅成像；B. 3D 打印患儿头颅；C. 3D 打印患儿头颅补片。

位矫正。12 月龄后由于头颅生长速度变慢、颅骨变硬以及囟门闭合，使矫形头盔治疗的效果不明显。有证据表明，矫正头盔的应用使 87% 的头颅畸形患儿取得了显著改善，并且佩戴矫形头盔不影响颅骨的发育，其他并发症如皮疹、对皮肤的压伤和对头发的损害等发生率也非常低。

（二）基于 3D 打印制作的鼻赝复体在颅颌面畸形中的应用

因先天畸形、外伤、肿瘤切除以及炎性反应等因素所导致的颅颌面畸形，均可导致颜面部功能障碍和畸形，需要通过不同手段恢复其外形、功能，及时正确的个性化修复对于功能恢复、容貌改善、生活质量的提高具有重要的社会意义。

鼻位于人面部中央，面部的线条美和立体感都以外鼻为核心，在其周围平衡统一。所以鼻部缺损将严重影响患者的容貌，从而带来严重的心理伤害。鼻大面积缺损或缺失的患者，临床上通常使用鼻赝复体（nasal prosthesis）（义鼻）为其进行重建。然而，由于缺损的鼻部没有对侧参考，鼻赝复体的外形仿真一直以来依靠技工观察患者面部特征，参考患者自述或照片，手工堆蜡雕刻来完成外形仿真设计。人手雕刻，不可避免地带来赝复体形态单一，缺乏个性等问题，同时也掺杂了雕刻者的主观意识和习惯手势。雕刻者的美学素养、临床经验和雕刻技能等也都不同程度地影响了鼻赝复体的仿真效果。随着 3D 技术的快速发展，基于计算机辅助设计原理，应用逆向工程图像处理，3D 打印鼻赝复体在整形外科应用也越来越多。

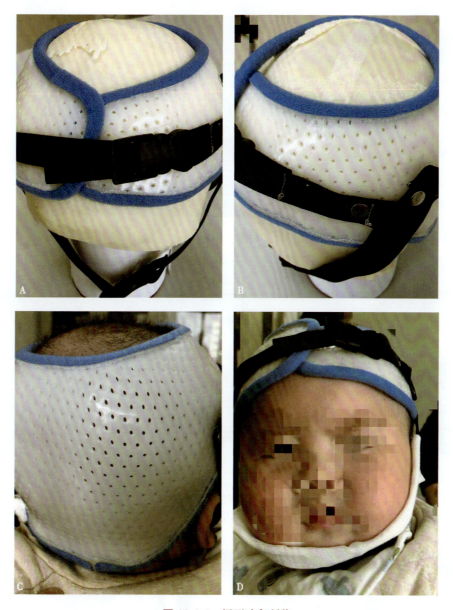

图 13-1-2 矫形头盔制作
A. 头盔正面；B. 头盔侧面；C. 头盔背面；D. 患儿头盔佩戴后。

1. 制作流程

（1）让外鼻及部分面部缺损的患者静止端坐，自然头位，使用手持三维激光扫描仪扫描获取患者面部缺损的信息。同时扫描获得一位患者直系亲属的正常面部信息，保证鼻翼两侧倒凹区信息完整。

（2）对扫描获取的信息使用 3D 设计软件如 Geomagic DesignX 进行编辑，截取亲属的鼻形信息在缺损区拼合，使得患者面部完整，比例协调（图 13-1-3）。

（3）对获得的缺损鼻部信息进行倒模设计，形成一个涵盖该鼻形而中空的立方体结构，通过 3D 打印机打印出模型。

（4）在模型中空位置注入与患者肤色接近的医用硅橡胶，待其固化后打开模型取出鼻赝复体，修剪边缘以保证边缘菲薄，与面部形成移行过渡，经过调色等一系列工艺来完善成品（图 13-1-4）。

2. 注意事项

（1）每次佩戴均保证赝复体位置中正，采用医用防过敏胶水固定赝复体在患者面部，保证边缘与面部皮肤完全贴合。

（2）佩戴过程中避免冲撞，用力揉搓等。

（3）日常使用保持干燥清洁，硅橡胶容易老化，应避免暴晒。

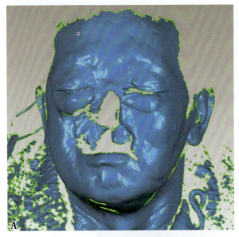
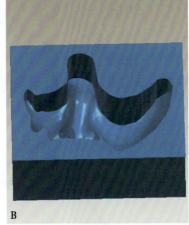
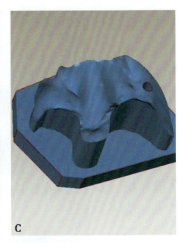
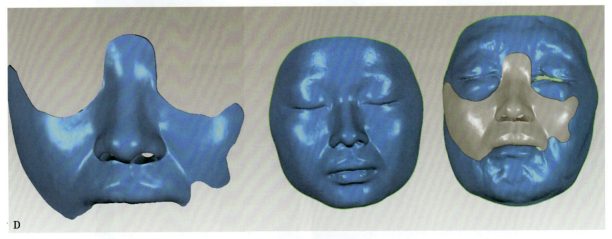

图 13-1-3 面部赝复体设计
A. 3D 扫描颜面缺损部位；B. 3D 设计后的中空立方体倒模；C. 鼻赝复体形状；D. 鼻赝复体佩戴后软件模拟。

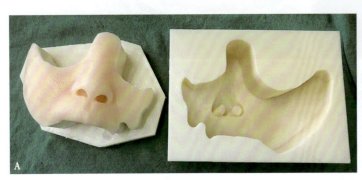
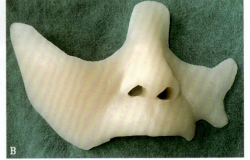

图 13-1-4 面部赝复体制作
A. 3D 打印中空立方体倒模；B. 硅橡胶鼻赝复体成品。

鼻赝复体信息来自患者自行挑选的直系亲属，通过三维扫描获取，通过 3D 设计软件将正常鼻形剪裁，边缘向患者面部做过渡、拼接，完成正常鼻与患者面部模型精准拼合，最终 3D 打印模型局部加工制作而成。由于各环节的数据损失比较小，还原精度较高，因此外形仿真自然，患者满意较高。同时，所有设计过程可视，便于医患交流。计算机能为患者保留相应的医疗数据及资料，一旦患者需重新制作，即可在较短的时间内制作完成。基于 3D 打印技术，大大提高了赝复体制作的精度和效率，减少了医技的劳动时间和患者的就诊次数，在整形外科颅颌面畸形治疗中有着明显的优势。

二、3D 打印辅具在耳再造的应用

常见的外耳畸形（deformity of external ear），包括先天性小耳畸形（congenital microtia）及外伤或烧伤后的耳郭缺损等，多需要进行耳郭部分或全部再造。

复杂的耳部结构使耳郭再造成为整形外科最具挑战的重建手术之一。没有哪一个体外器官具有像耳郭这样复杂和精细的外形。随着外科技术的发展，精湛的整形外科技术和艺术高度完美地结合，已使再造耳郭的形态达到近乎自然和逼真的境地。然而耳郭再造术后，表面的被覆皮肤存在相当大的张力，皮肤易于趋向舒展平坦，而使耳支架的表面结构凹部变浅或消失，使耳支架的三维立体构型难以充分显露。同时植皮区皮片挛缩、瘢痕的牵拉可能导致耳郭贴近头颅，颅耳角不明显或消失，从而使手术效果大打折扣，有的甚至需要再次植皮。临床中，在耳再造术后应及时使用 3D 打印耳罩，用来预防耳后瘢痕挛缩，维持外耳形状以达到最佳术后效果。

1. 制作流程

（1）对耳再造术后患者耳部进行手持三维激光扫描仪扫描，对生成的文件用 3D 设计软件如 Geomagic DesignX 进行编辑。根据再造耳郭的特点，设计前后两片耳罩，空出外耳道和耳垂的位置。

（2）将设计好的 STL 格式文件输入 3D 打印机，打印出与再造耳郭精确匹配的耳罩。

（3）将打印出的耳支具边缘打磨光滑，使用直径合适的螺丝给患者佩戴固定（图 13-1-5）。

2. 注意事项

（1）每次佩戴均需调整耳罩上中下三个位置固定点的松紧，以确保耳罩前后两片牢牢地固定住再造耳郭。

（2）患者必须要有良好的依从性，遵医嘱按时按要求佩戴，患者在适应后每天佩戴 16h 以上，需定期门诊随访，如有不合适及时调整。

（3）佩戴耳罩过程中应避免暴力冲撞，睡觉时防止挤压，日常保持干燥清洁，避免高温清洗。

目前，大部分耳再造术后患者使用的是传统低温热塑板材（low temperature thermoplastic）的耳罩，用以维持重建耳郭的形态，存在精度低，无法完全匹配耳郭复杂的形状，无法加压固定耳郭

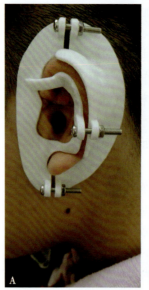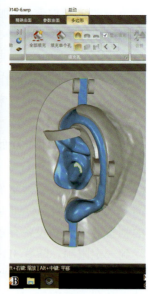

图 13-1-5 3D 打印耳支具

A. 3D 打印耳支具的佩戴；B. 3D 打印耳支具佩戴后软件模拟。

等缺点，不能满足术后患者康复需求。3D 打印耳罩能为患者提供更加个性化、精准辅具，固定良好，舒适度和精确度都优于传统辅具，更有利于整形术后患者的康复，提高了手术效果和患者满意度，减少了二次手术的可能。另外三维扫描成型时间短，经过 3D 设计可直接打印成品，所需打印材料少，节能环保，无需多余人力参与，具有可重复性，较传统辅具制备具有明显的经济效益和社会效益。

三、3D 打印辅具在面部瘢痕畸形的应用

瘢痕是各种创伤引起正常皮肤组织的外观形态和组织病理学改变的统称，是人体创伤愈合过程中的必然产物。病理学上将瘢痕分为正常瘢痕和病理性瘢痕。病理性瘢痕的形成与胶原在创面愈合过程中合成和降解的代谢失衡有关，主要包括增生性瘢痕和瘢痕疙瘩。面部是人体的暴露部位，约 50% 的烧伤会累及该部位。发生于面部的病理性瘢痕往往会造成各种畸形，不仅使患者失去正常面容，还会严重影响眼、口闭合和通气功能。

面部瘢痕畸形的整复时机一般在 6 个月至 1 年瘢痕软化后进行。但对于严重的眼睑外翻、鼻孔闭锁、小口畸形等影响功能的情况，应尽早手术。术前术后使用辅具，应用压力治疗，外用抗瘢痕药物治疗、类固醇激素瘢痕内注射及激光治

疗等可改善瘢痕挛缩,加速瘢痕软化。其中,辅具需持续使用至术后6～12个月。辅具通过力学原理,压迫或牵伸瘢痕,起到抑制瘢痕增生、维持面部形态、对抗畸形的作用,是面部瘢痕畸形治疗中不可或缺的一环。常用的面部辅具包括:压力面具、鼻模和张口器。

(一)3D打印压力面具在面部瘢痕畸形中的应用

人面部结构较为复杂,以往常采用硬质压力面罩来解决凹陷部位加压的问题。然而压力面罩的制备对场地和设备有较高要求,使其临床应用受到一定限制。随着3D打印技术发展,采用3D技术来制作压力面具成为可能。通过高精度扫描技术替代石膏取模,计算机软件处理取代传统修模过程,树脂打印材料取代传统高温热塑板材,从方法到材料的改变使得压力面罩的制作更加简便、快速、精准。3D打印的面具,压力分布更加均匀,可与面部近乎完美贴合,能更好地控制瘢痕,维持脸部形状,抑制因瘢痕增生及挛缩导致的面部变形。

1. 制作流程

(1)采用三维扫描仪或头颅CT进行面部数据采集。

(2)三维扫描仪扫描后获得的STL文件经逆向工程软件如Geomagic Studio编辑设计成面具模型。DICOM格式的CT影像数据先经Mimics软件提取重建成STL文件,再通过3-matic等软件编辑设计成面具模型。

(3)将设计完成的面具模型数据输入光固化3D打印机,使用透明光敏树脂材料进行打印。经打磨、抛光、添加弹性固定带等工序,最终完成压力面具的制作(图13-1-6)。

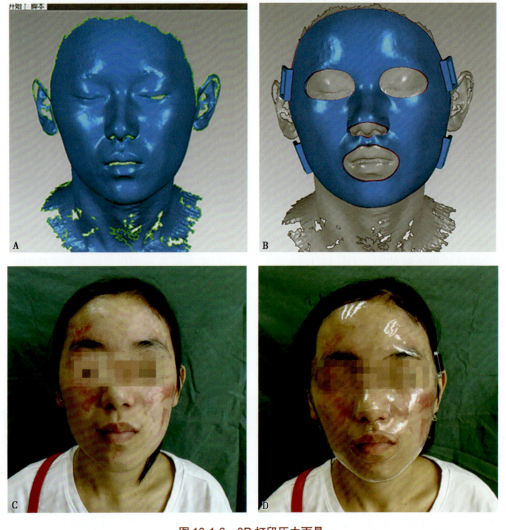

图13-1-6 3D打印压力面具

A. 面部数据采集;B. 面具模型设计;C. 患者佩戴面具前;D. 患者佩戴面具效果。

2. 注意事项

（1）佩戴压力面具时，压力通过弹性固定带调节，以瘢痕受压发白为准。

（2）佩戴时间从 5h/d，逐渐增加至 10～12h/d，甚至更长，在洗漱和进食时取下。压力面具需佩戴 6 个月以上，直至瘢痕稳定。

（3）每日对压力面具和治疗部位进行清洁。

（4）定期复诊。随着瘢痕的改善，面具将逐渐变得不再贴合，可通过在局部增加硅胶膜来增压和塑形，必要时重新制作。

（二）基于 3D 打印技术制作的硅胶鼻模和张口器在面部瘢痕畸形中的应用

口鼻周围的瘢痕增生及挛缩，常会引起口鼻歪斜、小口症和鼻孔缩小等畸形。传统制作的张口器调节范围较小，商品化硅胶鼻模的型号尺寸不够丰富，无法满足患者个体化的要求。而通过 3D 打印技术可直接从计算机图形数据中生成任何形状的物品，可在更大程度上满足个性化的需要。利用 3D 打印技术，可以根据患者不同情况设计不同尺寸和形状的张口器以及硅胶鼻模，极大地提高了患者使用的舒适度以及治疗效果。

1. 制作流程

（1）根据患者的具体情况，视口角间距、鼻孔形状大小等因素，通过 Solidworks 等 3D 建模软件设计不同尺寸的张口器以及硅胶鼻模的模具，满足个性化的需求。

（2）将设计完成的张口器以及硅胶模具的模型数据，输入熔丝沉积（fused deposition modeling，FDM）式 3D 打印机，选择丙烯腈 - 丁二烯 - 苯乙烯（acrylonitrile-butadiene-styrene，ABS）等材料进行打印。

（3）硅胶鼻模制作需要倒模，将抽过真空的液态医用硅胶注入打印好的模具，在室温 25℃ 条件下，3～4h 即可固化完成（图 13-1-7，图 13-1-8）。

2. 注意事项

（1）张口器通过旋转正反丝双头螺杆来调节张口距离，拉力不可过大，一般以口角处组织颜色轻微变化为度。

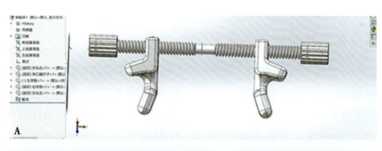

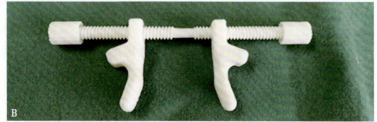

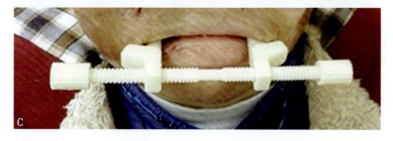

图 13-1-7　3D 打印张口器
A. 设计模型；B. 3D 打印张口器；C. 患者佩戴张口器效果。

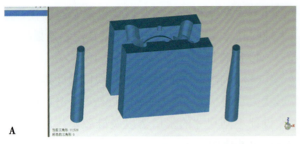
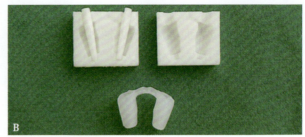
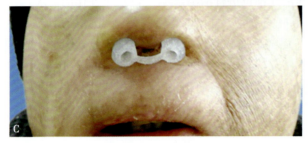

图 13-1-8　基于 3D 打印技术制作的硅胶鼻模
A. 鼻模模具设计；B. 3D 打印模具及成形鼻模；C. 患者佩戴鼻模效果。

（2）张口器和鼻模需全天使用，在洗漱及进食时取下。持续佩戴 6 个月以上，直至瘢痕稳定。

（3）注意张口器和鼻模的每日清洁。

（4）定期复诊。随着鼻孔周围瘢痕情况的改善，必要时重新制作鼻模。

四、3D 打印辅具在四肢畸形中的应用

四肢畸形可分为先天性畸形和因烧伤、创伤等后天原因造成的创伤畸形。四肢畸形的治疗视畸形类型及严重程度而定，选择保守治疗或手术治疗，抑或采用假肢代偿方案。在四肢畸形治疗中除了假肢，矫形器也是被应用最多的辅具之一。对于某些畸形程度不严重的患者，通过矫形器进行保守治疗，即可获得满意疗效，对于需要手术的患者，在术前术后佩戴矫形器，也可起到固定、保护、预防、矫正及代偿等作用。可以说假肢矫形器是四肢畸形治疗中非常重要的组成部分。

传统假肢矫形器纯手工制作，包括取模、修模、成型加工等工序，制作工艺十分复杂。而 3D 打印假肢矫形器，则通过三维扫描仪获得肢体或残肢的数据，经软件设计修改，再使用 3D 打印机打印成型。由于受到技术和材料的限制，很多情况下 3D 打印假肢矫形器还需要传统工艺进行补充，使其在制作时间上并没有明显优势。但在其他方面，由于 3D 打印技术的运用，使假肢矫形器的贴合度和精确度得到了极大的提高，同时又具有重量轻、透气性好、舒适美观等特点。

1. 制作流程

（1）通过三维扫描仪或 CT 采集患者数据。

（2）三维扫描仪扫描后获得的 STL 文件经逆向工程软件如 Geomagic Studio 进行设计处理。DICOM 格式的 CT 影像数据先经 Mimics 软件提取重建成 STL 文件，再通过 3-matic 等软件进行设计处理。同时采用 ABAQUS 等有限元分析软件对假肢矫形器模型进行验证，实现结构优化、节省材料、增加舒适度等。

（3）将设计完成的假肢矫形器模型数据输入打印机进行打印。对打印完成的假肢矫形器进行后处理，通过打磨、添加衬垫、固定带等工序予以完善（图 13-1-9）。

2. 注意事项

（1）3D 打印假肢矫形器需严格遵照医嘱佩戴。

（2）注意骨突部位的保护，观察皮肤情况，防止压疮的产生。如在佩戴中出现水泡、破溃等情况，及时复诊。

（3）每日对假肢矫形器以及治疗部位进行清洁。

（4）定期复诊。视个体情况，对假肢和矫形器进行修改，必要时重新制作。

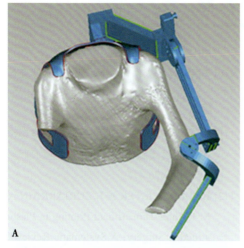

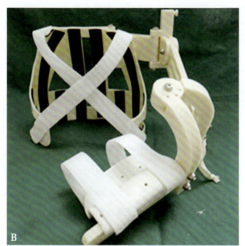

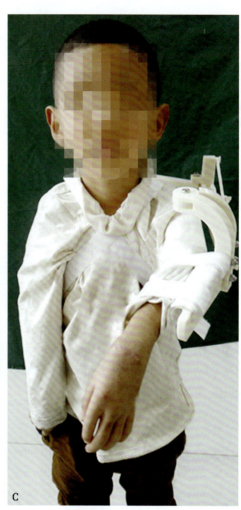

图 13-1-9　3D 打印上肢畸形动态矫形器
A. 支具模型设计；B. 支具打印；C. 患者佩戴支具效果。

第二节　3D 打印技术在整形外科器官再造的应用

整形外科患者在恢复功能的同时，对形态学方面的要求也十分突出，如颅颌面外科、面部器官构建、乳房再造及四肢的假体等。在恢复功能的前提下如何精确重建器官的三维立体结构是成功修复的关键所在。目前，三维打印技术为实现这一目标提供了可能，特别是精准的三维技术和生物材料的打印技术相结合，更是为整形外科器官再造这一领域提供了可期的前景。上海交通大学医学院附属第九人民医院整形外科李青峰教授团队在自体脸面预构重建中，针对脸面复杂缺损的病例，应用三维数字扫描和模拟技术，辅助计算皮瓣所需面积和术中立体复合组织／器官构建，取得了良好的效果。国外许多整形外科学者在颅颌面构建、面部器官整形再造领域，也不同程度地应用了 3D 技术，或加快了手术速度，或提高了手术的精确度。但距离 3D 生物打印组织器官应用于临床并取得满意的结果，还有较长的路要走。总体来讲，3D 技术促进了整形外科器官再造的发展，展现了极为广阔的应用前景。

（樊佳俊　许佳　韩冬）

参 考 文 献

[1] LIPIRA A B, GORDON S, DARVANN T A, et al. Helmet versus active repositioning for plagiocephaly: a three-dimensional analysis[J]. Pediatrics, 2010, 126(4): e936-e945.

[2] ROBY B B, FINKELSTEIN M, TIBESAR R J, et al. Prevalence of positional plagiocephaly in teens born after the "Back to Sleep" campaign[J]. Otolaryngol Head Neck Surg, 2012, 146(5): 823-828.

[3] HUTCHISON B L, STEWART A W, MITCHELL E A. Deformational plagiocephaly: a follow-up of head shape, parental concern and neurodevelopment at ages 3 and 4 years[J]. Arch Dis Child, 2011, 96(1): 85-90.

[4] 熊耀阳, 陈晓波, 焦婷, 等. 快速成型技术在鼻赝复体制作过程中的应用 [J]. 上海交通大学学报: 医学版, 2008, 28(4): 417-419.

[5] 郗敏, 曹玮, 冯幼平. 应用 Medpor 支架行全扩张法耳廓再造术 [J]. 中国美容整形外科杂志, 2016, 8(27): 469-472.

[6] 夏照帆, 吕开阳. 中国临床瘢痕防治专家共识 [J]. 中华损伤与修复杂志(电子版), 2017, 12(06): 401-408.

[7] PRASAD J K, BOWDEN M L, TOMSON P D. A review of the reconstructive surgery needs of 3167 survivors of burn injury[J]. Burns, 1991, 17(4): 302-305.

[8] 全国整形外科多中心研究平台. 面部烧伤畸形诊疗指南 [J]. 中国修复重建外科杂志, 2015, 29(05): 529-533.

[9] WEI Y, LI-TSANG C W, LIU J, et al. 3D-printed transparent facemasks in the treatment of facial hypertrophic scars of young children with burns[J]. Burns,

2017, 43(3): e19-e26.

[10] 熊宝林, 周大伟, 徐静, 等. 3D 打印在假肢矫形器技术领域的应用前景初探 [J]. 中国康复, 2018, 33(06): 523-525.

[11] 廖政文, 莫诒向, 张国栋, 等. 3D 打印个性化康复矫形器的设计制作 [J]. 中国医学物理学杂志, 2018, 35(04): 470-477.

[12] BAUERMEISTER A J, ZURIARRAIN A, NEWMAN M I. Three-Dimensional Printing in Plastic and Reconstructive Surgery: A Systematic Review[J]. Ann Plast Surg, 2016, 77(5): 569-576.

[13] LI Y, YANG X, LI D. The Application of Three-Dimensional Surface Imaging System in Plastic and Reconstructive Surgery[J]. Ann Plast Surg, 2016, 77 Suppl 1: S76-83.

[14] ZAN T, GAO Y, LI H, et al. Pre-expanded, Prefabricated Monoblock Perforator Flap for Total Facial Resurfacing[J]. Clin Plast Surg, 2017, 44(1): 163-170.

[15] CHOI J W, KIM N. Clinical application of three-dimensional printing technology in craniofacial plastic surgery[J]. Arch Plast Surg, 2015, 42(3): 267-277.

[16] HSIEH T Y, DEDHIA R, CERVENKA B, et al. 3D Printing: current use in facial plastic and reconstructive surgery[J]. Curr Opin Otolaryngol Head Neck Surg, 2017, 25(4): 291-299.

[17] JESSOP Z M, AL-SABAH A, GARDINER M D, et al. 3D bioprinting for reconstructive surgery: Principles, applications and challenges[J]. J Plast Reconstr Aesthet Surg, 2017, 70(9): 1155-1170.

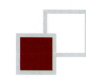

第十四章　3D 打印技术在神经外科领域的应用

第一节　神经外科技术特点及 3D 打印技术在神经外科应用进展

三维打印（three-dimensional printing，3DP）技术代表着当前医疗及科研行业的重点发展方向之一，率先在骨科获得广泛临床应用，在心脏外科、颌面口腔外科等各科领域内已获得一定的探索应用，在神经外科具体应用研究涵盖了复杂疾病医学模型、个性化肿瘤精准医疗以及高端植入类器械的制造、外科手术导板、复杂组织工程支架制造、组织再生与修复等多个方面。

神经外科手术具有复杂性、立体性、精准性、要求高、难度大等特征，因此该学科的手术技术学习周期较其他学科长，同时对解剖的掌握要求较高，手术操作难度大，低年资医师很难独立完成一台较复杂的手术。其次颅脑解剖相对于其他系统解剖更复杂与精细，医学院校缺少新鲜的人体标本供医学生及临床医生学习，无形之中更增加了神经外科的学习难度及年轻医师的成长难度。尽管现在的 3D 影像重建技术一定程度上可以帮助外科医生理解疾病的解剖学细节，包括目前用于培训的手术模拟器，虽然提供了三维空间和力反馈，但也难以提供贴近真实的手术体验，传统的显微神经外科手术解剖训练又无法较好地模拟和提供特定疾病的病理特征。3D 打印技术能够生成精确的、有形的解剖结构复制品，忠实地显示正常和病理变化。它在神经外科领域的应用具有很高的创新性，并寻求改善受训人员的体验和日常神经外科实践。一个成熟有效的模拟训练系统有助于提升年轻神经外科医生的能力。目前国内外已有很多学者进行颅脑复杂疾病模型的打印教学研究，在设计手术入路操作模型，病理标本的制作，复杂解剖结构的放大化处理，以及

颅底及耳蜗等复杂结构的重建方面取得了较好的效果。国外 Caitlin Ploch 等利用 3D 打印制造大脑模型用于神经外科手术教学培训及手术前手术方式的选择。将患者检查的原始数据进行三维重建，选用与患者脑组织硬度、弹性、触觉等物理性质相似的材料进行等比例打印，打印模型可用于临床教学及模拟手术操作。国内赵元立团队应用先进的多材质全彩 3D 打印技术，可以高度仿真打印脑血管疾病模型，并且从打印模型的大小、模拟手术操作的效果等方面给予评价，最后得出打印模型具有逼真的生理及解剖特性，在改善医患沟通、手术培训及术前模拟、指导手术操作方面具有积极作用。

在过去的十年中，3D 生物打印作为再生医学中的一个新领域经历了快速的发展。生物 3D 打印技术的提出，源于临床对组织修复和器官再生的需求。供体器官的极度缺乏，致使研究者逐渐将视野转向工程领域，以期从工程学的角度实现对组织和器官的模拟与再造。这项技术允许通过同时沉积活细胞、细胞外基质和其他生物材料，以用户定义的模式"自下而上"创造"活"的产品。

由于生物 3D 打印可以逐层控制分子 / 细胞 / 生物材料的空间沉积和组织，从下到上制造具有精确结构的复杂结构，还可以同时处理几种类型的生物材料（例如，具有多喷嘴的生物打印机）和不同的细胞，从而可以生产出更好地模仿自然组织特征的材料。这在中枢神经系统应用方面尤其有趣，因为它通过控制细胞 - 细胞和细胞 - 生物材料间的相互作用，产生了更真实和动态的神经微环境。国外 Lozano 团队展示了使用精氨酸 - 甘氨酸 - 天冬氨酸 RGD-GG 生物墨水（bioink）和封装的初级皮质神经细胞打印具有分层结构的 3D 类大脑结构。这种 3D 类大脑结构拥有更接近真实活体的微环境，细胞在打印后不到 5d 就形

成了类似大脑皮层的复杂多层神经元网络结构。利用 3D 生物打印技术可以将细胞与生物材料结合起来，控制细胞的取向，提高细胞的活力、增殖、黏附、分化、定向迁移行为，甚至改善其分泌体（分泌的生物活性分子）的保留。随着生物 3D 打印技术的不断发展，对比传统的二维细胞培养方式，研究证实生物 3D 打印后的肿瘤细胞在细胞增殖、分化、干性能力保持以及动物体内致瘤实验上均表现出明显的差异性，为脑肿瘤的发生机制及个性化药物精准治疗提供理论研究模型。2019 年韩国 Dong-Woo Cho 研究团队在应用层面率先利用生物 3D 打印技术结合患者来源的原代细胞，成功构建了针对患者的个性化胶质母细胞瘤（glioblastoma，GBM）芯片，高度仿生模拟真实 GBM 组织特性，用于观察体外环境下放射、化学治疗对患者肿瘤芯片的细胞学行为变化，并通过临床观察对比不同患者对替莫唑胺同步放射、化学治疗的特异性反应，帮助评估不同药物组合方式对肿瘤患者的治疗效果，为临床方案的精准用

药指导提供依据。国内贾旺团队进行了生物 3D 技术打印垂体腺瘤 3D 模型的尝试，利用 3D 打印技术建立了生长激素分泌型垂体腺瘤的 3D 模型（图 14-1-1），相较于传统 2D 环境的模型，3D 环境中的肿瘤细胞表现出更活跃的细胞周期进程、分泌、增殖、侵袭和肿瘤发生，有助于深入研究垂体生长激素腺瘤（growth-hormone-secreting pituitary adenoma，GHSPA）的病因学、治疗、耐药性和远期预后。

相比于其他组织，中枢神经系统（central nervous system，CNS）是由高度专业化和脆弱的组织组成的，缺乏再生能力。当神经系统受到损伤或疾病的影响时，会导致神经细胞死亡，分布式神经网络断开，信息传递中断。直接注射基于细胞和 / 或生物分子的疗法（无支架）用于神经系统损伤后的功能恢复在动物模型中取得了令人满意的结果。然而，由于缺乏支持结构和系统，很难为移植、细胞放置和损伤部位的细胞存活选择最佳的细胞类型，因此将这些方法转化为实用的临

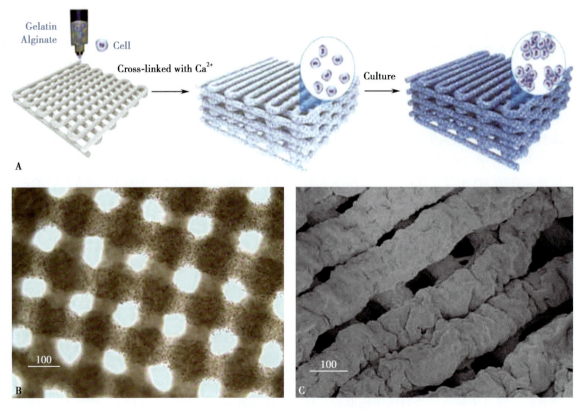

图 14-1-1　垂体腺瘤 3D 模型结构

A. 3D 打印模型的构建、打印、交联和培养示意图（Gelatin Alginate：海藻酸凝胶；Cell：细胞；Cross-linked with Ca²⁺：交联与 Ca；Culture：培养）；B. 光学显微镜下（×100 倍）3D 打印模型的结构；C. 扫描电镜下（×100 倍）3D 打印模型的结构。

床可用的治疗方法一直受到限制。而生物 3D 打印技术具备四个重要功能：①与 3D 成像技术相结合以实现解剖精度；②基于机器人的生物制造以实现精确；③与多种材料兼容以实现灵活的功能；④快速成型以实现组合采样。因此，与其他方法相比，这些功能在重建复杂结构（如神经系统的组件）方面提供了强大的优势。值得注意的是，由于 CNS 和周围神经系统（peripheral nervous system，PNS）的不同环境，以及神经元和胶质细胞对损伤的反应，3D 打印也可以为 CNS 和 PNS 提供不同的再生策略。Blake Johnson 等利用 3D 打印技术制造外周小鼠神经损伤修复支架，相比较传统手术修复损伤的周围神经，打印的生物支架在修复损伤的时间上明显较传统手术用时短、修复后小鼠神经电活动检测明显优于传统手术方案。同时 3D 打印技术在生物医学设备，医学生物材料等应用领域具有较明显发展优势。国内赵继宗团队已经初步使用 3D 打印技术制造有机高分子材料血管支架，该支架具备不逊于传统金属支架的力学性能，并且有着更良好的细胞相容性（图 14-1-2）。

因此综合分析，目前 3D 打印技术已经在神经外科的不同领域中得到广泛应用，包括复杂疾病模型打印和手术模拟训练，颅骨、颅底骨质缺损的 3D 打印模型以及植入物，神经外科手术导板，以及比较基础前沿的生物 3D 打印等多方面都在神经外科领域有广泛的研究和临床应用，本章节将对临床较成熟的 3D 打印应用进一步展开介绍。

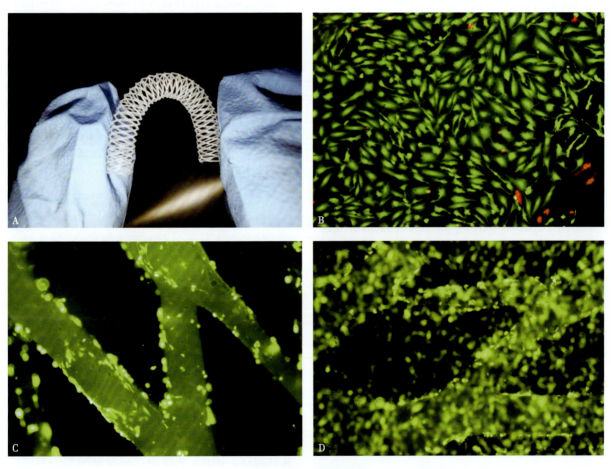

图 14-1-2　血管支架图

A. 3D 打印制造的有机高分子材料血管支架；B. 有机高分子材料血管支架的人脐静脉内皮细胞（human umbilical vein endothelial cell，HUVEC）活死实验；C、D. 有机高分子材料血管支架的 HUVEC 黏附实验。

（鲁峻麟　李志鹏　叶　迅）

参 考 文 献

[1] 徐弢. 3D 打印技术在生物医学领域的应用 [J]. 中华神经创伤外科电子杂志，2015，1（1）：57-58.

[2] PLOCH C C，MANSI C，JAYAMOHAN J，et al. Using 3D Printing to Create Personalized Brain Models for Neurosurgical Training and Preoperative Planning[J]. world neurosurgery，2016，90：668-674.

[3] WANG LIANG，YE XUN，ZHAO YUANLI，et al. Three-dimensional intracranial middle cerebral artery aneurysm models for aneurysm surgery and training[J]. Journal of Clinical Neuroscience，2018，50：77-82.

[4] LOZANO，R. Stevens，et al. 3D printing of layered brain-like structures using peptide modified gellan gum substrates[J]. Biomaterials，2015，67：264-273.

[5] WANG X，DAI X，ZHANG X，et al. 3D bioprinted glioma cell-laden scaffolds enriching glioma stem cells via epithelial-mesenchymal transition[J]. J Biomed Mater Res A，2019，107（2）：383-391.

[6] YI HG，JEONG Y H，KIM Y，et al. A bioprinted human-glioblastoma-on-a-chip for the identification of patient-specific responses to chemoradiotherapy[J]. Nat Biomed Eng，2019，3（7）：509-519.

[7] DIAO J，ZHANG C，ZHANG D，et al. Role and mechanisms of a three-dimensional bioprinted microtissue model in promoting proliferation and invasion of growth-hormone-secreting pituitary adenoma cells[J]. Biofabrication，2019，11（2）：025006.

[8] JOHNSON B N，LANCASTER K Z，ZHEN G，et al. 3D Printed Anatomical Nerve Regeneration Pathways[J]. advanced functional materials，2015，25（39）：6205-6217.

第二节　3D 打印技术在神经外科复杂疾病模型和模拟手术训练中的应用

一、概论

神经外科学是临床外科学的重要分支，神经外科具有极强的专业性，临床操作尤其是显微操作较多，神经解剖结构精细复杂，神经解剖学作为神经外科的基础，复杂神经外科疾病所涉及解剖结构复杂、抽象，难以理解和记忆，而且知识涉及多学科融合。所以神经外科复杂疾病无论是临床教学还是手术模拟训练，术前手术方案制订以及向不具备专业知识的患者家属交代手术情况和风险，都是极具挑战的任务。在临床外科学各分支中，神经外科是最依赖高科技影像成像和重建技术的学科，随着现代神经外科学的不断进展，计算机断层扫描（computed tomography，CT）、磁共振成像（magnetic resonance imaging，MRI）等神经影像技术在神经外科手术的应用中日趋成熟，对于复杂的疾病，不仅仅依靠神经系统传统的二维影像，更要依靠先进的三维多模态影像融合以及实时神经导航系统。3D 打印技术为这种抽象虚拟的影像结构在现实世界中得以展现提供了有效的支持。

脑血管疾病（cerebrovascular disease，CVD）是 3D 打印技术在神经外科临床工作中应用最为广泛的领域之一。动脉瘤（aneurysm）和动静脉畸形（arteriovenous malformation）是脑血管疾病最常见、手术难度最高的病种，手术难度高导致的手术后死亡率及致残率均较高。据统计，0.6%～6% 的人患有颅内动脉瘤，每年破裂率约为 2%，70%～80% 的自发性蛛网膜下腔出血是由颅内动脉瘤破裂引起的。动脉瘤破裂出血后在 6 个月时死亡率约为 60%。脑动静脉畸形的大小、部位、形态、供血动脉、引流静脉各异，没有完全相同的动静脉畸形存在，故治疗难度大。

随着介入技术及材料的飞快发展，越来越多的脑血管疾病患者选择接受血管内治疗，开颅手术正逐渐减少，特别是在发达国家中表现得更为明显。对于复杂动脉瘤，在夹闭时的主要困难是确定应用最佳的动脉瘤夹，在术中经常调整或更换动脉瘤夹十分危险，尤其在处理复杂且宽颈囊性动脉瘤时很容易使瘤颈撕裂。动静脉畸形手术是血管疾病手术中最困难的手术，远比动脉瘤手术困难，需要手术医师多年的手术训练及经验。单纯介入栓塞动静脉畸形治愈率较低，故多需要复合治疗。因此，动脉瘤及动静脉畸形的术前计划和对其三维结构的认识是非常重要的。在过去的几十年中，诸如 CT 血管造影（CT angiography，CTA）、磁共振血管成像（magnetic resonance angiography，MRA）和数字减影血管造影（digital subtraction angiography，DSA）等诊断成像技术的改进，使得确定动脉瘤和动静脉畸形两种疾病的3D结构和相关联微血管的解剖特点更容易。但是，神经外科对实际图像的解释存在局限性。3D打印实体模型可以解决这个问题，较完美地解决了其他技术不足的问题。利用3D打印技术可以将动脉瘤、动静脉畸形精确地模拟重建出来，直观反映动脉瘤、动静脉畸形的动脉、静脉关系以及空间位置，为临床医生在术前提供理想的可视化模型，从而进行手术策略的选择、手术过程的模拟和术中操作的训练。通过3D打印复杂颅内动脉瘤疾病模型不仅可以从任何角度查看、模拟手术中的解剖方位，同时可以触摸、操作，随着打印材料的丰富和打印精度的提高，越来越逼真地模拟实际手术过程，是一种更有利的可视化手术模拟和训练方法。

对于颅内动脉瘤血管内介入治疗，Katsunari等报道10例动脉瘤患者术前应用3D打印技术将动脉瘤以及载瘤动脉打印出来，对微导管进行预塑形，取得了良好的手术效果，缩短了手术时间。国内仇汉诚、宋晓雯等研发了使用3D打印技术辅助介入手术尤其是动脉瘤栓塞术中的微导管塑形，通过3D打印1:1重建血管和动脉瘤模型，实现术中微导管的精准塑形，从而使手术中微导管能够准确超选入动脉瘤腔，提高微导管到位率，加强栓塞稳定性，增加栓塞致密程度，缩短手术时间，能够高效完成手术，降低患者手术风险。

颅内肿瘤（intracranial tumor）是除脑血管疾病外神经外科另一大病种，其中颅底肿瘤手术是目前神经外科最具挑战性的难题，有位置深在、解剖复杂、功能重要、骨质不规则的特点，同时包含较多神经、血管等进出颅的通道，对术者解剖及手术技巧要求极高。对于颅底手术来说，主要是涉及手术入路的选择、骨质磨除的范围以及病灶与周边重要血管神经的空间位置关系，利用3D打印疾病模型可以将平面影像数据转换为立体模型，在此基础上神经外科医师可以进行手术入路设计、模拟手术过程以及临床教学、医患沟通等。目前，术中单纯依赖术前影像学资料很难对患者颅底肿瘤及毗邻结构有详细和直观的认识。近年来随着3D打印技术在医学中的不断应用和发展，在影像学基础上通过三维重建颅底肿瘤模型，通过3D打印技术创建1:1比例的颅底肿瘤实体模型成为可能，其可以直观地显示肿瘤与毗邻结构的解剖关系，用于术前制订更加详细的手术方案。Kondo等对4例岩斜区肿瘤利用头颅CT，MRI及血管影像数据转化为3D打印数据进行打印，并进行可视性模拟手术，发现其在颅底肿瘤具有很好的可视性，可应用于手术演练。颅底外科手术中常需磨除颅骨，骨质磨除不够会导致术中视野暴露不足，磨除过多则可能损伤神经和血管。对于经验不够丰富的术者而言，术前采用3D打印的实体模型进行手术模拟，能够明确骨质磨除范围，有利于手术过程的整体把控，提高手术效率和安全性。对于低年资及规范化专科神经外科医生来说，可以在一些颅底疾病模型上反复演练并结合术前影像资料和术中实际情况，逐步认识与掌握相关颅底知识进而熟能生巧，在实际手术和操作时能够胸有成竹、有的放矢，对提高手术和操作效率、降低风险、保障患者安全具有重要价值。在我们的日常临床工作中，根据患者影像资料，利用3D打印技术高度模拟疾病形态，以尽可能贴近临床的真实环境进行术前谈话，既保护了患者的利益，又更符合医学伦理关怀。

二、数据处理及打印流程

图像后期处理及3D模型打印：对于CTA、磁共振静脉成像（magnetic resonance venography, MRV）及MRI原始标准DICOM数据，使用Mimics软件（Materialise公司）对原始DICOM数据进行后期处理。用Mimics软件获取预处理病变的多平面图像，将其转换为STL格式，执行精确的3D计算，使用Objet Connex 350 3D打印机器（Stratasys, Eden Prairie, MN, 美国）进行3D打印，颅骨应用光敏树脂材质（Veroclear, Stratasys, 美国），血管应用光敏树脂（VeroMagenta, Stratasys, 美国）进行模型的多彩多质3D打印。对于局部3D动脉瘤模型CTA原始标准DICOM数据，使用Mimics软件对CTA原始DICOM数据进行后期处理。用Mimics获取预处理颅内动脉瘤的多平面图像，将其转换为STL格式，并执行精确的3D计算，使用3D打印机（Jupu 600, 迈普公司，中国）创建打印程序，采用熔丝沉积成形（fused deposition modeling, FDM）技术打印动脉瘤的实体模型。将丙烯腈-丁二烯-苯乙烯（acrylonitrile-butadiene-styrene，ABS）树脂溶解在少量二甲苯中制备的油灰填充表面。模塑硅酮用少量水溶性涂料染成粉红色，将硬化剂混合到着色硅树脂中，并将混合物均匀涂（0.5mm 厚）在 ABS 模型的表面上，约 6h 后，涂层变得完全硬化，将模型浸入二甲苯中并摇动。ABS 溶入凝胶中，剩余的 ABS 凝胶用二甲苯，乙醇溶解，最后用水洗涤。

三、病例介绍

病例 1：62 岁女性患者，主因间断头痛 3d 入院，行 CTA 检查发现右侧颈内动脉床突段大动脉瘤（图 14-2-1），大小约 13mm×9mm，瘤颈宽约 4.6mm。

入院后数字减影全脑血管造影检查证实右侧眼动脉段巨大动脉瘤，诊断为右侧眼动脉大动脉瘤。根据 CTA 原始标准 DICOM 数据分别进行了多彩多质整体模型和局部模型的打印，整体模型包括颅骨、双侧颈内动脉系统、视神经等，动脉瘤为空心动脉瘤。局部模型仅包括动脉瘤及邻近短距离动脉，神经外科手术医师进行了模拟翼点开颅过程（图 14-2-2），同时应用磨钻磨除前床突（图 14-2-2G、图 14-2-2H），整体模型动脉瘤为空心（图 14-2-2I），可应用枪状镊夹扁。并分别应用整体模型和局部模型进行了动脉瘤的夹闭过程，

图 14-2-3 展示了局部空心动脉瘤，图 14-2-3D 展示了两个模型对比，说明整体模型空间感优于局部模型。进行了术前计划的制订，计划包括应用两枚直角夹子（FT654T，德国蛇牌）和另一枚直夹子（FT640T，德国蛇牌）进行残余瘤体的夹闭。术中情况并未应用额外直夹子（FT640T，德国蛇牌），因为术中应用吲哚菁绿荧光造影时发现应用两枚直角夹子（FT654T，德国蛇牌）已经夹闭完全（图 14-2-4）。

病例 2：61 岁女性患者，主因头痛伴恶心呕吐 20 余天入院。外院诊断考虑右侧大脑中动脉瘤，术前 CTA 影像资料（图 14-2-5），右侧大脑中动脉瘤大小约 13mm×11mm，动脉瘤颈部宽约 13mm 宽颈动脉瘤，术前根据 CTA 原始标准 DICOM 数据进行重建，完成局部模型和整体模型的打印（图 14-2-6）。应用整体模型进行手术模拟时，因为模型动脉瘤体不能做到足够软，右侧成角动脉瘤夹（FT822T，德国蛇牌）张全时不能完全夹闭动脉瘤体（图 14-2-7），而局部模型因动脉瘤壁更软，可以完成模拟夹闭（图 14-2-8），手术时，更换了不同的动脉瘤夹进行尝试夹闭，虽然在临时阻断大脑中动脉瘤 M_1 段后，动脉瘤在用枪状镊提起后可以勉强夹闭，但结果证明并不稳定，所以术中应用双极微弱电流进行电凝塑形瘤体，使其稍缩小后夹闭（图 14-2-7、图 14-2-8）。

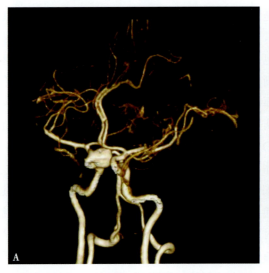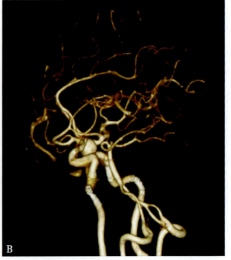

图 14-2-1　右侧颈内动脉床突段大动脉瘤 CTA 检查
A. 正位像显示大动脉瘤；B. 侧位图像。

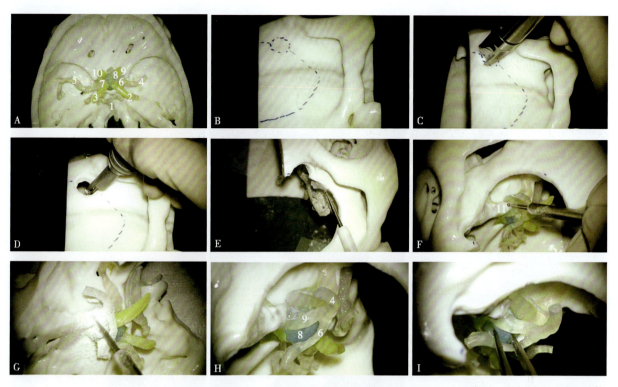

图 14-2-2　右侧眼动脉大动脉瘤开颅过程

A. 3D 打印模型整体观；B. 关键孔和开颅范围；C. 准备关键孔打孔；D. 铣刀铣开骨瓣；E. 磨平蝶骨嵴；F. 前床突；G. 磨除前床突；H. 显露动脉瘤；I. 展示中空动脉瘤。1：基底动脉；2：右侧视神经；3：左侧视神经；4：右侧大脑中动脉；5：左侧大脑中动脉；6：右侧大脑前动脉；7：左侧大脑前动脉；8：动脉瘤；9：右侧颈内动脉；10：左侧颈内动脉；11：前床突。

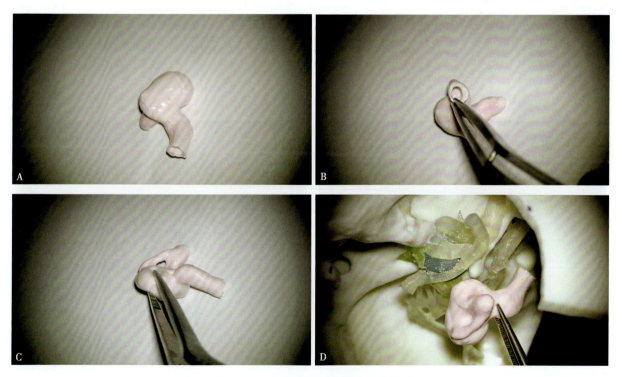

图 14-2-3　局部右侧眼动脉动脉瘤模型

A. 动脉瘤及邻近部分动脉；B. 展示空心血管；C. 空心动脉瘤可被夹扁；D. 局部模型和整体模型对比。

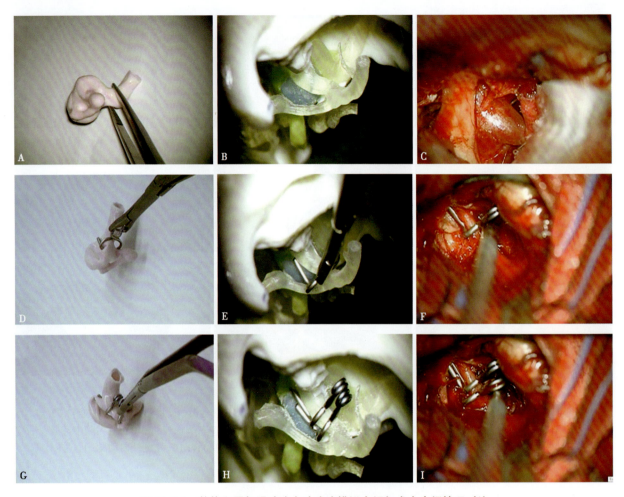

图 14-2-4 整体和局部眼动脉大动脉瘤模拟夹闭与术中夹闭情况对比

A. 局部模型；B. 整体模型；C. 术中情况，前床突已被磨除，可见视神经、颈内动脉、动脉瘤；D. 局部模型中第一枚 FT654T 夹闭；E. 整体模型中第一枚 FT654T 夹闭；F. 术中第一枚 FT654T 夹闭；G. 局部模型中第二枚 FT654T 夹闭；H. 整体模型中第二枚 FT654T 夹闭；I. 术中第二枚 FT654T 夹闭残留动脉瘤颈部。

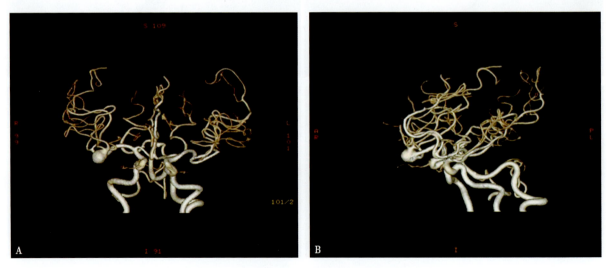

图 14-2-5 右侧大脑中动脉瘤术前 CTA 影像资料

A. 正位图像；B. 侧位图像。

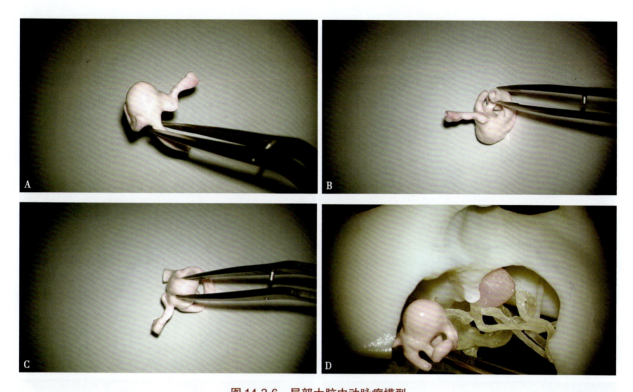

图 14-2-6　局部大脑中动脉瘤模型

A. 局部大脑中动脉瘤及其邻近血管；B. 展示空心血管；C. 可用枪状镊夹扁动脉瘤；D. 局部模型和整体模型对比。

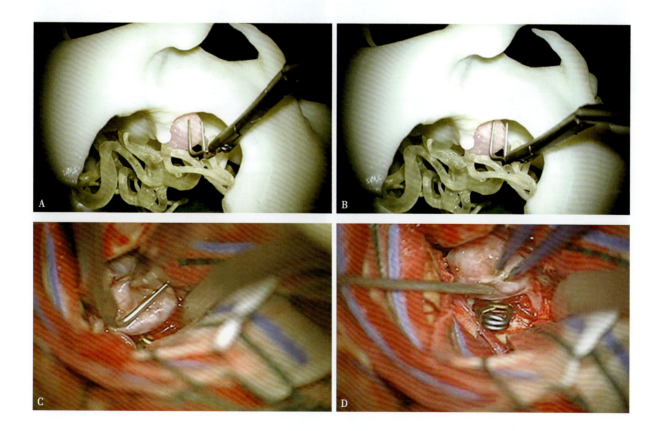

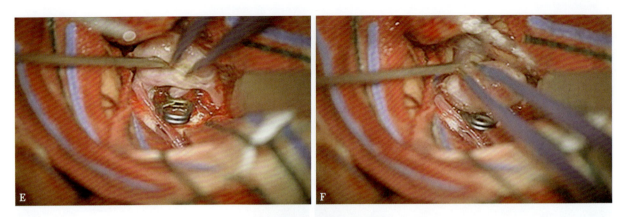

图 14-2-7　右侧大脑中动脉瘤模拟夹闭及术中情况

A、B. 在整体模型中，FT822T 动脉瘤夹在张开完全后不能通过完全夹闭动脉瘤体；C. 在手术过程中，即使在临时阻断后，FT822T 动脉瘤夹仍不能通过动脉瘤体；D、E、F. 术者应用双极微弱电流电凝缩小动脉瘤体。

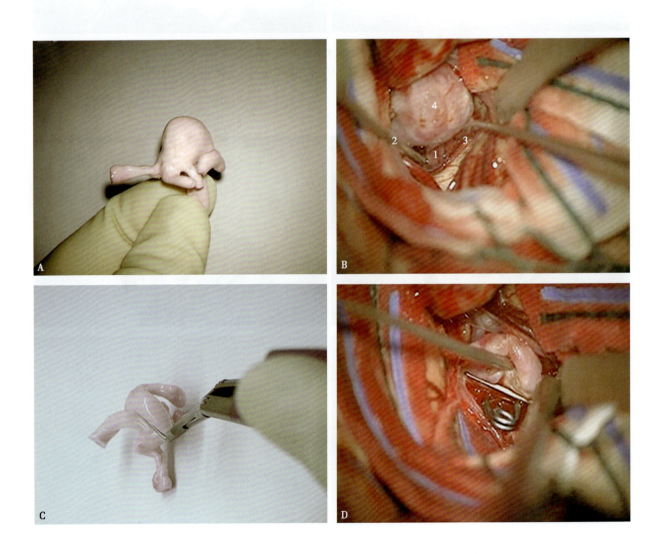

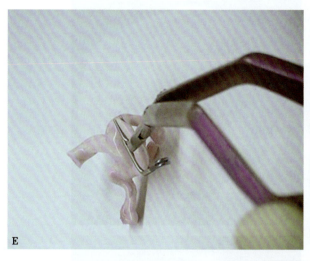
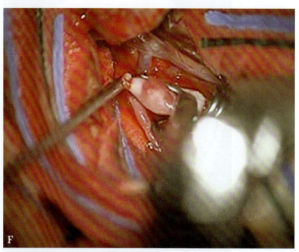

图 14-2-8 大脑中动脉瘤局部模型模拟夹闭与术中情况对比

A. 大脑中动脉瘤局部模型；B. 大脑中动脉瘤术中暴露；C. 局部模型中第一枚 FT822T 动脉瘤夹夹闭部分瘤颈；D. 术中在临时阻断后，应用 FT822T 动脉瘤夹夹闭部分瘤颈；E. 局部模型中第二枚 FT820T 动脉瘤夹夹闭前部残留瘤颈；F. 术中第二枚 FT820T 动脉瘤夹夹闭前部残留瘤颈。1：大脑中动脉 M₁ 段；2：大脑中动脉下干；3：大脑中动脉上干；4：大脑中动脉瘤。

病例 3：24 岁男性患者，主因反复头痛 5 年，发现颅内占位 2 周入院。行头部磁共振成像检查发现右侧颞叶占位，血管流空影像，考虑动静脉畸形。行 CTA 及数字减影血管造影检查发现，该畸形团由右侧大脑中动脉供血，最后由粗大引流静脉引流入上矢状窦。诊断：动静脉畸形。根据 CTA 及 MRV 原始标准 DICOM 数据进行重建，分别进行了多彩多质整体模型的打印，整体模型包括颅骨、双侧颈内动脉系统、主要供血动脉、畸形团、引流静脉及引流汇入的窦（图 14-2-9）。神经外科手术及介入医师进行了术前讨论及手术计划的制订，给予该患者行开颅动静脉畸形切除手术（图 14-2-10）。

病例 4：50 岁女性，主因突发头痛呕吐 13d 入院。行头部磁共振成像检查发现：左侧小脑占位，血管流空影像，考虑动静脉畸形。行 CTA 及数字减影血管造影检查发现该畸形团由左侧小脑上动脉分支供血，最后由一支粗大引流静脉引流回直窦，一支引流回横窦。诊断：左侧小脑动静脉畸形。根据 CTA 及 MRV 原始标准 DICOM 数据进行重建，进行了多彩多质整体模型的打印，整体模型包括颅骨、双侧颈内动脉及后循环供血动脉系统、主要供血动脉、畸形团、引流静脉及引流汇入的窦（图 14-2-11，图 14-2-12）。神经外科手术及介入医师进行了术前讨论及手术计划的制订（图 14-2-13）。该患者行介入栓塞手术。

病例 5：患者，女性，45 岁，主因检查发现颅内动脉瘤 20d 入院。行数字减影血管造影检查（图 14-2-14）示左侧颈内动脉交通段动脉瘤。病例分析：该病例为一例颅内动脉瘤病例，患者血管迂曲，血管内栓塞过程中微导管超选动脉瘤困难，手术中仅靠微导管经验塑形难度大，所以根据术前 3D DSA 数据，国内仇汉诚、宋晓雯首次应用 3D 打印技术直接 1:1 打印血管和动脉瘤模型，在模型内进行微导管塑形，将 headway-17 微导管置入其中，保证导管头端在瘤腔内（图 14-2-15）。实现了微导管的精准塑形，术中微导管一次性到位且位置稳定（图 14-2-16），为动脉瘤的完全栓塞提供了极大便利，增加栓塞致密程度，缩短手术时间，降低手术风险。

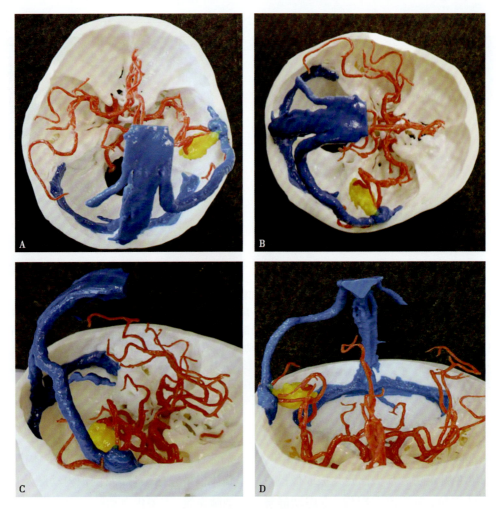

图 14-2-9 右侧颞叶动静脉畸形整体视角

A、B. 3D 打印整体动静脉畸形模型上方视角；C. 3D 打印整体动静脉畸形模型侧方视角；
D. 3D 打印整体动静脉畸形模型前方视角。红色为动脉；黄色为畸形团；蓝色为引流静脉。

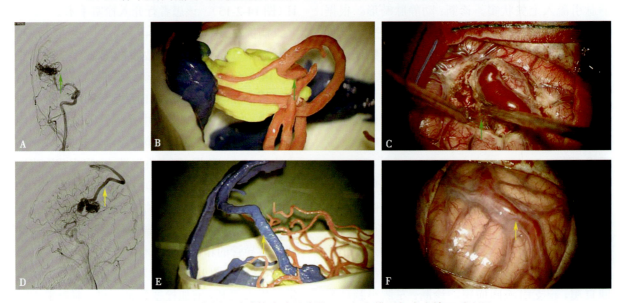

图 14-2-10 右侧颞叶动静脉畸形造影、3D 打印模型与术中情况对比图

A. 数字减影血管造影侧位图，供血右侧大脑中动脉分支在畸形团内侧进入畸形团（绿色箭头）；B. 3D 模型放大图显示
供血动脉（绿色箭头）；C. 术中在畸形团内侧见供血动脉（绿色箭头）；D. 数字减影血管造影侧位图，见引流静脉（黄色
箭头）；E. 3D 模型放大图显示引流静脉（黄色箭头）；F. 术中见引流静脉（黄色箭头）。

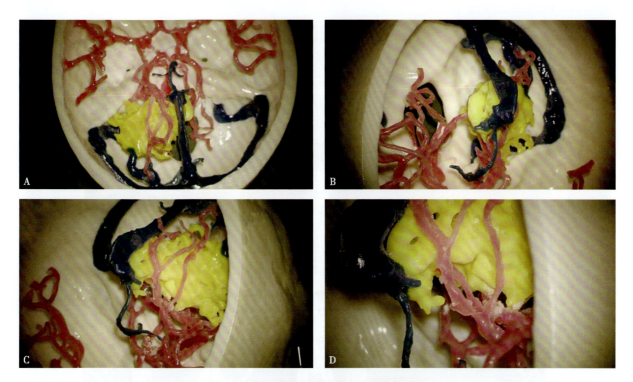

图 14-2-11　左侧小脑动静脉畸形整体视角

A. 3D打印小脑动静脉畸形模型上方视角；B. 3D打印小脑动静脉畸形模型右斜上方视角；C. 3D打印小脑动静脉畸形模型左斜上方视角；D. 3D打印小脑动静脉畸形模型供血动脉放大图。红色为动脉；黄色为畸形团；蓝色为引流静脉。

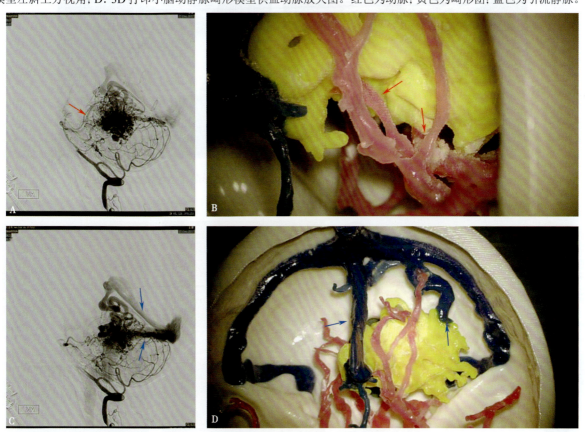

图 14-2-12　左侧小脑动静脉畸形整体数字减影血管造影与3D模型对比图

A. 数字减影血管造影侧位图，左侧小脑上动脉主要的三支分支供血（红色箭头）；B. 3D模型放大图显示供血动脉（红色箭头）；C. 数字减影血管造影侧位图，两支引流静脉，上方汇入直窦，下方引流静脉汇入横窦（蓝色箭头）；D. 3D模型放大图显示两支主要引流静脉（蓝色箭头）。

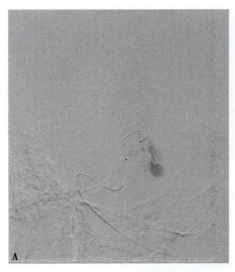
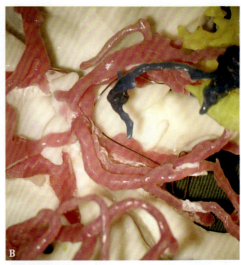

图 14-2-13 小脑动静脉畸形模拟导丝走行

A. 术中导丝走行；B. 3D 打印模型模拟导丝走行。

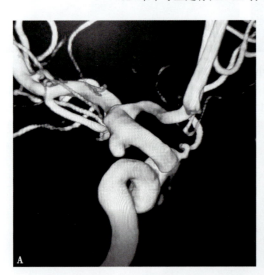
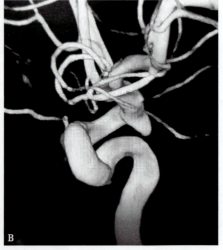

图 14-2-14 左侧颈内动脉交通段动脉瘤数字减影血管造影检查

A. 前后位；B. 斜位。

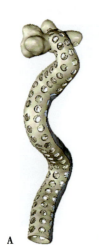
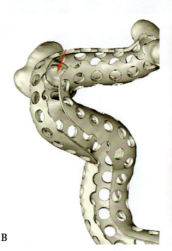
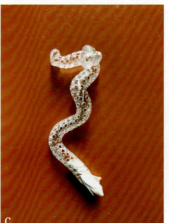
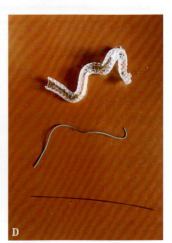

图 14-2-15 3D 打印血管和动脉瘤模型并在模型内进行微导管塑形

A. 将造影原始数据处理为打印数据，包括打孔、开槽；B. 真实反映瘤颈状况；C、D. 将 headway-17 微导管置入其中，保证导管头端在瘤腔内。

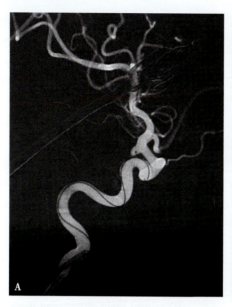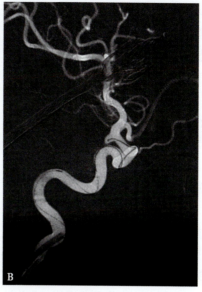

图 14-2-16　术中微导管一次性到位且位置稳定

A. 3D 打印预塑形微导管一次性置入血管动脉瘤体内；B. 经微导管弹簧圈栓塞，一次性到位，位置稳定。

四、总结

（一）优点

3D 打印动脉瘤和动静脉畸形模型可用于术前计划的制订，甚至模型可在消毒后于手术台上进行模拟对比，同时不受地点限制，无论大的神经疾病中心还是县市级医院均可应用。在解剖结构很复杂的情况下，可以从任何角度观察解剖结构及其周围结构的关系，以更好地了解每个病例所涉及的动脉瘤和动脉的血管构筑。一般来说，给予复杂的宽颈动脉瘤患者行显微手术夹闭动脉瘤会更容易，这要求外科医生进行手术的技巧更高。缺乏经验的外科医生、住院医师以及那些尚未达到学习曲线的人，无论对于解剖识别动脉瘤结构及周围血管关系还是掌握挑选合适的动脉瘤夹和夹持器等方面都可能从 3D 打印动脉瘤模型中获益。同时对于术前挑选合适的动脉瘤夹也是有帮助的，可以做到多角度、尝试不同型号的动脉瘤夹，节约手术时间，以及降低术中反复挑选及调试动脉瘤夹所带来的风险。

（二）局限性

动脉瘤模型仍有些局限，如大多数作者所描述的，3D 打印模型不能展示动脉内血栓、动脉钙化、血疱样动脉瘤，同时很难模拟动脉瘤夹闭手术中动脉瘤破裂大出血的情况。病例 2 大脑中动脉瘤 3D 打印模型并不包括脑组织，因此缺少在大脑中动脉瘤手术中重要的侧裂分开的手术过程，分开侧裂也是神经外科住院医师的基本功。动脉瘤手术对于遮挡或细小隐藏的穿支动脉的保护至关重要，因其损伤通常导致永久性神经功能障碍，3D 打印技术对于细小穿通动脉通常较难实现打印。例如位于侧裂深部的大脑中动脉瘤，这些动脉瘤与大脑中动脉 M_1 段的一个或多个分支动脉紧密相连，并且通常是小而薄的，这使得它们的精确夹闭困难。将来脑组织的成功打印会使大脑中动脉瘤模型更加完善，目前大脑中动脉瘤模型可以实现空心血管，同时血流动力学的引入会使得模拟手术更加真实，随着打印精度的逐渐增加，打印细小动脉也会成为可能。完善的大脑中动脉瘤会明显提高青年医师对于动脉瘤手术的成长速度，明显缩短学习曲线。

对于动静脉畸形方面，较散在畸形不适宜手术，同样散在动静脉畸形暂不适宜进行模型打印，中间不能建立桥接。同时动静脉畸形通常含有多支供血动脉及引流静脉，但影像学上不能显示的细小的供血动脉及引流静脉，不能实现打印。该模型目前打印为实体模型，暂时不能实现空心畸形团打印，同样不能模拟术中畸形出血等情况。目前没有特别适合可以做到完全模拟动静脉畸形血管与脑组织夹杂的真实情况的脑组织材料，同时目前打印的模型畸形团也并非真实的异常血管团。

（三）结论

3D 打印的动脉瘤和动静脉畸形模型是精确的。可应用于术前计划的制订及对住院医师的培训，同时使医患沟通更顺畅。通过应用 3D 打印模型可提高青年手术医师的技能及对手术的信心。整体模型对于计划手术入路帮助更大，整体空间立体感更强，对于骨质遮挡的动脉瘤更有帮助。局部 3D 模型对于选择动脉瘤夹进行模拟夹闭更有优势。两种模型对于手术模拟、术前计划的制订、提高神经外科手术医生的信心帮助很大，周密严谨的术前计划可缩短手术时间。动静脉畸形模型可用于开颅切除术或介入栓塞术术前计划的制订，对术者立体认识畸形、制订合理高效的手术方案帮助较大。

（王　亮　仇汉诚　叶　迅）

参 考 文 献

[1] STEINER T, JUVELA S, UNTERBERG A, et al. European Stroke Organization guidelines for the management of intracranial aneurysms and subarachnoid haemorrhage[J]. Cerebrovasc Dis, 2013, 35(2): 93-112.

[2] RINKEL G J, DJIBUTI M, ALGRA A, et al. Prevalence and risk of rupture of intracranial aneurysms: a systematic review[J]. Stroke, 1998, 29(1): 251-256.

[3] SUAREZ J I, TARR R W, SELMAN W R. Aneurysmal subarachnoid hemorrhage[J]. N Engl J Med, 2006, 354(4): 387-396.

[4] ERBANO B O, OPOLSKI A C, OLANDOSKI M, et al. Rapid prototyping of three-dimensional biomodels as an adjuvant in the surgical planning for intracranial aneurysms[J]. Acta Cir Bras, 2013, 28(11): 756-761.

[5] GNANALINGHAM K K, APOSTOLOPOULOS V, BARAZI S, et al. The impact of the international subarachnoid aneurysm trial (ISAT) on the management of aneurysmal subarachnoid haemorrhage in a neurosurgical unit in the UK[J]. Clin Neurol Neurosurg, 2006, 108(2): 117-123.

[6] LAWTON M T, SPETZLER R F. Surgical management of giant intracranial aneurysms: experience with 171 patients[J]. Clin Neurosurg, 1995, 42: 245-266.

[7] YANG K, AHN J S, PARK J C, et al. The efficacy of bypass surgery using a short interposition graft for the treatment of intracranial complex aneurysm[J]. World Neurosurg, 2015, 83(2): 197-202.

[8] KATSUNARI N. Microcatheter shaping for intracranial aneurysm coiling using the 3-Dimensional printing rapid prototyping technology: preliminary result in the first 10 consecutive cases[J]. World Neurosurgery, 2015, 84(1): 178-186.

[9] KONDO K, HARADA N, MASUDA H, et al. A neurosurgical simulation of skull base tumors using a 3D printed rapid prototyping model containing mesh structures[J]. Acta Neurochir (Wien), 2016, 158(6): 1213-1219.

[10] CHOUDHARI K A, RAMACHANDRAN M S, MCCARRON M O, et al. Aneurysms unsuitable for endovascular intervention: surgical outcome and management challenges over a 5-year period following International Subarachnoid Haemorrhage Trial (ISAT)[J]. Clin Neurol Neurosurg, 2007, 109(10): 868-875.

[11] KIMURA T, MORITA A, NISHIMURA K, et al. Simulation of and training for cerebral aneurysm clipping with 3-dimensional models[J]. Neurosurgery, 2009, 65(4): 719-725.

[12] ABLA A A, LAWTON MT. Three-dimensional hollow intracranial aneurysm models and their potential role for teaching, simulation, and training[J]. World Neurosurg, 2015, 83(1): 35-36.

第三节　3D 打印技术在神经外科骨性缺失重建中的应用

头颅是人体骨骼中最重要的部分之一，一旦发生颅骨缺损，不仅影响美观，而且会给患者带来肉体和精神上的负担，造成颅骨缺损综合征（skull defect syndrome）、外伤后癫痫（post-traumatic epilepsy）等多种并发症。更重要的是患者一旦再次受伤，则外力很容易直接或间接地作用于颅骨损伤处的脑组织，造成严重后果。随着社会交通快速发展及神经外科手术的不断进步，外伤后以及手术去骨瓣减压后产生颅骨缺损患者逐渐增加，从而影响越来越多的患者正常的生活工作和社会交往。目前国内颅骨修补应用最多的钛合金网成型技术是将3D打印技术和无模多点成形技术结合，无模多点成形是多点成形技术和微型计算机技术结合为一体的先进制造技术。其工作原理是把传统的冲压实体模具分解为很多离散的基本单元，利用对一系列规则排列的、高度可调的基本单元运动的实时控制，自由地构造出成形曲面，代替模具实现对板材三维曲面的快速无模成形。通过该技术有效地解决了无法直接获得可植入体内的3D打印修复体的难题。随着无模多点技术在颅骨缺损修复体中的应用，目前国内颅骨缺损大部分采用此技术完成修复体的模型制作，制作流程如图14-3-1所示。对于凸面的颅骨缺损，该技术基本能适应临床的需求，但钛网覆盖式颅骨修补在临床实践时存在一些不足之处：①钛网大小及形态与缺损区不符；②钛网术中仍可能需再次修改、塑形，将破坏其完整性和机械性能；③术中为使钛网贴合更牢固，不翘角，要增加钛钉使

用量，会增加治疗费用；④术后可能出现钛网受力变形、移位、断裂、钛丝外露等风险，导致感染或者需取出钛网再次修补；⑤有导电性、导热性，手术后头部对电磁波和外界温差较敏感，患者在使用手机或洗澡时会有不适感。

三维塑形钛网已经广泛用于颅盖骨缺损的修补，有不少医生也将其用于颅底缺损的重建。由于钛网具有良好的刚性，能够起到很好的支撑作用，并且很少引起炎症反应，仍是目前颅底重建的主要材料。但是对于复杂的颅面颅骨缺损患者，如颅、眶、颧相关的颅底三维重建目前国内仍然摆脱不了术中手工塑形，或者比对术前重建医学模型，多采用柔性较强的钛网手工塑形获得，但由于钛网裁剪困难，边缘过于锐利，难以在术中进行准确塑形，一些复杂部位的颅骨缺损修复时钛网手工塑形仍比较困难，局部的受力强度和塑形精确性大打折扣。虽然一体成型技术可以在术前制备，但术中骨质缺损可能超过预计范围，可能导致修补失败，所以复杂的颅底骨质缺损的

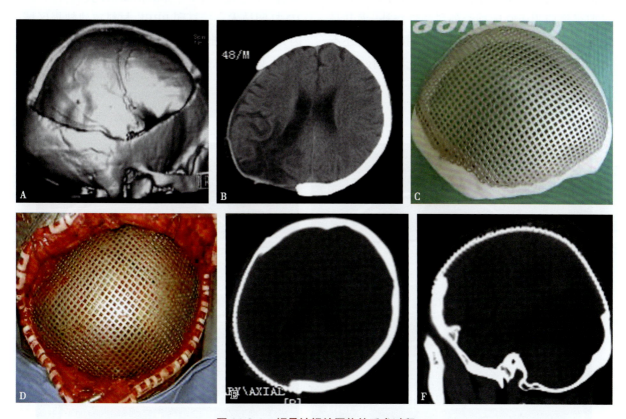

图14-3-1　颅骨缺损钛网修补手术过程
A. 术前三维重建影像；B. 术前头颅CT平扫；C. 塑形后的钛修复体表面光滑，曲度自然；D. 术中钛修复体固定，修复体边缘与颅骨贴合精确；E、F. 术后头颅CT。

个体化精确修补仍是目前现有钛合金网成型技术面临的一个较大的挑战。目前可以通过激光选区烧结等技术进行 3D 打印复杂钛合金植入物,类似的技术和植入物在骨科领域已获批使用,但目前国内尚无类似批准的植入物应用于临床复杂颅骨缺损的修补病例。

聚醚醚酮(polyetheretherketone,PEEK)是一种人工合成的半聚合物热塑性材料,2013 年获得美国食品药品管理局(Food and Drug Administration,FDA)批准上市的植入材料,PEEK 耐高温不导热,即使在 260℃仍可保持生物性能不变,高度的生物组织相容性,化学性能稳定,弹性模量与皮质骨相近,即植入后骨整合好、质量轻、植入后生物力学稳定。PEEK 表现出较高的机械强度、良好的抗应力性能和水解稳定性,这一特性使其可用于生产灭菌要求高、需反复使用的外科手术。相较于钛金属网重量更轻、强度更高,并且生物相容性良好,耐辐射,不易降解,影像上没有伪影。因此,美国 FDA 和我国国家药品监督管理局(National Medical Products Administration)均已批准其用于临床进行骨修复。PEEK 修补材料目前已经应用于临床神经外科颅骨修补,尤其是复杂的颅骨缺损,但其应用的塑形技术目前还不是采用直接 3D 打印,而是采用激光雕刻技术,真

正意义的颅骨 3D 打印植入物目前还未获得相关部门的批准,如病例 1,目前处于临床试验前期研究阶段。

另外随着组织工程学和基因工程的不断发展,利用自体细胞和支架完成颅骨缺损的 3D 打印修复极有可能在将来得到实现。

颅骨缺损 3D 打印临床应用病例介绍如下:

病例 1:患者主因间断性头痛头晕 1 年,加重 1 个月入院。加重后发现额部正中出现约杏子大小的包块,质软。于当地医院查头部 MRI(图 14-3-2A、B),双侧额顶叶异常信号,累及双侧额窦,明显强化,信号混杂。查头部 CT(图 14-3-2C、D),双侧额叶占位,周围囊变影,额骨及颅前窝底骨折破坏、缺如,考虑脑膜瘤,中线向左侧移位。病例分析:该病例为侵袭性脑膜瘤病例,伴有额骨、额窦、颅前窝底骨质破坏及缺损,手术后必然伴有骨质缺损,在额部影响外貌美观,计划术中一期修补,普通钛网很难做到同时覆盖前颅底及额骨的完美塑形,PEEK 材料无论从塑形及材料坚硬程度均较钛网更加出色,所以我们尝试根据术前 CT 重建数据,计算缺损面积,我们首次应用 3D 打印技术直接打印 PEEK 材料重建缺损区域,因为目前尚未批准上市,目前只是开展临床试验研究,该病例以期二期修补(图 14-3-3)。

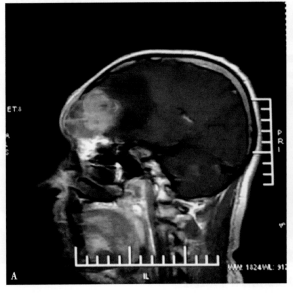
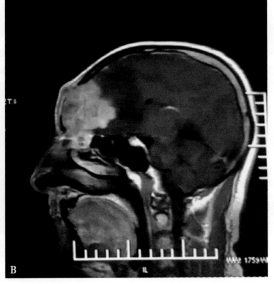

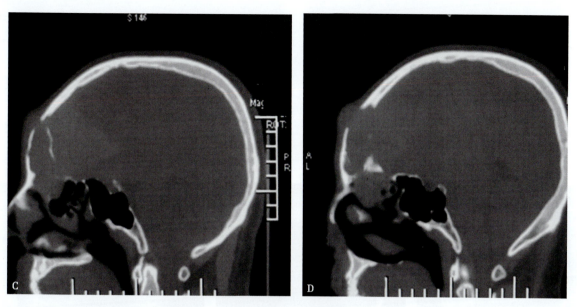

图 14-3-2　额叶占位患者头部MRI及CT检查

A、B. 矢状位MRI显示额叶占位;C、D. 头部CT骨窗像示额骨及颅前窝底骨折破坏。

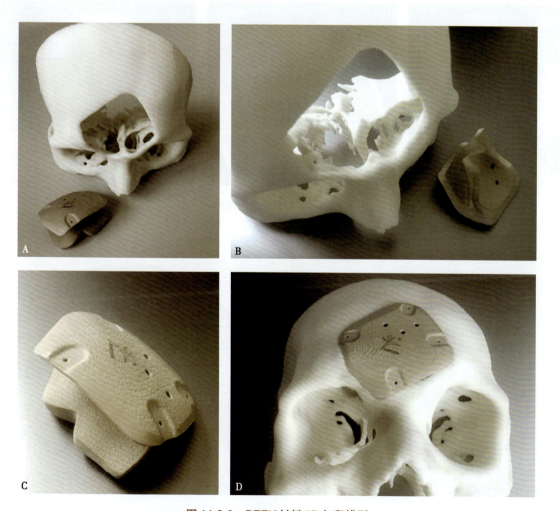

图 14-3-3　PEEK材料3D打印模型

A、B. 3D打印颅骨模型及缺损处植体;C. 3D打印的植体;D. 在3D打印模型上回纳植体,显示接合良好。

病例 2: 患者女性,33 岁,主因颅骨缺损 9 个月入院。入院前 9 个月因无明显诱因晕厥后摔倒,双侧额叶挫裂伤,当地医院行双侧额叶血肿清除、去骨瓣减压术。现为求颅骨修补来院。术前头颅 CT 显示右额、左额颞颅骨缺损(图 14-3-4A、B、C);术前三维重建缺损颅骨(图 14-3-4D、E、F)。根据术前 CT 重建数据,计算缺损面积,应用 3D 打印 PEEK 材料重建缺损区域并制订手术计划(图 14-3-5)。手术中于手术原切口切开皮肤、皮下组织及腱膜层,游离皮瓣、止血、固定皮瓣,植入及固定 PEEK 修补材料(图 14-3-6)。术后复查头颅 CT 显示右额、左额颞缺损颅骨与 PEEK 材料贴附完全(图 14-3-7A、B、C);术后三维重建缺损颅骨修复完整(图 14-3-7D、E、F)。

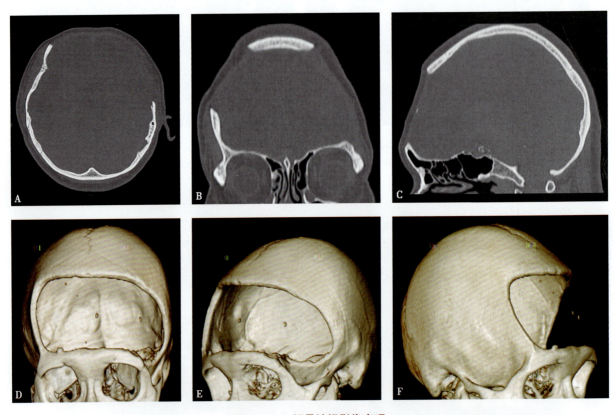

图 14-3-4 颅骨缺损影像表现
A、B、C. 头颅 CT 显示右额、左额颞颅骨缺损(轴位、冠状位、矢状位);D、E、F. 术前三维重建颅骨缺损。

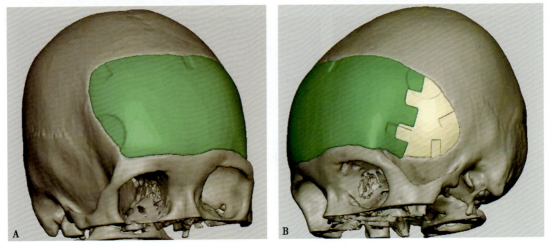

图 14-3-5 3D 打印重建图
A、B. 应用 3D 打印 PEEK 材料重建缺损区域并制订手术计划。

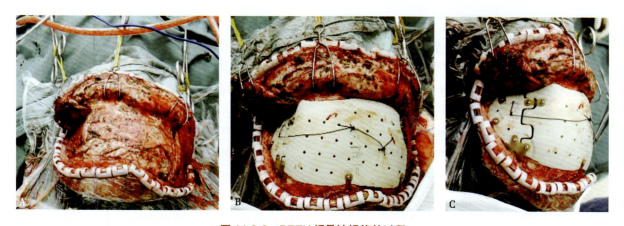

图 14-3-6　PEEK 颅骨缺损修补过程
A、B、C. 手术中游离皮瓣、止血、固定皮瓣，植入及固定 PEEK 修补材料。

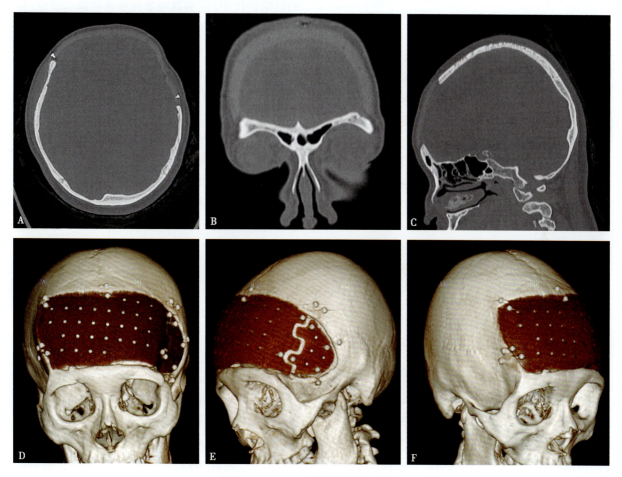

图 14-3-7　PEEK 修补影像复查情况
A、B、C. 头颅 CT 右额、左额颞缺损颅骨与 PEEK 材料贴附完全（轴位、冠状位、矢状位）。D、E、F. 术后三维重建缺损颅骨修复完整。

（李　凯　王　亮　叶　迅）

参 考 文 献

[1] ESSAYED W I, UNADKAT P, HOSNY A, et al. 3D printing and intraoperative neuronavigation tailoring for skull base reconstruction after extended endoscopic endonasal surgery: proof of concept[J]. Journal of Neurosurgery, 2018, 130(1): 248-255.

[2] EIN L, SARGI Z, NICOLLI E A. Update on anterior skull base reconstruction[J]. Current Opinion in Otolaryngology & Head & Neck Surgery, 2019, 27(5): 426-430.

[3] WANG E W, ZANATION A M, GARDNER P A, et al. ICAR: endoscopic skull-base surgery[J]. International Forum of Allergy & Rhinology, 2019, 9(S3): S145-S365.

[4] HACHEM R A, ELKHATIB A, BEER-FURLAN A, et al. Reconstructive techniques in skull base surgery after resection of malignant lesions: a wide array of choices[J]. Current Opinion in Otolaryngology & Head & Neck Surgery, 2016, 24(2): 91-97.

[5] MOYER J S, CHEPEHA D B, TEKNOS T N. Contemporary skull base reconstruction[J]. Current Opinion in Otolaryngology & Head & Neck Surgery, 2004, 12(4): 294-299.

第四节 3D 打印导板技术在神经外科中的应用

一、3D 打印导板在神经外科不同疾病中应用分类

1. 颅脑病损用导板 颅脑病损导板包括应用于脑出血、脑脓肿、侧脑室穿刺、肿瘤穿刺等,其中比较典型的是脑出血用导板。脑血管疾病是神经外科临床常见的危重症疾病。基层医院常见的颅内血肿,主要通过基于患者的术前 CT 来设计引导支架,可以提高手术成功率,降低手术难度。

众所周知自发性脑出血(spontaneous intracerebral hemorrhage)具有较高的致残、致死率。脑出血的愈合与出血部位、出血量及抢救时间密切相关。自发性脑出血常发生在颅内重要核团分布区域,并且这些区域与外周的四肢骨组织、颜面部肌肉组织及消化内脏组织截然不同,它们中不但有重要的神经纤维束穿过,而且有支配功能区的密网血管团走过,手术难度极大,对手术的精准度要求极高。血肿穿刺引流术是治疗脑出血有效且重要的手段。利用 3D 打印技术,能够在手术导板引导下精确地将引流管置入设定的位置,这样可以有效解决血肿穿刺引流术的弊端。

已有文献报道应用 3D 打印技术辅助治疗脑出血,并取得了良好的效果。刘宇清等证实利用 3D 打印技术制作的蝶骨嵴脑膜瘤(sphenoid ridge meningioma)虚拟及实体解剖模型在优化手术预案、提高肿瘤切除率、减少手术损伤等方面具有重要意义。谭衍等将 3D 打印技术应用于颅内动脉瘤栓塞治疗中,能够直观掌握脑血管解剖特点,降低术后并发症及手术风险。在应用 3D 打印手术导板辅助血肿穿刺引流术治疗高血压性脑出血的相关研究中也取得了较为明显的临床疗效。总结此项技术优点如下:①穿刺精准。初学者可能对穿刺针的穿刺角度及深度把握不准,可利用手术导板确定穿刺角度和深度,引导引流管精确地到达血肿,避免出现穿刺方向及位置的偏斜,较常规 CT 引导下脑内血肿穿刺更加安全有效;并且可以根据不同位置和形状的脑出血设计不同穿刺点的手术导板,若为尾状核或壳核前部出血,或形状为前后细长的血肿,可设计经额叶穿刺;若为丘脑或壳核后部出血并离颞叶皮层较近的血肿,可设计为经颞叶穿刺。一般来说,因额叶血管较少,颞叶有侧裂静脉及大脑中动脉分支,血管较多,经额叶穿刺后再出血的概率较经颞叶小,因此经额叶穿刺一般作为首选方案。②手术准备时间短。需要急诊手术的脑出血,熟练操作软件的医师可在短时间内将手术导板设计成型并将数据传送至打印机,快速精确地将手术导板模型打印出来。③手术创伤小,恢复快,并发症减少。

另外,随着 3D 打印技术的逐渐应用,脑肿瘤的三维可视化问题得到初步解决。根据患者头部模型构建出头部导板三维模型,在三维模型上画出定位脑肿瘤所需的局部导板,并应包括顶结节及外耳郭等重要体表解剖标志,以便更好地固定导板。根据肿瘤的位置、大小及其体表投影以暴露相应入路部位头皮。构建出个体化导板三维模型后,为使其两者贴合更加紧密,可以旋转视角

观察导板与头部模型的贴合情况，这样可以避免对于一些体积较小的脑肿瘤无法准确定位，结果导致手术过程中皮瓣及骨窗过大，造成过多脑组织暴露以及无效开颅的问题；同时还可以避免因无法准确定位导致的肿瘤偏离骨窗，从而导致术中需要过度牵拉脑组织以找寻病灶，增加手术创伤等相应的问题。

综上所述，运用 3D 打印技术设计并打印出个体化导板，有助于脑出血和脑肿瘤的术前精准定位，手术方案优化，可有效避免手术切口的偏差，减少不必要的出血及损伤。

2. 脊柱导板 脊柱的解剖复杂且周围有血管神经等重要结构，对于一些较为复杂的脊柱疾病，例如：脊柱结核、脊柱肿瘤、脊柱畸形以及颅颈交界区疾病等。传统的影像学检查并不能提供直观的三维解剖，所以有时临床医师可能会得出较为片面的结论，会影响疾病的诊断，误诊、漏诊的比率升高，而 3D 打印实物模型可以提供更为详细及立体的疾病模型，具有精确性和前瞻性，可以加深医师对脊柱疾病的理解，从而做出更精确的诊断，同时术者可以根据三维模型对患者进行术前评估、手术部位及路径的确定、个性化螺钉导板的定制、详细的手术计划及术后康复计划等治疗方案的制订。

椎弓根钉（pedicle screw，PS）技术最早是由 Roy-Camille 教授发明的，是脊柱外科疾病治疗中最常用的内固定技术。经过几十年的改进，在脊柱疾病中有着广泛的应用，然而现在在椎弓根钉置入过程中还是有损伤周围神经或血管的可能。据 Upendra 报道，在徒手置入椎弓根螺钉的过程中，椎弓根螺钉发生错位的风险为 20%～30%，同时可能有 2% 的患者出现严重的神经与血管的并发症，如瘫痪死亡。所以在脊柱手术过程中，提高置钉的准确率是至关重要的。利用 3D 打印技术可以在术前定制患者脊柱个性化的置钉导向模板，该项技术在 1998 年 Radermacher 等应用于腰椎置钉手术中，后经改良目前用于颈椎、胸椎、脊柱侧凸等手术中。Ryken 等在 4 个颈椎标本上进行单侧导向模板置入 20 枚椎弓根钉，经检测发现有 19 枚椎弓根钉完全在椎弓根内。之后改良出双侧导向模板，Lu 等在颈椎模型中使用 3D 导板置钉 84 枚，结果显示只有 2 枚螺钉穿出椎弓根壁

超过了 2mm。Kawaguchi 等采用置钉导板系统进行 C_2～C_7 椎体椎弓根钉置入，与传统 Margel 置入方法相比，取得了较高的置钉准确率。胸椎手术中发现，胸椎体积小，相比之下更容易损伤神经、血管，所以它对置钉准确有更高的要求。Ma 等就 20 例胸椎标本模拟椎弓根钉置入手术，将其随机分为传统置钉组与 3D 打印导板组，结果显示 3D 打印导板组置钉准确率优于传统组。林益军等采用 3D 打印技术进行胸椎后路椎弓根钉置入模块的设计，发现模块能够较好地贴合胸椎模型，置钉效果好。Lu 等应用 3D 打印个体化导板对 6 例患者置入腰椎钉棒，术中置钉后只透视一次，所有钉棒位置均准确，并且置钉时间较传统置钉时间短。Liu 等就胸腰椎压缩性骨折手术前是否采用 3D 打印技术进行分组，结果发现观察组的置钉准确率达 94.4% 高于对照组 74.5%（$P < 0.05$）。戎帅等就一多节段椎弓峡部裂患者采用 3D 打印技术定制了个体化置钉导航模板，结果发现术中情况与术前模型测量结果完全一致，手术顺利，术后检测椎弓根钉位置良好，无并发症，术后骨折愈合良好，提示 3D 打印技术可以辅助脊柱精准化治疗，提高了治疗的安全性。

颅底凹陷合并寰枢椎脱位是颅颈交界区常见疾病，常存在严重的骨性畸形和椎动脉变异，实施后路颈椎螺钉固定手术时要避免椎动脉和脊髓损伤。目前后路上颈椎螺钉固定方式主要包括徒手置钉技术、透视下置钉技术、导航下或术中 CT 导航下置钉技术以及 3D 打印模型辅助置钉技术。meta 分析显示徒手置钉椎弓根未穿破率仅 69%～94%，CT 导航辅助下置钉椎弓根未穿破率可达 89%～100%，而术中 CT 导航辅助手术的准确率更高，误差仅 0.6～2.2mm，但其问题是导航设备的费用较高，不能广泛推广。随着 3D 打印技术的发展，3D 打印模型辅助手术展示出良好的应用前景。尹一恒等进一步将椎动脉与骨质进行了颜色区分，更利于保护椎动脉，并通过对模型进行模拟置钉，设计了手术钉道。其指出对于此类复杂颅颈交界畸形，术前全面了解骨性结构的参数以及椎动脉的走向是制订手术方案的核心。基于颅颈交界区的椎动脉 CTA 数据，利用 3D 打印技术，制作 1:1 大小的精确实体模型，同时显示脊柱骨性结构和椎动脉，并进行颜色区分。与

三维计算机模型相比,3D打印的实物模型更加直观,术者可在术前作出全面评估,预测术中的风险,并可模拟术中置钉,取得个性化置钉数据。尹一恒所进行的研究中病例均无神经血管损伤,术后螺钉位置良好,植骨融合率达100%,提示3D打印模型辅助置钉技术安全有效。因此,对于颅底凹陷合并寰枢椎脱位以及脊柱外科手术,3D打印模型可全面评估该区域的骨性变异和椎动脉走向,有助于制订手术策略、设计置钉点和置钉角度,减少椎动脉和脊髓损伤的发生率。此外,3D打印模型的制作费用相对较低,操作简单,值得推广。

3. 其他导板 利用3D打印技术将三叉神经、面神经及"责任血管"的二维影像数据转化为三维影像资料,准确定位三叉神经卵圆孔;利用3D打印技术,打印出穿刺导板,用于指导球囊压迫或射频消融术,最终可提高手术的成功率及患者满意率。

三叉神经系脑神经中最大的一支,以感觉根(大部)和运动根(小部)与脑桥臂相连。感觉根包含来自感觉主核司触压觉的纤维,也包含来自脊束核司痛温觉的纤维。射频温控热凝的原理是根据不同神经纤维对温度的耐受性,利用高频电流,使神经组织内离子震动,与周围质点发生摩擦,组织内产生热,形成组织内一定范围的蛋白质凝固破坏灶,选择性地破坏传导痛觉的无髓鞘神经纤维(Aδ和C纤维),而保留对热耐受性较高的传导触觉的有髓鞘神经纤维(Aα和Aβ类粗纤维),从而达到既缓解疼痛,又保留相应部位触觉的目的。外周神经干射频温控热凝术针对某一支三叉神经进行穿刺射频,不影响其他分支,而且针不进入颅内,可以避免颅内并发症及其他脑神经、脑血管的损害。一般多采用经翼腭窝定位穿刺圆孔外侧口的上颌神经干,属外周神经射频热凝治疗,其临床应用的主要优势有以下四点。

(1)圆孔外口为三叉神经第Ⅱ支出颅的必经通道,神经主干位置固定,尚无分支发出,无解剖变异影响,骨性标志确切,行该点射频能完整阻滞第Ⅱ支,无须进入圆孔内亦可达到良好效果,减少技术难度。

(2)解剖上,圆孔外口入路因不需要进入

Meckel腔,所以不会引起三叉神经-心脏反射。

(3)圆孔外口处只有上颌神经,仅支配眼与口裂之间的皮肤、上唇、上颌牙齿和齿龈、硬腭和软腭、扁桃体窝前部、鼻腔、上颌窦及鼻咽部黏膜的感觉纤维,与三叉神经第Ⅰ、Ⅲ支不相邻,一般不会出现角膜反射减弱、角膜溃疡或异物感、咀嚼肌无力等并发症,且可选择更高温度射频热凝从而降低手术复发率或延长复发时间。

(4)穿刺针无须进入颅内,明显减少了射频针穿刺及热凝过程中对脑膜中动脉、视神经及三叉神经其他分支的损伤,且避免了颅内并发症,提高了操作的安全性。

颅底圆孔外口直径较小,且经皮穿刺无直线路径进入孔口,加之不同患者的解剖结构存在个体化差异,使得穿刺定位难度较大。应用3D打印导板辅助经翼腭窝穿刺圆孔外口射频温控热凝治疗原发性第Ⅱ支三叉神经痛,实现了三叉神经痛的个体化精准治疗。术前行头颅CT平扫获悉患者颅底圆孔外口的具体形态位置,对头颅以及皮肤进行三维建模,精确定位圆孔外口,设定穿刺靶点,设计最佳穿刺路径,测量从皮肤至靶点的穿刺深度,并建立模拟针道,形成数字化导航模型(图14-4-1),最后应用高分子材料生成实物个体化的导航模板。手术采用半卧位,头偏向健侧,常规消毒铺巾。将消毒好的导板精准地安置于患者的面部,并利用颧骨和眉间等骨性标志确定其准确性,保持导板与颌面部紧密贴合。经导板的穿刺针道以1%利多卡因行皮下局部浸润麻醉,取穿刺尖端直径为5mm、长10cm的射频针沿针道穿刺进入预先设定的深度,到达穿刺靶点即圆孔外口附近刚出颅的上颌神经干,此时患者患侧相应区域出现电击样疼痛或麻木感。另外患者还可采用经翼腭窝穿刺,穿刺针从下颌骨切迹之间对着翼腭窝垂直进入,通常就是侧面透视下所见的翼腭窝中央部位,穿刺针慢慢地向内侧推进,直至达到翼腭窝,当患侧上颌神经支配区域出现原来的剧痛或麻木感觉时,提示到达穿刺靶点。穿刺成功后,两组患者进行相同的操作步骤:取出穿刺针芯,连接射频电极针,行高频50Hz感觉神经测试,诱发上颌神经元疼痛区域出现疼痛或麻木感,再次确认穿刺靶点准确无误。静脉给予芬太尼、丙泊酚,待患者意识消失后,以

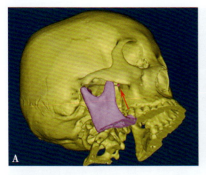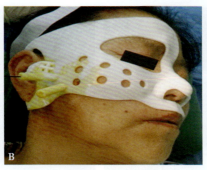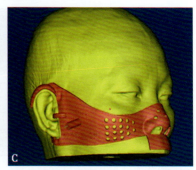

图 14-4-1　数字化导航模型

A. 模拟穿刺针穿刺圆孔；B. 3D 打印导板临床应用，贴合良好；C. 三维重建显示穿刺方向。

65°、70°、75°、80°、85° 各温度行射频温控热凝治疗，每个温度 90s。射频完毕后，用探针刺激扳机点及患区皮肤，测试患区的痛觉及触觉变化，确认患侧三叉神经第Ⅱ支支配区痛觉消失，触觉迟钝，手术结束。拔出射频针，局部按压 5～10min。患者清醒后行角膜反射试验、扳机点触发试验、咀嚼功能及支配区感觉功能检查。术后常规应用抗生素，并服用止痛、消肿药物。张玲阁等进行的临床研究中指出，常规组患者采用经翼腭窝盲穿，基于圆孔外口解剖结构的特点，使得穿刺进针方向及深度需反复多次调整，才能到达穿刺靶点；而导板组患者采用 3D 打印导板术中引导穿刺，降低穿刺难度，提高穿刺效率，因此导板组患者穿刺成功率达到 93.75%，明显高于常规组的 25.0%。由于该技术精确性高，操作简单，并进行了个体化设计，对于颅底解剖结构变异，穿刺困难的病例可体现出更好的优势，并且其安全性高，术后并发症少，适应证广泛，可适用于年老体弱的患者。术中导板辅助穿刺可缩短手术时间，减轻患者术中的疼痛不适感，降低手术风险，提高手术成功率，确保治疗效果。

二、病例介绍

病例 1：三叉神经痛。76 岁女性，主因左侧面部疼痛半年余入院。查体：左侧三叉神经（Ⅱ、Ⅲ支）分布区痛觉过敏。行 MRI 检查（图 14-4-2）发现左侧三叉神经与周围血管影关系密切。诊断为左侧三叉神经痛。卡马西平治疗无效。行穿刺导板引导下穿刺卵圆孔，对三叉神经半月节行球囊压迫术，术后患者疼痛消失。影像三维重建、手术规划与导板设计使用如图 14-4-3～图 14-4-7 所示。

病例 2：脑出血患者，男性，74 岁，突发意识障碍 13h。患者 13h 前突发言语不利伴右侧肢体无力，后逐渐出现意识障碍，急查头颅 CT，考虑颅内出血（图 14-4-8）。查体：浅昏迷，刺激肢体可动，刺激可睁眼，双侧瞳孔等大等圆，直径 3mm，对光反射灵敏，面纹对称，颈软无抵抗，左侧肢体肌力Ⅳ级，肌张力正常，右侧肢体肌力Ⅱ级，肌张力低。既往史：有三尖瓣反流行瓣膜置换术史，术后口服华法林。治疗：采用 3D 打印导板引导下血肿穿刺引流术。多模态重建、手术规划与导板设计，以及术中使用如图 14-4-9～图 14-4-11 所示。

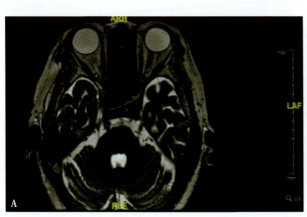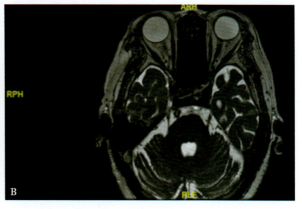

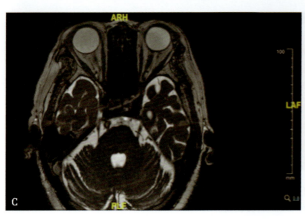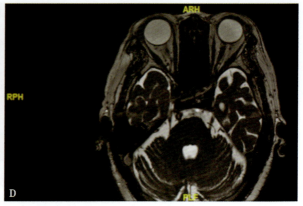

图 14-4-2 术前 MRI 检查

3D-SPACE 序列可见左侧三叉神经和责任血管。

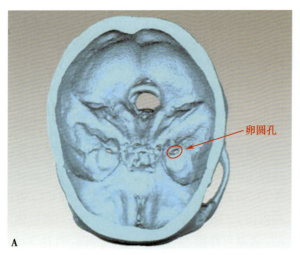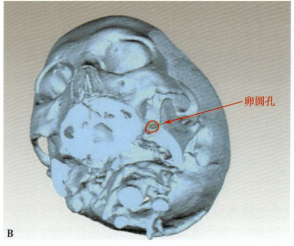

图 14-4-3 确定了解卵圆孔位置、大小、方向位置

3D 打印重建颅底结构,观察卵圆孔与颅底骨性结构的关系。

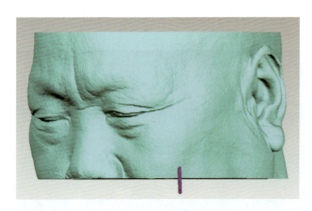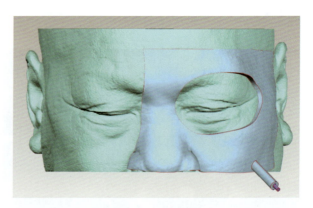

图 14-4-4 设计穿刺导柱位置 图 14-4-5 导板模型

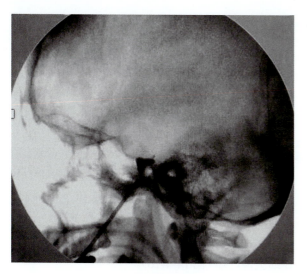

图 14-4-6 球囊打开

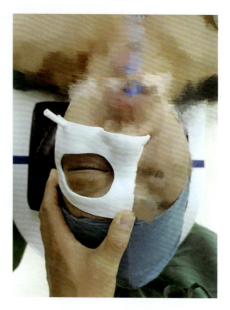

图 14-4-7 术中应用

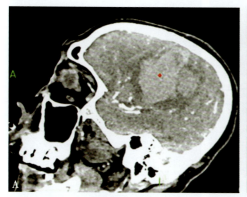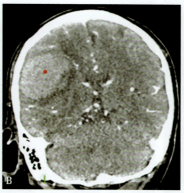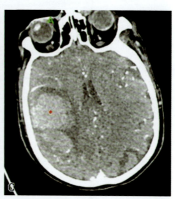

图 14-4-8 术前 CT
提示右侧颞枕颅内血肿，CTA 未见明显异常血管畸形团。

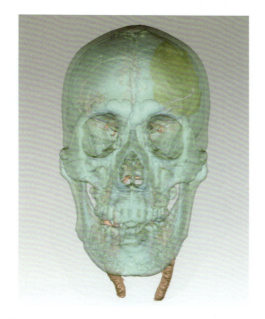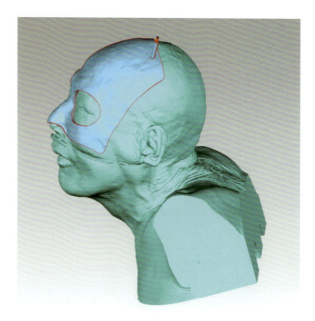

图 14-4-9 术前颅骨、血肿及颅内血管多模态重建　　　图 14-4-10 3D 打印穿刺导板，引导精准穿刺血肿

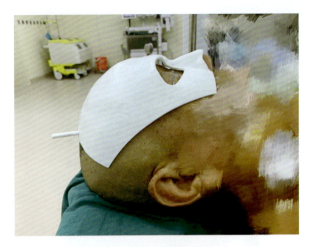

图 14-4-11　术中应用

病例 3: 颅内占位活检患者,男性,55 岁,主因左侧肢体偏瘫 1 月余就诊。患者 1 月余前出现左侧肢体无力,嘴角向右偏斜,右眼睑上抬困难,伴阵发性头痛,行头颅 CT 示右侧丘脑异常密度影,头颅 MRI 示右侧丘脑、大脑脚占位性病变(图 14-4-12),沿锥体束播散可能,考虑淋巴瘤可能性大。查体:神志清楚,口角向右侧略歪斜,颈软无抵抗,左侧肢体肌力 Ⅳ 级,右侧肢体肌力 Ⅴ 级,病理反射未引出。影像三维重建、手术规划与导板设计如图 14-4-13、图 14-4-14 所示。术后 CT 示穿刺部位精准(图 14-4-15),病理示弥漫大 B 细胞淋巴瘤(图 14-4-16)。

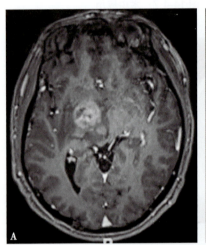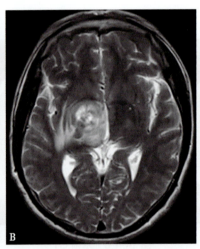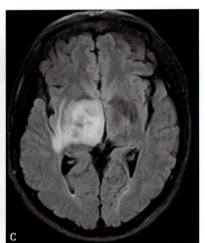

图 14-4-12　术前 MRI 检查
A〜C. 右侧丘脑占位性病变,增强不均匀。

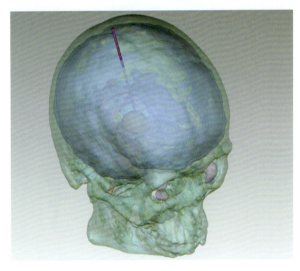

图 14-4-13　肿瘤、颅骨、血管及脑室三维重建

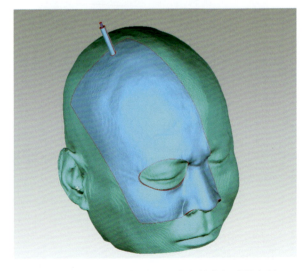

图 14-4-14　3D 打印导板设计穿刺路径引导穿刺

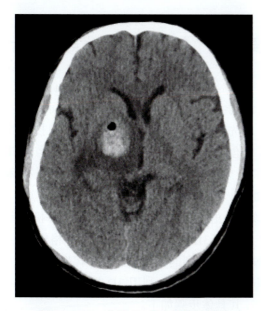

图 14-4-15　术后 CT 示穿刺部位精准

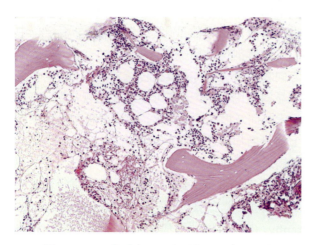

图 14-4-16　术后病理示弥漫大 B 细胞淋巴瘤

（路长宇　李珍珠　梁剑锋）

参 考 文 献

[1] FEDOROVICH N E, WIJNBERG H M, DHERT W J, et al. Distinct tissue formation by heterogeneous printing of osteo and endothelial progenitor cells[J]. Tissue Eng Part A, 2011, 17(15/16): 2113-2121.

[2] VENTOLA C L. Medical applications for 3D printing: current and projected uses[J]. Pharmacol Ther, 2014, 39: 704-711.

[3] 孙其凯, 李珍珠, 曹智洁, 等. 3D 打印模型引导下经颞部穿刺引流术治疗颅内血肿 [J]. 中国临床神经外科杂志, 2016, 21(10): 586-588.

[4] 相建, 杜洪澎, 李珍珠, 等. 3D 打印引导下脑干出血微创穿刺外引流术 1 例报告 [J]. 中华神经外科疾病研究杂志, 2017, 16(2): 177-178.

[5] 刘宇清, 何炳蔚, 黄绳跃, 等. 3D 打印技术在蝶骨嵴脑膜瘤切除术中的应用价值 [J]. 中国肿瘤临床, 2017, 44(22): 1146-1150.

[6] 谭衍, 边远, 陆弘盈, 等. 3D 打印技术在颅内动脉瘤介入栓塞治疗中的应用 [J]. 中国医学装备, 2017, 14(12): 64-67.

[7] 张涛, 刘晟, 高阳, 等. 3D 打印手术导板在高血压性脑出血术中的应用 [J]. 中国临床神经外科杂志, 2019, 24(02): 48-50.

[8] 韩新宇, 刘鹏飞, 李珍珠, 等. 3D 打印技术在脑膜瘤术前定位中的初步应用 [J]. 中国临床神经外科杂志, 2018, 23(6): 23-25.

[9] UPENDRA B N, MEENA D, CHOWDHURY B, et al. Outcome-based classification for assessment of thoracic pedicular screw placement[J]. Spine, 2008, 33(4): 384-390.

[10] RADERMACHER K, PORTHEINE F, ANTON M, et al. Computer assisted orthopaedic surgery with image based individual templates[J]. Clinical Orthopaedics & Related Re-search, 1998, 354(354): 28.

[11] RYKEN T C, OWEN B D, CHRISTENSEN G E, et al. Image- based drill templates for cervical pedicle screw placement[J]. Journal of Neurosurgery Spine, 2009, 10(1): 21-26.

[12] LU S, XU Y Q, CHEN G P, et al. Efficacy and accuracy of a novel rapid prototyping drill template for cervical pedicle screw placement[J]. Computer Aided Surgery Official Journal of the International Society for Computer Aided Surgery, 2011, 16(5): 240-248.

[13] AWAGUCHI Y, NAKANO M, YASUDA T, et al. Develop- ment of a new technique for pedicle screw and Magerl screw insertion using a 3-dimensional image guide[J]. Spine, 2012, 37(23): 1983-1988.

[14] MA T, XU Y Q, CHENG Y B, et al. A novel computer-assisted drill guide template for thoracic pedicle screw placement: a cadaveric study[J]. Archives of Orthopaedic & Trauma Surgery, 2012, 132(1): 65-72.

[15] 益军, 张国栋, 陈宣煌, 等. 基于 CT 和 3D 打印的胸椎后路椎弓根螺钉置钉导航模块设计 [J]. 医学理论与实践, 2018(23): 3478-3480.

[16] LU S, XU Y Q, ZHANG Y Z, et al. A novel computer-assisted drill guide template for lumbar pedicle screw placement: a cadaveric and clinical study[J]. International Journal of Medical Robotics & Computer Assisted Surgery, 2010, 5(2): 184-191.

[17] LIU J P, FENG H L, ZHAO D D. Clinical study on the application of minimally invasive percutaneous pedicle screw fixation in single segment thoracolumbar fracture without neurological symptoms[J]. Chinese Journal of Contemporary Neurology & Neurosurgery, 2016, 16(3): 130-135.

[18] 戎帅, 滕勇, 乌日开西·艾依提, 等. 基于 3D 打印技术的腰椎多节段峡部裂个性化手术治疗 [J]. 中国矫形外科杂志, 2013(21): 2222-2226.

[19] 尹一恒, 余新光, 佟怀宇, 等. 3D 打印技术在颅底凹陷合并寰枢椎脱位手术中的应用 [J]. 中华医学杂志, 2015, 95(37): 3004-3007.

[20] UDUPI B P, CHOUHAN R S, DASH H H, et al. Comparative evaluation of percutaneous retrogasserian glycerol rhizolysis and radiofrequency thermocoagulation techniques in the management of trigeminal neuralgia[J]. Neurosurgery, 2012, 70(2): 407-413.

[21] VAN KLEEF M, VAN GENDEREN W E, NAROUZE S, et al. 1. Trigeminal neuralgia[J]. Pain Practice, 2009, 9(4): 252-259.

[22] ROGERS C L, SHETTER A G, FIEDLER J A, et al. Gamma knife radiosurgery for trigeminal neuralgia: the initial experience of The Barrow Neurological Institute[J]. Int J Radiat Oncol Biol Phys, 2000, 47(4): 1013-1019.

[23] 李顺, 廖丽君, 胡馨, 等. 薄层 CT 引导下经皮穿刺圆孔外口射频热凝治疗三叉神经痛 [J]. 中华神经外科杂志, 2013, 29(3): 284-286.

[24] JIA H P, JIN R L, GUO Y J, et al. The vagus nerve excitation response and its risk factors during percutaneous radiofrequency thermocoagulation therapy in trigeminal neuralgia[J]. Chin J Pain Med, 2014, 20(1): 56-58.

[25] 文景, 吴承远, 陈建明, 等. 经皮穿刺射频热凝术治疗三叉神经痛的临床分析 [J]. 立体定向和功能性神经外科杂志, 2010, 23(4): 232-234.

[26] 张玲阁, 邓末宏, 龙星, 等. 3D 打印导板辅助射频温控热凝术治疗第 2 支三叉神经痛的临床研究 [J]. 华西口腔医学杂志, 2018, 36(06): 88-92.

第五节 神经外科手术导板设计制作的技术流程

医学上 3D 打印技术的步骤大概可以分为三步：首先，数据采集。随着 CT 和 MRI 技术的发展，其创伤小、分辨率高和成像快等优点使其成为最理想的数据获取手段；其次，三维重建和数据处理。将采集到的数据导入三维重建软件，通过该软件重建三维图像并可以进行计算机辅助设计，导出为 3D 打印机能识别的文件格式；最终，通过将上步得到的三维数据文件转换为打印机能读取的横截面信息，利用 3D 打印设备自动完成打印，其具体步骤如下。

1. **临床需求** 3D 打印神经外科手术导板的应用应根据临床需求决定。临床需求包括、但不限于以下内容：优化手术方式、优化手术路径、手术部位解剖结构的量化、准确定位（导板定位中心点与解剖位目标中心点误差小于 2mm）、确定方向和角度、替代或减少传统辅助工具、减少手术显露范围、减少或有可能避免透视次数、缩短手术时间及提高准确度等。手术导板可以提供以上功能的均可选择使用本指南所指的手术导板，以满足临床需求。

2. **数据获取** 3D 打印骨科模型原始数据的获取主要依靠计算机断层扫描（computed tomography, CT）和磁共振成像（magnetic resonance imaging, MRI）这两种非接触式的获取方法。利用 CT 和 MRI 采集数据时，应针对不同组织与不同目的需求合理选择扫描方式和参数。

3. **导板设计** 为实现功能，导板需要有 2 个模块，一个是利用人体固定解剖部位确定位置的模块；另一个是引导术者进行操作的模块。设计方法是选择导板合适的贴附骨面或者贴附皮肤区域，增厚成为实体后进行外形改良以避开重要解剖结构、方便贴附和观察、减轻重量等，然后补充设计各种引导管道、截面等完成导板计算机辅助设计（computer aided design, CAD）设计过程，最后根据手术操作需要选择合适的 3D 打印工艺制作、消毒包装，用于术中精准手术操作的引导。

利用专业数字化软件对获取的数据进行处理，根据临床需求分割兴趣区域、完成模型三维重建。然后根据临床手术要求设计导航管或导向槽，以确定最佳手术路径；最后根据手术实际显露范围，通过勾画出导板贴附区域设计出理想的 3D 打印手术导板。

导板设计特别注意导板的厚度适中和结构合理；导板厚度与引导手术操作所需的强度要求、选择 3D 打印工艺等有关。结构合理包括合理的力学结构、消除不安全的锐利边缘与尖角、有利于以后 3D 打印模型支撑去除等。

4. 导板打印　患者原始二维断面影像数据[医学数字成像和通信（digital imaging and communication in medicine，DICOM）格式]经过数字化软件三维重建，依据手术规划设计具有导向作用的圆管或横槽作为术中导向装置，通过建立与手术部位骨表面解剖形态完全一致的三维逆向导板与导向装置相拟合，利用 3D 打印机通过读取文件的截面信息并将这些截面逐层打印堆积而构成一个实体导板。

基于 3D 打印设计需要，CT 数据需要满足以下要求：①设备选择，推荐使用螺距小的多排螺旋 CT，不推荐使用传统的级进式 CT 或单排螺旋 CT。②扫描范围，以能够满足临床需要为准。③扫描间距，推荐≤1mm。④CT 扫描参数设定，依据临床需要。⑤分辨率，推荐像素矩阵为 512×512，像素尺寸范围为 0.1～0.5mm 的 CT 设备。将设计完成的三维导板数据转换成 3D 打印机可识别的文件格式，根据临床需求选择合适的 3D 打印方式、材料及参数，完成导板制备。依据临床使用目的和部位的不同，需对导板进行适当的后处理，如去除支撑、打磨导板表面、金属部件的热处理去除内应力等。

5. 导板应用　3D 打印神经外科手术导板在手术应用前需临床医生仔细验证导板是否存在设计偏差、尺寸偏差、材料偏差；掌握导板的正确使用方法，提前准备与导板配合使用的磨钻、摆锯、丝锥、钻头等手术器械工具。

导板只是一个辅助工具，术中应用需由具备一定手术操作经验的医生进行。如出现导板断裂、贴附区域偏差、进针点微动或移位造成实际与虚拟植入位置存在差异等问题，应根据术中实际情况随时调整。术中应用的导板需要依据导板材质确定消毒方式。

（李珍珠　路长宇　张　俊）

第十五章　3D 打印技术在心血管与胸壁重建中的应用

第一节　3D 打印技术在心血管领域中的应用

　　超声成像（ultrasonography）、计算机断层扫描（computed tomography，CT）、磁共振成像（magnetic resonance imaging，MRI）等技术在心血管疾病诊疗中应用日益成熟，尤其是其三维成像模式在临床诊断和决策中发挥着重要作用。然而，在屏幕有限的二维平面上观察三维图像仍然难以直观、准确地分析病变细节。近些年，3D 打印机的精准度不断提高，打印材料更加多样化，使得 3D 打印技术在心血管领域的应用越来越广泛，在医患沟通、手术方案制订、术前模拟、临床教学培训等方面展示了良好的前景。本节将从先天性心脏病、心脏瓣膜疾病以及血管疾病三个方面举例阐述 3D 打印技术在心血管领域中的应用。

一、3D 打印技术应用于先天性心脏病的诊断与治疗

　　先天性心脏病（congenital heart disease，CHD）是最常见的出生缺陷之一，在中国发病率为 8‰～12‰，居国内常见的新生儿先天性出生缺陷之首。先天性心脏病的种类繁多，其解剖结构较为复杂，尤其是复合型 CHD，病变三维空间解剖更为复杂，且个体差异很大。因此，准确诊断、评估，以及良好的医患沟通对治疗尤为重要。3D 打印技术能够将三维成像的心脏影像准确地转换成实物模型，帮助医生与患者准确、精细且直观地了解先天性心脏病病变空间解剖关系，从而有助于精细化诊断以及治疗方案的制订和术前模拟实施等。

　　目前，三维超声心动图（three-dimensional echocardiography，3DE）、CT 血管造影（CT angi-ography，CTA）、磁共振成像（magnetic resonance imaging，MRI）等影像均可用于心脏的三维重建。法国图卢兹儿童医院的 Hadeed 博士等利用 64 层 CT 扫描 1 例左心室双出口的新生儿心脏，对所获得的数据进行三维重建并用弹性材料打印出了患儿的心脏模型，用于术前评估，于患儿 5 个月时成功实施了内隧道修复手术。加拿大多伦多儿童医院的 Shi-Joon Yoo 博士等使用 CTA 或 MRI 增强影像数据，通过 3D 打印制作了右心室双出口、左心室发育不良等 CHD 三维模型，用于手术教学训练。专家评分显示，3D 打印模型的评分高于影像学资料评分是手术评估的有效辅助方式。空军军医大学唐都医院超声诊断科利用超声容积数据，进行 3D 建模并打印了包括房室间隔缺损（atrioventricular septal defect，AVSD）、右心室双出口（double outlet right ventricle，DORV）、完全型大动脉转位（complete transposition of great arteries，TGA）、法洛四联症（tetralogy of Fallot，TOF）等多种先心病的胎儿心脏模型，为医患沟通和临床教学提供了强有力的支撑。下面，以 TOF 为例，简单阐述基于超声心动图 3D 打印胎儿心脏的过程。

　　TOF 是一种常见的先天性心脏病，在胎儿期基本病理表现为室间隔缺损、漏斗部肺动脉狭窄、主动脉骑跨和右心室肥厚。医生在采集数据前，需让孕妇尽量放松，调整呼吸，胎儿的心脏心尖指向 11 点至 1 点位置，且确保其胸壁前无肢体遮挡。利用时空关联成像（spatio-temporal image correlation，STIC）模式，可以采集到 TOF 胎儿心脏包含一个完整的心动周期的三维容积数据，容积数据采集过程只需要数秒钟即可完成。三维成像模式下断层超声显像（tomographic ultrasound imaging，TUI）技术可以对所采集的数据进行逐层和动态观察，可以通过改变层厚和 x、y、z 轴、

从多层面、多角度显示 TOF 胎儿心脏的解剖结构，从而选择需要进行 3D 打印的部位和时相（图 15-1-1）。

将选择好的胎儿心脏超声数据导入医学建模软件中，软件会自动重组矢状面和冠状面连续断层图像，因此可以根据需求在不同截面上进行标注。胎儿心脏的超声数据存在肋骨遮挡这一影响因素，会导致心壁边界不连续，故可直接使用多平面编辑功能，针对心腔和大血管部位进行手动补充描绘建模。待模型建好之后，导入相关软件中进行后处理，主要用到的功能有裁剪、光顺以及修补（图 15-1-2）。

由于胎儿心脏体积很小，为方便观察，可以将其等比放大后进行 3D 打印。从 3D 打印的胎儿心脏模型上，我们可以清晰地看到室间隔缺损，肺动脉的狭窄处，以及主动脉骑跨位置。为

方便识别，打印前可以将畸形部位标记不同的颜色后进行彩色打印，也可以在 3D 打印模型上直接进行标记。如图 15-1-3，模型真实地全方位地展现出 TOF 的畸形特点，是临床医生交流病情、临床教学及医患沟通强有力的工具。

除了应用于 CHD 的诊断之外，3D 打印心脏模型还能通过模拟植入手术，针对性地指导 CHD 介入治疗，从而增加手术成功率、减少并发症。美国科罗拉多大学 Michael Kim 等通过在不同的 3D 打印心血管模型上试用不同型号的导管、封堵器等模拟介入治疗制订出合适的手术方案，从而提高了手术成功率，减少射线暴露以及手术并发症等。中国医学科学院阜外医院邱旭等通过 3D 打印技术制作了 21 例多发房间隔缺损心脏病模型，利用模型进行模拟封堵测试，最终确定最佳封堵方案，并成功完成了介入手术。

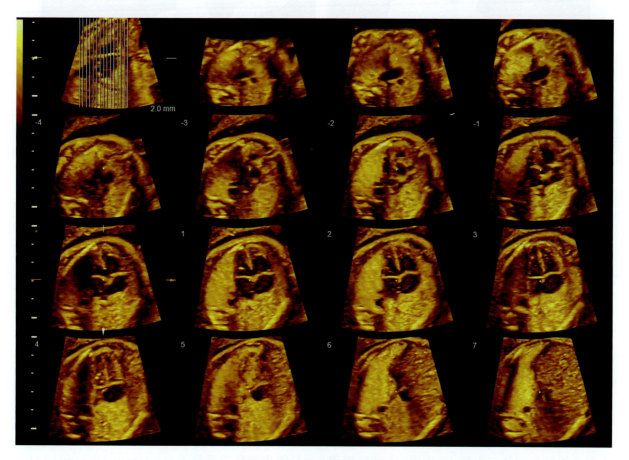

图 15-1-1　胎儿超声心动图

时空关联成像 - 断层超声显像模式显示法洛四联症胎儿心脏。影像资料来自空军军医大学唐都医院超声诊断科。

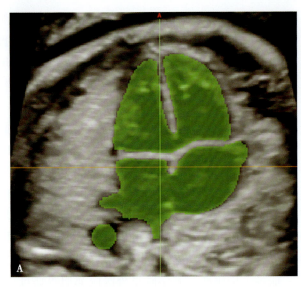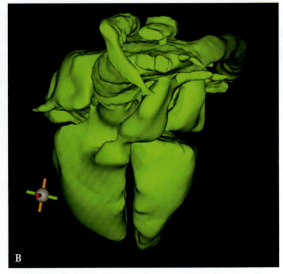

图 15-1-2　法洛四联症胎儿心脏三维重建
A. 建模过程展示；B. 完整数据模型。图片来自空军军医大学 3D 打印研究中心。

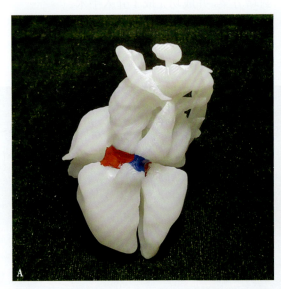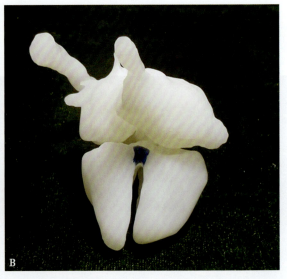

图 15-1-3　法洛四联症胎儿心脏模型
A. 头侧观；B. 足侧观。3D 打印模型来自空军军医大学 3D 打印研究中心。

二、3D 打印技术应用于心脏瓣膜疾病

　　人体的心脏由左心房、左心室和右心房、右心室四个心腔组成，两个心房分别与两个心室相互连接，两个心室与两个大动脉相连。心脏瓣膜生长于心房和心室之间、心室与大动脉之间，起到单向阀门的作用，保证血流单方向运动。人体的四个瓣膜分别是二尖瓣、三尖瓣、主动脉瓣和肺动脉瓣。心脏瓣膜病指的是以上四个瓣膜中因风湿热、黏液变性、退行性改变、先天性畸形、缺血性坏死等出现的病变，其会影响血液正常流动，甚至影响心脏功能。

（一）3D 打印技术与主动脉瓣疾病

　　主动脉瓣疾病种类多，其解剖结构复杂，患者一旦经临床诊断为重度瓣膜狭窄或关闭不全，就会有明显症状及心脏功能进行性下降表现，应当及时进行修复手术或置换主动脉瓣术。经导管主动脉瓣置换术（transcatheter aortic valve replacement，TAVR）是一种微创瓣膜置换手术，即通过介入导管，将支架与人工心脏生物瓣膜在

体外压缩后输送至主动脉瓣位置，完成人工瓣膜植入，恢复瓣膜功能。由于 TAVR 与传统的开胸手术区别很大，医生在术中无法直接观察到主动脉根部的全貌以及内部解剖结构，因此，术前的影像学评估与术中的导航至关重要。但是，不论是 CT、MRI 还是超声心动图，目前都只能显示在屏幕上，无法直观地展示三维解剖结构。因此需要医生对患者的心脏和主动脉影像数据进行二次加工，在头脑中重建立体构型。而 3D 打印技术可以将患者二维影像转换成 1∶1 的实物模型，将术前评估过程简化和标准化，使得 TAVR 手术更加安全准确（图 15-1-4）。

除此之外，随着 3D 打印技术的不断更新，打印材料研发的不断进步，3D 打印技术可以打印不同硬度和柔韧性的复合材料模型（图 15-1-5）。所打印的模型能够更真实地个体化模拟病变瓣膜形

态，用于模拟手术教学、瓣膜置入分析、并发症的预测及预防。

（二）3D打印技术与二尖瓣疾病

常见的二尖瓣疾病分为二尖瓣狭窄、二尖瓣关闭不全两类。对于二尖瓣病变的研究，单一关注瓣膜本身是不足够的，而是需要综合评估由瓣膜与其他邻近结构构成的二尖瓣复合体，包括二尖瓣瓣叶、瓣环和瓣下结构。

自经皮球囊二尖瓣成形术（percutaneous balloon mitral valvuloplasty，PBMV）于 1984 年被首次报道应用以来，微创技术治疗二尖瓣狭窄迅速发展。但截至目前，该技术的推广和普及仍然十分有限，这与二尖瓣结构的特殊性和患者术前筛选与评估能力有很大的关系。二尖瓣瓣环呈一个三维立体的马鞍形结构，质地柔软，随着心动周期及病情不同，其变化幅度也不同，因此，二尖瓣瓣

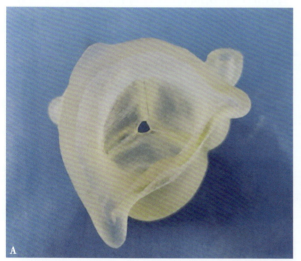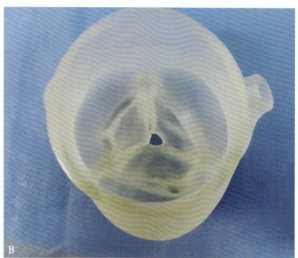

图 15-1-4　3D打印主动脉瓣关闭不全模型
A. 左室流出道侧观；B. 主动脉侧观。3D 打印模型来自空军军医大学西京医院心血管外科。

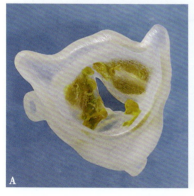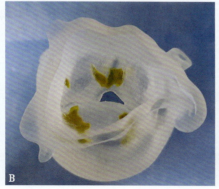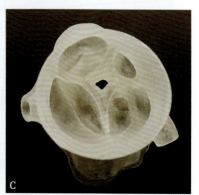

图 15-1-5　3D打印主动脉二叶瓣（A）、三叶瓣（B）和四叶瓣（C）模型
3D 打印模型来自空军军医大学西京医院心血管外科。

环的测量和定量分析比较困难。传统的超声影像很难对二尖瓣瓣环进行准确评估，而 3D 建模及打印技术则可以在某种程度上弥补心脏超声二维评估的不足。通过 3D-CTA 影像，可以很清楚地展示和分析二尖瓣空间立体结构，并可动态测量瓣环空间结构数据；应用 CTA 数据，可以进行体外建模，通过 3D 打印，可以显示二尖瓣解剖结构。此外，利用超声心动图像数据进行 3D 打印，可以清楚显示二尖瓣解剖结构（图 15-1-6）。

除此之外，用于治疗二尖瓣关闭不全的经皮球囊二尖瓣成形术和经导管二尖瓣置换术（transcatheter mitral valve replacement，TMVR）均可利用 3D 打印真实尺寸大小的患者病变心脏模型进行术前评估和路径模拟等，进而提高手术成功率。

三、3D 打印技术应用于血管疾病的诊疗

（一）3D 打印技术与冠状动脉疾病

冠状动脉起于主动脉根部主动脉窦内，分为左冠状动脉和右冠状动脉，行于心脏表面，为心脏供血。常见的冠状动脉疾病（coronary artery disease，CAD）有冠状动脉粥样硬化和冠状动脉瘘。目前，大部分的冠状动脉疾病是通过介入手术完成的。但是，由于冠状动脉疾病变异大，且个体差异明显，其解剖结构千变万化，因此加大了手术的难度。

应用 3D 打印技术，可以将患者的 CTA 等影像资料进行三维重建，1:1 打印出复杂的冠状动脉模型（图 15-1-7），帮助医生更直观地判断冠状动脉开口的位置，更快、更准确地定位病变部位，使得手术开展更加顺畅。

空军军医大学西京医院心血管外科杨剑团队根据患者的冠状动脉粥样硬化 CTA 影像数据，利用医学建模软件和光固化 3D 打印机，重建并 3D 打印出主动脉根部带有冠状动脉组织结构的 1:1 模型（图 15-1-8）。此模型有利于医生更好地了解主动脉根部的解剖结构，能更清楚地观察到冠状动脉粥样斑块的分布情况，更直观地看到冠状动脉的狭窄部位、程度和钙化情况。

此外，3D 打印的心血管模型能够用于进行体外冠状动脉血流储备分数等模拟测试。在介入式临床冠状动脉支架植入手术中，不同患者需要置入的支架个数与次数不一，因此可以利用 3D 打印的体外模拟装置，评价在植入冠状动脉支架后，不同部位所受应力的变化，对术后效果评估具有重大意义。

（二）3D 打印技术与左肾静脉受压综合征

左肾静脉受压综合征（left renal vein entrapment syndrome，LRVES），又称为胡桃夹综合征（nutcracker syndrome，NCS），是指左肾静脉回流入下腔静脉过程中，在穿经由肠系膜上动脉与腹主动脉形成的夹角或腹主动脉与脊柱之间的间隙内受到挤压，从而产生的血尿、蛋白尿、腰痛、生

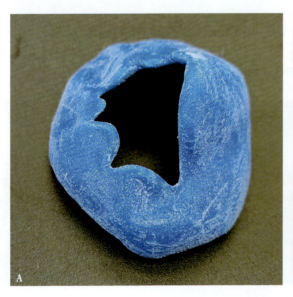
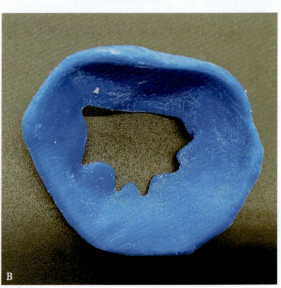

图 15-1-6 基于超声数据 3D 打印二尖瓣模型
3D 打印模型来自空军军医大学西京医院心血管外科。

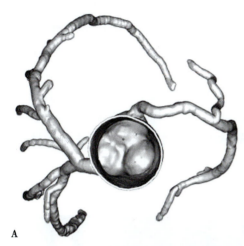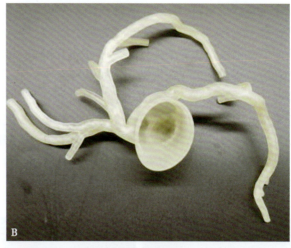

图 15-1-7　冠状动脉 CT 血管造影影像三维重建及 3D 打印模型

A. CT 血管造影影像三维重建；B. 3D 打印模型。影像资料及 3D 打印模型来自空军军医大学西京医院心血管外科。

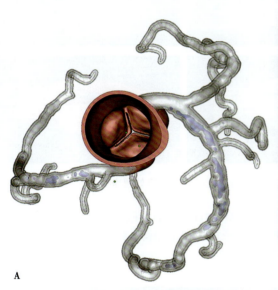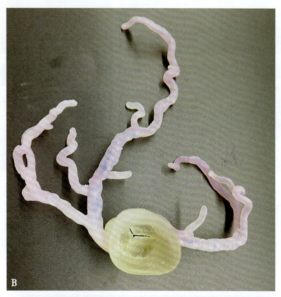

图 15-1-8　冠状动脉粥样硬化 CT 血管造影影像三维重建及 3D 打印模型

A. CT 血管造影影像三维重建；B. 3D 打印模型。影像资料及 3D 打印模型来自空军军医大学西京医院心血管外科。

殖静脉曲张等一系列症状的临床综合征。症状较轻的患者可采取保守治疗，而临床上反复血尿且出现贫血、严重精索静脉曲张或腰痛者，在患者无法忍受的情况下，需采用外科手术治疗。传统的手术方式包括左肾静脉下移 - 下腔静脉端侧吻合术、自体肾移植、肠系膜上动脉切断再植术等创伤大的开腹手术，手术风险大，且术后恢复慢。血管内支架置入术是治疗该疾患的一种微创方法，它是将血管内支架置于左肾静脉受压处，从血管内部支撑狭窄部位，恢复血流，但存在移位的风险，且患者需要终身服用抗凝药物。空军军

医大学 3D 打印研究中心团队与空军军医大学唐都医院泌尿外科联合研究开发了一种利用 3D 打印技术微创治疗肾静脉受压综合征的创新方法。方法简述如下。

1. 体外重建血管模型用于术前评估　结合 CT 血管造影影像与血管超声影像资料，对肠系膜上动脉、腹主动脉以及左肾静脉进行三维重建，利用 3D 打印技术打印患者血管模型。通过 3D 模型可以清晰地看到左肾静脉受压的程度，以及肠系膜上动脉和腹主动脉的走向，从而判断手术效果及风险（图 15-1-9）。

2. 结合影像资料和模型进行血管外支架设计 结合患者 CTA 影像以及动静脉的数字三维模型进行个性化血管外支架的设计。通过测量和计算得到适合患者血管的支架尺寸，利用三维设计软件设计血管外支架。支架是开合架构，由两个护套组成，其中一侧可自由开合，方便术中支架的置入与固定（图 15-1-10）。血管外支架采用具有生物相容性的可植入复合材料聚醚醚酮材料，利用熔丝沉积成形技术打印制作，之后进行

热处理、打磨、消毒等后处理。

3. 利用血管模型进行血管外支架术前验证 将血管外支架在 1:1 的血管模型上进行验证（图 15-1-11）。通过 3D 打印模型验证个性化定制 3D 打印血管外支架，可以看到支架置于左肾静脉受压处后能够支撑起肠系膜上动脉，从而保护左肾静脉不再受到压迫；另外，支架本身不对静脉和其他动脉分支产生压迫。

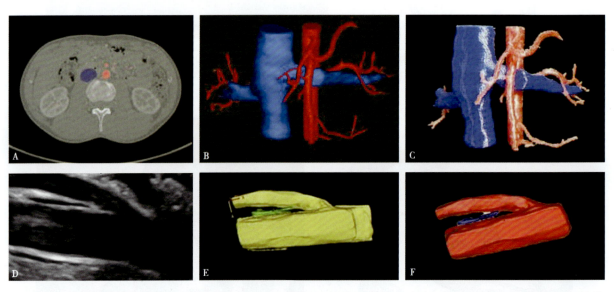

图 15-1-9 左肾静脉、肠系膜上动脉与腹主动脉 CT 血管造影影像与左肾静脉受压迫处超声影像三维重建及相对应的 3D 打印模型
左肾静脉、肠系膜上动脉与腹主动脉 CT 血管造影影像（A）、数字三维模型（B）和 3D 打印模型（C）；左肾静脉受压迫处超声影像（D），数字三维重建（E）及相对应的 3D 打印模型（F）。影像资料与 3D 打印模型来自空军军医大学 3D 打印研究中心及空军军医大学唐都医院泌尿外科。

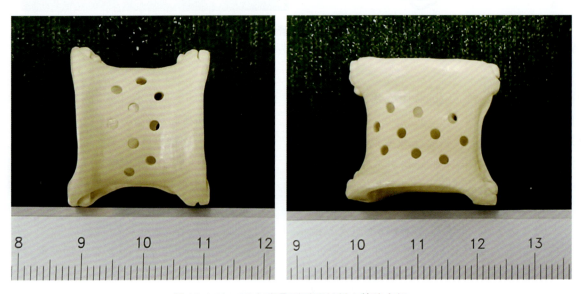

图 15-1-10 3D 打印聚醚醚酮材料血管外支架
3D 打印血管外支架来自空军军医大学 3D 打印研究中心。

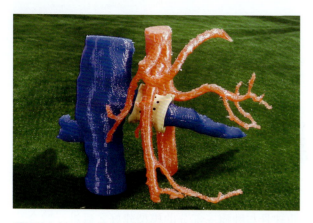

图 15-1-11　3D 打印血管外支架在血管模型上进行验证
3D 打印模型及血管外支架来自空军军医大学 3D 打印研究中心。

除了以上三个领域之外，3D 打印在心血管领域的应用还包括左心耳封堵术，心脏肿瘤的诊疗，心肌切除术，主动脉狭窄、主动脉夹层和主动脉瘤的微创手术，以及体外模拟心血管血流动力学研究等。3D 打印技术以快速重建、真实还原等独特的优势在心血管领域发挥着越来越大的作用。未来，随着图像采集与建模技术的精准化、智能化与规范化，3D 打印机的迭代更新以及 3D 打印材料的多样化，3D 打印技术与心血管医学的联系将更加紧密，从而进一步推动医工结合在心血管领域的发展。

（袁丽君　郭奕彤　侯　娜
梁嘉赫　张泽凯）

参 考 文 献

[1] 刘坤，吕滨，郑哲，等．三维打印心脏病模型指导诊治复杂先天性心脏病 3 例 [J]. 中华胸心血管外科杂志，2015，31（7）：436-438.

[2] HADEED K，DULAC Y，ACAR P. Three-dimensional printing of a complex CHD to plan surgical repair[J]. Cardiology in the Young, 2016, 26（7）：1432-1434.

[3] YOO S J，SPRAY T，AUSTIN E R，et al. Hands-on surgical training of congenital heart surgery using 3-dimensional print models[J]. J Thorac Cardiovasc Surg, 2017, 153（6）：1530-1540.

[4] GUO Y，HOU N，LIANG J，et al. Three-dimensional printed multicolor normal and abnormal fetal hearts based on ultrasound imaging data[J]. Ultrasound Obstet Gynecol, 2020, 55（3）：416-422.

[5] KIM M S，HANSGEN A R，WINK O，et al. Rapid prototyping: a new tool in understanding and treating structural heart disease[J]. Circulation, 2008, 117（18）：2388-2394.

[6] 邱旭，吕滨，徐楠，等．应用 3D 打印技术及超声引导介入技术治疗多发房间隔缺损的可行性 [J]. 中华医学杂志，2017，97（16）：1214-1217.

[7] 梁影，管玉龙．经导管主动脉瓣置换术临床应用现状及进展 [J]. 心肺血管病杂志，2019，38（1）：104-108.

[8] 丁鹏，徐臣年，杨剑．3D 打印技术在经导管主动脉瓣置换术（TAVR）中的应用 [J]. 中国介入心脏病学杂志，2020，28（5）：280-282.

[9] QIAN Z，WANG K，LIU S，et al. Quantitative prediction of paravalvular leak in transcatheter aortic valve replacement based on tissue-mimicking 3D printing[J]. JACC Cardiovasc Imaging, 2017, 10（7）：719-731.

[10] 杨东涛，何晓菊，杨剑．经导管二尖瓣植入术的进展 [J]. 心脏杂志，2017，29（4）：482-486.

[11] MODI B N，RYAN M，CHATTERSINGH，et al. Optimal application of fractional flow reserve to assess serial coronary artery disease: a 3D-printed experimental study with clinical validation[J]. J Am Heart Assoc, 2018, 7（20）：e010279.

[12] 郭奕彤，梁嘉赫，伊江浦，等．3D 打印 PEEK 材料血管外支架建模及制作方法的可行性和有效性 [J]. 心脏杂志，2019，31（6）：75-79.

[13] WANG H，GUO Y T，JIAO Y，et al. A minimally invasive alternative for the treatment of nutcracker syndrome using individualized three-dimensional printed extravascular titanium stents[J]. Chinese medical journal, 2019, 132（12）：1454-1460.

[14] LUO H，MEYER-SZARY J，WANG Z，et al. Three-dimensional printing in cardiology: current applications and future challenges[J]. Cardiology journal, 2017, 24（4）：436-444.

[15] VUKICEVIC M，MOSADEGH B，MIN J K，et al. Cardiac 3D printing and its future directions[J]. JACC Cardiovasc Imaging, 2017, 10（2）：171-184.

[16] ZHU G，WEI Y，YUAN Q，et al. In vitro assessment of the impacts of leaflet design on the hemodynamic characterisics of ePTFE pulmonary prosthetic valves[J]. Front Bioeng Biotechnol, 2020, 7：477.

第二节　3D 打印技术在胸壁重建中的应用

胸壁缺损可由多种胸壁疾病引起，常见于肿瘤、感染、先天畸形、放射损伤以及创伤因素直接损害等。胸壁缺损使心脏、肺等重要脏器失去保护，影响呼吸、循环等生理功能，因此胸壁重建（chest wall reconstruction）对个体机体恢复正常生命活动十分重要。近年来，随着 3D 打印技术的发展，越来越多临床上的问题得以解决，胸壁重建也逐渐成为受益的领域之一。本节将根据 3D 打印胸肋骨在临床中所发挥的作用，简单阐述 3D 打印技术在胸壁重建中的应用历程。

一、3D 打印胸肋骨模型

3D 打印人体解剖模型在医学领域的应用已较为成熟。打印三维的胸肋骨及其病灶模型对胸壁重建的实施有着重要的意义。

（一）三维重建胸肋骨及肿瘤模型的基本流程

获取患者的相关医学影像数据，在医学建模软件中打开。由于皮质骨、肋软骨与肿瘤的密度不同，因此可分别进行建模。值得注意的是，若肿瘤周围血管网丰富，则需要 CTA 影像建立独立的血管模型，而对于肿瘤的边界分析，若 CTA 显示不清晰，则可使用 MRI 影像辅助判定。皮质骨、肋软骨与肿瘤三部分的模型建好之后进行融合及光滑等后处理之后可进行整体打印（图 15-2-1）。

（二）3D 打印胸肋骨模型的应用

1. 术前诊断与评估　对于复杂的胸壁疾病（如胸肋骨肿瘤、畸形等），仅通过传统医学影像难以获得全方位的信息。基于患者的 CT 影像，利用 3D 打印技术制作出与患者真实解剖结构 1∶1 的三维模型，尤其是对于大面积的骨肿瘤，可以

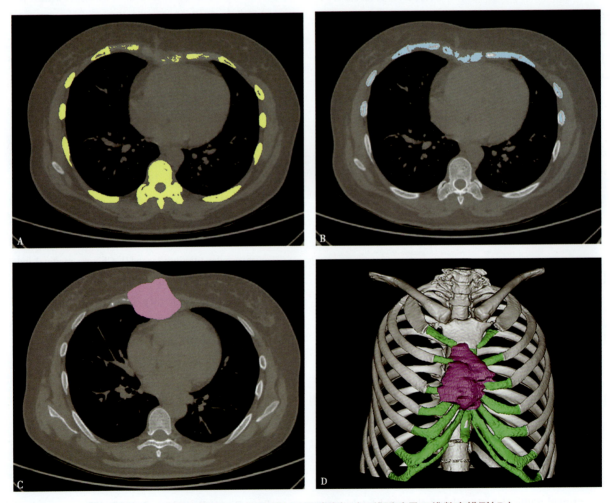

图 15-2-1　胸廓皮质骨（A）、肋软骨（B）及肿瘤（C）三维重建及三维数字模型（D）
影像资料来自空军军医大学 3D 打印研究中心及空军军医大学唐都医院胸腔外科。

打印出带有肿瘤的整个胸骨的三维模型，使医生能够对整体情况进行直观观察，结合术前的影像资料，明确诊断骨肿瘤的具体形态（图 15-2-2）。

2. 手术规划　对于绝大多数胸壁肿瘤，手术切除是最常用的治疗方式。对于良性病变，只需要保证切缘 R$_0$ 切除即可，而对于恶性病变肿瘤，若肿瘤侵及浅层肌肉及皮肤，切缘距离肿瘤 4cm 以上，并连同受累的皮肤和肌肉一起切除。传统 X 线和 CT 影像学资料难以确定精确的手术计划，而利用 3D 打印制作的胸肋骨模型，医生可以得到准确的肿瘤方位和侵蚀程度等信息，从而做出详细而精细的术前计划和推演，制订个性化的手术方案。医生可以根据骨肿瘤的大小、位置以及对周围骨的侵蚀程度（图 15-2-2），选择正确的手术入路，并且可以提前考虑到手术中可能遇到的困难，并准备应对方案，最终形成完善的术前规划。

3. 手术预演与术中指导　在传统的手术程序中，医生需要提前在脑海中进行手术预演，或者在纸上画出模拟图进行演练，以保证手术的顺利进行。但是这种方法，不仅要求医生有丰富的经验，并且要具有一定的空间思维能力。目前，CT 影像能够做到三维重建，但由于三维图像呈现于屏幕上，仍然难以完整地呈现三维的信息。3D 打印的模型（图 15-2-2）可以让医生真实理解病灶的形态，掌握方向，甚至在模型上进行肿瘤切除预演，从而提高手术的成功率。

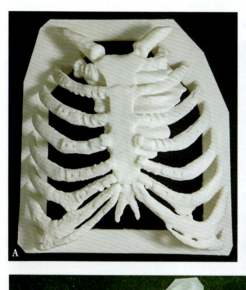
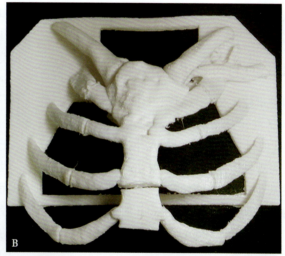
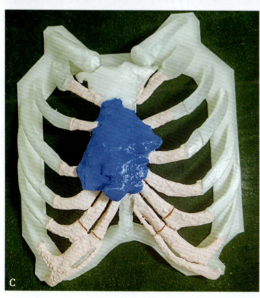
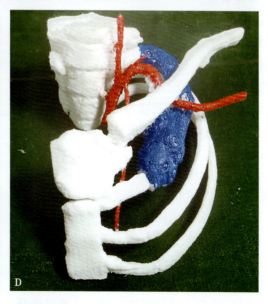

图 15-2-2　3D打印胸骨肿瘤模型

A. 纵隔肿瘤；B. 胸骨柄肿瘤；C. 胸骨肿瘤；D. 肋骨肿瘤。3D 打印模型来自空军军医大学 3D 打印研究中心。

在手术过程中，3D 打印的模型能为医生提供一个实时观察的参照物，通过观察、比对模型与真实情况，医生可以更加有把握地实施手术，极大增加了年轻医生的信心。

4. **医患沟通与临床教学工具** 在手术之前，医生有义务与患者及家属进行沟通，为其讲解手术过程，明确手术风险。由于患者对医学术语与影像的理解能力参差不齐，由医患沟通不到位而造成的误会时有发生。有了 3D 打印模型（图 15-2-2），医生可以将为患者量身打造的模具拿在手上为其讲解，加深患者和家属对病情与治疗方案的理解，增加了患者对医生的信任，促进了医患关系的和睦，有利于手术的顺利进行。

此外，在临床教学中，3D 打印的各种各样的胸肋骨肿瘤、畸形等模型，能够成为医学生与年轻的医生直观的教材，成为教学环节中有力的辅助工具。

二、3D 打印胸肋骨植入物

胸壁重建主要是软组织重建和骨性重建。软组织修复重建是指利用自身肌肉瓣膜等软组织和/或其他材料覆盖人工胸壁，恢复其完整性、气密性及美观性。骨性重建一般指利用硬性材料重建骨性缺损，恢复胸廓的完整性。目前，临床观点认为，当胸壁缺损直径 >5cm 时或/和肩胛骨后方的缺损直径 >10cm 时，应使用硬质的植入进行胸壁骨性重建。

临床上常用的骨性重建材料包括钛板、骨水泥、生物肋骨等，这些需要在手术中临时制作，导致解剖学和力学的适配性差，且生物肋骨材料取材来源有限，难以实现大范围缺损的修复。新型 3D 打印胸肋骨植入物能够为每例患者"量体裁衣"，制订个性化治疗方案，使植入物具有更优的解剖适配性。

（一）3D 打印胸肋骨植入物的基本流程

在三维重建得到患者的胸肋骨及肿瘤数字模型后，至少由一名手术医生与一名工程师共同进行 3D 打印胸肋骨假体的设计。根据肿瘤切除位置及胸壁缺损的范围，在三维数字模型上对假体的形状进行设计。在全胸骨置换的情况下，为减轻假体重量，通常会进行网格的设计。通过选择合适的网格模板、设置相应的参数、选取边界和厚度等制作带有网格的胸肋骨假体，其网格结构既能满足减重的需求，又有助于组织攀爬，从而使假体能够更好地与患者自身融合（图 15-2-3）。

（二）3D 打印胸肋骨植入物

胸壁重建，其假体遵循仿生重建的原则，其中，相似性是仿生学的基础。初代 3D 打印胸肋骨，正是利用 3D 打印技术个性化定制的优势，根据患者胸壁缺损的影像数据，计算模拟再建胸壁的形态，设计出完全符合患者自身的假体，使其匹配缺损部位的尺寸，免去了手术中临时裁剪假体的麻烦，大大缩短了手术时间。假体所用材料有两种，其中一种是金属材料钛合金。钛合金是一种非常成熟的植入物材料，具有良好的生物相容性，且有较强的硬度，能够满足胸肋骨假体所需的基本的功能需求。另外一种则是具有生物亲和性的复合材料聚醚醚酮（polyetheretherketone，PEEK）。相对于钛合金，PEEK 具有较低的弹性模量，与人体皮质骨的力学性能相似，有效地减少了应力遮挡（图 15-2-4）。

（三）3D 打印具有肋软骨性能的胸肋骨假体

肋软骨由透明软骨构成，分左右共十二对，位于肋的腹侧。人的呼吸运动主要依靠两个部分呼吸肌的收缩舒张来完成，一个是肋间外肌舒缩，从而引起肋骨和胸骨的运动，表现为胸廓前后、左右径增大；另一个是膈肌收缩，使胸廓上下径增大。肋软骨，与其连接的肋骨共同构成胸廓骨性支架的主要成分，在呼吸运动中发挥着重要的作用。

在大面积胸壁缺损的胸壁重建中，使用硬质材料制作的假体结构，可能会导致患者术后胸式呼吸受限制，无法进行正常的呼吸运动，严重情况下可能因为不适感引发并发症，带来二次损伤。

而 3D 打印技术可以针对这一现象进行结构上的改进。第二代 3D 打印胸肋骨假体，针对肋软骨缺失严重的患者，可以根据患者胸肋骨的 CT 影像，设计"弹簧结构"的胸肋骨假体，在不改变假体材料的情况下，以其整体的"弹簧结构"替代肋软骨，从而发挥肋软骨的作用，使患者术后能够进行自主胸式呼吸（图 15-2-5）。

自从 2015 年世界首例 3D 打印钛合金胸骨置换成功实施以来，3D 打印技术为胸壁重建提供了更多的可能性。未来，随着 3D 打印技术、材料等的发展，胸壁重建将会有更大的突破。

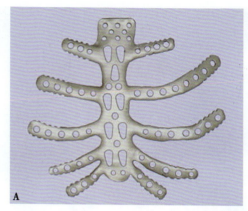
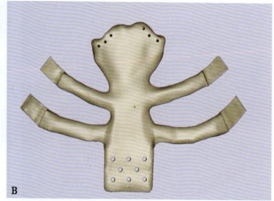
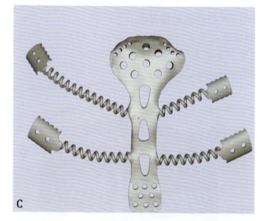
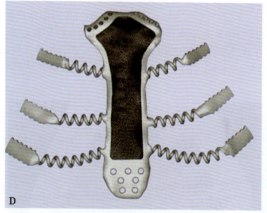

图 15-2-3　胸肋骨假体设计图

A. 钛合金材料多孔胸肋骨；B. PEEK 材料胸肋骨；C、D. 钛合金"弹簧结构"胸肋骨。影像资料来自空军军医大学 3D 打印研究中心。

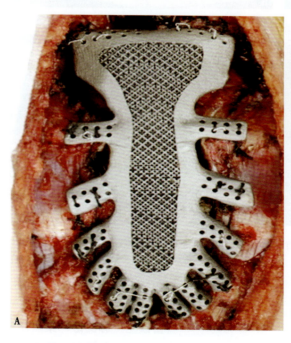
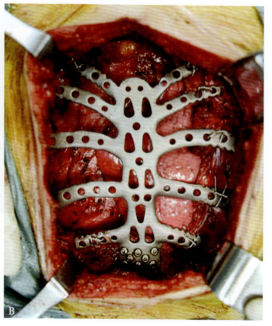

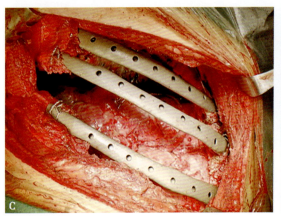
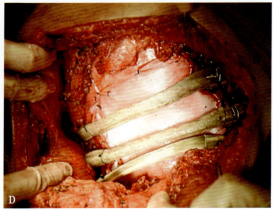

图 15-2-4 3D 打印钛合金和 PEEK 材料胸肋骨假体

A. 3D 打印钛合金胸骨柄植入手术；B. 3D 打印钛合金胸肋骨植入手术；C. 3D 打印 PEEK 材料多孔肋骨植入手术；D. 3D 打印 PEEK 材料肋骨植入手术。影像资料来自空军军医大学唐都医院胸腔外科。

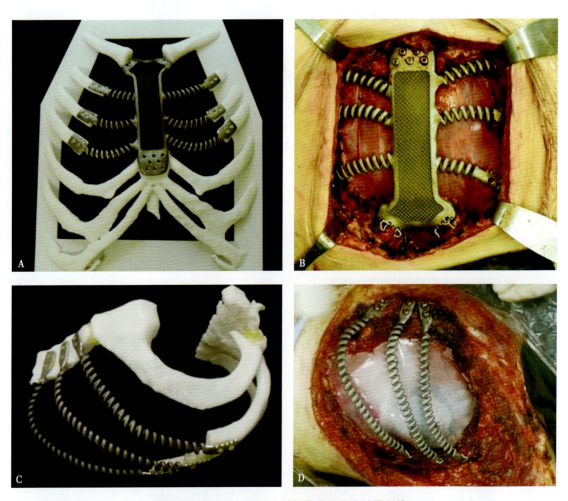

图 15-2-5 3D 打印具有肋软骨功能的胸肋骨假体

A. 胸肋骨假体模型验证；B. 胸肋骨假体植入手术；C. 肋骨假体；D. 肋骨假体植入手术。影像资料及 3D 打印胸肋骨假体和模型来自空军军医大学 3D 打印研究中心及空军军医大学唐都医院胸腔外科。

（曹铁生　郭奕彤　梁嘉赫

伊江浦　陈云涛）

参 考 文 献

[1]　王磊,李靖,钟代星,等.胸壁肿瘤切除及胸壁重建手术中国专家共识(2018版)[J].中国胸心血管外科临床杂志,2019,26(1):7-13.

[2]　钟代星,王磊,李小飞,等.胸壁骨性重建的研究进展[J].中国肺癌杂志,2018,21(4):273-276.

[3]　WANG L,CAO T,LI X,et al. Three-dimensional printing titanium ribs for complex reconstruction after extensive posterolateral chest wall resection in lung cancer[J]. Journal of Thoracic & Cardiovascular Surgery, 2016, 152(1): e5-e7.

[4]　KANG J,WANG L,YANG C,et al. Custom design and biomechanical analysis of 3D-printed PEEK rib prostheses[J]. Biomechanics and Modeling in Mechanobiology, 2018, 17(4): 1083-1092.

第十六章 个性化康复辅具的3D打印技术及其临床应用

第一节 康复辅具的类型与传统技术

一、康复辅具的定义与分类

（一）康复辅具的定义

康复辅具（rehabilitation technical aids）（也称康复辅助器具，简称辅具）是改善、补偿、替代人体功能和实施辅助性治疗以及预防残疾的产品，广泛用于老年人和残疾人、伤病人（也称暂时性功能障碍者）等功能障碍人士提高自理能力、促进康复和改善生活质量。2016年4月25日，国家质量监督检验检疫总局、国家标准化管理委员会公告第7号，批准发布国家标准《康复辅助器具 分类和术语》，标准号为GB/T 16432—2016，该项国家标准等同采用国际标准ISO 9999：2011康复辅助器具分类和术语（*Assistive products for persons with disability-Classification and terminology*）。

康复辅具学是现代科学技术与人体康复需求相结合的产物，从学科上看，属于生物医学工程中的康复工程范畴，它的理论基础是人-机-环境一体化和工程仿生，在此基础上研究服务于各种康复目的的理论、技术和方法以及仪器、设备和装置，研究内容涵盖了康复医学、生物力学、工效学、仿生学、机械工程、控制工程、电子工程、材料学等领域，是一个涉及面广、与人体特点息息相关、技术要求高的新兴交叉学科。辅具必须针对功能障碍者需求及个体性的身体特点，运用工程技术和产品，因人而异地进行产品研发和配置。从应用上看，辅具配置服务是帮助身体功能障碍者，特别是身体功能性衰退者回归社会的最基本和最有效的手段，对于某些身体功能障碍的人，配置辅具甚至是唯一的手段。

（二）康复辅具的分类

根据《康复辅助器具 分类和术语》，康复辅具可以划分为12个主类、130个次类、794个支类，涉及功能障碍人士的治疗、工作、生活、交流和健康的各个方面。

2014年6月4日民政部发布《中国康复辅助器具目录》（民政部公告第317号）。《中国康复辅助器具目录》包括了肢体残疾、视力残疾、听力残疾、言语残疾、智力残疾、精神残疾和多重残疾等各类残疾人，步行活动困难、部分或完全不能生活自理的老年人，以及康复期的伤病人等功能障碍者所需要的康复辅具。

根据国内康复辅具的情况，对国际标准中的主类编号进行了重新调整（表16-1-1）。其中，前5类绝大多数属于个性化定制产品。

表16-1-1 康复辅助器具12个主类编号

国标主类编号	主类名称	重新编号
06	矫形器和假肢	01
12	个人移动辅助器具	02
09	个人生活自理和防护辅助器具	03
18	家庭和其他场所使用的家具及其适配件	04
22	沟通和信息辅助器具	05
04	个人治疗辅助器具	06
05	技能训练辅助器具	07
24	操作物体和器具的辅助器具	08
27	用于环境改善和评估的辅助器具	09
15	家务辅助器具	10
28	就业和职业训练辅助器具	11
30	休闲娱乐辅助器具	12

（三）康复辅具配置技术的多样性

康复辅具既包括产品，又需要因人而异的配置技术，针对不同服务对象，采取相应的服务模式：帮助残疾人补偿或替代其身体功能障碍，帮助老年人提高或改进日常生活活动能力，采用非手术、非药物的工程手段帮助伤病人恢复健康。康复辅具产品种类繁杂，其中直接用于功能障碍者的普惠型基本治疗和自助类辅具又有个性化、品种多、批量小、空白多和需求量大的特点，造成了康复辅具配置传统技术的多样性。

二、假肢及其分类

GB/T 16432—2016 中，假肢定义为：是用在体外，替代人体缺失的某一部位的全部或部分的装置。

（一）按截肢平面分类

按截肢平面对假肢进行分类和命名是国际标准分类方法。对应上肢和下肢截肢或缺肢部位，假肢分为上肢假肢（upper limb prosthesis）和下肢假肢（lower limb prosthesis）两大类。

1. 上肢假肢　包括部分手假肢、腕离断假肢、前臂假肢、肘离断假肢、上臂假肢、肩离断假肢和肩胛胸廓假肢。

2. 下肢假肢　包括部分足假肢、赛姆假肢、小腿假肢、膝离断假肢、大腿假肢、髋离断假肢、半骨盆假肢和半体假肢。

（二）假肢配置技术

假肢接受腔与截肢者的肢体残端直接接触，是假肢最重要和最关键的部件。假肢接受腔模型需要根据残肢的外表轮廓和内部组织结构建立。在传统的假肢制作工艺中，患者残肢的独特形状需要石膏等材料通过手工制作，根据其肢体的形状特点，采用不同的手法取型、修型，最后制作出该患者唯一适配的假肢接受腔。假肢制作是一项传统的手工业，它带有明显的手工业特点，假肢师的临床经验和手工技能直接决定了假肢制作水平。

1. 假肢配置程序　假肢配置包括评估患者、开具假肢处方、制作与适配、使用训练、评定假肢功能和交付假肢等程序（表16-1-2）。

2. 制作与适配

（1）测量：用测量工具测量肢体尺寸，为安装假肢提供尺寸依据。

表 16-1-2　假肢配置程序

程序	内容要点与目的
评估患者	在装配假肢前，对截肢者的身心状态进行临床检查、评估
开具假肢处方	依据评估结论开具假肢处方
制作与适配	按照假肢处方选择假肢部件和材料，通过测量、取型、修型、成型技术制作接受腔，完成假肢的工作台对线、静态对线和动态对线，调整假肢以适合患者
使用训练	指导、训练患者使用假肢
评定假肢功能	对患者使用假肢进行功能评定
交付假肢	将假肢交付给患者，告知使用方法、维护及注意事项等

（2）取型修型：分为石膏取型修型和计算机扫描两种技术。①石膏取型修型：用石膏绷带缠绕残肢并施加特定手法，得到患者残肢的石膏模型（图16-1-1）；灌石膏浆得到石膏阳模（图16-1-2）。按照假肢接受腔设计理论对石膏模型进行修整加工，得到石膏阳模（图16-1-3）。②计算机模型技术。

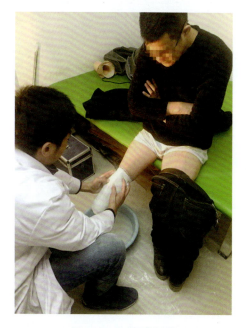

图 16-1-1　石膏取型

（3）接受腔制作：以阳型为基础，用不同的材料加工接受腔，如合成树脂接受腔抽真空成形（图16-1-4）、软板材接受腔（柔性接受腔）、透明诊断接受腔、定制硅胶衬套等。

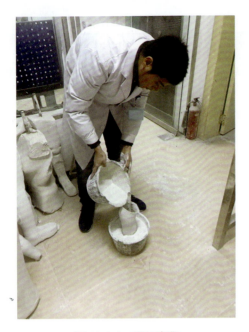

图 16-1-2 灌石膏浆

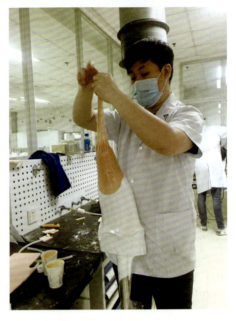

图 16-1-4 接受腔抽真空成形

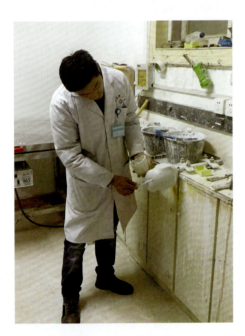

图 16-1-3 石膏修型

（4）假肢组装：依据假肢工作台对线原则和测量的数据，将假肢部件组装成假肢的过程。

（5）假肢适配：对接受腔进行适合性检查，检查并调整假肢的静态对线和动态对线。对假肢不适合的地方进行修改，最大限度地满足患者的功能需求。

（6）成品制作：对假肢半成品进行加固、装饰等深加工，达到可以交付的程度。

三、矫形器

（一）矫形器及其分类

矫形器（orthosis），过去也有称之为支具、夹板、矫形装置、支架等。GB/T 16432—2016 中，矫形器定义为：矫形器是用在体外，矫正神经肌肉和骨骼系统的结构和功能特性的装置。按配置部位分类有上肢矫形器、下肢矫形器和脊柱矫形器三大类。

1. **上肢矫形器（upper limb orthosis）** 按矫形器所包括关节的名称主要有以下几类：①手指矫形器（finger orthosis，FO）；②手矫形器（hand orthosis，HO）；③腕 - 手矫形器（wrist-hand orthosis，WHO）；④肘矫形器（elbow orthosis，EO）；⑤肘 - 腕 - 手矫形器（elbow-wrist-hand orthosis，EWHO）；⑥肩矫形器（shoulder orthosis，SO）；⑦肩肘矫形器（shoulder-elbow orthosis，SEO）；⑧肩 - 肘 - 腕 - 手矫形器（shoulder-elbow-wrist-hand orthosis，SEWHO）。

2. **下肢矫形器（lower limb orthosis）** 按矫形器所包含的关节的名称主要有以下几类：①足矫形器（foot orthosis，FO）；②踝 - 足矫形器（ankle-foot orthosis，AFO）；③膝矫形器（knee orthosis，KO）；④膝 - 踝 - 足矫形器（knee-ankle-foot orthosis，KAFO）；⑤髋矫形器（hip orthosis，HO）用于髋关节的矫形器；⑥髋 - 膝矫形器（hip-

knee orthosis, HKO）；⑦髋 - 膝 - 踝 - 足矫形器（hip-knee-ankle-foot orthosis, HKAFO）。

3. 脊柱矫形器（spinal orthosis） 用于整体或部分躯干、头、颈和其间关节的矫形器，按矫形器所包含关节名称主要有以下几类：①骶 - 髂矫形器（sacro-iliac orthosis, SIO）；②腰 - 骶椎矫形器（lumbo-sacral orthosis, LSO）；③胸 - 腰 - 骶椎矫形器（thoraco-lumbo-sacral orthosis, TLSO）；④颈椎矫形器（cervical orthosis, CO）；⑤颈 - 胸椎矫形器（cervico-thoracic orthosis, CTO）；⑥颈 - 胸 - 腰 - 骶椎矫形器（cervico-thoraco-lumbo-sacral orthosis, CTLSO）。

（二）矫形器产品形态和制作方式的类型

1. 成品矫形器（prefabricated orthoses） 预先按照肢体形状、尺寸制作好的成品矫形器，如围领、颈托、腰围，平足鞋垫等。成品矫形器不适合畸形明显的患者。

2. 定制成品矫形器（custom-fitted prefabricated orthoses） 高温塑料板模塑制成的矫形器。与成品矫形器的区别是这些制品可根据患者的肢体形状，在成品矫形器的局部加热、变形和修改边缘，比较适合患者的解剖特点。

3. 定制矫形器（custom-made orthoses） 根据患者解剖特点、功能障碍情况等严格适配的矫形器，具有良好的生物力学控制能力。

（1）定制矫形器还可分为测量定制矫形器（custom made-to-measurement orthoses）和模塑定制矫形器（custom made-to-patient orthoses）两类。

（2）测量定制矫形器是一类依靠患者的肢体投影图和有关测量尺寸制作的矫形器。

（3）模塑定制矫形器根据患者肢体的形状，通过石膏取型、修型等工艺模塑制成，是一类全接触型的矫形器，具有较好的生物力学控制能力。

（三）矫形器配置技术

我国近现代的矫形器配置技术是与我国骨科学同时产生的，与假肢配置技术基本相同。最常见的传统制作工艺是矫形器师采用石膏模型技术制作一个所需的身体区域的阳模，例如一具脊柱矫形器配置程序（表 16-1-3）由矫形器师按矫形器处方进行设计、测量、石膏取型（图 16-1-5A）、灌型、修型（图 16-1-5B）、加工成型，制成半成品后适配。

表 16-1-3　矫形器配置程序

程序	内容要点与目的
评估患者	在装配矫形器前，对患者的身心状态进行临床检查、评估。在截肢者达到装配矫形器的要求后，进入下一个程序
开具矫形器处方	依据评估结论开具矫形器处方

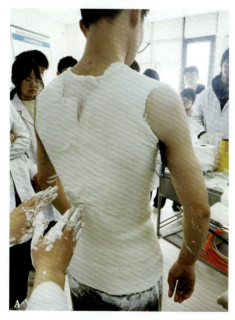
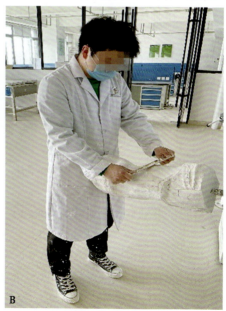

图 16-1-5　脊柱矫形器石膏处理
A. 脊柱矫形器取型；B. 脊柱矫形器修型。

续表

程序	内容要点与目的
制作与适配	按照矫形器处方选择矫形器部件和材料，通过测量、取型、修型、成型技术制作壳体，塑形、安装辅助件、制成半成品、调整矫形器以适合患者
使用训练	指导、训练患者使用矫形器
评定矫形器功能	对患者使用矫形器进行功能评定。若矫形器功能未达到要求，须对矫形器进行调整或返回上级程序
交付矫形器	将矫形器交付给患者，告知使用方法、维护及注意事项等

四、足部辅具

（一）足部辅具概述

足部辅具是用在体外，保护、支撑、矫正或替代足神经肌肉和骨骼系统的结构和功能特性的装置，包括足矫形器（foot orthoses）、矫形鞋（orthopaedic shoe）、足跟或足趾或足部防护辅具（assistive products for heel protection or toe protection or foot protection）、足部劳动保护用品、安全靴等。

（二）矫形鞋

1. **矫形鞋概述** GB/T 16432—2016 中，矫形鞋的定义是：用于治疗或补偿人腿部、踝部和足部受损功能或结构的鞋，特制鞋、靴的总称，俗称病理鞋、外科鞋。在临床应用上，一般可分为三类，即补高鞋、补缺鞋、矫正矫形鞋。

2. **矫形鞋分类** GB/T 16432—2016 中，将矫形鞋又分为以下 10 类：

（1）预防畸形的矫形鞋（orthopaedic shoes to prevent deformity）包括深鞋楦、软接面和长入口的鞋等。

（2）减少畸形的矫形鞋（orthopaedic shoes to reduce deformity）包括软接面的鞋等。

（3）控制畸形的矫形鞋（orthopaedic shoes to hold deformity）。

（4）限制踝足关节活动范围的矫形鞋（orthopaedic shoes to limit the range of motion of joints in ankle and foot）。

（5）增大踝足关节活动范围的矫形鞋（orthopaedic shoes to increase the range of motion of joints in ankle and foot）。

（6）补高鞋，即腿和足部加长的矫形鞋（orthopaedic shoes to add to the length of the leg and foot）。

（7）补缺鞋，即改善腿和足部外形的矫形鞋（orthopaedic shoes to improve the shape of the leg and foot）。

（8）补偿肌力的矫形鞋（orthopaedic shoes to compensate for weak muscle activity）。

（9）控制肌肉过度活动作用的矫形鞋（orthopaedic shoes to control the effect of muscle hyperactivity）。

（10）免荷鞋，即减小或分散组织受力的矫形鞋（orthopaedic shoes to reduce or distribute load on tissue）。

3. **矫形鞋的结构** 矫形鞋的基本结构与普通鞋差异不大，它是在普通鞋的基础上增加功能设计而成。矫形鞋制作可分为 5 部分：鞋帮、鞋底、鞋楦、鞋垫和功能性配件，这 5 部分都应进行功能性设计与制作。

4. **矫形鞋的设计与制作** 矫形鞋属于量脚定制，生产过程复杂，制鞋工序繁多，鞋帮、鞋底、鞋楦技术各不相同。受篇幅限制，下面简要介绍矫形鞋基本设计要求和技术。

（1）鞋帮技术：矫形鞋鞋帮设计与普通鞋相同，在帮面材料裁剪之前都需进行样板制作，包括选楦、贴楦、设计帮样、制作样板，主要技术方法繁多，目前已从手工绘制、制作发展到计算机辅助设计制造。

（2）鞋楦技术：鞋楦是传统的制鞋用具，又称楦头，是把木制物削成足形，填在鞋中以便适合入脚。它不仅决定鞋的造型和式样，更决定着鞋是否合脚，能否起到保护脚的作用，它的跷度和底部曲面/曲线设计对于鞋的整体功能实现起支撑作用。只有了解足形规律及楦体造型、鞋楦底样、鞋楦围度、主要楦身尺寸等基本控制部位的技术，才能设计出合脚的产品。矫形鞋楦不同于普通鞋楦在于应根据不同的病理需要对楦体的造型改变。矫形鞋楦更要量脚定制，目前已从手工制楦、改楦发展到鞋楦软件设计，数控加工。

（3）鞋底技术：鞋底在矫形鞋功能设计中起着基础作用，是实现足部三次滚动过程的核心部件。糖尿病足鞋尤其重视鞋底的设计。如果矫形鞋垫没有与其相配的外底设计，其矫正效果将大打折扣。鞋底设计包括内底及辅助部件设计、包头与主跟设计、外底及辅助部件设计、条形部件设计、鞋跟设计、包跟皮及跟掌面设计等技术。目前鞋底设计也已从手工画样、制作发展到计算机辅助设计制造。

（4）鞋垫技术：鞋垫在普通鞋中只起到舒适性作用，脚感性是其主要指标，而在矫形鞋中，鞋垫发挥的作用有时甚至超过鞋子本身。近二十年，矫形鞋垫随着新材料的应用，作为一枝独秀的矫形鞋垫技术因为制作门槛低、加工容易等优点，功能性也在临床上突飞猛进。有些足部疾患往往只需要一双合适的高性能鞋垫即可解决整个问题。

（三）矫形鞋垫

1. 矫形鞋垫概述　在 GB/T 16432—2016/ISO 9999：2011 中，足矫形器（foot orthoses）作为下肢矫形器的一个支类，其定义是围绕足部全部或部分的矫形器。包括鞋垫（insoles）、鞋内托（shoe inserts）、衬垫（pad）、足弓托（arch supports）、后跟软垫（heel cushions）、后跟杯（heel cups）、足底楔形垫（Plantar wedge pad）。

矫形鞋垫，在临床上广泛应用，是指以足印、足模等为依据，运用人体生物力学原理，采用软性弹性材料或硬性塑料材料制作而成，可以保健、预防、矫正、治疗足部疾病的鞋垫。

矫形鞋垫适用于扁平足、高弓足、内外翻足、糖尿病足、脚跟疼痛、跟腱痛及前脚底疼痛等足部疾患。

矫形鞋垫形式上分为普通鞋垫和壳式鞋垫。普通鞋垫为平面结构，主要在足底对足弓进行支撑；壳式鞋垫增加了从侧面对足的包容，为三维立体结构。

矫形鞋垫功能上分为矫正鞋垫、增高鞋垫、保健护理鞋垫等。

2. 矫正鞋垫　矫正鞋垫又可分为：①扁平足鞋垫；②扁平外翻足垫；③ 3/4 长度矫形鞋垫：用于足弓发育不良、高弓足、扁平足、内纵弓、横弓部位需要支撑者及韧带损伤、长时间运动所致的足跟部不适等；④抗扭转鞋垫：用于抗痉挛性足内 / 外旋或变形性膝关节炎引起的膝外翻或膝内翻等；⑤横弓垫；⑥纵弓鞋垫；⑦距骨垫；⑧跟垫。

3. 增高鞋垫　放入鞋内使用的鞋垫，弥补下肢不等长。

4. 保健护理鞋垫　保健护理鞋垫又可分为：①硅胶足掌垫；②普通护理鞋垫；③缓冲鞋垫，按其材质不同，缓冲鞋垫可分为充气、充水、硅胶、橡胶、海绵等缓冲鞋垫；④组合式鞋垫；⑤硅胶袜（垫）；⑥跟刺垫。

5. 根据制作方式分类　根据制作方式分类可分为通用型（成品）、半成品型和定制型矫形鞋垫。

（1）通用型：也称非加工型，我国市面上大部分的矫形鞋垫属于通用型，此类鞋垫是根据常见足部的结构而制作的通用于各类人群的标准化 / 可选号 / 可调整的矫形鞋垫。

（2）半成品型：也称浅加工型，可根据患者的足疾特点进行加工修改的矫形鞋垫。

（3）定制型：也称深加工型，根据患足的具体情况而定制的完全符合个体需求的矫形鞋垫，适用于任何足部疾病。

6. 按使用的材料　按使用的材料分为塑料式、皮革式、聚氨酯（polyurethane，PU）式、泡沫海绵式、硅胶式、充气式、充水式矫形鞋垫等。

（四）足部辅具的功能

1. 稳定和支持　通过限制关节的异常活动，引导关节的正常运动，达到稳定关节，减轻疼痛或恢复其承重功能的目的。

2. 固定和保护　通过对病变肢体或关节进行静置固定，加以保护，防止损伤，促进愈合。

3. 预防和矫正畸形　用于预防和矫正因肌力不平衡或力线异常引起的骨关节畸形。

4. 负荷　通过改变肢体的承重方式或承重部位来减轻肢体的负荷。

5. 长度补偿　对短侧的下肢进行长度补偿，以达到双下肢等长、骨盆水平位的目的。

6. 改进功能　通过改善人体肢体功能来促进整体功能，在改进患者步行等日常生活能力的同时，还可促进心血管系统和新陈代谢等人体机能。

（五）矫形鞋垫的配置技术

目前矫形鞋垫已由原来的纯手工制作转化为计算机辅助制造（computer aided manufacturing，CAM）制作，由原来的传统人工设计转化为目前

的 CAD,其制作流程主要分为以下四步:

1. 足底信息和数据的采集 最早的方法有石膏取型(包括石膏浆踩印)、泡沫塑料踩印、蓝印图踩印等足印法(图 16-1-6),之后出现了光学压力测量技术,可测量足底的瞬时压力,且有清晰的图像。

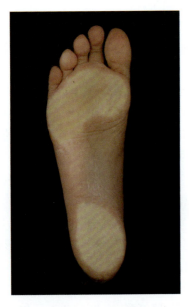

图 16-1-6 足印法

2. 加工制作

(1)层压加工成型:传统的方法是石膏取型,修型,粘贴软硬塑料板材。

(2)仿形磨削加工成型:足底数据通过计算机处理、分析后建立数据模型,根据足部情况进行分析修改,制作矫形鞋垫成品。

3. 适配 调整矫形鞋垫以适合患者。

4. 评估 对患者使用矫形鞋垫进行功能评定。

(王金武 张晓玉)

第二节 个体化康复辅具设计 与拓扑优化

康复辅具的设计在个体化康复辅具的制造中是至关重要的环节。完成影像数据的采集后,包括康复医生、工程师、材料专家等人员都参与到设计过程中,完成康复辅具的力学分析,确定个性化康复辅具的力学安全性和有效性。个体化康复辅具的设计过程包括:将影像学扫描数据导入计算机辅助设计(computer aided design,CAD)软件建立康复辅具三维模型;对三维模型进行有限元分析和拓扑优化等。根据优化得到的个体化康复辅具模型进行 3D 打印(图 16-2-1)。

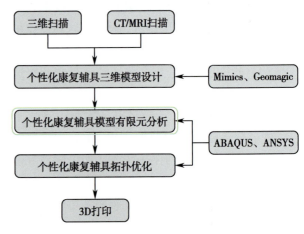

图 16-2-1 个体化康复辅具设计及拓扑优化流程图

一、个体化康复辅具模型设计

个体化康复辅具基于 CT、MRI 等医学影像数据和体表扫描数据进行设计的,将医学重建的 STL 等文件导入相关软件进行数字化设计。设计软件包括了康复辅具专用设计软件,如 Rodin 4D(法国)、Arigin 3D(中国)、Pi.Cas.So(西班牙)等,也可以通过 Geomagic、Solidworks、Zbrush 等工业软件进行设计。

螺旋 CT 扫描及多平面重建后得到的 CT 图像(BMP 格式)和 MRI 扫描的 DICOM 格式数据及可直接用于 CAD 模型的重建,为保证模型的精确度和光顺度,需进行以下处理,剔除多余的信息,只留下有用的信息进行重建。

图像的处理过程包括图片预处理、平滑去噪、图像灰度化、图像二值化和轮廓提取。

1. 图片预处理 由于原始图像在质量、图像信息上不能直接用于轮廓提取,因此,要对 BMP 图像进行预处理,得到纹理清晰、反差适度的影像。它的目的是去除图片中的冗余信息。

2. 平滑去噪 由于 CT 图像的形成过程中会引入不同的噪声,在对图像提取轮廓前,需要进行平滑和噪声去除处理。

3. 图像灰度化 将彩色图转变为灰度图的过程即为图像灰度化。由于对图像预处理的大部分操作都是建立在 256 色灰度图的基础之上,所以需要先将彩色位图转化为灰度图。

4. 图像二值化　图像二值化是将皮肤轮廓分离的过程，分离是通过灰度值的不同来实现的。

5. 轮廓提取　提取轮廓是对二值化处理后的图像进行边界跟踪得到皮肤轮廓曲线。

以上过程可通过医学影像重建软件实现，将CT和MRI数据导入软件后，选择阈值分割（thresholding）模块，调节合适的灰度值范围把皮肤的轮廓分割出来。将分割出来的整个部分保存为初始蒙版（mask），对提取的初始蒙版进行修补，粗糙或破损的地方填补，然后进行光顺处理后，将体表轮廓模型导出为STL格式文件保存。

可将体表轮廓模型STL文件导入Geomagic Studio（Geomagic公司，美国）软件，在多边形模块中进行模型表面去特征、切割、表面平滑处理、加厚处理，同时将矫形器模型整体适当扩大，使佩戴时矫形器与皮肤保持一定距离，方便添加衬垫等，避免卡压摩擦造成疼痛。随后，在软件精确曲面模块依次进行探测轮廓线、构造曲面片、构造格栅、拟合曲面操作、偏差分析，构造出非均匀有理B样条（non-uniform rational B-spline，NURBS）曲面。最终拟合曲面完成实体建模以STP（standard for the exchange of product model data）格式导出。

个性化康复辅具可通过专用设计软件，以Arigin 3D（中国）设计膝关节矫形器为例，导入患者的体表网格数据和CT数据，对数据进行光滑、裁剪等处理后，通过曲线设计、增厚便可以获得贴合患者的股骨托、胫骨托，在胫骨托、股骨托之间加入连接件，便可以获得定制式增材制造膝关节矫形器（图16-2-2）。

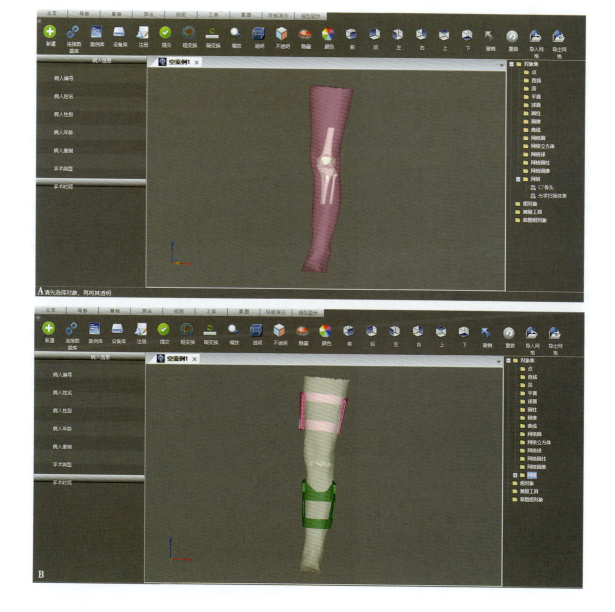

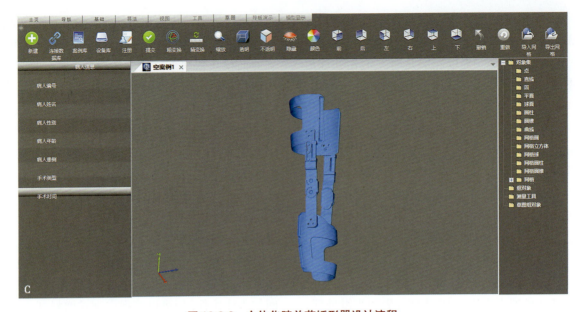

图 16-2-2 个体化膝关节矫形器设计流程
A. 三维重建体表与骨骼；B. 设计股骨托、胫骨托；C. 添加连接件。

二、个体化康复辅具有限元分析

有限元分析（finite element analysis，FEA）是利用数学近似的方法对真实物理系统进行模拟，利用简单而又相互作用的元素，即单元，就可以用有限数量的未知量去逼近无限未知量的真实系统。在工程实践中，有限元分析软件与 CAD 系统的集成应用使设计水平发生了质的飞跃，主要表现在以下几个方面：①增加设计功能，减少设计成本；②缩短设计和分析的循环周期；③增加产品和工程的可靠性；④采用优化设计，降低材料的消耗或成本；⑤在产品制造或工程施工前预先发现潜在的问题；⑥模拟各种试验方案，减少试验时间和经费。

目前常用的有限元分析软件有：ABAQUS、NASTRAN、ANSYS、ADINA 等，矫形器模型的有限元分析中常用的有 ABAQUS 和 ANSYS。其中有限元分析软件 ABAQUS 擅长解决非线性问题，下面以 ABAQUS 为例介绍个性化康复辅具设计过程中的有限元分析过程。

ABAQUS 是一套功能强大的工程模拟的有限元软件，其解决问题的范围从相对简单的线性分析到许多复杂的非线性问题。它包括一个丰富的、可模拟任意几何形状的单元库。并拥有各种类型的材料模型库，可以模拟典型工程材料的性能，其中包括金属、橡胶、高分子材料、复合材料、钢筋混凝土、可压缩超弹性泡沫材料以及土壤和岩石等地质材料。由 Geomagic 以 STP 格式导出的实体建模导入有限元分析软件 ABAQUS，软件能模拟康复辅具模型的力学性能，解决康复辅具有限元分析的问题。

如图 16-2-3 所示，应用 ABAQUS 对 STP 格式模型进行有限元分析可分为创建部件（part）、创建材料和截面属性（property）、建立装配体（assembly）、设置分析步（step）、定义接触和约束（interaction）、定义边界条件和施加载荷（load）、划分网格（mesh）、提交分析作业（job）、后处理（visualization）。

1. 创建部件 将 STP 格式文件导入 ABAQUS。

2. 创建材料和截面属性 在特性（property）模块中依次创建材料、创建材料截面属性和赋予截面属性。

3. 建立装配体 如果康复辅具由多个部件构成，则必须在同一坐标系进行装配，成为一个整体。在装配（assembly）功能模块将部件装配起来，定义为装配件。

4. 设置分析步 ABAQUS 会默认创建初始分析步（initial）。用户可以在初始步中设置边界条件和相互作用，使之在整个分析中起作用，其后续分析步需要用户自己创建。

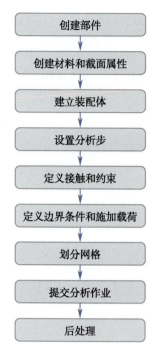

图 16-2-3　ABAQUS 有限元分析流程图

类型和数目会对分析速度及分析结果的准确性和收敛性产生直接影响，因此在划分网格时需要注意：①选择单元形状时，六面体单元的精度比四面体单元的精度要高，应尽量选择六面体单元；②主要受力部位网格要尽量密集一些，其他部位的网格可以稀疏一些，必要时要采取分割；③在自由网格、结构化网格和扫掠网格三种网格划分技术中，结构化网格和扫掠网格的分析精度较高，应尽可能优先选用这两种技术划分网格。

8. 提交分析作业　以上设置都完成后，进入分析作业（job）功能模块，创建分析作业，然后提交分析计算。

9. 后处理　分析完成后，在可视化（visualization）功能模块中可查看应力计算结果，如图 16-2-4。

三、个体化康复辅具拓扑优化

3D 打印作为一种增材制造方式，具有自动化程度高、节省材料、制作复杂结构等优点，个体化康复辅具研究范围包括了打印装置、材料、工艺以及设计优化。拓扑结构是 3D 打印设计优化研究的重要方面，从本质上讲，结构拓扑优化是构件的"有"与"无"的分析。

常用的拓扑优化模型化方法包括了微结构描述和宏观结构描述，常用的拓扑优化方法变密度法包含两种结构模型：固体各向同性惩罚微结构模型（solid isotropic microstructures with penalization，SIMP）和材料属性合理近似模型（rational

5. 定义接触和约束　进入相互作用（interaction）功能模块，对装配体进行界面接触属性和接触的定义。根据康复辅具的实际情况定义接触属性的切向属性；定义接触中的法向属性，默认设置为硬接触。

6. 定义边界条件和施加载荷　在载荷（load）功能模块，给康复辅具装配件定义边界条件和载荷。

7. 划分网格　在有限元分析中，网格的单元

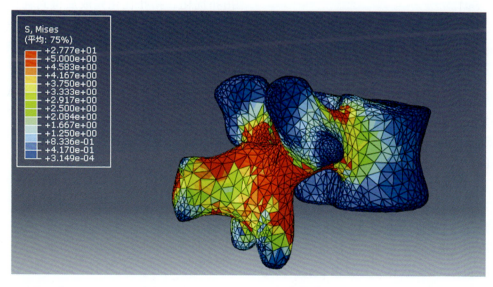

图 16-2-4　ABAQUS 有限元分析应力云图

approximation of material properties，RAMP)。其中 SIMP 结构模型是一种应用比较广泛的密度插值模型，见式 16-2-1：

$$E_i(x_i) = x_i^p E_0 (p \geq 1) \qquad (式 16\text{-}2\text{-}1)$$

式中：E_0 为初始弹性模量，$E_i(x_i)$ 是可变弹性模量，x_i 是材料相对密度，p 为杨氏模量惩罚因子，$p \geq max\left\{\dfrac{2}{1-v}, \dfrac{4}{1+v}\right\}$；三维问题中 $p \geq max\left\{15 \times \dfrac{1-v}{7-5v}, 15 \times \dfrac{1-v}{1-2v}\right\}$，$v$ 为材料的泊松比。

以矫形鞋垫的拓扑优化设计为例，采用基于人工变密度法的固体各向同性惩罚微结构模型（SIMP）拓扑优化方法，假定单元密度和材料物理属性存在某种对应，使用连续变量的密度函数来表征这种对应，使离散问题连续化。鞋垫的拓扑优化过程中需要遵循一定的流程，根据流程使设计空间、目标与约束三个主要要素都能够更加清晰、准确地被定义，从而科学地评价拓扑优化的结果。

对鞋垫结构进行拓扑优化时，为寻求材料密度最合理的分布位置，通常以鞋垫柔度最小化为目标函数，即等同于鞋垫刚度最大化。基于变密度法的拓扑优化数学模型，见式 16-2-2：

$$\begin{cases} x_i, i = 1, \cdots, N \\ \Phi(x_i) = \left\{\displaystyle\sum_{i=1}^{L} \Omega_j^p \left[\dfrac{c_j(x_i) - c_j^{min}}{c_j^{max} - c_j^{min}}\right]^p\right\}^{\frac{1}{p}} \to min \\ V \leq fV_0 \\ x_{min} \leq x_i \leq 1 \end{cases}$$

$$(式 16\text{-}2\text{-}2)$$

针对矫形鞋垫进行轻量化的拓扑优化设计，同时需要保证其基本的力学性能。鞋垫前脚掌部分较薄，可优化空间较小，考虑到点阵结构过密会导致鞋垫打印后后处理烦琐的问题，鞋垫拓扑优化空间选择较厚区域。为了优化鞋垫在实际载荷工况下的材料分布，需要在鞋垫上表面施加等效载荷。根据文献中统计行走、跑步、跳跃三种不同的运动形式其压力分布、峰值压强、力随时间变化的规律，在鞋垫上表面划分出十个加载区域。在各个区域施加载荷不同，具体每个区域载荷参数大小 Force(i) = X(i) × G，其中 Force(i) 为施加在各区域上的分布载荷，X(i) 为载荷系数，

G 为单脚承受的总载荷，$\sum X(i) = 1$，表 16-2-1 为足部载荷系数，图 16-2-5 为足部区域划分。

表 16-2-1 各区域载荷系数

区域	载荷系数	区域	载荷系数
1	0.03	6	0.05
2	0.09	7	0.01
3	0.16	8	0.10
4	0.22	9	0.12
5	0.17	10	0.05

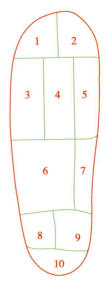

图 16-2-5 足部区域划分图

完成力的加载后，在轻量化设计软件（Simright，上海数巧信息科技有限公司，中国）里进行拓扑优化。拓扑优化完成后得到鞋垫的点阵结构，根据点阵构件的疏密分布及粗细分布，实现各个区域材料分布的优化。受力较为集中的区域构建分布较密，同时构建尺寸较粗，以保证该区域结构在载荷作用下不会变形过大，从而增大足底接触面积，实现足底应力分布状态优化，轻量化效率达 30.3%，图 16-2-6 为 3D 打印矫形鞋垫拓扑模型。

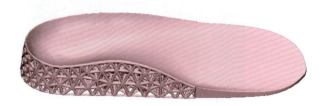

图 16-2-6 3D 打印矫形鞋垫拓扑模型

3D打印可以满足复杂结构的制造，将结构拓扑优化后的复杂设计转为实物。通过结构拓扑优化可找到最佳的传力路径，将外力传到支撑上，并将不受力的部分进行简化或删除，其常用的方法包括了变密度法（variable density method）、米歇尔桁架理论（Michell truss theory）、演化结构优化法（evolutionary structural optimization，ESO）、水平集方法（level set-based approach）等。对于适应3D打印发展的拓扑优化方法，近年国内进行了大量研究。郭旭等提出可移动变形组件法（moving morphable component，MMC）和移动变形孔洞法（moving morphable void，MMV），可将模型完全解耦，设计变量及响应分析自由度数目均可大幅度减少。程耿东等提出采用正则对偶理论的序列整数规划法，可减少灰色单元和迭代次数，增加优化效率。密歇根大学（University of Michigan）牵头的3D打印踝-足矫形器的设计与材料应用项目入选美国增材制造创新研究所（National Additive Manufacturing Innovation Institute，NAMII）合作项目，该3D打印踝-足矫形器采用桥梁式的拓扑结构。随着3D打印技术发展，要求结构拓扑优化方法可以充分发挥3D打印的优势、能满足制造过程的约束和不确定性，以及能提供清晰边界和特征控制的高效设计。个体化康复辅具的拓扑优化是为了在保证矫正力的同时，提高透气性和美观，在优化过程中模拟力的加载应该满足预期矫形作用。

（王金武　张晓玉）

第三节　康复辅具3D打印主要技术种类与3D打印材料

一、定制式3D打印康复辅具配置服务是重点发展的领域

（一）3D打印在功能障碍者康复领域有广泛的应用

康奈尔大学（Cornell University）机械工程与计算机科学技术教授胡迪·利普森提出了一个"3D打印生命阶梯"概念，即把身体各部位排列成一个阶梯。阶梯底层是无生命的假肢和矫形器等辅具；中层是简单的活性组织，如骨骼与软骨；再往上是静脉和皮肤；最靠近阶梯顶层的是复杂且关键的器官；生命阶梯的顶层将是完整的生命单位。

3D打印技术不受限于结构外形且快速成型的特点能满足患者需求，适用于个性化产品的设计，是最好的实现个性化配置的手段，因此3D打印技术已逐渐应用到康复辅具领域。

根据市场研究，3D打印技术在矫形器与假肢、个人移动辅具、沟通和信息辅具、个人医疗辅具等康复辅具的细分领域均有所应用，是重点发展的领域。

（二）3D康复辅具打印技术满足功能障碍者的个性化需求

用于治疗个体的康复辅具配置，大多数都是定制化的。而3D打印技术的引入，降低了定制化生产的成本。从康复辅具技术角度看，3D打印技术有几个特点，即因人制宜、就地制作、不限数量、节约成本，这些特点与康复辅具的三大特色个性化、人群广、需求多样性相吻合。由此可见，3D打印技术正好能满足个体化、精准化康复的需求。根据采集的个体数据，为患者量身订制个性化假肢、矫形器、矫形鞋垫等辅具，可提高配置效率和精确度，提升辅具设计和制作水平。

（三）3D打印技术在功能障碍者其他辅具中的应用

利用3D打印技术结合计算机辅助设计（computer aided design，CAD）技术，可很容易实现尺寸和外形改造，以帮助功能障碍者更好地回归生活和工作。近年来，国内外轮椅车研发了各种3D打印的零部件，英国推出整车3D打印轮椅。

人们积极探索3D打印技术在视力、听力及言语功能代偿辅具等方面的应用，甚至利用3D打印设计改造功能障碍者服装、鞋帽、餐具、梳洗用品、小工具、小文具等。Brown等利用3D打印技术实现了图形的立体化、可触化，从而有助于视觉障碍者更好地学习。

二、3D康复辅具打印的主要技术种类

（一）概述

3D打印根据不同的打印材料性质、不同的累积方式存在数十种不同的技术和相应设备，主要包括以高分子化学或光敏聚合，以黏合剂黏合，

以激光、电子束、微波等提供热源烧结或熔化，挤出或喷射，平面平铺或层压技术路线，但至今尚无统一分类标准。目前，3D 打印技术已经开始应用于假肢矫形器的个性化定制的生产，例如 3D 打印的足踝固定矫形器、定制的动态踝足矫形器（dynamic ankle foot orthosis，DAFO）、脊柱侧凸矫形器等。

从技术细节上看，3D 打印技术根据成形机制、成形材料等方面的不同可以有多种分类。目前假肢矫形器的 3D 打印成形方法主要包括熔丝沉积成形（fused deposition modeling，FDM）、激光选区烧结（selective laser sintering，SLS）、立体光刻技术（stereo lithography apparatus，SLA）等工艺。

3D 打印与传统辅具市场结合仍有很多难点。FDM 材料单一匮乏，实际应用性不满足辅具需求；烧结打印成本较高，设备体型较大难以普及；SLA 方式材料受力缺乏韧性等问题，都是 3D 打印定制化辅具结合的技术难点。

（二）熔丝沉积成形

1. 定义 熔丝沉积成形（fused deposition modeling，FDM）是一种不依靠激光作为成形能源、而将各种丝材（如工程塑料丙烯腈 - 丁二烯 - 苯乙烯、聚碳酸酯等）加热熔化进而堆积成形的方法。

2. 原理 熔丝沉积成形的原理如下：加热喷头在计算机的控制下，根据产品零件的截面轮廓信息，作 xy 平面运动，热塑性丝状材料由供丝机构送至热熔喷头，并在喷头中加热和熔化成半液态，然后被挤压出来，有选择性地涂覆在工作台上，快速冷却后形成一层大约 0.127mm 厚的薄片轮廓。一层截面成形完成后工作台下降一定高度，再进行下一层的熔覆，好像一层层"画出"截面轮廓，如此循环，最终形成三维产品零件。

3. 优点

（1）可制造较为精细的机械零部件。

（2）成本低：FDM 技术用液化器代替了激光器，设备费用低；原材料的利用效率高且没有毒气或化学物质污染。

（3）采用水溶性支撑材料，使得去除支架结构简单易行，可快速构建复杂的内腔、中空零件以及一次成形的装配结构件。

（4）原材料易于搬运和快速更换。

（5）可选用多种材料：FDM 使用合成高分子材料如聚乳酸（polylactic acid，PLA），热塑性高分子材料（如聚碳酸酯、ABS-M30i 等），各种色彩的工程塑料 ABS、尼龙、聚碳酸酯、聚醚醚酮（PEEK）、热塑性聚氨酯（thermoplastic polyurethane，TPU）塑料、聚己内酯（polycaprolactone，PCL）。

4. 缺点

（1）原型的表面有较明显的条纹，成形精度相对较低，最高精度 0.127mm。

（2）制作的矫形器各向异性效果明显，沿着成形轴垂直方向的强度比较强，而水平方向的强度则相对较弱。

（3）需要设计和制作支撑结构。

5. 应用

（1）应用 FDM 技术打印手指矫形器：据 3D 科学谷报道，波兰某生物工程学的研究生曾使用 ZMorph 多头 FDM 3D 打印机和 ABS 丝材进行 3D 打印，设计了针对四肢麻痹症患者的个性化手指矫形器，以协助其更轻松抓取物品，提高生活质量。

（2）应用 FDM 技术打印假耳：2017 年，Unkovskiy 和他的团队就不同的 3D 打印技术进行了对比，FDM 在制作假耳的过程中，具有较高的尺寸精度和最佳的皮肤触感。

（三）激光选区烧结

1. 定义 激光选区烧结（selective laser sintering，SLS）是基于粉末床的激光 3D 打印技术。

2. 原理 激光选区烧结的原理如下：在液槽中充满液态光敏树脂，其在激光器所发射的紫外激光束照射下，会快速固化。在成型开始时，可升降工作台处于液面以下，刚好一个截面层厚的高度。通过透镜聚焦后的激光束，按照机器指令将截面轮廓沿液面进行扫描。扫描区域的树脂快速固化，从而完成一层截面的加工过程，得到一层塑料薄片。然后，工作台下降一层截面层厚的高度，再固化另一层截面。这样层层叠加构建三维实体。

3. 特点

（1）可采用多种材料。

（2）制造工艺比较简单：按采用的原料不同，可以直接生产复杂形状的原型、型腔模三维构件或部件及工具。

（3）高精度。

（4）无需支撑结构：叠层过程中出现的悬空层面可直接由未烧结的粉末来实现支撑。

（5）材料利用率高：在常见的几种快速成型工艺中，其材料利用率是最高的，可以认为是100%，成本较低。

4. 主要缺点

（1）表面粗糙。

（2）烧结过程有异味。

（3）成型大尺寸零件时容易发生翘曲变形。

（4）加工时间长，加工前，要有2h的预热时间；零件构建后，要花5～10h的时间冷却，才能从粉末缸中取出。

5. 应用SLS技术定制踝-足矫形器

国外有人应用SLS技术为8例已使用传统踝-足矫形器超过2年的患者量身定制了新的踝-足矫形器，结果步行实验显示这些踝-足矫形器表现良好，其在跨步距离、跨步时间、起步时间上均取得了与定制踝-足矫形器同样好的效果，而制作这些踝-足矫形器的时间仅需1d，时间远短于传统定制踝-足矫形器。

（四）立体光刻技术

1. 定义

立体光刻技术（stereo lithography apparatus，SLA），简称光固法，立体光刻是通过光致聚合作用选择性地固化液态光敏聚合物的增材制造工艺。

2. 原理

SLA是先用软件把3D的数字模型，"切"成若干个平面，这就形成了很多个剖面，在工作的时候，有一个可以举升的平台，这个平台周围有一个液体槽，槽里面充满了可以紫外线照射固化的液体，紫外线激光会从底层做起，固化最底层的液体，然后平台下移，固化下一层，如此往复，直到最终成型。

3. 特点

SLA采用液体光敏树脂，成型过程自动化程度高、制作原型表面质量好、尺寸精度高、精度和光洁度高，

4. 主要缺点

可以使用的材料有限，材料比较脆，运行成本较高，后期处理复杂。

在2015年Paterson和他团队比较了三种不同的3D打印成型的方法在制作上肢矫形器上的优缺点。结果显示采用激光选区烧结技术（SLS）、立体光刻技术（SLA）在目前的临床应用是可行的，而熔丝沉积成形技术（FDM）由于制作出来表面质量仍需改善。Paterson等人则报道了一种专门CAD软件的开发，使不熟悉CAD的矫形器师也能够设计和打印个性化的腕部固定矫形器，他们还比较了3种3D打印工艺在制作个性化腕关节矫形器时的优缺点，结果表明SLS、SLA、工艺更适合用于制造上肢矫形器，FDM工艺次之。

三、常用3D打印康复辅具材料

（一）概述

3D打印技术诞生于20世纪80年代，但受制于当时材料科学的发展水平，直到近些年才有了飞速发展。不同应用领域所用的耗材种类是不一样的，所以材料的丰富和发展程度决定了它是否能够在相应领域普及使用。

3D打印材料的多样化促进了3D打印技术在康复矫形器领域的发展，用于假肢矫形器矫形鞋的3D打印材料主要是塑料类的聚合物材料。现在可选用的材料有ABS、PLA、尼龙及光敏树脂等，经过实践证明已基本满足制作康复辅具的需求。

与传统热塑成型技术相比，3D打印产品常用的高分子材料缺点很多，如材料不抗摔、缺乏必要的弹性等，塑料、树脂等大多难以降解，打印材料本身就具有潜在的危害及毒性，贸然大规模运用可能增高患癌风险等。所以在选择3D打印材料上，需要考虑其是否安全无毒、是否环保、是否具有可持续性。此外，某些3D打印材料问题无法取得实质性的突破，在进行大批量加工时成本过高。

（二）3D打印工程塑料

工程塑料是强度、耐冲击性、耐热性、硬度及抗老化性均优的塑料，是当前应用最广泛的一类3D打印材料。常见的3D打印工程塑料有以下几类：

1. ABS树脂材料

因具有良好的热熔性、冲击强度，成为熔丝沉积3D打印的首选工程塑料。目前主要是将ABS预制成丝、粉末化后使用，应用范围几乎涵盖了所有日用品、工程用品。

OpenBionics公司结合开源的3D打印技术和机器人传感器来为患者提供仿生手，该仿生手由

ABS塑料材质构成,重量轻、灵活且不易被磨损,其中多个部件使用3D打印方式制作。

2. 聚酰胺(polyamide,PA)材料 尼龙(nylon)又叫聚酰胺纤维,强度高,同时具有一定的柔韧性,因此可直接利用3D打印制造设备零部件。

(1)ProsFit公司假肢接受腔使用HP Jet Fusion 3D打印机,采用尼龙12打印假肢接受腔,ProsFit将制造和交付接受腔所需的时间从数周减少到数天,降低成本并提高了患者的舒适感。

(2)UNYQ公司个性定制假肢外壳材料主要使用一种高强度的尼龙材料。制造的3D打印脊柱侧凸矫形器,平均重量为300~600g,矫形器仅3.5mm厚,非常透气、轻便。

(三)生物塑料

3D生物塑料主要分为以下几类:

1. PLA材料 PLA即聚乳酸,是早期3D打印使用最广泛的原材料,具有多种半透明色和光泽质感。它源于可再生资源——玉米淀粉和甘蔗,无毒无味。聚乳酸材料因其卓越的可加工性和生物降解性能,已成为目前市面上使用FDM技术的桌面型3D打印机最常使用的材料。

广东省工伤康复中心用PLA打印面具。2018年8月,假肢矫形科为一名14岁的孤独症烧伤患者采用3D打印光固化成型技术,耗时5h制作了PLA压力面具。

2. 聚对苯二甲酸乙二醇酯(polyethylene terephthalate,PET)材料 PET是采用甘蔗乙烯生产的生物基乙二醇为原料合成的生物基塑料。具有出众的热成型性、坚韧性与耐候性,热成型周期短、温度低、成品率高,兼具PLA和ABS的优点。

3. 多种材料3D打印踝足矫形器(AFO) 美国龚萨格大学(Gonzaga University)学生团队对几种不同的3D打印材料(PLA、聚丙烯、碳纤维PLA、PET、尼龙)进行了测试,并最终完成3D打印AFO。测试结果表明,PLA和PET是3D打印AFO较合适的材料,它们都有充足的舒适性和强度,成本低。每个AFO打印时间约为16h。

4. 3D打印抗菌材料 辅具通常很难彻底清洗,因此使用假肢可能会带来一些并发症。研究表明,40%的假肢及矫形器使用者受到某种皮肤问题的困扰。智利某公司研制了抗菌3D打印材料解决假肢和矫形器引起的皮肤问题,这种新的聚合物添加了包括铜纳米颗粒和其他物质,在抑制真菌、病毒和细菌方面非常有效,而在合适浓度下对人体无害。一种添加浓度为3%的高质量PLA材料已经开始商业生产。

(四)3D打印聚丙烯及模拟聚丙烯材料

1. 聚丙烯(polypropylene,PP) 聚丙烯是由丙烯聚合而制得的一种热塑性树脂。它通常为半透明无色固体,无臭无毒,耐热、耐腐蚀,制品可用蒸汽消毒是其突出优点。缺点是低温下耐冲击性差,较易老化,但可通过改性进行克服。

2. 模拟聚丙烯材料 模拟聚丙烯材料是一种可用于3D打印的新型聚合物材料。它在很多方面模拟了聚丙烯在强度和耐热性等方面的优点,同时也在一定程度上弥补了聚丙烯材料在韧性和低温脆性等方面的不足。模拟聚丙烯具有良好的耐冲击性和优越的断裂伸长率,可打造极其坚韧的零件。

3. 聚丙烯(PP)热塑材料定制式矫形器 2018年8月北京安世亚太矫形器3D打印团队利用PP材料,完成定制式3D打印颈托。该产品具备良好的加工性能,可以和传统矫形器产品一样进行高温二次修型、打磨、钻孔、铆钉等加工工序,良好的力学性能和材料韧性可以满足矫形鞋垫临床要求,并可进行医用手段消毒[如128℃下8个标准大气压(1标准大气压=$1.013\,25×10^5$Pa)高压蒸汽消毒,或高温乙醇蒸汽灭菌等]。该团队还用PP进行了3D打印鞋垫和脊柱侧凸矫形器的实验。

(五)3D打印热塑性聚氨酯弹性体橡胶

热塑性聚氨酯弹性体(thermoplastic polyurethane,TPU)主要分为有聚酯型和聚醚型,聚氨酯弹性体的硬度范围很宽(60HA~85HD),是介于橡胶和塑料的一类高分子材料,耐磨、耐油、透明、弹性好,在日用品、体育用品领域得到广泛应用,无卤阻燃TPU还可以代替软质聚氯乙烯(polyvinyl chloride,PVC)以满足越来越多领域的环保要求。印度的Shapecrunch公司将TPU用于超过2 000双3D打印矫形鞋垫的制作。

(六)3D打印碳纤维复合材料

1. 碳纤维(carbon fiber)材料 碳纤维增强线材是在高强度PLA、尼龙以及其他聚合物的基础上改进的。细碳纤维可以通过FDM 3D打印机的挤出喷嘴，从而有效强化3D打印部件，刚度和强度都远超过普通PLA和ABS，且具有非常高的熔体强度和熔体黏度、良好的尺寸精度和稳定性，打印时气味很小。碳纤维增强材料可以提供与金属相当的强度，又非常轻，有广泛的应用前景。

2. 3D打印假肢热塑性碳纤维接受腔 巴斯夫（BASF）的子公司TriFusion Devices和Essentium公司的新型3D打印假肢热塑性碳纤维接受腔，可以在不削弱其结构的情况下进行周期调整，这是传统假肢接受腔制造工艺不容易实现的。在整个假肢使用周期中，可根据需要以2～3mm的增量进行调整以确保患者舒适地适配接受腔。传统的碳纤维接受腔通常需要三天左右才能成型，3D打印可以简化工艺流程，不到24h就可完成。

（七）3D打印石膏材料

石膏是现有最安全和环保的3D打印材料。

1. 石膏材料在3D打印中的特点 使用石膏粉打印介质的3D打印机打印出的模型更精细。石膏材料的特点：①精细的颗粒粉末，颗粒直径易于调整。②价格相对低，性价比高。③安全环保，无毒无害。④模型表面常为沙粒感、颗粒状。⑤石膏材料本身为白色，打印模型可实现彩色。

2. 石膏材料在3D打印临床中的应用 骨折的患者需要在骨折部位打上石膏，而目前各医院所用的石膏过于厚重，给患者带来诸多不便。利用3D打印机可创建出一种新型石膏框架，重量较轻且可弯曲，可针对不同的受伤程度进行个性化设计。这种框架会保护受伤部位，其他部位则不需要被固定，其优点是轻便耐用、可清洗，有助于皮肤"呼吸"。

（王金武 张晓玉）

参 考 文 献

[1] UNKOVSKIY A, SPINTZYK S, AXMANN D, et al. Additive Manufacturing: A Comparative Analysis of Dimensional Accuracy and Skin Texture Reproduction of Auricular Prostheses Replicas[J]. Journal of Prosthodontics, 2017, 28（2）: e460-e468.

[2] BIBB R J, CAMPBELL R I, BINGHAM G. Compar-ing additive manufacturing technologies for customised wrist splints[J]. Rapid Prototyping Journal, 2015, 21（3）: 230-243.

第四节　3D打印假肢

一、3D打印假肢的步骤

传统假肢在制作工艺上对假肢师有严格的专业技能要求，而且需要根据每个患者的解剖学特征取型、修型、调整等，费时费工，价格也相对昂贵。近年来国内外研究人员积极利用3D打印技术改进假肢的制造流程。假肢的外壳和接受腔等部分结构可使用3D打印技术制造，关节等部分结构仍需要使用标准件。

应用计算机辅助设计和3D打印等先进制造技术的假肢制造工艺通常包含3D扫描、计算机辅助设计、3D打印假肢、假肢装配和假肢适配等5个步骤（图16-4-1）。

（一）3D扫描

使用3D打印技术制造假肢的关键是建立与截肢患者健侧肢体相匹配的假肢模型、残肢接受腔模型和其他必需的标准件的模型。根据这些部件在假肢中的作用和计算机辅助设计的需要，使用不同的3D扫描技术。

1. 假肢3D模型构建 假肢通常需要与截肢患者健侧肢体的外形匹配，使用基于激光或结构光的非接触光学3D扫描方式获取患者健侧肢体外轮廓数据，经过计算机对称处理后可获得与健侧肢体的解剖结构高度匹配的假肢模型。若无健侧肢体匹配，则可根据患者的体貌特征，修改标准模型后获得假肢模型。

2. 残肢和接受腔模型的构建 残肢的外表轮廓一般采用光学3D扫描仪获取图，内部组织结构采用基于X线、CT或MRI断层图像等医学影像的3D重建技术建立，主要反映骨骼和肌肉的分布。

3. 假肢标准件3D模型的构建 由于3D打印工艺的限制，目前假肢中关节部位仍然使用生产的标准件。这些标准件需要安装在假肢内部，因此需要建立这些标准件的外表轮廓模型。使用光学3D方法即可获得标准件的外表轮廓模型。

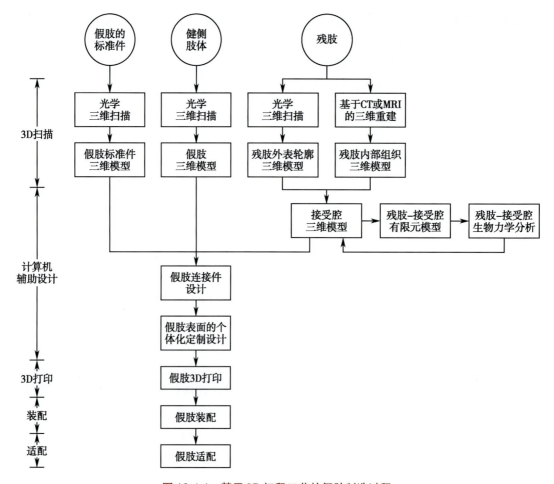

图 16-4-1　基于 3D 打印工艺的假肢制造过程

(二) 计算机辅助设计

计算机辅助设计（computer aided design, CAD）是指工程技术人员以计算机作为工具完成产品设计过程中的各项任务。假肢制作中的 CAD 是指假肢师或者技术人员在计算机系统的支持下，根据假肢的设计原理和阳型制作流程进行设计和制作的一项技术，这是假肢师智慧和实际临床制作经验与系统中硬件和软件功能的巧妙结合。假肢 CAD 系统主要用于假肢接受腔结构的优化、假肢连接件的设计和假肢表面的个体化定制。在系统中必须考虑患者肢体在采集数据和修型中的特点，才能有效地用于假肢设计与制造的全过程，即包括假肢接受腔和矫形器的设计、修型方案、最终效果、阳型加工等。

1. 图形处理与修型软件　CAD 的使用效率在很大程度上取决于它提供给临床医师的修型工具。数字模型可以快速、准确地修正；可以进行非常精确的对线、对称修正，也可以很容易取消

操作者的误操作；可为多种试用创建多个版本的模型。

修型功能是 CAD 软件的核心功能。一个修型软件必须要具备如下功能：导入扫描患者的数据；将修型的模型导入数据库（图 16-4-2）；能够输入患者图片或者 CT、MRI 影像或者 DICOM 文件，方便数字型模型与患者图片对比；能够管理患者及其相关扫描原始数据、照片和三维形状；使用专用的修型工具对 3D 模型进行修整（消减石膏，做平面，光滑石膏，挖孔，开槽，填补石膏等）；修型工具可以进行扩充选择。软件可以根据假肢师的需要进行扩充；软件内置已经按照某种技术要求成型的假肢接受腔数字模型，例如四边形接受腔和坐骨包容接受腔。这些接受腔可以根据患者的残肢形状进行相应的修改；保留修型的所有记录；导入 / 导出主要的修型过程和矫正形式；对每一个患者可以出具修型报告。例如修型前的形状，修型后的形状，图示说明；最终创建加

工文件,便于导入 3D 打印机中进行加工。

2. 假肢接受腔结构的优化　残肢 - 接受腔接触面上的应力分布是影响接受腔设计的关键因素。假肢接受腔通常由刚性外壳和衬垫构成,能合理分布残肢末端的应力分布。使用计算机辅助技术建立残肢 - 接受腔的有限元模型,设定残肢的软组织、骨骼属性,接受腔外壳和衬垫的材料属性,根据患者的个体特征设定载荷状况和模型边界条件,分析残肢 - 接受腔接触面的生物力学效应来优化接受腔的形状和结构,有效地传递界面载荷,均匀压力分布,防止过高的压力和剪切应力引起致残肢末端皮肤和软组织的破坏。

CAD 技术通过大量的计算机仿真优势,评估不同的修型方法对患者残肢的适配程度。图 16-4-3 显示了利用计算机 CAD 技术模拟坐骨包容大腿假肢接受腔与患者残肢适配技术,避免了传统手工需要大量制作实例才能积累丰富的适配经验。如果假肢师能熟练使用 CAD 技术,他们就成为虚拟的手工业劳动者,假肢师手中传统的石膏锉刀变成了鼠标。假肢 CAD 系统中硬件和软件配置在系统中必须考虑患者肢体在采集数据和修型中的特点,才能有效地用于假肢矫形器设计与制造的全过程,即包括假肢接受腔和矫形器的设计、修型方案、最终效果、阳型加工等。

3. 假肢连接件的设计　假肢通常由多个部分构成,中间使用标准件实现关节连接,假肢各部分和标准件之间需要设计连接稳固、适用于假肢内部的、能有效传递荷载的连接件。连接件的设计通常根据假肢标准件的外表轮廓设计。

4. 假肢表面个性化定制　3D 打印技术适用于结构复杂的单一产品的制造的特性,使得假肢表面的个性化定制更加容易实现。假肢表面可根据截肢患者的审美和喜好选择个性化图案,也可合理使用网状结构减轻假肢重量,为外表面安装仿人体皮肤的硅胶外套提供支撑。

（三）3D 打印

将 3D 打印假肢接受腔的设计文件通过相关专业软件转换成 STL 等 3D 打印机可识别的文件格式,根据假肢配置需求选择合适的 3D 打印工艺,确定 3D 打印的材料、设备和参数。

1. 根据定制的假肢模型选择合适的 3D 打印工艺,使用配套的 3D 打印软件对假肢各部分模型进行分层,使用 3D 打印技术制造所设计的假肢和接受腔。图 16-4-4 展示了将模型数据导入打印机进行打印。

2. 按照设计的假肢结构,将打印好的假肢各部分与标准件通过位于假肢内部的连接件装配在一起,并检测假肢的运动和安全性能。

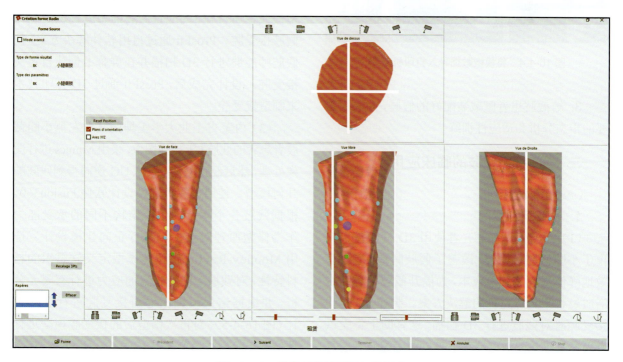

图 16-4-2　将修型的模型导入数据库

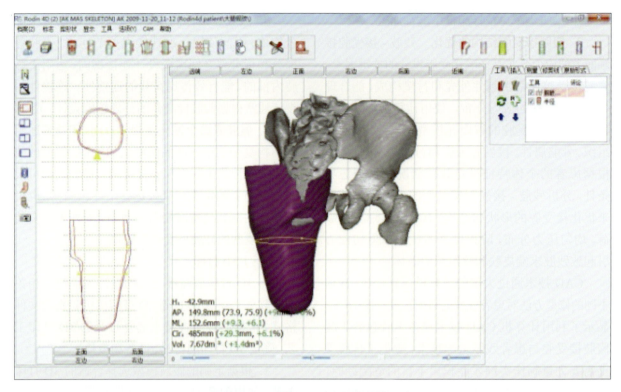

图 16-4-3 计算机设计大腿假肢接受腔

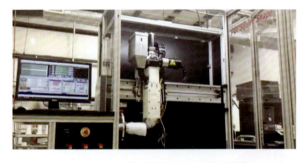

图 16-4-4 将模型数据导入打印机打印

3. 给截肢患者佩戴装配好的假肢，并进行必要的步态分析和适应性训练。

二、3D 打印假肢的临床应用

（一）下肢假肢

1. 3D 打印接受腔

（1）2005 年，有研究者使用 3D 打印技术制作了小腿假肢接受腔，改善了假肢制造工艺，有效地降低了假肢制造成本，为提升截肢患者的生活质量带来更加完善的解决方案。制作 3D 打印接受腔时对残肢进行 3D 扫描，这有助于将受试者肢体三维重建数据储存下来以跟踪截肢者的身体结构的变化，同时也可以与其他截肢者的数据相比较。而在传统制作过程中，制作完假肢后所取得的石膏阳模只能够被丢弃，无法重新使用，如果需要进行更改或者重做时，只能按照传统工艺流程从头开始。

（2）总部位于保加利亚的 ProsFit 公司与大中型假肢诊所合作，为配置假肢的患者提供定制化假肢接受腔。ProsFit 通过自用软件解决方案，使假肢师能够进行 3D 扫描并在屏幕上创建自定义接受腔。设计完成后，ProsFit 通过 3D 打印技术来制造接受腔。

（3）内蒙古工业大学王坤团队对左侧小腿截肢者患者的残肢 CT 扫描图像，采用 Mimics 进行图像处理，然后经过 Geomagic、UG 逆向得到残肢的几何模型。使用计算机辅助设计软件 Fusion360，根据残肢各个部位的组织结构不同的承受能力作为修型原理对接受腔进行正向建模设计。选用 Mooney-Revlin 超弹性模型定义软组织的材料特性，对残肢 - 接受腔界面应力进行有限元分析，并根据结果反馈指导对接受腔进行迭代设计（图 16-4-5），对再次修型后的接受腔模型进行评估。

（4）Prosthetic Design 假肢公司经过多年的研

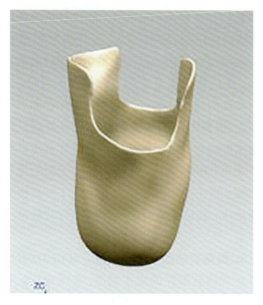

图 16-4-5　对接受腔进行正向建模设计

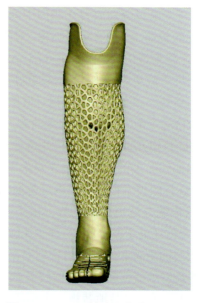

图 16-4-6　SLS 技术制作的小腿假肢

发，把假肢接受腔制作技术与先进的 3D 打印技术结合起来，只需要 80min 就能够打印出一个完美的接受腔。这款打印机使用的打印材料是柔性高分子材料，在提供接受腔受力所需要强度的同时，相对的柔软性还能为残肢提供舒适的穿戴体验与高活动性。

2. 外骨骼式假肢（exoskeletal prosthesis，EXO）　EXO 假肢对假肢模型进行定制化处理，形成表面抽空花纹的支架，既能减少假肢的重量，又能满足患者的审美和时尚要求。完成的模型使用金属 3D 打印机打印，选择耐用性好、质量轻且生物兼容性好的钛合金作为材料，使用激光选区烧结 3D 打印技术。通过直接 3D 打印在假肢上的连接件将假肢各部分与标准件组装在一起，并进行精细的调整。

3. 2015 年，湖北省康复辅具技术中心采用 SLS（激光选区烧结）的 3D 打印机开发了尼龙小腿假肢、3D 打印赛姆假肢、3D 打印弹力仿生脚等系列产品，图 16-4-6 为用 SLS 技术制作的小腿假肢。

（二）上肢假肢

3D 打印技术在上肢假肢的制造中主要运用于假肢外壳的设计和制造，假肢部件的打印和智能假肢的快速开发。3D 打印技术提高了假肢外壳设计的自由度，不仅具有个性化，还具有轻巧、耐用和美观等优点。

1. 3D 打印仿生手　2017 年，英国 OpenBionics 公司完成了世界首例 3D 打印仿生手的临床试验。相比传统肌电手，3D 打印仿生肌电手价格更低廉，外形也更灵活。

2. UNYQ 的 3D 打印时尚假肢外壳　UNYQ 推出了使用高强度的尼龙材料的 3D 打印定制假肢上肢外壳，这些上肢外壳主要包括肘部以下的前臂部分，在保持功能性和舒适性的同时，更加时尚和美观。这种假肢外壳将假肢变成了可选择的时尚配饰，能影响周围人对假肢的态度，对截肢患者具有重要意义。

3. E-Nable 定制 3D 打印假肢　E-Nable 是一个义务帮助残疾人设计、打印和定制 3D 打印假肢的非营利性机构，已经汇聚了全世界 1 600 多名志愿者，致力帮助世界各地需要假肢的患者。E-Nable 在线工具需要截肢患者上传其残肢和健侧肢体的对比图像，确定健侧手掌的长度和宽度，以确定假肢的外形尺寸。基本的 Hand-O-Matic 假手是一个包含手掌和五指的全手结构，通过弹力索式结构对手指牵拉来完成抓握等手部动作。一般不具有完整的假肢接受腔，使用 U 形手套结构固定在残肢末端。

4. 肌电仿生手　采用 3D 打印和 Arduino 开源组件构成的肌电仿生手，机械结构相当简单，整只手是一个完整的部件，甚至可以一次打印成型，无需后续组装。使用三个电极提取肌电电脉冲信号,三个电极分别放置在肌肉中间、肌肉末端和最近的骨骼上,能够实现抓握、对指等手部主要动作;将来该仿生手可自主升级,Arduino软件通过网络下载更新,硬件可下载更好的模型并自主打印更替。该仿生手价格相对低廉,在实现功能和价格的平衡方面,具有很大的潜力。

5. 3D打印儿童上肢假肢 儿童处于生长发育的快速期残肢端的尺寸也随之发生飞速变化,而应用3D打印技术提供低成本可替换的假肢无疑相比较传统方法更具有优势。由于儿童假肢体积小、身体还处于发育期、心理也比较敏感,使得儿童假肢的更替和维护费用特别高昂,超出许多家庭的经济承受范围。儿童假肢需要适应残肢的快速生长,或可轻易地替换一个损坏的假肢配件,3D打印技术在儿童截肢康复过程中的经济优势得以凸显。OpenBionics与迪士尼公司合作,开发了专为截肢儿童设计的钢铁侠、星球大战、冰雪奇缘三款假肢,希望儿童得到的不仅是医疗设备,还可以获得自己喜爱的动画角色的激励。

3D打印技术在假肢制造的应用主要集中在假肢外观的改善和智能假肢原型的开发上,关节等部分关键部件仍需使用标准件。

OpenBionics通过医用电极与手臂肌肉连接,将肌肉收缩产生的肌电信号通过传感器递给机械手,可实现16种示指、中指、无名指和小指的动作组合,和9种拇指位置,最终可实现144种抓握姿势。肌电信号的传递过程会有一些轻微延迟,目的是避免仿生手做出错误的动作。Open-Bionics作为一个开源项目,任何人都可以从其GitHub资源库中下载3D打印文件和装配计划,并进行自定义,以满足个性化需要。

6. Anthromod高级机械臂 这是包括肩、臂、肘、前臂和手的上肢机械臂,大部分部件使用3D打印技术制造,使用无线脑电采集装置,能提取脑部10个不同通道的脑电信号来实现对机械臂的控制,完成使用电钻或扔球等高难度动作。

三、3D打印假肢的优势与问题

(一)3D打印技术在假肢制造中的优势

应用计算机辅助设计和3D打印技术能够有效改善假肢的制造工艺,其主要的优势在于:

1. 有效缩短假肢的设计和制造时间 使用三维扫描技术建立假肢模型,能代替传统假肢制造工艺中的石膏成型工艺,简化假肢取模的过程。应用计算机辅助设计技术实现假肢的数字化设计,能代替烦琐复杂的石膏模具人工修正,而且可实现假肢设计的可重复性和可保存性。

2. 提高假肢的精度和舒适度 使用三维扫描技术能够建立与截肢患者健侧肢体高度匹配的假肢模型,利用有限元分析残肢接受腔的生物力学效应,能优化接受腔的结构设计,提高接受腔的舒适度,避免了假肢的适配状况与假肢师个人的经验、手法和技巧高度相关。

3. 提高智能假肢开发速度 使用3D打印技术能实现假肢部件的快速制造,实现智能假肢产品的快速迭代,提高智能假肢的开发速度。

4. 降低了假肢制造的复杂度 3D打印将三维实体变为若干个二维平面,通过对材料处理并逐层叠加进行生产,大大降低了制造的复杂度。这种数字化制造模式不需要复杂的工艺、不需要庞大的机床、不需要众多的人力,直接从计算机图形数据中便可生成任何形状的零件。

5. 可通过网络实现假肢的快速更新 假肢磨损部件和假肢部件的更新可通过网络下载假肢部件模型,通过3D打印机加工后自主更换来实现。

(二)3D打印技术在假肢制造中存在的主要问题

1. 3D打印操作软件困难 假肢师不是专业的CAD工程技术人员,他们没有高深的计算机知识,如果程序过于复杂,假肢师可能会觉得它还不如石膏修型更加容易上手,极易出现放弃新技术、新工艺的情况。

2. 3D打印材料的限制 目前应用于假肢的3D打印材料多为ABS塑料、尼龙或金属粉末。这些材料可以打印出时尚的假肢外形,但无法实现高度仿真的皮肤,后者还需通过其他快速成型工艺制造。ABS塑料和尼龙粉末的打印的假肢刚性和弹性较差,特别是机械手的手指摩擦力小、无弹性。

3. 3D打印效率的限制 目前的3D打印工艺存在打印时间长、效率低下的缺点,打印一个假肢部件通常需要几十个小时。

4. 3D打印设备昂贵 目前桌面3D打印机

大都是用 FDM 工艺，只能实现小尺寸塑料产品的打印。而材料性能较好的尼龙和金属粉末打印机为工业级 3D 打印机，设备价格非常高昂。

（王金武　张晓玉）

第五节　3D 打印矫形器

矫形器（orthosis）作为一种与人体密切接触的康复辅助器具，个性化设计和制造尤为必要。但传统矫形器制造过程尚存在一些缺陷，还可能产生严重皮肤感染、肢体僵硬、骨筋膜室综合征、压疮等并发症；低温热塑板材制造矫形器时需反复调整，存在烫伤患者的风险，制造效率低、外观难看、弃用率高；高温模塑矫形器制造流程烦琐，要根据患者的肢体的形状特点，采用手法取型和修型，周期漫长。随着 3D 打印技术和数字医疗技术的融合发展，矫形器的个性化设计和制造成为可能。3D 打印技术部分取代传统成型技术，例如定制的动态踝足矫形器（dynamic ankle foot orthosis，DAFO）、脊柱侧凸矫形器等。

一、3D 打印脊柱矫形器

脊柱侧凸（scoliosis）是骨科常见疾病之一。个性化定制脊柱矫形器治疗被公认是非手术治疗脊柱侧凸最可靠和最主要的方法，根据我国 18 个城市的不完全统计，2018 年定制脊柱侧凸矫形器数量达到 11 000 多件。由于矫形器传统石膏制作技术繁杂，产品普遍存在透气性差和样式笨重难看等问题，导致患者依从性较差，特别是儿童和青少年佩戴时间严重不足甚至拒绝佩戴，大大影响治疗效果。2015 年左右，随着 3D 技术和材料方面的进展，定制式脊柱侧凸矫形器经历了从第一代传统手工制作，发展到第二代 CAD/CAM 制作，再到第三代 3D 打印技术的突破。

（一）3D 打印脊柱侧凸矫形器的步骤

3D 打印脊柱矫形器的步骤通常为：病情检查与诊断、开具定制式矫形器处方、数字化取型采集患者影像学数据、矫形器个性化计算机辅助设计、3D 打印加工、加工后处理、患者适配、效果监测与反馈。

1. 病情检查与诊断　医生应对患者进行专业的病情检查，根据实际情况决定患者是否需要行 X 线、CT 或 MRI 检查等辅助患者病情诊断，医生应对患者病情做详细记录。

2. 开具定制式矫形器处方　医生综合考虑后再决定是否为患者开具 3D 打印矫形器处方。3D 打印矫形器处方应明确、合理，包括部位、用途和材料等要点。

3. 数字化取型采集患者影像学数据　3D 打印矫形器的设计应根据患者实际医学影像数据，主要采集患者需矫形部位的体表数据，并根据设计需要，部分患者还应提供 X 线片、CT 和 MRI 图像等。

（1）用于辅助患者病情检查与诊断的 X 线、CT、MRI 等医学影像数据可在患者知情并同意的情况下交付给矫形器师，用于 3D 打印矫形器的设计与力学仿真。

（2）光栅三维扫描仪扫描患者肢体的阳模和阴模或者直接针对患者肢体的扫描（图 16-5-1）。

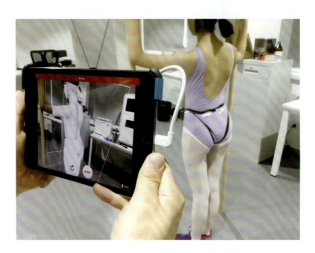

图 16-5-1　光栅三维扫描仪

（3）超声波可提供一种记录不同的组织密度的方法，利用超声波辅助图像采集，并且从 CT 或者 MRI 得到人体三维肢体形状。

（4）现在市场上还有一种更加小巧的扫描仪，它需要配合智能手机或者平板电脑使用，携带更加方便。

（5）一个好的 3D 扫描仪取型设备需要具备以下几点：①简单的模型数字化。三维扫描仪有很宽的工作区域，操作流程要简单，能够提供实时的数字化的模型显示。②无接触操作，取型过程不接触患者，不会造成患者疼痛和不适感。③能够快速准确将扫描的患者三维肢体数据导入图形处理与修型软件中。三维扫描仪精度应在 1mm 以内。④便携性。能够提供小尺寸处理电脑和便携箱，在数分钟之内数字化患者肢体形。

4. 矫形器个性化计算机辅助设计（CAD） 个性化计算机辅助设计主要由矫形器师或软件工程师通过相关专业软件对获取的数据进行三维重建，再使用相应的机械软件，设计出与患者适配且能起到良好矫形效果的 3D 打印矫形器，必要时对矫形器的力学性能进行模拟仿真。具体方法如下：

（1）矫形器 CAD 界面显示多种数据：例如从水平面、冠状面、矢状面的二维视图和立体三维进行显示。二维视图根据需要显示不同的重点，显示轮廓的外形，显示肢体在任何一个横断面上的轮廓图，以及通过轮廓图测量肢体角度。

（2）软件提供给用户各种修型工具和修型方法：修型工具包括模型形状的修改和区域的修改。能够模仿矫形器师修改阳模和阴模的操作过程和模型的最终效果。

（3）镜像和对称工具：患者畸形的脊柱模型中，往往需要根据患者的病情进行对称修型。这种对称或镜像操作是手工无法完成的，但在软件中很容易实现。将患者右侧畸形状态进行对称性修改，或者将胸 - 腰 - 骶矫形器（thoraco-lumbo-sacral orthosis，TLSO）左侧的修改拷贝到右侧。软件也要能提供根据尺寸进行模型修改的功能。

（4）修型软件的区域修型工具和石膏修型工具：区域修型工具需要矫形器师在石膏模型上确定一个修型区域和修型区域中的凹凸顶点，石膏工具如石膏调刀、石膏锉、纱网、手工锯等形象化操作。

（5）按照一定的生物力学原理修改矫形器：对整体模型或对某个区域进行修改，这种修改和矫形器师的经验有密切的关系。

（6）放射影像在图像叠加技术中直接构建脊柱形状：可将患者的病历图片导入 CAD 软件中进行修型对比矫正，更加直观地了解患者病理状态和患者的实际情况。图片可以是患者照片、X 线检查、CT 检查合成的三维图像等。通过选择照片上患者的骨性特征并将其与患者脊柱数字模型的相关特征联系起来。

（7）CT 检查图像中的骨骼模型导入相关数字模型中进行比对：通过将骨盆模型导入已经制作完成的脊柱矫形器中的水平面投影图，可以看到矫形器与人体骨骼之间的适配性。

（8）矫形器设计软件的边缘设计功能：脊柱矫形器修型完毕后可以采用边缘线设计功能，将脊柱矫形器整个边缘切口线都设计出来并绘制在数字模型中，可以实时三维显示已经制作完毕的脊柱矫形器，如图 16-5-2 虚拟显示的脊柱侧凸矫形器设计。

（9）矫形器 CAD 系统的有限元的受力分析模块：根据矫形器师修改的脊柱模型，进行有限元仿真和预前评估。如图 16-5-3 所示，图中三维虚拟显示矫形器的适配状态和受力状态，其中不同的色块显示出该区域的压力数值。

（10）CAD 设计方案应可行且有效，设计原文件应存档。

5. 3D 打印加工 将 3D 打印矫形器的设计文件通过相关专业软件转换成 STL 等 3D 打印机可识别的文件格式，根据矫形需求确定 3D 打印的工艺、材料、设备和参数。

6. 加工后处理 完成 3D 打印矫形器的制作后，需对 3D 打印矫形器进行适当后处理，主要为去支撑（如果有）、打磨表面、根据实际需求添加内衬等。

7. 患者适配 在专业人员的指导下，为患者佩戴制作好的 3D 打印矫形器。应由专业技术人员佩戴或在专业技术人员指导下佩戴，检查矫形器是否达到设计和结构要求，检查佩戴位置是否正确，并告知患者佩戴的时间和频次。

8. 效果监测与反馈 患者应定期复诊，复诊结果应详细记录、存档。

（二）3D 打印脊柱矫形器的临床应用

1. 中国首例 3D 打印脊柱侧凸矫形器 由苏州大学骨科研究所团队联合开展 3D 打印技术在脊柱侧凸矫形器的临床研究：

（1）对全身躯干部进行激光扫描，获取从颈部至臀部的三维点云数据，导入医学图像软件进行三维建模，得到躯干的三维外形，确定为色努式 TLSO 矫形器。对脊柱侧凸部位进行矫形加压，施加压力不超过 30mmHg（1mmHg = 0.133kPa）。在矫形器的大部分区域采用镂空蜂窝结构来提高透气性，同时大幅降低了材料用量。

（2）采用尼龙材料激光选区烧结（SLS）方法

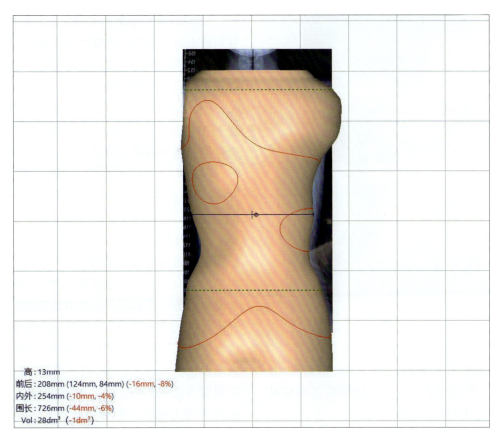

高：13mm
前后：208mm（124mm, 84mm）（-16mm, -8%）
内外：254mm（-10mm, -4%）
围长：726mm（-44mm, -6%）
Vol：28dm³（-1dm³）

图 16-5-2　脊柱侧凸矫形器 3D 虚拟显示

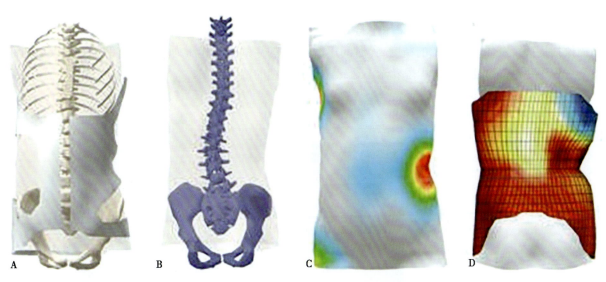

图 16-5-3　三维虚拟显示矫形器的适配状态和受力状态
A. 矫形器模型匹配；B. 有限元模型；C. 受力分析；D. 压力展示。

进行 3D 打印一体化制作。该矫形器厚度为 4mm，打印精度在 0.1mm 以内，打印时间不超过 8h，并且经过蜂窝结构优化，节省材料接近 40%。

（3）3D 打印脊柱侧凸矫形器（图 16-5-4）经过患者适配，基本满足矫正力学强度，达到透气性高，可以自主穿戴和具有一定隐蔽性。

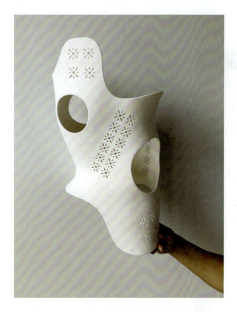

图 16-5-4　3D 打印脊柱侧凸矫形器

（4）还具有样式美观、透气性高、重量轻、易穿戴和隐形性强等优点，大大增加患者的依从性，提高矫形器的临床疗效。

2. 3D 打印 GBW（gensingen brace weiss）矫形器　西安南小峰脊柱矫形工作室和德国 Weiss 博士合作给脊柱侧凸孩子定制 3D 打印 GBW 矫形器。

（1）建立数字化矫形器模型：采用手持式 3D 扫描仪扫描孩子身体，3D 扫描的精度高，时间短，整个过程不足 1min，且整个过程患者无不适感。

（2）3D 数字化设计：扫描之后，通过 CAD 技术在电脑上对扫描得到的模型进行处理（图 16-5-5）。经过一系列的数据处理，完成 3D 打印模型设计，得到可以打印的数字模型。

（3）数据发送：将处理完成后的模型数据发送到 3D 打印机，连续打印约 48h，一具 3D 打印脊柱侧凸矫形器就完成了。

（4）适配：相比传统工艺制作的矫形器来说，3D 打印矫形器更加透气、隐蔽和小巧。孩子愿意配合治疗，保证矫形效果（图 16-5-6）。

3. 实时监控智能脊柱侧凸矫形器　应用传感器监测患者穿戴矫形器的时间以及矫形器上压力点的变化，提高了患者依从性，实现了远距离智能化服务。目前国内已经有矫形器配置厂家在开展这种技术的研发。在脊柱侧凸矫形器部件上内置了带压力传感器的监测模块。实时监控智能矫形器由应用传感技术、通讯模块、数据服务器、应用服务器、监视器和应用软件组成。在矫形器硬件基础上安装一颗智能芯片，为患者、矫形器师和医生实现治疗过程的个性化和可视化。芯片会实时采集和显示矫形器的使用时间、压力参数等数据，并实时反馈，更容易掌控治疗效果和安全。患者回医疗机构复查时，矫形器师可以通过软件读取脊柱侧凸矫形器上的监测模块，患者每日的穿戴时间和压力参数将有助于医疗人员制订后续的治疗方案。

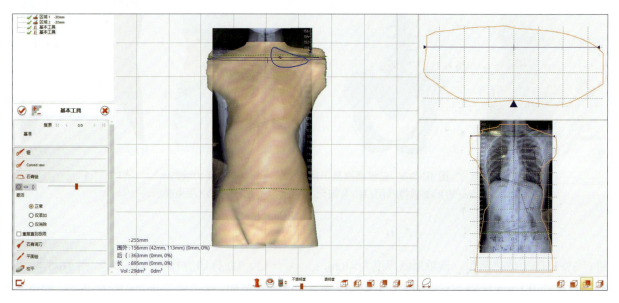

图 16-5-5　3D 数字化设计

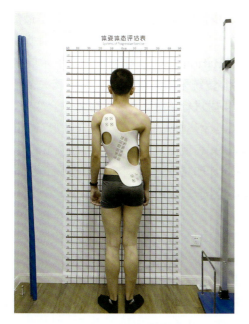

图 16-5-6 穿戴矫形器图

二、3D 打印上肢矫形器

（一）概述

上肢矫形器（upper limb orthosis）是临床上常用的医疗器具，能够通过限制上肢的某项运动从而辅助手术治疗，或直接用于非手术治疗的外固定，同时在外固定的基础上施加压力亦可用于上肢畸形的矫正治疗。上肢包括肩、臂、肘、前臂、腕和手等六部分，具有灵活运动的结构基础，能够在日常生活中完成多种复杂任务和精细运动。3D 打印上肢矫形器（3D-printed upper limb orthosis）相比于传统上肢矫形器，能够通过个性化定制更加贴合患者身体表面并进行个性化矫形，通过 3D 打印技术制造更加复杂的结构，避免固定过程中关节活动度的降低，从而达到更好的治疗效果，缩短康复进程。

相比于传统上肢矫形器，3D 打印上肢矫形器在便携性上具有巨大优势，安装与拆卸方式简单，在提供治疗效果的同时又不过多地增加患者的生活负担。另一个明显的优势是 3D 打印的制造方式易于制造多孔结构，使用在矫形器的制作中能够增加透气性，减少佩戴矫形器时皮肤并发症的发生。

在临床应用方面，上肢矫形器主要用于治疗关节畸形和骨折术后固定，同时还可用于其他疾病的治疗与康复，例如脑瘫患儿姿势障碍、痉挛

性偏瘫、烧伤后皮肤挛缩等。3D 打印在传统上肢矫形器的基础上，扩展出了更多的临床应用方向，尤其是在对小儿的治疗和患者体表情况较为复杂时，3D 打印上肢矫形器具有明显优势。

上肢矫形器可以通过多种方式进行分类，传统的上肢矫形器常根据矫形器所使用部位的不同分为手矫形器、腕 - 手矫形器、肘 - 腕 - 手矫形器等；根据治疗目的不同，可以分为促进愈合、帮助生长、矫正畸形、预防畸形和增强功能等；根据矫形器结构的不同，还可分为静态和动态。由于 3D 打印上肢矫形器所独具的个性化与定制式等特点，其使用部位往往因人而异，结构也常因"病"制宜，因此本节内容根据 3D 打印上肢矫形器外固定、恢复关节活动功能和矫正上肢畸形，将其分为固定型、功能型和矫正型进行分类叙述。

（二）3D 打印固定型上肢矫形器

3D 打印固定型上肢矫形器是一种没有运动装置的 3D 打印上肢矫形器，主要起固定、制动和支撑作用，临床上主要用于上肢骨折后固定，促进骨折愈合，避免骨折端移位造成畸形。

固定型矫形器设计过程相对简单，手法复位后使用夹板或石膏等传统方式对患者进行临时固定，由医师协助患者双侧上肢摆放拟固定体位进行影像学（CT 或 MRI）和体表扫描。骨折后常损伤软组织导致软组织水肿，直接使用患侧上肢体表扫描数据设计矫形器往往会影响固定效果，患者消肿后矫形器与体表之间可能出现较大空隙，不能达到固定效果。常采用的方法是对健侧上肢扫描数据进行镜像处理，结合患侧上肢影像学资料进行修形设计矫形器。尼龙、光敏树脂和聚乳酸（polylactic acid，PLA）等是常用的打印材料，固定型矫形器在制作时务必要考虑打印材料的硬度，以防在患者使用中发生变形、缺损甚至折断。

与传统的上肢固定方式，如夹板、石膏等相比，3D 打印固定型上肢矫形器更加轻巧且方便拆卸，在骨折处形成骨痂后，可暂时脱去矫形器进行一定程度的康复锻炼，防止关节在固定过程中僵硬、活动度降低。以下是几种 3D 打印固定型矫形器的应用实例。

1. 肱骨髁上骨折 肱骨髁上骨折是指肱骨远端内外髁上方的骨折，如图 16-5-7，可分为骨折向后成角的伸直型和向前成角的屈曲型，常由

间接暴力导致。传统方法常以手法复位后通过长臂石膏固定，由于手法复位对操作医生经验有一定要求，故不同医师复位固定后治疗效果不确定，常出现肘关节内翻等并发症。

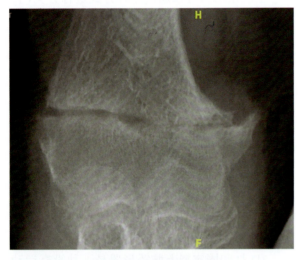

图 16-5-7 肱骨髁上骨折

3D 打印肱骨髁上骨折固定矫形器由臂中下 1/2 至前臂，肘关节呈 90°固定患侧上肢，分上下两部分构成，通过绑带连接，表面有多孔设计增加透气性，如图 16-5-8。影像学及体表扫描时双侧上肢均采用拟固定体位，若患者患侧上肢出现水肿，可参考健侧镜像设计，避免消肿后佩戴矫形器不适配及骨折愈合后肘关节出现内翻畸形。同时应在不影响固定效果的前提下，预留矫形器与患者体表之间距离，在以往的文献资料中，曾有因矫形器与患者皮肤贴合过紧，表面空洞挤压皮肤产生水疱的并发症。

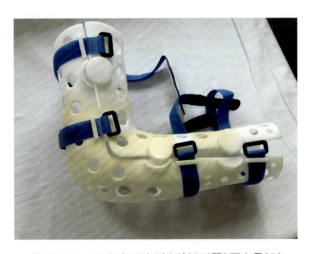

图 16-5-8 3D 打印固定型上肢矫形器（髁上骨折）

2. 桡骨远端骨折 桡骨远端骨折是最常见的骨折之一，多发生跌倒后，包括 Colles 骨折、Smith 骨折和 Barton 骨折。对于不需要手术的桡骨远端骨折，传统采用石膏或夹板固定腕关节于功能位 3～4 周进行治疗，大部分患者愈合较好，仅部分骨骺早闭患者可能出现马德隆畸形（Madelung deformity），表现出尺骨长于桡骨，腕关节偏向桡侧。

3D 打印桡骨远端固定矫形器与传统固定方式覆盖范围基本相同，由手掌至前臂中下 1/3，将腕关节固定于功能位。同样，在制作过程中同时扫描健侧数据，对设计出更加贴合的矫形器具有重要的意义。使用 3D 打印桡骨远端固定矫形器预后与石膏或夹板固定并无明显差异，但在舒适度和满意度上，3D 打印矫形器更具优势，较轻的重量也便于患者在固定过程中活动肘关节与肩关节，以防关节僵硬。

3. 手指肌腱损伤 手指肌腱损伤常由切割伤引起，多呈开放性伤口，也可表现为闭合性损伤，严重时多合并神经血管损伤或关节损伤。不同肌腱的损伤表现为不同关节不能屈曲或伸展，由于对应的伸肌或屈肌作用，不及时治疗可能导致手指畸形。

对于肌腱完全断裂甚至出现撕脱性骨折的患者，非手术治疗难以达到良好的治疗效果，而对于肌腱未完全断裂的开放伤或闭合伤，均可使用矫形器固定患处至肌腱愈合（图 16-5-9）。手指作为人类日常生活中最常用的器官之一，在治疗时一定要考虑肌腱愈合后手指关节的活动度，而传统常用的石膏和铝板的固定方式，不但舒适度较低，而且其较大的体积和质量在固定期间还可能影响其他手指运动，从而增加解除固定后康复所需要的时间。使用 3D 打印能够很好地解决这些问题，同时通过体表扫描数据结合 CT 数据，个性化设计患指固定角度，保证肌腱良好愈合。在肌腱损伤恢复一定程度后，即可逐步开始康复活动，减少由于固定时间过长，而发生关节僵硬的风险。

（三）3D 打印功能型上肢矫形器

3D 打印功能型上肢矫形器具有运动装置，能够帮助上肢运动，从而促进运动功能的恢复，临床上常用于稳定关节、代偿部分肌肉功能等，促进患者自理能力与劳动能力的恢复。常由两个及

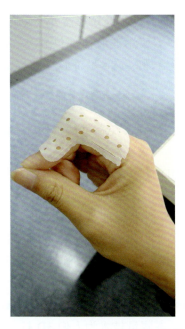

图 16-5-9　3D 打印固定型上肢矫形器（示指屈肌腱损伤）

以上部分组成，每部分直接与身体各部位连接，各部分间通过连接构件连接，常见的连接方式包括铰链、弹力绷带、弹簧等。

在该类型矫形器的设计过程中，能够最大限度地将外力作用于肌肉和骨骼，代偿部分功能，同时又不对机体正常活动产生阻碍，是设计过程中首要的目的。而 3D 打印在该过程中所起到的作用主要是使功能型上肢矫形器个性化贴合患肢表面，使施力过程中不会因矫形器移位而产生额外的影响患肢活动的分力，各部分之间连接构件的制作，目前仍多采用传统制造方式，完全通过 3D 打印设计制造具有运动装置的矫形器也是目前的发展方向。在设计过程中，了解肌肉的收缩方向是非常必要的，所以常需要对患者进行 CT 或者 MRI 扫描，以明确软组织间的结构与关系。

目前 3D 打印功能型矫形器的实际运用较少，多用于脊柱损伤后部分上肢功能丧失的患者，通过近端较大的关节带动远端较小的关节活动，以代偿部分肌肉功能，实现某些常用动作。国外通过 3D 打印各类型部件，根据患者实际情况进行组合，设计了一种用于脊柱损伤的开源型腕驱动的矫形器。该矫形器通过不同的组合方式，将腕关节屈伸的力通过不同方式传导至各指关节，根据不同的连接方式可使患手完成抓握、握笔、拿水果刀等不同动作。但该矫形器在设计

过程中所采用的构件仍为普适性而非个性化的构件，舒适度尚有待提高。另外同一种结构能够实现的功能单一且穿戴复杂，便利性也有所欠缺。在未来的发展中，如何解决 3D 打印动力型矫形器穿戴部分个性化与连接构件的个性化设计是一大难题，在矫形器与患者身体个性化贴合的同时，保证连接构件个性化连接矫形器各部分，从而实现个性、便利、实用的矫形目标。

（四）3D 打印矫正型上肢矫形器

3D 打印矫正型上肢矫形器采用三点力或四点力的矫形原理矫正畸形，常用于上肢特别是手部的畸形矫正。其中，三点力或四点力原理是指在同一平面上，但不在同一直线上的三个力或四个力，其中一个或两个力与另外两个力方向相反，根据作用力与反作用力、力的分解及杠杆原理，相互作用而产生矫形作用。

在临床上，3D 打印矫正型上肢矫形器常用的是手的矫形器，尤其是烧伤或偏瘫后肌肉或皮肤挛缩所引起的畸形。与前两种类型的矫形器不同的是，3D 打印矫正型上肢矫形器很难仅通过一次制作就达到最终的治疗目的，对于皮肤烧伤后挛缩，或中枢神经疾病所引起的肌肉挛缩或肌张力增高，强行将患者受损部位复位到健康状态往往会引起剧烈的疼痛甚至损伤。在 3D 打印矫正型上肢矫形器的设计过程中，康复医师的意见和建议起到至关重要的作用，以烧伤后手指皮肤挛缩为例，根据烧伤程度的不同，皮肤所具有的弹性亦有差别，矫形器具体对患肢矫形多大程度，以及佩戴的时间和方式，均需要参考医师的意见进行设计。一个成功的矫形过程，尤其是对手部这样灵活程度高的部位，需要根据不同阶段调整矫形器的矫正程度，甚至需要根据患者病情变化重新设计矫形器的形状，避免在矫形过程中用力过大而产生损伤。

三、3D 打印下肢矫形器

（一）概述

矫形器是一种作用于人体（四肢或躯干），通过施加力的作用，改变神经、肌肉和骨骼系统的功能特性或结构的医用体外辅助治疗装置。主要用于肢体运动功能障碍的治疗与康复，预防、矫正肢体畸形或代偿肢体功能，以利于肢体残疾者

提高生存质量。

传统的矫形器制作技术从制作模具开始。通常情况下，需要先将患者的脚裹在石膏中来制造阴模。这既令患者不舒服，又会引起恐惧心理。同时因为模具通常是在非负重状态下铸造的，导致制作精确度差。

模具铸成后，使用减材制造法来制作矫形器。制作师使用数控镂铣机铣削或者使用热成型塑料铸造研磨矫形器。这两种方法都需要大量的精加工，对制作师的技术和经验要求较高。这个过程很慢，通常需要多次磨合，才能获得令人满意的结果，制作人力成本和时间成本较高。

此外，传统制造中使用的设备，包括铣床和磨床，占用了大量的空间。而且减材制造工艺也非常浪费原料，制作仅 100g 重的矫形器通常需要 1.5kg 的材料。而利用 3D 扫描获得自然状态下的患者足部数字模型，经设计，相关软件处理转化成 CAD 文件，将文件传输至打印机进行矫形器打印。这是一种增材制造的方式，既节约材料、又经济环保。

（二）3D 打印下肢矫形器工作原理

3D 打印矫形器与传统矫形器工作原理类似，分为以下几个方面：①固定作用，矫形器通过肢体周向包容，成对三点力作用，限制肢体某部分的运动，限制关节异常活动，达到固定作用；②矫正作用，矫形器通过一组或多组三点力，将肢体非生理的力学关系、对线转变为或接近生理的力学关系、对线，起到矫正畸形的作用；③免荷/减荷作用，矫形器通过对肢体的支撑，减轻或消除肢体局部负荷，达到减荷或免荷的目的。

矫形器与支具相比，两者均具有稳定和支持功能，使关节保持稳定，防止出现异常活动，缓解患者症状的同时，通过对病变肢体的固定，对其进行保护，促使病变愈合，尽早进行功能康复训练，此外矫形器可通过力的作用矫正肢体畸形或防止畸形加重，减轻肢体局部负荷，利于病变愈合，矫形器还可以通过一定的装置产生动力功能，以代偿肌肉功能，改善步态等。与制造规格有限，样式固定的膝关节支具不同，医师可根据患者个体情况制造出个体化的 3D 打印膝关节矫形器，该矫形器与肢体局部更贴合，透气性更好，制作材料更轻便。

（三）3D 打印下肢矫形器分类和临床应用

按矫形器应用的肢体部位分类：足矫形器、踝-足矫形器、膝-踝-足矫形器、髋-膝-踝-足矫形器、膝矫形器。

按矫形器的生物力学功能分类：固定矫形器、矫正性矫形器、免荷性矫形器、补高、补长矫形器。

目前 3D 打印的足矫形器和膝矫形器应用较多，矫形鞋垫又称足矫形器，是下肢矫形器重要的组成部分，具有缓冲减震和提供支撑的作用。通过生物力学原理设计，利用 3D 打印技术制作的鞋垫，可减少足部压力，矫正足部畸形，来增加足踝部稳定性，达到缓解疼痛的目的。

2014 年比利时著名 3D 打印公司 Materialise 首次使用动态测量技术为人们 3D 打印定制化鞋垫。美国 3D 打印制造商 SOLS 与足科医生合作开发定制 3D 打印矫形鞋垫。足踝科医生在诊室通过 ipad 扫描获得患者足部信息并发送至计算机，然后根据患者的体重、活动水平和医疗需求，确定鞋垫的结构，最后使用具有超弹性、抗微生物的尼龙材料，利用 3D 打印技术，制作脚的模具或者定制鞋垫。2014 年 8 月，该公司正式向市场推出矫形鞋垫定制服务，这是全球第一次大规模使用 3D 打印定制矫形鞋垫。2016 年 3 月 15 日，来自美国加利福尼亚州的初创公司 iMcustom 宣布正式推出第一个 3D 扫描与鞋垫打印系统，该系统将制造定制鞋垫（矫形器）的时长由数周甚至数月缩短至 1～2 小时，这有利于将增材制造（3D 打印）带进医疗场所和零售商店。

Yong-Ho Cha 等学者将 3D 打印踝-足矫形器与传统踝足进行比较分析，发现患者行走速度方面两者无差异，但 3D 打印的矫形器更简易轻便，更令患者满意。Richard Allan 等学者的研究发现 3D 打印制作的矫形鞋垫不仅改变膝骨关节炎患者膝关节的动力学性能，也能影响正常人膝关节动力学性能。

作为人体承重和运动的重要关节，膝骨关节炎（knee osteoarthritis，KOA）发病率逐年上升，且呈现年轻化趋势。在膝骨关节炎的发生与发展过程中，生物力学因素起着不可忽视的作用。膝关节矫形支具可以有效矫正下肢力线，降低膝关节间室负荷，减轻患者膝关节疼痛。由上海交

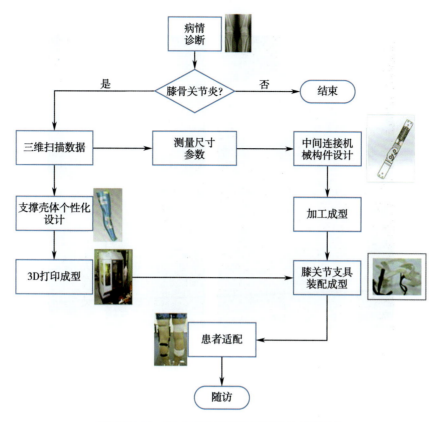

图 16-5-10 3D 打印膝关节矫形器设计使用流程

通大学医学院附属第九人民医院骨科自主研发的个性化膝关节载荷平衡式矫形支具，具有良好的生物力学特性和外形设计，与患者腿部高度匹配，可以明显减轻患者疼痛、改善患膝功能并增加膝关节稳定性。该款膝关节支具的设计流程为：利用 Kinect 软件对膝关节外形进行扫描，通过 Geomagic Studio 提取腿部数字模型；连接部分设计满足在膝关节伸直状态提供矫正力矩，屈曲状态则不提供矫正力矩的齿链结构，使用 Solidworks 软件和 Geomagic Spark 软件设计齿链结构，使其满足在膝关节伸直状态提供矫正力矩，屈曲状态则不提供矫正力矩的要求；采用 FDM 3D 打印机打印成型（图 16-5-10）。

该 3D 打印个性化膝关节矫形器由胫骨托、股骨托、膝关节铰链和绑带组成。胫骨托和股骨托由 3D 打印聚酰胺 -12（又称尼龙）制成，膝关节铰链由铝合金 6061 机加工组成，绑带由尼龙丝制成（图 16-5-11）。

患者佩戴矫形器以后，医师通过以下几个方面评估矫形器治疗效果：①患者膝关节疼痛等症状有无缓解；②膝关节稳定性是否较前增强；

③患者主动及被动膝关节的关节活动度是否有所增大；④膝关节内、外翻角度及下肢力线是否恢复或接近生理状态；⑤狭窄的关节间隙是否有所增宽（图 16-5-12）；⑥治疗前后疼痛视觉模拟量表评分，Lysholm 膝关节评分，健康调查量表 12（short form 12, SF-12）等评分有无改善；⑦步态分析。以一名女性患者（年龄 60 岁，身高 160cm，体重 60kg）为例，结果如图所示（图 16-5-12、图 16-5-13），佩戴膝关节支具后患者内侧间室间隙有一定程度的增大，而外侧间室间隙并无明显变化。

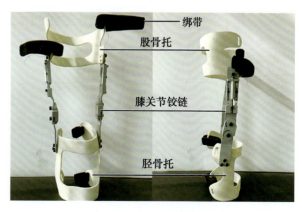

图 16-5-11 3D 打印膝关节矫形器

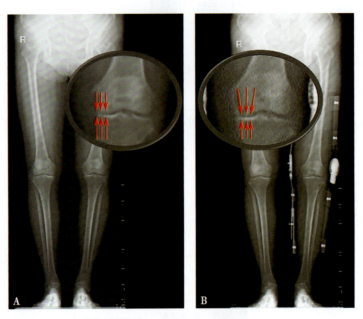

图 16-5-12 患者佩戴 3D 打印矫形器前后下肢负重位全长 X 线检查
A. 患者佩戴前；B. 佩戴后。

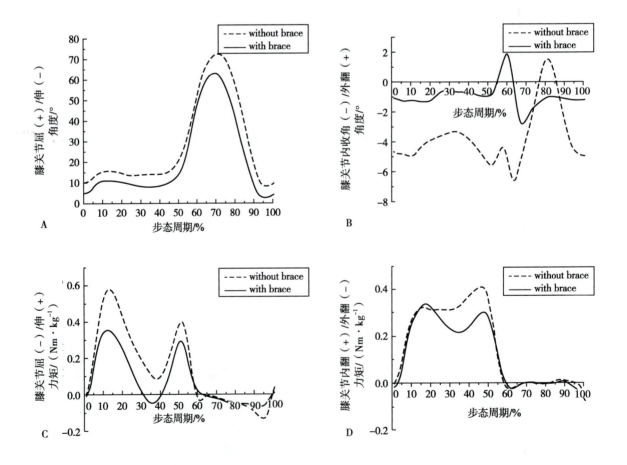

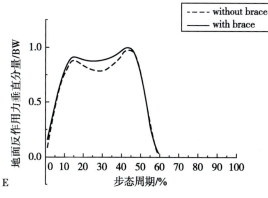 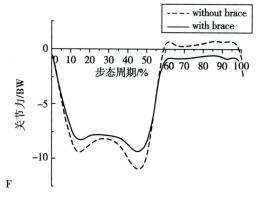

图 16-5-13　患者步态周期分析结

矫形器佩戴后（with brace）与佩戴前（without brace）相比：A. 屈伸角度，屈伸活动范围略显减小；B. 内外翻角度，支撑相内翻角减小；C. 屈伸力矩，髋关节内收角度减小而外展角度增大；D. 内外翻力矩，支撑相中后期内收力矩减小；E. 地面反作用力（ground reaction force，GRF）垂直分量，受试者所受地面反作用力垂直分量略有增加，但是差异很小；F. 膝关节力，支撑相关节接触力减小。

（四）矫形器副作用及预防

由于矫形器的长期佩戴，对肢体肌肉活动的制动限制，可能会引起压疮、失用性肌萎缩及肌无力、关节挛缩、骨质疏松、加重肌肉痉挛，或使患者产生心理依赖性，因此在矫形器使用过程中，应严格制订穿戴时间，配合相应的主动、被动康复训练以及定期复诊随访以最大限度地减少不良反应，提升治疗效果。

（王金武　张晓玉）

参 考 文 献

[1] 毕联阳，唐占英，钱雪华，等. 下肢矫形器的应用特点 [J]. 中国组织工程研究，2008，12（17）：3317-3320.

[2] 曹萍，吴小高. 3D 打印技术在矫形鞋垫中的应用进展 [J]. 中国康复理论与实践，2015（7）：753-756.

[3] 王雪玉. 3D 打印鞋垫改变人们走路的方式 [J]. 金融科技时代，2015，23（3）：18.

[4] HO C Y, HO L K, JONG R H, et al. Ankle-Foot Orthosis Made by 3D Printing Technique and Automated Design Software[J]. Applied Bionics and Biomechanics, 2017, 2017: 9610468.

[5] ALLAN R, WOODBURN J, TELFER S, et al. Knee joint kinetics in response to multiple three-dimensional printed, customised foot orthoses for the treatment of medial compartment knee osteoarthritis[J]. Proceedings of the Institution of Mechanical Engineers Part H Journal of Engineering in Medicine, 2017, 231（6）：487-498.

[6] 赵正全，苏强，韩林. 关于矫形器副作用的分析及预防 [J]. 中华物理医学与康复杂志，2006，28（12）：847-848.

第六节　3D 打印足部辅具

一、3D 打印足部辅具概述

（一）3D 打印足部辅具概念的提出

足部辅具的普及非常必要，例如对于扁平足、足底筋膜炎等患者来说。足部的一些问题还会造成背部、颈部和膝盖疼痛。足部辅具通过改善足部生物力学对线，进而重新调整足底压力分布的足部辅具，对于部分需要改善足底受力情况，尤其是针对糖尿病患者足部溃疡的预防及保护有显著效果。传统的手工定制足部辅具非常烦琐且性能有限，使用传统的测量方法，矫形鞋师（足部辅具师）在给患者提供了个性化设计的足部辅具后，患者穿上足部辅具后足底受力情况的改善往往无法及时验证，后续的治疗以及患者的依从性都无法保证。

以传统矫形鞋垫为例，其制作技术带有明显的手工业特点，在制作工艺上对从业人员有严格的专业技能要求，而且需要根据每个患者的解剖学特征手工取型、修型、调整，打磨制造，最后制作成针对该患者的唯一适配的矫形鞋垫，不仅费时费工，制造周期长，无法量产，价格也相对昂贵。矫形鞋师（足部辅具师）的临床经验，动手的技能具有关键作用。较新的计算机数字控制（computer numerical control，CNC）机床加工属减材制造，材料浪费较大，且设备昂贵、占地面积大、操作复杂，加工过程中噪声大、粉尘多，不环保。这些传统制造方式都无法让矫形鞋垫获得大量普及与应用。

如今，3D 打印技术已成为鞋类制造领域不可或缺的一部分。制鞋业可能将是首批真正将 3D 打印带给普通消费者的行业。完美贴合患者所需的定制形状可以通过 3D 打印经济高效地创建。3D 打印机在运动鞋领域的应用规模非常庞大，包括李宁在内的众多厂商很早就在此领域发力。3D 打印技术在制鞋领域有着非常显著的应用价值。首先，3D 打印强大的塑形能力，给予设计师更大的发挥空间，提升了设计的自由度；其次，3D 打印能制造多孔网格复杂结构，该结构无法通过传统手段制造，可采用更加轻质的材料、轻量化的结构设计；最后，3D 打印无需使用传统模具实现制造，3D 打印具有快速、精准、定制等特点，可以从鞋样设计、模具、生产流程上全面降低成本。3D 打印技术在制鞋业领域的应用主要包括：鞋楦快速制造；鞋中底、鞋垫的中小批量生产，以及鞋面配件的小批量生产。

人们在 3D 打印矫形鞋方面开展了研究，主要国际品牌的 3D 打印鞋还大多停留在科技和市场实验阶段。整鞋 3D 打印主要在运动型矫形鞋开始尝试，更多的足部辅具还是分部件打印，目前，3D 打印技术进入了鞋面、鞋底定制化生产领域。

在定制 3D 打印矫形鞋垫方面，相对传统手工制作，周期和成本大大降低，一系列的 3D 扫描和软件设计、分析，3D 打印可以提供更高的精度、强度和性能，通过不同的 3D 打印填充物，可以制作出密度可变的鞋垫。近年来，全球多个团队开始致力于矫形鞋垫的 3D 打印定制的开发。2014 年 8 月，美国 3D 打印制造商 SOLS 公司已经正式向市场推出矫形鞋垫定制服务，这是全球第一次大规模使用 3D 打印技术定制矫形鞋垫，是矫形鞋垫技术的又一次突破。目前，国内的研究人员也在积极利用 3D 扫描、3D 设计、3D 打印技术改进矫形鞋垫的制造流程。

（二）足底压力测量系统

1. 简介 足底压力测量系统主要包含压力测试垫，一个发射调制解调器，一个电脑接收调制解调器专业分析软件构成，通过压力传感器可以实时采集足底压力，并将信号无线发射至电脑进行处理和分析。

足底压力测量系统所采用的技术手段很多，主要有足印技术、直接形象化技术、力板测试技术、多负载单元测试技术、压力鞋与压力垫测试技术等。测试原理主要有两种，一种是力 - 电转换原理，是将足底压力转换成电信号，以利于后期处理。另一种是力 - 光转换原理，将足底压力转换成光学图像符号是一项基于生物力学原理，探测人体下肢结构状况，评估及预估未来足部疾病，提供科学康复治疗方法的国际先进技术。系统可以测试静态和动态的足底压力状况，用于赤足或穿鞋时的走、跑等不同运动的分析。

2. 用途 足底压力测量系统通过对患者静态和动态的足底压力检测，从而对身体重心、站立时间、身体平衡、运动冲量等因素加以分析，因髋关节、膝关节、踝关节、脑瘫及足部疾病而反映在步态上的异常为临床的早期发现及矫正学处理提供科学依据。主要体现在以下几个方面。

（1）生物力学研究，足底压力定量评估，足疾病研究，提供合理治疗方案。

（2）对糖尿病患者群的足底压力改变，结合其他临床检查早期发现糖尿病足高危人群。

（3）对于溃疡高风险人群通过专业的分析软件提供矫正鞋垫进行早期防护、跟踪随访，减少截肢率。

（4）用于骨关节疾病的研究治疗，骨科手术效果的量化评估。

（5）对矫正或手术前后疗效的追踪及评估，辅助提供治疗计划。

（6）对康复治疗可行性量化评估。

3. 力学传感器 力学传感器主要通过压力片或者力矩传感器获取人体肢体与所接触的物体或地面之间的压力或者力矩。足部矫形中常用测量足底压力的测力板工作原理为电阻的"应变效应"，即材料在受外力作用时，将产生机械变形，机械变形会产生阻值变化，这种因形变而使其阻值发生变化的现象。测量原理是用应变片测量时，

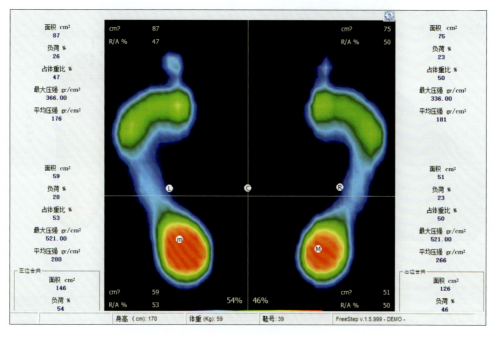

图 16-6-1 足底压力数据显示

将其粘贴在弹性体上,当弹性体受力变形时,应变片的敏感栅也随同变形,其电阻值发生相应变化,再通过转换电路将其转换为电压或电流的变化。影响应变传感器稳定性的主要因素是温度,范性形变,几何形变。图 16-6-1 显示出人体静态站立或者动态行走过程中足底的压力数据。

（三）3D 打印矫形鞋垫的配置步骤

3D 打印鞋垫的配置包括以下步骤:病情检查与诊断、开具定制式矫形鞋垫处方、患者足底部的 3D 扫描、矫形鞋垫个性化设计、3D 打印加工、加工后处理、患者适配、效果监测与反馈。

1. 病情检查与诊断 医生应对患者进行专业的病情检查,根据实际情况决定患者是否需要行 X 线、CT 或 MRI 检查等用以辅助患者病情诊断,医生应对患者病情做详细记录。

2. 开具定制式矫形鞋垫处方 医生综合考虑后再决定是否为患者开具 3D 打印矫形鞋垫处方。3D 打印矫形鞋垫处方应明确、合理,包括种类、用途、材料等要点。

3. 患者足底部的 3D 扫描 矫形器师通过全负重、半负重或无负重足底扫描（图 16-6-2）,或采集患者影像学数据,3D 打印矫形鞋垫的设计应根据患者实际医学影像数据,主要采集患者需矫形部位的体表数据,并根据设计需要,部分患者还应提供 X 线、CT 和 MRI 图像等。用于辅助患

者病情检查与诊断的 X 线、CT、MRI 等医学影像数据可在患者知情并同意的情况下交付给矫形器师,用于 3D 打印矫形鞋垫的设计与力学仿真。

4. 矫形鞋垫个性化设计

（1）数字文件的个性化 CAD 主要由矫形器师或软件工程师通过相关专业软件对获取的数据进行三维重建,建立 3D 鞋垫模型。

（2）再使用相应的机械软件设计出与患者合

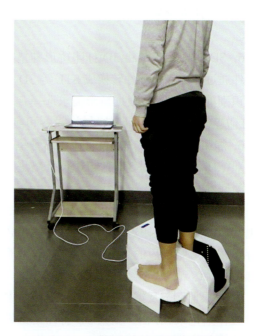

图 16-6-2 便携式 3D 足底激光扫描仪

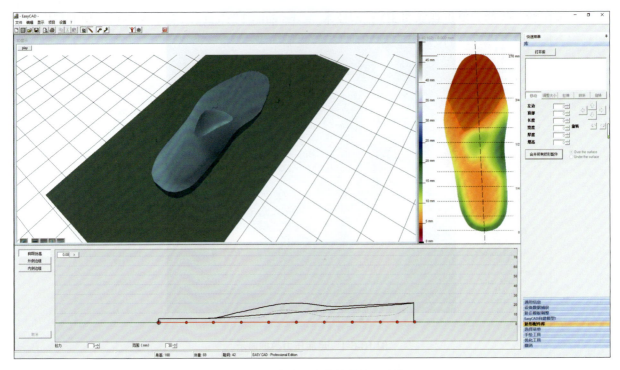

图 16-6-3 足底压力点软件处理系统

适且能起到良好矫形效果的 3D 打印矫形鞋垫，包括国际领先的数字医疗矫形鞋垫处理工具足底压力点软件处理系统（图 16-6-3），可设计各种复杂类型的定制矫形鞋垫，数字化平衡脚模、压力点减负、增加或降低足弓等处理。

（3）必要时对矫形鞋垫的力学性能进行模拟仿真。

（4）设计方案应可行且有效，设计原文件应存档。

5. 3D 打印加工 将 3D 打印矫形鞋垫的设计文件通过相关专业软件转换成 STL 等 3D 打印机可识别的文件格式，根据矫形需求选择合适的 3D 打印工艺，确定 3D 打印的材料、设备和参数。

6. 加工后处理 完成 3D 打印矫形鞋垫的制作后（图 16-6-4），需对 3D 打印矫形鞋垫进行适当后处理，主要为打磨表面等。

7. 患者适配 在专业人员的指导下，为患者穿上制作好的 3D 打印矫形鞋垫。必要时可再次进行穿戴矫形鞋垫后的足底部 3D 扫描，检查矫形鞋垫是否达到设计和结构要求。

8. 效果监测与反馈 患者应定期复诊，复诊结果应详细记录、存档。如果 3D 打印矫形鞋垫无法满足患者进一步的矫形需求，应及时更换。

二、3D 打印足部辅具的应用

（一）3D 打印矫形鞋垫

1. SOLS 定制的 3D 打印矫形鞋垫 SOLS 公司推出 3D 打印的矫形鞋垫，用于对足部进行矫形。登录 SOLS 的网站，输入相关信息即可享受个性定制矫形鞋垫服务。针对不同的鞋子所制作出来的鞋垫也不同，提供不同的舒适度，这个技术也是用 3D 打印相关的技术。

（1）SOLS 矫形鞋的特点：SOLS 矫形鞋垫通过足部生物力学对线、矫正、缓解患者足部疼痛，改善足部舒适性。根据每个患者的体重、活动水平和医疗需求，确定各自矫形鞋垫的不同结构。

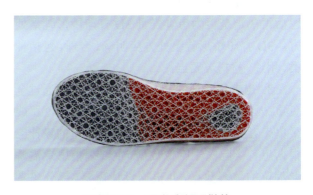

图 16-6-4 3D 打印矫形鞋垫

该公司采用新一代的计算机视觉和3D打印技术定制的产品适合个性化患者的足部。SOLS矫形鞋垫能够承受2 000磅（1磅＝0.45kg）的足跟压力而不变形。患者可根据喜好挑选鞋垫的颜色个性化定制，还可选择表层皮革面料以符合他们自己的风格。

（2）打印步骤：包括用扫描仪对足部进行扫描，计算机建模，最后打印成型。对患者而言，整个过程是相当简单的。医生花大约10min时间3D扫描患者足部；然后将扫描信息发送给计算机，由计算机创建出适合患者足部、鞋的3D鞋垫模型，医生和患者可以根据实际情况对模型进行调整；系统将使用尼龙材料进行3D打印；在外部涂上抗菌涂层。

2. 美国实体店定制3D打印矫形鞋垫　2016年4月，iMcustom首次将3D打印鞋垫定制系统带到实体店里，该公司特制的聚合物凝胶足部扫描仪，可以在5min之内得出患者足部数据，并当场在店里将为其量身定制的3D打印鞋垫制作出来。3D打印鞋垫的定制过程非常简单，分为以下几个步骤。

（1）患者踏上iMcustom专用的聚合物凝胶足部扫描仪，通过扫描仪上柔软的凝胶垫准确捕获（精度小于1mm）患者足部的3D形状。

（2）动态3D扫描仪获取扫描结果和数据，患者足部的压力点可视化。

（3）根据扫描结果创建3D打印的鞋垫文件。

（4）利用现场的3D打印机将定制的鞋垫打印出来。

3. 印度使用FDM 3D打印机定制矫形鞋垫　印度的Shapecrunch公司，通过将3D打印与手机扫描结合使用3D打印和计算机视觉算法，将自定义鞋垫的完整过程数字化。到2018年8月为止，超过2 000名患者穿上了Shapecrunch的鞋垫。

（1）医生在Android和iPhone上使用Shapecrunch的免费应用程序，需3张患者的足部扫描图，添加患者的信息并上传处方。

（2）使用Shapecrunch智能专有算法将图像转换为鞋垫的3D模型，拍摄图像和使用应用程序的过程需7min。

（3）Shapecrunch采用FDM 3D打印机进行3D打印，使用热塑性聚氨酯（thermoplastic polyu-

rethane，TPU）3D打印材料定制鞋垫，表层则由聚氨酯泡棉制成，这是一种透气、减震材料，具有高缓冲性和抗微生物特性。

（4）医生/患者都可以下载Shapecrunch应用程序，点击足图和处方图片，便可创建自定义鞋垫。由于数据以数字方式存储，患者可以随时订购另一双鞋垫。

（二）3D打印矫形鞋

1. 鞋楦（楦头）　在制造鞋子过程中，制作形似人脚的鞋楦是一个必不可少的工艺。有了鞋楦才能制造出正确的形状，定制的鞋子则需要定制的鞋楦。在采用3D打印之前，鞋楦通过减材工艺来制造，是把木制或塑料件削成足形，填在鞋中以便适合入脚。鞋楦完成之后进行试楦、试鞋、人工修改，由于存在手工误差，往往要反复几次，费时费力。3D打印鞋楦的优势是使用现代技术完成制鞋前期准备流程，扫描仪收集足部数据，数据上传3D打印机后，进行3D建模并进行打印制楦。

德国制鞋公司Oberle-Gesunde Schuhe 2016年引入一台德国RepRap的X350pro 3D打印机打印鞋楦。在1h内可制造出合适的鞋楦。最初，Oberle用聚乳酸（polylactic acid，PLA）来打印鞋楦，后来改成了聚对苯二甲酸乙二醇酯（polyethylene terephthalate，PET）线材。之所以改用PET是因为这种线材强度高，翘曲风险低，打印起来没有异味，并且能实现更快的打印速度。

目前大多采用FDM工艺，高温塑形的皮革鞋楦采用聚醚醚酮（polyetheretherketone，PEEK）、聚醚酰亚胺（polyetherimide，PEI）或者聚碳酸酯（polycarbonate，PC）材料，普通休闲运动类的鞋楦采用ABS、PET或者PLA材料。TPM3D盈普公司推出了尼龙系列粉体及热塑性聚氨酯（thermoplastic polyurethane，TPU）粉体材料打印鞋楦。杭州先临三维公司采用ABS材料在FDM机上打印矫形鞋鞋楦（图16-6-5）。中国皮革制鞋研究院在FDM机上采用改性聚氨酯3D打印鞋楦（图16-6-6）。

2. 鞋面　3D打印技术在运动鞋部件最终产品生产中的应用一直以来以鞋中底、鞋垫制造为主，但也有少量增材制造技术可应用于外底以及鞋面的无模具直接制造（图16-6-7、图16-6-8）。

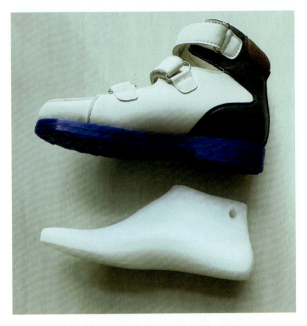

图 16-6-5 ABS 材料 3D 打印矫形鞋鞋楦

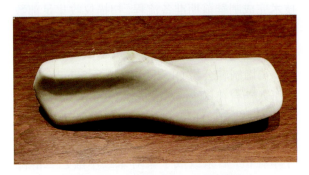

图 16-6-6 改性聚氨酯 3D 打印鞋楦

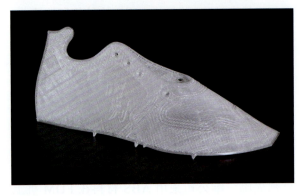

图 16-6-7 3D 打印鞋面

运动鞋制造商锐步（Reebok）已经投入应用的 3D Drawing 技术。2016 年 10 月 20 日，锐步公司展示了旗下一家特殊的制鞋工厂液体工厂（liquid factory），液体工厂中使用的制鞋工艺正是 3D Drawing。之所以称之为"液体工厂"与其使

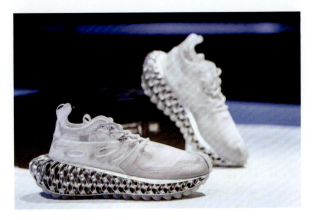

图 16-6-8 外底以及鞋面的无模具直接制造

用的打印材料有关，这款 3D 打印材料是一种聚氨酯液体材料，该材料是巴斯夫（BASF）专门为锐步开发的，通过 3D Drawing 工艺和这种特殊材料，锐步得以无须使用模具的情况下直接"绘制"出鞋外底、鞋面，该工艺替代了人工黏附鞋底的步骤。除此之外，液体工厂还有一套独特的匹配系统，该系统可以围绕着脚进行建模，提供定制化的三维建模。

3. 鞋底 New Balance 公司在 2019 年 4 月份发布了一款产品，其鞋底夹层制造运用了 3D 打印技术。

Prodways 公司进入 3D 打印鞋类领域，研发 3D 打印外底、中底和鞋垫。3D 打印鞋子将包括提供更高性能、更具复杂化纹理、独特定制设计等特点，较传统制造的鞋类更具竞争力。Prodways 的举动已经引起了多家大型鞋类制造商的兴趣，如耐克（Nike）。Prodways 专有的热塑性聚氨酯（TPU）材料受到耐克鞋类消费者的青睐，其断裂拉伸率超过 300%，这使得其能制出高度灵活、具有良好抗疲劳性的中底。通过 3D 打印，还能去除模具成本，节省宝贵的时间。TPU 材料的邵氏硬度可以根据能量输入而变化，允许在中底的每个区域产生可变密度。此外，使用该材料，还能 3D 打印出更轻、更高精度的格子结构。

杭州先临三维公司采用 FDM 桌面打印机，激光选区烧结（SLS）两种 3D 技术打印鞋底，打印材料前者为软性 TPU 拉丝（图 16-6-9），后者为粉末 TPU 材料（图 16-6-10）。前者打印材料成本低，几十块一双鞋底，后者材料成本高，约 500 元一双鞋底，打印时间一般为 1～2h。

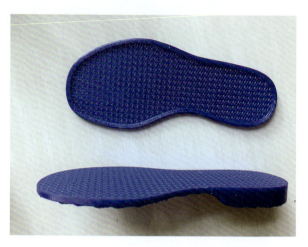

图 16-6-9　软性 TPU 拉丝 3D 打印机鞋底

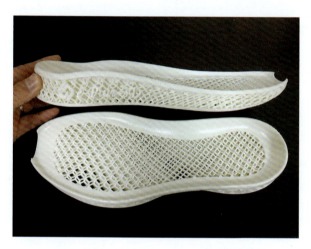

图 16-6-10　粉末 TPU 材料 3D 打印鞋底

（三）3D 打印与沉浸式计算助推个性化定制特种鞋

定制特种鞋赋予了足部辅具产品的独特性，可满足消费者的个性化需求。多家公司目前都很重视沉浸式计算的运用。当消费者在参与设计自己的运动鞋时，他们 / 她们会感到尤为特别，并因此更倾向于支付比一般产品更高的价格。美国一制造商希望可以通过定制策略来提高销售额，而他们比其他公司更进一步的是，消费者可以通过增强现实来设计自己的运动鞋，而且还可以实时查看效果。

巴黎已有零售店引入了沉浸式计算。消费者可以在增强现实的帮助下设计自己的耐克运动鞋，并查看实时的效果。借助增强现实功能，在该零售店，消费者可以更轻松地定制自己的鞋子。法国沉浸式技术公司已经在该零售店安装了两台增强现实视频映射设备，消费者可定制 LunarEpic Low、AirMax 和 Cortez 模型。在完成设计后，消费者可以在商店订购鞋子。

（王金武　张晓玉）

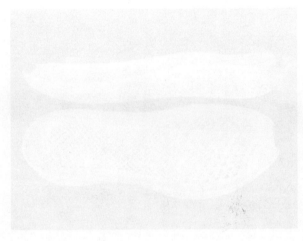

第四篇　生物3D打印

第十七章　生物3D打印绪论

第十八章　生物3D打印技术的基本知识和方法

第十九章　生物3D打印技术的临床应用

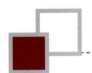

第十七章 生物 3D 打印绪论

第一节 生物 3D 打印技术的起源及演进

一、生物 3D 打印技术的起源

3D 打印技术被誉为"第三次科技革命"的重要标志之一，其概念最早可追溯到 1976 年美国惠普公司发明的喷墨打印技术，但首次实践则是 1984 年美国 3D 系统公司（3D Systems）的联合创始人 Charles Hull 提出的，使用光敏树脂材料取代墨水，逐层累积，形成固态的 3D 结构（立体光刻技术）。1992 年美国麻省理工学院（Massachusetts Institute of Technology，MIT）申请首个以"3D 打印"（3DP）为名称的专利，后授权多个公司进行商业开发，至此 3D 打印技术得以迅速推广和发展。

作为 3D 打印领域中最富生命力和发展潜力的生物 3D 打印，其概念和实践早在 20 世纪 90 年代就已出现，但早期主要是以打印蛋白质或 DNA 核酸在二维平板构建高密度的蛋白质或 DNA 芯片为主，影响和应用较为局限。现代意义的生物 3D 打印主要指打印细胞活体等材料，并将目标定位于构建三维组织和器官的新型生物 3D 打印。这一技术概念是由美国克莱姆森大学 Thomas Boland 教授于 2000 年左右提出的。同期有美国密苏里大学（University of Missouri）Gabor Forgacs（2007 年创办目前国际上生物 3D 打印商业上最成功的纳斯达克上市公司 Organovo），英国曼彻斯特城市大学（Manchester Metropolitan University）Brian Derby、美国南卡罗来纳医科大学（The Medical University of South Carolina）Vladimir Mironov，美国德雷塞尔大学 Sun 等多个团队在细胞打印等生物 3D 打印的多个领域进行了研究。特别是 2003 年 Boland 及 Mironov 等

在著名国际生物杂志 *Trend in Biotechnology* 上发表的"Organ printing: computer-aided jet-based 3D tissue engineering"（器官打印：计算机辅助的、喷墨为基础的 3D 组织工程技术），第一次系统全面地阐述了"器官打印（organ printing）"这一革命性概念，得到 *New Scientist* 杂志、美国有线电视新闻网（Cable News Network，CNN）等媒体的广泛报道。2004 年，Gabor Forgacs 在 *Proceedings of the National Academy of Sciences of the United States of America*（PNAS）上发表了"Engineering biological structures of prescribed shape using self-assembling multicellular systems"（利用自组装的多细胞系统制造规定形状的生物结构），进一步强化了细胞打印技术的概念。随后 2005 年，第一次国际生物打印专题研讨会在南卡罗来纳医科大学召开，这之后该领域得以迅速发展和壮大。

在国内，清华大学颜永年教授团队于 2000 年，与国外几乎同时开展了生物 3D 打印的研究实践，率先提出并研发了具有自主知识产权的生物材料低温沉积制造设备，并构建了具有仿生梯度结构的活性人工骨（骨支架）、关节软骨支架。2003 年，该团队首次提出了基于离散 - 堆积快速成型原理和溶胶 / 凝胶转变机制的细胞直接三维受控组装技术，即将细胞与基质材料复合单元体作为成形对象，通过准确的运输与定位，直接装配成形，实现特定细胞 / 细胞团簇和仿细胞外基质材料的特定空间排布，构建出具有复杂三维结构及组织或器官发展潜力的人造组织前体，该技术的提出与实践标志着国内细胞打印技术的开端。

二、生物 3D 打印技术的演进

生物 3D 打印从最早的喷墨生物打印发展至今，技术逐步成熟，全球研究者先后对细胞打印

的存活情况、生长发育、基因损伤、工程机制等多个方面进行了系统研究，尤其在细胞打印机制以及细胞与材料结合方式方面，不同的方法不断出现。根据成形原理和打印材料的不同，打印工艺发展成为以下几种主要类型：喷墨生物打印技术、挤出式生物打印技术、生物激光打印技术、光固化打印技术。

（一）喷墨生物打印（inkjet-based bioprinting）技术的演进过程

喷墨生物打印技术是以生物材料、细胞等代替油墨作为打印原料，通过热或电形成生物墨滴，以微升为单位从喷嘴非接触式喷出，并精确印刷到水凝胶基质或培养皿的特定位置，从而打出含细胞的立体三维结构的技术，主要分为热喷墨或压电喷墨两种方式。其最早是由 2D 打印机改造而来，是由美国克莱姆森大学的 Boland 教授团队于 2003 年提出和实践的，Tao Xu（Boland 教授团队）利用此技术成功将中国仓鼠卵细胞（Chinese hamster ovary cell，CHO cell）以及胚胎神经元细胞顺序成形于琼脂和胶原凝胶上，保持超过 90% 的存活率，并以该成果发表首篇细胞打印论文"inkjet printing of viable mammalian cells"（喷墨打印活哺乳动物细胞）。2005 年，Boland 获得首个细胞喷墨打印专利（US 7，051，654），该专利已授权美国 Organovo 公司并成为该公司最根本的技术基础。随后，该团队继续拓展该技术的研究，2006 年，Boland 等运用喷墨生物打印技术将牛血管内皮细胞与藻酸盐水凝胶同步打印，形成内皮细胞 - 水凝胶 3D 复合物，实现了细胞 - 材料的同时打印，随后其在构建 3D 细胞 - 生物材料复合物中的应用也越来越受到关注。2007 年美国维克森林大学 Anthony Atala 教授团队首次实现干细胞打印，用生物 3D 喷墨打印机打印人体羊水干细胞和生物胶，并成功分化诱导生成功能性的骨组织。该技术具有打印成本低、速度快等特点，是目前实现高通量单细胞打印的最有效方式，但其对打印材料要求较高，不能打印黏度较大的材料，故而限制了该技术的发展应用。因此，如何提升喷墨生物打印技术的材料适用性是现阶段各国学者的研究热点。目前该技术已应用于打印骨、软骨、骨骼肌、皮肤、血管、肝脏等组织器官。

（二）挤出式生物打印（extrusion-based bioprinting）技术的演进过程

挤出式生物打印技术利用气压或者机械驱动的喷头将生物墨水可控挤出，形成的微纤维从喷头处被挤出后，沉积到成形平台上形成二维结构，随着喷头或者成形平台 Z 方向上的运动，二维结构层层堆积形成三维结构。挤出式生物打印技术从喷墨打印技术演变而来，可以打印黏度较高的生物材料，且其在挤出式打印过程中，通过连续挤出力可以挤出不间断的纤维，而不只是单个的微滴。2012 年，Cui 等利用挤出式生物打印技术将软骨细胞和高分子聚合物一起打印出来，制造了关节组织，并用于软骨修复；2013 年，Duan 等将透明质酸凝胶和人类主动脉瓣膜间质细胞混合，应用微挤出生物打印技术完成三瓣心脏瓣膜制造，在 7 天内具有较高存活力且显示出了巨大的重构潜力；2016 年，Atala 等利用挤出打印制造了布满小通道的软骨组织，并在植入动物体内后成功长出血管，推进了组织器官重建进程；2019 年，以色列的特拉维夫大学 Dvir 团队使用人体脂肪组织进行细胞分化，制造出全球首个具有细胞、血管、心室和腔室的完整微型心脏模型结构。因该技术可打印材料适用性强、打印精度高等特点，目前已发展为应用最广泛的生物打印方法。该技术已成功应用于打印心脏瓣膜、血管、骨、软骨、神经、肌肉、肿瘤模型等组织器官。但此技术打印的细胞存活率较低，这在一定程度上限制了其在再生医学组织构建上的应用。

（三）生物激光打印（laser-based bioprinting）技术的演进过程

生物激光打印技术是由激光诱导前向转移（laser induced forward transfer，LIFT）技术演变而来的。LIFT 是一种直写技术，可将不同的材料打印成不同图案，并具有高空间分辨率。该技术最初用于转移固体薄膜材料，通常是将一束激光透过透明基体聚焦在固体薄膜上，使一小部分固体薄膜加热至熔融状态并凝结在接收基片上。但过热的打印过程会导致生物分子发生不可逆分解，限制了其在生物打印领域的应用。随后人们开始尝试改进 LIFT 技术，主要分为两个阶段：第一阶段是 1999 年由美国海军实验室研究的基质辅助脉冲激光蒸发直写技术（matrix-assisted pulsed-laser evaporation direct write，MAPLE-DW），是在被转移材料中掺杂经过冷冻处理的溶剂材料，再结合 LIFT 技术。他们曾成功打印活的大肠杆菌和小鼠多能胚胎癌细胞。第二阶段是由 Barron 等在 2004 年创建的生物激光打印技术，该技术是在 MAPLE-DW 的基础上，在靶板中的透明基体和生物材料之间增加一层激光吸收层，不仅可避免激光与生物材料的直接作用，有效消除激光对生物材料的热损伤，而且由于溶液对部分常用激光器波长吸收系数小，引入吸收层还可扩展可用激光波段，因此在生物打印领域中，MAPLE-DW 技术逐渐被 BioLP（生物激光打印）技术取代。2010 年，Fitzgerald 等首次利用 BioLP 打印出小球藻病毒并成功从浓缩的病毒悬浮液中分离出单个病毒粒子；2012 年，Koch 等利用激光辅助生物打印技术制造了皮肤类似物，体外培养后观察到基底膜和细胞间连接的形成。经过数十年的发展，作为一种无接触、无菌、高精度和高准确度技术，激光在细胞处理领域已经取得了重要地位，该技术能以微米级别的精度沉积细胞，可以操作单个细胞，且打印后的细胞存活率较高。但其存在制作成本高、沉积效率低等问题。目前，该技术已应用于血管、骨、皮肤、脂肪等组织器官的制造。

（四）光固化打印技术（SLA）的演进过程

光固化打印技术是最古老的 3D 打印技术，由于光固化分子的毒性及紫外照射的影响，此技术在生物医药领域最初仅用于制造细胞支架，细胞种在打印的支架表面，而不是直接和材料一起成形。Zhu 等利用光固化工艺打印出了三维凝胶流道网络结构。后来，随着可溶于水的光敏聚合物的发展，以可见光作为光固化技术的能源对细胞 DNA 损害减小，光固化技术开始被应用于细胞打印，并初步实现血管和软骨打印。2019 年，美国莱斯大学（Rice University）与华盛顿大学（University of Washington）合作，利用光固化技术构建出含血管的水凝胶结构，该结构能够模拟肺功能，向周围的血管输送氧气，该研究成果以 *Science* 杂志封面论文发表。但由于打印细胞的存活率较其他几种工艺有一定差距，目前此技术仍是在制备纯材料支架的领域应用较多。

三、生物 3D 打印技术的发展与应用现状

生物 3D 打印技术作为世界医疗领域的研究前沿与热点，获得全球众多研究机构的高度关注及各国政府的重视与支持。目前，全球已有超过 300 家专门从事生物 3D 技术研究和开发的研究机构和公司。国际上主要有美国维克森林大学再生医学研究所、美国普林斯顿大学（Princeton University）、哈佛大学维斯生物工程研究所（Harvard's Wyss Institute for Biologically Inspired Engineering）、新加坡国立大学（National University of Singapore）等高校 / 研究机构，及美国 Organovo 公司、德国 EnvisionTEC 公司、日本 Cyfuse Biomedical 公司、瑞典 CELLINK 公司等企业；国内则有清华大学、浙江大学、杭州电子科技大学、中国科学院深圳先进技术研究院等高校 / 研究所，以及广州迈普公司、杭州捷诺飞公司等企业与机构，各高校、研究所、企业纷纷围绕生物 3D 打印材料、工艺、装备等核心问题进行攻关，使得生物 3D 打印技术得以快速发展（表 17-1-1）。

目前，生物 3D 打印技术已经可以做到材料、细胞结合组装打印，且打印精度可达几十至几百微米，细胞打印后能够保持 80% 以上的存活率，更令人振奋的是已有报道显示打印的简单组织结构体（软骨、肝组织、心脏等）可实现部分功能化。

表 17-1-1　生物 3D 打印技术发展阶段

层次	时间	打印材料	应用领域	应用案例
第一层次	1995—2000	无生物相容性要求材料	医疗模型和体外医疗器械	外科手术设计的辅助模型；牙科手术导板等
第二层次	2001—2005	生物相容性，但非降解材料	永久植入物	不降解假肢、假耳移植物等
第三层次	2003—2009	生物相容性，可降解材料	组织工程支架	骨组织支架、皮肤组织支架等
第四层次	2007 至今	活性细胞，蛋白质及其他细胞外基质	体外仿生三维生物结构体	细胞模型，类肝组织模型等

由于生物 3D 打印技术的优势，其在组织工程及再生医学领域的应用显示出巨大的潜力，研究人员聚焦药物测试及病理模型、组织器官重建两方面展开了大量基础及应用研究，并取得多项突破性进展。

在体外模型构建方面，目前已成功构建出包括宫颈癌、胶质瘤、乳腺癌、卵巢癌模型等多个重大疾病病理模型，模型能够高度还原肿瘤组织等的真实环境，提高药物筛选的准确性，为肿瘤等疾病机制研究及新药研发提供新的手段和方法。如清华大学徐弢教授团队成功构建出体外 3D 打印胶质瘤模型，细胞增殖稳定、特异性基因表达良好，目前已进入临床前阶段，正在规划临床应用转化研究；韩国浦项科技大学（Pohang University of Science and Technology）Yi 团队构建出多细胞胶质瘤芯片，能够有效识别患者对放化疗药物的特异性反应。基于上述优势，已有企业、研究机构选择使用生物 3D 打印体外模型替代传统动物模型进行药物筛选开发研究。同时，体外模型不涉及伦理、审批等因素，有助于较快实现临床转化应用，展现出广阔的市场前景，有望在不远的将来成为动物实验的有效替代手段。

在组织器官重建方面，研究也已取得多项突破性进展。其中，美国维克森林大学的 Anthony Atala 团队成功打印出皮肤、尿道、软管、膀胱、肌肉和阴道等多个微组织，移植在动物体内显示生物相容性良好。尽管细胞打印技术在组织器官重建方面已取得多项成绩，但其发展过程仍存在一些障碍，一方面是由于伦理及法律法规的限制，含有"活细胞"的产品在国际上仍无法形成统一的评价标准及规则（安全性、有效性）；另一方面是由于技术本身的局限性，目前打印的组织结构内的细胞多为简单堆积，仅在外形及结构上类似体内组织器官，不具备生物功能或只能实现单一的功能，距离细胞协同产生组织乃至器官的功能还有较大的距离。因此，组织器官重建仍处在非常早期的探索阶段，仍存在着诸多待攻克的技术瓶颈，例如组织血管化问题、细胞之间及细胞 - 基质之间信息传递问题、打印组织 / 器官体外培养过程中诱导成熟问题等。

（徐　弢）

参 考 文 献

[1] HULL C W. Apparatus for production of three dimensional objects by stereolithography: US, US6027324[P]. 1996.

[2] MIRONV V, BOLAND T, TRUSK T, et al. Organ printing: computer-aided jet-based 3D tissue engineering[J]. Trends in Biotechnology, 2003, 21（4）: 157-161.

[3] YAN Y N, WANG X N, PAN Y Q, et al. Fabrication of viable tissue-engineered constructs with 3D cell-assembly technique[J]. Biomaterials, 2005, 26（29）: 5864-5871.

[4] TUAN R, BOLAND G, TULI R. Adult mesenchymal stem cells and cell-based tissue engineering[J]. Arthritis Research and Therapy, 2003, 5（1）: 32-45.

[5] BOLAND T, TAO X, DAMON B, et al. Application of inkjet printing to tissue engineering[J]. Biotechnology Journal, 2010, 1（9）: 910-917.

[6] WILSON W C, BOLAND T. Cell and organ printing 1: protein and cell printers[J]. Anatomical Record Part A-Discoveries in Molecular Cellular and Evolutionary Biology, 2003, 272（2）: 491-496.

[7] XU T, JIN J, GREGORY C, et al. Inkjet printing of viable mammalian cells[J]. Biomaterials, 2005, 26（1）: 93-99.

[8] LANDERS R, HUBNER U, SCHMELZEISEN R, et al. Rapid prototyping of scaffolds derived from thermoreversible hydrogels and tailored for applications in tissue engineering[J]. Biomaterials, 2002, 23（23）: 4437-4447.

[9] CUI X, BREITENKAMP K, FINN M G, et al. Direct human cartilage repair using three-dimensional bioprinting technology[J]. Tissue Engineering Part A, 2012, 18（11/12）: 1304-1312.

[10] DUAN B, HOCKADAY L A, KANG K H, et al. 3D bioprinting of heterogeneous aortic valve conduits with alginate/gelatin hydrogels[J]. Journal of Biomedical Materials Research Part A, 2012, 101（5）: 1255-1264.

[11] KANG H W, LEE S J, KO I K, et al. A 3D bioprinting system to produce human-scale tissue constructs with structural integrity[J]. Nature Biotechnology, 2016, 34（3）: 312-319.

[12] NADAV N, ASSAF S, REUVEN E, et al. 3D Printing of Personalized Thick and Perfusable Cardiac Patches and Hearts[J]. Advanced Science, 2019, 6（11）: 1900344.

[13] PIQUÉ A, CHRISEY Ð B, AUYEUNG R C Y, et al. A novel laser transfer process for direct writing of electronic

and sensor materials[J]. Applied Physics A，1999，69（1 Supplement）：S279-S284.

[14] RINGEISEN B R，CHRISEY D B，PIQUÉ A，et al. Generation of mesoscopic patterns of viable Escherichia coli by ambient laser transfer[J]. Biomaterials，2002，23（1）：161-166.

[15] BARRON J A，WU P，LADOUCEUR H D，et al. Biological laser printing：A novel technique for creating heterogeneous 3-dimensional cell patterns[J]. Biomedical Microdevices，2004，6（2）：139-147.

[16] SERRA P，DUOCASTELLA M，FERNÁNDEZ-PRADAS J M，et al. Laser-induced forward transfer：A laser-based technique for biomolecules printing[J]. Springer Netherlands，2010：53-74.

[17] FITZGERALD L A，WU P K，GURNON J R，et al. Isolation of the phycodnavirus PBCV-1 by biological laser printing[J]. Journal of Virological Methods，2010，167（2）：223-225.

[18] KOCH L，DEIWICK A，SCHLIE S，et al. Skin tissue generation by laser cell printing[J]. Biotechnology and bioengineering，2012，109（7）：1855-1863.

[19] GAUVIN R，CHEN Y C，LEE J W，et al. Microfabrication of complex porous tissue engineering scaffolds using 3D projection stereolithography[J]. Biomaterials，2012，33（15）：3824-3834.

[20] ZHU W，QU X，ZHU J，et al. Direct 3D bioprinting of prevascularized tissue constructs with complex microarchitecture[J]. Biomaterials，2017，124：106-115.

[21] BAGRAT G，SAMANTHA J P，DANIEL C C，et al. Multivascular networks and functional intravascular topologies within biocompatible hydrogels[J]. Science，2019，364（6439）：458-464.

[22] HEE G Y，YOUNG H J，YONA K，et al. A bioprinted human-glioblastoma-on-a-chip for the identification of patient-specific responses to chemoradiotherapy[J]. Nature Biomedical Engineering，2019，3（7）：509-519.

第二节　生物 3D 打印技术必要性和重要性

一、生物 3D 打印技术的特点与优势

现有制造技术，包括传统再生医学（regenerative medicine）及组织工程（tissue engineering）技术，是将细胞沉积在生物支架上，在对精确细胞组装以及细胞与材料精确结合控制方面还缺乏有效的手段。相比于其他组织工程支架制造技术，生物 3D 打印技术具有不可比拟的特点与优势。

（一）满足多种生物材料/细胞的有机组合实现高仿生构建

生物 3D 打印技术的最大优势在于能根据组织或器官中的不同细胞、基质等实际情况，在三维尺度上精确控制不同种类的细胞及细胞外基质的分布，做到结构和形貌的仿真，形成与人体组织或器官相似的三维构造体。还可以通过调整工艺参数，获得不同材料、不同结构的组合，使 3D 打印的支架能在形态上很好模拟细胞外基质，纵横交错的纤维也能形成很多孔隙，利于细胞黏附、增殖和分化，适用于人体多种不同组织修复的要求。

（二）满足复杂组织或器官的高精度构建

细胞作为构成人类器官的基本单元，其尺寸在几微米到几十微米的范围内，调控细胞分布的分辨率需控制在 $10\mu m$ 以下，而采用传统组织工程技术难以实现如此小的分辨率。3D 打印技术能够实现 600dpi 以上分辨率，每层厚度只有 $10\mu m$ 左右。宏观可控孔隙（百微米级）与微观微丝孔隙（十微米级）的 3D 打印组织工程支架突破了传统组织工程技术空间分辨率低的局限性，可精确控制材料与细胞的打印。

（三）可以根据缺损组织或器官的实际情况进行个性化、快速、可控制造

可通过患者临床影像采集数据进行三维重建，个性化设计、制造出完全符合患者需要的产品，满足患者个性化需求。打印制造速度快也能极大程度地减少组织工程产品的保存难题，可在临床上进行即时打印。同时，3D 打印机制造时产生的副产品较少，对来源有限的原料如人体细胞和价格昂贵的生物材料的利用率非常高，基本实现"净成形"。个性化设计和快速低成本制造人工组织和手术器械也是对传统机械工程的创新变革。

二、生物 3D 打印技术的必要性和重要性

生物 3D 打印技术具有的高精度、对复杂结构的强大成型能力、个性化等突出优势，满足生

物仿生对精细细胞组装和细胞与材料有机结合等复杂要求，为高性能医疗器械开发及人体组织器官重建、仿生体外病理模型等临床迫切需求带来新技术与新方法，进而受到各国研究者及政府的高度重视与支持。生物 3D 打印技术的重要性及必要性具体体现在以下三个方面。

（一）引领生物制造技术变革，推动医疗行业跨越式发展

生物 3D 打印是 3D 打印技术中最前沿和最富生命力的研究领域，也是最具活力和发展前景的方向。目前，其已实现在生物医疗领域的广泛应用，其应用主要体现在四个层次：一是制造体外无生物相容性材料，如 3D 打印医疗模型以及手术导板等；二是制造有生物相容性的非降解植入物，如下颌骨移植物、假肢等个体化永久植入物；三是制造有生物相容性的可降解植入物，如皮肤、软骨等仿生、可诱导组织再生的组织工程支架等；四是操纵活细胞构建仿生三维组织，目前已实现在动物体内移植的皮肤、尿道、软管、膀胱、肌肉和阴道等器官和组织的仿生构建，且生物相容性良好。上述生物 3D 打印技术的发展及应用，正积极促进组织器官损伤修复，主要体现在以下三个方面：①从单纯形态和机械上的模拟过渡到组织再生和功能的恢复；②从大创面粗糙修复过渡到微创精细修复甚至无损治疗的模式；③从群体性治疗过渡到个性化治疗及针对性修复等三个方面的发展。随着生物 3D 打印实现从"非活体"打印到"活体"打印的转变，将进一步推动医疗行业个性化、精准化、仿生化的跨越式发展，对提高国民健康水平具有重大意义。

（二）为实现组织器官重建提供必要手段

组织器官短缺是世界性难题，由于人体环境的复杂性及苛刻性，现有组织工程等生物手段不能满足人造组织的需求。要真正实现包括皮肤、血管等简单结构器官和肝脏、心脏等复杂组织器官的功能化重建，必然涉及细胞、生物材料及组织结构这三大要素，具体表现为如何将特定种子细胞配以合适的生物材料，通过特定的构建和组装工程技术，实现生物结构仿生，这也是组织器官重建的基础和根本。然而，不同于传统意义的材料，细胞是特殊"活性"材料，具有"脆弱""娇贵"、内含活性遗传物质等特点，因此细胞加工和组装对制造科学提出了全新的挑战。与传统制造技术相比，生物 3D 打印技术能够解决多细胞、多材料的高精度、高仿生打印的难题，有望满足上述生物仿生对精细细胞组装和细胞与材料有机结合等的复杂要求，为实现组织和器官的重建提供了必要物质手段和工具。

（三）为重大疾病机制探究及药物筛选带来新机遇

疾病机制研究及药物筛选为重大疾病研究和防治提供重要依据，被寄予厚望。目前疾病的机制探讨主要依赖二维的细胞实验及动物实验，二维的细胞实验与真实体内的三维环境相差甚远，参考价值有限。而动物实验除了具有成本高、周期长、重复性不够理想等缺点外，更为关键的是动物的体内环境与人体环境也有较大的差异。这就导致重大疾病药物筛选及疾病机制探究效果并不理想，尤其是目前在体外细胞或动物验证有效的药物，有 95% 的临床试验疗效并不理想甚至无效。生物 3D 打印可精确地堆叠多种人源细胞及支架材料，形成接近实际器官组织的结构（类器官或迷你组织），恰好可以弥补目前常用的两大实验方式的缺点。目前生物 3D 打印在肿瘤模型建模、药物代谢的肝脏毒性评估、肠道微环境的构造、心血管疾病病例探讨等领域都有不少研究报道，并推出了商业化的微组织体外模型等。3D 打印体外模型在细胞干性维持、基因表达、成血管性、细胞间相互作用等方面具有明显优势，充分说明 3D 打印体外仿生重大疾病模型能够为各种重大疾病的精准治疗提供新的研究机遇。

（徐　弢　龙小燕）

第三节　生物 3D 打印技术的定义及内涵

3D 打印技术又称为快速成型（rapid prototyping）或增材制造（additive manufacturing, AM），是添加制造技术的一种形式，主要是以数字模型文件为基础，根据零件或物体的三维模型数据，通过成型设备以材料累加的方式制成实物模型的技术。生物 3D 打印（3D Bioprinting）可分为广义和狭义两个概念，广义上来说，是指为生物医疗领域服务的 3D 打印。狭义的生物 3D 打印概念可

认为与细胞打印、器官打印概念互换，以细胞、生物活性因子、生物材料、细胞团簇（如微组织）或者细胞 - 材料混合结构为打印材料，用 3D 打印（通过生物打印或生物组装技术及后续组织培养过程）自动制造出具有三维结构及生物功能的产品。其科学研究、技术应用和产业化发展包括生物 3D 打印装备和生物墨水的研发及制造、高端医疗器械的制造、复杂组织工程支架制造、体外生物功能结构体的制造、生物 / 病理 / 药理模型和新药检测模型制造等。

生物 3D 打印技术在高精度、个性化制造及复杂形状构建等方面的独特优势有望满足当前精准修复与个性化治疗的迫切需求，已在制造体外个性化植入物领域内实现应用，现正活跃于人类组织器官修复、药物筛选、疾病治疗与预后等领域，未来将致力于生物组织、器官的直接打印。随着生物 3D 打印技术自身的发展及其与机械、材料、生物等相关学科的交叉融合，有望在再生医学、精准诊疗等领域产生颠覆性的突破。

（徐 弢）

参 考 文 献

[1] 贺永，高庆，刘安，等. 生物 3D 打印——从形似到神似 [J]. 浙江大学学报，2019，53（3）：6-18.

[2] MORONI L，BOLAND T，BURDICK J A，et al. Bio- fabrication：A Guide to Technology and Terminology[J]. Trends in Biotechnology，2017，36（4）：384-402.

第十八章 生物 3D 打印技术的基本知识和方法

第一节 生物墨水

生物 3D 打印技术即利用"生物墨水"通过 3D 打印装置构建人造组织/器官的技术，涉及医学、生物、材料、药学、制造等多学科，为重大疾病研究及临床治疗提供了新思路与新手段（图 18-1-1）。其中，生物墨水是利用 3D 打印技术构建人造组织/器官等生物医药制品的原料，对生物 3D 打印的发展非常关键。生物墨水主要由细胞、生物材料和生物功能分子等组成。选择合适的生物墨水是成功构建特定人造组织/器官的必要条件。同时，墨水的可加工性、理化性质、生物相容性及生物活性也是设计或选择生物墨水的重要考量因素。本节将从细胞的种类、生物活性因子等添加剂及细胞的聚集形态三个方面介绍生物墨水。

一、可打印细胞种类

细胞是生物结构和功能的基本单元。不同形态及功能的细胞按照一定规律形成组织、器官和系统，并分工协作，构成完整的有机体。同时，细胞作为生物 3D 打印墨水的主要成分，选择合适的细胞类型对于构建功能化组织/器官至关重要。为了提高研究效率，应该以使用需求为导向进行细胞筛选及使用。根据细胞来源，用于生物打印组织/器官的细胞类型主要为：干细胞、原代细胞及细胞系（图 18-1-2）。

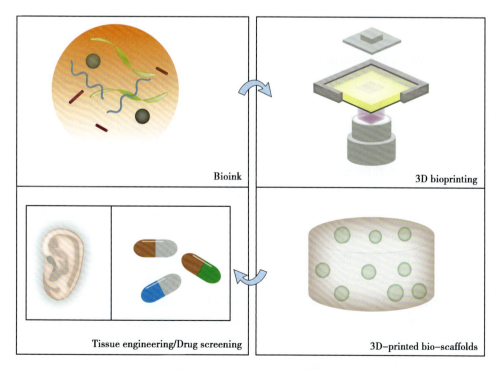

图 18-1-1 生物 3D 打印过程

Bioink：生物墨水；3D bioprinting：生物 3D 打印；Tissue engineering：组织工程；Drug screening：药物筛选；3D-printed bio-scaffolds：3D 打印生物支架。

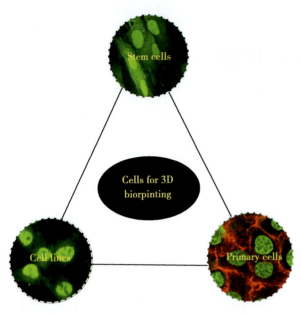

图 18-1-2　可用细胞种类

Stem cells: 干细胞; Cell lines: 细胞系; Primary cells: 原代细胞; Cells for 3D biorpinting: 用于生物 3D 打印的细胞。

　　干细胞是一种常用于生物 3D 打印的细胞，具有自我更新及高度增殖能力、并展现出向多种功能细胞分化的潜能，可用于修复、再生各种组织和器官。通常情况下，供体的干细胞在受体中可以分化为与其组织来源一致的细胞。基于上述优势，干细胞是一种具有临床应用前景的生物 3D 打印组织 / 器官的细胞来源（图 18-1-3）。目前主要应用于生物 3D 打印的干细胞包括胚胎干细胞、成体干细胞及诱导多能干细胞（induced pluripotent stem cells，iPSCs）等。胚胎干细胞是源自早期哺乳动物胚胎的多能干细胞，它具有与早期胚胎细胞相似的形态特征和分化能力，可以增殖并分化成为全身 200 多种细胞类型，从而进一步形成机体的组织或器官。在实验室研究中，胚胎干细胞已经用于神经组织，心脏及肝脏组织的修复。但是，将胚胎干细胞应用于临床也面临着诸多挑战，如伦理及潜在致瘤性等问题。与胚胎干细胞相似，iPSCs 也具有分化为所有细胞的能力。iPSCs 最初是日本科学家 Yamanaka 于 2006 年利用病毒载体将四个转录因子（*Oct3/4*，*Sox2*，*Klf4*，*c-Myc*）的组合转入分化的体细胞中，使其重编程而得到类似胚胎干细胞和胚胎多能干细胞的一种细胞类型。iPSCs 的建立主要包括四个过程：分离及培养宿主细胞，通过病毒或者非病毒载体将多能性相关的基因导入宿主细胞，培养，鉴定。与经典的胚胎干细胞技术和体细胞核移植技术不同，iPSCs 技术不使用胚胎细胞或卵细胞，因此避免了相关医学伦理问题。同时，由于可以使用患者自身的体细胞建立 iPSCs，可降低细胞移植带来的免疫排斥风险。近期，Chen 等人利用 iPSCs 与水凝胶共同打印制备了类肝结构。形态、基因表达、代谢产物等结果显示 iPSCs 可分化为肝前体细胞，为相关药物筛选及肝组织重建提供了一种新策略。间充质干细胞是一种成体干细胞，通常是从骨髓、脐带组织、脂肪组织及外周血等分离出来的，具有适用范围广、容易获取及低 / 无免疫原性等特性，在临床应用中具有较大的潜力。研究发现，间充质干细胞不仅具有向成骨细胞、软骨细胞、脂肪细胞、基质细胞分化的能力，还具有跨胚层分化为神经细胞、肝脏细胞、胰岛细胞等的潜能。

　　细胞系是在体外培养传代超过 50 代之后度过第二次生存危机，可长期传代培养的细胞。具有容易获取、培养程序标准、细胞活性高及增殖速率快等优势，在生物医学工程中被广泛用于药物筛选及肿瘤模型构建等。在用于构建疾病模型的体外 3D 打印人工组织 / 器官中，细胞系可简化体外模型整体构建过程。由于保留了部分原组织细胞的生物学特性，在初步探究体外疾病模型的生物学特性、新型生物材料的细胞相容性及新型组织 / 器官构建技术的可行性等方面，使用细胞系可快速、初步地进行验证，提高研究效率、减少研究时间。特别是在体外 3D 肿瘤模型的构建中，由于原代肿瘤细胞存在来源、提取及纯化等多方面的限制，因此在此研究的初级阶段，肿瘤细胞系是一种更方便、快捷的选择。在人工肿瘤组织中，肿瘤细胞系可部分反映肿瘤细胞在真实肿瘤微环境中的迁移，生长及交互作用。研究发现，与二维模型相比，通过 3D 打印肿瘤细胞系构建的肿瘤类组织与真实的肿瘤微环境有更多的相似特征。在三维肿瘤模型中，肿瘤细胞表现出较高的扩散速率，更高的蛋白表达水平和较高的抗癌药物抗性。另外，为验证新型生物制造技术在组织 / 器官构建中的适用性，细胞系可简化验证过程。例如生物 3D 打印技术构建复杂的血管网络。多项研究发现，人脐静脉内皮细胞（human

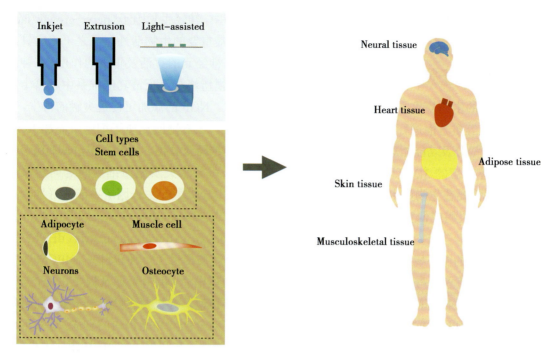

图 18-1-3 用于 3D 打印的干细胞

Neural tissue：神经组织；Heart tissue：心脏细胞；Adipose tissue：脂肪组织；Skin tissue：皮肤组织；
Musculoskeletal tissue：肌肉骨骼组织；Inkjet：喷墨；Extrusion：挤出；Light-assisted：光辅助；Cell
types：细胞类型；Stem cells：干细胞；Adipocyte：脂肪细胞；Muscle cell：肌细胞；Neurons：神经细胞；
Osteocyte：骨细胞。

umbilical vein endothelial cells，HUVECs）可在体外的生物支架材料中引导形成血管网络。为验证该技术在形成个性化复杂血管网络中的优势，将 HUVECs 与生物材料共混形成打印墨水进行生物打印。研究结果发现 HUVECs 可在制备的三维网络中形成紧密的管状内皮层结构，并允许血液的通过。然而细胞系的遗传物质发生了改变，细胞系的功能性蛋白表达较低，在结构和功能等方面与原代细胞存在较大差异。

为获得更为准确的实验结果，需要一种与体内细胞功能相同或相似的细胞源。原代细胞是直接从人体或动物组织中提取出来的细胞，传代次数较少，可更多地反映原组织中细胞的功能和状态，建立更具代表性的体外模型。近期研究发现，利用原代人肝星状细胞和原代人库普弗细胞构建的人造 3D 肝脏结构与体内的部分功能保持一致性，并具有较高的细胞活性。在 3D 打印组织 / 器官用于药物筛选的研究中发现，原代细胞与细胞系对药物的敏感性不同，使用原代细胞可以提高体外药物筛选的可靠性。另外，生物 3D 打印组织 / 器官的最终目标是替代病变组织 / 器官，免疫排斥反应是器官移植面临的主要问题之一。自体细胞是从患者体内提取，与植入体同源的细胞。利用自体细胞作为生物 3D 打印的细胞来源，植入后引起的体内免疫反应较小，可在体内增殖、分化，最终实现功能。研究发现，利用生物 3D 打印原代 HUVECs 制备的血管网络可在体内局部缺血处形成血管网络并进行血液循环。但是，人原代细胞的提取方法复杂，需要传统培养基之外的营养物质，并且体外增殖速率较慢。同时，某些人原代细胞很难进行分离、提取（如原代心肌细胞），导致原代细胞的来源受限。另外，如果患者已经患有遗传性或代谢性疾病，则分离的细胞可能无法再提供所需的功能。

然而，特定组织或器官往往由多种类型细胞构成，不同细胞在实现组织功能中扮演着不同的角色。含多种类型细胞的打印墨水为生物 3D 打印组织或器官的实现提供了重要基础。因此，多细胞打印已经成为 3D 打印组织的一种常见策略。目前主要通过挤出式、喷墨式及基于数字光处理（digital light process）等生物打印平台可实现多细胞打印。不同细胞通过生物 3D 打印机在支架材料中精确的分布,从三维空间和成分上模拟真实的组织或器官。

二、生物活性因子等添加剂

构建一种理想的生物墨水需要在物理、化学性能及生物学性能等多方面进行考虑。但是,单纯的生物材料由于成分及功能相对单一很难满足上述要求。为构建理想的 3D 打印组织或器官,不仅需要细胞,还需要在生物墨水中添加生物活性分子,使 3D 打印组织或器官更好应用于生物医学研究及临床治疗。

由生物墨水构成的微环境是细胞实现生物学功能的重要场所,是植入后与组织接触的主要成分。然而利用有限的生物材料及细胞很难完全模拟体内真实的微环境以形成功能化的组织或器官。在生物 3D 打印中,为了促进打印组织或器官的形成,常常在打印墨水中添加生物活性因子(如生长因子、维生素)以构建良好的生物学微环境,促进细胞的增殖、分化、迁移,最终形成满足需求的 3D 打印组织或器官。细胞因子是一种常用的生物活性因子添加剂。它主要由免疫细胞,如淋巴细胞、单核细胞和基质细胞产生和分泌,是一类高活性、高特异性的调节蛋白,种类繁多、功能各异。其类型主要包括生长因子、肿瘤坏死因子、造血因子和干扰素等。其中,生长因子是一类通过与特异性的、高亲和的细胞膜受体结合,调节细胞生长与其他细胞功能等多效应的多肽类物质的细胞因子。它由多种细胞分泌,作用于特定的靶细胞,调节细胞分裂、基质合成与组织分化。在生物墨水中添加特定的生长因子可引导细胞分化形成特定类型的组织,如血管内皮生长因子(vascular endothelial growth factor,VEGF)在体内可诱导血管形成。VEGF 的另一个作用是提高血管的通透性,引起血浆蛋白外渗。外渗的纤维蛋白原可凝聚于血管外基质,形成纤维蛋白。同时,VEGF 可诱导血浆蛋白溶酶原激活物和血浆溶酶原激活物抑制剂,以及阻止因子、基质胶原酶等在内皮细胞的表达,激发Ⅷ因子从内皮细胞中释放出来,从而改变细胞外基质,使其更有益于血管的生长。Park 等人发现将骨形态发生蛋白质 -2(bone morphogenetic protein-2,BMP-2)与 VEGF 添加在打印材料中可促进骨组织修复。在

神经系统中,神经生长因子(nerve growth factor,NGF)是最重要的生物活性分子之一。它具有营养和调节神经元的存活及再生的作用,在神经系统发育、损伤修复及正常功能维系中起着十分重要的作用。NGF 的添加可促进突触的再生,并抑制其凋亡。在骨髓间充质干细胞中添加 NGF 可诱导其向神经元分化。研究发现,NGF 还可作为趋化因子引导轴突及施万细胞的定向迁移。然而,添加单一类型的生长因子不能很好地模拟细胞在真实组织中的微环境。脱细胞细胞外基质(decellularized extracellular matrix,dECM)为模拟细胞外基质提供了一种新材料。dECM 含有多种不同的蛋白质、蛋白聚糖及糖蛋白等,与原组织的成分相似。通过复合特异性 dECM,可促进细胞的定向分化及功能蛋白的合成,进而形成特定组织 / 器官。在利用生物 3D 打印技术构建、调节免疫系统过程中,常加入白细胞介素,以调节免疫细胞的成熟、活化、增殖和进行免疫调节。白细胞介素是由多种细胞产生,在免疫应答过程中与白细胞相互作用的一类细胞因子。目前至少发现了 38 个白细胞介素,分别命名为 IL-1 至 IL-38。如 IL-1,又名淋巴细胞刺激因子。主要由活化的巨噬细胞产生,在局部低浓度时协同刺激抗原呈递细胞(antigen-presenting cell,APC)和 T 细胞活化,促进 B 细胞增殖和抗体的分泌,进行免疫调节。IL-2 又称 T 细胞生长因子,主要由 T 细胞产生,以自分泌和旁分泌方式发挥效应,能够活化 T 细胞,刺激自然杀伤细胞及 B 细胞增殖,并促进产生细胞因子,激活巨噬细胞。

除了通过添加生物活性因子构建良好的细胞微环境外,在生物 3D 打印过程中,生物墨水的理化性质也是成功构建人工组织 / 器官的重要条件之一。其中生物墨水的加工性能及机械性能是重要的影响因素。针对不同的打印形式,改善加工性能的原理及方式不同。在挤出式生物 3D 打印系统中,生物墨水的黏度和成分对墨水的形貌、成型性能及打印后的稳定性起重要作用。合适的黏度有助于形成连续的细丝,并在层层叠加后形成精确的结构及形貌。因此,为了改善生物墨水的加工性能,可主要从生物墨水的黏度和成分等方面进行优化。高黏度材料(如海藻酸钠、透明质酸及壳聚糖等)的加入可改善低黏度的生物墨

水（如明胶、甲基丙烯酰化明胶等）的打印性能。另一方面，为了使低黏度的生物墨水快速成型，也可通过增加其他多种成分使生物墨水通过物理或化学等多种交联方式成型。如在明胶基墨水中添加甲基丙烯酸酐化明胶（gelatin methacrylate，GelMA），在打印过程中，通过物理交联和化学交联两种成型方式获得稳定、高精度的打印结构。在数字光投影技术（digital light projection，DLP）3D 打印过程中，生物墨水的成型性能与成型速度有极大关系。为了提高打印速度，可提高光引发剂的含量及光敏基团取代度。然而光引发剂通常有生物毒性，增加光引发剂会降低打印细胞的活性。研究发现，降低生物墨水中的氧含量可提高光引发剂自由基的催化活性，从而提高交联速度。另外，为提高水凝胶的机械性能，可通过多级交联结构及复合材料的掺杂来改善水凝胶的力学性能。目前，生物墨水的固化成型主要通过物理或化学交联。物理键具有良好的拉伸性能，在受力断裂后，仍然可以重新键合。但通过物理键形成的水凝胶不稳定，很难构建大的三维结构。为形成稳定的生物 3D 打印组织及器官，可通过化学交联成型。但化学键的可伸缩性较差，在吸收能量断裂后不能自主恢复。为改善生物 3D 打印水凝胶的机械性能，通常将化学键与物理键结合使用。化学交联的三维网状结构可有效支撑3D 打印墨水的三维结构，并赋予其良好的力学及结构稳定性，同时物理键的存在可帮助吸收拉伸或压缩能量，使生物 3D 打印墨水具有良好的韧性。如在光打印成型的海藻酸钠墨水中加入钙离子，通过钙离子使海藻酸钠产生由离子键构成的二次交联，可增加海藻酸钠墨水的机械性能。在明胶打印墨水中，可以通过增加氢键（如鞣酸、环糊精形成的主客体分子等）增强明胶生物墨水的机械性能。Shi 等人发现将环糊精与金刚烷胺形成的主客体分子加入生物墨水中，固化成型后可提高水凝胶的韧性。打印成型后通过添加剂的二次交联可形成多级网络结构增加支架材料的机械强度及结构稳定性。但是由离子键或氢键加强的生物墨水在改变培养环境后，键位的数量将减少，并很难维持原有的机械强度。除了改变加工性能及机械性能外，还可以在 3D 打印生物墨水中增加致孔剂以提高打印细胞的骨架伸展及存

活。Ying 等人将聚环氧乙烷（polyethylene oxide，PEO）加入到 GelMA 生物墨水中，PEO 在 GelMA墨水中可形成均匀的微球。打印成型后可通过浸泡在培养基中温和地去除 PEO，以形成微孔 3D打印生物支架。打印后的多孔支架有利于细胞骨架伸展、增殖及存活。

三、细胞聚集形态

在生物 3D 打印中，细胞可以以多种形态作为墨水，如单细胞、细胞团块（cell pellets）、组织球状体（tissue spheroids）、组织链（tissue strands）等，通过在空间上精准定位、排列与组装，为在体内或体外直接打印活体组织或器官提供可能。发展至今，用于打印组织和器官的生物墨水从形态上主要分为两大类：单细胞生物墨水及细胞团生物墨水。以下将从组成方式、细胞存活率、仿生性、打印精度、机械性能及结构整合度等方面介绍和比较现如今正在应用的生物墨水。

（一）单细胞生物墨水

单细胞生物墨水是以细胞为单位构建组织 /器官的一种生物墨水，因细胞自身难以成型，通常使用时需将单细胞悬液与外源材料相结合，使细胞墨水在生物 3D 打印过程中，具有较好的加工性能并同时保持较高的细胞活性。

单细胞生物墨水制备简单，打印时间较短，且由于大多数支架材料成本较低，是一种经济实用，易于推广的生物墨水形态。其主要性质依托于支架材料（主要为水凝胶，微载体和脱细胞基质等），因此机械性能、细胞增殖和分化所需的微环境都可根据目标组织的需求对支架进行选择和调控，适用范围很广。合适的细胞存活率是保证生物打印成功的基础之一。基于水凝胶的单细胞墨水，其细胞存活率取决于水凝胶的类型、浓度和包封后的培养时间。在拥有同样细胞密度的水凝胶中，7 天后，基质凝胶和藻酸盐中的细胞存活率仍能维持在 90% 左右，而琼脂糖中的存活率下降到 70%。此外，材料浓度也会影响细胞存活。在材料对胚胎干细胞存活率的影响研究中，研究人员发现浓度为 5% 的明胶和 1% 的海藻酸盐混合物几乎可以使细胞在打印完成 40min 后仍然保持 90% 以上的存活率；然而，改变明胶浓度至 10% 或提高海藻酸盐浓度至 6%，40min 后细

胞存活率分别下降至 70% 和 35%。单细胞生物墨水另一大优势是对打印技术的限制较少。通常打印使用的挤出式生物打印（extrusion-based bioprinting）、喷墨生物打印（inkjet-based bioprinting）、生物激光打印（laser-based bioprinting）技术都适用于打印以水凝胶为载体的单细胞生物墨水。但由于喷墨生物打印的打印喷头尺寸通常小于 120μm，因此基于微载体（60～400μm）的单细胞生物墨水难以通过，容易使喷嘴堵塞。水凝胶支架的介入虽然使单细胞生物墨水能够个性化成型，但后续细胞外基质（extracellular matrix，ECM）形成困难，细胞与细胞间的相互作用受限。同时，支架所引起的免疫排斥反应和降解所导致的二次手术问题等，都可能对目标组织功能化的实现产生限制，并给患者带来不必要的伤害。此外，水凝胶具有溶胀性，在湿润的细胞培养环境下易发生形变，降低打印后细胞的密度及打印的精准度。最后，单细胞生物墨水成型后，细胞密度及仿生性都逊色于细胞团生物墨水，后续需要大量的时间分泌 ECM，完成细胞增殖、分化及组织的融合和成熟。基于微载体的单细胞墨水，由于其较大的比表面积和与培养环境的三维接触，在持续搅动的生物反应器的协助下，可以一定程度上解决细胞的增殖、分化问题，但收集培养后的细胞需要复杂的分离系统。

许多研究已经证明，通过单细胞生物墨水打印，细胞可以贴合支架生长并保持组织结构的形态，功能化支架可以帮助指导细胞的信号传导和定向分化，形成新生组织后替代可生物降解的支架，实现组织重建。现如今单细胞生物墨水已经在组织工程及再生医学中得到广泛应用，尤其在构建心血管组织、软骨和骨组织、皮肤组织、肝脏器官等微器官组织中起到了关键作用。多细胞混合打印的血管结构，血管内皮细胞可以充分覆盖表面，达到屏障的效果，并能够为周围组织输送氧气及营养物质，实现与心肌细胞的同步跳动。基于激光诱导前向转移（LIFT）技术，研究人员利用血管内皮细胞和间充质干细胞所打印的心脏贴片，可以促进血管生成，对心肌梗死后，创面愈合及心脏功能修复起到促进作用。嵌入了磷酸钙纳米粒的支架可以促进新骨的形成，6 周后仍能保持较高的存活率并且观察到较强的骨传导性和明显的新骨生长。由于单细胞生物墨水可以打印精准的微尺寸和微结构，交叉污染概率低，通量高，能够较好地模拟原生组织等特点，已广泛应用于制作肝、肾、心等组织或癌症模型及相关领域的药物测试及筛选中，与微流控等技术结合，可制作肝脏、心脏、肺等多器官微流控芯片，除了能体现出药物对于目标治疗器官的副作用之外，还能够体现出药物对于其他器官的副作用。

（二）细胞团生物墨水

器官发育进化基于细胞自组装机制。组织结构中的细胞环境需要与机体相似，以便细胞维持其表型，建立适当的细胞间相互作用和表达组织特异性蛋白。受机体胚胎发育期间组织形成过程的启发，细胞团生物墨水应运而生。在细胞团生物墨水中，细胞模拟了早期胚胎发育过程中的自组装行为，通过钙黏蛋白介导黏附成多细胞打印单位，形成新组织，再根据特定的需求待其稳定融合并成熟后，组装成为更大维度的功能性组织。钙黏蛋白能够有效促进细胞间的黏附，使信号转导和整合素表达增加，并与 ECM 中的精氨酸 - 甘氨酸 - 天冬氨酸（RGD）肽结合。研究表明，自组装分子和自组装基质材料之间的协同作用可以让目标组织形成有序的分层结构。

从形态上，细胞团生物墨水主要分为细胞团块、组织球状体和组织链三种形式。在使用过程中，与单细胞生物墨水一样，可引入外源性材料，提高加工性能；亦可不借助其他材料，直接成型。任何生物或非生物材料的引入都有可能在植入宿主时诱发免疫应答。因此，用自体细胞制造的无支架细胞团生物墨水可以有效避免外源材料引起的免疫排斥问题，也同时消除了聚合物残留阻碍细胞生长和支架的降解副产物对组织再生影响的弊端。并且，相比于单细胞墨水，这种无支架型细胞团生物墨水表现出更好的仿生特性。首先，这种组成方式促进了细胞之间的相互作用，紧密地重建目标组织，较快地完成组织重建，并在较长时间内保持细胞表型和功能。其次，与单细胞墨水不同，细胞团在新生组织形成初期没有结构和力学支持，细胞通过钙黏蛋白介导的细胞间黏附作用与沉积的 ECM 结合，增加了 3D 结构的完整性。值得注意的是，根据打印的细胞类型不同，其机械性能会随着时间而改变。如肝脏、胰腺、心脏等高度活跃器官，其实质细胞不分泌大量 ECM 成分，导致细胞团在细胞和结构完整性方面非常脆弱。因此，应该与能够起到支撑作用的间质细胞共同培养，以提供足够的机械性能。在增强机械性能的同时，需综合考虑生物墨水的扩散能力和渗透性。通常，细胞团的渗透性低于单细胞生物墨水，且氧气扩散受限。当细胞团直径较小时，可以保持较高的细胞存活率，并能够在自组装过程中形成内部新生血管，但超过400～500μm 后，中心细胞的存活率因缺氧而明显下降。

细胞团生物墨水一直面临着加工性能较差的问题。由于单位尺寸较大会造成喷头堵塞，无法应用于喷墨生物打印技术。在应用于挤出式生物打印技术时，也需要定制的挤出式喷头，且打印分辨率较低。同时，在打印时虽然可以紧密地打印出所设计的结构，但由于结构在组织融合和成熟过程中发生扩散、收缩或膨胀，通常精度无法保持。此外，细胞团生物墨水成本高、构建复杂，在细胞的获取和培养及生物墨水载入过程中操作烦琐，耗时较长。这些特点都限制了其应用和推广。

接下来我们从形态上将细胞团生物墨水分为"细胞团块""组织球状体""组织链"三大类，分别探讨其优势与限制。

1. 细胞团块　细胞团块是含有极少量培养基的致密细胞团，通常是将细胞悬浮液通过离心或重力作用令细胞沉降于在锥形管底部。进一步，细胞团块可以转移至移液管或其他模具中，促进细胞间接触，提高细胞间的黏附（图18-1-4A）。以细胞团块为基础的打印墨水不需要复杂的系统和操作，对打印技术的限制也较小。可以使用挤出式生物打印和喷墨生物打印技术进行打印。但由于模具中培养基和氧气循环有限，细胞活力在24h 后明显下降，因此比较适合较薄的小尺寸管状结构，以保证结构中心的氧气供应。利用计算机算法的辅助，研究人员可以借助双喷头挤出式打印机，分别打印由细胞团块组成的生物墨水和以水凝胶为主体材料的细胞团块支架，辅助细胞团块生物墨水成型，该技术已应用于制备管状异源神经移植物和主动脉结构。对于软骨细胞来讲，低氧环境可以促进包括Ⅱ型胶原蛋白和蛋白多糖的细胞外基质的产生，因此这种方法固有的体内低氧环境反而有利软骨细胞的生长。

2. 组织球状体　经过塑形培养的细胞团块即称为组织球状体和组织链。组织球状体通常是将细胞聚集在一起形成直径为200～400μm 细胞团，可作为组织工程中的构建模块和药物筛选与研究中的组织模型。在打印中，细胞先自组装形成组织球体，不同的细胞球体通过生物打印按所需排列建立三维功能性结构。

现如今，已有许多方法用于构建组织球状体。其中最常用的方法是将细胞黏附在微孔板中的惰性水凝胶支架上，通过1～2d 的三维培养，聚集成球（图18-1-4B）。落入微孔底部的细胞紧密接触会自发地黏附在一起，发展成为新组织。

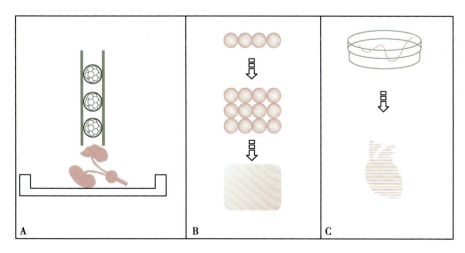

图18-1-4　细胞团生物墨水在生物打印技术中的应用
A. 细胞团块；B. 组织球状体；C. 组织链。

此外，通过重力作用和微流控芯片使细胞自组装也是形成组织球状体的常用方法。这种方法的优点是增加了细胞团周围氧气和培养基的流动，防止细胞坏死，但后续如何分离获取完整的组织球状体的是此方法的一大问题。

利用组织球状体，研究者们已经构建了由胚胎心肌细胞和内皮细胞所组成的心脏结构，其中内皮细胞形成血管样导管，起到屏障和营养输送的作用；心肌细胞构成微器官，与血管融合，实现同步跳动。植入后，血管移植物能够与宿主融合，实现功能恢复。同时利用实心或已经空腔化的血管内皮细胞组成的组织球状体，可以制造出带有小段分支血管束的类器官。通过这种"内置"的可灌注的器官内分支血管束，为大型器官的构造提供了可能。此外，细胞球状体也可用于做体外癌症模型，并在制药与高通量毒理学和药物检测中发挥作用。

组织球状体在使用时也存在一定的局限性。首先，组织球状体的尺寸需小于400μm，较大的球状体的内部中心部位可能发生坏死。其次，组织球状体在打印技术选择上受限。因其单位尺寸较大，容易发生堵塞，现今只能用于挤出式生物打印技术，且需要液态培养基帮助输送。在打印过程中，将组织球状体装载到喷嘴（即玻璃移液管）中，同样具有一定困难。球体不是均匀的尺寸，并且某些细胞类型或不够成熟的球状体很容易变形或破裂，操作存在一定难度。最后，在打印过程中，组织球状体需要保持独立，因此打印时球状体的装载密度也至关重要。

3. 组织链 组织链是另一种经过塑形培养的链状细胞团块，多用于制备较大组织或器官。近年来组织链的制备过程日趋成熟。首先，高浓度细胞被注射和封闭在半透性管状模具中，模具具有半透性，可以实现与培养基中营养和氧气的交换。同时细胞不会黏附在管表面，但可以按设计的形状生长，形成既定的结构（图18-1-4C）。当细胞聚集成新组织时，溶解模具，再将成型的组织从打印机中挤出。与组织球状体相比，组织链可以直接进行生物打印，不需要传送介质，并且可以更快速的融合及自组装，实现了真正意义上的纯细胞打印。相关研究已经证明，组织链打印可以达到90%的细胞存活率，打印后的细胞能

够分泌特异性标记物。再进一步，实质细胞与非实质细胞可按设计比例混合打印，更好地模拟机体内组织/器官的组成方式，实现功能化。

组织链的成熟程度是打印成功的关键。未完全成熟的组织链由于没有稳定成型，在打印过程容易崩解。而过成熟的组织链，延展性不足，无法挤出。同时，组织链的中心部分也同样存在营养传输的问题。组织链生物墨水在应用中也面临多种问题：首先，装载时需手动执行，操作上具有一定的困难，且需要针对每种特异性组织链优化生物打印参数。其次，打印精度较低。由于细胞直接暴露在剪切应力下，没有水凝胶基质的缓冲，无法通过减小喷嘴直径的方法提高打印的分辨率。最后，在自组装成熟过程中钙黏蛋白使得胞内骨架重组，组织链长度因径向收缩而明显减小，制备一定长度的组织链通常需要较大的细胞量，具有高成本和低产出的限制。

（苟马玲）

参 考 文 献

[1] KANG H W, LEE S J, KO I K, et al. A. Atala. A 3D bioprinting system to produce human-scale tissue constructs with structural integrity[J]. Nature Biotechnology, 2016, 34（3）: 312-319.

[2] GUNGOR-OZKERIM P S, INCI I, ZHANG Y S, et al. Bioinks for 3D bioprinting: An overview[J]. Biomaterials Science, 2018, 6（5）: 915-946.

[3] ONG C S, YESANTHARAO P, HUANG C Y, et al. Hibino. 3D bioprinting using stem cells[J]. Pediatric Research, 2018, 83（1/2）: 223-231.

[4] CUI H, MIAO S, ESWORTHY T, et al. Zhang. 3D bioprinting for cardiovascular regeneration and pharmacology[J]. Advanced Drug Delivery Reviews, 2018, 132: 252-269.

[5] MA X, QU X, ZHU W, et al. Deterministically patterned biomimetic human iPSC-derived hepatic model via rapid 3D bioprinting[J]. Proceedings of the National Academy of Sciences, 2016, 113（8）: 2206-2211.

[6] MA X, LIU J, ZHU W, et al. 3D bioprinting of functional tissue models for personalized drug screening and in vitro disease modeling[J]. Advanced Drug Delivery Reviews, 2018, 132: 235-251.

[7] ARAKAWA C K，BADEAU B A，ZHENG Y，et al. DeForest. Multicellular Vascularized Engineered Tissues through User-Programmable Biomaterial Photodegradation[J]. Advanced Materials，2017，29（37）：1703156.

[8] SKARDAL A，DEVARASETTY M，KANG H W，et al. A hydrogel bioink toolkit for mimicking native tissue biochemical and mechanical properties in bioprinted tissue constructs[J]. Acta Biomaterialia，2015，25：24-34.

[9] MIRABELLA T，MACARTHUR J W，CHENG D，et al. 3D-printed vascular networks direct therapeutic angiogenesis in ischaemia[J]. Nature Biomedical Engineering，2017，1（6）：0083.

[10] MORONI L，BURDICK J A，HIGHLEY C，et al. Biofabrication strategies for 3D in vitro models and regenerative medicine[J]. Nature Reviews Materials，2018，3（5）：21-37.

[11] PARK J Y，SHIM J H，CHOI S A，et al. 3D printing technology to control BMP-2 and VEGF delivery spatially and temporally to promote large-volume bone regeneration[J]. Journal of Materials Chemistry B，2015，3（27）：5415-5425.

[12] JOHNSON B N，LANCASTER K Z，ZHEN G，et al. 3D Printed Anatomical Nerve Regeneration Pathways[J]. Advanced Functional Materials，2015，25（39）：6205-6217.

[13] YIN J，YAN M，WANG Y，et al. 3D Bioprinting of Low-Concentration Cell-Laden Gelatin Methacrylate（GelMA）Bioinks with a Two-Step Cross-linking Strategy[J]. ACS Applied Materials and Interfaces，2018，10（8）：6849-6857.

[14] TAO J，ZHANG J，DU T，et al. Rapid 3D printing of functional nanoparticle-enhanced conduits for effective nerve repair[J]. Acta Biomaterialia，2019，90：49-59.

[15] TUMBLESTON J R，SHIRVANYANTS D，ERMOSHKIN N，et al. Additive manufacturing. Continuous liquid interface production of 3D objects[J]. Science，2015，347（6228）：1349-1352.

[16] JIA W，GUNGOR-OZKERIM P S，ZHANG Y S，et al. Direct 3D bioprinting of perfusable vascular constructs using a blend bioink[J]. Biomaterials，2016，106：58-68.

[17] WANG Z，AN G，ZHU Y，et al. 3D-printable self-healing and mechanically reinforced hydrogels with host-guest non-covalent interactions integrated into covalently linked networks[J]. Materials Horizons，2019，6（4）：733-742.

[18] YING G L，JIANG N，MAHARJAN S，et al. Aqueous Two-Phase Emulsion Bioink-Enabled 3D Bioprinting of Porous Hydrogels[J]. Advanced Materials，2018，30（50）：e1805460.

[19] HOSPODIUK M，DEY M，SOSNOSKI D，et al. The bioink：A comprehensive review on bioprintable materials[J]. Biotechnology Advances，2017，35（2）：217-239.

[20] ZHAO Y，LI Y，MAO S. Effect of bioink properties on printability and cell viability for 3D bioplotting of embryonic stem cells The influence of printing parameters on cell survival rate and printability in microextrusion-based 3D cell printing technology[J]. Biofabrication，2016，8（3）：035020.

[21] OZBOLAT I T，HOSPODIUK M. Current advances and future perspectives in extrusion-based bioprinting[J]. Biomaterials，2016，76：321-343.

[22] LIU X，TAO J，LIU J，et al. 3D Printing Enabled Customization of Functional Microgels[J]. ACS Applied Materials & Interfaces，2019，11（13）：12209-12215.

[23] NGUYEN D，HÄGG D A，FORSMAN A，et al. Cartilage Tissue Engineering by the 3D Bioprinting of iPS Cells in a Nanocellulose/Alginate Bioink[J]. Scientific Reports，2017，7（1）：658.

[24] YAN W C，DAVOODI P，VIJAYAVENKATARAMAN S，et al. 3D bioprinting of skin tissue：From pre-processing to final product evaluation[J]. Advanced Drug Delivery Reviews，2018，132：270-295.

[25] NOOR N，SHAPIRA A，EDRI R，et al. 3D Printing of Personalized Thick and Perfusable Cardiac Patches and Hearts[J]. Advanced Science，2019，6（11）：900344.

[26] YU Y，MONCAL K K，LI J，et al. Three-dimensional bioprinting using self-Assembling scalable scaffold-free "tissue strands" as a new bioink[J]. Scientific Reports，2016，6：28714.

第二节　生物基质

一、可打印生物基质的基本要求

可打印生物基质（针对打印"墨水"，这里称之为生物"纸"），是构成生物 3D 打印的重要基础组成材料，它们不仅决定着打印体的化学和物理特性，而且还与打印墨水中的其他组分，如细胞、生长因子等直接接触，为细胞提供必要的力学支撑、微环境因素和 3D 空间架构等，同时这些打印生物基质材料还将决定完成打印后的活体器件、组织在时间维度上的细胞增殖、分化和组织功能的实现。

对可打印生物基质的基本要求一般包含：材料的生物相容性、可打印性、力学性能，以及材料的其他理化性能，如降解性、材料的膨胀和收缩特性等生物打印所需的一些特殊要求。

（一）生物相容性

生物相容性（biocompatibility）是指材料在特定情况下具有宿主反应的能力。通常，对于体外应用，生物相容性要求材料本身对细胞增殖无害并且能够有利于细胞黏附及铺展。但是对于体内应用，需要满足更高的要求：材料可以被体内环境降解或与细胞外基质（ECM）整合，具有与组织再生速率匹配的可控降解速率，且不产生有害的副产物。

（二）可打印性

可打印性是指打印墨水和基材之间的关系，指是否能够打印出精确、高质量的图案。图 18-2-1

列举了几种常见的 3D 生物打印工艺及其特点，针对不同的工艺，对材料的可打印性具有不同的要求。例如，光固化打印工艺用的材料需在室温下呈液态，并能够在紫外光照射后迅速固化。研究表明，支架的表面张力对细胞的附着和增殖具有重要的意义。为了打印 3D 支架，基材在垂直方向上需保持张力并且与基材有大的接触角。由于载玻片和培养皿是最常用的基材，理想的生物基质材料应该能够在玻璃和塑料基材上打印后保持与基材垂直的结构。由于目前可用的生物打印技术仅能够沉积液体材料，因此用来打印的生物基质材料必须是液体或糊状，且黏度可控。

（三）力学性能

打印后的生物基质材料应保持足够的力学性能，从而使细胞能够稳定附着，增殖和分化。这些力学性能包括拉伸、压缩、扭转等条件下的应力 - 应变性能（模量、强度、断裂延伸率等），以及动态条件下的黏弹性性能。对于硬组织（骨和牙）而言，力学性能非常重要，因为这些组织的功能主要依赖于它们的力学性能。事实上，力学性能

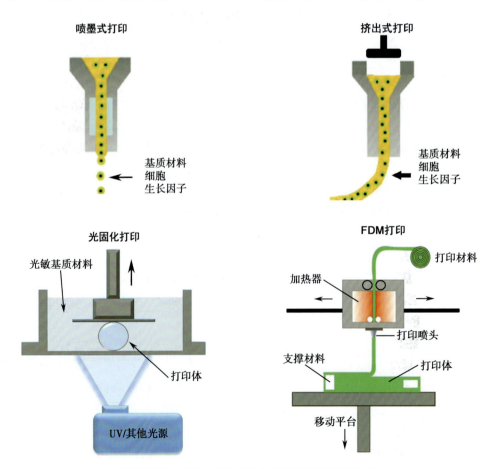

图 18-2-1　几种常见的 3D 生物打印工艺及其特点

对于软组织（如皮肤和血管）同样重要，对组织再生过程会产生重要作用。因此，必须根据组织所需的力学性能选择材料。或者添加牺牲材料来提供材料所需的力学性能，牺牲材料可以在打印时使用，或者掺入到可打印生物基质内。但必须注意的是，牺牲材料要选择具有特定结构和降解性质的材料，避免产生潜在的异物反应或有毒降解产物。

（四）降解及其降解物

降解速率应与细胞自身分泌 ECM 从而替代材料的速率相匹配；降解产物应无毒、易于代谢并且能够迅速从体内清除；可能的有害降解产物包括蛋白质和小分子物质，也包括非生理 pH、温度或其他可能对细胞活力和功能有害的因素。例如，一些惰性大分子聚合物可以分解成能被细胞识别并引起炎症的低聚物或单体。材料的膨胀和收缩特性同样不可忽视。过度膨胀的材料可能从周围组织吸收液体，过度收缩则可能导致细胞迁移和营养物传递所必需的微孔结构的闭合。

二、水凝胶打印材料体系

（一）水凝胶的定义

水凝胶（hydrogel）是一种具有高含水量、呈三维网状交联结构的亲水类胶状聚合物材料，具有能够在水溶液中迅速溶胀至一平衡体积而不被溶解，并仍保持其形状和空间结构的特点。

（二）水凝胶的分类和应用

根据水凝胶组成成分和来源的不同可以将其分为无机高分子水凝胶、天然高分子水凝胶、合成高分子水凝胶和复合水凝胶。其中由于天然高分子水凝胶具有优异的生物相容性，以及来源丰富、价格低廉，引起了人们广泛的关注。天然水凝胶原材料可以分为多糖类和蛋白质类。常见的多糖类高分子水凝胶包括透明质酸、壳聚糖、海藻酸钠、纤维素等。而蛋白类高分子水凝胶包括胶原蛋白、明胶、丝素蛋白、纤联蛋白、血清蛋白、白蛋白水凝胶等。另一类常见的水凝胶为合成高分子水凝胶，常用于制备合成水凝胶的高分子有聚乙二醇（polyethylene glycol，PEG）、聚丙烯酸（polyacrylic acid，PAA）、聚丙烯酰胺（polyacrylamide，PAM）、聚氧化乙烯（polyethylene oxide，PEO）、聚乙烯醇（PVA）以及它们的衍生物。通过

化学修饰后，合成高分子链上具有可以相互反应的基团，最后交联形成水凝胶的三维网络结构。分子结构的可设计性赋予材料适宜的降解速率、吸水和力学等特性，极大地拓宽了合成高分子水凝胶的应用场合。

天然高分子形成的水凝胶一般具有较快的降解速率和较低的力学强度，而合成高分子的生物相容性和生物活性相对较差，因此单一组分的水凝胶很难适用于所有的应用场合。复合材料水凝胶可以通过不同程度、不同方式组合优化水凝胶的性能，如将天然组分接枝到合成高分子主链上，赋予其如促细胞黏附、抗菌等诸多生物活性，此外将无机的纳米颗粒分散到水凝胶内部可以提高其力学性能，将导电的金属或盐离子掺杂到水凝胶内部以得到柔性的导电材料。

根据水凝胶网络交联机制又可以将水凝胶分为物理凝胶和化学凝胶。物理凝胶是通过离子键、氢键、疏水相互作用、主客体反应等非共价键形成的凝胶；而化学凝胶则是通过共价键形成的网络状水凝胶，典型的共价交联方式包括紫外光引发自由基聚合/交联、酶交联以及第尔斯-阿尔德反应（Diels-Alder reaction）等。一般而言，化学凝胶具有较为稳定的物理性能，而物理凝胶可以表现出较多的外界刺激响应性能。

传统水凝胶一般对于外界环境的变化不敏感，而通过对水凝胶的分子结构和宏观结构进行设计，可以构建"智能水凝胶"以感知单一或者复合的外界环境变化，如温度、电场、磁场、光、pH、离子强度、压力等，并通过水凝胶内在性能的改变来做出回应。水凝胶系统的"智能行为"可以用于成像、微阵列、传感器等。但由于水凝胶高含水量的特性，其力学强度一直处于一个较低水平，针对此问题，国内外的学者近些年开发了许多高强度高韧性水凝胶，其中包括双网络水凝胶、双交联水凝胶、纳米粒子增强水凝胶等。

作为一种飞速发展的新型功能高分子材料，水凝胶由于其高含水量特性和可设计的多功能特性，使得其在农业、园林、土木建筑、环境工程、食品医疗卫生、生物医药和精细化工等许多领域都具有广阔的发展前景。水凝胶与人体细胞外基质具有相似的结构和含水量，因此其在生物医学工程上的应用更是备受瞩目，水凝胶已经被广泛

应用于药物和生长因子递送、组织修复、生物传感器等生物医学相关领域。

(三) 3D 打印水凝胶

水凝胶是生物 3D 打印中应用最为广泛的一类基质材料,在生物 3D 打印中扮演着重要角色,它们不仅与细胞直接接触以提供细胞生长的微环境,而且还控制着生物墨水的化学和物理特性。表 18-2-1 列出了部分常见生物打印基质材料及其对应的 3D 打印工艺。

3D 打印水凝胶的优势在于可以对水凝胶或包埋在其中的细胞在空间分布上进行控制和个性化设计,从而更好地模拟人体组织的复杂结构。3D 打印对于打印物料的黏度和流变性有一定的要求:材料在外力作用下可以顺利通过狭窄的打印针头;一旦材料从针头挤出后,挤压外力消失,材料的黏度需快速发生转变,沉积到打印平台上同时维持其通过针头时的形状,并且在下一层材料堆积时仍能保持较好的结构完整性。传统水凝胶在成胶之后,处于类固体的状态,这种状态下的凝胶无法被用于 3D 打印。目前研究中对于 3D 打印水凝胶体系的构建一般可以分为三种:一是利用某些水凝胶的快速成胶特性,将水凝胶前驱液直接进行打印,边打印边交联成胶;二是对水凝胶的前驱体溶液进行预处理,使其发生部分交联提升黏度,打印后进一步交联成型;三是利用动态键交联的水凝胶进行打印。

1. 打印快速成胶特性的水凝胶前驱液 将水凝胶前驱液边打印边交联,往往要求水凝胶具有快速成胶的特性。通过设计共挤出喷嘴,将水凝胶前驱液和交联剂同轴挤出,可以实现水凝胶的 3D 打印,或将水凝胶前驱液直接打印沉积在含交联剂的水浴中,也可以实现 3D 打印。海藻酸钠与钙离子接触后可以马上发生离子交换,形成钙离子交联的水凝胶。海藻酸钠的快速离子交联特性被广泛应用于 3D 打印墨水的构建。最早的研究,利用喷墨打印机将海藻酸钠溶液直接打印,每打印完一层海藻酸钠后通过另一个喷头打印一层氯化钙溶液使其发生交联,温和的打印过程和成胶方式保证了细胞打印过程中高细胞活性。在设备上做出改进后,可以利用同轴挤出喷嘴,结合钙离子和海藻酸钠的共挤出,可以实现中空纤维的打印。另外通过调节打印平台在 Z 轴方向上的移动,依序将打印出的结构浸至氯化钙溶液中,在保证结构完整的同时,实现了层与层之间很好地连接,从而可以获得中空纤维组成的 3D 打印水凝胶结构。

表 18-2-1 常见的生物打印基质材料及其对应的 3D 打印工艺

墨水基质材料	适配种子细胞	适配打印工艺	打印目标组织/器官
明胶	肝细胞	挤出式	肝单元
明胶/壳聚糖	肝细胞	挤出式	肝组织
明胶/海藻酸盐	主动脉根部平滑肌细胞(SMC)、主动脉瓣小叶间质细胞(VIC)、肝细胞	挤出式	肌肉、肝单元
胶原	MG63 细胞	光固化	肿瘤模型
胶原	兔关节软骨细胞、成纤维细胞和人永生化角质形成细胞(HaCaT 细胞)	喷墨式	关节软骨
海藻酸盐	兔肿瘤细胞、人脐静脉内皮细胞	光固化	肿瘤模型
海藻酸盐/胶原	人羊水干细胞、犬平滑肌细胞	喷墨式	肌肉组织
海藻酸盐	人胎儿心肌细胞原代细胞、基质血管组分细胞、软骨原代细胞	挤出式	心脏补片、软骨组织
壳聚糖/明胶	肝细胞	挤出式	肝组织
琼脂糖	人间充质干细胞、人骨肉瘤 MG63 细胞、骨髓基质细胞	挤出式	骨骼组织
琼脂糖/胶原	人脐动脉平滑肌细胞	喷墨式	肌肉组织
GelMA/PEGDA	人主动脉瓣小叶间质细胞、	挤出式	血管

GelMA:甲基丙烯酸化明胶;PEGDA:聚乙二醇二丙烯酸酯

2. 打印预处理后的水凝胶前驱体溶液　大部分水凝胶的前驱体溶液想要通过3D打印的方式成型，需要增大其溶液的黏度。黏度增大有利于3D打印成型，但黏度过大也会导致打印过程中所需的挤出压力过大，过大的挤出压力会损害包埋在水凝胶溶液中细胞，降低细胞活性，所以在包埋有细胞的生物墨水打印过程中，墨水的黏度要适宜。增大黏度的方法包括将水凝胶前驱液部分交联或直接在前驱液中加入增稠剂。

对于温敏性高分子来说，通过控制打印过程的温度变化，可以使其发生一定程度上的可逆物理交联，从而提升材料的黏度。常用于3D打印的温敏性水凝胶包括明胶、琼脂糖和普朗尼克F127（Pluronic F127）。明胶作为胶原的水解产物，分子链保留了RGD细胞黏附位点，具有很好的生物相容性，被广泛作为生物打印的原料。明胶溶液在低温下可以通过分子间的氢键交联成胶，高温下不稳定的氢键会被破坏从而溶胶，通过利用这一特性，控制打印过程中物料和打印平台的温度可以获得较高保真的打印结构。物理交联明胶水凝胶在体内是不稳定的，最常见的方法是对其进行甲基丙烯酸化改性，获得可以进行紫外光引发交联的甲基丙烯酸化明胶（GelMA），由此获得的水凝胶在生理温度下可以稳定存在。将GelMA作为生物墨水，包埋细胞和光引发剂进行温控打印（料筒温度约为25～30℃，平台温度约为5℃），打印完成后，通过短暂的紫外光照，引发明胶分子共价交联，打印成型后细胞的活性可以保持在95%以上。将其他高分子，如丝素蛋白、海藻酸钠等，与明胶组合，利用明胶的温敏性实现3D打印，也可以制备多组分的组织工程支架。琼脂也具有高温溶胶、低温成胶的特性，同样被广泛用于温控打印，相较于明胶，其转变温度通常更高，形成的物理凝胶在生理温度下不易溶解，但其生物活性较低，缺少可供细胞黏附的位点。

普朗尼克是一种合成的嵌段共聚物高分子材料，这种嵌段共聚物在水溶液中可形成胶束，在一定浓度和较高温度下，胶束中的分子可以进一步发生缠结、堆砌，达到临界胶束浓度时交联成胶。所以普朗尼克F127的温敏性与明胶是相反的，具有低温溶胶、高温成胶的特性。因普朗尼克F127是一类惰性的合成高分子材料，常作为

打印过程的牺牲材料，通过与其他生物活性的材料结合，打印成型后用低温水洗去，以提高打印保真度，实现水凝胶复杂空间结构构建，如悬臂梁等结构的打印。

水凝胶网络通常包含多种交联机制，对大多数不具有温敏性的预凝胶溶液，提高物料可打印性的方法可以通过加入一定量交联剂或外界刺激引发部分交联来实现。将明胶和透明质酸分别进行甲基丙烯酸化的改性，分别可获得GelMA、甲基丙烯酸化透明质酸（HAMA），将二者与光引发剂混合，在一定时间的紫外光照下引发分子链的部分共价交联，随后部分交联的材料转移至料筒中，打印成形后进一步紫外光照使GelMA和HAMA完全交联。丝素蛋白是一种低免疫原性材料，具有多种成胶方式，作为生物材料也得到了广泛的研究，利用物理超声方法预处理和酪氨酸酶催化可以分别使丝素蛋白分子发生物理交联和化学交联成胶，有研究将经过超声处理与加入酪氨酸酶两种不同方式交联的丝素蛋白/明胶溶液分别作为打印浆料，包埋干细胞进行打印，打印过程既保持了干细胞的高活性，同时又发现不同交联方式下细胞分别向成骨和成软骨/成脂方向分化。在海藻酸钠打印体系中，为了增加体系可打印性，可以在打印体系中先加入一定量的氯化钙，部分交联海藻酸钠，提升物料的黏度，打印完成后进一步浸泡氯化钙或进行紫外光照引发其他交联，使水凝胶完全成型。

另一种增加水凝胶前驱液黏度的方法为直接加入增稠剂，使得前驱体溶液黏度增大，并具有剪切变稀的特性。增稠剂应能够在一定条件下分散于水凝胶前驱液中，并且不影响打印后水凝胶的交联成型，增稠剂可以是微纳米尺度的有机、无机粒子或者有机大分子。锂皂石（laponite）是一种人工合成的纳米黏土，具有片状晶体结构，可以稳定地分散于水溶液中。锂皂石的晶体表面带有负电荷，而晶体边缘带正电荷，因此不同晶体间的边缘和表面相互吸引，在一定浓度下这些片状晶体可以在水中形成类似"纸牌屋"的网络结构，这种结构在外力作用下可以迅速被破坏，外力移除后又快速回复，因此可以形成具有触变性的凝胶。质量百分比2wt%左右的锂皂石水溶液在分散后静置一段时间便可形成触变性凝胶，利用

这一特性将其加入水凝胶前驱体溶液中可以实现3D打印。将锂皂石分散于N-丙烯酰基甘氨酰胺（NAGA）中，加入光引发剂，利用锂皂石溶液的特性可实现打印，随后紫外光引发单体聚合，获得了高强度的3D打印水凝胶。除了可以在聚合物单体溶液中加入锂皂石，在一系列高分子溶液如GelMA、PEGDA、海藻酸钠中加入锂皂石，同样可以实现高保真度的复杂结构打印，证明了锂皂石作为打印助剂具有广泛的适用性。但其缺点在于，锂皂石在水溶液中的分散和触变性凝胶的形成需要进行长时间的搅拌和静置，这不利于包埋细胞进行打印，而且锂皂石随支架进行细胞培养或植入体内可能会缓慢释放一些硅、镁、锂等金属元素，这对于骨组织工程修复可能是有利的，但将其用于其他组织再生的修复可能带来问题。除了利用锂皂石，也有研究报道将羟基磷灰石与明胶、海藻酸钠混合，羟基磷灰石加入后提升了打印体系的黏度，使得打印可以更好地进行。

结冷胶（gellan gum）是一种FDA批准可用于临床的多糖类高分子，与明胶相似，可以溶于热水，溶液冷却后至室温后便可形成凝胶，但相比于明胶，结冷胶更容易形成凝胶（0.05%的浓度即可形成凝胶），而且可以通过与二价阳离子结合发生交联。因此结冷胶常作为一种增稠剂，将其与海藻酸钠混合作为生物墨水，可以包埋细胞实现生物打印，在打印完成后浸泡氯化锶溶液使水凝胶交联成型，细胞在打印成型后的活性在85%以上，4d后活性恢复至95%以上。

纳米纤维素（nano-cellulose）由天然多糖纤维素经一系列处理得到，直径在100nm以内，在水溶液中能够稳定分散。由于其来源于天然多糖，具有很好的生物相容性，在一定浓度下的纳米纤维素溶液具有剪切变稀特性，所以也被用来作为打印的助剂。同样将其与海藻酸钠共混，包埋软骨细胞进行打印，打印完成后用钙离子溶液交联海藻酸钠，纳米纤维素的加入提高了可打印性和形状保真度，并保持了细胞的高活性。

3. 打印动态键结合的水凝胶　许多高分子的分子链上都有可以用来进行化学反应的氨基、羧基、羟基等官能团，利用这些官能团可以实现高分子多种交联方式。前文提到了动态化学键交联的水凝胶和物理交联的水凝胶，这一类水凝胶通常具有剪切变稀和自愈合的特性，常被用来作为可注射凝胶。3D打印的挤出过程与注射器挤出过程类似，所以可注射的水凝胶也有作为3D打印水凝胶材料的应用前景。目前研究报道的可直接用于3D打印的水凝胶包括金属离子配位键水凝胶、超分子水凝胶、主客体水凝胶等。

金属离子配位键水凝胶一般通过金属阳离子与高分子链上的阴离子络合交联形成。通过在透明质酸分子链上接枝上双膦酸盐官能团，使其能够与钙离子发生配位络合作用，形成一种具有剪切变稀、自愈合性能水凝胶。交联后直接可用来打印，但由于这类离子络合作用较弱，为了增强打印水凝胶的整体稳定性往往还要引入其他交联方式，如在透明质酸分子链上进一步修饰可发生光交联的双键，打印完成后进一步引发分子链间共价交联，使得打印结构具有一定的强度。

主客体相互作用是指客体分子嵌入环状主体分子的内腔，主体分子与客体分子通过分子间作用力结合，分子间作用力包括疏水相互作用、氢键、静电相互作用等。常见的主体分子有环糊精、葫芦脲、冠醚，对应的客体分子可以是金刚烷胺、甲基紫精、紫罗精等小分子化合物。利用主客体相互作用构建水凝胶也可以直接进行3D打印，同样通过在透明质酸分子链上分别接枝β环糊精和金刚烷胺，将改性后的透明质酸分子溶解、混合后便可以获得主客体相互作用结合的水凝胶，为了增强水凝胶的结构稳定性，同样可以进一步在透明质酸分子链上修饰双键用于光交联反应。

4. 水凝胶的4D打印　所谓4D打印，即在3D打印结构的基础上，利用水凝胶的刺激响应性或形状记忆性，通过改变外界条件使3D打印水凝胶的结构在时间维度上发生变化。4D打印水凝胶的构建同样可以借鉴上述方法进行构造，只是在水凝胶前驱液的选择、水凝胶成胶方式上有所设计。

目前常见的4D打印方式通过利用水凝胶的溶胀性差异实现。有研究以N,N-二甲基丙烯酰胺或N-异丙基丙烯酰胺为单体，在打印体系中加入光引发剂、纳米纤维素和锂皂石，打印后光交联成型。通过打印过程中产生的剪切力使打印墨水流经喷嘴时，墨水中的纳米纤维素在剪切力下发生定向排列，纳米纤维素作为补强填料发生定向排列使得纤维丝沿纵向和横向的溶胀的强度呈现出各向异性，导致水凝胶的溶胀性能出现各向异性。因此通过对 3D 打印的双层水凝胶进行精确的曲率控制可以使水凝胶溶胀后实现复杂的形状变化。利用甲基丙烯酸化的透明质酸或海藻酸钠进行打印，将材料挤出在玻璃片或聚苯乙烯片上，随后进行光交联并将其干燥，而后将干燥薄膜浸泡在不同纯水或盐离子溶液中，利用其交联密度的梯度性差异实现薄膜的卷曲，从而实现中空管状结构的 4D 打印，该打印结构生物相容性很好，实现了包载细胞中空管状结构的打印，而且中空管状结构的管径可以通过改变浸泡溶液、离子交联时间、不同打印平台介质等来进行控制，管道孔径分辨率可达 20μm。另一类 4D 打印利用水凝胶的温敏性通过打印形状在时间维度上的变化来实现。同样地，以纳米黏土作为打印助剂，丙烯酰胺单体、琼脂糖、光引发剂作为打印墨水，实现复杂结构的 3D 打印，通过 3D 结构加热并进行形状写入，然后冷却固定形状，利用琼脂的温敏性和形状记忆性，反复加热、冷却水凝胶便可以让水凝胶"动"起来。

三、合成打印材料体系

在生物 3D 打印领域，应用于组织工程构建的 3D 打印合成材料体系不仅需要具有良好的生物相容性、生物可降解性，而且还需要具备良好的细胞包裹、装载性能，无细胞毒性，以及特殊的可打印成型性能等。医用高分子材料是应用极为广泛的一大类生物 3D 打印合成材料体系。3D 打印医用高分子材料需要经过特殊处理，通常需要加入黏合剂或者光固化剂，且对材料的固化速度、固化收缩率等有很高的要求。由于生物医用材料直接与细胞或生物系统接触，除了各种可打印性要求外，其生物学特性是保障打印目标应用及功能实现的必要要求。

此外，单一的合成打印高分子材料有时表现出各种各样的打印局限性，导致很多单一的合成打印高分子材料不能直接用于生物打印构建活性生物支架／器件，即使勉强能够进行打印，打出来的器件理化特性和生物学功能性也不太好，所以采用高分子复合材料来取代单一成分高分子材料是生物 3D 打印基质材料的发展趋势。

不同的生物 3D 打印工艺对与其适配的合成打印高分子材料有不同的要求，以下列举几类典型的生物打印工艺对材料的要求。

（一）热熔型打印工艺高分子材料（FDM）

热熔型熔丝沉积成形技术成熟，设备经济，根据打印工艺要求，打印原材料一般为具有一定直径的标准打印线材。作为适用于 FDM 的高分子材料，应具备高机械强度、低收缩率、适宜的熔融温度、无毒环保等基本条件。在组织工程中应用较多的为人工合成可降解高分子材料。最常见的材料是可降解合成聚合物，主要是疏水性聚酯／聚己内酯，例如聚乳酸（PLA）、聚乙醇酸（PGA）、聚己内酯（PCL）、聚富马酸酯和它们的两亲共聚物。

聚乳酸（PLA）是获得美国食品药品管理局（FDA）许可的用于人体的生物材料，其化学结构如图 18-2-2，具有可再生性，其原材料乳酸来源广泛，可通过玉米、淀粉等农产品发酵获得。乳酸有两种异构体，即左旋乳酸和右旋乳酸，其均聚物有 3 种基本立体构型：聚右旋乳酸、聚消旋乳酸、聚消旋乳酸。常用易得的是聚消旋乳酸和聚消旋乳酸，分别由乳酸或丙交酯的消旋体、左旋体制得。PLA 强度高，其废弃物在土壤或水中，会彻底分解成水和二氧化碳，具有良好的生物相容性，生物降解性，是当前最受重视的生物材料之一。目前已有很多研究采用生物 3D 打印技术制备了高强度 PLA 可吸收手术螺钉和骨板，3D 打印构建仿生天然骨小梁 PLA 多孔支架等，以探索其作为骨修复移植材料的可能性，但是 PLA 本身还存在着一些不足，在体内分解会引起炎症反应，因其结晶度高，细胞不易黏附，此外本身的机械强度低，降解速度慢，不能与人体骨组织生长速度匹配，并且缺乏足够的生物活性。

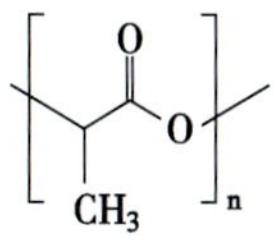

图 18-2-2　PLA 的结构式

聚乙醇酸（polyglycolic acid，PGA）（图 18-2-3）又名聚羟基乙酸，是一种高结晶、可生物降解的无侧链脂肪族聚合物，主要用于制作手术缝合线等。与 PLA 相比，PGA 通常表现出更高的结晶度和亲水性。然而，由于其在普通溶剂中的溶解性差和加工性差，PGA 和 PLA 的共聚物——聚乳酸乙醇酸共聚物（polylactic-co-glycolic acid, PLGA）更常用于 3D 打印（图 18-2-3）。PLGA 的机械性能和降解行为可以通过调节乳酸和乙醇酸单元的比例和聚合物的分子量来调节。较高的乙醇酸含量会增加 PLGA 聚合物的硬度和降低溶解度，并且在乳酸和乙醇比例约为 1 的情况下降解最快。据报道，各种 3D 打印的 PLGA 支架可以支持成骨细胞在体外的增殖和分化，促进兔髁嵴缺损和兔大段骨缺损中修复。

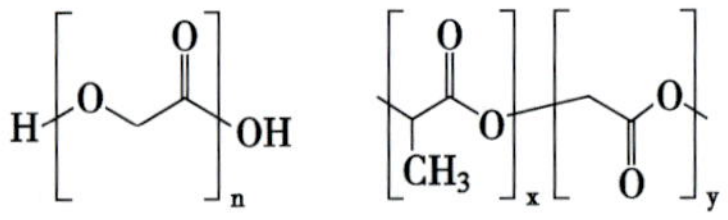

图 18-2-3 PGA（左）和 PLGA（右）的结构式

聚己内酯（PCL）在聚合物主链上的酯键之间具有更长的脂族链（图 18-2-4），因此疏水性更强并且降解缓慢，应用于制备需要更长修复时间的支架。PCL 的另一个优点是其延展性和可加工性，包括易于热挤压和 3D 打印。多孔 3D 打印 PCL 支架已被证明可支持人脂肪来源的干细胞分化形成血管化骨。

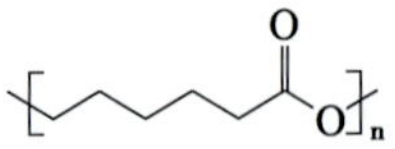

图 18-2-4 PCL 的结构式

聚富马酸丙二醇酯（polypropylene fumarate, PPF）是可生物降解的聚酯，其含有可进一步交联的碳碳双键。在采用多肽修饰的 3D 打印 PPF 支架的表面接种细胞时，可以有效地提高细胞在 PPF 支架表面黏附，并观察到 MC3T3-E1 前成骨细胞的增殖和成骨分化。有研究报道，负载人脐静脉内皮细胞和人脐静脉平滑肌细胞的 3D 打印 PPF 血管移植物在移植物表面显示出优异的细胞活力，将这些移植物植入小鼠体内发现 6 个月内无有血栓形成、移植物动脉瘤或狭窄，并且形成了良好的血管组织。

聚乙烯醇（PVA）是目前比较常见的支撑材料。PVA 作为一种水溶性支撑材料可在材料成型后遇水自动溶解，剥离效果非常好，制作的制件越复杂，优势越明显，是一种可生物降解的、具有水溶性的环境友好型高分子材料。但是纯 PVA 的热分解温度和熔融温度很接近，难以进行熔融加工，需进行改性后才能使用。

除上述几种目前应用较广、比较成熟的丝材以外，为满足不同要求，还有许多其他高分子材料，例如，可设计出具有不同性能的合成水溶性高分子材料丙烯酸类共聚物；具有良好综合性能，有一定阻燃性的聚酰胺（PA）；所有热塑性材料中强度最高、耐热性最好、抗腐蚀性最强的材料聚苯砜（polyphenylene sulfone, PPSU）；最近才被应用于 3D 打印领域的一种新型生物基聚酯——聚对苯二甲酸乙二醇酯 -1, 4- 环己烷二甲醇酯（polyethylene terephthalate glycol, PETG），该材料结晶度很低，具有优异的光学性能、疏水性、耐腐蚀性、抗冲击性能、抗应力白化能力以及良好的注塑加工性能；具有良好生物相容性的人工骨替换材料，特种工程塑料 PEEK；可打印成衣物的弹性塑料（elastic plastics, EP）；具有卓越的高张力、高拉力、强韧和耐老化的特性，成熟的环保材料热塑性聚氨酯（TPU）等。

（二）激光选区烧结打印工艺高分子材料（SLS）

SLS 打印工艺使用受控路径的激光束扫描高分子粉末，加热烧结成型。在高功率激光器下，相邻的粉末通过分子扩散熔合在一起，然后开始下一层的处理，最后去除未黏结粉末以获得最终产品。SLS 的特征分辨率由粉末粒径、激光功率、扫描间距和扫描速度决定。其所用的高分子粉末材料除了对粉末大小有要求外，还应具有粉末结块温度低、收缩小、内应力小、强度高、流动性能好等特点。通常大多数热塑性高分子粉末都可以作为 SLS 原料，例如非结晶性高分子包括聚碳酸酯（PC）、聚苯乙烯（polystyrene, PS）、高抗冲聚苯乙烯（HIPS）等，结晶性高分子包括聚酰胺（PA）、聚丙烯（PP）、高密度聚乙烯（HDPE）、聚醚醚酮（PEEK）等。虽然理论上任何受热后能够黏结的粉末形式的热塑性聚合物都可以通过 SLS 技术加工，但烧结过程中复杂的固结行为和分子扩散过程限制了 SLS 工艺中所用材料的选择，导致适用于生物 3D 打印的基质材料十分有限。迄今为止，使用较为广泛的激光选区烧结成形材料包括聚己内酯（PCL）和聚酰胺（PA）。最近，用 SLS 打印工艺进行聚醚醚酮（PEEK）打印成形的研究也取得很大进展。

（三）SLA/DLP 打印工艺高分子材料

光敏树脂是 3D 打印中立体光刻技术（SLA）和数字光投影技术（DLP）所用主要材料，其打印过程通过激光、数码光等光束在计算机控制下照射光固化材料表面，逐层扫描凝固，堆积构成一个三维实体。光敏树脂由聚合物单体、预聚体与光引发剂组成，在一定波长（如紫外光）的光照射下引发聚合反应，完成固化，其光敏性能直接影响制造产品的精度和性能，是其材料特性关键。作为光固化成型技术应用的光敏树脂，在成型精度、成型速度、一次固化程度、溶胀系数、黏度、成本等性能指标方面有严格要求。根据光固化机制的不同，3D 打印光敏树脂可分为自由基固化型、阳离子固化型和混合固化型。早期商品化的 SLA 光敏树脂主要是自由基型光敏树脂。1995 年后，光敏树脂主要是自由基 - 阳离子混杂型光敏树脂，由丙烯酸酯树脂、乙烯基醚、环氧预聚物及活性稀释剂等组成。对于混合体系，自由基聚合在紫外光辐照停止后立即停止，而阳离子聚合在停止辐照后继续进行。因此，当两体系结合时，产生光引发协同固化效应，最终产物的体积收缩率可显著降低，性能也可实现互补。在 3D 打印光敏树脂中，最为常用的基体低聚物为环氧丙烯酸酯（epoxy acrylate，EA），其具有一些显著的优点，如光固化速率快，可提高 3D 打印速率，从而提高生产效率；耐化学腐蚀性好，便于 3D 打印成形后的制品清洗；固化后硬度高和层间结合好，有助于提高打印制品的力学性能。但是对于生物 3D 打印，由于良好的生物相容性以及组织生长的要求，可降解高分子材料成为其主要的类型。脂肪族聚酯具有良好的生物相容性和可生物降解的特性，也是生物医用的一种重要材料。以富马酸封端的 3 臂聚（D, L- 丙交酯）[fumaric acid end-capped 3-arm poly D, L-lactide，(PLA-FA)$_3$]为原料，加入稀释剂和共聚单体，通过 3D 打印技术成功制备得到可降解的组织工程支架，这种工程支架具有规整的螺旋孔结构，弹性模量较高，尺寸稳定性得以提高。

（四）复合高分子材料

随着医学影像技术和建模技术的发展，组织和器官的影像资料的分辨率得以提高，构建的三维模型具有更多的模态特征。通过生物 3D 打印技术可以构建具有复杂 3D 架构的特定组织和器官。用于这类用途的生物基质材料，除了需要满足最基本的可打印性，良好的机械性能和结构性质，为保证各种特定生物学功能的实现，需要进一步复合生物打印基质材料，以确保打印的各个部件与组织、不同材料组分之间具有良好的交互作用。基于天然衍生的聚合物（明胶，藻酸盐，胶原等）或合成的聚合物分子（聚乙二醇，聚乳酸乙醇酸共聚物，聚乙烯醇）的复合材料体系目前已被广泛应用于生物 3D 打印研究之中，表 18-2-2 总结了各种生物 3D 打印复合高分子材料用于构建复杂生物模型、器件、组织和器官的研究进展。

表 18-2-2　生物 3D 打印复合高分子材料

打印基质复合材料	适配打印技术	打印目标组织 / 器官
磷酸三钙（TCP）/PCL	FDM	可生物降解骨组织工程支架
TCP/ 海藻酸钠	三维打印（3D plotting）	
羟基磷灰石（HA）/PLA	FDM	
生物玻璃 /PEG/PLA	FDM	
碳纳米管（CNT）/ 海藻酸钠	3D plotting	
二氧化硅 / 胶原 / 藻酸盐	3D plotting	
HA/CNT/PCL 石墨烯 / PLGA	FDM	导电功能生物降解支架，允许施加电刺激
四氧化三铁（Fe$_3$O$_4$）/ 生物活性玻璃 /PCL	FDM	可降解生物支架，可产生局部热量，用于热疗
藻酸盐 / 丙烯酸化聚氨酯	3D plotting	半月板软骨
琼脂 / 海藻酸钠	3D plotting	

续表

打印基质复合材料	适配打印技术	打印目标组织/器官
细胞 + 水凝胶 / 银纳米粒子	3D plotting	耳软骨组织
细胞 + 藻酸盐 /PCL/PEG	3D plotting	
细胞 + 水凝胶 /PCL	3D plotting	
细胞 + 明胶 / 藻酸盐	3D plotting	主动脉瓣
细胞 + 藻酸盐 / 纳米纤维素	3D plotting	软骨结构
细胞 + 多细胞球状体 / 琼脂糖	3D plotting	肝组织构建
HA/PLA	FDM	可生物降解骨组织工程支架
HA/PEG/PLA HA/TCP/PLGA	FDM	可生物降解骨组织工程支架
纳米 HA/PCL	SLS	骨诱导性生物降解支架
硅酸钙（$CaSiO_3$）/PVA	SLS	承力骨修复生物降解支架

四、无机打印材料体系

(一) 生物无机非金属打印材料体系

1. 生物无机非金属材料定义　无机非金属材料（inorganic nonmetallic materials）是以某些元素的氧化物、碳化物、氮化物、卤素化合物、硼化物以及硅酸盐、铝酸盐、磷酸盐、硼酸盐等物质组成的材料。是除有机高分子材料和金属材料以外的所有材料的统称。无机非金属材料是与有机高分子材料和金属材料并列的三大材料之一。在晶体结构上，无机非金属的晶体结构远比金属复杂，并且没有自由的电子。具有比金属键和纯共价键更强的离子键和混合键。这种化学键所特有的高键能、高键强赋予这一大类无机非金属材料以高熔点、高硬度、耐腐蚀、耐磨损、高强度和良好的抗氧化性等基本属性，为金属材料和高分子材料所不及。但与金属材料相比，它抗断强度低、缺少延展性，属于脆性材料。与高分子材料相比，密度较大，制造工艺较复杂。

生物无机非金属材料又称之为生物陶瓷（bioceramics），是指用作特定的生物或生理功能的一类无机非金属材料，即直接用于人体或与人体相关的生物、医用、生物化学等的无机非金属材料。作为生物无机非金属材料，需具备如下条件：生物相容性，力学相容性，与生物组织有优异的亲和性，可灭菌性并具有很好的物理、化学稳定性。从成分而言，主要包括氧化物陶瓷、磷酸盐陶瓷、生物玻璃等。

2. 生物无机非金属材料的分类和应用　根据在生物中引起的组织反应和材料反应，生物无机非金属材料（生物陶瓷）分为惰性生物陶瓷，如氧化铝、氧化锆生物陶瓷；生物活性陶瓷，根据体内降解特性又分为表面活性陶瓷，如羟基磷灰石、微晶生物玻璃；可降解生物活性陶瓷，β- 磷酸三钙陶瓷、生物活性玻璃等。当代生物无机非金属材料可以作为外科矫形手术的假体（如各种关节）、牙科植入物、牙槽增强、中耳骨植入物、眼睛角质假体、人体组织长入的图层、人工心脏的瓣膜、骨头缺损填料、人工筋腱与韧带材料等，应用范围已经相当广泛。

(二) 生物无机非金属材料 3D 打印

利用传统制备成型方法制备生物无机非金属材料植入体等医疗器械时，自动化程度低，操作比较复杂，获得的植入体结构与外形一般比较简单粗糙，加工出的细微结构在大小、形状、数量及分布等方面难以满足患者的个性化需求。而将 3D 打印技术运用到生物无机非金属材料的制备成型中，可加工出外形复杂的人工骨植入物或组织工程支架，大大减少材料的浪费和后期的加工量。除此之外，利用医学的 CT 影像成型技术，通过反向三维建模，可以实现患者的个性化需求，且因形态拟合程度高，可减少手术创伤。生物陶瓷良好的生物相容性结合 3D 打印精确成型、快速制造、个性化等诸多优点，必定会在组织工程支架材料以及个性化医疗领域取得新的突破。

用于 3D 打印的生物无机非金属材料的选择应当考虑以下因素：①打印适应性；②生物相容性；③可控生物降解性；④孔隙度和成分仿生性；⑤适当的力学性能。大多数制备生物无机非金属材料粉体的常用制备工艺都可用于制备 3D 打印用粉体，例如煅烧、球磨、水热法、模板合成等。需要注意的是，控制粉体的粒径分布、球形度等要素，以提供良好的流动性、抗团聚性、堆积性等性能，适用于 3D 打印工艺。

激光选区烧结 / 激光选区熔化（SLS/SLM）工艺是 3D 打印生物无机非金属材料的重要工艺手段。目前适用于 SLS/SLM 工艺的生物陶瓷主要限于生物惰性无机非金属材料。氧化铝和氧化锆是两类使用最广泛的生物惰性陶瓷。由氧化物陶瓷近红外区域（对应于 Nd∶YAG 激光器的波长）的吸收率低，采用激光选区烧结直接加工氧化铝和氧化锆较为困难。

光固化工艺（立体光刻 SLA，数字光投影技术 DLP），也可用于成型生物无机非金属材料，包括良好生物相容性和生物活性的生物活性陶瓷和生物惰性陶瓷。生物无机非金属材料粉末与光固化树脂混合形成均质的聚合物悬浮液，利用光固化进行固化，再通过加热将有机相移除并烧结。

熔丝沉积成形（FDM）工艺主要用于生物活性无机非金属材料打印，包括：羟基磷灰石、磷酸钙基生物陶瓷、生物玻璃等。生物无机非金属材料粉末与光聚合混合形成浆料，通过挤出在空间成型。固化机制可以是冷却凝固、化学交联、光固化等。

1. 生物惰性无机非金属材料 3D 打印

（1）激光选区烧结 / 激光选区熔化（SLS/SLM）工艺打印生物惰性无机非金属材料：三氧化二铝（Al_2O_3），通常被称为氧化铝，是应用最广泛的氧化物陶瓷材料。由于其具有高硬度，低摩擦以及优异的耐磨性和耐腐蚀性，氧化铝已广泛应用于人工关节表面。通过在氧化铝粉末中加入石墨等助剂，可以有效提高近红外光吸收率，大大提高打印性能。选择石墨是因为它在 1 060nm 波长下表现出非常高的吸收率，高于 90%，而氧化铝单独吸收少于 10%。另外，使用不同的聚合物作为黏合剂，通过 SLS/SLM 制作氧化铝制件，而后通过烧结去除黏合剂，也是一种有效的加工方法。

采用聚丙烯（PP）、聚酰胺（PA）或聚乙烯醇（PVA）等高分子材料复合氧化铝粉末形成球形颗粒，并利用 SLS 工艺成型，经过冷等静压（cold isostatic pressing, CIP）处理，完成炉膛烧结步骤，然后使用热等静压（HIP），可获得密度接近 96% 的致密度。

二氧化锆（ZrO_2）是锆的主要氧化物。目前临床应用的氧化锆是部分稳定氧化锆陶瓷（partially stabilized zirconia ceramics, PSZ）（采用氧化钇和氧化镁稳定）。与氧化铝相比，PSZ 具有更高的弯曲强度，更高的断裂韧性和高韦布尔模数（Weibull modulus），以及更低的杨氏模量和表面抛光性能。研究证明，烧结氧化锆零件可以通过直接 SLS 实现，但机械性能无法满足医疗应用的需要。并且，由于激光点内能量分布不均匀，在制造过程中形成微裂纹，会在熔化和冷却过程中引起不同的体积收缩。类似地，借助 PVA 作为黏合剂，可以间接使用 SLS 成型。

激光选区烧结 / 激光选区熔化（SLS/SLM）工艺打印生物惰性无机非金属材料通常分为两个阶段：①陶瓷粉末与熔点较低的黏结剂混合均匀后在激光照射下烧结出均一的模型，但是此时的模型只是在黏结剂的作用下将陶瓷粉末黏结成型，力学性能较差，无法满足应用要求；②在激光烧结后，需要将陶瓷制品放到马弗炉中进行二次烧结。陶瓷粉末的粗细与黏结剂的用量都会影响到陶瓷制品的性能，陶瓷粉末越细越有利于二次烧结时晶粒生长，陶瓷层的质量越好，黏结剂的用量越大，激光烧结过程越容易，但是会造成二次烧结时零件收缩变大，使制品达不到尺寸精度要求。二次烧结过程的温度控制也会对 3D 打印陶瓷制品的性能产生影响。

（2）光固化工艺（立体光刻 SLA，数字光投影 DLP）打印生物惰性无机非金属材料：光固化工艺（立体光刻 SLA，数字光投影 DLP），也可用于成型生物无机非金属材料，生物无机非金属材料粉末需要与成分的不同类型聚合物混合形成浆料。例如丙烯酸酯和环氧树脂的光反应性聚合物中加生物陶瓷颗粒，形成均质的陶瓷聚合物悬浮液。接着，通过紫外线激光束，利用光固化聚合物对陶瓷颗粒进行固化。完成固化后，通过适当的热处理循环将有机相移除。立体光刻技术适用于稳定的陶瓷聚合物复合材料同质溶液，其应具有适当的流变特性，黏度应类似于传统的立体光刻树脂（<3 000mPa·s），才能在层与层之间的加工中实现适当的流动。此外，陶瓷悬浮液应该具备高固化深度而低固化宽度的感光性能，在制造过程中发挥高效率和高分辨率。而且，固化陶瓷生坯零件必须具有高密度，在聚合物移除后能够防止裂缝、变形或者显著收缩，这一工艺的未来发展方向是进一步提高分辨率、减少加工时间以及增强重复性。

2. 生物活性无机非金属材料3D打印

（1）光固化工艺（立体光刻SLA，面曝光DLP）工艺打印生物活性无机非金属材料：除了生物惰性无机非金属材料之外，具有良好生物相容性和生物活性的生物无机非金属材料，如羟基磷灰石（HA），磷酸三钙（tricalcium phosphate，TCP）和生物玻璃，已经用于立体光刻工艺成型，构建了具有良好成骨特性的骨修复体和骨组织工程支架，用于骨缺损修复。Brie等利用基于SLA原理的Ceramaker立体光刻技术，根据患者个性化病例情况制作的羟基磷灰石颅骨假体已在法国利摩日大学附属医院（University Hospital of Limoges）颌面外科成功用于临床。由于羟基磷灰石良好的生物相容性和生物活性，更利于骨骼与其形成良好的骨性结合，植入物能够更快更好地与患者颅骨相融。

基于立体光刻技术打印可降解的生物活性陶瓷基材组织工程骨支架，通过计算机逆向与正向建模技术，结合SLA工艺，可快速建立生物陶瓷材料骨组织工程支架，其仿生三维微观结构具有高度可控的多孔结构，通过控制不同的孔隙率、孔径、形貌等结构特征，能够促进细胞的黏附、增殖、迁移，并促进干细胞成骨分化。对于骨缺损修复具有重要价值。采用立体光刻技术打印磷酸三钙（TCP），通过烧结等一系列的工艺流程，成型制造出特定形态与微结构的骨生物多孔预置管道植入体。植入体模型抗压强度达到与松质骨类似。该多孔植入体可以体外复合细胞及生长因子，有望实现早期血管长入，快速建立循环系统及活化的骨坏死区，并可以早期提供足够力学支撑，符合理想骨移植替代物需求。

（2）熔丝沉积成形工艺打印生物活性无机非金属材料：熔丝沉积成形（FDM）工艺主要用于生物活性无机非金属材料打印，包括：羟基磷灰石、磷酸钙基生物陶瓷、生物玻璃等。在陶瓷熔融沉积工艺流程中，半固态的热塑性聚合混合物，包括黏结剂、增塑剂及分散剂，被用作陶瓷粉末载体。陶瓷被分散，并与体积分数在50%～65%的聚合物进行混合。有机分散剂/表面活性剂和粉末的预加工是获取挤压浆料的关键一步。此外，沉积过程中的流动速率可以通过进料口至加热液化器之间的速率进行控制。熔融材料的温度和沉积速度应与冷却和固化速率匹配，防止结构中产生任何不连续或破坏。

生物活性无机非金属材料熔融沉积一般采用单纤维制造。单纤维的应力分布应当均匀，浆料无结块，以防止陶瓷熔融沉积喷嘴堵塞。此外，为了确保零件的最终尺寸和沉积的精度，对单纤维的尺寸要求较高。在无机非金属材料这样的脆性材料打印中，需要对单纤维组成和加工的参数进行优化，防止单纤维在挤压过程中出现屈曲现象。单纤维的刚性，生物陶瓷/聚合物混合浆料的黏度及黏结剂、表面活性剂的化学性质是陶瓷熔融沉积工艺中的重要参数。需要注意的是，在陶瓷复合聚合物挤出成型中，应当选择生物相容性良好，且具有良好流变性能的聚合物时，以保证打印效果。

基于自交联、溶液挥发、光辅助固化等原理的低温沉积成型工艺也被广泛用于生物活性陶瓷构建，可降解骨缺损再生修复植入物和骨组织工程支架。磷酸钙、生物玻璃等生物陶瓷粉体与海藻酸盐、明胶、纤维素等水凝胶复合，形成流体浆料，通过低温沉积工艺喷头加压挤出，并经过交联等固化，形成以生物陶瓷为主要功能组分的复合材料体系。

3D打印生物无机非金属材料体系已得到了较大的发展，不仅在抗压强度和材料韧性上得到了比较好的提升，而且材料的成型工艺也趋向多孔化，为定制式3D打印生物无机非金属植入体用于人体植入及细胞爬行生长、融合提供了依据。生物无机非金属材料良好的生物相容性结合3D打印精确成型、快速制造、个性化等诸多优点，必定会在组织工程以及定制式医疗领域取得新的突破。

（曹晓东 杭 飞 樊渝江 周长春）

参 考 文 献

[1] LEE V, SINGH G, TRASATTI J. P, et al. Design and Fabrication of Human Skin by Three-Dimensional Bioprinting[J]. Tissue Engineering Part C: Methods, 2014, 20(6): 473-484.

[2] XU T, ZHAO W, ZHU J M, et al. Complex heterogeneous tissue constructs containing multiple cell types prepared by inkjet printing technology[J]. Biomaterials, 2013, 34(1): 130-139.

[3] GAETANI R, DOEVENDANS P A, METZ CH, et al. Cardiac tissue engineering using tissue printing technology and human cardiac progenitor cells[J]. Biomaterials, 2012, 33(6): 1782-1790.

[4] SONG S J, CHOI J, PARK Y D, et al. Sodium Alginate Hydrogel-Based Bioprinting Using a Novel Multinozzle Bioprinting System[J]. Artificial Organs, 2011, 35(11): 1132-1136.

[5] ZHANG Y, YU Y, CHEN H, et al. Characterization of printable cellular micro-fluidic channels for tissue engineering[J]. Biofabrication, 2013, 5(2): 025004.

[6] DUARTE CAMPOS D F, BLAESER A, WEBER M, et al. Three-dimensional printing of stem cell-laden hydrogels submerged in a hydrophobic high-density fluid[J]. Biofabrication, 2013, 5(1): 015003.

[7] KÖPF M, CAMPOS DF, BLAESER A, et al. A tailored three-dimensionally printable agarose-collagen blend allows encapsulation, spreading, and attachment of human umbilical artery smooth muscle cells[J]. Biofabrication, 2016, 8(2): 025011.

[8] KANG L H, ARMSTRONG P A, LEE L J, et al. Optimizing Photo-Encapsulation Viability of Heart Valve Cell Types in 3D Printable Composite Hydrogels[J]. Annals of Biomedical Engineering, 2017, 45(2): 360-377.

[9] GUNGOR-OZKERIM P S, INCI I, ZHANG Y S, et al. Bioinks for 3D bioprinting: an overview[J]. Biomater Science, 2018, 6(5): 915-946.

[10] ZHAI X, MA Y, HOU C, et al. 3D-Printed High Strength Bioactive Supramolecular Polymer/Clay Nanocomposite Hydrogel Scaffold for Bone Regeneration[J]. ACS Biomaterials Science & Engineering, 2017, 3(6): 1109-1118.

[11] JIN Y, LIU C, CHAI W, et al. Self-Supporting Nanoclay as Internal Scaffold Material for Direct Printing of Soft Hydrogel Composite Structures in Air[J]. ACS Appl Mater Interfaces, 2017, 9(20): 17456-17465.

[12] KESTI M, EBERHARDT C, PAGLICCIA G, et al. Bioprinting Complex Cartilaginous Structures with Clinically Compliant Biomaterials[J]. Adv Funct Mater, 2015, 25(48): 7406-7417.

[13] GLADMAN A S, MATSUMOTO E A, NUZZO R G, et al. Biomimetic 4D printing[J]. Nat Mater, 2016, 15(4): 413-418.

[14] KIRILLOVA A, MAXSON R, STOYCHEV G, et al. 4D Biofabrication Using Shape-Morphing Hydrogels[J]. Advanced Materials, 2017, 29(46): 1703443.

[15] GUO J, ZHANG R, ZHANG L, et al. 4D printing of robust hydrogels consisted of agarose nanofibers and polyacrylamide[J]. ACS Macro Lett, 2018, 7(4): 442-446.

[16] TAPPA K, JAMMALAMADAKA U, WEISMAN J A, et al. 3D Printing Custom Bioactive and Absorbable Surgical Screws, Pins, and Bone Plates for Localized Drug Delivery[J]. J Funct Biomater, 2019, 10(2): 17-30.

[17] VELIOGLU Z B, PULAT D, DEMIRBAKAN B, et al. 3D-printed poly(lactic acid) scaffolds for trabecular bone repair and regeneration: scaffold and native bone characterization[J]. Connective tissue research, 2019, 60(3): 274-282.

[18] PARK S H, PARK D S, JI W S et al. Scaffolds for bone tissue engineering fabricated from two different materials by the rapid prototyping technique: PCL versus PLGA[J]. Journal of Materials Science Materials in Medicine, 2012, 23(11): 2671-2678.

[19] TEMPLE J P, HUTTON D L, HUNG B P, et al. Engineering anatomically shaped vascularized bone grafts with hASCs and 3D-printed PCL scaffolds. J. Biomed. Mater[J]. Journal of Biomedical Materials Research Part A, 2015, 102(12): 4317-4325.

[20] MELCHIORRI A J, HIBINO N, BEST C A, et al. 3D-Printed Biodegradable Polymeric Vascular Grafts[J]. Advanced Healthcare Materials, 2016, 5(3): 319-325.

[21] 司云强, 李宗安, 朱莉娅, 等. 生物陶瓷 3D 打印技术研究进展 [J]. 南京师范大学学报（工程技术版）, 2017, 17(1): 1-11.

[22] WONG T M, JIN J, LAU T W, et al. The use of three-dimensional printing technology in orthopedic surgery[J]. Journal of Orthopaedic Surgery, 2017, 25(1): 2309499016684077.

第三节 生物打印工艺及核心设备

一、喷墨打印系统与装备

（一）喷墨打印技术发展历史与概述

喷墨打印技术起源于20世纪50年代，西门子公司的工程师Elmqvist对喷墨技术进行研究，获得了第一个实用喷墨设备的专利。1978年，西门子公司的Zoltan、Kyser和Sear研发出压电式按需喷墨技术，制造了SeimensPt-80打印机，这是世界上首部具有商业价值的喷墨打印机。1979年，佳能和惠普两家公司分别研发出了热气泡喷墨打印技术。1988年，按需喷墨技术被首次用于生物材料打印，得克萨斯大学圣安东尼奥分校（The University of Texas at San Antonio）的Klebe使用惠普热喷墨打印机进行了胶原蛋白和纤维粘连蛋白的打印。2005年，克莱姆森大学徐弢博士使用惠普550C喷墨打印机首次打印了哺乳动物细胞，且细胞存活率超过90%。时至今日，已经有多个研究团队使用喷墨细胞打印方法进行了组织工程、肿瘤药物筛选及药物缓释等方向的研究。

本节介绍了喷墨打印方法的原理、喷墨设备的组成、喷墨打印的工艺流程及其特点和优势。

（二）喷墨打印原理

喷墨打印机通过特定设计的喷墨打印头推动墨水产生体积为皮升（pL）量级的液滴。液滴被打印到基板上，通过交联作用形成有一定强度的半固体结构。随着喷墨打印头与基板间进行相对的三维运动，液滴被打印到指定位置，并通过逐层的材料堆积，最终实现三维结构成型。

喷墨打印头工作原理：喷墨打印头是喷墨打印设备的核心部件。喷墨打印头通常包含一个腔室和与之相连的数个喷嘴。喷嘴的直径通常小至40～80μm，在非喷射状态下，墨水的表面张力可避免自身从喷嘴漏出。当喷墨打印头收到喷射信号时，执行器通过热气泡或压电产生一定的压力脉冲，克服墨水表面张力及其他阻力，喷出液滴（图18-3-1）。

（1）热喷墨打印头：热喷墨打印头通过加热产生热气泡来实现喷墨打印。当需要进行液滴喷射时，热执行器对墨水的局部进行短暂加热，瞬时高热量汽化局部的墨水并产生热气泡，气泡迅速膨胀至爆炸，产生推动力喷出喷嘴处的墨水。在加热过程中，尽管热气泡的温度可达到200～300℃，但是由于加热时间极短（约2μs），喷墨打印头中液体的整体温度仅上升4～10℃。多项研究结果表明，在合理的参数配置下，热喷墨打印对细胞存活率的影响很小。

热喷墨打印头因打印速度快、设备成本低而被广泛应用。但是一方面因为液滴的喷出受热气泡爆炸影响，喷出液体的状态难以稳定控制；另一方面由于喷嘴直径较小，打印过程容易出现堵塞，且难以清洁，因此使用的墨水黏度不能太高。此外，喷嘴直径与多数细胞直径相近，细胞在喷射过程中会受到剪切应力作用，若细胞直径较大，易造成喷嘴堵塞和细胞损伤。

（2）压电喷墨打印头：压电喷墨打印头通过压电元件的变形来实现喷墨打印。当压电喷墨打印头进行一次液滴喷射时，脉冲电压使喷墨打印头中的压电驱动器形状改变，导致腔室发生形变，在待喷射的墨水中引起压力波，当压力波传递至喷嘴处，墨水克服表面张力等阻力喷出液滴。压电喷墨打印可通过调整压电元件的驱动模式和电压脉冲特性等参数进行优化，控制液滴大小和喷射速率，提高打印效率和效果。

压电喷墨打印头可以较好地控制液滴形成，喷嘴直径可选范围较广，可以实现单喷嘴配置且易于清洁。由于打印过程不涉及加热，因此使用压电喷墨打印无须担心细胞会受到温度变化的影响。另外，还可对喷射系统进行无喷嘴改造，避免喷嘴直径过小产生剪切力伤害细胞和防止喷嘴

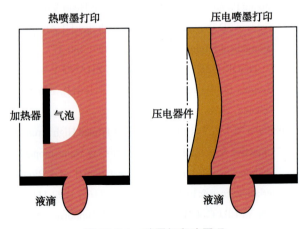

图18-3-1 喷墨打印头原理

堵塞。但是，压电喷墨打印头使用的 15～25kHz 频率可能会引起细胞膜损伤，进而导致细胞死亡，因而压电喷墨打印头同样难以打印高黏度墨水。

三维结构成型原理：喷墨生物 3D 打印的三维结构成型原理与传统的 3D 打印成型原理类似，都是先在二维平面上进行图案构建，再通过逐层堆积的方式实现三维结构的固化成型，常用的固化方法有化学交联固化和光固化。

化学交联可通过交替打印生物墨水和交联剂进行固化，或在进行生物墨水打印的同时喷洒交联剂进行固化。也可将液滴打印到交联剂浸没的移动平台上进行固化。每完成一层打印，平台便向下移动一定的距离，继续下一层的打印。打印光敏材料时，使用特定波长的光对其进行照射，即可实现固化。

（三）喷墨打印设备

喷墨打印设备主要由喷墨打印头、三维运动系统和控制器组成。喷墨打印头（以下简称喷墨头）是打印设备的核心，其结构和参数会影响喷出液滴的尺寸和状态。如果生物墨水中含有细胞，喷头参数也会对细胞状态产生至关重要的影响。

三维运动系统的主要目的是使喷墨头相对打印基板进行三维运动，从而控制喷出液滴的相对位置并实现三维成型。系统的运动精度会影响打印模型的尺寸精度。在运动系统中，可以采用喷墨头水平运动配合基板垂直运动的方式，也可以采用喷墨头垂直运动配合基板水平运动等其他方式。

控制器通常可与计算机联合使用，以监控和调整打印的参数。控制器可调整喷墨头的脉冲电压，通过频率、振幅、波形等的调整，控制喷墨的状态。控制器会将设计好的三维建模图形转化为可使运动系统正常工作的运行代码。由于需要考虑成型的问题，运动系统并非对建模好的图形进行简单解码，而要根据图形和成型情况进行运动路径优化。

除了以上三个主要部分，根据设备的不同，喷墨生物打印设备通常还会包含紫外消毒系统、温度控制系统、交联剂喷淋系统、光固化系统等。

喷墨打印设备最早被用于细胞打印时，研究人员们都使用经过改装的普通喷墨打印机进行实验。惠普，佳能等品牌的纸张喷墨打印机将墨盒、打印头进行清洗，再进行适当的表面改性，便可用于细胞打印。在喷墨头下方配备可以进行垂直运动的平台后，改造设备就可以用于细胞 3D 打印。随着更多研究的开展，商业化的细胞喷墨打印设备也不断涌现。Microdrop 公司推出 Microdrop Autodrop 系列多通道全自动微滴喷射系统，同时也提供完整的细胞 3D 喷墨打印设备方案。国内，上海微技术工业研究院等也研发了商用细胞喷墨打印设备。这些商业化设备具有稳定的性能和配套的软硬件设施，为相关研究人员的工作开展提供了极大的便利。

（四）工艺流程

以使用改造后的 HP Deskjet 550 热喷墨打印机打印"半心脏"（具有两个相连心室）为例，介绍喷墨打印的工艺流程。在打印前，将成年猫的原代心肌细胞悬浮在藻酸盐溶液中，并将此细胞悬液放置在填充室中。填充室中有一可上下移动的平台，平台表面为生物"纸"。生物"纸"位于液面下 $100\mu m$ 处。打印时，喷墨头喷出氯化钙（$CaCl_2$）交联剂将喷出位置处含有细胞的藻酸盐溶液固化。完成一层打印后，平台向下移动 $100\mu m$，进行下一层的打印。打印完成后，用磷酸盐缓冲液（phosphate buffered saline，PBS）洗去多余的藻酸盐溶液，并用 $CaCl_2$ 溶液做进一步交联。完成之后，就得到 3D 打印的猫"半心脏"。

在实际打印时，需要根据实际使用的细胞和材料种类，选择合适的交联方法和成型方式。比如进行原位生物打印时，直接从喷墨头喷出含有细胞的材料，再进行交联。

（五）喷墨生物打印的特点和优势

喷墨打印用途广泛，可用于生物材料、细胞、细胞因子、药物、基因等的打印。喷墨打印可以很方便地使用多个喷墨打印头进行多种不同材料和细胞的同时打印。其分辨率较高，使用液滴进行成型可以很好地控制打印结构的几何特征和位置。另一方面，喷墨生物打印设备成本较低，并且易于使用。普通的桌面喷墨打印机进行适当的改造后便可用于喷墨打印。另外，对喷墨头进行适当的设计和改造，能够改善打印的效果。喷墨打印是非接触式打印，因此喷墨打印可以较为方便地进行原位生物打印来修复皮肤、软骨等组织的损伤。同理，喷墨打印还可以在已有的生物制品基础上进行打印，将因子或细胞等打印到准备好的支架或者物体表面上。

喷墨打印的明显缺点是容易发生堵塞。形成堵塞后，如果没有及时进行处理，喷墨头很可能无法继续使用。因此，喷墨打印不宜用于高黏度生物材料和细胞团的打印。另外，受成型原理的限制，喷墨生物打印难以实现多孔结构的打印。

二、激光打印系统及装备

（一）发展历史及概述

生物激光打印是由激光诱导前向转移（laser induced forward transfer，LIFT）技术的基础上演变而来的。LIFT 技术是一种以激光作为驱动力，可对微量材料进行较高空间分辨率沉积的直写技术。该技术最初用来加工金属材料，后经过两个阶段的改进，逐渐发展为可实现生物材料沉积的激光打印技术。第一个阶段被称为矩阵辅助脉冲激光蒸发直写（matrix-assisted pulsed-laser evaporation direct write，MAPLE-DW）技术，该技术是 1999 年由美国海军实验室提出的。在这一时期，该技术已经被用于不同的生物材料或细胞打印。第二个阶段被称为生物激光打印（biological laser printing，BioLP），也称为激光辅助生物打印（laser assisted bioprinting，LAB）。

相比原有的 MAPLE-DW 技术，BioLP 技术在激光照射层和生物材料层中间加入激光吸收层，此项改进避免了激光对生物材料涂层的直接作用，有效减少了生物材料或细胞的损伤。在随后的生物 3D 打印研究中，BioLP 技术逐渐取代了原有的 MAPLE-DW 技术。2010 年，Guillotin 等人利用 BioLP 技术以 5kHz 的打印速度进行高浓度（细胞浓度 1×10^8 个 /ml）的细胞打印，其打印分辨率几乎达到单细胞尺寸。2015 年，Xiong 等人利用 BioLP 技术以逐层打印的方式成功打印出含细胞的 Y 型血管，其打印后细胞存活率达 63.8%。2019 年，Kingsley 等人利用 BioLP 技术构建了可控的核壳细胞微珠结构，对癌细胞和干细胞进行研究，其结果进一步证明了 BioLP 技术在细胞微环境构建中的可行性。

（二）系统组成

BioLP 系统主要由四部分组成：①激光源；②靶板；③接收基板；④移动系统。其中激光源主要是采用单波长、单脉冲激光器，可通过衰减器使激光光强达到所需的使用要求；靶板主要由透明基片、激光吸收层和生物材料涂层组成；接收基板是带缓冲涂层 / 交联剂涂层的培养皿或载玻片；移动系统主要用于实现液滴沉积位置的精确控制。

（三）工艺原理

BioLP 技术，是利用激光光能转化的热能产生热气泡来驱动液体材料喷射成型的。激光在透过聚焦镜片后折射聚焦成一个光斑，通过调整参数，使得光斑透过透明基片照射在吸收层上。在聚焦光斑照射的作用下，靠近光斑的下层生物材料层吸收了部分热能，产生气泡，驱动微量材料往接收板方向迁移。当微量材料所受的重力和气泡产生的驱动力之和大于材料的表面作用力时，就会被喷出形成液滴转移到接收基板上。在光斑照射过程中，大部分的热量被激光吸收层吸收，只有靠近光斑照射区域的材料能吸收少量热量形成气泡。通过重复控制脉冲激光聚焦光斑，即可实现多个液滴的精确排列，形成所需的打印图案或三维结构。

目前主要有两种方式用于激光聚焦光斑的位置控制。第一种方法是利用振镜系统控制激光光路，从而实现光斑在靶板上的移动（图 18-3-2）。振镜系统主要包括数控系统，水平方向的振镜 X、振镜 Y 和扫描镜 X、扫描镜 Y。激光在经过水平方向的扫描镜的反射后，通过聚焦镜片，形成聚焦光斑照射在靶板上。通过数控系统分别对振镜 X、振镜 Y 进行信号控制，使扫描镜 X、扫描镜 Y 发生偏转，间接控制聚焦点。第二种方法是利用 x-y 方向移动平台整体控制靶板和接收基板的水平位置，利用相对运动控制聚焦光斑的位置（图 18-3-3），该方法需要平台具备比激光聚焦光斑直径更小的移动精度，才能实现精确的图案打印。

相较移动平台控制，振镜系统可避免平台移动带来的射流偏移影响图案构建。此外，两种方法都可以增设 z 轴移动平台，以同时实现激光聚焦和散焦功能。

（四）打印工艺

与 BioLP 系统组成对应，打印的液滴特性主要取决于激光参数、材料性能和接收基板的表面特性。所以该技术可分为激光调整、靶板制备、接收基板处理三个部分。

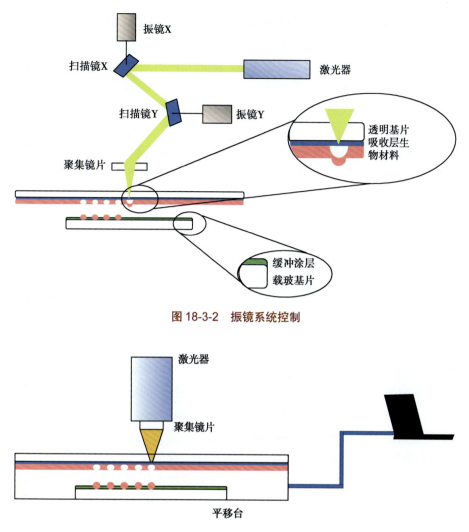

图 18-3-2 振镜系统控制

图 18-3-3 移动平台控制

激光调整：激光主要作为热源使材料产生气泡，从而形成液滴。现有研究表明，液滴的形态会随激光脉冲能量的改变而变化。当激光能量达到基本的能量阈值 F0 时才能在材料层内产生气泡。然而，气泡的形成不是液滴沉积的充分条件，只有当激光能量密度 F1＞F0 时，射流才能到达接收基板，形成液滴。F1 略高于 F0 时，可获得圆形、均匀的液滴，而过高的激光脉冲能量会引起不规则液滴形成、液滴飞溅等问题。

液滴体积与激光脉冲能量呈线性关系，在一定能量范围内，液滴直径会随着激光能量的增强而增加。另外，聚焦光斑增大也会造成液滴体积增加，但不会影响 F0，每种材料的 F0 取决于材料的自身特性。通过调整激光功率或聚焦光斑尺寸的方法控制 F1，可打印出具有高重复性的圆形、均匀液滴。

BioLP 对激光波长要求较低，一般选择单色光源（如波长 193nm，248nm，266nm，355nm，1 064nm），稳定且能满足射流产生所需 F1 的激光器即可。常用的激光器有：脉冲 Nd：YAG 激光器，PSX-100 准分子激光器，飞秒光纤激光器等。

靶板制备：靶板制备必须使用对激光源具有通透性的基片、玻璃或者一些具备通透性的聚合物。一般情况下，靶板制备步骤如下：采用透明石英载玻片作为基片，利用真空沉积技术在基片的一面涂覆一层厚为 10～100nm 的金属或金属氧化物薄膜作为激光吸收层，再利用刮板涂布法或旋转涂布法在激光吸收层上涂覆一层厚为 10～100μm 的生物材料膜作为打印涂层。其中生物材料层一般是由培养基或生物材料包裹的细胞、因子等一些活性物质构成的生物墨水。

激光吸收层除了需具备较大的光吸收系数，

376 | 第四篇 生物3D打印

良好的生物相容性，还应该有良好的平整度和较强的附着力，目前钛、氧化钛和金是常用的吸收层材料。随着激光器的波长范围变大，水凝胶也具备充当吸收层的潜能。例如 Sorkio 等人采用人工基膜和甘油混合物作为吸收层，进行了角膜组织打印。

考虑到吸收层和生物材料层的直接接触，有可能会在打印过程中出现吸收层与生物材料层混合。但有研究表明，银吸收层厚度在 $50\sim200nm$ 时，打印的液滴中会含有 $250\sim700nm$ 的银杂质，而形成的液滴通常是微米级别的。另外考虑到实际应用中，激光吸收层的厚度远小于生物材料层的厚度，所以液滴中出现的吸收层杂质可以忽略不计。

生物材料层需具备一定的黏度，保证其在重力的作用下不会从靶板上脱落。此外，为保持生物材料在打印过程中的活性，一般会采用培养基或基质材料对其进行包裹。常用的包裹材料为水凝胶，如海藻酸钠，人工基膜，胶原等。

生物墨水的黏度也会影响液滴大小。同等参数条件下，黏度越小的生物墨水，液滴直径越大。

接收基板处理：接收基板是一块表面涂有水凝胶/交联剂层的载玻片或培养皿，平行置于靶板的下方，并与靶板一同放置在移动平台上，以接收被打印的液滴。接收基板上的水凝胶层除了为液滴提供营养物质以外，也可以作为缓冲垫，减小液滴沉积在接收基层上所受的冲击力带来的损伤。此外，水凝胶还可以水合沉积的液滴，有效防止打印过程中液滴蒸发。在缓冲水凝胶层中加入交联剂，可使落到接收基板的液滴立即进行交联作用，实现打印-交联同步进行。一般接收基板可以采用胶原，纤维蛋白原，明胶或者人工基膜等水凝胶进行包被。

理论上，接收基板与靶板的距离过大会导致液滴尺寸差异，沉积位置分散，图案精度下降，但研究表明，在 $100\sim2\,000\mu m$ 的距离范围内，液滴的形态、尺寸以及位置分布精度无明显差异。

（五）工艺特点

与挤出式生物打印方式和喷墨生物打印相比，BioLP 是一种无喷嘴打印技术，因此可以避免在打印过程中因喷嘴引起的剪切力作用。另外，无喷嘴打印不会出现打印喷墨头堵塞，从而使得

BioLP 可以完成较大黏度的生物墨水和高细胞浓度打印任务。与喷墨打印一样，BioLP 也具备较高的分辨率（$10\sim100\mu m$），所以 BioLP 也被应用于生物芯片的制备。此外，在生物 3D 打印技术中，BioLP 的细胞存活率最高，能达到 95%。然而，BioLP 仍存在着一些不足，如靶板制备成本较高、制备周期较长及对生物墨水黏性有一定要求等。

三、挤出打印系统及装备

（一）挤出打印系统概述

挤出式生物打印（extrusion-based bioprinting）是一种通过连续挤出的加工方式成型生物墨水的打印形式。在这种打印形式下，具有一定黏性的生物墨水由喷嘴连续挤出形成微丝，再由微丝按一定排列层层堆积形成最终结构。因此，挤出式生物打印也被称作以线为单元的生物打印。挤出式生物打印的前身为熔丝沉积成形（fused deposition modeling，FDM），其主要成形对象为热塑性丝材。随着人们对材料固化方式的探索，挤出式打印可成形对象的范围也随之拓宽。2005 年，清华大学颜永年教授课题组报道了载肝细胞水凝胶的挤出式生物打印工作。同年，美国德雷塞尔大学（Drexel University）孙伟教授课题组也实现了细胞-水凝胶共混结构的生物打印。自此，世界上越来越多的研究人员加入了挤出打印系统的研发与应用工作中。可打印的生物墨水种类包括载细胞水凝胶、细胞团和脱细胞基质等。挤出式生物打印也作为一种主要的生物打印模式，在组织工程和再生医学领域发挥着重要作用。

（二）挤出打印系统的工艺原理及流程

挤出打印系统的工作原理可简述如下：具有流动性的生物墨水被施加一定推力后，由喷嘴挤出微丝沉积在打印平台上，随着喷嘴和平台的相对运动形成预设的单层图案，提升喷嘴高度实现图案层层堆叠，形成三维实体。挤出式生物打印的一个关键因素是生物墨水应具有合适的黏度，以保证微丝的连续性、微丝与平台的粘连性以及微丝与微丝之间的粘连性。生物墨水的黏度取决于溶质浓度和打印温度。有关生物墨水浓度部分在本节不再详述。而对于一套完整的挤出打印系统而言，温控系统的存在必不可少。

一套完整的挤出打印系统应由计算机辅助设计软件、分层软件、进料系统、运动系统、喷嘴和温控系统构成。计算机辅助设计软件和分层软件属于软件部分，进料系统、运动系统和温控系统属于硬件部分。计算机辅助设计软件是工程人员设计拟打印结构的工具。拟打印结构的信息一方面可以由工程人员自行编辑，另一方面也可以从医学影像学数据获得，例如计算机断层扫描（computed tomography，CT）数据。工程人员利用计算机辅助设计软件对医学影像学信息进行三维重构。三维模型构建完成后，由分层软件对三维模型进行分析，规划喷嘴与平台相对运行路线并转换成工作代码。进料系统的主要作用是暂时贮存生物墨水，并提供将生物墨水挤出喷嘴的动力。运动系统提供喷嘴与打印平台的相对运动。温控系统一方面保证打印过程中生物墨水具有合适的黏度，另一方面能固化温敏生物墨水。例如，明胶是一种水溶性温敏型生物材料，其水溶液在温度较高时为具有一定黏度的流体，在低温时则失去流动性形成半固态水凝胶，经典的水凝胶还需加入海藻酸盐等材料，低温成型后需进一步化学交联固化水凝胶。由于不同材料固化方式的不同，有时需要增加额外的材料固化模块。例如，甲基丙烯酸酐化明胶（gelatin methacrylate，GelMA）是一种光敏型材料，除在打印过程中保证适当温度外，还需有额外的紫外光照射模块激活光引发剂使 GelMA 水凝胶固化。

以挤出打印载胚胎干细胞温敏型生物墨水为例简述工艺流程：①计算机三维建模软件构建打印模型，切片软件规划打印路径；②预冷成型室；③混合细胞与材料形成生物墨水（本例中材料为明胶 - 海藻酸盐溶液）；④装载生物墨水；⑤调整打印参数并打印；⑥交联打印完成的结构并培养。其中，成型室温度和挤出速度等打印参数可根据成型效果与所成型的细胞进行调节，保证较好的成型结构和细胞存活率。

（三）挤出式打印系统的分类

根据进料系统的不同，挤出式打印系统可以分为气动式、机械驱动式和电磁式打印系统。如图 18-3-4 所示。

气动式挤出打印系统：如气动式挤出打印系统以压缩空气为动力推动生物墨水。为持续产生压缩空气，气动式打印系统常配有气泵。压缩空气通过管道输送至密封腔中，通过压动活塞将生物墨水挤出喷嘴（图 18-3-4A）。一些气动式系统不配备活塞，通过直接压动生物墨水液面实现挤出。为了使挤出过程控制得更加精确，一些设备在喷嘴处安装了控制阀门。气动式挤出打印系统动力适中，一方面使细胞在打印过程中承受的剪切力较小，细胞存活率相对较高。另一方面，对于黏度较大的生物墨水，则可能因挤出力不足影响打印连续性。

机械驱动式挤出打印系统：机械驱动式挤出打印系统根据生物墨水输送形式的不同，又可细分为活塞式和螺杆式（图 18-3-4B）。活塞式打印系统由步进电机、丝杆和活塞构成。丝杆连接步进电机和活塞，将步进电机的旋转运动转化为直线运动，推动活塞挤出生物墨水。以这种挤出方式为蓝本，研究人员将生物墨水装载入医用注射器，在打印设备上设计符合注射器尺寸的卡槽，以步进电机 - 丝杆推动注射器活塞实现打印。该模式因使用方便、易于清理被广泛应用。与此同时，由于生物墨水具有一定的黏性，因此在步进电机停转时，由于残余应力的存在，墨水仍然会从喷嘴流出，造成流涎。为避免因流涎影响成型精度，应用这种打印方式时，常需要合理规划打印路径，保证一次成型。

螺杆式打印系统由步进电机与相连的粗螺杆构成。生物墨水由进料口进入后，弥散在螺杆的螺旋槽中。当步进电机带动螺杆转动时，螺旋槽中的墨水也沿螺旋线被带动到喷嘴处挤出。由于墨水由螺旋槽带动前进，当螺杆停转时，墨水也就停止前进，避免了流涎的情况，易于精确控制流量。同时，螺杆式挤出动力大，可挤出黏度较大的生物墨水。另一方面，生物墨水在输送过程同时受到螺杆和流道壁的挤压和摩擦，承受了较大的应力，造成细胞存活率下降，这成为螺杆式打印系统的一大缺陷。

综合来看，机械驱动式挤出打印系统成本较低，易于控制，使用方便。但打印过程中细胞承受的剪切力较大，细胞存活率相对较低。因此，在考虑打印设备的选取时，需多方面综合考量，根据打印的最终目的选用合适的打印方式。

电磁式挤出打印系统：电磁式挤出打印系统

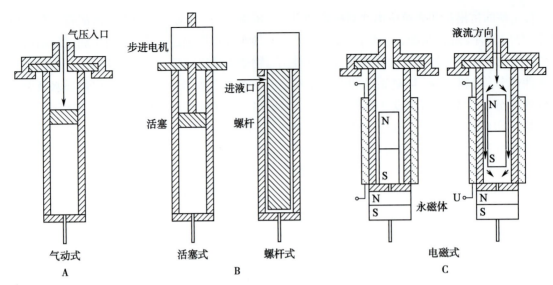

图18-3-4　不同进料系统挤出式打印系统示意图
A. 气动式；B. 机械驱动式；C. 电磁式。

由两块永磁体和包裹在流道周围的螺线管构成（图18-3-4C）。螺线管未通电时，两块永磁体极性相反互相吸引堵住喷嘴，墨水不能流出。当螺线管通电时，螺线管内部形成磁场将上方永磁体抬起，生物墨水可以从喷嘴流出。需要指出的是，上述的螺线管-永磁体结构的作用相当于一个阀门，系统仍需额外的动力来源。这种方式的主要优势在于对细胞造成的损伤较小、生物墨水流量的控制精确。

（四）挤出式打印装备的特点

与喷墨打印和激光打印系统相比，挤出式打印的成型单元为连续的微丝。因此，挤出打印的结构完整性优于喷墨打印与激光打印。此外，由于挤出打印有动力源，可成型生物墨水的黏度范围广。限于工艺特点，挤出打印也存在一些缺陷。第一，与喷墨打印和激光打印相比，挤出打印成型速度较慢，成型效率较低；第二，成型精度较差；第三，由于打印过程中细胞受到较大的剪切力，对细胞的损伤较高。虽然挤出式打印存在上述缺陷，但由于其优势目前仍无可取代，挤出式打印仍为现今研究领域应用最广泛的打印模式。

（五）挤出打印装备的商业化

随着越来越多的研究人员从事生物打印研究，商品化打印设备也成为一项市场需求。近年来，许多商品化挤出打印设备已进入市场。商用量产打印设备一般具有稳定的打印精度、多种生物墨水的打印能力以及配套的设计与分层软件。大部分设备还配备有多个打印喷头，可同时成型不同种类生物墨水，为更好模拟人体真实组织和器官提供了可能。商品化打印设备正向着便携化与集成化的方向发展。打印机的机身尺寸更小，机器功能更加丰富，价格也更加低廉，例如 Allevi 1 型打印机尺寸仅有 12in×10in×10in（1in=2.54cm），售价为 4 995 美元。国内公司研发的挤出式 3D 打印设备也正逐步迈入市场。这些商用打印机的推出，为生物打印在组织工程与再生医学中的研究提供了便利。

四、光固化打印系统及装备

（一）光固化打印概述

光固化打印技术是目前较为成熟的 3D 打印技术。1986 年，美国学者 Charles Hull 发明了第一台基于光固化技术的 3D 打印机，并成立了 3D Systems 公司，其后许多关于快速成型的概念和技术迅速发展。该技术的基本原理是叠层制造原理将一个立体的目标零件的形状分为若干个平面层，以一定波长的光束扫描液态光敏树脂，使每层液态光敏树脂被扫描到的部分固化成型，而未被光束照射的地方仍为液态，最终各个层面累积成所需的目标零件，极大地提高了材料的利用率。此外，光固化打印利用对光路的控制，能够实现高分辨率和高精度的打印。传统的光固化打印有两种类型,分别为激光直写打印和面曝光快速成型打印。

(二)光固化打印系统

光固化打印系统具有的硬件系统包括光路控制系统运动控制系统和总控系统。光路控制系统包括光源、快门、扩束器和反光镜组,负责形成所需的光路,并将其精准传递到液槽;运动控制系统包括x、y、z三个方向的运动控制平台,负责三维结构的构建;总控系统负责对上述各系统进行协调控制。在面曝光快速成型打印工艺中,还具有数字化动态掩模系统,负责将二维图像实时转化为掩模,来辅助成型。

(三)光固化打印的工艺原理

激光直写打印:激光直写打印,是利用激光束直接照射装满液态光敏树脂的液槽,光敏树脂在激光器发射的紫外激光束照射下快速固化。在成型开始时,可升降工作台处于液面以下的一个截面层厚的高度。通过透镜聚焦后的激光束,按照机器指令将截面轮廓沿液面扫描。扫描区域的树脂快速固化,从而完成一层截面的加工过程,得到一层二维的树脂固体。之后工作台下降一层截面层厚的高度,再固化另一层截面,如此往复叠加,构建出三维实体。工艺原理图如图18-3-5A所示。

面曝光快速成型打印:面曝光快速成型打印是近几年迅速发展起来的一种用于快速制作零件的光固化成型方法。与激光直写打印相比,面曝光固化具有制作时间短、系统成本低、工艺简单等优点,是一种极具发展潜力的打印工艺。面曝光快速成型打印的基本原理是将零件的三维模型经计算机分层后,生成零件二维截面轮廓信息,经过视图发生器投影在光敏树脂表面生成相应的掩模图形,未被掩盖的图层被同时照射并瞬间固化,形成一个二维树脂固体,逐层堆积后形成三维零件的原型,极大地提高了加工效率。工艺原理图如图18-3-5B所示。

(四)一些创新性的光固化打印工艺

双光子聚合激光3D打印成型技术:在普通的光固化打印过程中,由于树脂材料的黏度、表面张力等因素的影响,以及最小涂层厚度等因素的限制,目前的光固化打印技术能达到的分辨率是在微尺度范围,如果要进一步提高光固化打印的分辨率,实现亚微尺度和纳米尺度结构制造将面临巨大的挑战。传统的光固化打印利用的都是单光子激光,而双光子聚合激光3D打印系统利用的是双光子聚合原理。双光子聚合是指物质的一个分子同时吸收两个光子,由于双光子的吸收仅发生在脉冲激光的焦点处,而其光路上的激光强度不会发生双光子吸收。因此,在其他因素相同的情况下,双光子聚合激光能比传统的单光子激光具有更高的空间选择性,也就具有更高的分辨率。单光子激发聚合和双光子激发聚合的原理对比如图18-3-6所示。将双光子聚合激光应用到生物3D打印上,能够实现微纳尺度的组织支架打印,也将更好地模拟细胞生长的微环境,具有广泛的应用前景。

连续液面生产(continuous liquid interface production, CLIP):2015年3月20日,Carbon3D公司的Tumbleston等人在美国 *Science* 杂志上发表了一项颠覆性3D打印新技术:CLIP技术。CLIP技术不仅可以稳定地提高3D打印速度,同时还可以大幅提高打印精度。打破了3D打印技术精度与速度不能同时提高的悖论,将3D打印速度提高100倍,并且可以相对轻松地得到无层面的打印制品。困扰3D打印技术已久的高速连续化打印问题在CLIP技术中被完全克服。CLIP的基本原理是其底面的透光板采用了透氧、透紫外光的特氟龙材料聚四氟乙烯(polytetrafluoroethylene, PTFE),而透过的氧气进入到树脂液体中可以起到阻聚剂的作用,阻止固化反应的发生。氧气和紫外光照的作用在这个区域内会产生一种相互制衡的效果:一方面,光照会活化固化剂,而另一方面,氧气又会抑制反应,使得靠近底面部分的固化速度变慢。当制件离开这个区域后,脱离氧气制约的材料可以迅速地发生反应,将树脂固化成型(图18-3-7)。除了打印速度快,CLIP系统也提高了3D打印的精度:传统的SLA技术在打印换层的时候需要拉动尚未完全固化的树脂层,为了不破坏树脂层的结构,每个单层切片都必须保证一定的厚度来维持强度。而CLIP的固化层下面接触的是液态的"死区",不需要担心它与透光板粘连,因此自然也更不容易被破坏。于是,树脂层就可以被切得更薄,更高精度的打印也就能够实现了。

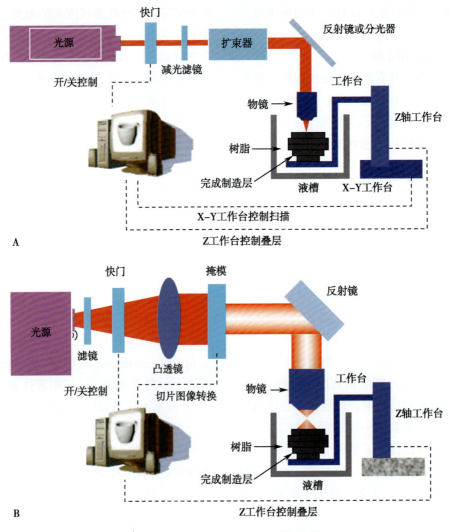

图 18-3-5 光固化打印的工艺原理图

A. 激光直写打印工艺图；B. 面曝光快速成型打印工艺图。

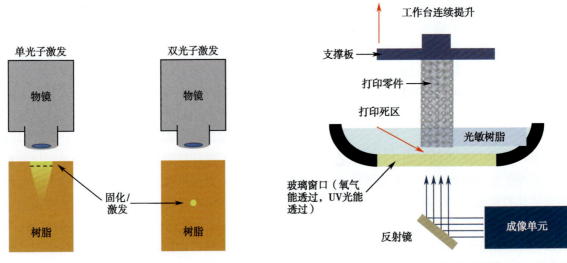

图 18-3-6 单光子激发聚合与双光子激发聚合原理示意图

图 18-3-7 CLIP 工艺原理图

（五）光固化打印的优势及应用

光固化打印具有成本低、效率高、图形化面积大、分辨率高等优点，被广泛应用于各个领域，近年来在生物组织器官的光固化打印方面，也有不少学者做出了突破性的进展。

由于光敏树脂材料本身具有毒性，固化过程中的紫外光照射也会对细胞造成损伤，因此该项技术在生物医药领域主要还是应用于制造细胞支架，支架打印完成后再将细胞接种在支架表面。有学者利用光固化工艺打印出了三维凝胶流道网络结构。随着可溶于水的光敏聚合物的发展，以可见光作为光固化技术的能源对细胞 DNA 损害较小，光固化技术开始被应用于细胞打印，并初步实现血管和软骨打印。血管是人体循环系统的重要组成成分，为器官供给营养，输运氧气，并运走废物。科学家已经成功打印出人工心脏、肝脏、肺、肾等组织器官，但人工制造血管网络却一直都是一个难题和瓶颈，尤其是管径非常小（平均为 6～9μm）的毛细血管打印则面临更大的挑战，另外，血管的长度和复杂结构也大大增加了打印的难度。德国弗劳恩霍夫研究所的科学家采用基于双光子聚合激光直写 3D 打印技术尝试制造"人造血管"。打印出来的血管可以与人体组织相互"沟通"，不会引起器官排斥反应，打印时使用的"墨水"是生物分子与人造聚合体。当然，这只是目前人们的良好愿望，能否做到真正的无免疫排斥，可能还有一段路要走。但无论如何，这项技术为未来血管外科发展会带来非常大的变化，甚至是革命性的变化。

五、其他正在发展中的创新打印系统介绍

（一）复合 3D 打印成形系统

复合 3D 打印成形系统概述：复合 3D 打印成形系统是指将不同生物 3D 打印工艺结合起来，克服单相工艺的局限性，构建结构更贴近细胞生长环境且具有一定力学性能的生物组织模型，具有广泛的应用前景。

常见的复合 3D 打印有喷墨打印与电喷印的结合、熔融挤出打印与电喷印的结合等。维克森林大学学者首次结合了喷墨打印与电喷印，先用胶原水凝胶喷墨打印出基本构架，再用静电纺丝技术打印一层聚己内酯纤维，如此交替打印得到了具有良好生物活性的软骨组织。葡萄牙米尼奥大学（Universidade do Minho）学者利用熔融挤出成形技术制造支架的宏观结构，并在支架宏观结构的每两层间电纺一层纳米纤维网，从而较好地解决了静电纺丝技术难以制备硬质组织支架的问题。罗马生物医药自由大学团队也利用挤出打印技术与静电纺丝技术复合打印成形工艺构建出具有诱导内皮细胞分化微环境的新型组织工程血管。

复合 3D 打印成形工艺系统组成：复合打印成形工艺的流程为：将接收平台处于一侧，在该侧 3D 打印喷头与接收平台共同作用，打印出一层宏观结构，该处的宏观 3D 打印可以使用喷墨打印、挤出打印等多种形式；然后接收平台移动至另一侧，在该侧接收电纺丝喷头喷出的纳米级纤维。接收平台在两个工位之间往复运动，最终构建出预期的三维结构。其工艺流程图如图 18-3-8 所示。

为了实现上述复合打印成型工艺，成型系统包含了运动平台系统、多温度场控制系统、高压电场控制系统、泰勒锥监控系统和供料系统。运动平台子系统根据成形路径运动并接受不同喷头的材料；多温度场系统实现成形室温度和各喷头中材料温度的控制；高压电场控制系统为电纺丝成形提供高压电源，为保证电纺丝成形要求，需要电压在 0～50kV 快速调节；泰勒锥监控系统在电纺丝过程中对泰勒锥形态进行实时监测；供料系统是复合打印成形系统的核心，需要实现多款供料装置的按需切换，并且在供料过程中也需要实时监控，以保证最终支架的成型质量。

复合 3D 打印系统的优势及应用：目前比较成熟的 3D 打印工艺，如激光选区烧结、激光光固化等往往借助了高温烧结，喷洒黏结剂等辅助成型手段，导致生物材料活性遭到一定程度的破坏，这将限制这些方法在组织工程、生物医药等领域的应用。增量挤出的成型技术虽然无上述问题，对细胞的伤害较小，但目前挤出成形技术可成型的单根纤维很难到达微米级别，在构建具有良好细胞相容性的细胞外基质方面还有较大的差距。在制备微纳级别纤维方面，电纺丝技术具有较强的优势。电纺丝技术是利用强电场作用使聚合物溶液形成射流来得到亚微米级甚至纳米级纤维，构成的三维结构更接近细胞外基质环境，但

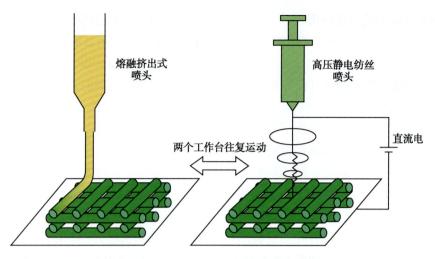

图 18-3-8　复合 3D 打印成形系统工艺流程图

不足的是难以实现对结构外形的精确控制,获得的打印支架刚性较差,无法起到支撑作用。

因此复合 3D 打印能够克服单相工艺的不足,既能打印出具有一定力学强度的自我支撑支架,又能在支架中构建与细胞外环境类似的微观环境,是组织工程领域的一大创新。目前该项技术被广泛用于对宏观结构和微观结构均有较高要求的组织支架构建,如软骨组织、血管组织等。

(二)电场驱动喷射 3D 打印系统

电场驱动喷射 3D 打印系统概述:电场驱动喷射打印又被称为电喷印,是一种电流体动力学的微液滴喷射成型技术。根据打印过程中射流的连续与否,射流的长度及形态,电场的长度以及喷印过程中电压的大小可以分为电流体直写和电流体喷印、静电纺丝与电流体直写、近场喷印和远场喷印等。其中,电流体直写即电场将液体从喷头顶端的泰勒锥拉出后,以柱状直流的形态进行 3D 打印;电流体喷印则指液体从泰勒锥拉出后,以液滴的形态进行 3D 打印;为了保证喷出液柱的直线性,一般喷头与接收平面的距离较近;而静电纺丝工艺中喷头与接收平面的距离较远,液体喷出后没有及时被接收,而是在电场力的作用下在空间中弯曲缠绕成丝状,一般用于不规则纤维结构的制造。

中国科学技术大学的学者将电流体动力直写技术应用于柔性电子产品的打印,在特定材质的衬底上打印高分辨率的纳米纤维;西安交通大学的学者用电流体喷印技术打印出了具有典型宏/微观尺度特征的组织工程支架,伊利诺伊大学

香槟分校(University of Illinois at Urbana-Champaign)的学者用多喷头电喷印技术打印出了图形化的蛋白质微阵列结构,并也通过实验展示了这种具有阵列结构的蛋白质材料在生物技术和医疗领域有着良好的应用前景。

电场驱动喷射 3D 打印工艺及系统组成:与传统喷印技术(热喷印、压电喷印等)采用"推"的方式不同,电喷印采用电场驱动,以"拉"的方式从液体顶端产生射流。

电喷印的基本原理如图 18-3-9 所示,在喷嘴和运动平台间施加高压电源,利用喷嘴和平台间的强电场力使打印材料从喷嘴处喷射,形成极细的射流并落在运动平台上。同时运动平台在 x、y、z 三个方向上的运动,实现了三维结构的打印。系统组成与上述几种系统类似,包括运动平台系统,高压电场控制系统,泰勒锥监控系统以及控制反馈系统等。

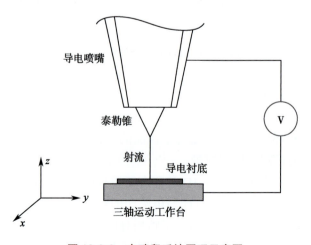

图 18-3-9　电喷印系统原理示意图

电场驱动喷射3D打印的优势及应用：电场驱动喷射3D打印采用一种全新的电场生成方式，即提取电极作为电场正极与高压脉冲电源正极相连，不再需要接地的对地电极。因此，该方法适用于不同材质衬底、不同材料喷嘴、不同打印高度及多种打印材料，工艺普适性好，应用领域几乎不受限制。同时该工艺能够打印出分辨率高、深宽比大的复杂三维结构，在实现异质、跨尺度复杂三维结构化制造方面具有很强的优势。

电场驱动喷射3D打印的典型应用是构建组织工程支架：组织工程支架是为细胞生长输送营养及排泄代谢产物的三维多孔结构，具有典型的宏/微跨尺度特征。理想的支架必须具备可控的孔隙率、孔径和孔分布，这决定着向支架内细胞供给氧气和养分的效果。而当前普遍使用的制作技术很难达到组织工程对孔隙结构一致性和精度的要求。采用电场驱动喷射沉积3D打印技术和具有良好生物降解性的聚己内酯（PCL）作为打印材料，合理控制喷射出的高分辨率细丝分布，可以打印出具有理想孔隙率的有序三维多孔结构。

（三）声控细胞打印系统

声控细胞打印系统概述：声控细胞打印是指利用声波振动产生微液滴来进行的打印过程。利用声波产生液滴，可以适用于对热、压力和剪切力敏感的细胞溶液打印，威斯康星大学（University of Wisconsin）的学者在声控细胞打印方面进行了大量研究，揭示了声波频率对液滴尺寸和细胞活性的影响，并成功打印出仅含单细胞的液滴。但在打印单细胞液滴的过程中，其可靠性和可重复性较低，仍然需要进一步提高工艺。

声控细胞打印系统组成：声控细胞打印系统的结构简单，主要技术平台由声控液滴发生器和接收平台构成。声控液滴发生器是多个压电传感器的二维阵列，能够将电信号转变为振动信号，发生器产生的声波在液体表面聚焦，当焦点处的声压超过液体表面张力，即可产生液滴，原理图如图18-3-10所示。

声控细胞打印的优势及应用：由于声控细胞打印利用声波产生液滴，对细胞损伤小，可以适用于对热、压力和剪切力敏感的细胞溶液打印，同时，通过调节声波的频率以及声波发生器的尺寸，也能够得到尺寸在微米量级或体积在皮升量

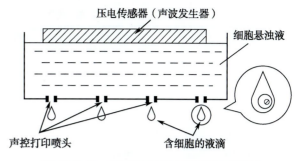

图18-3-10　声控细胞打印系统原理示意图

级的液滴，该打印过程简单，在补充主流3D打印模式缺陷方面有着较好的应用前景。

六、主流打印系统的对比优势

主流的生物3D打印包括喷墨打印、激光打印、挤出打印及光固化打印，这些技术因为原理的不同，各自的性能和应用场景也有很大的不同。表18-3-1详细列出了这些技术在不同方面的对比。

喷墨生物打印是一种非接触式打印技术，过程中不需要任何有毒和不安全的干预措施，因此喷墨生物打印可以较为方便地进行原位生物打印，可用于皮肤再生、颌面和颅面重建、整形手术、组织瓣或肢体重建的复合组织修复等。喷墨打印具有高精度、可重复性和一致性的优势，适合打印3D生物芯片，用来开展药物测试。打印出的生物芯片可以用于研究外界刺激（如温度、压力等）对细胞行为的影响。此外，将喷墨打印技术与微流体、微管技术相结合是近期新的研究方向，可以用于制作细胞比例和组织大小可控的异质细胞组织模型。

激光打印是一种无喷嘴打印技术，打印过程中对生物墨水无剪切力作用。另外，无喷嘴打印不会造成打印喷头堵塞，可以打印高浓度细胞和黏度较大的生物墨水。基于这些优势，采用激光打印技术制备微珠和微胶囊三维聚合体，可以更好地控制核壳大小和几何结构，这些结构中的细胞有很高的存活率。另外，与喷墨打印一样，激光打印也具备较高的分辨率，可以用来制备生物芯片。

与喷墨打印和激光打印系统相比，挤出式打印的成型单元为连续的微丝，打印结构的完整性要好于喷墨打印与激光打印，适合打印大块组织

表 18-3-1 四种生物打印技术对比

特性	喷墨打印	激光打印	挤出打印	光固化打印
打印速度	快	中等	慢	快
分辨率	中等（50μm）	高（10μm）	中低（100μm）	中低（100μm）
细胞密度	低（$<10^6$ 个/ml）	中等（10^8 个/ml）	高（细胞球状体）	中等
细胞存活率	>85%	>95%	40%～80%	>90%
多细胞打印	可行	可行	可行	困难
机械/结构完整性	低	低	高	高
打印材料	液体，水凝胶	细胞媒介	水凝胶，细胞团	水凝胶，树脂
材料黏度	3.5～12mPa·s	1～300mPa·s	30～6×10^7mPa·s	无限制
液滴尺寸	50～300μm	>20μm	100～1 000μm	无液滴
成本	低	高	中等	低

或者进行大面积修复工作。挤出打印的成型效率高，可以实现损伤部位的快速修复。此外，由于挤出打印的动力源较强，其适合打印较高黏度的生物墨水。

尽管光固化技术可以应用于细胞、血管和软骨打印，但由于其细胞存活率较其他几种打印技术有一定差距，目前仍主要用于制备支架。由于光固化技术精度高和可控性强，因此利用它可以制备出结构复杂的模具和支架，比如用光敏树脂制备多孔支架，可以提高细胞的存活率。另外，通过选择不同的凝胶结构和浓度，可用使光固化技术打印出的支架具备不同的力学性能。目前光固化技术制成的支架已被用于心脏瓣膜组织工程的研究中。

（徐 弢 李欣达 周德志
裴 犇 赵文祥 张子琪）

参 考 文 献

[1] GUDAPATI H，DEY M，OZBOLAT I. A comprehensive review on droplet-based bioprinting: Past, present and future[J]. Biomaterials，2016，102: 20-42.

[2] XU T，JIN J，GREGORY C，et al. Inkjet printing of viable mammalian cells[J]. Biomaterials，2005，26（1）: 93-99.

[3] MURPHY SV，ATALA A. 3D bioprinting of tissues and organs[J]. Nat Biotechnol，2014，32（8）: 773-785.

[4] XU T，BAICU C，AHO M，et al. Fabrication and char-acterization of bio-engineered cardiac pseudo tissues[J]. Biofabrication，2009，1（3）: 035001.

[5] XU T，ZHAO W，ZHU J M，et al. Complex heterogeneous tissue constructs containing multiple cell types prepared by inkjet printing technology[J]. Biomaterials，2013，34（1）: 130-139.

[6] SKARDAL A，MACK D，KAPETANOVIC E，et al. Bioprinted Amniotic Fluid-Derived Stem Cells Accelerate Healing of Large Skin Wounds[J]. STEM CELLS Translational Medicine，2012，1（11）: 792-802.

[7] CUI X，BREITENKAMP K，FINN M G，et al. Direct Human Cartilage Repair Using Three-Dimensional Bioprinting Technology[J]. Tissue Eng Part A，2012，18（11/12）: 1304-1312.

[8] PIQUE A，CHRISEY D B，AUYEUNG R C Y，et al. A novel laser transfer process for direct writing of electronic and sensor materials[J]. Applied Physics A（Materials Science Processing），1999，69: 279-284.

[9] BARRON J A，WU P，LADOUCEUR H D，et al. Biological laser printing: A novel technique for creating heterogeneous 3-dimensional cell patterns[J]. Biomedical Microdevices，2004，6（2）: 139-147.

[10] GUILLOTIN B，SOUQUET A，CATROS S，et al. Laser assisted bioprinting of engineered tissue with high cell density and microscale organization[J]. Biomaterials，2010，31（28）: 7250-7256.

[11] KINGSLEY D M，ROBERGE C L，RUDKOUSKAYA A，et al. Laser-based 3D bioprinting for spatial and size control of tumor spheroids and embryoid bodies[J]. Acta biomaterialia，2019，95: 357-370.

[12] FERNANDEZ-PRADAS J M, FLORIAN C, CABALLERO-LUCAS F, et al. Laser-induced forward transfer: Propelling liquids with light[J]. Applied Surface Science, 2017, 418: 559-564.

[13] DUOCASTELLA M, FERNÁNDEZ-PRADAS J M, MORENZA J L, et al. Time-resolved imaging of the laser forward transfer of liquids[J]. Journal of applied physics, 2009, 106(8): 084907.

[14] SOPEÑA P, FERNÁNDEZ-PRADAS J M, SERRA P. Laser-induced forward transfer of low viscosity inks[J]. Applied Surface Science, 2017, 418: 530-535.

[15] DUOCASTELLA M, COLINA M, FERNANDEZ-PRADAS J M, et al. Study of the laser-induced forward transfer of liquids for laser bioprinting[J]. Applied Surface Science, 2007, 253(19): 7855-7859.

[16] SORKIO A, KOCH L, KOIVUSALO L, et al. Human stem cell based corneal tissue mimicking structures using laser-assisted 3D bioprinting and functional bioinks[J]. Biomaterials, 2018, 171: 57-71.

[17] SMAUSZ T, HOPP B, KECSKEMETI G, et al. Study on metal microparticle content of the material transferred with Absorbing Film Assisted Laser Induced Forward Transfer when using silver absorbing layer[J]. Applied Surface Science, 2006, 252(13): 4738-4742.

[18] SERRA P, PIQUÉ A. Laser-Induced Forward Transfer: Fundamentals and Applications[J]. Advanced Materials Technologies, 2019, 4(1): 1800099.

[19] YAN Y, WANG X, PAN Y, et al. Fabrication of viable tissue-engineered constructs with 3D cell-assembly technique[J]. Biomaterials, 2005, 26(29): 5864-5871.

[20] KHALIL S, NAM J, SUN W. Multi-nozzle deposition for construction of 3D biopolymer tissue scaffolds[J]. Rapid Prototyping Journal, 2005, 11(1): 9-17.

[21] MURPHY S V, ATALA A. 3D bioprinting of tissues and organs[J]. Nat Biotechnol, 2014, 32(8): 773-785.

[22] OUYANG L, YAO R, MAO S, et al. Three-dimensional bioprinting of embryonic stem cells directs highly uniform embryoid body formation[J]. Biofabrication, 2015, 7(4): 044101.

[23] OUYANG L, YAO R, ZHAO Y, et al. Effect of bioink properties on printability and cell viability for 3D bioplotting of embryonic stem cells[J]. Biofabrication, 2016, 8(3): 035020.

[24] OZBOLAT I T, HOSPODIUK M. Current advances and future perspectives in extrusion-based bioprinting[J].

Biomaterials, 2016, 76: 321-343.

[25] ZHANG B, LUO Y, MA L, et al. 3D bioprinting: an emerging technology full of opportunities and challenges[J]. Bio-Design and Manufacturing, 2018, 1(1): 2-13.

[26] PLACONE J K, ENGLER A J. Recent Advances in Extrusion-Based 3D Printing for Biomedical Applications[J]. Adv Healthc Mater, 2018, 7(8): e1701161.

[27] SOOD A K, OHDAR R K, MAHAPATRA S S. Parametric appraisal of mechanical property of fused deposition modelling processed parts[J]. Materials & Design, 2010, 31(1): 287-295.

[28] CUI H, NOWICKI M, FISHER J P, et al. 3D bioprinting for organ regeneration[J]. Advanced healthcare materials, 2017, 6(1): 1601118.

[29] CHOI J. Development of projection-based microstereolithography apparatus adapted to large surface and microstructure fabrication for human body application[D]. Pusan: Pusan National University, 2007.

[30] LEE K S, YANG D Y, PARK S H, et al. Recent developments in the use of two-photon polymerization in precise 2D and 3D microfabrications[J]. Polymers for Advanced Technologies, 2010, 17(2): 72-82.

[31] GILL A. pplications of Microstereolithography in Tissue Engineering[D]. Sheffield: University of Sheffield, 2012. http://etheses.whiterose.ac.uk/3711/1/Andrew_Gill_Thesis_Final_Submission.pdf

[32] TUMBLESTON J R, SHIRVANYANTS D, ERMOSHKIN N, et al. Continuous liquid interface production of 3D objects[J]. Science, 2015, 347: 1349-1352.

[33] 谷涌泉, 武欣. 3D 打印技术在血管外科的应用 [J]. 中国修复重建外科杂志, 2014(3): 276-278.

[34] XU T, BINDER K W, ALBANNA M Z, et al. Hybrid printing of mechanically and biologically improved constructs for cartilage tissue engineering applications[J]. Biofabrication, 2013, 5(1): 015001.

[35] MARTINS A, CHUNG S, PEDRO A J, et al. Hierarchical starch-based fibrous scaffold for bone tissue engineering applications[J]. J Tissue Eng Regen Med, 2009, 3(1): 37-42.

[36] CENTOLA M, RAINER A, SPADACCIO C, et al. Combining electrospinning and fused deposition modeling for the fabrication of a hybrid vascular graft[J]. Biofabrication, 2010, 2(1): 014102.

[37] YAN Y. Fabrication Technology of Tissue Engineering Scaffold Based on Rapid Prototyping[J]. Journal of

Mechanical Engineering, 2010, 46 (05): 93-98.

[38] DUAN Y, HUANG Y, YIN Z, et al. Non-wrinkled, highly stretchable piezoelectric devices by electrohydrodynamic direct-writing[J]. Nanoscale, 2014, 6 (6): 3289-3295.

[39] 李祥, 李涤尘, 卢秉恒, 等. 三维骨微管结构支架构造及体外培养研究 [J]. 中国生物医学工程学报, 2006, 25 (2): 147-150.

[40] HUANG Y, DUAN Y, DING Y, et al. Versatile, kinetically controlled, high precision electrohydrodynamic writing of micro/nanofibers[J]. Sci Rep, 2014, 4: 5949.

[41] ZHANG B, HE J, LI X, et al. Micro/nanoscale electrohydrodynamic printing: from 2D to 3D[J]. Nanoscale, 2016, 8 (34): 15376-15388.

[42] SHIGETA K, HE Y, SUTANTO E, et al. Functional protein microarrays by electrohydrodynamic jet printing[J]. Anal Chem, 2012, 84 (22): 10012-10018.

[43] DEMIRCI U, MONTESANO G. Single cell epitaxy by acoustic picolitre droplets[J]. Lab Chip, 2007, 7 (9): 1139-1145.

[44] MANDRYCKY C, WANG Z, KIM K, et al. 3D bioprinting for engineering complex tissues[J]. Biotechnology advances, 2016, 34 (4): 422-434.

[45] DABABNEH A B, OZBOLAT I T. Bioprinting Technology: A Current State-of-the-Art Review[J]. Journal of Manufacturing Science and Engineering, 2014, 136 (6): 061016.

[46] MURPHY S V, ATALA A. 3D bioprinting of tissues and organs[J]. Nature Biotechnology, 2014, 32 (8): 773-785.

[47] DERAKHSHANFAR S, MBELECK R, XU K, et al. 3D bioprinting for biomedical devices and tissue engineering: A review of recent trends and advances[J]. Bioactive Materials, 2018, 3 (2): 144-156.

[48] PENG W, UNUTMAZ D, OZBOLAT I T. Bioprinting towards physiologically relevant tissue models for pharmaceutics[J]. Trends in biotechnology, 2016, 34 (9): 722-732.

[49] KINGSLEY D M, ROBERGE C L, RUDKOUSKAYA A, et al. Laser-based 3D bioprinting for spatial and size control of tumor spheroids and embryoid bodies[J]. Acta biomaterialia, 2019, 95: 357-370.

[50] GAUVIN R, CHEN Y C, LEE J W, et al., Microfabrication of complex porous tissue engineering scaffolds using 3D projection stereolithography[J]. Biomaterials,

2012, 33 (15): 3824-3834.

[51] SODIAN R, LOEBE M, HEIN A, et al. Application of stereolithography for scaffold fabrication for tissue engineered heart valves[J]. ASAIO journal, 2002, 48 (1): 12-16.

第四节 原位打印技术等特殊生物3D打印技术介绍

一、原位打印技术的起源与发展

原位打印技术 (in situ printing) 是生物打印的一个重要分支, 是指根据组织或器官缺损部位的形状及特征, 直接在缺损处打印生物材料来修复组织缺损的方法。作为一种新兴的外科修复重建方法, 它与传统生物打印技术的区别在于, 传统生物打印技术往往需要在体外进行打印或培养一段时间, 然后再植入人体得以应用, 而且使用传统生物打印技术在对组织或器官缺损进行修复时, 由于缺损组织的形态具有不确定性, 在术前很难对植入物进行精确的设计与制造。原位打印技术则是一种定制化、形态适配化的组织缺损修复方法。

原位打印技术的提出和应用被认为是从2010年开始的, 相关研究主要集中在实验室中进行。原位打印技术主要分为两个研究方向。第一个研究方向是直接使用目视方法或预先设定好组织或器官缺损的形态大致轮廓来进行原位打印修复效果的研究, 省去了体外打印培养和移植的过程。代表研究机构有波尔多大学 (University of Bordeaux)、康奈尔大学、多伦多大学 (University of Toronto) 等。虽然他们在研究中使用的打印方式和打印材料各不相同, 但是都证明了直接在骨、软骨和皮肤损伤部位进行原位打印生物材料和细胞可以有效促进组织或器官缺损处新组织的生成。但是在实际生活中, 器官或组织的缺损形态往往难以预测, 形状不规则且面积难以测量。因此, 如何能将生物材料精确地沉积在组织损伤部位是一个待解决的问题。

原位打印技术的第二个研究方向是将扫描测量技术和生物打印技术相结合来进行原位打印, 以修复组织或器官损伤, 代表研究机构有维克森林大学、西安交通大学和东南大学等。使用扫描测量技术可以获得缺损组织精确的形态特征，将扫描数据进行处理后，与生物打印机相结合，可将生物材料精确地沉积在组织损伤处，对组织损伤部位进行精确、快速的原位打印修复。

自 2010 年以来，原位打印技术的发展日趋成熟，图 18-4-1 展示了原位打印技术的发展方向和发展过程。结合现有文献和研究，将原位打印技术定义为：在修复组织或器官损伤过程中，通过对患者损伤部位进行扫描测量，获得缺损部位的数据，同时快速采集患者细胞（如干细胞）或生长因子与生物打印材料的混合物，然后利用生物 3D 打印机直接在缺损部位进行定制化、形态适配化的原位 3D 打印，实现人体组织的修复。原位打印技术是一种快速、有效且精确的组织或器官缺损修复方式，可以实现组织损伤的快速修复，简化手术过程，减少患者痛苦，提高组织损伤修复速度。

2010 年，波尔多大学 Virginie 等利用激光辅助打印的方式直接在直径 4mm 的小鼠颅骨缺损上原位打印多层纳米羟基磷灰石材料来修复骨缺损。一个月后，实验组中发现了新生骨组织，3 个月后，实验组发现了成熟的骨组织。证明了直接在损伤部位打印生物材料可以促进骨和软骨损伤的修复。

由于软骨内没有血管、神经、淋巴组织，因此软骨受损后不能自愈合，必须通过置换手术进行修复。2010 年，康奈尔大学的 Cohen 等进行了原位打印修复软骨缺损的研究。利用挤出式生物打印技术在牛股骨关节缺损处分别打印藻酸盐和骨泥进行软骨损伤的修复，研究显示，软骨的修复效果较好。

2012 年，斯克里普斯研究所（Scripps Research）的 Cui 等利用喷墨生物打印技术在牛的股骨踝部

取下的软骨缺损处打印混入软骨细胞的聚乙二醇二甲基丙烯酸酯（polyethylene glycol dimethacrylate，PEGDMA）材料，打印后培养 6 周检测发现混有软骨细胞的 PEGDMA 与周围软骨和软骨下骨融合效果很好。

2013 年，澳大利亚伍伦贡大学研制出一种用于骨骼缺损原位修复的手持式 3D 生物打印笔。使用时先在骨缺损部位挤出生物聚合物、细胞和凝胶混合物，再通过光固化稳定其结构，随着细胞的生长及繁殖，保护性凝胶进行了降解。未来这项技术可应用于修复急性损伤的骨骼和软骨，例如运动或机动车辆造成的损伤。

2018 年，加拿大多伦多大学 Hakimi 等开发了一种手持式多材料皮肤打印机，其具有多种通道，可同时在皮肤的损伤部位打印多种材料。该研究中将人的成纤维细胞和角质细胞打印在 4cm×2cm 的猪皮肤缺损处，与对照组相比，实验组的皮肤修复效果明显好于对照组。

在 2010 年，为了解决战场等环境下大面积皮肤烧伤难以有效快速地进行伤口稳定和功能恢复的情况，美国维克森林大学再生医学研究所 Binder 等人首次提出了将激光扫描技术与喷墨打印技术相结合的方法，通过扫描得到皮肤损伤的三维形貌信息，包括缺损的轮廓等特征，然后使用喷墨 3D 技术将成纤维细胞和角质细胞精确地沉积在全层皮肤损伤部位，对皮肤损伤进行原位打印治疗，其原位打印修复皮肤损伤的主要过程如图 18-4-2 所示。该研究中对裸鼠和猪皮缺损进行原位修复实验的结果表明，原位打印技术能有效增加皮肤损伤的愈合速度。将扫描系统和生物打印技术相结合的方法显著提高了原位打印对于复杂情况的应用效果，如皮肤缺损形态复杂、缺损面积较大等情况。随后在 2012 年、2016 年，维

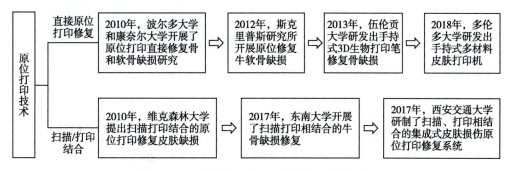

图 18-4-1　原位打印技术发展方向和发展过程

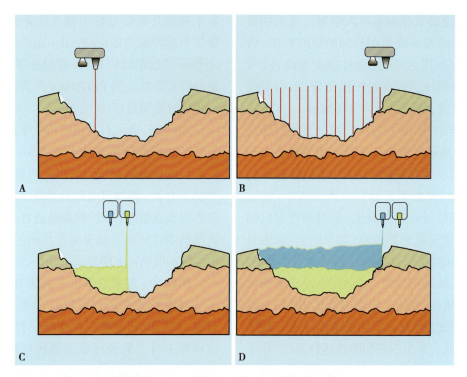

图 18-4-2 皮肤损伤原位打印修复过程示意图
A. 扫描仪对皮肤缺损进行扫描；B. 皮肤缺损扫描完成并重建；C. 打印真皮层；D. 打印表皮层。

克森林大学再生医学研究所对原位打印修复皮肤的材料进行了研究，并且在研究中发现了原位打印部位出现了较好的血管化组织，这也说明了原位打印技术的另一个优点，即利用生物体自身的修复能力在体内形成血管组织，无需人为制造。

2017 年，东南大学 Li 等将三维扫描技术和3D 打印技术相结合应用于骨和软骨缺损的修复。首先，利用三维扫描仪获得正常骨的三维模型，然后在上述正常骨上人为创造了三种不同的骨缺陷模型来模仿三种骨科疾病，再次使用扫描仪得到损伤骨的三维模型，对两次得到的三维模型使用布尔操作得到骨损伤缺失部分的立体光刻（STL）模型，然后将目标 STL 模型导入到 3D 生物打印机中。最后使用 3D 生物打印技术，在骨损伤部位打印光固化透明质酸并进行光固化，最后骨缺损部位实现了较为完好的修复。该研究不仅将扫描技术和打印技术进行了结合，而且能够完成骨损伤的高精度打印修复。

2017 年，西安交通大学连芩课题组提出并搭建了一整套包括扫描系统、打印系统和计算机控制系统的扫描打印复合原位打印系统，如图 18-4-3所示。扫描系统采用非接触式激光三角法进行测量，得到缺损部位三维坐标，通过图像处理技术和数据处理技术，得到打印路径，最后对组织缺损部位进行原位打印修复。该研究中开展了大鼠和小猪的皮肤损伤原位打印修复实验，说明了扫描打印复合原位打印系统的可行性和应用广泛性。

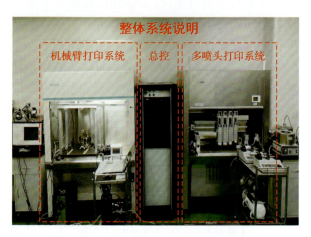

图 18-4-3 扫描打印复合原位打印系统

二、研究的主要内容和难点

原位打印技术主要包括扫描和打印两个部分，是将图像处理技术和生物 3D 打印相结合的一种技术，其通过先扫描后打印的方式来进行快速精准的修复。以下对原位打印技术中的主要研究内容作简单介绍。

（一）测量技术

使用原位打印技术对骨或皮肤缺损进行原位打印修复时，由于缺损的形态及面积具有不确定性，因此需要使用测量技术来获得组织缺损的形态，即组织缺损部位的三维空间坐标。

目前，使用较多的三维测量技术主要包括：拍照式、三坐标式、激光跟踪式和激光扫描式。拍照式主要原理是将光栅连续投射到物体表面，摄像头同步采集图像，然后对图像进行计算，并利用相位稳步极线实现两幅图像上的三维空间坐标$(x、y、z)$，从而实现对物体表面三维轮廓的测量，属于非接触式测量。三坐标式是由三个互相垂直的运动轴x, y, z建立起的一个直角坐标系，测头的一切运动都在这个坐标系中进行，测头的运动轨迹由测球中心来表示。测量时，把被测零件放在工作台上，测头与零件表面接触，三坐标测量机的检测系统可以随时给出测球中心点在坐标系中的精确位置，是接触式测量。激光跟踪式多用于超大尺寸的测量，精度较低。激光扫描式是通过激光光源发射激光束，光束射入扫描器后，即快速转动使激光反射成一个扫描光束。光束扫描全程中，若有工件即挡住光线，便可以测知尺寸大小，属于非接触式测量，多用于生产线中。

组织缺损的测量一般是通过相机采集一系列图像并进行处理，从而得到组织缺损部位的三维坐标信息。在已有研究中，维克森林大学关于皮肤原位打印修复、东南大学关于骨和软骨的原位打印修复和西安交通大学关于皮肤原位打印修复中均采用的是拍照式光学测量技术，包括商用三维扫描仪和自行搭建的三维扫描仪。

使用三维扫描仪得到的数据不能直接用于3D打印机，因此需要对数据进行处理。目前商用的三维扫描仪得到的数据多为STL格式的文件，可导入三维设计软件进行相关处理。

（二）打印方法

对组织缺损部位测量完成后，需要使用3D打印机对缺损部位完成打印修复。目前已有研究中，主要的打印方法包括：喷墨打印、挤出打印和生物激光打印，如表18-4-1所示。不同打印方法各有优劣，需要根据打印材料和应用对象来选择不同的打印方法，而且由于原位打印是直接在生物体上进行3D打印，因此在打印过程中，要保证无菌环境，防止组织损伤部位感染引发并发症；打印材料和打印过程应对细胞或组织无损害或损害较小；同时还应尽量减少打印时间，达到快速修复的效果。

三、原位打印技术的发展前景

原位打印技术是一种快速、有效且精确的组织缺损修复方式，可以实现组织或器官损伤的快速修复，简化手术过程，减少患者痛苦，具有巨大的优势和潜力，但目前该技术实际应用于临床仍然存在以下问题。

（1）测量技术：原位打印技术能否做到将生物材料精确地沉积在组织或器官损伤部位，主要

表 18-4-1　原位打印在皮肤、颅骨、软骨组织修复中的研究现状

应用	单位	技术	材料	细胞
皮肤原位打印	维克森林大学	喷墨打印	纤维蛋白 胶原蛋白	成纤维细胞 角质细胞
	西安交通大学	挤出打印	光固化明胶	成纤维细胞
颅骨原位打印	波尔多大学	生物激光打印	米羟基磷灰石	—
软骨组织原位打印	康奈尔大学	挤出打印	藻酸盐水凝胶 脱钙骨基质 明胶	—
	墨尔本大学	挤出打印	透明质酸 光固化明胶	间充质干细胞
	东南大学	挤出打印	海藻酸钠 透明质酸	—

取决测量技术。扫描仪主要用于获得组织或器官损伤的三维形态信息，测量时间越短，测量结果越准确，对于后续的原位打印修复效果可能越好。

（2）设备集成化：现有研究中，扫描设备和打印设备往往是相对独立的，需要第三方软件或程序对两者的数据进行对接处理，未来可能需要将扫描设备和打印设备进行集成化处理，使用同一个或界面进行控制。扫描仪对组织或器官损伤扫描完成后，能够直接通过软件对扫描结果进行图像处理和拟合重建等，然后进行打印路径规划，最后控制打印机进行打印，同时能够控制多种材料的精确沉积，从而缩短整个原位打印修复组织或器官的操作步骤和时间，减轻患者的痛苦。

（3）无菌环境：由于需要直接在人体进行打印修复组织或器官，因此，无菌环境格外重要，包括扫描设备、打印设备和打印材料的无菌性。防止伤口感染造成二次伤害。

（4）打印材料：现有研究中，大都是将细胞包埋进生物材料（如水凝胶）中进行原位打印修复。对于皮肤原位打印修复来说，主要使用的是人成纤维细胞和角质细胞。但是使用非自体细胞可能会引起人体的免疫排斥反应，对人体造成二次伤害，直接采集人自体细胞进行培养的周期过长，难以在战场或空间站等急需快速治疗的环境下使用。日本横滨市立大学（Yokohama City University）Takebe 等研发了一种利用人类诱导多能干细胞培养成为肝脏的方法，可用于器官修复，也可以制造器官替代物，未来可将该方法与原位打印技术相结合，促进原位打印技术应用于临床治疗。

（5）应用范围：目前关于原位打印的研究多集中在骨、软骨和皮肤等组织或器官的损伤修复方面。研究表明，体外打印肝脏等组织是可行的，如何将原位打印技术应用于肝脏等体内组织器官的损伤修复是未来的一个发展方向。此外，随着柔性电子等技术的发展，体内植入医疗器械如脑起搏器、心脏起搏器等也可用原位打印技术进行制造。传统的医疗器械植入人体需要较大的创口和伤口缝合，程序复杂。如果使用原位打印技术，直接在体内微创打印出具有一定结构和功能的电子器件，将会减少患者的痛苦和手术流程，应用前景巨大。

（连 芩）

参 考 文 献

[1] KERIQUEL V，GUILLEMOT F，ARNAULT I，et al. In vivo bioprinting for computer- and robotic-assisted medical intervention: preliminary study in mice[J]. Biofabrication，2010，2（1）：014101.

[2] COHEN D L，LIPTON J I，BONASSAR L J，et al. Additive manufacturing for in situ repair of osteochondral defects[J]. Biofabrication，2010，2（3）：035004.

[3] CUI X，BREITENKAMP K，FINN M G，et al. Direct human cartilage repair using three-dimensional bioprinting technology[J]. Tissue Engineering Part A，2012，18（11/12）：1304-1312.

[4] HAKIMI N，CHENG R，LENG L，et al. Handheld skin printer: in situ formation of planar biomaterials and tissues[J]. Lab on a Chip，2018，18（10）：1440-1451.

[5] LI L，YU F，SHI J，et al. In situ repair of bone and cartilage defects using 3D scanning and 3D printing[J]. Scientific reports，2017，7（1）：9416.

[6] ALBANNA M，BINDER K W，MURPHY S V，et al. In situ bioprinting of autologous skin cells accelerates wound healing of extensive excisional full-thickness wounds[J]. Scientific reports，2019，9（1）：1856.

第五节 生物3D打印仿生设计与软件开发

一、仿生设计的概念

仿生设计是建立在仿生学与设计学的基础上，根据生物系统的某些特性或原理，以模拟的形式整理分析的一种设计思维。仿生设计的研究范围广泛，研究内容丰富，涉及生物学、数学、物理学、机械学、动力学、工程学、材料学、信息学、电子学、控制学、色彩学、美学等多种学科，在医学和工程领域应用尤其广泛。

仿生设计的目的是将自然界生物各种各样巧妙优异的特性应用在现代科学技术之中，如把生物体和器官等本身的形态、结构、机制和功能等应用在设计技术装置和系统中，改善设备原有缺点、创造新的装置和系统，使其结构更简单稳定、体积更小、质量更轻、成本更低、工作效率更高，为人们的生产生活带来更多便利,同时减小对环境的负面影响,为人与自然创造更好的未来。

二、常见的仿生设计方法与生物 3D 打印

仿生设计的方法很多,主要有形态仿生设计、功能仿生设计、结构仿生设计、材料仿生设计、色彩仿生设计、肌理仿生设计等。

形态仿生设计是将生物的局部或整体形态,通过适当的设计技术和表现手法运用到设计之中的过程,是目前工业设计中应用最多的一种方法,如汽车的外形设计以及家具、儿童产品的设计等。而将生物某些功能实现的原理运用到装置或系统中的设计方法就是功能仿生设计,比如通过研究蝙蝠的超声波定位而发明的雷达、通过研究鱼鳔在水中的收缩膨胀而使鱼在水中沉浮而发明的潜水艇等。结构仿生是以工程力学原理为基础,通过研究生物体的结构而对系统或产品的材料和结构进行模拟优化的方法,比如对某些昆虫翅膀上的翅眼进行模拟而设计出飞机机翼上的平衡重锤。对材料进行的仿生设计优化就是材料仿生。色彩仿生是从生物体的颜色上获得灵感而设计出的色彩方案,在艺术和现实应用中都有着重要的价值,例如,迷彩服的设计灵感来源于变色龙;草绿色、玫瑰红等色彩的设计也来源于自然界生物。肌理仿生设计是模拟了生物表面的组织结构特性和质感纹理,在服装设计和工业产品设计中相当常见,如人造皮革和模拟了荷叶表面微结构的自洁材料等。

近年来 3D 打印技术在生物医学领域中的应用逐渐普及,通过生物 3D 打印的方式而进行的仿生设计也变得丰富多样,为生物医学技术的研究和发展提供了新的思路和方法。由于生物 3D 打印技术具有精准、高效、快速成型等优点,不仅能够在形态和结构上进行更加精确完整的仿生设计,而且可以在分子细胞层面对仿生设计的材料进行改善优化,进而实现更加精准的功能仿生设计,如复杂器官的体外 3D 打印构建。

三、生物 3D 打印仿生设计的一般研究过程

(一)构建生物模型

首先选取拟通过生物 3D 打印方式进行仿生设计的生物对象,以此对象建立多种虚拟或实体模型。通过对材料、打印工艺及软件的设计开发来对研究对象进行定性、定量的分析,把此对象的形态、结构、材料等特征转化为可以通过技术手段模拟实现的数据,并用适当的打印材料、打印方式、打印过程及打印工艺设计构建模型的形态、结构及所处环境。

生物 3D 打印仿生设计的大部分应用是对生物组织或器官的功能性模拟,所以生物模型的制造应从功能出发,研究此生物对象的形态结构和机制原理,从结构、材料、环境等多个方面实现对生物模型功能的模拟。

(二)可行性分析与研究

生物 3D 打印仿生设计的模型建好后,应对模型进行各种可行性分析与研究。其中最重要的就是模型的功能性分析,依照生物原型对模型进行各项功能测试对比分析,评价此模型的功能实现特性。根据不同仿生设计的对象、目的、应用,设计可行性分析研究,这些研究包括外部形态分析、内部结构分析、运动规律分析、生物细胞及分子机制研究等方面。

四、生物 3D 打印仿生设计应用

生物 3D 打印由于其快速精确成型性,被广泛运用于体外组织器官仿生制造。采用生物 3D 打印的方式所制造的人体仿生组织主要分为三种:实质组织、中空组织和复杂器官。本节将针对三种人体仿生组织进行举例说明。

(一)实质组织

人造仿生实质组织包括软骨、角膜、肌肉等。

软骨关节的损坏或退化往往是残疾的主要原因。大多数的治疗方法都是通过将患病的软骨移除并用金属和塑料部替换。每年有超过一百万人需要进行全关节置换手术,然而由于植入材料的寿命有限,越来越多的患者需要重新手术来替换受损的种植体。近年来,包括自体或异体移植在内的生物修复方法为患者提供了潜在的解决方法。利用生物 3D 打印技术可以进行软骨仿生制造。普林斯顿大学使用带细胞的水凝胶及由注入的纳米银组成的相互缠绕的导电聚合物,通过 3D 打印的方法生成了仿生耳朵。这使得体外培养耳蜗周围的软骨组织成为可能。使用生物 3D 打印

方法制作的耳朵表现出明显的听觉感知，具有正常耳朵的功能。

（二）中空组织

人造仿生中空组织主要包括管类中空组织，如血管、尿道、气管等。

复杂实质器官需要特定的血管网络来输送营养与氧气，这些血管网络在生物物理和生物化学上相互作用，形成了复杂的三维（3D）输送体系，这仍是生物材料和组织工程领域面临的最大挑战之一。2019年5月，美国和以色列多所高校科学家所组成的团队创建了一种新的开源生物3D打印技术，可以在几分钟内生产出具有复杂内部结构的柔软、水基、生物相容性凝胶。通过这项突破性的生物组织打印技术，研究人员可以创造出模仿人体血液、空气、淋巴液和其他重要液体复杂天然脉管系统的水凝胶器官替代物。

（三）复杂人体器官

使用生物3D打印方法仿生制造的复杂器官组织有肝脏、心脏等。

复杂人体器官含有多种细胞及复杂结构，对于心脏而言，其由心肌构成，被分隔成左右心房和左右心室四个腔体，心房与心室之间有瓣膜，为体外制造类心脏结构，来自以色列的科学家将细胞重编程为多能干细胞，并分化为心肌细胞和内皮细胞，将细胞外基质制备成个性化水凝胶，然后将这两种细胞分别与水凝胶结合，配制成为能够打印构造出心脏实质组织和血管的生物墨水，并通过氧气输送的数学模型进一步改进了血管结构。使用构建牺牲层的生物3D打印技术，将含细胞的生物墨水打印在牺牲层上构成模拟结构，然后洗去牺牲层，得到需要的心脏补片和含细胞的心脏模型（图18-5-1）。

肝脏也是人体内一大复杂器官，其微结构上由肝小叶组成，肝小叶中央有一纵行中央静脉，肝细胞以中央静脉为中心，向四周呈放射状排列，形成肝板，肝板主要由肝实质细胞组成。肝索之间是肝血窦，肝血窦内含有库普弗细胞，具有吞噬功能。肝板和肝血窦中间有约宽0.4μm的

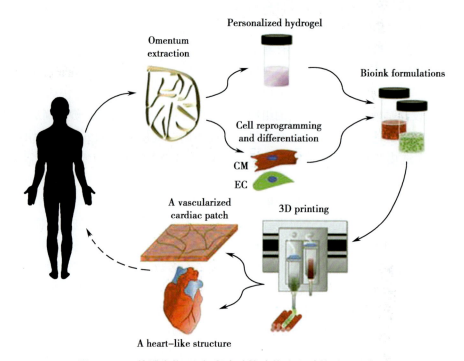

图18-5-1　使用生物3D打印方法构建仿生心脏的过程示意图

Omentum extraction：网膜提取；Personalized hydrogel：个性化水凝胶；Bioink formulations：生物墨水配方；Cell reprogramming and differentiation：细胞重编程和分化；CM：心肌细胞；EC：内皮细胞；3D printing：3D打印；A vascularized cardiac patch：血管化的心脏通路；A heart-like structure：心脏般的结构。

引自 NOOR N，SHAPIRA A，EDRI R，et al. 3D Printing of Personalized Thick and Perfusable Cardiac Patches and Hearts[J]. Advanced Science，2019，6：1900344. 遵循 Creative Commons CC BY 协议。

狭窄间隙,称为窦周隙或 Disse 隙。因此,采用常规的方法不能精确地重现人体复杂器官的结构。而生物3D打印技术给人体器官的生物制造带来了希望。2017 年,日本九州大学(Kyushu University)的科学家们将人肝原代细胞、人骨髓间充质肝细胞和人脐静脉内皮细胞共同培养为类肝球体,再通过生物3D打印运用针阵列的方式进行精确排列,构建成类肝组织,并进行动物实验,展示了3D 生物打印肝脏组织的移植能力,这一突破标志着人类发展生物仿生肝脏组织又向前迈进了一步(图18-5-2)。

五、生物3D打印软件开发

生物3D打印软件主要分为设计软件、切片软件与控制软件三类,其中设计软件用于模型建立与优化,切片软件将已建立的三维模型转变成具有相应轨迹的二维模型,控制软件则用于控制打印机的打印。

(一)设计软件

在体外构建具有复杂功能的组织或器官,首先要建立恰当、精确的模型。由于生物组织与器官的结构复杂性,研究者很难采用数值方法对其直接建立模型,通常采用成像技术来获取已有组织或器官的结构特征,再通过相应的设计软件将其转化为三维模型并进行适当编辑以使其适于生物3D打印。

骨骼、耳朵、心脏等大部分组织与器官采用 CT或 MRI 成像,而 CT 与 MRI 等医学成像设备的输出格式通常为医学数字成像和通信(digital imaging and communication in medicine,DICOM)格式,是基于二维图形的数据格式,不能直接用于生物3D打印,需要采用医学图像处理软件进行三维重建与后处理。研究者常用的医学图像处理软件有比利时 Materialise 公司的 Mimics 与 3-matic 软件,澳大利亚 Visage Imaging 公司的 Amira 软件,加拿大 Object Research Systems 公司的 Visual 软件等。这些医学处理软件功能强大,在读取 DICOM 数据后不仅可以将数据堆栈重建成三维模型,还可以进行图像过滤去除噪声,对模型进行精简、平滑、补洞和抽壳等后处理以及对三维模型切片输出以三角形集合为基础的 STL 模型等。

部分组织与器官具有特殊的形貌,无法采用普通的医学成像设备成像,从而需要与其成像设备输出数据相对应的科学绘图软件。以角膜为例,角膜的曲率信息复杂,通常采用专用的角膜成像系统成像,比如 Pentacam、Obscan Ⅱ等,此类

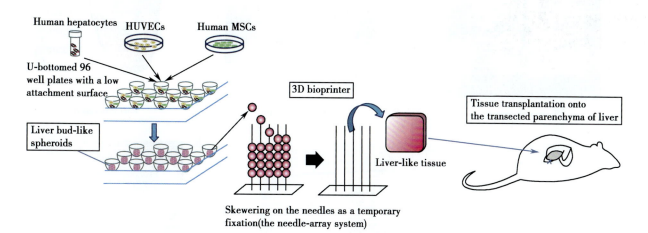

图 18-5-2 使用生物3D打印方法构建仿生肝组织的过程示意图

Human hepatocytes:人肝细胞;HUVECs:人脐静脉内皮细胞;Human MSCs:人骨髓间充质干细胞;U-bottomed 96 well plates with a low attachment surface:具有低附着表面的 U 形底 96 孔板;3D bioprinter:生物3D打印机;Liver bud-like spheroids:肝芽状球状体;Skewering on the needles as a temporary fixation:倾斜针头作为临时固定;the needle-array system:针阵列系统;Tissue transplantation onto the transected parenchyma of liver:肝切除实质组织移植;Liver-like tissue:肝样组织。

引自 YANAGI Y, NAKAYAMA K, TAGUCHI T, et al. In vivo and ex vivo methods of growing a liver bud through tissue connection[J]. Scientific Reports, 2017, 7(1): 14085. 遵循 Creative Commons CC BY 协议。

角膜成像系统的输出为三维眼前节的形貌数据点，需要采用 origin 等科学绘图软件进行模型重建。科学绘图软件在读取三维眼前节数据之后，对其进行曲面拟合，并根据拟合结果重建出角膜的三维结构。

部分组织与器官采用特殊的成像方式成像，因此需要自行设计专用的设计软件。以缺损皮肤为例，缺损皮肤数据多采取多角度拍摄的方式获取，将多张照片输入到自行设计的缺损皮肤模型重建软件中，图像二值化处理后进行特征点提取，并对多张照片的特征点进行对比与匹配，从而通过多张照片上的信息获取到皮肤模型的三维点云，进而进行模型重建。

以仿生耳的模型建立与优化说明设计软件在仿生模型建立与优化中起到的作用。迪肯大学（Deakin University）的研究人员采用了比利时 Materialise 公司的 Mimics 与 3-matic 软件对仿生耳模型进行了建立与优化。仿生耳的数据来源于 CT 扫描输出的 DICOM 格式文件，Mimics 读取了 DICOM 文件中的数据，并进行三维重建，将其转化为三维模型。由于 DICOM 文件中包括整个头颅的信息，因此迪肯大学通过 Mimics 中的一系列阈值函数调整图像对比度，将感兴趣的区域划分出来，提取出研究者感兴趣的耳朵模型，并导出模型的 STL 格式。此后将 Mimics 输出的 STL 模型加载到 3-matic 中，检查其在重建过程中是否存在错误，以避免打印过程中出现问题。一般来说，由医学成像技术获取的图像非常接近最终可打印的模型，只需要少量的后期处理。在仿生耳模型中，耳朵软骨部分区域太薄，若不加处理，则导致打印出的结构机械强度不够。因此，研究者加厚了相应部位，提高了模型的适应性，如图 18-5-3。

（二）切片软件

大部分打印机的执行文件是 G-code，为了将 3D 模型转化为 G-code 文件，需要用到切片软件，将模型进行分层，转化为 G-code，并最终通过 G 代码来控制打印头的移动。G-code 文件拥有通用的标准，因此可以根据需要来选择切片软件。

目前主流的切片软件有 Cura、Skeinforge、

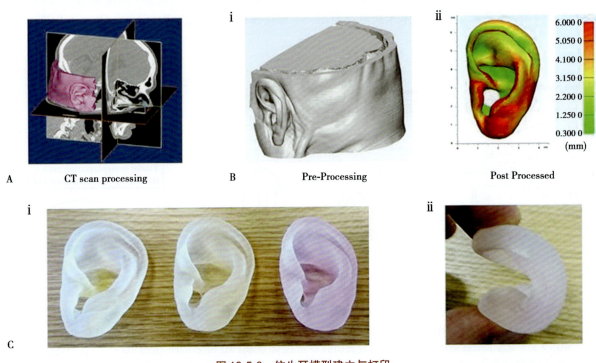

图 18-5-3　仿生耳模型建立与打印

A. CT 数据三维重建；B. 模型体积裁剪与厚度分析，i. 处理前模型，ii. 处理后模型；C. 3D 打印仿生耳，i. 外形图，ii. 外力作用示意图。CT scan processing: CT 扫描处理；Pre-Processing: 前处理；Post Processed: 后处理。
引自 MOHAMMED MI，TATINENI J，CADD B，et al. Advanced auricular prosthesis development by 3D modelling and multi-material printing[J]. KnE Engineering，2017，2（2）：37-43. 遵循 Creative Commons CC BY 协议。

Slic3r 等。Skeinforge 是切片软件的鼻祖，世界上著名的 RepRap 打印机使用的就是该切片软件，它基于 python 开发，适用于大部分打印机，可以实现最大限度的配置性和定制性。Cura 也是基于 python 语言实现的切片软件，它基于切片引擎 CuraEngine（一个 C++ 语言编写的开源切片源码），操作简单，个性化程度高，越来越受到研究者的欢迎。

接下来以 Cura 为例说明切片软件的应用。Cura 可以在导入模型后设置切片参数，如质量（quality）、壳（shell）、填充（infill）等参数，以此设置打印每一层的层高、初始层高、填充类型、填充密度等参数，此外，还可以选择填充图案、连接走线与否、填充走线方向等参数，以获取更佳的模型拟合效果。在设置完后可以进行切片预览，从而可以提前获得模拟的模型最终打印结果，判断生成模型是否符合要求，若符合要求即可生成 G 代码。

（三）控制软件

生物 3D 打印过程中，常采用上下位机控制模式，上位机进行参数的设置，下位机控制执行器的动作，因此生物 3D 打印机软件控制系统也分为上位机控制软件和下位机控制软件。

1. 上位机控制软件　生物 3D 打印机上位机控制软件的作用是和生物 3D 打印机通信，把打印代码文件发送给打印机，调整并控制 3D 打印机的系统参数和运动使其完成打印。常见的上位机控制软件有 Pronterface、Repetier-Host、Octoprint、Simplify 3D 以及最新的 GrabCAD Voxel Print 软件等。

Repetier-Host 是一款操作简单，将生成打印代码以及打印机操作界面集成到一起的软件，另外可以通过调用外部生成打印代码的配置文件，易于上手使用，尤其是手动控制的操作界面，用户可以很方便地实时控制打印机。

Octopprint 是一套开源的打印机控制软件，能在 Raspberry Pi 硬件上运行，它是一款强大好用的 3D 打印控制软件，软件提供了简洁直观的用户操作界面和强大的打印功能，用户可以通过浏览器控制打印机，软件支持通过无线或者网络连接与 3D 打印机连接，连接完成后不可以监测打印机的温度、工作进度、剩余线材量或者进行直接打印操作，软件提供了可自由调配的控制方式，可以与各类 3D 打印机兼容。

GrabCAD Voxel Print 是由 Stratasys 公司新推出的打印机控制软件，可以直接读取 CAD 文件进行打印，并提供了更加智能的打印机使用方法。借助操纵微观体素的能力，用户可以实现之前无法实现的 3D 打印属性和效果。GrabCAD Voxel Print 的用户可以使用他们自己的模型层切片器工具来逐个分配体素级别的属性，允许从边界表示到体积建模。然后软件生成 GrabCAD Voxel 文件，可直接加载到 GrabCAD，并在相关设备上进行 3D 打印。GrabCAD Voxel Print 允许在体素级别操作材料浓度、结构和颜色映射，这意味着用户可以创建新的数字材料来满足他们的需求，包括先前的结构、颜色渐变、内部属性和纹理。

2. 下位机控制软件　下位机软件是指运行在主控板上的软件。由于是烧写在单片机上的软件，所以下位机软件一般也称为固件（firmware）。固件的主要作用有 SD 卡读写、步进电机控制、挤出机速度控制、运动速度控制、运动加速度控制、温度 PID（Proportional Integral Derivative）控制等功能，可以将三维打印指令直接转化为打印机的各种执行动作。常见的下位机控制软件有 Printrun、marlin 固件、Repetier-Server 等软件。

Printrun 界面简单，操作方便，读取计算机上的 G 代码文件（由前面的切片软件生成），然后传输给 3D 打印机主控板（如 Mega2560 等）从而实现对打印机的精确控制。

marlin 是基于 GPL（GNU General Public License/GUN 通用公共许可协议）许可证发放的，其功能为解释上位机发送的指令并进行相应控制与检测。marlin 控制流程大致为，从串口或 SD 卡中读取指令，解释后更新 LCD（Liquid Crystal Display/ 液晶显示器）显示信息，更新热床加热棒温度，更新舵机角度（如有），路径规划后通过 Stepper 库函数给驱动模块发送脉冲信号。其中控制温度和电机加减速都是通过中断实现。

PRepetier-Server 是比较新的一款 Repetier 产品，其优势是能在 Raspberry Pi 上使用，可控制多台打印机，且内存消耗极小（每台打印机只用 5MB），网页操作界面相对简单。

（张　斌）

参 考 文 献

[1] MANNOOR M S, JIANG Z, JAMES T, et al. 3D Printed Bionic Ears[J]. Nano Letters, 2013, 13(6): 2634-2639.

[2] GRIGORYAN B, PAULSEN S J, CORBETT D C, et al. Multivascular networks and functional intravascular topologies within biocompatible hydrogels[J]. Science, 2019, 364(6439): 458464.

[3] NOOR N, SHAPIR A A, EDRI R, et al. 3D Printing of Personalized Thick and Perfusable Cardiac Patches and Hearts[J]. Advanced Science, 2019, 6: 1900344.

[4] YANAGI Y, NAKAYAMA K, TAGUCHI T, et al. In vivo and ex vivo methods of growing a liver bud through tissue connection[J]. Scientific Reports, 2017, 7(1): 14085.

[5] MOHAMMED M I, TATINENI J, CADD B, et al. Advanced auricular prosthesis development by 3D modelling and multi-material printing[J]. KnE Engineering, 2017, 2(2): 37-43.

第六节　在体生物反应器的开发与应用

一、在体生物反应器概念的提出

在组织工程领域，成功构建组织器官通常要满足三个要素，即种子细胞、支架材料和生长因子。生物反应器通常是在满足这三个要素的基础上，根据生物体所具有的生物功能，在体外或者体内充分模拟机体特定微环境，再生出目标组织器官的装置系统。利用反应器新生的组织器官修复相应缺损，达到治疗某一疾病的目的，在此过程，可对细胞的功能、增殖分化情况进行研究，明确其原理和机制，为进一步临床应用打下基础。生物反应器目前可分为在体和体外两种，下面简要阐明在体生物反应器概念的提出过程。

自从 Langer 和 Vacanti 在 1993 年提出组织工程的概念后，以仿生的理念在体外构建各种工程组织和器官，特别是骨，软骨及心血管等组织器官，一直是医学领域的研究热点。由于骨组织的神经血管网络系统十分复杂，在体外模拟体内环境定制神经血管化组织工程骨，短期内很难实现这一目标。国外学者 Service、Macarthur、Holt 及 Stevens 认识到体外生物反应器的局限性及这一工作的长期性和艰巨性，在 2005 年左右发文提出了"在体生物反应器"这一概念，即充分利用生物体自身潜能，在体内构建工程化骨组织，修复相应的骨组织缺损，使前述目标成为可能。我国骨科戴尅戎院士早在 2003 年就提出了"在体生物反应器"这一概念，并指出"体外生物反应器"构建的组织工程骨，在离开反应器植入体内后，内部的种子细胞是通过血液 - 细胞间液弥散的方式，来完成营养物质的交换，时间长、效率低，往往发生营养障碍甚至死亡，仍然要通过机体的爬行替代作用完成骨缺损的修复，很难保持原有组织工程骨的特定结构和形态，这种情形在大块组织工程骨植入体内后显得更为严峻，没有从根本上解决骨缺损修复这个难题。因此，其博士后韩冬在 2004 年进行了体内生物反应器构建功能性组织工程骨的研究工作，该研究利用人骨形态发生蛋白 -2（human bone morphogenetic protein-2，hBMP-2）基因腺病毒载体转染的骨髓基质干细胞作为种子细胞，β- 磷酸三钙（β-tricalcium phosphate，β-TCP）作为支架材料，结合体内隐动静脉血管束和自体肌外膜，设计出"在体生物反应器"，成功构建出带有血管蒂的血管化组织工程骨，为治疗大段骨缺损提供了一个新的思路和技术（图 18-6-1～图 18-6-4）。

戴尅戎院士认为，在体生物反应器的设计需要依赖外在生物活性因子才能新生骨组织，即骨形态发生蛋白 2 基因腺病毒载体的分泌表达启动成骨过程，而外来的病毒载体存在着安全隐患，限制了临床应用。在此基础上，韩冬等设计出第二个在体生物反应器，无需添加外在生长因子，依靠生物体自身骨潜力，构建出包含血管蒂骨组织，向临床应用又迈进了一步。具体方法是采用 β-TCP 作为支架材料、骨髓基质细胞作为种子细胞，复合隐动静脉血管束，以兔胫骨骨外膜包裹封闭构成在体生物反应器，成功预构出带有自体血管网络的组织工程活骨，摆脱了成骨对外在生长因子的依赖，依靠自体内环境分泌生长因子和补充干细胞新生骨组织，为今后临床应用打下了坚实基础（图 18-6-5～图 18-6-8）。

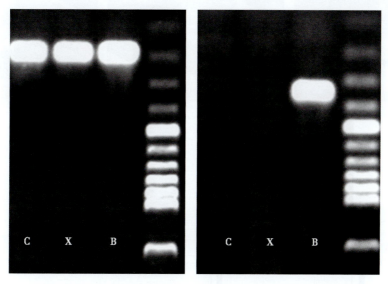

图 18-6-1　*hBMP-2* 基因腺病毒载体转染细胞 3d RT-PCR 结果
C：非转染细胞组；X：Adbgal 转染细胞组；B：AdhBMP2 转染细胞组。

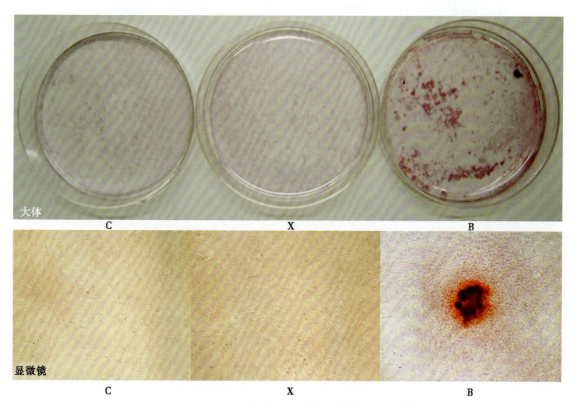

图 18-6-2　AdhBMP2 转染细胞 3 周茜素红染色观察
AdhBMP2：骨形态发生蛋白 2 腺病毒表达载体；C：非转染细胞组；X：Adbgal 转染细胞组；B：AdhBMP2 转染细胞组。

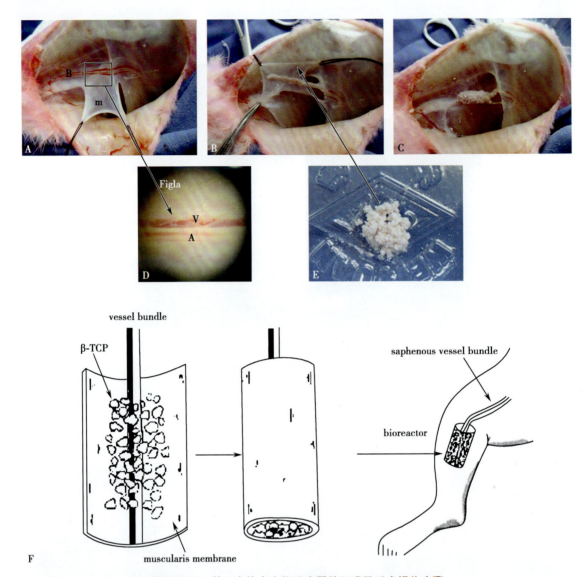

图 18-6-3　第一个体内生物反应器的组成及手术操作步骤

A. 毗邻隐动静脉血管束的肌膜（B：隐动静脉血管束，m：肌膜）；B. 隐动静脉血管束远端游离后置于肌膜上；C. 复合细胞的 β-TCP 颗粒与血管包裹内肌膜内；D. 放大的隐动静脉血管束（A：动脉，V：静脉）；E. 复合细胞的 β-TCP 颗粒；F. 体内生物反应器的组成及手术操作模式图（vessel bundle：血管，β-TCP：磷酸三钙，muscularis membrane：肌膜，saphenous vessel bundle：隐血管束，bioreactor：生物反应器）。

二、在体生物反应器的发展和现状及其在临床应用的可行性和局限性

　　自从"在体生物反应器"这一概念提出后，国内外诸多学者进行了很多尝试工作来解决本学科存在的问题。特别是骨和软骨组织在体预构方面，做了很多开创性工作，极大拓宽了思路，为在体生物反应器的未来应用打下了一定的基础。

　　骨组织在体生物反应器的设计一般遵循以下原则：反应器所在区域要有可便捷利用的血管网络系统，较强的成骨元素，可利用的设计空间，构建的骨组织便于转移到缺损部位，且生物反应器存在位置对机体副损伤能尽量降到最小。回顾近十几年的发展，在体生物反应器按照解剖部位分类，大约包括以下几种：

　　1. Huang 和 Lee 等利用皮下组织空间设计在体生物反应器，这种方法的优点是便于操作，对生物体损伤轻微，影响小。缺点是该部位处于血管网络末端，且成骨能力十分有限，只有添加较强的外在成骨因素才能新生骨组织。

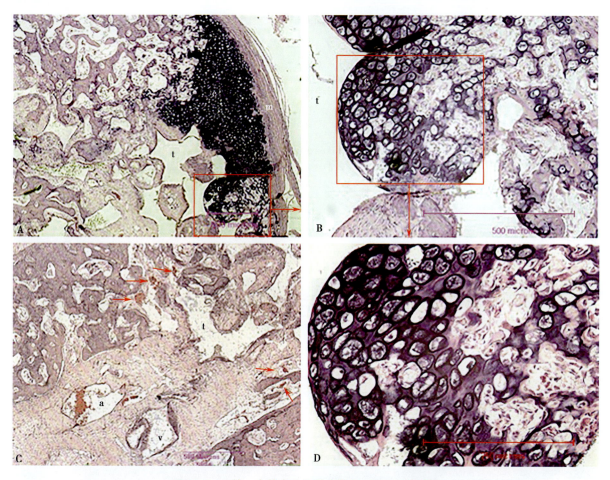

图18-6-4　第一个体内生物反应器中4周组织学观察

A. 组织学切片见肌膜内软骨化骨方式成骨；B. β-TCP 空隙内软骨岛形成放大图片；C. 隐动静脉血管束周围，新生骨组织形成；D. β-TCP 空隙内的软骨岛，可见软骨细胞及软骨基质。c：软骨；m：肌膜；t：β-TCP；v：静脉；a：动脉；红色箭头：血管束。

2. 以 Warnke 等为代表的学者利用肌间隙或者肌肉设计在体生物反应器。实际上早在 20 世纪 90 年代，就有学者利用肢体肌肉预构骨组织，只是没有提出在体生物反应器的理念。除了骨组织以外，肌肉组织能够提供较好的骨再生环境。如背阔肌是扁平状肌肉，具有面积大、供区隐蔽、解剖恒定、血管口径粗、抗感染能力强，附近有肋间神经感觉支经过，移植后可重建神经血管网络，是设计在体生物反应器的较理想选择部位。缺点是仍需置入较强的外在成骨因素方可新生骨组织。

3. Han、Wei、Huang 利用骨膜和 / 或软骨膜设计在体生物反应器。骨外膜具有极强的成骨能力，含有丰富的神经血管网络系统，其内层中含有大量的成骨细胞和多潜能干细胞 / 祖细胞，其

中的干细胞可进一步分化为成骨细胞，产生相应的生物和生化反应，再生与之功能相适应的骨组织结构，无需刻意添加成骨因子。利用软骨膜设计的在体生物反应器可以预构软骨组织，用来修复关节软骨或者身体耳鼻等软骨部位的形态整复。缺点是机体可供利用的骨外膜软骨膜不多，再生组织有限。

4. 利用知名血管束或者构建动静脉环路系统设计在体生物反应器。这种方法的优点是可以为反应器提供充足的血供，预构后也方便邻近转位或者以吻合血管的方式远位转移修复骨缺损。充足的血供可以带来大量的生长因子，甚至可以原位设计在体生物反应器，修复大块骨缺损。然而，依靠单独的血管循环系统，是无法再生骨组织的，需要额外添加成骨因素才能新生骨组织。

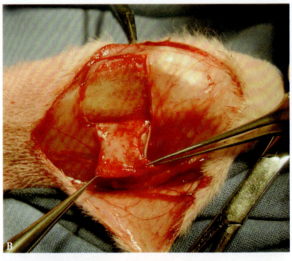

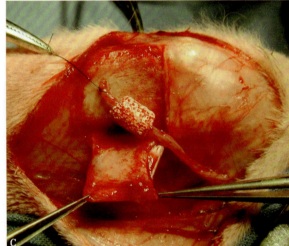

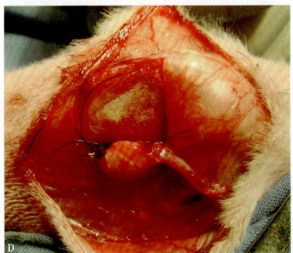

图 18-6-5 第二个在体生物反应器的组成及手术操作步骤

A. 体内生物反应器设计的线条图；B. 兔下肢胫骨近端骨膜瓣形成；C. β-TCP 支架复合隐动静脉血管束；D. 骨膜瓣包裹形成体内生物反应器。saphenous vessel bundle：隐血管束；periosteum：骨膜；scaffold-BMSC：复合骨髓基质细胞的支架。

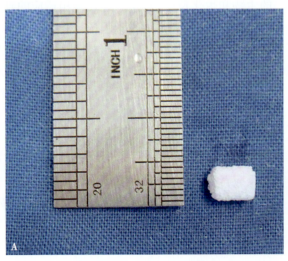

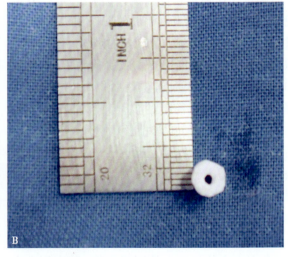

图 18-6-6 设计第二个在体生物反应器中应用的 β-TCP 支架

A. β-TCP 侧面观；B. 中空 β-TCP 支架截面外观。

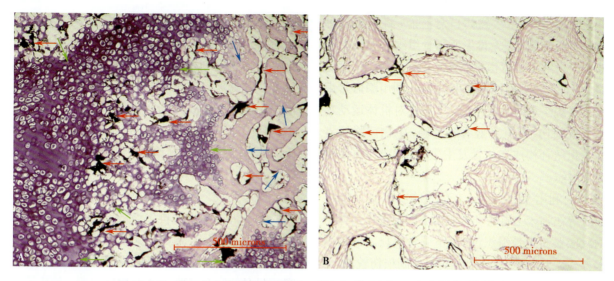

图 18-6-7　第二个在体生物反应器内 4 周组织学观察（HE 染色及墨汁灌注）
A. 实验组（先行墨汁灌注，再行 HE 染色），反应器内骨组织微血管形成；B. 对照组（先墨汁灌注，再行 HE 染色），大量纤维结缔组织形成，没有骨组织发生。绿色箭头：软骨岛；蓝色箭头：新骨形成；红色箭头：毛细血管。

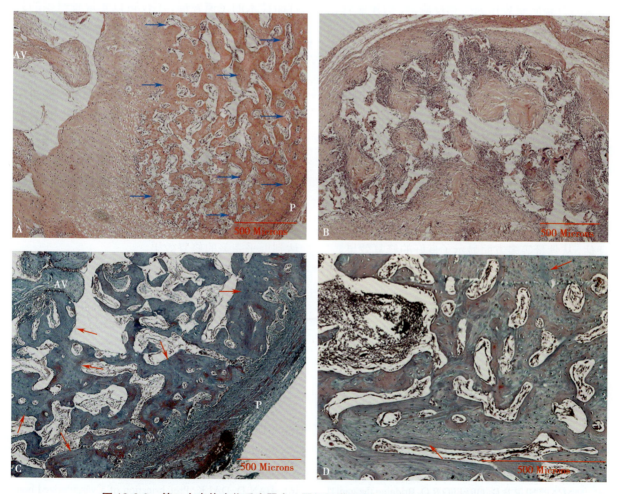

图 18-6-8　第二个在体生物反应器内 4 周组织学观察（HE 染色及三重染色法染色）
A. 实验组，HE 染色见新骨形成；B. 对照组，未见骨组织形成；C. 实验组，三重染色法见成熟骨组织和编织骨内见大量蓝染的胶原纤维；D. 100 倍光镜下新骨形成和蓝染的胶原纤维。蓝色箭头：新形成的骨组织；红色箭头：蓝染的胶原纤维。

5. 充分利用生物体自身潜能，将以上几种方法有机组织起来，再生所需骨组织。如隐动静脉血管束解剖位置恒定、表浅，易于寻找，长度足够，是非主要功能性血管束，因此，利用隐血管束作为组织工程骨血管的来源，不会对机体运动功能造成损伤，将其和胫骨骨外膜，生物可降解支架等相结合构成在体骨发生生物反应器，再生所需骨组织。

6. 利用大网膜设计在体生物反应器。Wiltfang 等在临床上首次利用腹部大网膜设计在体生物反应器新生骨组织，修复下颌骨缺损。该种手术方式需要多学科协作，且对机体副损伤较重。

在动物模型范畴设计的各种在体生物反应器，成功预构出所需骨组织，为下一步广泛临床应用积累了丰富的经验。在此基础上，有些学者已经在临床工作中进行了大胆的尝试。比如，Warnke 在动物实验成功的基础上，利用含胸背动脉的背阔肌肌袋作为生物反应器，构建血管化下颌骨体，临床用来修复自体下颌骨缺损，短期内获得了较好的结果，无论是最初设计还是临床应用，这个病例都具有重要的意义。Orringer、Mesimäki、Kokemueller 等同样利用肌肉组织预构骨组织修复下颌骨缺损。Horch 等首先采用了动静脉环路系统构建在体生物反应器，原位修复下肢骨缺损，取得了良好的骨愈合结果。2016 年，Wiltfang 等在临床上年首次利用腹部大网膜设计在体生物反应器新生骨组织，修复下颌骨缺损，并在 2018 年对该患者的术后效果进行了组织学评估，从骨量等多方面显示了良好的修复效果。

根据目前的研究成果来看，利用在体生物反应器构建骨组织修复自体骨缺损，已经展示出良好的临床应用前景，为今后在临床上利用患者自身潜能构建定制型骨组织，治疗骨缺损、骨坏死和慢性骨髓炎等疾病，积累了经验并提供了理论依据，最终有望成为新兴的医药生物产业并服务于临床，产生较大的社会效益和经济效益。因此，该技术具有重大理论意义和社会价值。

然而，对于大块骨缺损患者，如何进行高效修复仍是挑战。在体生物反应器构建骨组织，主要依赖于机体自身的再生潜能，构建的骨组织数量有限，往往不能满足巨大骨缺损的修复需要，如何突破这个瓶颈限制，还需各国学者努力研究。另外，无论何种在体生物反应器，尤其是异位构建人体组织，都会或多或少地对机体造成二次损伤，如何能将对机体的损伤降到最小，也是要考虑的问题。

近些年，随着 3D 打印技术，特别是生物 3D 打印技术的飞速发展，不仅可以实现骨组织的外部形态、内部结构及组分的生物仿生，甚至可以 3D 仿生打印复合组织。将新兴的生物 3D 打印技术和在体生物反应器结合起来，将进一步弥补在体生物反应器的不足，大大缩短了骨组织的再生时间，且新生骨组织的外观和内部形态都可以提前打印定制，将会更加高效、快捷、精准地治疗骨缺损及各类骨病。若能同时通过添加活性因子改善损伤处不良微环境，实现组织缺损部位的原位构建修复，将明显降低对机体的二次损伤，提高骨缺损的修复效率，同时兼顾外观及功能整复，达到近乎完美的修复效果。

（韩　冬　戴尅戎）

参 考 文 献

[1] LANGER R，VACANTI J P. Tissue engineering[J]. Science. 1993，260（5110）：920-926.

[2] SERVICE R F. Tissue engineering. Technique uses body as 'bioreactor' to grow new bone[J]. Science, 2005，309（5735）：683.

[3] MACARTHUR B D，OREFFO R O. Bridging the gap[J]. Nature, 2005，433（7021）：19.

[4] HOLT G E，HALPERN J L，DOVAN T T, et al. Evolution of an in vivo bioreactor[J]. J Orthop Res, 2005，23（4）：916-923.

[5] STEVENS M M，MARINI R P，SCHAEFER D, et al. In vivo engineering of organs: the bone bioreactor[J]. Proc Natl Acad Sci USA, 2005，102（32）：11450-11455.

[6] HAN D，DAI K. Prefabrication of a vascularized bone graft with Beta tricalcium phosphate using an in vivo bioreactor[J]. Artif Organs, 2013，37（10）：884-893.

[7] HAN D, GUAN X, WANG J, et al. Rabbit Tibial Periosteum and Saphenous Arteriovenous Vascular Bundle as an In Vivo Bioreactor to Construct Vascularized Tissue-Engineered Bone: A Feasibility Study[J]. Artif Organs, 2014, 38(2): 167-174.

[8] HUANG R L, YUAN Y, TU J, et al. Exaggerated inflammatory environment decreases BMP-2/ACS-induced ectopic bone mass in a rat model: implications for clinical use of BMP-2[J]. Osteoarthritis Cartilage, 2014, 22(8): 1186-1196.

[9] LEE C H, MARION N W, HOLLISTER S, et al. Tissue formation and vascularization in anatomically shaped human joint condyle ectopically in vivo[J]. Tissue Eng Part A, 2009, 15(12), 3923-3930.

[10] WARNKE P H, SPRINGER I N, WILTFANG J, et al. Growth and transplantation of a custom vascularised bone graft in a man[J]. Lancet, 2004, 364(9436): 766-770.

[11] WARNKE P H, SPRINGER IN, ACIL Y, et al. The mechanical integrity of in vivo engineered heterotopic bone[J]. Biomaterials, 2006, 27(7): 1081-1087.

[12] LIU Y, MÖLLER B, WILTFANG J, et al. Tissue engineering of a vascularized bone graft of critical size with an osteogenic and angiogenic factor-based in vivo bioreactor[J]. Tissue Eng Part A, 2014, 20(23/24): 3189-3197.

[13] WEI J, HERRLER T, LIU K, et al. The Role of Cell Seeding, Bioscaffolds, and the In Vivo Microenvironment in the Guided Generation of Osteochondral Composite Tissue[J]. Tissue Eng Part, 2016, 22(23/24): 1337-1347.

[14] HUANG R L, TREMP M, HO C K, et al. Prefabrication of a functional bone graft with a pedicled periosteal flap as an in vivo bioreactor[J]. Sci Rep, 2017, 7(1): 18038.

[15] WEIGAND A, HORCH R E, BOOS A M, et al. The Arteriovenous Loop: Engineering of Axially Vascularized Tissue[J]. Eur Surg Res, 2018, 59(3/4) 286-299.

[16] WILTFANG J, ROHNEN M, EGBERTS J H, et al. Man as a Living Bioreactor: Prefabrication of a Custom Vascularized Bone Graft in the Gastrocolic Omentum[J]. Tissue Eng Part C Methods, 2016, 22(8): 740-746.

[17] MESIMÄKI K, LINDROOS B, TÖRNWALL J, et al. Novel maxillary reconstruction with ectopic bone formation by GMP adipose stem cells[J]. Int J Oral Maxillofac Surg, 2009, 38(3): 201-209.

[18] KOKEMUELLER H, SPALTHOFF S, NOLFF M, et al. Prefabrication of vascularized bioartificial bone grafts in vivo for segmental mandibular reconstruction: experimental pilot study in sheep and first clinical application[J]. Int J Oral Maxillofac Surg, 2010, 39(4): 379-387.

[19] HORCH R E, BEIER J P, KNESER U, et al. Successful human long-term application of in situ bone tissue engineering[J]. J Cell Mol Med, 2014, 18(7): 1478-1485.

第十九章 生物 3D 打印技术的临床应用

第一节 生物 3D 打印在临床药物筛选及药物开发中的应用

新药开发是一项昂贵、耗时且高风险的工程，主要原因是其需要大量的临床前不同阶段的测试验证以及临床试验。据估计，一种新药从研发到投入使用需要 12~15 年，不可预知的药物毒性以及低效性会造成大约 50% 的研发失败，在前期巨大投入的基础上有大约 23% 的候选药物在最后一步宣告失败。在新药开发的早期阶段，需要对候选药物进行筛选，即采用适当的方法，对可能作为药物使用的物质进行生物活性、毒性、代谢、药理作用及药用价值的评估，从而淘汰一部分候选药物。药物筛选实验需要一个药理模型作为筛选模型，用来评估药物的治疗效果以及可能出现的毒副作用和剂量反应，初步评价其有效性和安全性，后续能否用于临床人体试验等。药物筛选的实验方案需满足标准化和定量化的要求，根据实验模型的不同，药物筛选可以分为生化水平的筛选和细胞水平的筛选。生化水平的药物筛选根据药物作用的靶点设计实验，将候选药物与靶点混合后，通过定量测定他们之间的相互作用来进行筛选。这种筛选操作简单，成本低，但是准确率低。细胞水平的药物筛选是将候选药物作用于靶细胞，然后通过测定候选药物的作用效果来进行筛选。这种筛选更接近生理条件，准确率较高。

早期药物筛选大多基于二维单层细胞培养模型，易于处理，自动化并且可用于高通量筛选，但这种筛药模型的弊端日益突出，细胞个体间缺少类似体内细胞间的连接以及细胞与基质间的连接，细胞难以保持特定形态、功能和代谢活性，无法重现体内生理以及病理的复杂环境，更无法模拟复杂的异质疾病，导致筛选结果与临床试验相差很大，药物筛选准确率低。在新药测试的过程中，还需使用大量的动物模型，动物实验不仅成本高周期长，最关键的是难以再现人体生理特征，无法模拟人体临床生理学反应，因而无法准确预测药物的治疗作用和毒性反应。据估计，通过临床前动物实验的大约 50% 的药物可能对人体有毒性，而某些在动物实验中失败的药物实际上可能对人类无毒。大量的候选药物在晚期临床试验中出现效果不佳或不良反应而宣告失败。

在过去的 20 年里，药物开发领域的主要目标之一就是开发可靠的预测性强的体外模型作为药物筛选平台，从而减少动物实验并评估药物的安全性和有效性。体外方法的主要优点是经济、无伦理问题、模型之间差异性小、数据收集简便、人员培训要求低、药剂用量少。为了解决二维培养模型的固有限制，一个更接近生理条件的体外三维模型至关重要。创建模拟体内复杂生理学功能以及相互作用的体外组织器官模型可以促进系统性，重复性和定量研究药物，帮助更准确地预测治疗效果和毒性反应并降低新药开发的成本。三维模型需要能够模拟由细胞，细胞外基质等组成的具有可控微环境的类器官。

考虑到生物 3D 打印能精准构造出载细胞结构，本部分重点聚焦于生物 3D 打印在构建体外药物筛选模型中的应用。生物 3D 打印是指在数字三维模型的驱动下，基于 3D 打印技术，根据增材制造的原理定位装配预先制备的生物墨水（生物材料或细胞单元），特定细胞类型及生物材料可以精确放置在特定目标区域，在构建 3D 结构的同时模拟组织或器官的实际细胞排列，从而在体外构造具有生物功能的人体组织器官模型，模拟体内生理微环境，具有高通量、精确重复、自动可控化、打印速度快、精确定位输出的特点，可以满足个性化定制和需求差异性，用于精准医疗和个性化医疗（图 19-1-1）。生物 3D 打印技术为构建体外药物筛选模型提供了新的技术空间，为构建准确、高效、高通量、个体化的药物筛选模型提供了可能。利用 3D 打印具有活性的组织器官模型进行药物筛选和新药测试，不仅可以提高药物筛选的效率、缩短新药研发周期、节省研发费用，还能大大降低实验动物数量及人体试验带来的危害。

生物 3D 打印在构建体外药物筛选模型中的应用发展经历了微组织单元、器官芯片、体外组织器官结构体三个主要阶段。

一、微组织单元

利用喷墨打印、挤出打印和激光打印等常用的细胞打印技术打印出以微球、微细纤维等为代表的具有特定功能的三维微组织单元模型，进行药物试验。研究表明，在此类三维模型中培养的细胞具有较高的生物活性，能更好地反映细胞在机体内的真实状态。在此基础上，还可以利用生物打印在体外构建微组织阵列，进行大通量药物筛选。

近期利用喷墨打印构造甲基丙烯酸酰化明胶（GelMA）水凝胶包裹的细胞微球，细胞呈现出良好的活性和形态，并具有一定的功能。基于同轴打印方式构造出形状可控的载细胞水凝胶微纤维，表现出特定的功能性。此外，包含有肝细胞的肝单元小球也可以通过生物 3D 打印来构造出一个阵列模型，用于肝功能的模拟和相关药物的筛选。

三维微组织与体内环境更为接近，但微组织单元模型多缺乏多尺度结构和组织界面，如血管网络以及组织之间的相互作用，仅能模拟出组织的特定单一功能，限制了在其上进行更多器官功能的模拟。且营养的供给和药物的施加主要依靠微组织单元整体的浸泡，缺乏可控性和精确梯度性，难以有效模拟体内生理微环境。

二、器官芯片

为了应对第一阶段微组织单元模型存在的问题，基于微流控芯片的体外模型应运而生。微流控芯片因其样品消耗低、分析速度快、自动化程度高、小型化和集成化等优点，被广泛应用于细胞分析，体外微环境构建以及器官芯片构造。以微流控芯片系统模拟生物系统的体内生理微环境，结合芯片上的细胞培养，从而构造组织器官芯片，模拟特定组织器官的主要结构功能，借助微流控手段施加各种物理化学载荷，并在芯片上完成对细胞的实时、高通量、原位检测，可用于药物测试，解决传统药物筛选实验周期长、耗费大的问题。

以 2010 年 *Sciences* 上发表的肺芯片研究为标志，器官芯片开始兴起并发展。随后众多著名医药研发公司开始介入器官芯片的基础研究。美国国立转化科学促进中心（National Center for Advancing Translational Sciences，NCATS）开始提出一系列的项目资助搭建三维器官芯片平台，用于解决药物开发中，动物实验和临床试验遇到的伦理问题，研发周期，成本及物种和个体差异问题。器官芯片具有在体外重建人体器官生长发育环境的能力，可广泛应用于精准医疗、器官发育及病变机制、药物筛选等领域。现有各种类型的器官芯片，作为一种仿生的微系统，重现器官的特定功能。

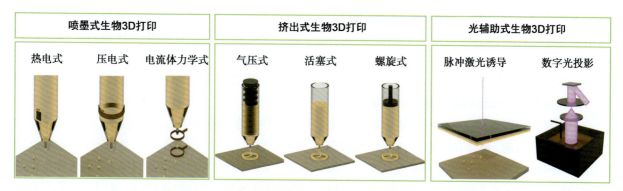

图 19-1-1 典型生物 3D 打印技术

GU Z, FU J, LIN H, et al. Development of 3D bioprinting: From printing methods to biomedical applications[J]. Asian Journal of Pharmaceutical Sciences, 2020, 15（5）: 529-557.

常规的器官芯片制造方法分三步：制造及键合芯片，通过流道灌注沉积细胞，在芯片上诱导培养。聚二甲基硅氧烷（polydimethylsiloxane，PDMS）材料由于其低毒性和生物化学惰性，取代了基于硅和玻璃微加工的微流控装置，但传统的聚二甲基硅氧烷基微流控芯片加工技术（软光刻、热压印、飞秒激光直写、微注塑等）工艺复杂，耗时长，成本高，因此3D打印逐步被引入到器官芯片本体的制造中。操作简便，周期短，而且方便随时更改设计方案，更利于实验的进展。

微流控设备基于聚二甲基硅氧烷材料被开发了多功能自定义梯度并用于高通量的药物筛选。此外，微组织单元以及微流控芯片也被结合用于构建体外3D酒精性肝病模型。

但是传统聚二甲基硅氧烷（PDMS）基微流控芯片的封闭流道使得细胞的沉积过程不方便，可控性较差，无法在芯片上精确地构造出模拟体内的三维组织结构。针对上述问题，学者发展出了模块化微流控芯片以及纸基微流控芯片。模块化微流控芯片使得芯片的键合发生在细胞沉积之后，大大简化了细胞的沉积过程。利用模块化结构设计，减少了个性化需求的时间和成本。此外，结合3D打印技术，开发出一种纸基微流控芯片，利用毛细驱动来实现液体传送，无须封闭流道以及泵的驱动，且可以通过调控流道尺寸方便地实现流速的可编程。还设计制造了一种简便低价的纸基连续灌注平台，产生一系列药物浓度梯度，用于药物筛选试验。在此基础上，结合生物3D打印技术，可以在开放式微流控芯片上定向沉积细胞及生物材料，原位构建组织器官模型，形成器官芯片，作为一种高效准确的体外筛药模型。细胞在微流控芯片上与细胞外基质（ECM）共培养，能更好地模拟细胞在体内的形态和表型，此外，还可以借助微流控手段在微流控芯片上施加各种载荷。

特针对芯片一体化制造思路中遇到的芯片结构需反复设计修改优化、不同使用环境下芯片结构功能受限的问题，模块化的概念被运用于器官芯片的制造中。首先设计制造一系列基本功能模块，然后通过类似乐高拼装的手段，将不同模块按照设计组装成系统，并实现不同条件下芯片系统的正常工作，满足了缩短制造时间以及功能定

制化等需求，且为构造多组织器官系统模型提供了可能。

组织器官系统可以重建组织或器官之间的信息交流和相互作用机制，从而模拟人体代谢，这样的系统还可以整合人体诱导多能干细胞（human induced pluripotent stem cell, hiPSC）技术，以创建相互关联的患者特异性器官，并可能促进个体化医学的发展。此外，它们高度集成化的设计将有助于实现高通量和经济可持续的实验。虽然器官芯片技术解决了早期筛药模型模拟生理微环境的局限性，但是聚二甲基硅氧烷材质制约了其在生物界以及组织工程，再生医学和药物开发中的应用，聚二甲基硅氧烷的成型涉及高温条件，无法在装置制造期间整合生物功能材料，且聚二甲基硅氧烷材质本身不支持细胞黏附，渗透性能差，无法降解，因而只能作为一个反应器件而无法作为细胞外基质模拟真实组织器官，一个更好的组织器官模型需要生物性能更好的材料。

三、体外组织器官结构体

为了解决聚二甲基硅氧烷（PDMS）材质的生物局限性，各种天然水凝胶、合成水凝胶及脱细胞基质已用于构造体外组织器官模型，包括胶原、明胶、甲基丙烯酸明胶（GelMA）、琼脂糖、藻酸盐和各种细胞外基质蛋白等。这些水凝胶材料在性能上更接近细胞外基质，具有良好的生物相容性，渗透性能和降解性能。细胞可以同时存在于材料表面形成二维贴壁以及包裹于材料中形成三维实体。随着技术的发展，利用生物3D打印技术可以精确沉积细胞和细胞外基质材料，同时构建组织器官模型以及体内微环境，实现体外三维仿生生理及病理模型的一步构造。除了可以构建用于检验药物疗效和毒性的人体正常组织器官模型之外，还可以构建体外疾病模型，更好地评估药物功效。该模型对药物不同开发阶段都具有很大的价值，包括早期药物筛选、临床Ⅰ期药物试验、精准用药、新药测试和个性化药物筛选等。

3D细胞打印已经用于打印3D大尺度组织结构，体外肝模型、脂肪组织、骨组织以及带有血管网络的复合组织结构。3D打印的人造肝脏组织可以更确切地模拟人体对药物的反应，从而帮助

人们选择更安全、更有效的药物,这对于药物研发、毒性测试都非常有价值。

但是组织和器官通常由较小的功能性构建块组合而成,这些可以定义为组织的最小结构和功能组件,例如肝小叶。因此为了简化制造过程,提高效率,可以将这些构建块进行模块化制造,并通过合理的设计,组装成更大的结构。3D 生物打印技术可用于打印这些模块并将它们组装成完整的组织器官结构。进一步,以组织和器官模型为模块,可以将多个组织器官整合成一个系统化模型,能够更准确地模拟人体功能反应和相互作用以及特异性治疗的长期后果。

特微血管系统,如微血管和毛细血管,是身体的基础设施,不仅为组织提供氧气和营养,而且在几乎完全器官的整个生命过程中与许多生物现象密切相互作用。因此,在体外建立血管化的组织器官模型将实现更大的生理相关性,并能够在药物发现过程的临床前阶段更好地预测实际器官反应。通过生物 3D 打印技术将细胞,细胞外基质和血管系统这三个关键组件以精确的几何形状图案化,以模仿天然组织器官。三维血管化的组织器官模型将进一步推进药物筛选开发领域的进展。一方面,血管网络为体外构建大块组织器官模型提供必要的营养输送;另一方面,血管屏障功能的模拟进一步缩小了体外模型和体内真实生理条件的差距。研究人员开发出一种基于同轴挤出的内置营养通道的载细胞水凝胶结构打印方法。揭示了半凝胶态中空凝胶纤维的自融合机制,首次将中空凝胶纤维作为打印基本单元,提出了组织 / 营养通道同步构造的生物打印新方法。通过控制渐进交联时序实现相邻中空凝胶纤维融合,组织结构和内部流道同时成型并在此基础上,提出了具有宏 - 微二级流道的血管结构并实现了可控打印,其中微观通道可用于营养输送和化学加载,宏观通道可用于物理加载。此外,基于二次交联策略构建出以凝胶为材质的功能化血管模型,并用于各种复杂内部血管网络的构造。进一步,通过混合多种细胞的生物墨水的共打印,构建出了带有内部血管系统的厚组织块。

下面以抗肿瘤药物筛选模型为例具体阐述生物 3D 打印的应用(图 19-1-2):癌症本质上是复杂的,包括多种细胞和独特的微环境。在癌症的

起源,发展和转移的各个阶段,细胞之间相互作用(肿瘤细胞、血管细胞、免疫细胞)以及细胞和细胞外基质之间相互作用都起到了重要的作用。细胞受到一定的刺激发生突变,形成原发肿瘤,肿瘤随着与其微环境的相互作用而生长并逐步发展。肿瘤微环境非常复杂,包括血管、细胞外基质以及一系列生物物理和化学信号,这些在肿瘤发展的每个阶段中均起着重要作用。肿瘤细胞通过分泌促血管生成因子来诱导肿瘤血管生成,新生血管反过来为肿瘤的生长提供营养,并为肿瘤的进一步转移提供必要的途径。复杂的肿瘤微环境也与肿瘤细胞对抗癌药物的抗性相关。

研究肿瘤和检测抗肿瘤药物最有效的方法是临床试验,但伦理和安全限制制约了这种方法的普及。到目前为止,抗肿瘤药物筛选最常用的模型是平面上二维单层细胞培养模型,这种模型缺乏良好的血管形成且无法模拟肿瘤组织的复杂性,难以重现天然肿瘤的特征微环境。一方面,二维培养的细胞形态是扁平状,细胞失去了其内在特征和功能,且在药物筛选中直接与肿瘤药物相互作用,耐药性较低,耐药机制并不等同于体内的耐药机制。另一方面,动物模型由于种属差异无法概括肿瘤的发展和传播机制,药物测试结果也无法准确预测人体上的测试结果。

潜在抗癌药物的临床转化中主要的挑战是候选药物在临床前与临床上作用的差异。为了克服这一障碍,更可靠地进行抗癌药物的筛选,需要建立一个体外工程化的人类癌症模型来重建人类患者体内肿瘤生理微环境,模拟体内肿瘤的发展传播,从而用来开发真实有效的抗肿瘤药物。

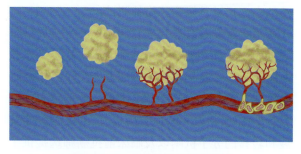

图 19-1-2　抗肿瘤药物筛选模型
第一阶段:原发肿瘤产生。第二阶段:原发肿瘤生长。第三阶段:肿瘤组织分泌促血管生长因子,新血管生成,为肿瘤提供血供,肿瘤继续生长。第四阶段:肿瘤组织侵袭血管,进入循环系统。

生物 3D 打印通过精确放置活细胞和功能性生物材料，可以实现细胞和细胞外基质材料的特定空间排布，用来构建模拟复杂肿瘤微环境的模型以测试抗癌药物。体内存在的实体瘤是一个三维的细胞聚集体，研究表明，三维培养的肿瘤细胞具有较高的生物活性以及耐药性，在表型和基因型以及药物反应上更接近它们的体内自然行为，且三维培养条件更接近体内细胞生长微环境的实际情况。三维胶体内的细胞在经一定时间培养后，会以球体状形态进行生长和增殖，这种形态可能会加强细胞与周围细胞及细胞外基质间的物质或信息交流，还可能会削弱抗肿瘤药物对肿瘤组织的影响，使肿瘤组织对抗癌药物的耐性增强。

基于生物 3D 打印技术发展了多种体外肿瘤模型：多细胞肿瘤球、肿瘤芯片、凝胶基肿瘤模型等。

多细胞肿瘤球是一组聚集的细胞，包括细胞之间和细胞与基质之间的相互作用以及因子信号的接收与发送。球状体展示了结构的异质性，从外部到中心自然形成一个梯度，该结构拥有药物的抗性。因此，多细胞肿瘤球可以预测 3D 环境下对人体肿瘤细胞进行药物治疗的后果。浙江大学贺永教授课题组提出了一种新型的气流辅助的生物打印方式，并在水凝胶微球上构造出各种微结构。可用于构造血管化肿瘤球。

微流控芯片通过精确沉积各种细胞及基质材料，形成三维肿瘤芯片，保持细胞活性和特性，模拟肿瘤微环境以及肿瘤细胞与细胞和细胞外基质之间的相互作用。在此基础上，可以借助微流控手段施加各种物理化学刺激，实现肿瘤发展过程的动态模拟以及抗癌药物的测试。

基于水凝胶材质，进一步利用 3D 生物打印，根据生理功能精确放置肿瘤细胞簇，基质细胞和血管细胞，构建血管化的肿瘤模型，模拟体外肿瘤微环境模型，重现肿瘤转移的几个关键组成部分（侵袭，血管内渗和血管生成）。为探索肿瘤发展和转移的分子机制以及临床前抗癌筛选提供了平台。

此外，由于药物在体内的作用过程涉及多个组织和器官，其中最关键的是靶组织和药物代谢组织。肝组织对药物的代谢不但影响药物的清除时间，而且代谢产生的二次代谢产物有时也是产生药效的关键，而药物的肝毒性则构成了药物的主要副作用。因此，利用生物 3D 打印和器官芯片技术，构建包含肿瘤和肝组织及其相互作用的体外模型对于肿瘤药物的筛选具有重大意义。

不同癌症类型（即肿瘤间异质性）以及每个肿瘤内部（即肿瘤内异质性）之间存在高度差异性。这种异质性导致极高的复杂性和可变性，需要对患者进行个性化治疗与护理。患者特异性癌症模型将有助于确定最适合个体的治疗方案用于精准癌症医学。

（贺　永）

参 考 文 献

[1] VANDERBURGH J, STERLING J A, GUELCHER S A. 3D printing of tissue engineered constructs for in vitro modeling of disease progression and drug screening[J]. Annals of biomedical engineering, 2017, 45(1): 164-179.

[2] TASOGLU S, DEMIRCI U, Bioprinting for stem cell research[J]. Trends in biotechnology, 2013, 31(1): 10-19.

[3] PATI F, GANTELIUS J, SVAHN H A. 3D bioprinting of tissue/organ models[J]. Angewandte Chemie International Edition, 2016, 55(15): 4650-4665.

[4] KNOWLTON S, ONAL S, YU C H, et al. Bioprinting for cancer research[J]. Trends in biotechnology, 2015, 33(9): 504-513.

[5] GU Z, FU J, LIN H, et al. Development of 3D bioprinting: From printing methods to biomedical applications[J]. Asian Journal of Pharmaceutical Sciences, 2019, 15(5): 529-557.

[6] XIE M, GAO Q, ZHAO H, et al. Electro-Assisted Bioprinting of Low-Concentration GelMA Microdroplets[J]. Small, 2019, 15(4): 1804216.

[7] SHAO L, GAO Q, ZHAO H, et al. Fiber-based mini tissue with morphology-controllable GelMA microfibers[J]. Small, 2018, 14(44): 1802187.

[8] ZHENG F, FU F, CHENG Y, et al. Organ-on-a-Chip Systems: microengineering to biomimic living systems[J]. Small, 2016, 12(17): 2253-2282.

[9] HUH D, MATTHEWS BD, MAMMOTO A, et al.

Reconstituting organ-level lung functions on a chip[J]. Science, 2010, 328(5986): 1662-1668.

[10] DAI X, MA C, LAN Q, et al. 3D bioprinted glioma stem cells for brain tumor model and applications of drug susceptibility[J]. Biofabrication, 2016, 8(4): 045005.

[11] QIU J, GAO Q, ZHAO H, et al. Rapid Customization of 3D Integrated Microfluidic Chips via Modular Structure-Based Design[J]. ACS Biomaterials Science & Engineering, 2017, 3(10): 2606-2616.

[12] HE Y, GAO Q, WU W-B, et al. 3D printed paper-based microfluidic analytical devices[J]. Micromachines, 2016, 7(7): 108.

[13] WU Y, GAO Q, NIE J, et al. From Microfluidic Paper-Based Analytical Devices to Paper-Based Biofluidics with Integrated Continuous Perfusion[J]. ACS Biomaterials Science & Engineering, 2017, 3(4): 601-607.

[14] NIE J, GAO Q, QIU J-J, et al. 3D printed Lego®-like modular microfluidic devices based on capillary driving[J]. Biofabrication, 2018, 10(3): 035001.

[15] GAO Q, HE Y, FU J-Z, et al. Coaxial nozzle-assisted 3D bioprinting with built-in microchannels for nutrients delivery[J]. Biomaterials, 2015, 61: 203-215.

[16] GAO Q, LIU Z, LIN Z, et al. 3D bioprinting of vessel-like structures with multilevel fluidic channels[J]. ACS biomaterials science & engineering, 2017, 3(3): 399-408.

[17] NIE J, GAO Q, WANG Y, et al. Vessel-on-a-chip with Hydrogel-based Microfluidics[J]. Small, 2018, 14(45): 1802368.

[18] KOLESKY D B, HOMAN K A, SKYLAR-SCOTT M A, et al. Three-dimensional bioprinting of thick vascularized tissues[J]. Proceedings of the national academy of sciences, 2016, 113(12): 3179-3184.

[19] KOLESKY D B, TRUBY R L, GLADMAN A S, et al. 3D bioprinting of vascularized, heterogeneous cell-laden tissue constructs[J]. Advanced materials, 2014, 26(19): 3124-3130.

[20] FISCHBACH C, CHEN R, MATSUMOTO T, et al. Engineering tumors with 3D scaffolds[J]. Nature methods, 2007, 4(10): 855-860.

[21] PAMPALONI F, REYNAUD E G, STELZER E H. The third dimension bridges the gap between cell culture and live tissue[J]. Nature reviews Molecular cell biology, 2007, 8(10): 839-845.

[22] LEVINGER I, VENTURA Y, VAGO R. Life is Three Dimensional—As In Vitro Cancer Cultures Should Be[J]. Advances in cancer research, 2014, 121: 383-414.

[23] WANG C, TANG Z, ZHAO Y, et al. Three-dimensional in vitro cancer models: a short review[J]. Biofabrication, 2014, 6(2): 022001.

[24] CHEN Y, GAO D, LIU H, et al. Drug cytotoxicity and signaling pathway analysis with three-dimensional tumor spheroids in a microwell-based microfluidic chip for drug screening[J]. Analytica chimica acta, 2015, 898: 85-92.

[25] ZHAO H, CHEN Y, SHAO L, et al. Airflow-Assisted 3D Bioprinting of Human Heterogeneous Microspheroidal Organoids with Microfluidic Nozzle[J]. Small, 2018, 14(39): e1802630.

[26] MENG F, MEYER C M, JOUNG D, et al. 3D bioprinted in vitro metastatic models via reconstruction of tumor microenvironments[J]. Advanced Materials, 2019, 31(10): e1806899.

第二节　生物3D打印在肿瘤治疗中的应用

一、肿瘤治疗简介

手术、放疗和化疗是临床上治疗肿瘤的三种主要方式。通过外科手术将肿瘤组织切除是最主要的治疗手段。行肿瘤切除术后，大多数患者都需要进行化疗和放疗。自环磷酰胺用于治疗实体肿瘤以来，化疗药物不断更新，化疗效果也逐步提高。随着肿瘤分子、受体、信号传导等方面研究的进步，新开发的分子靶向药物实现了一定程度上的个体化治疗。目前，肿瘤基础研究发展迅速，但肿瘤的诱因、发病机制等仍有许多问题需要研究和突破。肿瘤的发生发展是多基因参与、多阶段发生、长时间发展的复杂的病变过程。随着肿瘤个体性差异问题日益凸显，综合治疗和个体化精准治疗已成为肿瘤治疗的新趋势。

临床前肿瘤模型是连接生物学机制研究与临床治疗的重要桥梁，也是研究肿瘤发生机制、筛选抗肿瘤药物的主要载体。目前常用的研究模型是2D肿瘤模型和肿瘤异种移植动物模型。2D肿瘤模型虽快捷简单，但无法模拟细胞间、细胞与细胞外基质间的相互作用，丧失了很多由肿瘤微环境产生的调节信号，并且细胞在离体 2D 培养过程中，会发生很多不可逆的生物学转变。在基因表达，蛋白合成，细胞迁移、形态、活性、组装、信号和抗药性等方面，2D 模型和 3D 模型存在较大差异。现阶段针对不同类型的肿瘤进行了大量的药物筛选研究，不幸的是，在临床前研究中获得成功的药物大多在临床试验阶段无法获得理想效果。原发性肿瘤与 2D 模型之间存在的功能性差异是导致临床前研究结果常常不适用于临床试验的重要原因。因此，开发新的 3D 功能性仿生肿瘤模型对肿瘤治疗具有重要的科研价值和社会意义。

生物 3D 打印技术在模拟体内微环境和基质成分的复杂结构和功能上具有巨大优势。生物 3D 技术可快速构建三维异质肿瘤模型，最大程度模拟肿瘤的结构和微环境。在此基础上，可开展肿瘤微环境、肿瘤血管化、免疫细胞与肿瘤细胞的相互作用、肿瘤抗药性及放疗敏感性等研究，有望在肿瘤发展机制、肿瘤细胞行为、药物筛选、新型治疗方案开发等方面实现突破。此外，利用患者自体细胞构建个性化三维肿瘤模型，可为化疗、放疗方案设计提供重要数据支撑，推进个性化治疗向前发展。

二、3D 打印肿瘤模型构建

体外构建肿瘤模型是一项复杂的工作，因为肿瘤的发生、发展和转移涉及肿瘤细胞与细胞外基质、辅助细胞（间质细胞和免疫细胞等）、缺氧微环境、病理性血管和大量的信号分子之间的相互作用。

近年来，3D 打印技术的迅速发展使细胞、生物活性因子和生物材料的精准成型成为可能，从而能够再现体内肿瘤微环境的相关特征。3D 打印的体外肿瘤模型可以作为研究疾病进展机制、高通量筛选药物和帮助开发下一代分子治疗方案的强大平台。

（一）3D 打印肿瘤模型构建方式

用于肿瘤模型构建的 3D 生物打印需要考虑打印细胞的活性与功能维持。目前常用于 3D 打印肿瘤模型的技术主要有挤出式打印、喷墨打印和立体光刻等。这几类打印技术都可以用打印材料直接包裹细胞。其中挤出式（打印）可以容纳更多的细胞，但相对来说打印结构分辨率较低；喷墨打印则具有高精度、高通量打印的能力，但喷头结构设计复杂，易堵塞，这在一定程度上限制了其应用。立体光刻技术能够在原位将含有细胞的水凝胶进行光固化，可以构建精细复杂的结构，但目前多采用紫外照射交联，残留的聚合单体和长时间的紫外照射对细胞的活性存在一定影响。

（二）3D 打印肿瘤模型构建

3D 肿瘤模型的构建首先需要选取合适的材料。水凝胶是多孔性含水材料，可以高效地渗透营养物质和氧气，并且在包裹细胞的同时维持一定的 3D 结构。因此，目前 3D 生物打印往往借助水凝胶来进行载细胞打印。

海藻酸钠和明胶是 3D 打印中使用最广泛的水凝胶。藻酸盐水凝胶是一种常用的生物惰性材料，可以与钙离子反应形成不溶于水的海藻酸钙。明胶是部分水解的胶原蛋白多肽序列混合物，具有温敏特性，其转化温度在 $0 \sim 37\,^{\circ}\mathrm{C}$ 之间，在打印过程中转变温度即可成型。纤维蛋白原是一种天然高分子材料，具有细胞黏附位点和生物降解性，在生物医学工程中具有广阔的应用前景。体外三维细胞环境正试图模拟体内环境和天然 ECM 的复杂性。通过不同材料的组合可以构建类似 ECM 的环境，海藻酸钠、明胶、纤维蛋白原组合可以为细胞提供生长、黏附和迁移的良好环境。例如，清华大学研究团队最先用明胶 / 海藻酸盐 / 纤维蛋白原水凝胶进行海拉细胞（HeLa cell）打印。打印的细胞维持了较高的活性，并且 3D 模型比 2D 模型具有更高的耐药性和基质金属蛋白酶（matrix metalloproteinase，MMP）表达。有研究团队利用胶质瘤细胞系构建 3D 肿瘤模型，发现 3D 打印肿瘤模型在细胞增殖、细胞干性维持、促血管生成能力和耐药性方面比 2D 模型更强，表现出与体内生长更为相似的生长过程。此外，生物分子梯度在肿瘤趋化和转移中发挥着重要作用，细胞在水凝胶中生长成微球体，形成营养和氧分梯度，更能模拟肿瘤在人体内的营养浓度。

与 2D 系统相比，3D 生物打印肿瘤模型更全面地反映了体内肿瘤的微环境，至少在体积、ECM 和肿瘤基质维持方面是如此。因此，与 2D 培养系统相比，3D 生物打印肿瘤模型的检测结果更接近体内肿瘤。同时，3D 生物打印肿瘤模型具有如下优点：①打印前可以设计模型的大小和形状；②几种不同类型的细胞可以同时精确地成型；③可以层级制备生物分子梯度。

三、3D 打印在肿瘤发生、发展和转移中的应用研究

异质性细胞和微环境构成了复杂的肿瘤实体。肿瘤细胞异质性是指肿瘤实体中的细胞群体在基因、蛋白表达和药物反应上存在着差异。肿瘤微环境异质性是指肿瘤周围局部环境组成的多样性，包括不同的细胞外基质、细胞因子，以及除肿瘤细胞外的其他细胞诸如内皮细胞、血管淋巴细胞、周细胞、免疫细胞以及间充质干细胞等。在肿瘤的发生、发展、转移的过程中，细胞与细胞相互作用（包括癌细胞与血管细胞、免疫细胞等），细胞与细胞外基质相互作用（基质的机械强度、组成）发挥着重要的作用。传统的肿瘤模型由于缺乏血管化和不能模拟具有异质性的复杂肿瘤微环境，因此也限制了其在肿瘤生物学研究和药物筛选中的应用。3D 打印技术可以精准地堆叠不同的细胞和材料来重现复杂的肿瘤模型，因此有望在肿瘤发生、发展、转移和药物治疗过程中发挥更多作用。

（一）肿瘤血管化

广泛的血管化是恶性肿瘤的一个重要标志，血管化能促进肿瘤的快速生长、转移，因此也是构建体外肿瘤模型的一个重要组成部分。缺乏血管系统是目前肿瘤模型的一大问题，生物打印技术构建管状结构的能力与肿瘤模型的结合能为肿瘤的血管化提供一些思路。生物打印技术精准堆叠材料的能力，能够将组织结构完好的血管引入 3D 组织中，目前生物 3D 打印用于血管构建主要有两种策略：间接打印法和直接打印法。

间接打印法是利用后期可去除的牺牲材料暂时性填充通道位置以便在打印过程中支撑整体结构。具体步骤为先使用牺牲材料打印出类血管网络，然后在血管结构周围浇铸或打印水凝胶基质，最后移除牺牲材料，在水凝胶中留下可灌注的中空通道。这些中空通道可以进一步促进细胞内皮化，以模拟血管功能。

牺牲材料的选择以生物相容性好、易成型、易清除为原则。目前用于血管构建的牺牲材料主要有普朗尼克 F127（Pluronic F127）、明胶、琼脂糖等。普朗尼克 F127 和明胶主要利用其溶胶 - 凝胶的温度相变机制来实现打印和去除，但两种材料呈现出相反的特性，其中普朗尼克 F127 在 37℃ 为凝胶状，4℃ 为液态，而明胶则是低温为凝胶，37℃ 时开始液化。琼脂糖也是通过温度相变来成胶，但是其成胶后有较高强度，可以通过直接抽取的方式留下通道。哈佛医学院（Harvard Medical School）的研究团队通过间接打印法构建了含血管管腔的胶质瘤模型。先打印胶原蛋白底层，并在其上打印明胶纤维和放置肿瘤细胞团，再打印由胶原蛋白包裹的明胶纤维和肿瘤细胞。接着溶解去除明胶留下空腔管道，并在管道内腔表面种植血管内皮细胞使管道内皮化，最后通过泵阀结构连接内皮化管道进行灌流培养。

直接打印法是直接打印中空通道来模拟血管结构。目前主要通过同轴打印系统和立体光刻系统来实现。同轴喷头为两个喷嘴以同一圆心的方式嵌套在一起，可以同时流出外液和内液。通常外液为生物墨水，内液为交联剂，在打印的过程中可以实现中空通道的实时交联。立体光刻通过在液相池中选择性固化特定区域形成微通道来模拟血管结构。

（二）3D 打印构建肿瘤微环境模型

肿瘤细胞与微环境相互作用促进肿瘤的发生、发展、迁移。3D 生物打印构建仿真的肿瘤微环境能够帮助研究者更好地理解肿瘤的生物物理特性，进而寻找更为有效的治疗策略。

肿瘤具有多细胞异质性，这些细胞调控癌症的进展。3D 打印模型长期以来一直被用于研究细胞间的相互作用。早期的研究中，在可控的微环境中，采用高通量系统将 OVCAR-5 卵巢癌细胞和 MRC-5 成纤维细胞共打印在凝胶基质上。OVCAR-5 细胞在单个打印液滴中形成多个腺泡，腺泡的平均直径随培养时间增长呈指数增大。在 1mm 存在成纤维细胞时，OVCAR-5 细胞显示出更大的微结节，相应地，两种细胞相距 10mm 时则没有表现出这种变化。

免疫细胞是肿瘤微环境的另一个重要组成部分，它积极参与局部肿瘤组织的重建，并在肿瘤的侵袭和进展中发挥着重要作用。目前已有研究

人员通过不同的打印方法来模拟肿瘤与免疫的相互关系。Kilian 等人开发了一种同轴生物打印模型来分析 MDA-MB-231 乳腺癌细胞与巨噬细胞之间的相互作用，巨噬细胞与 MDA-MB-231 之间形成了一个旁分泌环路，诱导增强了彼此的运动能力，从而可能导致肿瘤细胞渗出到血液中。两种细胞分别加载到单独的同轴生物打印墨盒中，并同时挤出。乳腺癌细胞包裹在海藻酸钠中当作外层结构，而巨噬细胞悬浮在内芯的氯化钙溶液中。研究发现，最初驻留在核心微通道内的巨噬细胞可以逐渐向外迁移，与周围的乳腺癌细胞相互作用，这种相互作用依赖于肿瘤基质内经生物打印的巨噬细胞通道的几何结构。该模型为研究肿瘤细胞与周围基质细胞的相互作用提供了一种简便的方法。在精心设计的生态位内对肿瘤细胞进行生物打印，还可以进一步研究癌症的转移和迁移。

近来，有研究人员利用两步挤出式打印构建了一个同时含有巨噬细胞和胶质母细胞瘤细胞的微型大脑模型，用于研究胶质母瘤细胞与巨噬细胞之间的相互作用。整个模型采用两步法构建，通过预先挤出含有小鼠巨噬细胞的凝胶构建含有顶部洞腔的微型大脑，接着利用含有胶质母瘤细胞的凝胶对洞腔进行填补，并进行光固化交联。在小脑组织中，胶质母瘤细胞积极招募巨噬细胞，并使其呈现出与恶性胶质瘤相关联的特异性表型，基因表达谱对比分析发现模型中高表达的基因 SPP1、CCL2 和 CHI3L1 等与临床患者的低生存率存在正相关，此外，巨噬细胞可促进大脑组织胶质母细胞瘤细胞的进展和产生侵袭性。最后，证明了如何通过抑制巨噬细胞与肿瘤细胞之间的相互作用延缓肿瘤生长并提高化疗敏感性。

四、生物 3D 打印在肿瘤治疗中的应用

生物 3D 打印技术因其在构建 3D 功能性仿生肿瘤模型上的突出优势，广泛应用于肿瘤治疗领域。主要包括：抗肿瘤药物筛选；生物 3D 打印载药支架用于局部化疗；依托生物 3D 打印模型检测患者肿瘤细胞对化疗、放疗的敏感性，据此辅助设计治疗方案；肿瘤术后组织修复。其中，药物筛选和载药支架大多在动物实验阶段，而肿瘤术后组织修复已有大量临床应用。

（一）抗肿瘤药物筛选

抗肿瘤药物筛选是指利用适当的方法对可能作为肿瘤药物使用的物质进行生物活性、药理作用及药用价值评估的过程。抗肿瘤药物筛选不仅是药物研发中的重要环节，也可为肿瘤患者的个性化治疗提供重要参考依据。目前常利用肿瘤细胞 2D 培养模型和动物肿瘤移植模型来开展药物筛选研究。现存的 2D 模型无法模拟真实的 3D 肿瘤微环境，由此导致细胞出现较大的生物学特性差异，降低了筛选结果的可靠性。在体外构建新的功能性仿生肿瘤模型，是抗肿瘤药物筛选技术发展的新方向。

生物 3D 打印技术可以快速构建个性化肿瘤模型，其优势是可以模拟肿瘤微环境，从而能够更准确地评价细胞功能和细胞对药物的反应，有望在体内试验前提供更好的体外安全性筛选和疗效评价。目前生物 3D 打印技术已成功构建乳腺癌、肝癌、胶质瘤等肿瘤模型，用于抗肿瘤药物筛选。

清华大学采用自主研发的生物打印机成功构建了宫颈癌模型。将海拉细胞预先混合在由明胶、海藻酸钠和纤维蛋白原组成的水凝胶中，通过挤出打印成型网格结构，后添加氯化钙和凝血酶交联固化。与 2D 模型相比，3D 模型中的细胞活力更好，基质金属蛋白酶表达量更高；紫杉醇药物试验显示，3D 模型表现出更强的耐药性。

生物 3D 打印技术与微流控技术相结合，可以制造更为精细的肿瘤模型。加拿大维多利亚大学（University of Victoria）利用 RX1 生物打印机（Aspect Biosystems）构建胶质母细胞瘤模型。该设备采用微流控打印头，降低了剪切应力，可形成精细的神经组织。以纤维蛋白、海藻酸钠、京尼平和 U87MG 细胞的混合物作为生物墨水，以壳聚糖、凝血酶和氯化钙为交联剂，通过不同的微流控通道同时挤出，在打印过程中成胶，逐层堆叠为三维结构。该模型对鸡尾酒疗法呈现较强的耐药性，与 2D 培养模型结果相左。这表明 3D 打印的胶质母细胞瘤模型有望为体内药物治疗反应提供更准确真实的信息。

生物 3D 打印技术和细胞芯片技术相结合，可构建体外肿瘤药物筛选模型芯片，开展药物筛选。杭州捷诺飞生物科技股份有限公司利用自主研发的生物打印机（Regenovo）成功构建卵巢

癌药物筛选芯片。采用叉指电极作为芯片表面传感器，可以实时检测细胞的增殖和对药物的反应等生物学过程。该研究选取明胶和海藻酸钠作为基体材料，与人肝间充质干细胞和卵巢癌细胞混合后通过挤出成型技术在芯片表面组装成三维结构。通过实时检测阻抗变化，评价顺铂和环磷酰胺对肿瘤细胞的杀伤和肝毒性。基于该模型成功筛选出抗肿瘤药物环磷酰胺。

（二）打印支架药物缓释

局部化疗是通过局部药物输送手段在肿瘤部位聚集高浓度的药物，在延长药物作用时间、增强药效的同时减少药物对正常细胞的毒副作用。临床上可直接注射药物溶液至肿瘤组织，也可以借助可注射载药支架实现局部药物释放。药物直接注射方法虽可以形成高浓度的药物聚集，但无法控制药物的释放速度。载药支架可实现药物控释，是更理想的局部化疗手段。控制生物载药支架药物释放，一般有两种途径：一是利用不同结构生物支架表面积和体积比的差异实现不同的药物释放特性；二是通过改变材料的配比和交联手段，使支架拥有不同的刚度和降解性能，从而改变药物释放速度。如PLGA/PCL组成的生物支架，增加丙交酯的比例，可以显著延长支架降解时间和药物释放时间。随着支架材料的逐步降解，药物释放一般长达数月或更久。

生物3D打印可降解药物支架具有以下优势：首先，生物打印可精准成形特定结构的支架以更好地契合植入部位，同时不同的支架结构可以满足不同的药物释放需求；其次，生物3D打印技术不仅能制作药物分布均匀的支架，还可以制作药物空间梯度分布的支架，为药物的释放提供空间和时间两个维度的调控手段；最后，生物3D打印技术可以在支架不同位置包覆不同类型的药物，以达到更好的综合治疗效果。

载药支架材料除需要满足生物打印材料的相关要求外，药物在载体中的稳定性和载体的降解能力是重要的关注指标。目前常用的载药支架材料为聚乳酸、聚乳酸乙醇酸共聚物、聚己内酯、壳聚糖、明胶等生物相容性好、降解速度适中的生物材料。此外，不同的支架结构在制造工艺选择上也有一定区别。例如，静电纺丝适合制作纳米纤维膜；挤出打印适合制作格栅状生物支架；喷墨打印适合制作载药微球。

以胰腺癌为例。韩国浦项科技大学将3D打印生物载药支架植入皮下胰腺癌异种移植模型小鼠中进行局部化疗，效果显著。将聚乳酸、聚己内酯和5-氟尿嘧啶以一定比例混合，通过挤出打印将上述混合材料逐层成形，得到格栅状载药补片，药物含量高达150mg/g。通过改变每一层打印微丝的方向，可以制造晶格形、斜角形和三角形三种不同的结构，从而获得不同的孔隙率。而不同结构的载药补片拥有不同的表面积和体积比例，从而对药物释放产生影响。打印得到的载药补片，容易变形和拉伸，适合附着在软组织表面。该载药支架在四周内释放20%的药物，整个药物释放过程可持续4个月。

挤出打印技术还可以制作包含多种药物的水凝胶支架。美国菲尔莱狄更斯大学（Fairleigh Dickinson University）通过挤出打印技术，将含紫杉醇和西罗莫司的普朗尼克水凝胶制成圆盘形载药支架。该支架载药率高达99%，药物浓度可达20mg/kg。小鼠试验表明，3D打印载药支架易于操作，药物在病灶成功释放，并可预防术后腹腔粘连，提高了卵巢癌异种移植小鼠的存活率。

北卡罗来纳大学教堂山分校（University of North Carolina at Chapel Hill）利用静电纺丝技术制作包载多柔比星的生物支架用于胶质瘤术后局部化疗。将生物支架材料和药物同时溶解于有机溶剂中，通过静电场的作用，可以制作包载药物的纳米纤维薄膜。研究者对比了葡聚糖和聚乳酸作为载药支架对药物化疗效果的影响，结果表明，葡聚糖生物支架中的多柔比星释放更持久，采用该生物支架治疗的小鼠长期存活率达到57%（120d），高于聚乳酸组的20%。

（三）治疗方案辅助设计

国家卫生健康委员会针对原发性肺癌等18种常见肿瘤制定了诊疗规范。当前，各医疗机构大多按照诊疗规范的建议设计标准化的化疗和放疗方案。该规范总结了大量临床案例经验，是较为科学、可靠的治疗指南。然而，肿瘤个体性差异较大，标准治疗失效案例时有发生。结合生物3D打印技术和细胞芯片技术，以患者来源的肿瘤细胞为基础构建体外肿瘤模型，可在体外观察患者细胞对不同放疗和化疗方案的反应，据此调整、优化治疗方案,从而为患者提供个性化、精准化治疗服务。韩国浦项科技大学联合首尔大学医学院利用生物 3D 打印技术构建了患者个性化胶质母细胞瘤芯片。将患者来源的肿瘤细胞、血管内皮细胞和猪源脑组织细胞外基质打印形成肿瘤 - 基质同心环结构用以重建胶质母细胞瘤。该模型可更好地模拟真实的肿瘤微环境,用于在体外观察患者细胞对放疗和化疗的反应。该模型再现了临床观察到的不同患者对替莫唑胺同步放化疗的特异性反应,并可评估不同药物组合的效果,为临床方案制订提供依据。整个肿瘤芯片构建过程仅需花费 1～2 周,有利于实现肿瘤治疗过程中即时监测。由此可见,个性化的生物 3D 打印肿瘤模型将成为肿瘤临床决策"工具箱"中的重要成员。

(四)肿瘤术后组织修复

行肿瘤切除术后,不可避免地留下肿瘤空腔和组织创伤。部分空腔和创伤需要进行额外的填充和修补。借助生物 3D 打印技术制造生物填充体或补片,可满足患者个性化需求。乳腺癌切除后的乳房重建和胶质瘤切除后的脑膜修复是比较具有代表性的应用。

近年来,乳房重建逐渐成为乳腺癌患者术后的重要诉求之一。空军军医大学西京医院采用挤出打印技术制作聚己内酯生物支架用于临床乳房重建。乳腺癌切除手术之前,采用 MRI 扫描乳腺,对肿瘤区域和体表分别进行分离和提取,获得 3D 数据。选用生物活性材料聚己内酯,调控其分子量,预设 2 年的变形和降解时间。通过挤出成型得到乳房填充支架,随后植入患者体内。临床结果显示,乳房重建后患者未出现感染、血肿等安全问题,伤口恢复良好。MRI 显示,填充物与自体组织相容性好,9 个月后出现软组织包绕填充物,并由肉芽组织向支架内部渗透生长。该案例说明生物 3D 打印在乳房重建领域有广阔的应用空间。

为防止脑脊液漏和感染,部分胶质瘤患者术后需要进行硬脑膜修复。利用静电纺丝技术,混合聚乳酸和明胶等生物材料,可制作力学强度与自体脑膜相当的多孔纳米纤维薄膜,且有利于细胞黏附与爬行,可明显促进缺损修复。国内企业开发的商品化 3D 打印脑膜,已广泛应用于临床。

五、展望

(一)个性化血管化异质肿瘤模型

肿瘤微环境是一个因人而异、极其复杂的内环境网络,不同种类的细胞、不同的细胞外基质、生物因子以及血管网络的相互作用,影响着肿瘤的发生发展。单细胞、单一材料的肿瘤模型已无法满足精准医疗的需要。生物 3D 打印可以完成多细胞、多材料的组装,并引入血管化网络,快速制造个性化血管化异质肿瘤模型,更准确地模拟肿瘤微环境,进一步理解血管化与肿瘤发生、发展、迁移的关系,有利于深入研究肿瘤发生发展机制。

(二)临床肿瘤测试芯片

临床肿瘤模型的应用需兼顾精准性和实用性。生物 3D 打印技术和器官芯片技术的结合,可制造符合临床需求的标准、易用、个性化肿瘤测试芯片。标准化的芯片结构和简易的用户操作流程,方便医护人员快速获取测试数据;通过生物 3D 打印将个性化肿瘤封装于芯片内部,可实时评价各种潜在的治疗方案,为特定患者提供全面准确的预测信息和治疗建议。

(三)肿瘤空腔功能性修补

肿瘤切除后,会留下组织空腔;较小的空腔会通过细胞的生长迁移很快复原,而较大的空腔仍没有比较好的修复办法。此外,大部分肿瘤很难切除完全,空腔的存在也给残留的肿瘤细胞提供了很大的生长空间。利用生物 3D 打印技术,基于不同肿瘤部位的空腔形状和组织结构特点,精准制造适形、控性、释药的肿瘤空腔填充物,可在修补的同时持续进行局部化疗,最终实现治愈。

(徐 弢 陈建伟 张 益 张秀秀)

参 考 文 献

[1] KNOWLTON S, ONAL S, YU C H, et al. Bioprinting for cancer research[J]. Trends Biotechnol, 2015, 33(9): 504-513.

[2] ZHAO Y, YAO R, OUYANG L, et al. Three-dimensional printing of Hela cells for cervical tumor model in vitro[J]. Biofabrication, 2014, 6(3): 035001.

[3] DAI X, MA C, LAN Q, et al. 3D bioprinted glioma stem

cells for brain tumor model and applications of drug susceptibility[J]. Biofabrication, 2016, 8(4): 045005.

[4] WANG X, LI X, DAI X, et al. Bioprinting of glioma stem cells improves their endotheliogenic potential[J]. Colloids Surf B Biointerfaces, 2018, 171: 629-637.

[5] ALBRITTON J L, MILLER J S. 3D bioprinting: improving in vitro models of metastasis with heterogeneous tumor microenvironments[J]. Dis Model Mech, 2017, 10(1): 3-14.

[6] BERTASSONI L E, CECCONI M, MANOHARAN V, et al. Hydrogel bioprinted microchannel networks for vascularization of tissue engineering constructs[J]. Lab Chip, 2014, 14(13): 2202-2211.

[7] KOLESKY D B, TRUBY R L, GLADMAN A S, et al. 3D bioprinting of vascularized, heterogeneous cell-laden tissue constructs[J]. Advanced Materials, 2014, 26(19): 3124-3130.

[8] LEE V K, KIM D Y, NGO H, et al. Creating perfused functional vascular channels using 3D bio-printing technology[J]. Biomaterials, 2014, 35(28): 8092-8102.

[9] LEE V K, DAI G, ZOU H, et al. Generation of 3-D glioblastoma-vascular niche using 3-D bioprinting[C]//2015 41st Annual Northeast Biomedical Engineering Conference(NEBEC 2015). New York: IEEE, 2015: 140-142.

[10] XU F, CELLI J, RIZVI I, et al. A three-dimensional in vitro ovarian cancer coculture model using a high-throughput cell patterning platform[J]. Biotechnol J, 2011, 6(2): 204-212.

[11] GROLMAN J M, ZHANG D, SMITH A M, et al. Rapid 3D Extrusion of Synthetic Tumor Microenvironments[J]. Advanced Materials, 2015, 27(37): 5512-5517.

[12] HEINRICH MA, BANSAL R, LAMMERS T, et al. 3D-Bioprinted Mini-Brain: A Glioblastoma Model to Study Cellular Interactions and Therapeutics[J]. Advanced Materials, 2019, 31(14): e1806590.

[13] ZHAO Y, YAO R, OUYANG L, et al. Three-dimensional printing of Hela cells for cervical tumor model in vitro[J]. Biofabrication, 2014, 6(3): 035001.

[14] LEE C, ABELSETH E, DE LA VEGA L, et al. Bioprinting a novel glioblastoma tumor model using a fibrin-based bioink for drug screening[J]. Materials Today Chemistry, 2019, 12: 78-84.

[15] 赵占盈, 徐铭恩, 石然, 等. 基于细胞 3D 打印技术的肿瘤药物筛选细胞芯片研究 [J]. 中国生物医学工程学报, 2014, 33(2): 161-169.

[16] GOYANES A, ROBLES MARTINEZ P, BUANZ A, et al. Effect of geometry on drug release from 3D printed tablets[J]. Int J Pharm, 2015, 494(2): 657-663.

[17] YI HG, CHOI Y J, KANG K S, et al. A 3D-printed local drug delivery patch for pancreatic cancer growth suppression[J]. J Control Release, 2016, 238: 231-241.

[18] CHO H, JAMMALAMADAKA U, TAPPA K, et al. 3D Printing of Poloxamer 407 Nanogel Discs and Their Applications in Adjuvant Ovarian Cancer Therapy[J]. Mol Pharm, 2019, 16(2): 552-560.

[19] GRAHAM-GURYSH E, MOORE K M, SATTER-LEE A B, et al. Sustained Delivery of Doxorubicin via Acetalated Dextran Scaffold Prevents Glioblastoma Recurrence after Surgical Resection[J]. Mol Pharm, 2018, 15(3): 1309-1318.

[20] YI H G, JEONG Y H, KIM Y, et al. A bioprinted human-glioblastoma-on-a-chip for the identification of patient-specific responses to chemoradiotherapy[J]. Nature biomedical engineering, 2019, 3(7): 509-519.

[21] 张聚良, 姚青, 黄美玲, 等. 计算机辅助 3D 打印技术用于保留乳房手术一期乳房重建 [J]. 中华乳腺病杂志（电子版）, 2018, 12(1): 12-16.

第三节　生物 3D 打印在细胞治疗中的研究进展

细胞治疗是指利用某些具有特定功能的细胞的特性，将其扩增至一定数量或经过特殊培养赋予其增强免疫、杀死病原体和肿瘤细胞、促进组织器官再生和机体康复等治疗功效，然后将正常或生物工程改造过的人体细胞移植至患者体内，从而达到治疗疾病的目的。细胞治疗在治疗癌症、神经退行性疾病等方面显示出越来越高的应用价值。一般来讲，细胞治疗包括干细胞治疗和免疫治疗两大类。

一、生物 3D 打印在干细胞治疗中的应用和前景

干细胞治疗专指利用特定干细胞的特性，采用生物工程方法进行的细胞治疗。干细胞是一类尚未充分分化的细胞，具有自我更新能力以及多向分化潜能，能够帮助实现组织器官再生修复。干细胞在血液系统疾病（如白血病）、神经系统疾

病(如帕金森病)、心血管疾病(如心肌梗死)、肝脏疾病(如肝硬化)、内分泌疾病(如糖尿病)等领域有一定的治疗潜力。传统干细胞治疗手段包括干细胞药物和干细胞生物制剂,近年来,干细胞治疗技术随着生物3D打印技术的出现发生了重大的改变。

生物3D打印干细胞治疗是一种结合生物3D打印技术和干细胞治疗技术的新型细胞治疗方式。生物3D打印技术可用于激发干细胞多向分化潜能,配合使用相应的生物相容性材料,结合适宜的空间结构设计,诱导组织或器官再生。干细胞在实际应用中存在两个主要障碍:免疫排斥和在体内形成畸胎瘤的风险。生物3D打印干细胞在移植前将干细胞先在体外分化为特定功能的细胞,可以避免移植后在人体内形成畸胎瘤,并且依靠生物相容性高的生物材料的保护可以更好地减缓免疫反应。

(一)干细胞来源

疾病治疗中往往存在多种候选的干细胞,最适细胞的选择一直是干细胞治疗的重要内容。在具体疾病治疗中,理想的干细胞选择需要对干细胞多层次机制的理解,而这些机制理解又需要大量的后期实验设计研究。例如控制干细胞生长和分化的一个固有困难是激活特定信号通路的途径和时机,解决了这一问题,干细胞分化才能变得更加可控。应用于生物3D打印干细胞治疗的干细胞一般按照发育阶段分为两类:胚胎干细胞和成体干细胞。

胚胎干细胞为最典型的干细胞,胚胎干细胞来源于胚胎胚泡期的内细胞团,它是一种高度未分化细胞,具有克隆、自我更新以及发育的多向全能性,而且具有形成完整个体的潜能。胚胎干细胞可以分化成几乎存在于成体组织中的各种细胞,因此是生物3D打印干细胞治疗中的可选细胞之一。

成体干细胞种类较多,主要包括多能干细胞、单能干细胞等。多能干细胞具有分化为多种细胞的潜能,如造血干细胞、间充质干细胞、诱导多能干细胞(induced pluripotent stem cells,iPSCs)。其中iPSCs来源于人体正常分化的体细胞,利用去分化手段,成体细胞可以重编程为具有胚胎干细胞相似特性的iPSCs,其具有自我更新和多向分

化的潜能,可以为生物3D打印干细胞治疗提供充足的细胞来源。单能干细胞只能向一种或两种密切相关的细胞分化,如上皮组织基底层的干细胞、肌肉中的成肌细胞、脑组织中的神经干细胞等。单能干细胞具有自我更新能力,并且能够分化成为某种特定功能的细胞,从而使组织和器官保持生长和衰退的动态平衡。

由于胚胎干细胞和iPSCs在使用过程中存在致瘤性风险,临床应用受到一定限制,因此成体干细胞更广泛应用于生物3D打印干细胞治疗中。

(二)生物3D打印干细胞治疗的原理

干细胞是一类具有分化为各种组织器官潜力的细胞,而生物3D打印技术的出现,对干细胞生成3D组织或器官起到了巨大推动作用。生物3D打印干细胞治疗的原理是利用生物3D打印技术根据特定的空间结构设计,模拟人体特定组织或器官的立体微观结构,体外打印类人体组织或器官的精确三维结构,然后在体外高效准确地诱导干细胞向特定组织分化再生,形成具有一定生理功能的体外组织或器官,最后植于体内用于组织修复和疾病治疗。

生物3D打印的大概步骤为:①利用医学成像系统(CT、MRI等)采集真实在体组织、器官的数据;②通过计算机辅助设计(CAD)完成数据编译;③计算机辅助控制 x、y、z 三轴机械系统,直接将混合特定细胞的可降解生物材料(例如细胞外基质、生物相容的水凝胶)按编译数据逐层打印出类人体组织或器官的三维模型;④在体外对三维模型中干细胞诱导分化培养,来构建再生组织和器官。

(三)生物3D打印干细胞治疗的优势

生物3D打印干细胞治疗的出现,促进了再生医学的巨大发展。目前,全世界面临大量的组织、器官供体短缺,许多急需组织、器官替代的患者遭受了巨大的痛苦或因器官缺乏而失去救治机会。生物3D打印干细胞治疗利用生物3D打印技术结合干细胞治疗,可以在体外诱导特定组织、器官再生,丰富了组织或器官修复的来源。

组织、器官再生仍存在一些需要解决的问题:①人体组织、器官结构复杂,细胞组合多样,存在复杂结构的三维环境重建问题。生物3D打印技术利用计算机辅助的打印结构设计,基于医

学成像数据可以体外实现组织、器官结构重建，并且通过多打印头实现多种不同细胞的精准打印和细胞浓度控制，打印出接近于在体组织、器官的体外模型。②如何获得有效数量和功能的细胞。自体原代细胞存在自体提取组织有限、难分离且原代细胞生长周期有限、培养条件困难等难题。而干细胞技术是获得再生医学所需的足够数量和功能的细胞的一种有效手段，首先干细胞是一类具有高分化潜能和自我更新繁殖的细胞，而且干细胞的来源也获得了突破性进展，日本科学家 Shinya Yamanaka 等将 Oct4、Sox2、C-myc、Klf4 这四个转录因子转到体细胞中诱导体细胞重编程为 iPSCs，这一技术使获得数量充足的干细胞成为可能。③如何满足干细胞组织、器官的生物组织相容性。目前，异体移植会引起免疫系统的免疫排斥反应。为了克服此类的免疫排斥反应，科学家尝试利用自体干细胞分化或体细胞诱导去分化后的多能干细胞分化再生组织或器官。另外，生物 3D 打印所用生物材料也具有很好的生物相容性，不仅不会引起自身免疫反应，而且还可以隔绝移植组织的细胞与在体细胞的直接接触，减缓免疫反应。生物 3D 打印干细胞治疗具有简单组织、器官再生技术（去细胞化的组织、器官直接种植细胞）无法实现的多细胞组合和不同细胞浓度精准定位控制的优势，而且结合利用具有多潜能分化和自我更新能力的干细胞，为实现精准个性化组织、器官再生提供了基础。

（四）生物 3D 打印干细胞治疗的应用现状

目前通过 3D 打印体细胞进行器官重建取得

了一定的成果，包括简单的肌组织、耳郭，复杂组织器官心脏、肝脏等。瑞典查尔姆斯理工大学（Chalmers University of Technology）以及美国维克森林大学研究者分别通过不同策略的生物 3D 打印技术，利用软骨细胞直接制造出了完整的耳郭，并测试了其良好的生理功能。美国康奈尔大学生物医学工程的研究者利用气管平滑肌细胞和小叶间隙细胞打印出的心脏主动脉瓣导管可合成特征性蛋白。然而，这些研究利用的是体细胞，而体细胞的自我更新、分化能力有限，在组织、器官重建中的结果并不理想，所打印的复杂组织、器官模型距离具备完整生理功能的人体器官还有很大的差距。

由于干细胞的自我更新和多向分化潜能，生物 3D 打印结合干细胞的细胞治疗方式开始得到了更多关注（表 19-3-1）。从 2010 年左右，干细胞结合生物 3D 打印进行细胞治疗的研究慢慢出现，不过还处于临床前期的发展阶段。借助生物 3D 打印模拟人体自然状态的三维环境与添加诱导分化功能的生长因子，培养出了简单的骨组织（颅骨、下颌骨、软骨）、皮肤、脂肪，复杂的肝脏、神经脊髓、心脏、血管等类似于人体正常组织、器官的替代物，这为再生医学的发展奠定了扎实的基础。美国加利福尼亚大学圣迭戈分校（University of California San Diego）的研究者先在体外将 iPSCs 分化为肝脏前体细胞，然后利用基于立体光刻的生物 3D 打印技术构建了肝小叶组织，显示出类似人体肝脏的形态结构，观察到特征性基因的表达和蛋白的合成，可用于药物筛选和疾病模型研

表 19-3-1　生物 3D 打印干细胞治疗研究进展

组织/器官	干细胞	生物 3D 打印	大学/公司
下颌骨/颅骨	羊水来源干细胞	挤出式打印	维克森林大学
皮肤	羊水来源干细胞	挤出式打印	维克森林大学
脂肪组织	脂肪来源干细胞	激光辅助打印	汉诺威激光中心
肝脏组织	诱导多能干细胞起源的肝前体细胞	基于立体光刻的生物打印	加利福尼亚大学圣迭戈分校
神经	神经干细胞	挤出式打印	伍伦贡大学
脊髓	脊髓神经前体干细胞	挤出式打印	明尼苏达大学
心脏心肌贴片	诱导多能干细胞	激光辅助打印	阿拉巴马大学伯明翰分校
心脏薄片和心脏	诱导多能干细胞	挤出式打印	以色列特拉维夫大学
血管管道系统	间充质干细胞	立体光刻打印	莱斯大学

究。以色列特拉维夫大学的科学家利用多喷头挤出式打印技术，通过打印含有 iPSCs 分化的心肌细胞和内皮细胞的生物材料，精准地打印出了具有管道系统并具有渗透性的心脏组织，动物实验显示无免疫反应，证实了心脏器官再生的可能。美国莱斯大学的科研人员利用立体光刻生物打印技术，精准可控地打印出了血管管道系统，利用血红细胞验证了氧气产生以及渗透性，然后通过该技术打印具有血管管道系统的间充质干细胞结构，诱导了骨组织的分化，为生物 3D 打印组织、器官中血管的制造提供了一种可靠且行之有效的方案。

（五）生物 3D 打印干细胞治疗的应用前景与展望

利用干细胞强大的分化和自我更新能力，结合 3D 打印的个性化、精准化、仿生化特点，生物 3D 打印干细胞治疗在未来的发展将会越来越受到关注，给组织、器官移植带来革命性的变化。

1. 生物 3D 打印干细胞类组织 / 器官冻存工作　干细胞的长期有效保存是干细胞在医学上成功应用的基础。生物 3D 打印干细胞重建的组织、器官，已经具有了类似人体组织和器官的生理学功能，但是其用于医学移植之前，需要前期长时间的个性化设计与保存，然后按时进行个性化手术移植，因此生物 3D 打印干细胞治疗中的包含干细胞的再生组织或器官冻存工作是将来需要解决的一个重要问题。

2. 原位生物 3D 打印干细胞治疗　现阶段生物 3D 打印干细胞的体外研究已经证明了打印的类组织、器官支架表现出相应的生物学功能，但是距在体移植功能验证还有一定距离。原位生物 3D 打印干细胞治疗以生物 3D 打印技术为基础，通过体外医疗器械和体内机器人，原位打印含有特定干细胞的三维组织、器官结构。这些打印的三维细胞结构能借助在体原位的细胞外基质和细胞分泌物的生物学作用，实现组织、器官的完整分化，并促进血管管道系统的生长，从而可以在原位进行及时治疗。

3. 生物 3D 打印干细胞进行基因治疗　基因治疗（gene therapy）是指将外源正常基因转导入特定靶细胞，以治疗缺陷和异常基因引起的疾病。目前为止，基因治疗在体外和体内研究都开

展了许多研究，不过利用生物 3D 打印干细胞进行基因治疗的研究却没有相关进展。生物 3D 打印干细胞进行基因治疗的原理是利用生物 3D 打印技术打印含有转染了正常基因的干细胞三维结构，移植到特定靶位，然后利用干细胞治疗修复组织、重建器官的优势，对特定部位直接修复，进行疾病治疗。利用生物 3D 打印结合干细胞进行基因治疗在组织、器官再生医学领域将会产生无限的可能。

二、生物 3D 打印在免疫细胞和免疫治疗中的应用和前景

（一）免疫治疗背景及 3D 打印在免疫治疗中的应用

人体免疫系统由免疫器官（immune organ）、免疫细胞（immunocyte）、免疫分子（immune molecules）组成，虽然免疫系统不像消化系统、呼吸系统等具有明显的连续结构，但免疫系统通过网状淋巴和血液循环发挥了连续性的功能，而其中免疫细胞的作用极其重要，它们参与了免疫应答。免疫细胞可分为固有免疫细胞和适应性免疫细胞。其中固有免疫细胞是指固有免疫中的细胞组分，主要包括吞噬细胞（phagocyte）、自然杀伤细胞（natural killer cell）、树突状细胞（dendritic cell, DC）、肥大细胞（mast cell）、嗜酸性粒细胞（eosinophil）及嗜碱性粒细胞（basophil）等；适应性免疫细胞主要由 T 细胞（T lymphocyte）和 B 细胞（B lymphocyte）组成。

目前国内外很多团队进行的过继性免疫治疗（adoptive cell transfer therapy, ACT），是指从肿瘤患者体内分离免疫活性细胞，在体外进行扩增和功能鉴定，然后向患者回输，从而达到直接杀伤肿瘤或激发机体的免疫应答杀伤肿瘤细胞的目的。目前进行较多的是 TIL、TCR-T 和 CAR-T 三种过继性免疫疗法，3D 打印和三维环境也在此中起到了举足轻重的作用；在人工设计的免疫组织中，3D 打印更是体现出不可替代的作用。

相较于普通体外模型和动物模型，基于 3D 打印的设计好的"免疫组织"可作为一种体外工具，更精确地进行免疫功能和免疫相关疾病的研究，主要有以下几个方面的优势：①提供了特定细胞组成的更精确的微环境；②可以体外直观分

析患者免疫细胞的增殖和功能；③可模拟细胞外基质，包埋抗原、细胞因子，提供支架支持功能等，多种细胞形成的三维微环境能更真实地模拟体内组织结构，为研究免疫细胞间的相互作用、针对疾病的免疫应答提供新的思路。以下简述作为体外模型的两种应用。

第一种是基于细胞芯片技术构建免疫细胞芯片，模拟体内免疫组织功能。通过模拟淋巴结类器官，可以支持B细胞的扩增和抗体类别的转换，其中幼稚B细胞的扩增率提高了100倍，抗体类别也更多地向IgG$_1$和IgE转换；通过调整模型，可以模拟胸腺进行T细胞的选择，控制了生化特性和机械特性；由于骨髓的成分与微环境复杂，普通体外模型难以模拟骨髓微环境，而3D打印可以直接对由材料（胶原、水凝胶等）与细胞和因子（BMP等）混合组成的生物墨水进行精确沉积，构建具备完整性和骨髓特性的结构。

第二种是基于芯片技术进行免疫细胞相互作用的研究，打印的细胞外基质的黏附配体的表型、孔径大小和所给予免疫因子的浓度梯度对免疫细胞迁移的方向和速度都有影响，微流控平台也可研究各种免疫细胞的相互作用。

细胞打印技术不仅可以应用在体外模型构建，其也可用于体内移植实现现有免疫组织的结构和功能的重编程。植入的打印材料可以募集并重编程免疫细胞：在淋巴结中，携带免疫炎症因子和肿瘤抗原的支架植入体内后，募集并激活了树突状细胞，使其离开支架，激活抗肿瘤的T细胞；注射多孔支架也可以进行树突状细胞原位扩增，多孔支架通过释放信号完成抗原呈递作用，促进了免疫反应。植入的打印材料也可模拟抗原呈递细胞，附着共刺激因子，可激活抗原特异性T细胞，使其大量扩增，靶向杀伤肿瘤细胞，减小体内肿瘤体积。

除了作为研究模型，3D打印的人工合成材料甚至可作为辅助材料植入体内，按需调整免疫功能（免疫激活或免疫抑制）。例如给感染疾病提供持续的免疫应答，肿瘤患者治疗中无需体外扩增免疫细胞而直接依靠体内植入材料进行免疫细胞的增殖，程序化免疫细胞，调整细胞功能控制炎症或自身免疫炎症反应。在淋巴结这种次级淋巴器官中，带有基质细胞和树突状细胞的人工淋巴结植入后，可刺激树突状细胞募集T细胞和B细胞，并有淋巴结的组织学特性、恢复淋巴结的复杂免疫功能；载有肿瘤特异性T细胞的海藻酸钠植入实体瘤附近可实现肿瘤细胞的控制，避免免疫逃逸，其效果甚至优于直接细胞注射治疗。初级淋巴器官中，载有胸腺上皮细胞和造血干细胞的人造胸腺组织加强了对于供体组织的免疫耐受，人造骨髓也有募集干细胞并促进重新造血的功能。

（二）打印材料在免疫治疗中的相关应用

哈佛大学Mooney研究团队研发出一种有记忆性的硅胶棒（MSR），注射入实验动物体内可自发组装成大孔结构，为宿主免疫细胞提供3D细胞微环境，大量的树突状细胞被募集到支架杆之间的孔中。树突状细胞的募集及其随后的归巢至淋巴结可以通过从支架中持续释放炎性信号和佐剂来调节。此外，与推注对照相比，注射基于MSR的疫苗制剂增强了系统辅助性T细胞Th1和Th2功能和细胞毒性T细胞的功能。这些发现表明，可注射的硅胶棒可以作为多功能疫苗平台来调节宿主免疫细胞功能并引发适应性免疫应答。

该研究团队在上述材料基础上，制作了一种由脂质双分子层包裹的介孔二氧化硅微棒支架，其上有CD3抗体和CD28抗体，模拟了天然抗原呈递细胞。与已经商业化的用来大量体外扩增T细胞的磁珠相比，能更快地刺激T细胞的增殖，速度约为磁珠的2～10倍；对于CD19CAR-T细胞，其刺激作用为磁珠的5倍，在异种移植的淋巴瘤模型中也有更好的效果。此支架的研发减少了体外T细胞扩增到所需数量的时间，减少了患者等待T细胞回输的时间，可以为临床患者带来更大的生存希望。

对于应用细胞因子调控免疫细胞来说，Louis-S. Bouchard团队研发出可缓释白细胞介素（IL-2，T细胞生长因子）的、可调控T细胞命运的微球。T细胞免疫疗法可治疗癌症、感染和自身免疫疾病。然而，T细胞的激活、递送和克隆扩增能力不足影响了疗效。为了促进体外T细胞活化和分化，此团队开发了核-壳微粒用于持续递送细胞因子。这些颗粒被肝素富集，使得IL-2的稳定释放超过10天。该方法能够将T细胞分化为中枢记忆和效应记忆细胞。结果表明，基质细胞衍生因子1α的持续释放可加速T细胞迁移。该研究发现，与传统的IL-2给药相比，从微粒接受IL-2的CD8$^+$ T细胞更可能获得效应功能。与传统培养T细胞的方法相比，含有分泌IL-2的微粒的3D支架培养可增强T细胞增殖能力。这是一种控制T细胞命运的新方法，并有望成为免疫治疗的新策略。

（三）展望

目前生物3D打印在肿瘤模型的建立、成骨成血管和神经再生等领域已有突出贡献，但在细胞治疗和免疫治疗上仍没有特别有效的，乃至可以进入临床试验的成果。生物3D打印在细胞治疗上的应用不仅仅局限于体外造模和简单的体内植入材料，仿生模拟出更真实的免疫器官，联合免疫检测点的临床治疗，可以调控免疫功能达到所需效果是生物3D打印在免疫治疗和细胞治疗上的最终目标。

（徐如祥　吴安华）

参 考 文 献

[1] HIPP J, ATALA A. Sources of stem cells for regenerative medicine[J]. Stem cell reviews, 2008, 4（1）: 3-11.

[2] KANG H W, LEE S J, KO I K, et al. A 3D bioprinting system to produce human-scale tissue constructs with structural integrity[J]. Nature biotechnology, 2016, 34（3）: 312-309.

[3] SEGERS, V F, LEE R T. Stem-cell therapy for cardiac disease[J]. Nature, 2008, 451（7181）: 937-942.

[4] MURPHY S V, ATALA A. 3D bioprinting of tissues and organs[J]. Nature biotechnology, 2014, 32（8）: 773-785.

[5] DUAN B, HOCKADAY L A, KANG K H, et al. 3D bioprinting of heterogeneous aortic valve conduits with alginate/gelatin hydrogels[J]. Journal of biomedical materials research Part A, 2013, 101（5）: 1255-1264.

[6] SKARDAL A, MACK D, KAPETANOVIC E, et al. Bioprinted amniotic fluid-derived stem cells accelerate healing of large skin wounds[J]. Stem cells translational medicine, 2012, 1（11）: 792-802.

[7] GRUENE M, PFLAUM M, DEIWICK A, et al. Adipogenic differentiation of laser-printed 3D tissue grafts consisting of human adipose-derived stem cells[J]. Biofabrication, 2011, 3（1）: 015005.

[8] MA X, QU X, ZHU W, et al. Deterministically patterned biomimetic human iPSC-derived hepatic model via rapid 3D bioprinting[J]. Proceedings of the National Academy of Sciences, 2016, 113（8）: 2206-2211.

[9] MOUTOS F T, GLASS K A, COMPTON S A, et al. Anatomically shaped tissue-engineered cartilage with tunable and inducible anticytokine delivery for biological joint resurfacing[J]. Proceedings of the National Academy of Sciences, 2016, 113（31）: E4513-E4522.

[10] GU Q, TOMASKOVIC-CROOK E, LOZANO R, et al. Functional 3D neural mini-tissues from printed gel-based bioink and human neural stem cells[J]. Advanced healthcare materials, 2016, 5（12）: 1429-1438.

[11] JOUNG D, TRUONG V, NEITZKE C C, et al. 3D Printed Stem-Cell Derived Neural Progenitors Generate Spinal Cord Scaffolds[J]. Advanced Functional Materials, 2018, 28（39）: 1801850.

[12] GAO L, KUPFER M E, JUNG J P, et al. Myocardial tissue engineering with cells derived from human-induced pluripotent stem cells and a native-like, high-resolution, 3-dimensionally printed scaffold[J]. Circulation research, 2017, 120（8）: 1318-1325.

[13] NOOR N, SHAPIRA A, EDRI R, et al. 3D Printing of Personalized Thick and Perfusable Cardiac Patches and Hearts[J]. Advanced Science, 2019, 6（11）: 1900344.

[14] GRIGORYAN B, PAULSEN S J, CORBETT D C, et al. Multivascular networks and functional intravascular topologies within biocompatible hydrogels[J]. Science, 2019, 364（6439）: 458-464.

[15] OZBOLAT I T, HOSPODIUK M. Current advances and future perspectives in extrusion-based bioprinting[J]. Biomaterials, 2016, 76: 321-343.

[16] 马兴铭, 丁剑冰. 医学免疫学 [M]. 北京: 清华大学出版社, 2013.

[17] PURWADA A, JAISWAL M K, AHN H, et al. Ex vivo engineered immune organoids for controlled germinal center reactions[J]. Biomaterials, 2015, 63: 24-34.

[18] PINTO S, SCHMIDT K, EGLE S, et al. An organotypic coculture model supporting proliferation and differentiation of medullary thymic epithelial cells and promiscuous gene expression[J]. Journal of Immunology, 2013, 190（3）: 1085-1093.

[19] MEYER R A, SUNSHINE J C, PERICA K, et al. Biodegradable nanoellipsoial artificial antigen presenting cells for antigen specific T-cell activation[J]. Small,

2015，11（13）：1519-1525.

[20] ALI O A, EMERICH D, DRANOFF G, et al. In Situ Regulation of DC Subsets and T Cells Mediates Tumor Regression in Mice[J]. Science Translational Medicine，2009，1（8）：8ra19.

[21] STEPHAN S B, TABER A M, JILEAEVA I, et al. Biopolymer implants enhance the efficacy of adoptive T-cell therapy[J]. Nature Biotechnology，2015，33（1）：97-101.

[22] CHEUNG A S, ZHANG DKY, KOSHY S T, et al. Scaffolds that mimic antigen-presenting cells enable ex vivo expansion of primary T cells[J]. Nature Biotechnology，2018，36（2）：160-169.

[23] MAJEDI F S, HASANI-SADRABADI M M, KIDANI Y, et al. Cytokine Secreting Microparticles Engineer the Fate and the Effector Functions of T-Cells[J]. Advanced Materials，2018，30（7）：1703178.

第四节　生物3D打印在组织器官再生与重建中的应用

一、3D打印与组织工程概述

3D打印（three-dimensional printing，3DP）又称为增材制造（additive manufacturing，AM），是一种新兴的快速成型技术。与传统的"增材制造"工艺不同，3D打印技术是以数据设计文件为基础，融合了计算机辅助设计、材料加工及成型技术等，通过软件和数控系统，将打印材料按照挤压、烧结、熔融、温控、光固化等方式逐层沉积或黏附，以构建具有一定三维形态的物体。

组织工程（tissue engineering）是一门以细胞生物学和材料工程学相结合，进行体外或体内构建组织或器官的新兴学科。组织工程三要素包括种子细胞、支架材料和组织再生调节信号。其基本原理为：从机体获取少量的活体组织，分离培养其中的细胞（又称种子细胞）并在体外进行大规模扩增，然后将扩增的细胞接种到具有良好生物相容性、可降解并具有特定形态的生物材料（又称支架材料）上，细胞黏附在生物材料上形成细胞-材料复合物；该复合物经体外特定条件下培养或直接植入机体的组织或器官病变缺损部位，随支架材料的逐渐降解和吸收，细胞不断的增殖并分泌细胞外基质，最终形成相应的组织或器官，从而达到组织器官缺损修复与再生的目的。

生物支架材料作为支持种子细胞生长与组织再生的微环境，其所形成的三维结构不仅为细胞获取营养、生长和代谢提供了一个有利的空间，也为植入的细胞分泌细胞外基质并最终形成相应的组织或器官提供了一个良好的可调控微环境和组织再生引导模板，在组织工程三要素中扮演着非常重要的角色。但如何寻找方便、可控的三维多孔支架成型技术，制备能精确模拟天然组织生长发育微环境的仿生支架材料，从而更好地引导体外、体内组织再生，仍然面临着诸多挑战。

传统的材料制备技术难以做到可控的孔径孔隙率、精确的三维形态、高度的孔隙互连性以及足够的力学支撑，尤其是在满足不同患者的个性化需求方面，难以实现快速、精准的个性化定制。3D打印技术的兴起和迅猛发展，使其在组织工程领域的应用优势逐渐突显。利用3D打印技术，可以根据患者组织或器官缺损特点，获取缺损部位的个性化三维数据，经计算机辅助设计与修正建立个性化三维数字模型，即可完成组织器官特定缺损区域的个性化三维模型定制，以此为依据就可以制备具有高度复杂性和精确度的个性化三维支架，甚至是组织或器官。

3D打印在组织工程方面的应用大致可以分为非生物3D打印和生物3D打印。非生物3D打印是指不含活细胞的单纯材料支架的打印，主要用于制备个性化预塑形模具或单纯可降解组织再生支架材料，而生物3D打印则是有活细胞参与的、具有生物活性组织或器官的打印，可以直接构建出具有正常生物学功能的人体活体组织或器官，有望实现受损组织或器官的精准修复或替代，这是3D打印技术实现临床应用转化的终极目标。

二、非生物3D打印

3D打印的主要成型方式是将材料以"墨水"形式打出并迅速固化。因此，应用于组织工程的3D打印"墨水"，除了应具有常规组织再生支架材料良好的生物相容性和可降解特性外，还需考虑在其打印成型后，仍能保持其原有的生物活性和力学强度。受可打印材料种类和设备技术性能的限制,组织工程非生物3D打印技术的发展经历了模具3D打印、内核支架3D打印、组织再生支架3D打印和一体化支架3D打印几个阶段。

(一)模具3D打印

如前所述,支架材料是种子细胞实现组织再生的重要载体,在组织再生过程中扮演着非常重要的角色。传统的支架材料制备技术难以精确控制三维形态,尤其是在满足不同患者的个性化需求方面,难以实现快速、精准的个性化定制。3D打印技术在组织工程领域的早期应用,主要用于个性化3D模具的制备,用以解决支架材料三维形态预塑形难题。其大致应用过程如下:①根据患者组织器官缺损特点,通过激光扫描或影像学技术获取组织器官缺损个性化三维数据;②经计算机辅助设计与修正建立个性化三维数字模型,完成患者组织器官缺损的个性化三维数字模型定制;③该三维数字模型经3D打印设备打印制备出个性化定制的阳模和阴模;④将用于组织再生的生物材料植入模具内压模成型,从而制备出具有精确个性化形状的三维组织再生支架;⑤进一步在组织再生支架上接种患者自体细胞,经体外培养或直接植入组织器官缺损部位,即可实现个性化组织器官的构建和再生。该技术体系主要是利用3D打印技术解决组织再生支架材料的个性化三维形状控制难题,用以引导组织器官再生的个性化三维形态。

以为小耳畸形(microtia)患者个性化定制组织工程耳软骨再生支架为例。大致过程如下:首先,对患者的正常侧耳郭进行CT或激光扫描,获取其三维数据;然后,通过计算机辅助设计(compute aided design,CAD)系统对这些数据进行镜像处理,生成与正常侧耳郭镜像对称的三维数字模型;最后,将该数字模型输入到计算机辅助制造(compute aided manufacture,CAM)系统,便可直接打印制作出个性化的三维树脂模型,包括人耳形态的阳模(直接打印三维数字模型)和具有人耳形态中空结构的阴模(三维数字模型经布尔减运算后打印)。利用阴模作为模板,便可将聚乙醇酸(polyglycolic acid,PGA)纤维压制成个性化的人耳形状。另外需要说明的是,在进行形状控制的同时还要考虑形状维持问题,一般可通过聚乳酸(polylactic acid,PLA)涂层提高PGA支架的机械强度。但由于PLA细胞相容性差,含量太高不利于细胞的黏附和生长,含量太低又会导致支架力学强度不足,难以维持形状。因此,需要平衡支架材料的生物相容性和机械强度,优化PLA的含量,制备出生物相容性和力学强度均能符合要求的PLA/PGA一体化人耳形态支架,再进一步负载软骨细胞,经体外培养即可实现个性化人耳形态软骨的体外构建和再生。

(二)内核支架3D打印

组织工程支架除了要求具有精确的三维形态外,支架力学强度也是决定再生组织最终三维形态的重要因素。上述经3D打印模具压模制备的PGA/PLA支架虽然具备精确的人耳形态,接种软骨细胞并经体外培养后也可以形成精确人耳形态的软骨,但在体外培养过程中随着PLA/PGA支架材料的逐渐降解,复合物的整体强度逐渐下降,最终体外再生的软骨力学强度远达不到临床耳再造要求,体内植入后无法维持其原有的人耳形态。因此,对于再生软骨形状的维持,单纯依靠PLA涂层提高PGA支架的机械强度是远远不够的。

为解决再生组织形态维持难题,"内核"理念应运而生,即运用3D打印技术制备具有精确形状的内核支架,将其固定在组织再生支架材料内部,使再生组织完全包裹内核支架,这样既可避免内核支架暴露于机体免疫系统引发异物刺激,又能依靠内核强度辅助支撑再生组织的三维形态,从而有效解决再生组织力学强度及形态维持难题。在实际的临床组织工程耳再造技术应用过程中,采用高强度、慢降解的聚己内酯(polycaprolactone,PCL),经3D打印制成精确人耳形态网格支架作为内核支撑,将其固定包裹在两层PGA纤维中间,再分次滴加PLA涂层并沿用前期制备的3D打印模具压成人耳形态PCL-PLA/PGA复合支架,"内撑"与"外固"相结合,既能精确控制支架的三维形态,又能有效解决再生软骨人耳形态的长期维持难题。该人耳形态复合支架进一步接种患者自体耳软骨细胞,在体外成功再生了患者个性化的人耳形态软骨,并实现了国际首例人耳软骨再生技术的临床转化突破,相关研究成果已发表于 *EBioMedicine*(*Lancet* 子刊),该成果被美国CNN、英国BBC、独立周刊等国际媒体争相报道，引起了广泛的国际关注。

（三）组织再生支架3D打印

组织工程支架材料依据其来源主要分为人工合成高分子材料和天然可降解材料。用于特定组织再生的支架材料，应同时满足以下几点要求：①生物相容性好、免疫原性低；②具有合适的孔径孔隙率；③与组织再生速率基本相匹配的降解速率，且降解产物无毒副作用；④具备一定的力学强度和特定的三维形态；⑤能模拟特定组织再生微环境。

人工合成高分子材料具有机械性能、三维形状、孔结构及降解速度精确可控等特点，很适合组织再生，但其生物相容性差、缺乏软骨诱导活性、降解产物容易引发炎症反应等特性又极大地限制了其临床转化应用。相反，天然材料具有良好的生物相容性和组织再生诱导活性以及低免疫原性、低细胞毒性等特点，是各类组织再生的理想支架材料来源。但天然支架材料存在以下几个缺点不利于组织再生：①孔隙率和孔结构难以控制，不利于细胞负载；②三维形状无法精准控制，不利于个性化定制；③机械强度低，无法维持三维形状；④降解速率过快，与组织再生速率不匹配。正是由于这些问题，基于纯天然支架的组织再生一直未获得令人满意的效果。

将人工合成高分子材料与天然材料相结合制成复合支架是目前组织再生支架研究与发展的重要趋势。例如，将PCL与羟基磷灰石（hydroxyapatite，HA）混匀可经熔融3D打印制备出具有精确山羊股骨头形态、较高力学强度和可控孔结构的骨再生支架，再进一步用天然材料对打印后多孔支架进行表面修饰可显著提升成骨效率。这些结果表明，将天然材料与合成高分子材料整合，利用3D打印技术可以制备出三维形态、力学性能及孔结构均可控的组织再生复合支架。

此外，整合光敏水凝胶、3D打印和冷冻干燥等技术也可以解决天然材料三维形态、力学性能、孔结构及降解速率等可控性难题。首先，将明胶（胶原蛋白的衍生物）和透明质酸制备成水凝胶，并引入甲基丙烯酸酐和光引发剂，使这些天然水凝胶材料具有快速光固化特性；然后，借助3D打印技术，精确控制支架的外部三维形状和内部孔隙结构；在进行3D打印的同时引发光

交联反应，提高水凝胶三维多孔结构的精度和机械强度并减缓其降解速度；最后，经冷冻干燥和二次交联将3D打印水凝胶三维多孔支架转化为固体多孔支架，并在保持其已有三维形态和孔结构的基础上进一步提升力学性能并减缓降解速度，使其与软骨再生速率相关匹配。经上述系列技术制备的天然组织再生支架，既保留了天然可降解材料生物相容性好、低免疫原性、低细胞毒性且具备组织再生诱导活性等优点，又克服了天然生物材料三维形态、孔结构、力学强度及降解速率难以精确控制的缺点，最终成功制备出具有精确可控的外部三维形态和内部多孔结构、力学性能及降解速率均适合组织再生的天然可降解三维多孔支架，目前该支架已成功用于体外和体内的三维软骨再生。

目前水凝胶在组织工程领域主要用于可注射性组织再生，很难用于特定三维形态的组织再生，关键原因在于难以控制其三维形态、孔结构、力学强度及降解速率。3D打印以及光敏、温敏等系列技术的引入，全面解决了上述系列难题。3D打印通过数字化分配、层层堆叠的方式实现了水凝胶支架孔径、孔隙率及三维形态的精确控制，通过光交联或热交联固化及冷冻干燥调节支架力学性能和降解速率，真正实现了天然支架材料的3D打印以及三维形态、孔结构、力学强度及降解速率等系列支架性能的调控。更重要的是，水凝胶作为一种以水为主要分散介质的凝胶，在其成胶前很容易加入组织再生微环境活性因子，而且3D打印操作过程以及光敏、温敏等成胶处理基本不影响微环境因子的生物活性，因此，基于水凝胶3D打印多孔支架的系列制备技术为支架材料的组织特异性微环境仿生提供了便利条件，更进一步讲，上述系列技术也为负载活细胞的生物3D打印提供了可能。

（四）一体化支架3D打印

随着3D打印材料的不断拓展和应用范围的不断扩大，单一喷头的3D打印机已不能满足科研及临床的应用需求，因此，多喷头的3D打印机应运而生。多个泵和喷头可以分别装配不同的打印"墨水"，实现不同材料的交叉打印或分层打印，以利于组织再生微环境的多重整合，从而完成一体化支架制备。

一体化支架 3D 打印可以精准控制支架材料的微环境仿生和多种材料的复合打印，是非生物 3D 打印中最高端的技术。以制备软骨 - 骨一体化支架为例，软骨相、骨相和交界相所需的材料种类、配比以及打印参数各不相同，三个喷嘴和泵可分别装配三种类型的打印墨水，实现多喷头的有序、分层、混合打印，不同的组织再生区域添加不同的缓释微球，通过 3D 打印精准控制微环境的定位分布，例如在软骨再生区域添加软骨诱导因子微球、血管抑制因子微球等，控制其在软骨相的分布；骨再生区域添加成骨诱导因子微球、促血管生成因子微球等，同时还可以结合"钢筋 - 混凝土"设计理念，实现"钢筋（高分子支撑材料）"和"混凝土（含活性因子的微环境仿生材料）"的混合打印，实现复合支架的一体化成型及力学强度控制，以利于复杂组织缺损的再生与修复。

三、生物 3D 打印

生物 3D 打印的基本原理和普通 3D 打印一样，都是采用自下而上的方式进行材料堆积和增材制造，但打印材料改为了"生物墨水"——含有活细胞的生物墨水。生物 3D 打印在我国具有非常广阔的应用前景，也是目前 3D 打印在生物医药领域研究与应用的一大热点。由于生物 3D 打印技术拥有精确快速制作复杂活体组织甚至器官的特性，它有望使组织器官再生技术更加个性化和精准化，甚至可以利用患者自体细胞打印和培育出最适合患者组织器官缺损功能重建的人造活体组织或器官，因而其在生物医学领域具有巨大的发展潜力。

（一）活细胞的 3D 打印

活细胞打印属于较为前沿的研究领域，是一种基于微滴沉积的三维成型技术。活细胞 3D 打印技术指通过患者影像（CT 或 MRI 图像）收集三维数据，经 CAD/CAM 创建三维模型。在计算机的精确控制下，将适合的细胞、活性因子与水凝胶材料混合在一起，进行层层堆积成形。生物 3D 打印机多个泵和喷头可分别装载不同的生物材料和细胞，能够实现不同类型细胞和生物材料同时直接打印，而不是在支架制造后再单独接种细胞，这样可以保证细胞完全按预先设定要求精

准分布。活细胞 3D 打印能够为再生医学及组织工程等生命科学研究领域提供全新的研究工具和研究模型，为组织器官的构建、缺损修复及功能重建提供新的临床技术或产品，推动修复重建外科、组织工程和再生医学的快速发展。

通过生物 3D 打印机将热敏材料与细胞逐层交替打印，待细胞叠加完成后，静置培养一段时间，就可以得到我们所需要的生物结构组织。另外，还可以直接把细胞和热敏或光敏凝胶类材料混合，通过 3D 打印机挤出成型，同时经热敏或光敏交联加固成型即可获得定制的生物活体组织。例如在不同喷头内分别装配热敏胶材料和细胞 - 凝胶混合物，将热敏胶材料和细胞 - 凝胶混合物逐层交替打印，随着热敏胶材料经温度调控后成形，最终形成含有精准活细胞分布和特定三维形态的复合物，这些复合物经体外培养就可以形成相应的活体组织。

（二）组织或器官的 3D 打印

组织或器官 3D 打印是 3D 打印技术研究中新兴的、富有生命力的、最具有发展前景的技术领域，被认为是 21 世纪组织工程和生物制造的新模式，它可以帮助我们克服传统组织工程技术构建多细胞组织器官过程中无法实现多细胞精准定位分布的技术壁垒，直接打印和培育出具有特定层次结构、多细胞精准定位分布以及生物功能仿真的人体活体组织与器官。

针对创伤、恶性肿瘤等医学难题，组织器官移植仍是目前最有效的临床治疗方式，但供体组织器官的严重不足和异体免疫排斥反应，是面临的最大障碍。组织工程技术有望解决组织器官移植供体紧缺的现状。然而，如何实现人造三维组织器官的精准制造和仿真装配一直是巨大的挑战。组织器官的 3D 打印提供了一个可行的解决方案，与常规的非生物 3D 打印不同，组织器官 3D 打印的原材料是多种细胞 - 凝胶复合物，即含活细胞的生物墨水，在组织或器官的三维模型指导下，由 3D 打印机精准定位装配不同类型细胞 - 凝胶复合物或其他一些辅助生物材料，然后通过特殊的界面整合技术将这些生物墨水组装成一个完整的组织或器官，这些组织或器官进一步经体外培养或植入体内组织器官缺损部位即可具备正常组织或器官的生物学功能，因而有望制造出组

织器官移植所需的各种活体组织或器官,从根本上解决供体来源难题。

我们把不同类型的细胞进行有序 3D 打印,按照类似人体组织或器官的排列方式进行有序堆积,这些细胞就会形成一个接近正常的组织或器官结构。以尿道狭窄患者为例,组织工程和再生医学的迅速发展为尿道重建提供了新的途径。传统的组织工程方法是先在体外制备具有多孔结构的尿道再生支架,然后分别接种尿路上皮细胞(urothelial cell)和平滑肌细胞(smooth muscle cell)实现尿道组织再生。但这种方法无法实现不同类型细胞在整个支架的均匀分布和精准有序空间定位,因而构建组织无法具备正常尿道的精细分层微结构和多细胞有序定位分布。

利用 3D 打印技术设计应用 PCL 框架模拟天然尿道的生理结构和力学性能,利用纤维蛋白水凝胶负载细胞提供细胞生长所需的微环境,采用复合细胞的一体化生物 3D 打印系统,将尿路上皮细胞和平滑肌细胞精准、均匀地分布在仿真尿道的内、外两层,并与 PCL 框架吻合形成管状复合物。PCL 作为支架组分,用于提供力学支撑以维持管状三维形态;生物墨水以细胞、纤维蛋白、明胶和透明质酸为主要组分,为尿道组织再生提供种子细胞和组织再生微环境。多孔支架的设计赋予了生物 3D 打印尿道一定的弹性,并保持了足够的机械强度和三维形态稳定性。因此,借助于生物 3D 打印技术完全实现了尿道组织构建过程中的多细胞精准定位分布、组织再生微环境仿生和模拟天然尿道的力学特性,有望在体外培育出接近正常结构和功能的尿道移植物。

生物 3D 打印技术的最大优势在于复杂三维形态与内部精细结构的一体化制造,可在精准定位的空间位置多喷头有序打印各种细胞与材料,并根据患者的个性化需要打印出各种组织或器官,经体外或体内进一步培育后就可形成接近正常结构和功能的活体组织或器官,用于各类组织器官的修复与功能重建。

四、3D 打印与组织工程应用展望

3D 打印技术在组织再生领域的应用,克服了许多传统组织工程技术无法克服的技术壁垒,特别是外部三维形态、内部孔结构、多细胞有序仿真分布的精准控制,这对人体组织器官缺损修复供体的个性化定制至关重要。通过 3D 打印构建的组织移植供体可以与缺损部位完美契合,并与缺损周围组织融为一体。3D 打印技术可以做到因人制宜、就地制作、不限数量、节约成本,从而满足个体化、精准化医疗的需求。目前,利用 3D 生物打印技术已经可以打印出皮肤、骨、软骨、人造血管、心脏瓣膜、气管、尿道等多种组织器官,均呈现出了很好的应用前景。一体化支架 3D 打印技术的发展更是显著提升了组织特异微环境仿生和组织再生支架的精细化控制,这为进一步优化组织再生技术提供了广阔的发展空间。

含活细胞的生物 3D 打印技术是目前最热门的生物技术之一,具有巨大的发展前景,有望从根本上解决组织器官移植供体来源难题。但该技术目前仍处于探索阶段,还有待于进一步发展与完善。缺乏理想的生物 3D 打印细胞载体是目前主要的发展瓶颈,因为这类细胞载体必须同时具备生物相容性好、细胞毒性低、易进行生物活性修饰、快速的液固相转换性能、打印成型后具有一定的力学强度和可控的降解速率等系列要求,目前尚未开发出能完全达到上述要求的理想细胞载体。

除此之外,生物 3D 打印过程中,生物墨水挤压或喷射产生的冲击力和剪切力,会对细胞活性造成很大的影响,而且生物墨水在打印成型过程中,不但要符合流体力学要求,还必须符合生物活性要求。因此,从打印前液态向打印后固态转化过程中,如何维持其弹性状态和细胞活性至关重要。同时,不同组织器官的物理性质不同,在 3D 打印过程中所需要的材料和组织再生微环境也就不同,这也为生物 3D 打印理想细胞载体材料的开发提出了更高的要求。

(周广东　贾立涛)

参 考 文 献

[1] LAYANI M, WANG X, MAGDASSI S. Novel Materials for 3D Printing by Photopolymerization[J]. Advanced Materials, 2018, 30(41): e1706344.

[2] LIU C, XIA Z, CZERNUSZKA J T. Design and Development of Three-Dimensional Scaffolds for Tissue

Engineering[J]. Chemical Engineering Research and Design, 2007, 85(7): 1051-1064.

[3] YANG S, LEONG KF, DU Z, et al. The design of scaffolds for use in tissue engineering. Part I[J]. Traditional factors. Tissue Eng, 2001, 7(6): 679-689.

[4] LIU Y, ZHANG L, ZHOU G, et al. In vitro engineering of human ear-shaped cartilage assisted with CAD/CAM technology[J]. Biomaterials, 2010, 31(8): 2176-2183.

[5] KWEON H, YOO M K, PARK I K, et al. A novel degradable polycaprolactone networks for tissue engineering[J]. Biomaterials, 2003, 24(5): 801-808.

[6] ZHOU G, JIANG H, YIN Z, et al. In Vitro Regeneration of Patient-specific Ear-shaped Cartilage and Its First Clinical Application for Auricular Reconstruction[J]. EBioMedicine, 2018, 28: 287-302.

[7] VACANTI J P, LANGER R. Tissue engineering: the design and fabrication of living replacement devices for surgical reconstruction and transplantation[J]. Lancet, 1999, 354 Suppl 1: I32-I34.

[8] DING C, QIAO Z, JIANG W, et al. Regeneration of a goat femoral head using a tissue-specific, biphasic scaffold fabricated with CAD/CAM technology[J]. Biomaterials, 2013, 34(28): 6706-6716.

[9] WU Y A, CHIU Y C, LIN Y H, et al. 3D-Printed Bioactive Calcium Silicate/Poly-ε-Caprolactone Bioscaffolds Modified with Biomimetic Extracellular Matrices for Bone Regeneration[J]. International journal of molecular sciences, 2019, 20(4): 942.

[10] XIA H, ZHAO D, ZHU H, et al. Lyophilized Scaffolds Fabricated from 3D-Printed Photocurable Natural Hydrogel for Cartilage Regeneration[J]. ACS applied materials & interfaces, 2018, 10(37): 31704-31715.

[11] JORDAHL J H, SOLORIO L, SUN H, et al. 3D Jet Writing: Functional Microtissues Based on Tessellated Scaffold Architectures[J]. Advanced Materials, 2018, 30(14): e1707196.

[12] LAI Y, LI Y, CAO H, et al. Osteogenic magnesium incorporated into PLGA/TCP porous scaffold by 3D printing for repairing challenging bone defect[J]. Biomaterials, 2019, 197: 207-219.

[13] BAE E, PARK K, SHIM J, et al. Efficacy of rhBMP-2 Loaded PCL/β-TCP/bdECM Scaffold Fabricated by 3D Printing Technology on Bone Regeneration[J]. BioMed research international, 2018, 2018: 2876112-2876135.

[14] KANG H, LEE S J, KO I K, et al. A 3D bioprinting system to produce human-scale tissue constructs with structural integrity[J]. Nature Biotechnology, 2016, 34(3): 312-319.

[15] LEE J S, HONG J M, JUNG J W, et al. 3D printing of composite tissue with complex shape applied to ear regeneration[J]. Biofabrication, 2014, 6(2): 24103.

[16] MURPHY SV, ATALA A. 3D bioprinting of tissues and organs[J]. Nature Biotechnology, 2014, 32(8): 773-785.

[17] DO A V, KHORSAND B, GEARY S M, et al. 3D Printing of Scaffolds for Tissue Regeneration Applications[J]. Adv Healthc Mater, 2015, 4(12): 1742-1762.

[18] ZHANG K, FU Q, YOO J, et al. 3D bioprinting of urethra with PCL/PLCL blend and dual autologous cells in fibrin hydrogel: An in vitro evaluation of biomimetic mechanical property and cell growth environment[J]. Acta Biomaterialia, 2017, 50: 154-164.

[19] RUTZ A L, HYLAND K E, JAKUS A E, et al. A Multimaterial Bioink Method for 3D Printing Tunable, Cell-Compatible Hydrogels[J]. Advanced Materials, 2015, 27(9): 1607-1614.

[20] HARDIN J O, OBER T J, VALENTINE A D, et al. Microfluidic Printheads for Multimaterial 3D Printing of Viscoelastic Inks[J]. Advanced Materials, 2015, 27(21): 3279-3284.

第五节 生物3D打印在关节软骨与软骨下骨重建中的应用

在临床上，关节软骨与软骨下骨重建与修复一直是一个挑战。骨组织工程技术利用生物材料制备组织工程支架，再将细胞接种在具有三维多孔结构的生物可降解支架材料上，最终用于骨组织缺损修复。然而，支架的宏观、微观以及纳米级结构都对营养运输、细胞与基质间的相互作用有重要影响，传统的组织工程技术工艺（如冷冻干燥、溶剂浇铸、静电纺丝、相分离等）难以满足理想的组织工程支架的制备需求。生物3D打印具有较高的打印分辨率，能够将细胞、基质材料、生物活性物质等精确地分布以模拟天然骨组织的结构，可以制作具有特定孔径、孔隙率以及复杂几何形状的三维支架材料。生物3D打印技术可以便捷地制备形状可控的多孔支架材料，能够满足细胞的生长和组织的长入，更重要的是可以与缺损组织的解剖结构相匹配，因而在关节软骨与软骨下骨重建中具有其独特的优势。

一、骨-软骨复合组织的分层结构

关节骨-软骨复合组织从关节面向深部主要可分为透明软骨层、钙化软骨层和软骨下骨三层结构，各层之间以特有的组成和结构紧密相连并具有不同组织功能。

（一）透明软骨层

关节软骨表面光滑呈淡蓝色，属于透明软骨，其细胞外基质主要由胶原纤维组成，底端与下方骨质紧密结合。软骨细胞分布于整个关节软骨层胶原纤维中，形状从表层到深层逐渐由扁平状变化为椭圆或圆形，当受到压力时，关节软骨稍产生形变，从而起到缓冲压力的作用。

（二）钙化软骨层

钙化软骨层为软骨与软骨下骨的分界层，主要细胞外基质为X型胶原蛋白，并存在大量的钙沉积，它具有向软骨下骨传递压力的作用。在关节软骨层与钙化软骨层之间存在一条嗜碱性的线，称之为潮线。潮线为钙化区与非钙化区的分界线，潮线与软骨下骨组成区域阻断了骨髓向软骨层的血供，潮线上的软骨层主要由关节液提供营养，而潮线下的组织主要由骨髓提供营养。

（三）软骨下骨层

软骨下骨位于关节钙化软骨层下方，由关节下松质骨和软骨下骨板组成，其细胞外基质主要成分为I型胶原蛋白，对关节软骨起到支撑作用。与关节软骨不同，软骨下骨含有丰富血供，因而关节软骨损伤深至软骨下骨时，正常年轻患者骨髓中的血液随即可上涌至损伤部位，为损伤部位提供营养物质和组织修复所需的细胞等。

二、骨关节损伤的诱因与治疗

（一）骨关节损伤的诱因

引起骨关节损伤的因素很多，包括创伤、细菌感染、退行性关节炎以及骨关节肿瘤等，因此其修复治疗是临床医生所面临的一个巨大挑战和难题。关节炎性疾病的发病率在逐年上升，其中骨关节炎已经是导致严重功能障碍的慢性关节疾病的病因首位，其病理改变涉及关节软骨和软骨下骨；而类风湿性关节炎则累及全身多处关节引起滑膜炎，由此导致关节软骨和软骨下骨的破坏，从而出现关节畸形。肿瘤近些年来发病率也在逐年上升，也可以导致关节骨与软骨的破坏。

骨关节损伤可以通过X线、CT及MRI等辅助检查来协助诊断。根据X线片诊断，骨关节炎按Kellgren-Lawrence分级标准分为5级。

（1）0级：关节正常，关节间隙正常，边界光滑、规则。

（2）I级：关节软骨变薄、表面出现裂纹。

（3）II级：软骨裂隙可达软骨下骨、骨赘形成。

（4）III级：滑液进入裂隙，软骨磨损、消失，软骨下骨囊性变，有骨赘及骨外形异常。

（5）IV级：大量骨赘，严重关节间隙狭窄。

关节炎疾病进程中，软骨首先受到损伤，而软骨损伤通常累及软骨下骨，进而导致-软骨缺损。由于软骨和软骨下骨的生物学特性不同，导致骨-软骨一体化修复极具挑战。

（二）骨关节损伤的治疗

在骨关节疾病的早中期，可以通过药物治疗改善病症，但这些药物无法改变疾病的病程。到了骨关节疾病的晚期，关节骨与软骨损伤严重，需要进行自体骨与软骨移植，或者人工关节置换术来替代严重病变的关节。目前临床上主要是进行人工关节置换术，但当前人工关节假体材料多数是由金属类、生物陶瓷类以及高分子类材料组成。

（1）金属类：包括不锈钢、钴基合金、钛及钛合金、钽等。

（2）生物陶瓷类：包括氧化铝、氧化锆、氧化铝基复合陶瓷等。

（3）高分子类：包括聚甲基丙烯酸甲酯、超高分子量聚乙烯、硅胶等。

在人工关节的正常使用过程中，这些材料之间的机械性摩擦不可避免地会产生磨损颗粒，而由于磨损颗粒所导致的人工关节假体无菌性松动是人工关节置换术失败最主要的原因。人工关节有一定的使用寿命，所以年轻患者进行人工关节初次置换术后，还面临着二次甚至三次翻修手术。针对上述问题，3D打印技术制备关节骨与软骨重建的修复体将或许成为临床上有效的解决方案。

三、骨关节影像数据采集

关节的骨 - 软骨结构无法通过一种影像手段获取完整的关节影像数据,目前临床上主要采用 CT 和 MRI 获取关节骨和软骨的影像数据(图 19-5-1),再使用图像处理软件进行组织的三维重建,建立关节骨 - 软骨结构模型,最后将转换为 STL 等格式的数据导入 3D 打印机进行打印。

(一)关节软骨影像数据获取

关节软骨是指覆盖在关节表面的透明软骨,由于 MRI 拥有极高的软组织分辨率以及能够多方位成像、多参数成像,因此 MRI 已经成为临床中评估关节软骨损伤的最重要的检查方法。MRI 采用软骨成像序列及重建技术,能够清晰地看到关节软骨结构。基于 Mimics 和 Geomagic Studio 软件对图像进行重建与图像配准,建立 3D 模型,然后输出 3D 打印机可识别的 STL 格式文件。

(二)关节软骨下骨影像数据获取

使用 CT 扫描获取关节软骨下骨的医学影像断层数据,运用 Mimics 等软件对数据进行处理分析,从而获取关节骨组织的三维数字模型,再输出 3D 打印机可识别的 STL 格式文件。

四、生物 3D 打印在关节软骨与软骨下骨重建中的应用

(一)生物 3D 打印的生物墨水

目前,生物 3D 打印在关节软骨与软骨下骨重建中的应用研究仍处在临床前的实验研究阶段。在构建关节软骨与软骨下骨的修复体中,生物 3D 打印需要考虑到基质材料、种子细胞以及生长因子的选择和搭配。由于关节结构上存在异质性,从仿生学角度来考虑,不同层次结构打印所使用打印墨水的组成成分各不相同,其差异包括基质材料、种子细胞及生长因子。

1. 基质材料　生物 3D 打印常常需要将细胞与打印材料均匀地混合在一起,故打印材料必须具备可打印性和可交联性,同时还需具备良好的生物相容性和必要的力学性能。在构建关节软骨与软骨下骨修复体中,用于骨组织生物 3D 打印的基质材料包括天然高分子材料、人工合成高分子材料以及无机材料。

(1)天然高分子材料:主要有明胶、胶原、海藻酸钠、透明质酸、丝素蛋白等。这类材料可制备成水凝胶材料,用来包裹细胞,实现细胞的打印。

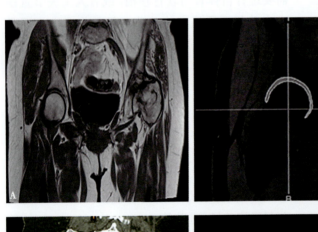
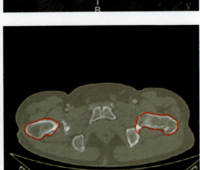
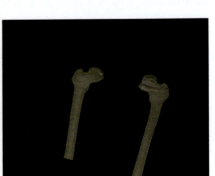
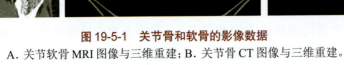

图 19-5-1　关节骨和软骨的影像数据
A. 关节软骨 MRI 图像与三维重建;B. 关节骨 CT 图像与三维重建。

（2）人工合成高分子材料：主要有聚己内酯（polycaprolactone，PCL）、聚乳酸（polylactic acid，PLA）、聚乙醇酸（polyglycolic acid，PGA）、聚乳酸乙醇酸共聚物（polylactic-co-glycolic acid，PLGA）等。这类材料需要在高温或者溶剂条件下才能打印，通常无法与细胞直接混合打印。

（3）无机材料：用于骨相的构建，包括羟基磷灰石（hydroxyapatite，HA）、β-磷酸三钙（β-tricalcium phosphate，β-TCP）、磷酸钙陶瓷（calcium phosphate ceramics，CPC）、生物活性玻璃、纳米黏土等，它们也常常加入到有机聚合物材料中，以此提高打印材料的力学性能和生物活性。

2. 种子细胞 理想的种子细胞应便于取材，细胞增殖能力强，低免疫源性，无排斥反应。目前，常用于骨组织工程的种子细胞包括成熟的软骨细胞、骨细胞和干细胞。由于存在自体软骨来源有限，同种异体软骨或异种软骨存在免疫排斥反应，以及应用软骨细胞作为种子细胞时，其体外培养过程中扩增能力有限，容易发生去分化、失去细胞表型等多种情况。因此，干细胞作为种子细胞来源成为研究热点，而且人体干细胞来源广泛，具备分化成软骨细胞潜能的多能干细胞存在于人体多种组织，如骨髓、脐带血、脐带组织、胎盘组织、脂肪组织及皮肤组织等。目前，相关研究显示可用于构建组织工程软骨的干细胞有：骨髓间充质干细胞（bone mesenchymal stem cell）、胚胎干细胞（embryonic stem cell）、脂肪间充质干细胞（adipose-derived mesenchymal stem cell）、脐带间充质干细胞（umbilical cord mesenchymal stem cell）、诱导多能干细胞（induced pluripotent stem cell）、羊水干细胞（amniotic fluid stem cell）、前软骨干细胞（precartilaginous stem cell）、皮肤干细胞（skin stem cell）等。这类干细胞在特定诱导条件下可以使其分化为软骨细胞和骨细胞，因此既可用于软骨层构建的打印，也可用于硬骨层构建的打印。

3. 生长因子 在生物墨水中添加生长因子，主要用于种子细胞的诱导分化以及细胞的活性或功能维持。在软骨修复中，转化生长因子-β（transforming growth factor，TGF-β）、骨形态发生蛋白质（bone morphogenetic protein，BMP）、胰岛素样生长因子（insulin-like growth factor，IGF）、

成纤维细胞生长因子（fibroblast growth factor，FGF）等生长因子可调节软骨细胞基质的合成、代谢以及软骨形成。其中 TGF-β 是研究常用的一种添加物，研究表明 TGF-β 可以有效地促进间充质干细胞向软骨分化，主要通过 Smad 信号通路和 Smad 非信号通路，比如 TGF-β$_1$ 可以通过 Smad3 诱导 II 型胶原蛋白合成，同时抑制核心结合因子诱导的基质金属蛋白酶 3 表达，从而阻止关节软骨退变。除了上述生长因子，其他诸如血小板源性生长因子（platelet-derived growth factor，PDGF）也同样用在硬骨修复中，其中 BMP-2 蛋白在研究中是报道较多的。另外，血管内皮生长因子（vascular endothelial growth factor，VEGF）是血管内皮细胞有丝分裂调整因子，参与调节血管生成，在骨发育生长、骨折修复、促进骨源性成骨细胞增殖分化方面有重要作用，因此也被用于关节软骨下骨的再生和重建。

（二）生物 3D 打印在关节软骨重建中的应用

由于关节软骨不含血管，成熟的软骨修复能力很低，软骨组织受损或退变后常难以自行修复。随着组织工程技术和生物 3D 打印技术的发展，软骨损伤修复迎来新的希望。

1. 研究实例 1 2017 年北京大学第三医院敖英芳教授课题组利用 3D 打印技术间接构建结构和功能优化的支架材料，用于关节软骨损伤的修复。该研究先采用 3D 打印出一定结构的模具，再灌入丝素蛋白/明胶的混合溶液，通过移除模具得到具有孔径 350μm 的规则支架。加入的丝素蛋白/明胶溶液的量没过模具并高出 0.2mm。制备支架顶部是一层非多孔结构的膜，这种结构可以避免下方关节液频繁冲洗不利于保留接种的细胞。另外，为了提高支架材料对间充质干细胞的募集能力，在丝素蛋白-明胶（SF-gelatin，SFG）支架上接枝了多肽 E7（氨基酸序列：EPLQLKM；分子量为 858Da）。通过建立新西兰大白兔膝关节软骨缺损模型验证支架材料的修复能力，相比微骨折（microfracture，MF）的对照组，组织学染色结果显示 SFG 与 SFG-E7 支架组表现出更优的软骨缺损修复效果，而 SFG-E7 支架组相比 SFG 支架组可以在更短的修复时间获得较好的修复效果。

2. 研究实例 2 2018 年美国马里兰大学（University of Maryland）Fisher 教授利用 3D 打印

技术制备聚集蛋白聚糖（Aggrecan）改性的软骨修复支架。先在聚 L- 丙交酯 - 己内酯（PLCL）中混入重量比为 15% 的末端带氨基的 amine-PLGA 得到氨基改性的 amine-PLCL 3D 打印原料，再打印出 amine-PLCL 支架。利用支架上的氨基与聚集蛋白聚糖的羧基反应，制备出蛋白聚糖改性的 3D 打印支架。在新西兰大白兔膝关节滑车凹槽的中心处制造全层软骨缺损，植入相应的支架材料。动物实验结果表明，3D 打印的功能支架联合微骨折手术能够再生缺损的软骨组织。

（三）生物 3D 打印在关节软骨与软骨下骨重建中的应用

1. 研究实例 1　2010 年，哥伦比亚大学的 Mao 教授课题组报道了通过生物 3D 打印技术设计并制备了兔肩关节的肱骨头，这是科学家在早期通过 3D 打印技术进行大关节骨软骨一体化修复的一次探索。该课题组在对肱骨头进行激光扫描后，设计骨与软骨孔道大小相异的假体模型通过 3D 打印技术，以 PCL 与 HA（PCL：HA＝4：1）混合物为原料打印了带柄的肱骨头。另外，将含有 TGF-β3 的胶原水凝胶灌注到假体内，然后植入成年雄兔体内进行肱骨头原位置换。实验结果显示含 TGF-β3 的关节假体组出现大量的再生软骨，其内部软骨细胞分布均匀、含有丰富的蛋白聚糖及 II 型胶原蛋白。此外，该软骨下层出现血管化的软骨下骨，且软骨与软骨下骨之间紧密相连、过渡均匀；单纯支架组仅出现部分软骨再生。免疫组化检测发现 TGF-β3 组假体内部富集有大量的干细胞，这些干细胞的募集可能是促进软骨再生的一个重要原因。重要的是，在体内植入 4 个月后，TGF-β3 组再生软骨的动态黏弹性能与天然的关节软骨相近，表明再生关节软骨具有足够的力学强度。

因此，Warnke 教授对上述研究取得的成功在 *Lancet* 杂志上发表了评论。他指出研究者在支架植入动物体内之前没有加入干细胞或其他细胞，而是通过体内细胞归巢、局部组织响应以及功能刺激完成兔关节软骨与软骨下骨的再生。利用宿主作为生物反应器，募集宿主的内源性细胞用于组织再生，这打破了组织工程中使用体外培养的干细胞制剂的发展趋势。但是，这种技术直接应用到人类身上会存在一些潜在的缺点。对于一些老年患者来说，他们的组织再生能力有限，尤其是伴随糖尿病的患者。如果生物支架在组织再生时期不能负重，患者将在相当长一段时间内遭受痛苦，可能需要几周或几个月的时间才能使组织生长达到足够的功能负荷。形成一个光滑的关节软骨表面需要力学刺激和负荷作用，这个过程反过来又要求患者接受大量的物理治疗方案。对大多数患者来说，标准的金属关节置换术可能比生物支架更快、要求更低。然而，该类技术的应用可能为需要关节置换手术的年轻患者提供重要的优势。Warnke 教授提出，在体外生物反应器中将组织培育一段时间，在体内植入成熟前期的生物关节替代物，从而减少组织再生时间。另外一可行的方案是在患者体内进行关节替代物的整体培养，但要改变组织生长的位置。关节大小的组织可以先在肌肉内生长，然后移植替代原来的关节。尽管目前还没有在人类身上看到生物关节替代物，但 Mao 教授的研究工作为解决患者关节置换问题带来了曙光，也为干细胞和组织再生技术的临床应用开辟了全新的思路和前景。

2. 研究实例 2　2013 年，上海交通大学医学院附属第九人民医院戴尅戎院士团队利用 3D 打印技术构建出的外部形态以及内部结构都能精确可控地组织特异性骨与软骨双相支架，并将其成功运用到大动物身上进行关节置换。该团队首先采用激光扫描仪采集山羊股骨头表面及软骨下骨的表面形态，将上述两次激光扫描获取的数据进行计算机辅助设计进行骨与软骨双相支架的三维重建，可以分别获得用于山羊股骨头再生的软骨相以及骨相支架的数字模型。该复合模型包含了骨相与软骨相两部分，其中骨相支架由一头一柄两部分组成，头即是股骨头，柄则为压配插入式柄，该柄可以协助关节插入并以压配方式固定到骨床或者髓腔内。软骨相支架由 PGA/PLA 组成，其弹性模量范围基本上在正常关节软骨的弹性模量区间范围内。此外，PLA 与 PGA 两种成分的特性能够互补，改善支架的细胞黏附率、加快体内降解速度、减轻炎症反应、促进软骨分化形成。作为关节假体的主体结构，骨相支架的化学成分是 PCL/HA，该成分弹性模量范围在正常松质骨的弹性模量区间范围内。此外，钙和磷的掺入能够提高支架的骨诱导活性，有效促进干细胞向成骨细胞分化。结构上，骨相支架内部具有相互连接的三维微小管道结构，其孔径大小是200～400μm，其中在平行于和垂直于底部平面的平面分别是（400±20）μm和（200±20）μm孔径大小，孔隙率是（54.6±1.2）%（图19-5-2）。

骨-软骨双相支架的设计充分考虑到了细胞生物学行为、初始生物力学性能、界面整合的问题以及将来这项技术深入发展并研究成熟之后进行组织工程化关节手术置换替代原来病变关节的固定问题。支架打印完成后，在软骨相PGA/PLA支架上接种关节软骨细胞，将接种好的支架经含有TGF-β$_1$的成软骨诱导液体外诱导2～3周；在骨相PCL/HA支架内部的微小管道中接种骨髓基质干细胞，然后放入成骨诱导培养液培养2～3周。体外诱导完成后，将这两部分整合固定形成股骨头骨与软骨复合移植物。将裸鼠作为生物反

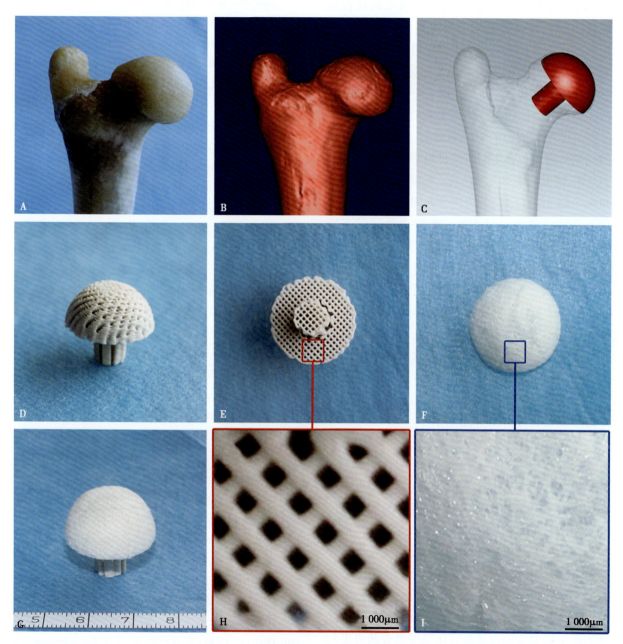

图19-5-2　构建组织特异性骨与软骨双相支架

A. 激光扫描正常山羊关节；B. 三维重建；C. 计算机辅助设计支架；D. 骨相支架的大体形貌；E. 骨相支架的大体形貌仰视图；F. 软骨相支架的大体形貌；G. 构建的骨与软骨双相支架的大体形貌；H. 骨相支架的微观结构；I. 软骨相支架微观结构。

应器，将双向支架植入裸鼠皮下进行孵育，10周后取材显示在股骨头移植物的关节表面再生出具有肉眼可见的软骨样组织，在PLC/HA成骨相支架的微小管道中有白色骨样组织长入，不易弯曲；将支架纵切后发现股骨头整个关节面部位再生的软骨样组织光滑、连续、无血管化并且很好地跟软骨下骨样组织整合在一起，无肉眼可见的裂隙和分层现象。该研究表明，采用3D打印技术设计、制造组织工程化人工关节，无论是在大小还是在形态上都能与正常的关节相匹配，再生的软骨和软骨下骨以及两者之间的界面具有和正常组织相似的组织学结构特征，细胞和组织具有正常细胞和组织所具有的分泌某些蛋白分子等功能，同时再生的软骨和软骨下骨具有良好的生物力学特性。该研究为组织工程化人工关节的再生提供了一种大胆的和有益的尝试和探索，为今后更深入的动物体内关节再生的研究提供了研究基础。

3. 研究实例3　2016年，韩国研究者采用多喷头生物3D打印设备构建含人间充质干细胞多层结构的骨软骨修复支架。在整个骨软骨支架中，PCL作为支架的框架。对于软骨下骨层，生物墨水中含有人间充质干细胞和BMP-2蛋白，而软骨层的生物墨水中含有人间充质干细胞和TGF-β。研究者使用生物3D打印机制备了5mm高的骨软骨三维支架，其中4mm高的底部为软骨下骨层，而1mm高的顶部为软骨层。通过新西兰大白兔膝关节缺损模型验证制备的多层结构支架的骨软骨再生性能，结果表明在骨软骨重建中这种支架的再生性能表现出色。

五、思考

虽然生物3D打印在软骨与软骨下骨再生领域中取得了显著的进步，但仍有很多的问题有待解决：①当前制备的骨软骨一体化支架的结构为较为单一的几何结构，与正常的软骨及软骨下骨结构相差巨大；②体外提取的软骨细胞在经过2～3次传代后其透明软骨的表型会逐渐消失，在植入体内后可能分化为纤维软骨；③软骨下骨区域的再生需要实现快速血管化以促进骨的再生与重塑，而正常的软骨则需要抑制血管再生，这两者如何在一体化关节假体中实现也是今后研究需要探讨的地方；④采用生物3D打印构建软骨与

软骨下骨一体化成本高昂，在推广上存在一定的难度。

（王金武　周小军　李　涛）

参 考 文 献

[1] DU Y, LIU H, YANG Q, et al. Selective laser sintering scaffold with hierarchical architecture and gradient composition for osteochondral repair in rabbits[J]. Biomaterials, 2017, 137: 37-48.

[2] JIANG Y, JIA T, WOOLEY P H, et al. Current research in the pathogenesis of aseptic implant loosening associated with particulate wear debris[J]. Acta Orthopaedica Belgica, 2013, 79(1): 1-9.

[3] 毛宏理, 顾忠伟. 生物3D打印高分子材料发展现状与趋势[J]. 中国材料进展, 2018, 37(12): 949-969.

[4] CHEN C G, THUILLIER D, CHIN E N, et al. Chondrocyte-intrinsic Smad3 represses Runx2-inducible matrix metalloproteinase 13 expression to maintain articular cartilage and prevent osteoarthritis[J]. Arthritis & Rheumatism, 2012, 64(10): 3278-3289.

[5] POLDERVAART M T, GREMMELS H, VAN DEVENTER K, et al. Prolonged presence of VEGF promotes vascularization in 3D bioprinted scaffolds with defined architecture[J]. Journal of controlled release, 2014, 184: 58-66.

[6] SHI W, SUN M, HU X, et al. Structurally and functionally optimized silk-fibroin-gelatin scaffold using 3D printing to repair cartilage injury in vitro and in vivo[J]. Advanced Materials, 2017, 29(29): 1701089.

[7] GUO T, NOSHIN M, BAKER H B, et al. 3D printed biofunctionalized scaffolds for microfracture repair of cartilage defects[J]. Biomaterials, 2018, 185: 218-231.

[8] LEE C H, COOK J L, MENDELSON A, et al. Regeneration of the articular surface of the rabbit synovial joint by cell homing: a proof of concept study[J]. The Lancet, 2010, 376(9739): 440-448.

[9] WARNKE P H. In-vivo tissue engineering of biological joint replacements[J]. The Lancet, 2010, 376(9739): 394-396.

[10] DING C, QIAO Z, JIANG W, et al. Regeneration of a goat femoral head using a tissue-specific, biphasic scaffold fabricated with CAD/CAM technology[J]. Biomaterials, 2013, 34(28): 6706-6716.

[11] SHIM J H，JANG K M，HAHN S K，et al. Three-dimensional bioprinting of multilayered constructs containing human mesenchymal stromal cells for osteo-chondral tissue regeneration in the rabbit knee joint[J]. Biofabrication，2016，8（1）：014102.

第六节　生物 3D 打印技术在颅颌面及口腔领域的应用

由于颅颌面部及口腔组织结构的复杂性，传统的减材制造工艺并不能很好地满足颅颌面部及口腔组织的修复需求。而 3D 打印技术的出现使口腔医生可以更便捷地实现患者的个性化治疗。这一技术为生产个性化的人工和天然植入物、再生支架以及细胞特异性的颅颌面部及口腔组织修复提供了可能。

众所周知，颅颌面部及口腔区域组织的缺损通常不是单一组分的缺损，它通常包含了多种结构，以牙周缺损为例，牙周病导致的牙周缺损包括了牙周膜纤维的断裂、牙龈组织的退缩、牙骨质及牙槽骨的吸收。生物 3D 打印被定义为利用材料转移过程来模式化和组装生物相关的材料——分子、细胞、组织和生物可降解生物材料，得到具有一种或多种生物功能的组织。因此，相比于传统的 3D 打印，生物 3D 打印具有可以模拟复杂原生组织三维解剖结构和生理功能的显著优势。自 2004 年引入生物 3D 打印技术以来，生物 3D 打印技术已被用于体外制造各种组织结构，随着生物 3D 打印技术的不断优化，在颅颌面及口腔疾病治疗领域也得到了广泛应用。

一、牙周复合体

牙周病引起的牙周复合体缺损，包括牙周膜纤维的断裂、牙龈组织的退缩、牙骨质及牙槽骨的吸收。其修复的难点源于结构的复杂性，涉及结缔组织、黏膜组织及骨组织的同时修复。Ivanovski 等认为，牙周修复的要点在于促进再生牙槽骨和根面上新形成的牙骨质之间功能性牙周纤维附着形成。为了解决这一难点，引入生物 3D 打印技术制造多相多细胞支架，来更好地模拟天然牙周复合体的组成。

已有研究使用 3D 打印技术打印 PCL 支架并应用于牙周复合体再生。Lee 等将 PCL/HA 复合材料进行 3D 打印，打印出三种不同尺寸微通道的多相支架。其中针对牙骨质 / 牙本质界面设计 100μm 微通道，针对牙周膜纤维设计 600μm 微通道，针对牙槽骨设计 300μm 微通道。在支架上接种牙周膜干细胞及生物活性因子后植入裸鼠背部，会在支架的不同部位分别形成类牙本质 / 牙骨质、牙槽骨及连接两者的牙周膜纤维。并且，现在已经实现了以水凝胶作为载体的牙周膜干细胞（periodontal ligament stem cells，PDLSCs）的活细胞生物 3D 打印。Ma 等实现了负载 PDLSCs 的水凝胶微阵列的打印，24h 的细胞存活率在 95% 以上，从而在体外筛选有利于牙周再生的细胞外基质材料。

二、牙髓

牙髓是被牙齿矿化组织包裹的未矿化组织，位于牙髓腔内。牙髓组织结构组成复杂，主要包含神经、血管、淋巴和结缔组织，与牙本质邻接的部位还有成牙本质细胞，可在牙齿发育完成后继续生成继发性牙本质和修复性牙本质。由此可见牙髓对牙齿活力的重要性。临床上对于牙髓损伤和炎症的治疗方法主要是根管治疗，它彻底拔除了牙髓，杀灭了牙髓腔中的细菌，并用专门的根充材料进行充填。已有研究表明死髓牙由于含水量低于活髓牙而导致易碎易裂。由于牙髓结构的复杂性，牙髓再生目前还没有取得巨大的成功。但已有研究者开始将牙髓细胞在水凝胶中的三维培养作为探索牙髓再生的一个重要方向，而生物 3D 打印可以精确地控制不同种类细胞在空间中的精确分布，在理论上可实现复杂牙髓组织再生。

Athirasala 等将可打印的海藻酸盐（30μg/ml）水凝胶与牙本质基质的可溶性和难溶性组分混合包裹来自根尖乳头的人根尖牙乳头干细胞（stem cell from apical papilla，SCAP）进行体外培养，发现难溶性牙本质基质蛋白可显著提高细胞存活率，并促进其牙源性分化。虽然未进行体内实验，但为生物 3D 打印应用于牙本质牙髓复合物的再生提供了一种新的思路。

三、颅颌面骨及软骨组织

颅颌面部骨与软骨组织具有复杂的 3D 几何

形状,传统的减材制造工艺在重建颅颌面部的外观方面有很大的限制。3D打印技术可以与CT扫描后三维重建相结合,制造出个性化的骨及软骨支架。而生物3D打印技术将活细胞、生物因子与水凝胶材料混合打印,其复合支架拥有较好的成骨和成软骨能力。

在骨组织再生过程中,由于天然水凝胶材料机械强度较低,且欠缺诱导成骨分化的能力,因此在研究过程中,研究者通过一系列的措施来改善,如添加生物活性因子(BMP-2)、生物陶瓷、纳米纤维等。同时,骨组织再生过程中,血管化是很重要的一步。生物3D打印技术还可以在支架内部构建人工血管,起到促进血管化的作用。

颅颌面部的软骨组织包括颞下颌关节盘、鼻软骨和耳郭软骨。用于模拟软骨的生物墨水既要模拟其原始3D结构,还要促进内部细胞分泌软骨基质,达到软骨再生。研究者利用水凝胶与软骨基质的相似性,包裹软骨细胞或间充质干细胞(MSCs)来模拟天然软骨组织。

四、其他

除以上组织之外,生物3D打印技术还能应用于颅颌面部其他组织的再生。Ferreira等介绍了一种利用生物3D打印技术实现唾液腺全器官再生的实例,制得的生物工程腺体可以移植到成年小鼠体内,并在成年小鼠体内微环境中形成了新的全功能腺体。这个生物工程腺体含有多种胚胎细胞,包括上皮细胞、间充质细胞、内皮细胞和神经元细胞的祖细胞。重要的是,生物工程腺体可与原有的导管系统重新连接,在唾液分泌、保护口腔不受细菌感染和恢复正常吞咽方面发挥了重要作用。

五、结语

虽然生物3D打印技术在颅颌面部及口腔领域的应用尚处在初级阶段,但随着生物3D打印技术及生物墨水材料的不断发展,它带给我们的惊喜将是不可估量的。

(林开利 余幸鸽)

参 考 文 献

[1] VISSCHER D O, FARRÉ-GUASCH E, HELDER M N, et al. Advances in Bioprinting Technologies for Craniofacial Reconstruction[J]. Trends Biotechnol, 2016, 34(9): 700-710.

[2] MIRONOV V, REIS N, DERBY B. Bioprinting: A Beginning[J]. tissue Engineering, 2006, 12(4): 631-634.

[3] IVANOVSKI S, VAQUETTE C, GRONTHOS S, et al. Multiphasic scaffolds for periodontal tissue engineering[J]. Journal of Dental Research, 2014, 93(12): 1212-1221.

[4] LEE C H, HAJIBANDEH J, SUZUKI T, et al. Three-dimensional printed multiphase scaffolds for regeneration of periodontium complex[J]. Tissue Engineering Part A, 2014, 20(7/8): 1342-1351.

[5] MA Y, JI Y, HUANG G, et al. Bioprinting 3D cell-laden hydrogel microarray for screening human periodontal ligament stem cell response to extracellular matrix[J]. Biofabrication, 2015. 7(4): 044105.

[6] HELFER A R, MELNICK S, SCHILDER H. Determination of the moisture content of vital and pulpless teeth[J]. Oral Surgery Oral Medicine Oral Pathology, 1972, 34(4): 661-670.

[7] ATHIRASALA A, TAHAYERI A, THRIVIKRAMAN G, et al. A Dentin-derived hydrogel bioink for 3D printing of cell laden scaffolds for regenerative dentistry[J]. Biofabrication, 2018. 10(2): 024101.

[8] KANG H W, LEE S J, KO I K, et al. A 3D bioprinting system to produce human-scale tissue constructs with structural integrity[J]. Nature Biotechnology, 2016, 34(3): 312-319.

[9] SCHUURMAN W, LEVETT P A, POT M W, et al. Gelatin-methacrylamide hydrogels as potential biomaterials for fabrication of tissue-engineered cartilage constructs[J]. Macromolecular Bioscience, 2013, 13(5): 551-561.

[10] SMITH D M, CRAY JJ J R, WEISS L E, et al. Precise control of osteogenesis for craniofacial defect repair: the role of direct osteoprogenitor contact in BMP-2-based bioprinting[J]. Ann Plast Surg, 2012, 69(4): 485-488.

[11] GAO G, SCHILLING A F, YONEZAWA T, et al. Bio-active nanoparticles stimulate bone tissue formation in bioprinted three-dimensional scaffold and human mesenchymal stem cells[J]. Biotechnology Journal, 2015, 9（10）: 1304-1311.

[12] DEMIRTAS T T, IRMAK G, GUMUSDERELIOGLU M. Bioprintable form of chitosan hydrogel for bone tissue engineering[J]. Biofabrication, 2017, 9（3）: 035003.

[13] VISSER J, MELCHELS F P, JEON J E, et al. Reinforcement of hydrogels using three-dimensionally printed microfibres[J]. Nature Communications, 2015, 6: 6933.

[14] DALY A C, CUNNIFFE G M, SATHY B N, et al. 3D Bioprinting of Developmentally Inspired Templates for Whole Bone Organ Engineering[J]. Advanced Healthcare Materials, 2016, 5（18）: 2352-2362.

[15] FERREIRA J N, RUNGARUNLERT S, URKASEMSIN G, et al. Three-Dimensional Bioprinting Nanotechnologies towards Clinical Application of Stem Cells and Their Secretome in Salivary Gland Regeneration[J]. Stem Cells Int, 2016, 2016: 7564689.

第五篇　3D打印医疗器械监管

第二十章　3D打印医疗器械监管概述

第二十一章　3D打印医疗器械产品的注册及
　　　　　　临床评价要求

第二十二章　3D打印产品生产质量管理规范

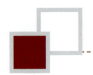

第二十章　3D 打印医疗器械监管概述

第一节　3D 打印医疗器械分类、定义和判定路径

《医疗器械监督管理条例》中的医疗器械是指直接或者间接用于人体的仪器、设备、器具、体外诊断试剂及校准物、材料以及其他类似或者相关的物品，包括所需要的计算机软件；其效用主要通过物理等方式获得，不是通过药理学、免疫学或者代谢的方式获得，或者虽然有这些方式参与但是只起辅助作用。其目的是疾病的诊断、预防、监护、治疗或者缓解；损伤的诊断、监护、治疗、缓解或者功能补偿；生理结构或者生理过程的检验、替代、调节或者支持；生命的支持或者维持；妊娠控制；通过对来自人体的样本进行检查，为医疗或者诊断目的提供信息。

我国对医疗器械按照风险程度实行分类管理，第一类是指风险程度低，实行常规管理可以保证其安全、有效的医疗器械。第二类是具有中度风险，需要严格控制管理以保证其安全、有效的医疗器械。第三类是具有较高风险，需要采取特别措施严格控制管理以保证其安全、有效的医疗器械。医疗器械的预期目的、结构特征、使用方法等是评价医疗器械风险程度应考虑的主要因素。

一、3D 打印医疗器械分类和定义

3D 打印技术（又名增材制造技术，快速成型技术）是一种以数字模型文件为基础，运用粉末状金属或塑料等可黏合材料，通过逐层打印的方式来构造物体的技术。

通常所称的 3D 打印医疗器械，是指采用 3D 打印技术制造的医疗器械，分为标准化医疗器械和个性化医疗器械。目前 3D 打印医疗器械主要为个性化医疗器械。根据《定制式医疗器械监督管理规定（试行）》，将个性化医疗器械又分为定制式医疗器械和患者匹配医疗器械。

定制式医疗器械是指为满足指定患者的罕见特殊病损情况，在我国已上市产品难以满足临床需求的情况下，由医疗器械生产企业基于医疗机构特殊临床需求而设计和生产，用于指定患者的、预期能提高诊疗效果的个性化医疗器械。

患者匹配医疗器械是指医疗器械生产企业在依据标准规格批量生产医疗器械产品基础上，基于临床需求，按照验证确认的工艺设计和制造的、用于指定患者的个性化医疗器械（例如定制式义齿）。

随着 3D 打印技术在医疗器械领域应用越来越广泛，3D 打印技术制造的组织工程支架、骨植入物、血管假体、手术器械等医疗器械产品急速增长。相较于传统制备工艺，3D 打印技术在个性化医疗器械制备中优势凸显。制造工艺的改变，与传统工艺的产品相比是否增加产品的风险程度，这是 3D 打印医疗器械的管理类别确定的重要因素。

基于现行医疗器械法规框架，3D 打印设备被认为是用于制造医疗器械产品的设备，不符合《医疗器械监督管理条例》中的医疗器械定义，不按医疗器械管理。

符合《定制式医疗器械监督管理规定（试行）》要求的 3D 打印定制式医疗器械，实行备案制；3D 打印患者匹配医疗器械应当按照《医疗器械注册管理办法》《体外诊断试剂注册管理办法》的规定进行注册或者备案，注册 / 备案的产品规格型号为所有可能生产的尺寸范围。

二、3D 打印医疗器械分类判定路径

（一）医疗器械分类概述

我国对医疗器械实行分级分类管理，根据产品的风险程度由低到高分别按第一、二、三类医

疗器械管理。第一类医疗器械实行备案管理,第二、三类医疗器械实行注册管理。

医疗器械管理类别确定主要依据《医疗器械分类规则》,以《医疗器械分类目录》为基本框架,医疗器械产品分类界定文件作为其补充。确定医疗器械管理类别时应依据产品预期目的、结构特征、使用形式和使用状况等情况进行综合判定。

按照《医疗器械注册管理办法》《体外诊断试剂注册管理办法》的规定进行注册或者备案的3D打印患者匹配医疗器械管理类别的确定适用医疗器械分类相关法规。

(二)3D打印医疗器械分类判定路径

2022年以前,《医疗器械分类目录》中未收录3D打印医疗器械,之后国家药品监督管理局对《医疗器械分类目录》部分内容进行了调整,将部分3D打印医疗器械产品纳入《医疗器械分类目录》中。未被纳入《医疗器械分类目录》的3D打印患者匹配医疗器械管理类别,可参考已公开同类产品的分类界定结果来确认。如果依据医疗器械分类相关法规,针对不能确定管理类别的新医疗器械,有两种申报途径,其一是按照第三类医疗器械直接申请注册,国家药品监督管理局按照风险程度确定管理类别。对准予注册的医疗器械及时纳入分类目录。其二是按照《总局办公厅关于规范医疗器械产品分类有关工作的通知》的要求,提交分类界定申请,进行管理类别确认,然后根据确认结果按照相关规定进行注册或备案。

(三)目前3D打印医疗器械产品分类情况

目前,3D打印医疗器械产品主要集中于口腔和骨科两个领域。

3D打印的口腔领域产品,牙科模型用材料,按第一类医疗器械管理;牙科手术导板,按第二类医疗器械管理;金属和陶瓷义齿用材料,按第三类医疗器械管理。

3D打印的骨科领域产品,骨科手术导板,按第二类医疗器械管理;骨科手术导板用材料不作为医疗器械管理。骨科手术模型,需根据产品预期用途分别确定:若用于患者手术规划及模拟等医疗用途,按第二类医疗器械管理;若在医疗机构内部自制自用(不外销),或产品用于教学目的,不按医疗器械管理。

(母瑞红)

第二节 3D打印医疗器械的安全

3D打印的成型技术多种多样,其可应用于高分子、陶瓷、金属、复合材料甚至蛋白、细胞组织等活性材料的三维立体加工。3D打印技术为医疗器械的设计、加工和制造提供了新的实现路径。3D打印医疗器械,尤其是植入人体的3D打印医疗器械,产品的安全性是临床应用的首要保证。安全性是指所用材料的安全性,结构的合理性,加工助剂和加工残留去除的安全性,成品植入人体后的生物相容性、长期毒性和发挥功能的有效性;除此以外,根据3D打印的技术特点,设计和软件的安全,数据传输的安全也决定了打印成品的实现。

一、3D打印医疗器械安全及风险管理

对于3D打印医疗器械产品的应用,安全性是首要保证。3D打印作为制造医疗器械的新兴技术,其与传统技术比如铸造、锻造、浇注等工艺相比较,所制备的产品的性能是否满足要求以及这项新技术所带来的额外风险,这都是需要考虑的。对于3D打印医疗器械的安全而言,必须将原材料,数据采集、传输和建模,打印设备性能控制,工艺验证,成品检验,临床植入的合理判断等各个环节紧密联系,环环相扣,每个环节都确保精准,才能控制住风险,达到安全使用的目的。

3D打印医疗器械的质量控制是各个环节都要质量过关,才能达到成品的质量可控。完善的标准是质量可控的重要保障之一。在增材制造技术的医疗领域应用中,标准化工作一定要跟上。推动医用增材制造标准化的发展是行业战略发展的需求。在新技术的发展中,标准化研究要提前介入,形成各个层级的标准。新技术引发新风险,需要标准化的评价方法来评价,以保障其安全应用。

二、3D打印医疗器械的性能和有效性

(一)加工精密度的有效控制

3D打印可制造具有互通多孔结构,或者个性化定制复杂结构的医疗器械。其制造方式的变革带来了更大的设计以及制造自由度,因而在复杂结构以及个性化结构的加工中,无论在成本还

是交付时间上，都体现出传统技术无可比拟的优势，要采取质控方法，保证所设计的精密结构可以实现准确打印。加工精密度的影响因素包括数据采集方式和数据建模方式、打印工艺的选择、工艺参数的稳定性、原材料质量等。为保证打印精密度及精密度的批间差异在可接受范围内，需建立稳定可靠的数据传输和转化的控制方法、稳定可靠的打印工艺参数控制方法。

（二）产品的力学特性

打印的医疗器械产品应满足临床预期用途所需的力学性能。以钛合金为例，采用合理的后处理，使用激光烧结工艺加工的 Ti-6Al-4V 展示出不低于锻造材料的静态力学性能以及相当的疲劳性能。然而值得强调的是，金属 3D 打印时采用的高能激光或电子束会带来巨大的残余热应力。残余热应力可能会引起打印产品结构的变形开裂，或者在材料内部引发微裂痕，影响最终产品的性能。可采用无损探伤以检查打印产品内部的开裂缺陷。打印实体部件时，孔隙和夹杂也是引起产品力学性能不合格的原因，可以通过热等静压的方式进行修复。

（三）产品的生物相容性

3D 打印医疗器械产品的生物相容性是发挥临床治疗效果的关键因素。质量过关的粉末原材料是生物相容性的基础。互通多孔的打印结构能够为细胞生长提供合适的三维环境，并为血管和神经系统的生成提供必要的空间，因而可以加强组织与材料融合界面强度并促进骨组织在三维结构中的形成。通过对成型后结构件进行酸碱后处理或涂覆生物陶瓷涂层可以进一步增强材料的生物相容性。

打印后需采取适当工艺去除粉末残留，因为残留粉末可能引起溶血或者急性毒性反应的风险。应按照 GB/T 16886《医疗器械生物学评价》系列标准的要求，对 3D 打印医疗器械产品进行全面的生物相容性评价。

（四）产品的临床适用性

根据患者个体特征，通过 CT 等临床诊断技术获取三维电脑数据，按照此三维数据准确地打印出符合患者个性化需求的产品是 3D 打印技术在骨科、整形外科等领域的突出临床应用。良好的医工交互是实现个性化产品打印的基础。

三、3D 打印医疗器械全生命周期的管理

为保证 3D 打印医疗器械的安全性和有效性，尤其是长期植入后的安全性，3D 打印医疗器械产品的质量控制是全流程的质量控制和全生命周期的风险管理。要采取措施和制订相应的规程来保障诊断、制造、治疗全过程的合理衔接，以及植入后的定期观察。针对生产环节，要建立 3D 打印医疗器械的生产质量管理体系。从专业生产人员管理、设备管理，原材料控制，工艺验证，中间品和成品质量控制，不良事件监测分析和改进等方面，建立规程，保障生产环节的可追溯性；保障批次间的稳定性。

临床数据转化为产品打印数据需要经过数据的转化和处理。数据传输稳定性和准确性以及建模软件的验证至关重要。数据转化是临床数据转换为产品设计的桥梁。符合要求的设计软件是质量控制的关键环节。

医工交互是实现 3D 打印医疗器械的关键。医工交互是指医生与生产企业的工程技术人员的有效沟通，并根据数据进行合理建模和设计。医生需针对患者的临床需求和适用性做出判断，准确地采集临床数据，这些数据是建模的基础。工程技术人员根据临床采集的数据进行合理的设计。合理的设计是打印工艺实现的关键，其既包括产品外形结构的设计，也包括内部微观结构的设计，内部微观结构是 3D 打印医疗器械的优势。

原材料的质量控制是打印产品质量的基础。对金属粉末原材料进行质量控制是保证 3D 打印产品质量的基础。金属 3D 打印原材料是球形粉末状，这种原材料要从圆形度、球形度、流动性、振实密度、松装密度等方面进行表征；同时其物理与化学性能需满足医疗器械生产的要求。

打印设备是实现 3D 打印医疗器械生产的重要硬件。设备运行的稳定性和打印工艺的稳定性决定了产品的批间差异是否在可接受范围内。打印设备的打印参数要有严格的验证程序，确保打印工艺的可实现性和稳定性。

打印的初步产品需经过必要的后处理。如消除热应力，表面粗糙度处理、去除粉末残留等。这些后处理是保证产品的合理力学性能和生物相容性的重要保证。

3D 打印医疗器械成品的质量控制需从物理性能、化学性能和生物相容性能三个方面进行控制。物理性能方面需要重点关注机械性能和疲劳性能；化学性能需要重点关注化学成分控制、显微组织、离子析出限值。生物相容性应按照 GB/T 16886《医疗器械生物学评价》系列标准的要求，根据产品与人体的接触时间和接触部位，对 3D 打印医疗器械产品进行全面的评价。

针对植入人体后的 3D 打印医疗器械，要加强随访。如遇不良事件需取出时，要建立取出的操作流程和取出后产品的测试分析技术，找出产品失效原因。3D 打印医疗器械应有唯一性识别编号。生产记录和销售记录要存档，保证从原材料、生产工艺、后处理工序到销售的可追溯性。

四、保障 3D 打印医疗器械安全的各方责任

保证 3D 打印医疗器械的安全性和有效性，需要产、学、研、检、医、标准化研究机构和监管部门各个环节的密切配合。因 3D 打印技术应用于医疗器械的生产仍缺乏经验，研究机构要加强打印技术原理的研究，开发更适合的原材料和精密度更高且拥有自主知识产权的设备和建模软件。生产者要做好生产管理，提高打印精密度和可控性。面对 3D 打印技术人才和医工交互人才匮乏的现状，有必要在高校或职业学校设立相关专业，培养产业工人和技术人才。检测机构承担 3D 打印医疗器械的质量评价，需要加大检测方法和工艺验证方法的研究。标准化研究机构要加强三维打印领域的标准研究，研制急需的标准，使行业有据可依，审评审批也有据可依。国家监管部门也应紧密追踪技术和产业发展趋势，制订适合的监管法规，规范产业发展。

（韩倩倩）

第三节　政府对 3D 打印医疗器械的监管

一、监管机构关注的重点要素

当前，3D 打印技术在飞速发展，全球正在以 30%~40% 的速度高速增长，对于医疗器械涉及的领域也很广泛，如植入物、手术工具、整形外科、康复医疗、术前规划、器官再造等。同时，3D 打印技术在医疗器械的研发过程中广泛应用。比如对器械的设计、工程学研究、临床反馈、原型更改、制造可行性评价等。

然而，由于 3D 打印的独特工艺，如逐层制造工艺，以及对于使用 3D 打印制造的医疗器械临床应用史相对缺乏的事实，都给确定最终完成的器械最优化的表征和评价方法以及制造医疗器械所最优化的工艺确认和接受方法带来了挑战。目前，3D 打印医疗器械面临的主要问题有 5 个方面：①材料；②设计、打印，以及打印后确认；③打印特性和参数；④最终器械的物理和机械性能评价；⑤最终器械的生物学考虑，包括清洁、灭菌，以及生物相容性。

与上述问题相对应，当前监管机构对 3D 打印医疗器械关注的要点主要包括：产品各组成部分材料的化学成分及比例；产品结构组成、结构特征并论证结构、形态设计的合理性；提供图示说明产品与人体接触部位的界面结构和连接方式；产品各型号的关键尺寸参数（范围）和允差；产品型号规格的划分原则；产品工作原理/作用机制。

医疗器械技术审评部门除审查用于骨、关节和口腔硬组织的无源植入性医疗器械产品的安全性和有效性外，还重点关注实现个性化产品设计、完成增材制造加工的能力和质量。对于除骨科和齿科用硬材料外，对于其他材料的考虑如下：其中最关键的环节是所用材料是否具有生物相容性以及是否可以通过相关认证许可。对于增材制造所用材料的主要考虑因素如下：

（1）识别可用于医疗器械的潜在增材制造新材料。

（2）对于打印的软材料的特殊考虑。

（3）打印水凝胶和其他软材料的现行最佳实践。

（4）如果材料中加入了药品或生物制品，额外的性能、安全性和有效性的考虑。

（5）对于采用复合材料进行增强，以及材料的各向异性可能改变基础材料的可打印性的考虑。

（6）当设计新的聚合物系统时，在开发过程中应考虑到添加剂（交联剂、引发剂、紫外吸收染料）的可打印性和生物相容性。

（7）确定原材料及最终3D打印材料的货架有效期和储存条件。

（8）开发新材料的挑战。

二、监管控制的各个阶段

增材制造（3D打印）医疗器械的生产一般经历五个阶段，从产品设计到软件编制，再进行制造（打印），打印后的产品需经过后处理，并进行最终测试，如图20-3-1。生产企业的质量体系应当覆盖上市所有阶段。相应地，监管也应从设计开始，涵盖所有阶段。

三、监管的框架

通过3D打印制造的医疗器械所需的信息、特征和测试可能取决于多种因素，包括但不限于：是否为植入物、一次性使用还是可重复使用、是否承重，以及该器械是否以预先规定的标准尺寸提供，或者是否为定制式医疗器械。监管框架应涵盖3D打印医疗器械在设计开发、生产过程、工艺验证、半成品和最终成品测试阶段应考虑的技术方面。

值得指出的是，鉴于3D打印技术、材料和使用增材制造的医疗器械的多样性，并非上述所有的注意事项都适用于每种医疗器械。申请人应该根据所使用的材料和技术以及该医疗器械的预期用途来确定并证明哪些考虑因素适合于该器械。例如，一个采用钛粉床熔合制造的医疗器械不需要考虑液态材料或聚合物。

尽管申请人尽量考虑3D打印的特殊性，但并不一定会在首次递交的申报资料中解决所有问题。根据医疗器械的预期用途，采用3D打印制造的医疗器械通常将按照与同类非3D打印制造的医疗器械所遵循的分类和法规相同的监管要求进行审评。只有在极少数情况下，3D可能会引起新的不同于传统医疗器械的安全性和有效性问题。如果申请人不清楚3D打印医疗器械的申报资料中应提供哪些技术信息，应通过受理前咨询

程序与监管部门沟通。

一个完整的3D打印医疗器械生产流程如上图所示（图20-3-1）。第一步是设计过程，可以包括一个标准的设计，具有预先确定的规格尺寸和型号，或者根据患者自己的医学图像设计出与患者匹配的定制式医疗器械。待医疗器械设计转换为数字文件，就开启了软件工作流程阶段，该文件将进一步处理以准备打印。在打印参数得到优化后，数字文件被转换为机器就绪的格式。与此同时，对医疗器械3D打印中使用的材料建立起材料控制。当打印完成后，对已制成的医疗器械或部件进行后处理（例如清洁、退火、后处理、灭菌、包装和贴标签）。经过后处理后，对最终的成品或器件进行测试和表征。

与该过程相适应，监管部门建议医疗器械生产企业也建立一个流程图，涉及医疗器械制造全过程，从初始器械设计到最终器械的后处理，这将有助于确保产品质量的各个要素均在生产过程中得到解决。此外，应对3D打印制造过程的每个关键制造步骤提供高水平综述文件，该文件至少应当包括对于该制造步骤的描述，对于步骤中的参数的识别，以及输出规范。由于某个制造过程中一个设计参数的优化可能会影响到其他环节，对于该制造步骤的描述信息中应包含这些权衡考虑，以及该优化是如何影响对于该医疗器械正确发挥作用的最为重要的设计输出。前道工序对于最终完成的器械或部件的累积效应也应在每道工序开发时加以考虑，并做好记录。

四、监管工具及一般要求

（一）现有监管工具概述

目前，监管机构用于对增材制造（3D打印）医疗器械的监管工具主要包括国家药品监督管理局发布的公告，以及相关指导原则，并可参考美国FDA的指导原则。

因目前3D打印技术将广泛应用于个性化

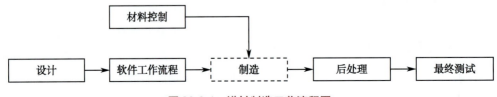

图20-3-1　增材制造工艺流程图

（定制式）医疗器械制造中，国家药品监督管理局会同国家卫生健康委员会于 2019 年发布关于发布《定制式医疗器械监督管理规定（试行）》的公告（2019 年第 53 号），以便规范定制式医疗器械注册监督管理，保障定制式医疗器械的安全性、有效性，满足患者个性化需求。

为对 3D 打印这一新兴技术应用于医疗器械加强监管，更好地推动和规范个性化增材制造医疗器械的创新发展，指导申请人进行个性化增材制造医疗器械产品的注册申报，同时也为医疗器械监督管理部门对注册申报资料的审评提供技术参考，国家药品监督管理局医疗器械技术审评中心于 2019 年编写了《无源植入性骨、关节及口腔硬组织个性化增材制造医疗器械注册技术审查指导原则》。该指导原则是对无源植入性骨、关节及口腔硬组织个性化增材制造医疗器械产品注册申报资料的一般要求。对于除骨、关节、口腔硬组织外的其他医疗器械，如满足"个性化设计"和/或"增材制造加工工艺"，但不满足"无源植入性"的医疗器械，以及含有药物成分、细胞、组织等生物活性物质的生物 3D 打印等特殊设计的医疗器械，也可以部分参考该指导原则。

国际上，美国 FDA 的器械与放射健康中心（Center for Device and Radiological Health，CDRH）于 2017 年发布了指导原则"增材制造医疗器械的技术考虑（technical considerations for additive manufactured medical devices）"。FDA 制订该指导原则以提供该机构对采用增材制造（含 3D 打印）的医疗器械的初步技术考虑。增材制造是通过在下方层的基础上连续构建二维（2D）层来制造物体，这种方法使得医疗器械制造商可以按照变更的设计快速生产，无需经过再加工就可以生产复杂的一体式器械。迅速的技术进步及更易获得的增材制造设备促进了技术上的持续投入及医疗器械行业中的应用。该指导原则列出了与增材制造工艺相关的技术考虑，以及对包含至少一个增材制造部件或步骤的器械推荐的测试和表征手段。该指导原则主要分为两个领域：设计和制造考虑，以及器械测试考虑。设计和制造考虑部分提供了应满足医疗器械质量体系要求的技术考虑，主要依据是医疗器械的管理类别以及该类器械的监管法规。虽然该指导原则包括了制造考

虑，但并不能全面解决所有考虑或建立生产该器械的质量体系的全部监管要求。器械测试考虑部分描述了应在增材制造器械的上市前通知申请［510（k）］，上市前批准申请（Premarket Approval Application，PMA），人道主义器械豁免（Humanitarian Device Exemption，HDE），创新器械申请，以及研究器械豁免（Investigational Device Exemption，IDE）申请中提供的信息类型。增材制造医疗器械所需的上市前申请类型由医疗器械的管理类别决定。

对于采用增材制造技术的医疗器械，除该指导原则建议以外的要求按照具体器械类型，分别在现存指导原则和 FDA 认可的共识标准中。床旁器械制造可能需要额外的技术考虑，但并未在该文件中体现。此外，该指导原则不适用于采用或包含生物、细胞或组织产品的医疗器械。这些器械须满足其他法规和生产工艺过程考虑。因此，与生物、细胞或组织产品有关的增材制造问题应咨问生物制品评价和研究中心（Center for Biologics Evaluation and Research，CBER）。

（二）3D打印医疗器械一般监管要求

申报产品主要组成部分的增材制造材料、工艺、关键性能指标、适用范围不同的产品，应当划分为不同的注册单元。

申请人应描述产品具体的使用部位、适用人群、使用情形、适应证和禁忌证、预期使用环境。明确操作该产品应当具备的技能、知识、培训。说明预期与申报产品配合使用的医疗器械的型号规格。

产品技术要求应当按照《医疗器械产品技术要求编写指导原则》进行编写。同时结合产品具体适用的指导原则或者相关国家标准、行业标准以及产品特点，明确保证产品安全、有效、质量可控的各项性能指标和检验方法。如对于髋关节假体，应当同时参考《髋关节假体系统注册技术审查指导原则》和 YY 0118—2016《关节置换植入物髋关节假体》的相关要求编写产品技术要求。

产品技术要求的指标应当针对终产品制订，且性能指标不应当低于产品适用的强制性国家标准和/或强制性行业标准，检验方法应当优先考虑采用公认的或已颁布的标准检验方法，包括推荐性标准，应当注明相应标准的编号和年代号。

（陈　宽）

参 考 文 献

[1] 国家药品监督管理局,国家卫生健康委.定制式医疗器械监督管理规定[EB/OL].(2019-07-05)[2020-05-20]. http://www.gov.cn/xinwen/2019-07/05/content_5406451.htm.

[2] 国家药品监督管理局.无源植入性骨、关节及口腔硬组织个性化增材制造医疗器械注册技术审查指导原则[EB/OL].(2019-09-23)[2020-05-20]. https://www.nmpa.gov.cn/ylqx/ylqxggtg/ylqxqtgg/20191015164601944.html.

[3] FDA. Technical considerations for additive manufactured medical devices[EB/OL]. (2017-12-05)[2020-05-20]. https://www.fda.gov/regulatory-information/search-fda-guidance-documents/technical-considerations-additive-manufactured-medical-devices.

[4] 国家食品药品监督管理总局.国家食品药品监督管理总局关于发布医疗器械产品技术要求编写指导原则的通告(第9号)[EB/OL].(2014-05-30)[2020-05-20]. https://www.nmpa.gov.cn/ylqx/ylqxggtg/ylqxqtgg/20140530205801879.html.

[5] 食品药品监管总局.总局关于发布人工颈椎间盘假体和髋关节假体系统等2项注册技术审查指导原则的通告(2017年第23号)[EB/OL].(2017-03-28)[2020-05-20]. HTTPS://WWW.NMPA.GOV.CN/XXGK/GGTG/QTGGTG/20170216164701310.HTML

[6] 全国外科植入物和矫形器械标准化技术委员会骨科植入物分技术委员会.关节置换植入物髋关节假体:YY 0118—2016[S].北京:中国标准出版社,2016.

第二十一章　3D 打印医疗器械产品的注册及临床评价要求

第一节　临床前评价要求

一、设计和制造工艺注意事项

本部分重点介绍了在满足 3D 打印制造医疗器械的质量体系（quality system，QS）要求时应考虑的技术问题。首先，申请人清楚地识别 3D 打印过程中的每个步骤是很重要的。在第二十章第三节中提及的增材制造工艺流程图确定了 3D 打印医疗器械制造过程中涉及的步骤，从最初的医疗器械设计到最终产品的后处理，可以帮助确保产品质量的要素在打印过程中得到解决。其次，对每个关键制造过程步骤的高水平总结可能有助于记录所使用的 3D 打印工艺。每个工艺步骤的特性描述应包括但不限于工艺描述、工艺参数和输出规格的识别。由于优化一个设计参数的过程可能会影响另一个设计参数，有关处理步骤的信息应表明申请人对这些权衡的理解以及这些因素如何影响对医疗器械正常运行至关重要的设计输出。最后，前道工序对最终成品器械或部件的累积影响应纳入每个工艺步骤的开发中并形成文件。3D 打印过程中不同步骤的一部分影响可以从终产品检测中发现。但是，如果没有对每个步骤的明确理解，则很难确定制造缺陷导致故障的根本原因。例如，在粉末床熔合工艺中，再利用粉末与原始粉末的比例会影响熔化性能，这会影响层间形成一致黏结所需的能量，进而影响最终产品的机械性能。同样，申请人应记录每一步的风险，以及这些风险的缓解措施。每个 3D 打印流程可能有不同的关键步骤和已识别的风险。

与传统的制造方法一样，设计要求推动了能够可靠地打印医疗器械的过程。因此，必须清楚地确定医疗器械的关键设计参数，包括但不限于尺寸范围和可用的设计或配置选项（例如，髋关节置换器械中股骨部件耳轴和柄之间的角度范围）。

（一）医疗器械整体设计

3D 打印的创新潜力可能会在制造过程中引入变异性，这一问题在使用其他传统制造技术时可能不会出现。因而，申请人应将最终成品的所需特征尺寸与 3D 打印技术的最小可能特征尺寸以及单个机器的制造公差进行比较，并给出最终产品的制造参数和条件。这是为了确保所需尺寸规格的医疗器械和部件能够使用所采用的 3D 打印技术可靠地制造出来。最终产品或部件的尺寸规范，以及机器的制造公差，应记录在案。

（二）定制式医疗器械设计

定制式医疗器械可以用多种方式打印，有些是 3D 打印技术，有些是传统工艺。但 3D 打印技术特别适合进行定制式医疗器械的打印。一些定制式医疗器械基于标准尺寸的模板模型，与患者的解剖结构相匹配。无论是否使用标准尺寸的模板，定制式医疗器械都可以在规定的设计或性能范围内生成。在开始患者匹配之前确定该性能范围，并描述最小和最大尺寸、机械性能极限和其他临床相关因素。患者匹配可以通过技术来完成，例如使用一个或多个解剖学参考来缩放器械，或者使用患者成像的完整解剖特征。

患者匹配的医疗器械设计可以直接由临床人员、医疗器械打印企业或第三方根据临床输入进行修改。这些输入可以从单个测量、临床评估、患者成像或其组合中获得。对最终器械的改变，以及用于改变的方法，可能会对患者产生直接的后果。因此，申请人应该清楚地确定临床相关的设计参数、这些参数的预定范围（最小值／最大值），以及这些参数中哪些可以修改以进行患者匹配。

对于与患者匹配的 3D 打印医疗器械，监管部门建议申请人解决以下问题（如果适用）。

（1）成像效果：器械都需要相同水平的解剖匹配或成像精度来获得最佳的器械性能。有几个因素可能会影响 3D 打印医疗器械的适用性，这些器械使用患者成像来精确控制其尺寸或形状，包括但不限于：用于匹配的最小图像特征质量和分辨率，与参考解剖学相比，任何可能改变最终器械尺寸的平滑或图像处理算法，成像解剖结构的刚性，以及用于将器械与患者解剖相匹配的解剖标志的清晰度。

如果医疗器械所依赖的解剖特征没有准确成像或随着时间的推移不一致，那么最终的器械可能不适合患者。然而，在对医疗器械进行目视检查或通过对患者成像进行评估时，可能很难识别尺寸或几何结构的微小变化，并且只有在器械使用期间才能识别这种不匹配。因此，工艺验证对于防止此类情况发生尤为重要。此外，对于设计旨在与人体软组织和其他非刚性结构相匹配的医疗器械，重要的是要注意目标位置处的软组织可能经历的变化范围，例如与参考图像相比时的变形。申请人应该采用基于风险的方法，考虑医疗器械的预期用途和设计方法，以评估可能产生的匹配最差情况。

医疗器械及其与患者匹配的附件依赖于患者的解剖结构，以使记录的图像具有临床上的精确表示，以便器械能够按预期功能工作。具体而言，当医疗器械旨在与患者的解剖结构相匹配，并且该解剖结构会随着时间的推移而变化（例如，随着疾病的进展），可能需要在医疗器械的有效期内计入从患者成像到该器械植入所需的时间。申请人应该根据医疗器械的预期用途，考虑与 3D 打印医疗器械制造过程相关的潜在时间限制因素。

（2）与设计模型交互：器械通常是通过在预先确定的器械设计和尺寸限制范围内为每个患者改变标准尺寸器械的特性而制造的。这通常是通过使用解剖匹配或设计操作软件来实现的，该软件可以专门为 3D 打印医疗器械而开发，或者通过其他第三方软件来实现。患者匹配也可以通过手工方法完成，使用医学影像上的特定测量或关键的解剖标志测量。用于根据临床输入修改器械设计的任何软件或程序应包括内部检查，以防止操作员超出器械主文档中记录的预先确定的器械规格。申请人还应该确定设计操作软件经过验证

可以使用的所有医疗器械和附件。

（3）复杂设计文件：定制式医疗器械在文件转换中尤其容易出错，因为解剖曲线通常在几何或数学上复杂，这可能会在计算转换时造成困难。此外，对于定制式医疗器械，所有文件转换步骤通常在每次打印时执行，而对于标准大小的器械，大多数文件转换步骤将在设计阶段执行一次。

（4）网络安全和个人身份信息：对个人识别信息（personal identifying information，PII）和受保护健康信息（protected health information，PHI）的正确管理和护理在任何临床应用中都是必不可少的。有关保护 PII 和 PHI 的更多信息，请参考国家药品监督管理局关于数据和网络安全规则重要方面的指南。

（三）软件工作流程

（1）文件格式转换：3D 打印制造通常涉及多个软件包之间的交互，这些软件包通常来自不同的制造商，这要求文件在所使用的不同软件应用程序之间兼容。患者图像、用于患者匹配的设计操作软件、数字点云和网格以及机器可读文件都有各自的标准、坐标系和默认参数。此外，每个软件包都有不同的方法来解释这些文件规范。文件转换中的错误可能会对最终完成的器械和零部件特性（例如尺寸和几何图形）产生负面影响。因此，申请人应验证最终产品的关键属性和性能标准，并作为软件工作流验证的一部分，以确保预期的性能，尤其是对于定制式医疗器械。可能导致意外转换失败的因素，如对所用软件的更改，可能会构成触发重新验证的条件。

如有可能，用于打印的最终医疗器械文件应以能够存储 3D 打印特定信息的鲁棒的标准化格式进行维护和归档或引用，以便在需要时检索信息。比如采用 ISO/ASTM 52915 增材制造文件格式（AMF）标准规范中描述的增材制造文件格式（AMF）。这种或类似的文件格式或文件控制系统，应包括材料信息和打印产品中对象的位置，并具有较高的几何保真度（例如，曲面形貌）。

（2）从数字器械设计到物理器械：当一个数字器械设计完成后，需要额外的准备过程才能进行 3D 打印制造。这通常是使用打印准备软件来完成的。这些过程通常可分为四个步骤：①打印腔体放置；②添加支撑材料；③切片；④创建打印路径。

1）打印腔体放置：打印腔体内的器械或组件的放置、定向和包装密度可能是单个器械或组件质量的一个组成部分。每个器械或组件之间的距离，以及它们是相同的还是不同的设计，都会影响材料特性、表面光洁度和后处理的容易程度。每个器械或组件的打印方向还可以通过影响器械或组件的各向异性属性来影响其功能性能。类似地，许多3D打印机都有其最佳功能的打印腔体区域和不太理想的区域。例如，在靠近打印腔体外缘的区域，打印可能是次优的，而在中心区域则是最佳的。每台打印机的受影响区域可能不同，即使是同一型号的打印机之间也是如此。

过程的操作确认应包括但不限于测试打印腔体放置，以建立控制限值，从而使产品满足所有预定要求。这些控制限值可能包括可接受的放置区域、零件接近度和其他参数考虑因素。如何放置和跟踪工具。基于器械风险状况的工艺验证优于一刀切的方法。

2）添加支撑材料：由于逐层打印过程，某些类型的3D打印在打印过程中需要临时支撑结构来实现某些设计功能。支撑件的位置、类型和数量会影响最终成品装置或部件的几何精度和机械性能。每一种3D打印技术都有不同的支撑材料使用需求，以确保器械的成功打印。例如，对于光固化机、基于挤出的打印机和金属粉末床熔合打印机的临界悬伸角可能不同。自动算法通常用于选择支撑的位置和数量。但是，由于几何复杂性或打印限制，通常需要进一步手动干预。因此，如果3D打印过程需要支撑材料，申请人应分析几何图形和其他可能受添加支撑影响的要求。可能需要支持的一些常见结构有：悬垂物，突出器械或部件主体的高宽高比特征，内部特征（如空隙、通道），以及易弯曲的薄特征。

去除支撑材料可能会造成表面痕迹或在设备上或内部留下残留物。制造材料去除过程（清洁）应确保残留物被清除到不会影响产品的安全性或有效性的水平。器械主记录（device master records，DMR）中应包括支撑材料几何结构和拆除工艺方法的完整说明。

3）切片：大多数3D打印技术使用逐层印刷工艺来制造元件。这就需要将模型切片成层。标称层厚度取决于设备规格和软件功能，以及对原

材料的评估。然而，打印机的技术特性和材料的物理特性可能会影响可实现的层厚度。一个器械或组件的表面结构，每层之间的黏合和固化，以及对功率波动的敏感性都会受到层厚度的选择的影响。例如，在立体光刻系统中固化的材料的深度主要由液体聚合物中的能量密度和添加剂控制。如果改变能量密度以减少层厚，并且添加剂调整不当，则层可能无法固化或完全黏合在一起。对于通过熔化材料而形成层的系统，层厚度同样可以影响到创建均匀熔池所需的能量，以实现与下面层的黏合。对层厚的选择应该记录在案，并反映出上述效果、准确性、质量和打印速度之间的平衡。

4）打印路径：打印路径，即能量或材料输送系统（如激光或挤出机）跟踪的路径，可能会影响最终成品器械或组件的质量。例如，如果给料系统在打印腔体上从左向右扫描，然后从右向左进行下一次扫描，则器械或组件的一侧有更多的时间进行冷却或硬化。类似地，每行打印路径之间的空间和路径速度将改变每行材料边界将经历的熔化和再熔化量。此外，打印路径可能导致器械或组件中的定向或各向异性。因此，申请人应评估生成路径中的差异是否会显著影响每个组件或器械的性能。如果是这样，那么保持相同器械和组件之间打印路径的一致性是很重要的。如果使用多个生成路径，则应评估并记录每个生成路径。

一些打印机可能允许器械或组件的部分具有不同的能量传输或打印路径规范，这些规范不会改变组件或器械的几何结构，但可能会影响最终的器械性能。其他打印机可能允许组件的填充密度与组件几何图形中的填充图案分开指定。例如，如果几何图形显示实体壁，则可以使用稀疏的蜂窝填充该实体空间。这些空隙很容易用挤压成型机成型。应记录非完全密实（即非固体）零件的填充密度和填充模式。如果使用非固体填充密度，申请人应确定内部空隙是否可从外部进入或是否密封。如果空隙是密封的，但在预期的临床应用过程中可能会受损，申请人应该确定填充空隙的液体或气体。还应评估与患者接触空隙中的材料相关的风险。

5）打印机参数和环境条件：每个3D打印机型号都有一组独特的参数和设置，可以由设备制

造商修改，也可以在校准时配置（通常由设备制造商进行）。维护正确的校准和执行预防性维护已被确定为实现单个器械和组件低拒收率的关键因素。

打印腔体内的环境条件也会影响零件的质量。对于没有独立且控制良好的成型腔体的打印机，环境温度、大气成分和流动模式可能会影响部件的固化/聚合速率、层黏合和最终机械性能。因此，建立和维护程序以充分控制打印腔体内的环境条件是至关重要的。

当打印不同器械或组件时，一台打印机的最佳设置和参数可能会有很大的变化。此外，即使在打印相同的器械或组件时，相同型号的打印机之间的最佳设置和参数也会有所不同。一些可由设备制造商修改并可能对器械或组件质量产生重大影响的参数包括但不限于：能量传输系统的瞬时功率（例如，熔丝系统沉积喷嘴的温度梯度，粉末床熔合或光固化用激光或电子束的能量密度），建造速度或波束速度，打印路径，总能量密度，以及焦点或喷嘴直径。

打印机参数应记录在案，且打印机性能应在其安装位置进行确认。

（四）材料控制

（1）起始物料：申请人应记录所使用的每种起始材料以及使用的任何加工助剂、添加剂和交联剂的以下信息：通过通用名称、化学名称、商品名称、化学文摘社（Chemical Abstracts Service，CAS）编号或公认的共识性材料标准来识别材料或化学品、材料供应商、来料规范和材料分析证书（certificate of analysis，CoA），以及 COA 所用的试验方法。应参考适用的材料标准和试验方法（如 ISO 或 ASTM 相关标准，中国国家标准/行业标准）。来料和试验方法的规范应基于所使用的 3D 打印技术（例如，粉末基和立体光刻机的材料规格不同）、最终医疗器械的预期用途和可用信息。来料规格（如粉末、液体单体/聚合物系统）可能与成品医疗器械的性能不同。常用材料类型和加工技术规范示例包括但不限于：如果材料是固体，粉末的粒径和分布以及相关的流变性能，或细丝的直径和直径公差；如果材料是流体，黏度或黏弹性，以及开罐后效期；如果材料是聚合物或单体混合物，成分、纯度、含水量、分

子式、化学结构、分子量、分子量分布、玻璃化转变温度、熔点和结晶点温度、纯度信息[例如：聚合物/单体纯度和相关杂质（无机和有机）的鉴别和定量（如适用）]；如果材料是金属、金属合金或陶瓷，化学成分和纯度；如果使用动物来源的材料，请参考国家药品监督管理局发布的《动物源性医疗器械注册技术审查指导原则（2017年修订版）》，以及如果材料是复合材料，则应提供每种成分的配合比和规范。

申请人应充分理解和记录对制造过程和最终器械的影响。

（2）材料再利用：申请人在制造过程中，再利用融入器械中的材料（例如未烧结粉末或未固化树脂）可以有效地使用原材料。然而，再利用的材料有可能暴露在可能改变其原始状态的条件下（例如，热、氧、湿度、紫外线）。因此，申请人应描述材料再利用过程，其中可能包括但不限于对过程的描述，如过滤再利用材料，限制再利用材料的百分比，或监测化学、氧气或水含量的变化。申请人还应记录证据或提供材料再利用不会对最终器械产生不利影响的理由。这可能包括通过研究材料再利用对最终成品器械性能的影响来评估再利用方案。

（五）后处理

最终的器械性能和材料性能会受到 3D 打印的后处理步骤（即打印过程之后的制造步骤）的影响。这些步骤可能包括从器械上清除制造残留物，对器械进行热处理以消除残余应力，以及最终加工。所有后处理步骤都应记录在案，并包括后处理对所用材料和最终器械的影响的讨论。申请人必须建立并保持对验证过程的工艺参数进行监控的程序，以确保继续满足规定的要求。申请人应识别后处理的任何潜在有害影响，并描述实施的缓解措施。例如，一种常见的金属器械热处理方法是热等静压（HIP）。这种工艺可以减少残余孔隙率，增加疲劳寿命，但也可以降低材料的模量和屈服强度。因此，应注意确保 3D 打印和 HIP 工艺保持器械性能。

如果医疗器械的使用中，疲劳可能是一个失效因素。申请人可能需要尽可能将表面光洁度或粗糙度指标降低到最小，以减少故障的可能性。通常可以通过各种后处理步骤（例如机械抛光）

获得所需的表面粗糙度，但是难以触及的空间可能会保持其竣工状态。申请人应评估这些空间对器械或部件机械性能（包括疲劳）的影响。

（六）工艺验证和验收活动

（1）工艺验证：器械质量，如几何特征、外形尺寸、材料特性和机械性能，受 3D 打印工艺参数、工艺步骤和原材料性能的影响。此外，对于相同的器械或组件，使用不同的 3D 打印机制造时，质量可能会有所不同，即使这些打印机具有相同的型号、参数、工艺步骤和原材料。因此，了解每个输入参数和加工步骤的可变性如何影响最终成品器械或组件，对于确保零件质量至关重要。如果一个过程的结果不能通过随后的检查和测试得到充分的验证，则必须以高度的置信度对该过程进行验证，并按照既定的程序予以批准。申请人必须进行工艺验证，以确保在单个制造周期内、制造周期之间和不同打印机之间制造的所有器械和部件的质量，其中工艺结果（即输出规范）无法通过后续检查和试验进行充分验证。申请人还必须根据确定的规程（即软件工作流程）对软件按照其预期用途进行验证。

部分提供了一些确保质量一致性的方法示例。该列表旨在代表执行工艺验证时要考虑的因素类型。它可以作为参考点，但并不详尽。以下实例可能对粉末床融合技术具有最大的适用性，其占 3D 打印医疗器械制造的很大比重。确保质量一致性的方法可以包括：参数的过程监控，如光束焦点处的温度、熔池数据；打印腔体空间环境条件（如温度、压力、湿度）控制；能量输送系统（如激光、电子束、挤出机）的功率控制；以及对于打印系统机械元件的状态（例如：记录器、机架）开展规定验收标准的手动或自动目视检查、无损评估及试样评估。

不是每个 3D 打印系统都能执行所有这些测量，要么是因为工艺中不使用，要么是由于技术限制。用于过程监控的试验方法必须经过验证。例如，应进行分析，以确认所使用的试样代表最终成品器械或部件，并代表打印腔体内的某个区域。

在打印周期中出现单个失效组件或器械，可能不需要拒绝该打印周期内的所有其他器械或组件。决定是否拒绝单个器械或组件或整个批次的标准应该在测试之前确定。

（2）再验证：制造工艺或工艺偏差的变更应予以识别和分析，以确定其可能带来的风险。基于此评估，变更或偏差可能会引发重新验证过程的需要。申请人在考虑对已注册的使用 3D 打印的器械进行变更时，应遵循国家药品监督管理局发布的相关指导原则。3D 打印医疗器械可能涉及的进行再验证的一些示例如下：软件变更（例如，变更或更新打印准备软件），材料（例如，供应商、来料规范、再利用粉末、新配方）或材料处理的变更，更改打印腔体中器械或组件的间距或方向，软件工作流程的变更，将打印机实际移动到新位置，以及后处理步骤或参数的更改。

（3）验收活动：验收活动是过程控制的组成部分。许多 3D 打印技术可以在打印腔体的不同位置同时生成多个器械或组件。这些器械或组件中的每一个都可以是单个设计或不同设计的副本。这使得确保打印周期内和批次之间的可重复性和一致性变得更具挑战性。

器械或组件的验收活动可通过无损评估（Non-Destructive Evaluation，NDE）进行。具体而言，无损检测技术可用于几何、形态和某些性能特征的验证。技术包括但不限于：超声波，计算机断层扫描（CT）或显微 CT（micro-CT），X 射线（在几何结构简单的情况下），染料渗透，共聚焦显微镜，以及高光谱成像。

方法可从 ISO、ASTM 和相关国家标准 / 行业中找到。如果在工艺验证或验收活动中使用了无损检测技术，则应讨论并记录所用技术的选择。

（4）试样：试样是器械或部件的代表性试样。试样的设计和打印腔体内的放置对增材制造（AM）来说尤其重要。试样可以是适用于破坏性机械试验的简单形状，也可以包含一个或多个代表部件或器械的结构特征（例如，表面孔隙、内部通道），可以使用破坏性技术进行评估。申请人应确定制造过程中的最坏情况（例如，最坏情况下的定位和打印腔体中的位置）。试样也可以用于过程中监控，方法是将它们放置在已知具有最坏情况输出的打印腔体位置。如果试样满足产品技术要求中的性能指标，则这些试样可以确认打印周期已满足打印腔体该部分的性能要求。例如，如果已知的边缘地带具有不太理想的打印质量，则可以将试样放置在打印腔体的边缘。它们也可以随机放置在组件或器械之间，以产生打印质量的抽样。应记录证明试样代表部件、过程中器械或成品器械的数据。当使用试样时，应验证它们是否准确且可重复地代表特定打印腔体内的一个或多个打印产品。

（七）质量数据

对质量数据来源的分析，以确定不合格产品或其他质量问题的现有和潜在原因，是任何质量体系的重要组成部分。对于3D打印制造的器械，重要的是要考虑是否有必要跟踪打印腔体中器械或组件的打印位置。这将取决于工艺验证活动和设计规范期间获得的信息。例如，如果过程验证表明质量不受打印腔体中位置的影响，则可能不必跟踪每个器械的打印腔体位置。当在同一打印腔体中同时制造多个不同的组件或器械时，这种特定因素对于确定可能的故障原因非常重要。因此，申请人应该确保可以分析质量数据，例如打印腔体位置，以便正确识别质量问题并调查不合格的原因。

二、产品综述资料

在产品综述资料中，除相应类型医疗器械的法规和指导原则中规定内容外，还应提供以下信息。申请人应提供医疗器械的尺寸范围。申请人应该描述任何设计变化，例如，颅骨成形钢板的解剖覆盖范围。任何旨在改变以匹配患者的关键尺寸或特征也应明确标识，并且还应确定这些参数的允差范围。由于每种3D打印技术都有不同的技术考虑因素，申请人应该描述用于打印医疗器械的3D打印技术类型。此外，由于3D打印技术在医疗器械中的应用相对较新，申请人应提供一个流程图，描述3D打印流程，包括后处理，以帮助确定是否需要额外的评估。由于3D打印产品通常具有复杂的几何结构，申请人应在综述资料中清楚地描述器械的关键特性，并在产品图示中加以标识。例如，应说明多孔支架的位置和厚度，因为与实心材料相比，这些特征可能降低了机械性能。在器械的图示中，申请人应标注使用3D打印制造的组件。

三、基本理化性能评价原则及方法

采用3D打印技术制造的医疗器械所需的信息、表征和测试方法取决于多个因素，包括是否为植入物，一次性使用还是可重复使用，是否承力，以及是统一标准规格尺寸还是定制式器械等因素。但临床前评价基本上都会涉及材料表征，以及产品结构和机械性能研究。

（一）材料表征

（1）材料化学：由于3D打印工艺产生了最终材料或在该过程中改变了起始材料，因此器械制造过程中涉及的所有材料都应提交质控文件，应包括所用每种材料的来源和纯度。分析证书和/或材料安全数据表（Material Safety Data Sheet，MSDS）。申请人应提供每种化学成分的化学文摘社（CAS）编号（如有）。如果材料主文档（master files，MAFs）中的材料化学信息将被引用，申请人应在申报资料中包含材料主文档。还应记录最终成品器械的材料组成。

考虑到3D打印的迭代性质，起始材料可能多次暴露于部分再熔化和凝固过程中，这可能导致某些聚合物系统出现意外或不期望的材料化学反应。因此，如果生物相容性没有按照GB/T 16886.1—2022《医疗器械生物学评价　第1部分：风险管理过程中的评价与试验》中所述进行评估，或者如果生物相容性测试发现了问题，则可能需要额外的材料化学信息。例如，可能需要对器械制造过程中预期的所有材料化学变化进行说明。此外，根据所使用的材料/打印机类型，可能还需要提供聚合物的附加信息或测试，以确保不会无意中形成可能对患者健康构成风险的化学物质。

（2）材料物理性能：层间黏合（附着力/内聚力）是3D打印独有的，它决定了最终成品器械的最终结构完整性。因此，应描述影响层间结合的已知材料特性。该信息应代表最终成品器械（经过所有后处理、清洁和灭菌步骤）。材料性能可通过最终器械或使用试样确定。如果使用试样，应提供试样的说明和试样为何能够代表最终器械产品的物理性能的理由。

如果医疗器械是使用金属或陶瓷制造的，应描述微观结构，包括但不限于晶粒尺寸、取向和相组成。如果3D打印工艺导致结构不均匀性、微观结构空洞、不完全固结或其他微观结构问题，则可能需要进行额外的机械测试，以证明这些问题不会影响器械性能。

如果医疗器械是使用聚合物制造的，应确保3D打印工艺生产的产品始终具备批间稳定性。例如，原位交联器械可能存在交联密度梯度。对于使用聚合物交联的3D打印工艺，应评估交联率和固化程度，以确保AM工艺产生的材料完全固化且符合产品技术要求。对于使用结晶或半结晶材料的产品，应描述结晶度和结晶形态，以确保3D打印工艺不会对聚合物结构产生不利影响，并随后改变最终器械的性能（例如蠕变、材料透明度）。对于水凝胶材料，应报告材料的水膨胀率或含水量，以确保3D打印工艺不会对材料吸水能力产生不利影响。

如果医疗器械是使用可吸收材料制造的，申请人应使用最终成品器械或试样进行体外降解测试。如果使用试样，它们应该在加工和性能（例如表面体积比、结晶度）方面代表最终成品器械。这将确定3D打印是否对材料的降解曲线有不利影响。

（二）产品结构和机械性能

表征产品的结构。例如采用体视学方法、显微CT等表征3D打印多孔结构，明确关键特征参数，如孔单元形态、孔径大小及其分布、丝径、孔隙率、平均孔隙截距、孔隙渐变梯度、内部连通性、多孔结构的厚度等。

（三）产品尺寸

与机械特性类似，器械尺寸可能会受到打印腔体内的方向和位置的影响。因此，申请人应规定尺寸允差，并对3D打印的器械和部件进行最坏情况下的尺寸测量。如果基线研究显示出对这些参数的依赖性，则用于尺寸测量评估的样本应解决定向和打印位置引起的变异性。为了证明打印周期之间的一致性和再现性，应对来自多个打印周期的样本进行尺寸测量，并对所使用的采样方案提供理由。或者，申请人可以使用过程验证信息来证明打印周期之间的变异性可以忽略不计。

虽然一般情况下，定向和打印位置对机械性能和尺寸公差具有潜在影响，但根据器械的预期用途和技术特点，也可能会影响其他性能。

四、基本力学性能评价原则及方法

根据医疗器械的材料属性和预期用途，应当进行产品动静态力学性能测试，如刚度、屈服强度、极限强度、蠕变/黏弹性、疲劳和磨损等。个性化增材制造产品可以采用与传统制造工艺产品相同的测试方法，可根据产品适用的相关指导原则、标准要求确定需要的功能试验项目、试验方法。

应当使用等效模型进行机械试验。等效模型应当与申报产品经过所有相同的打印、打印后处理、清洗、灭菌等工艺步骤，且满足临床预期的结构和尺寸要求。提供等效模型确定的合理性论证，如使用3D计算机模拟（如有限元分析）等方法。

使用3D打印制造的医疗器械应进行的性能测试类型通常与使用传统制造方法制造的医疗器械相同。根据器械类型，这些测试可能包括材料性能测试，如模量、屈服强度、极限强度、蠕变/黏弹性、疲劳或磨粒磨损。应在经过所有后处理、清洁和灭菌步骤的最终成品器械上进行性能测试。申请人应使用最终成品器械，或应提供理由解释为什么所使用的试样代表最终成品器械。此外，在确定性能测试用最坏情况下的装置时，应考虑尺寸和特性（例如孔、支架、多孔区域）的最坏情况组合。申请人还应该提供一个关于如何为每个性能测试选择最坏情况的器械的说明。

由于3D打印的性质，器械可能具有相对于打印方向和打印腔体内位置的方向（即各向异性）。定位和打印位置会影响最终性能，在进行器械机械测试时应予以考虑。具体来说，器械或组件的打印方向（包括最坏情况下的方向）应该为每个性能测试确定。如果方向随器械尺寸或设计而变化，则应确定每个配置的最坏情况方向。由于定位的效果会因所使用的制造技术而有所不同，因此对所使用的打印机/材料组合进行基线研究可能有助于确定打印定向对机械性能的影响程度。如果有足够的理由证明试样代表最终装置，则可将试样用于材料性能评估。这种理由应考虑到关键设计元素、后处理工艺、清洁、消毒和/或灭菌，因为它们与每种类型的测试有关。此信息可用于帮助选择与方向有关的最差情况样本。

此外，对于某些3D打印机，打印腔体内的位置可能会对机械性能产生影响。例如，对于粉末床系统，从能量源到打印腔体中不同位置（例如，中心与角落）之间的距离差异可能导致在这些位置打印的器械的机械性能发生变化。为了确定制造位置是否对器械特性或性能（包括疲劳强度）有显著影响，申请人应对机器/材料组合进行基线研究。建议在基线研究中使用试样。如果存在显著影响，则应在确定机械试验最坏情况样本时考虑打印位置。

由于器械的机械性能可能会受到方向和位置的影响，因此确保生产过程得到适当的开发、执行、控制和监控是很重要的，以确保设备或组件不会受到制造方向的不利影响。

五、基本生物学性能的评价原则及方法

申报产品的生物相容性评价应当按照 GB/T 16886.1—2022《医疗器械生物学评价　第 1 部分：风险管理过程中的评价与试验》中的系统方法框图及《医疗器械生物学评价和审查指南》中的审查要点进行风险评价，在缺乏相关数据时，应当进行必要的生物相容性试验。

如果使用具有已知毒性的化学添加剂（例如，某些添加剂、催化剂、黏合剂和固化剂、未固化单体、增塑剂），可能需要进行额外的生物相容性研究。

六、影响产品安全性和有效性的其他方面的评价原则及方法

（一）清洗和灭菌

由于 3D 打印适合于生产具有复杂几何结构的器械，如工程多孔性、蜂窝结构、通道以及传统制造方法无法生产的内部空隙或空腔。由 3D 打印制造的器械中的这种复杂几何结构预计会增加清除制造材料残留物（清洁）和灭菌的难度，因为可能会增加表面积，产生大量弯曲路径，并产生有限或无法进入的内部空隙。此外，3D 打印可以在制造过程中比许多传统方法更早地制造多孔结构，这可能导致在整个制造过程中，这些多孔结构的制造材料造成更大的污染。因此，将制造材料残留物减少到不会对器械质量产生不利影响的水平的验证和灭菌工艺验证应考虑到在最坏情况下器械的复杂几何结构（例如最大量的残余制造材料、最大表面积、最大孔隙率和大多数内部空隙的组合）。

制造材料是指在制造过程中使用或用于促进制造过程的任何材料或物质、伴随成分或在制造过程中产生的副产品成分，并且不是出于生产企业的设计或意图，而是作为残留物或杂质存在于最终成品器械中。此外，残余制造材料（如多余的起始材料或支撑材料）残留在最终成品器械上的风险也会增加。由于残余制造材料可能会对器械的性能产生负面影响，申请人应描述用于确保将残余制造材料清除到不会影响器械安全性和有效性的水平的过程。注意，对于复杂的几何形状和截留体积，可能需要进行破坏性试验，以正确验证制造材料的去除。当预期一种制造材料会对器械质量产生不利影响时，申请必须建立和保持使用和清除此类残余制造材料的程序，以确保其被去除或限制在不会对器械质量产生不利影响的限量值内。需要注意的是，许多最终用户（如医疗机构）可能无法常规使用执行清洁程序所需的设备或材料，这些程序旨在清除残留的制造材料，并且这些机构的人员可能没有经过充分培训来执行此类清洁程序。因此，只应向最终用户提供充分清洁的残余制造材料的设备。虽然工程化孔隙率和复杂的几何结构通常是 3D 打印的优势，但与其他制造方法制造的器械相比，高多孔区域很难清洁，而且还可以大大增加器械的表面积。因此，申请人应在申报资料中包括制造残留物清除过程和信息（例如，测试程序和数据）的概述或摘要，以证明该医疗器械在提供给最终用户之前已清除了制造残留物。

对于经辐照灭菌的产品，需明确辐照剂量及相关的验证报告，具体的剂量确定依据可参照 GB 18280《医疗保健产品灭菌辐射》系列标准。对于经环氧乙烷灭菌的产品，需提供灭菌结果确认和过程控制报告，具体可参照 GB 18279《医疗保健产品的灭菌环氧乙烷》系列标准。对于经湿热灭菌的产品，需提供灭菌工艺参数及验证报告，具体可参考 GB 18278.1—2015《医疗保健产品灭菌湿热　第 1 部分：医疗器械灭菌过程的开发、确认和常规控制要求》标准。

对于非灭菌包装的终产品，应当明确推荐采用的灭菌方法并提供确定依据，建议参考 WS310.2—2016《医院消毒供应中心第 2 部分：清洗消毒及灭菌技术操作规范》。采用其他灭菌方法的应

当提供方法合理性论证和工艺确认及过程控制报告。

（二）产品有效期和包装

申报产品应当参照现行有效的《无源植入性医疗器械货架有效期注册申报资料指导原则（2017 年修订版）》提供产品货架有效期的验证资料。货架有效期验证资料中需要明确灭菌产品的包装材料、包装工艺及方法、加速老化试验和 / 或实时老化试验报告。加速老化试验中应明确试验温度、湿度、加速老化时间的确定依据。老化试验后需要对包装完整性和包装强度的评价试验，如染色液穿透试验、气泡试验、材料密封强度试验、模拟运输等。若申请人提供其他医疗器械产品的货架有效期验证资料，则应当提供其与本次申报产品在原材料、灭菌方法、灭菌剂量、包装材料、包装工艺、包装方式及其他影响阻菌性能的因素方面具有等同性的证明资料。不同包装、不同灭菌方式的产品应当分别提供验证资料。

对于非灭菌产品，货架有效期的确定应当建立在科学试验的基础上，如稳定性试验，其目的是考察产品在温度、湿度、光线的影响下随时间变化的规律，为产品的打印、包装、贮存、运输条件提供科学依据，同时通过试验建立产品的有效期。因此，申请人在申报产品注册时应当提供产品有效期的验证报告及内包装材料信息。

个性化医疗器械的有效期还应当满足临床交付时限的要求。

七、风险管理评价原则及方法

根据 YY/T 0316—2016《医疗器械风险管理对医疗器械的应用》，充分识别产品的个性化设计、原材料采购、打印加工过程、产品包装、灭菌、运输、贮存、使用等产品生命周期内各个环节的安全特征，从生物学危险（源）[根据 YY/T 0316—2016 中定义，危险（源）是可能导致伤害的潜在根源]、环境危险（源）、有关使用的危险（源）、功能失效、能量危险（源）（若涉及）、老化及存储不当引起的危险（源）等方面，对产品进行全面的风险分析，并详述所采取的风险控制措施。

提供产品上市前对其风险管理活动进行全面评审所形成的风险管理报告，此报告旨在说明并承诺风险管理计划已被恰当地实施，并经过验证后判定综合剩余风险是可接受的，已有恰当的方法获得产品设计、制造、出厂后流通和临床应用的相关信息。

风险管理报告应当包括风险分析、风险评价、风险控制等产品风险管理的相关资料，至少应当包括产品安全特征清单、产品可预见的危害及危害分析清单（说明危害、可预见事件序列即危害成因分析）、危害处境和可能发生的损害之间的关系、风险评价、风险控制措施以及剩余风险评价汇总表。

（陈　宽）

参 考 文 献

[1] FDA. Technical Considerations for Additive Manufactured Medical Devices. [EB/OL]. (2017-12-05) [2020-05-20]. https://www.fda.gov/regulatory-information/search-fda-guidance-documents/technical-considerations-additive-manufactured-medical-devices.

[2] 国家食品药品监督管理局. 动物源性医疗器械注册技术审查指导原则（2017 年修订版）[EB/OL]. (2017-12-25) [2020-05-30]. https://www.cmde.org.cn/CL0112/6933.html.

[3] Biological evaluation of medical devices—Part 1: Evaluation and testing within a risk management process: ISO 10993-1: 2018[S/OL]. [2020-05-30]. https://www.iso.org/standard/68936.html.

[4] 全国医疗器械生物学评价标准化技术委员会. 医疗器械生物学评价第 1 部分：风险管理过程中的评价与试验: GB/T 16886.1—2011[S]. 北京：中国标准出版社，2011.

[5] 国家食品药品监督管理局. 关于印发医疗器械生物学评价和审查指南的通知 [EB/OL]. (2007-06-15) [2020-05-30]. https://www.nmpa.gov.cn/xxgk/fgwj/gzwj/gzwjylqx/20070615010101796.html.

[6] 国家卫生和计划生育委员会. 医院消毒供应中心第 2 部分：清洗消毒及灭菌技术操作规范: WS310.2—2016[S]. 北京：中国标准出版社，2016.

[7] 国家食品药品监督管理局. 无源植入性医疗器械货架有效期注册申报资料指导原则（2017 年修订版）[EB/OL]. (2017-05-21) [2020-05-30]. https://www.cmde.org.cn/CL0112/6899.html.

[8] 全国医疗器械质量管理和通用要求标准化技术委员会. 医疗器械风险管理对医疗器械的应用：YY/T 0316—2016[S]. 北京：中国标准出版社，2016.

[9] 国家药品监督管理局. 无源植入性骨、关节及口腔硬组织个性化增材制造医疗器械注册技术审查指导原则 [EB/OL]. (2019-09-23)[2020-05-20]. https://www.nmpa.gov.cn/ylqx/ylqxggtg/ylqxqtgg/20191015164601944.html.

第二节　临床评价要求

注册医疗器械时，临床评价是指申请人或者备案人通过临床文献资料、临床经验数据、临床试验等信息对产品是否满足使用要求或者适用范围进行确认的过程，是采用科学合理的方法，评价和分析临床数据，以验证医疗器械在生产商宣称的预期使用下的安全性、临床性能和／或有效性的一套持续开展的活动。医疗器械相关的临床数据与临床评价报告共同构成了临床证据（图21-2-1），是医疗器械注册过程中技术文件的重要组成部分，与设计验证及确认文件、产品描述、标签、风险分析及生产信息共同被生产商用于证明器械符合"安全有效"基本原则的要求，并与技术文档中其他影响其解释的相关内容相互参照。临床评价

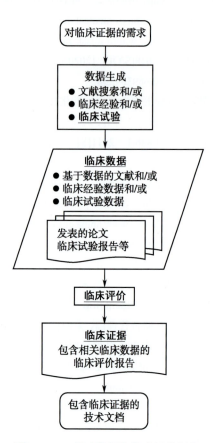

图21-2-1　临床数据与临床评价报告

本质上属于对医疗器械安全性和有效性两方面的综合风险分析，其评价结论是完成设计开发确认的关键组成，以最终做出产品注册上市的风险／收益评估。

一、动物实验

动物实验研究是最初级的循证医学（evidence-based medicine，EBM）证据，与以毒理学研究为目的的生物相容性实验有一定程度上的相关性与相异性，是申报品与同品种（"可比较"器械，详见本节"三、临床评价资料的具体要求"）进行对比的重要部分。医疗器械的动物实验主要涉及生物作用机制下的生物有效性、生物学反应或者局部物理作用下的安全性方面的研究。首次用于人体的产品或者其他需要确定的疑问，尤其是新材料新工艺新设计形式，无法论证申报产品的关键性能指标（如理化性能、结晶度、多孔结构特征、降解性能等）或适用范围与境内已上市产品具有一致性时，应建立与拟申报产品预期用途相对应的解剖部位的动物模型，开展动物实验。分析申报产品与对照产品对新骨形成、降解特性、局部组织反应以及新生骨生物力学性能指标（例如椎间融合实验结束后取出融合组织进行体外生物力学试验评价其活动度以及压缩刚度等）等的差异性，并分析差异性对临床风险的提示。

（一）开展动物实验的决策

在决策是否开展动物实验前，需要特别考虑动物福利伦理，充分开展实验室研究，不宜采用动物实验替代实验室研究。若有经过确认／验证的非活体研究、计算机模拟等方法，则优先采用上述方法以替代动物实验。实验室研究或动物实验等均是验证风险控制措施有效性的手段，申请人宜尽可能地通过前期研究（如实验室研究等）对已识别风险的控制措施有效性进行验证，只有在实验室研究不足时，才考虑通过动物实验开展进一步验证（图21-2-2）。动物实验资料是风险／收益分析时的重要支持性资料。

（二）动物实验的执行

实验动物应由取得实验动物许可证的单位提供，并提供动物的种属、品系、来源、年龄、性别、体重、饲养环境和条件、动物饮食、动物健康状况（包括意外死亡）等信息。动物实验应获得相应福

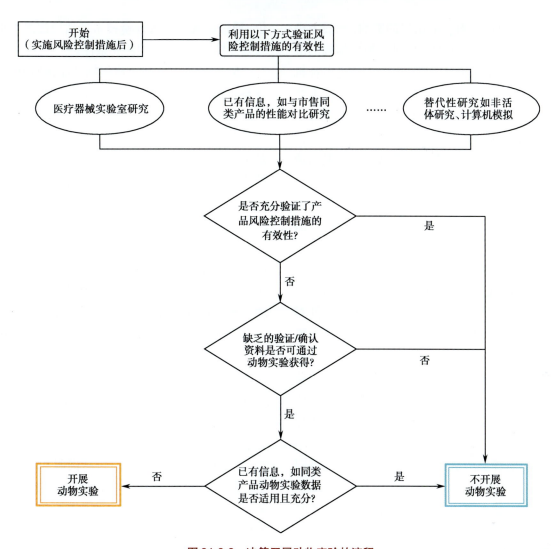

图 21-2-2 决策开展动物实验的流程

利伦理审查和监管,综合考虑观察时间点、各时间点观察指标、各观察指标所需样本量,计算所需的实验动物数量。

动物实验的方法众多,也常常结合前期的体外细胞实验等进行进一步实验设计,例如对成骨细胞、破骨细胞以及间充质干细胞的增殖、分化影响的研究,和软骨细胞的质量评价(基本生物学属性如活性和纯度等、微生物学污染安全性、生物学安全性如致瘤性等、细胞稳定性)。生物力学台架试验可以预先采用人尸体、动物的离体组织或者特制病理模型进行体外生物力学试验,以验证申报产品的预期性能。动物实验的设计应考虑以下几个方面。

1. 动物模型的建立 动物模型应选择与适用范围相符的动物(如骨骼成熟、未成年、骨质疏松等)与组织标本。为贴近人体临床研究终点,

该模型应能反映临床预期效果,阐述非临床研究动物模型的选择依据和合理性。动物模型应模仿临床植入部位的缺损体积、创面尺寸、联用器械等力学环境。可先进行预实验来分析产品对选择的动物物种的适用性。可能需要许多不同的动物实验研究和/或物种研究,针对单一产品的功能建立合适的模型。而且需要的实验数量需要根据产品的相关结构和生物特性而定,而不是根据产品组成而定。可以同时使用大型、小型动物进行组合研究以评估产品的降解、耐久性、安全性和有效性。对于含有人体细胞的产品,在动物体内进行研究时通常需要使用免疫抑制剂,或使用同源细胞,但应描述与人源产品类比的水平。选择模型时需要比较动物模型损伤大小和负载,年龄,发育成熟度,损伤类型(如部位、大小、类型、深度等)和损伤的位置,动物模型的设计需考虑

动物自身修复能力对实验结果的影响，一般考虑性别、年龄和饮食的影响。应讨论损伤结构的准备过程，总体描述和组织学评价，并描述多种机械性评价及其适用性。生物力学模型测试主要是正确模拟人体运动的规律性及目标组织力学性质的变化，进行载荷及力学中心的确定。选择的人尸体或者动物解剖节段应能代表该产品的适用范围/适应证、临床使用中预期的使用部位、生理学、生物力学和体内载荷（如直立位的脊柱模型）、与内固定和/或外固定器械配合使用、产品特有的使用方法等。

2. 实验分组 实验设计应进行合理分组，注意设置全面的对照组，尤其在关键的临床前概念验证研究中，以确保结果的科学性，尤其阳性对照组、阴性对照组与空白对照组，以确认动物模型结果具有可接受的一致性反应。对于不同组分（如细胞和基质）组合而成的产品，宜增加单独组分的对照组。当模型数据详实并被认为是"通过验证的"，实验室研究的历史数据可代替实际对照组。

3. 对照样品的选择 可选用境内已上市同类产品作为阳性对照组的样品，建议对照样品的形状、尺寸、适用范围与实验样品近似。必要时也可以跟正常解剖组织的生物力学对比，对于有针对性的国内外行业标准或学术团体官方共识中的指标也可以接受。

4. 观察指标的选择 根据实验目的和产品设计特征，选择合理的观察指标对产品植入后相关生物力学指标变化进行评价，例如植入脊柱后邻近节段前屈、后伸和左右侧屈关节活动度差异、组织工程化软骨的耐负荷性、黏弹性、伸展性、压缩应变及恢复、剪切模量、渗透率、微压痕、磨屑等。在各观察时间点选择合理的影像学、组织学、组织形态学指标、组织生物化学、病理生理生化指标及新生骨生物力学性能指标等，对产品植入后降解性能、缺损部位的骨或软骨形成等生物反应情况进行评价，应注重过程评价指标。产品的体内效力和性能评价还包括新生组织的功能、作用持续性、其他预期临床效果的可能性，另外还应考虑体内分布、吸收、游走（移行）、附着等体内动态指标，得出剂量效应。为反映人体临床试验的情况，应结合次要临床终点如组织学评价，通过影像学或内窥镜技术评估局部组织再生与修复情况，观察组织的完整性。

5. 观察期的选择 应根据产品预期用途（如骨整合情况）设置观察时间点，观察期或者长于产品或涂层的降解时间，或者直至相应的组织反应达到稳定状态，通常需设置多个观察时间点。对于可降解产品，可根据体外降解试验评估产品的降解时间，以确定观察期，其观察期至少设置三个时间点：没有或仅有少量降解，降解过程中、组织反应达到稳定状态和产品几乎完全降解。

6. 动物数量与统计学 实验的分组均应使用具有统计学意义数量的动物，这取决于动物内在变异性、外科手术一致性、评价方法准确性、动物损耗率及统计分析方法、研究目的（如相对于空白缺损的可行性/有效性比较或不同结构比较）及处置措施可变性（如装载细胞和/或因子，植入物尺寸）。若模型已明确地通过文献或初步研究结果建立，则其规模可由现有数据确定，例如一般情况下对于初步研究，每组6～8只对于组织学和力学测试而言是合适的。

7. 实验结果的记录 包括肉眼和显微镜观察。包括影像学、组织学、组织形态学指标（例如多孔产品骨长入的情况等）、生化指标以及新生骨生物力学性能指标等以明确样品植入部位的骨整合情况，对于可降解产品（如骨填充材料），通过显微镜观察分别报告实验样品和对照样品的植入物降解率、新骨生成率及新骨成熟度，应提供所有实验动物的组织学扫描全景图，及表格式的统计汇总结果。

动物实验有较多医疗器械行业标准可以参考，例如 YY/T 1598—2018《组织工程医疗器械产品　骨　用于脊柱融合的外科植入物的骨修复或再生评价试验指南》、YY/T 1575—2017《组织工程医疗器械产品　修复和替代骨组织植入物骨形成活性的体内评价指南》、YY/T 0511—2009《多孔生物陶瓷体内降解和成骨性能评价试验方法》、YY/T 1680—2020《同种异体修复材料　脱矿骨材料的体内成骨诱导性能评价》等。

二、临床试验要求

临床试验（clinical trial）是在一例或多例受试者中开展的，用于评价医疗器械安全性、临床

性能和 / 或有效性的任何系统性的试验或研究，除了为获批上市而开展的试验，也包括可行性试验及上市后试验。在我国，第一类医疗器械的备案，不需进行临床试验。第二类、第三类医疗器械注册，原则上应当进行临床试验，然而，有下列情形之一的，可以免于进行临床试验：工作机制明确、设计定型，生产工艺成熟，已上市的同品种医疗器械临床应用多年且无严重不良事件记录，不改变常规用途的；通过非临床评价能够证明该医疗器械安全、有效的；通过对同品种医疗器械临床试验或者临床使用获得的数据进行分析评价，能够证明该医疗器械安全、有效的。

（一）临床试验的豁免及审批

"非临床评价"不仅包括动物实验，也包括技术特征和 / 或生物学特征等其他方面的临床前研究评价。技术特征包括该器械的设计、规格、理化特性（包括能量强度）、配置方法、关键性能要求和工作原理；生物学特征包括该器械与人体体液 / 组织接触材料的生物相容性。实际上，临床试验既是临床评价的重要数据源和评价方式，也是临床评价的一种决策结果，而通过"同品种（可比较器械）"进行临床评价，是临床评价的主要方式。

国家药品监督管理局每年制定、调整并公布免于进行临床试验的医疗器械产品目录，目前已更名为《免于临床评价医疗器械目录》，明确了豁免临床评价（包括临床试验）的产品名称、产品描述、分类类别及分类编码。而开展第三类医疗器械进行临床试验时若对人体具有较高风险，则应当经国家药品监督管理局批准。国家药品监督管理局制定、调整并公布需进行临床试验审批的第三类医疗器械目录，目前已更新至第二版。其中，可吸收四肢长骨内固定植入器械与含活细胞的组织工程医疗产品均可能与医学 3D 打印技术相关。针对用于罕见病治疗的医疗器械，经过充分的临床前研究，或有其他证据能够确定患者使用该器械受益显著大于风险的，在与国家药品监督管理局技术审评部门进行沟通的前提下，可免于进行临床试验。

临床试验审批是指国家药品监督管理局根据申请人的申请，对拟开展临床试验的医疗器械的风险程度、临床试验方案、临床受益与风险对比分析报告等进行综合分析，以决定是否同意开展

临床试验的过程，而临床试验应在批准后 3 年内开始实施。

（二）临床试验开展前的准备

开展医疗器械临床试验，应当按照医疗器械临床试验质量管理规范的要求，在取得资质的临床试验机构内进行，目前机构资质采用备案管理的办法。临床试验样品的生产应当符合医疗器械质量管理体系的相关要求。我国医疗器械临床试验质量管理规范要求临床试验应当在两个或者两个以上医疗器械临床试验机构中进行，也就是 ISO 14155：2011 中的"多中心"临床试验。

临床试验前，申办者必须完成包括产品设计（结构组成、工作原理和作用机制、预期用途以及适用范围、适用的技术要求）和质量检验、动物实验以及风险分析等在内的临床前研究，质量检验结果包括自检报告和具有资质的检验机构出具的一年内的产品注册检验合格报告。临床试验首先重视受试者权益保障，在试验开展前，除了与临床试验机构和研究者签订书面协议，申办者必须获得试验机构伦理委员会的同意，并向所在地的省、自治区、直辖市药品监督管理部门备案。除了临床试验方案、知情同意书文本、质量检验报告外，病例报告表文本和研究者手册也是监管部门临床试验检查中经常发现有问题的方面。

知情同意也是保障受试者权益的主要措施，申办者、临床试验机构和研究者不得夸大参与临床试验的补偿措施，误导受试者参与临床试验。知情同意书中容易被忽略的内容包括试验的资金来源、可能的利益冲突，预期受试者可能的受益和已知的、可以预见的风险以及可能发生的不良事件，受试者可以获得的替代诊疗方法以及其潜在受益和风险的信息，发生与试验相关的伤害时受试者可以获得的治疗和经济补偿，以及受试者在试验期间可能获得的免费诊疗项目和其他相关补助等，尤其当未成年人作为受试者时。

申办者和研究者应当尤其重视严重不良事件和可能导致严重不良事件的器械缺陷，除了按规定及时准确通告和上报，及时分析事件原因，其书面分析报告是注册过程中的重点关注内容。不良事件，是指在临床试验过程中出现的不利的医学事件，无论是否与试验用医疗器械相关。而其中严重不良事件，是指临床试验过程中发生的

导致死亡或者健康状况严重恶化，包括致命的疾病或者伤害、身体结构或者身体功能的永久性缺陷、需住院治疗或者延长住院时间、需要进行医疗或者手术介入以避免对身体结构或者身体功能造成永久性缺陷；导致胎儿窘迫、胎儿死亡或者先天性异常、先天缺损等事件。器械缺陷，是指临床试验过程中医疗器械在正常使用情况下存在可能危及人体健康和生命安全的不合理风险，如标签错误、质量问题、故障等。临床试验中的不良事件，常常引发医疗器械的设计开发改变、适用范围的限定或形成产品使用说明书或标识标签的警示内容等，以控制医疗器械的使用风险。

（三）临床试验的设计

临床试验方案及报告中的试验设计包括统计学方法，是产品注册过程中技术审评环节的关注重点。临床试验设计应事先明确研究目标和统计考虑，临床试验报告应提供解决剩余风险所必需的临床数据包括临床表现。器械类型和/或监管分类、新技术/相关的以往经验、临床应用/适应证、器械与人体接触方式及时间、产品应用方式的固有风险（如手术并发症）、产品性能宣称、组成材料或成分、疾病的分级分型分期、患者人群、人口学因素、地理文化因素、器械故障的潜在影响、器械使用寿命、可用的替代治疗和标准治疗、伦理考量等，均会影响对试验数据的要求程度，从而影响试验设计。

临床试验方案至少应明确试验目的、风险控制措施、不良事件定义和报告、试验终点、受试者人群、偏倚的最小化（如随机化、盲法和随机分配方案）、混杂因素的识别（如合并用药及并发症）、对照组选择（如阳性对照、假手术、历史对照）、设计类型、检验类型、随访时间及监察。临床试验包括平行、交叉、队列研究、单臂等多种设计类型，病例对照研究和病例系列不是常见的设计类型，但在临床评价中仍应作为重要的临床证据，详见后述。

医学3D打印医疗器械临床试验的主要评价指标，应考虑疾病类型、目的效能及期待的临床效果，并结合动物实验等非临床研究资料进行综合设定。例如对于软骨修复产品，理想的临床效果是透明软骨的再生，故主要评价指标可以参考相关的行业标准YY/T 1636—2018《组织工程医疗器械产品　再生膝关节软骨的体内磁共振评价方法》进行设计，并在至少一年的随访过程中采用横向弛豫时间成像（T_2 mapping）和磁共振软骨延迟增强成像（dGMERIC）核磁技术评价再生软骨的胶原蛋白、水分含量和成熟软骨特有的糖胺多糖含量。

临床试验方案中所规定的统计学控制要素，一般应从以下方面做出预先设定：临床相关终点、分析人群、显著性水平、把握度、样本量及计算、数据分析方法、潜在混杂因素的统计管理、多重控制和调整错误概率的程序、对偏离原始统计分析计划的情况的处理程序，应明确对缺失、未使用、虚假、脱落数据的处理方法。鉴于医疗器械与药品的区别，统计学设计应考虑学习曲线的影响，尤其对于医学3D打印参与的、医工交互强度和个性化定制性极强的精准医疗技术。如果学习曲线陡峭，可能会影响产品使用说明书的相关内容及对用户培训的要求，同时，设计开发过程中对器械使用相关的人为因素研究也会影响使用说明书的相关内容。

在需要长期临床随访的情况下，或对治疗严重危及生命且尚无有效治疗手段疾病的医疗器械，很多安全性有效性的临床终点可以被提前证明。随着更加灵活客观、经济有效的统计学方法被引入医疗器械的临床试验，例如贝叶斯方法和动态适应性设计，期中分析的设定显得日益重要，这可以为提前终止试验和数据监测提供统计学证据。医疗器械临床试验入组患者的基线风险、多中心试验和多重性比较问题，都可能需要引入亚组分析。

针对治疗严重危及生命且尚无有效治疗手段疾病的医疗器械的临床试验，可以将替代指标（surrogate marker）纳入研究设计。临床试验替代指标是指可显示疗效并合理评估产品临床价值的指标，可不是临床试验主要评价指标，不直接衡量长期临床获益。临床试验替代指标的确定需要根据疾病、长期终点和预期作用之间关系的合理性以及支持这种关系的科学证据进行判断。申请人应提供证据证明替代指标与临床试验主要评价指标的关联性和可评价性，包括：①替代指标与临床结果的生物学相关性；②替代指标对临床结果判断价值的流行病学证据；③临床试验中获得的"试验器械对替代指标的影响程度与试验器械对临床试验结果的影响程度"相一致的证据。

对于治疗罕见病的医疗器械，病例数（尤其阳性病例数）可不满足统计学要求，但研究者应明确病例数确定的合理依据。这里的罕见病为国家卫生健康委员会、科学技术部、工业和信息化部、国家药品监督管理局、国家中医药管理局联合公布的罕见病目录中所包含的疾病。

对于无源植入性骨、关节及口腔硬组织个性化增材制造医疗器械，病源有限或标准化产品不适宜作为对照的，经过临床试验前的临床评价判定为"无可替代情形"的，可以开展不少于10例的观察研究，每个临床机构应当开展不少于5例研究。可以和申请人以往的历史数据进行综合分析并纳入统计，根据疾病类型和临床获益确定研究终点，研究终点为至少3个月，但应持续跟踪临床病例直至临床转归的稳定状态。试验过程中应着重观察使用过程中发生的不良事件、使用过程中临床医生操作性能、植入假体的初始稳定性、患者的功能恢复及生存质量的早期改善等。

（四）拓展性临床试验及境外临床试验数据

为使得临床急需治疗的患者能尽快获得试验用医疗器械，在我国，患有严重危及生命且尚无有效治疗手段的疾病的患者，可在开展临床试验的机构内使用尚未批准上市的医疗器械，即拓展性临床试验。此类临床试验基于两个前提，一是已有的临床试验初步观察可能使患者获益，二是临床试验机构已按临床试验方案完成病例入选。这类试验在伦理准则、受试者权益保障和知情同意等质量管理法规规定方面，与常规临床试验没有原则性的区别，但试验机构应针对拓展性临床试验特点增加相应管理制度及标准操作规范，在机构备案时应提交相应的自查报告，并建立公示制度，以利于对伦理委员会意见、拓展性临床试验必要性及试验方案摘要进行社会监督。拓展性临床试验中的医疗器械，其使用方法和适用范围都应与已完成的临床试验保持一致。已开展的临床试验的方案、结果、不良事件均会影响拓展性临床试验的进展，研究者应判定试验用器械引起的风险不大于疾病自身风险，即预期受益大于可能的损害，主要研究者须有参加3个临床试验的经验。从法规方面，当前期试验用或相似器械

已上市、与前期试验用器械相当的治疗方法已应用，或者前期试验器械注册未获批时，拓展性临床试验应终止。拓展性临床试验的数据分析主要关注安全性数据，但在试验器械的注册资料中，拓展性临床试验的数据不是必要的，这就对伦理委员会的风险控制职能提出更高要求。

为避免重复性临床试验，我国接受拟注册产品的境外临床试验数据，即全部或同期在境外具备临床试验开展所在国家（地区）要求条件的临床试验机构中，对拟注册器械在正常使用条件下的安全有效性进行确认的过程中所产生的研究数据。伦理、法规、科学等原则仍然不变，然而临床试验质量管理文件可能与我国的法规规范有差异，此时应详细说明差异内容，并充分证明差异内容不影响研究结果的真实性、科学性、可靠性及可追溯性，且能够保障受试者权益。境外临床试验数据可作为确认资料证明与同品种器械的差异不对产品的安全有效性产生不利影响，可以针对与同品种器械对比后的差异在境外开展临床试验，也可以分析已有的境外临床试验数据能够涵盖针对与同品种器械对比出的差异所需的试验。利用境外临床试验数据也可以通过同品种途径进行临床评价，详见下一小节。申请人若需要补充临床试验，在境内外都可以开展。申请人需详细阐明临床试验中境内病例数的分配依据，以及观察终点设置的合理性，尤其当特定医疗器械的技术审评指导原则对临床试验有相关要求时。除了观察终点，受试人群和试验条件的境内外差异也应引起足够重视，这些都影响着研究结果对境内人群的外延性。受试人群差异因素可能基于人类遗传学特征或人口学特征（包括种族、年龄、性别等），也可能基于社会、自然、文化环境（包括饮食习惯、所暴露环境、吸烟、饮酒、疾病发生率、罕见或地域性共病、肥胖、治疗理念、社会经济情况、教育程度、医疗依从性等）。试验条件差异包括医疗环境、医疗设施、研究者能力（学习曲线）、诊疗理念或准则等。这些境内外差异对临床试验结果的影响分析，应结合拟申报器械的特性、临床试验目的等进行。对大部分医疗器械的临床试验数据所产生的影响而言，根据医疗器械发展现状、临床使用经验以及对相关疾病和诊疗方法的认知，能够判定为不具有实际临床意义。否则，

申请人应阐明降低或消除各项差异带来的影响所采用的方法,可根据需要考虑进行受试人群的亚组设计,或对已有的临床试验数据进行亚组分析,也可针对差异因素在境内补充临床试验。

三、临床评价资料的具体要求

医疗器械临床评价资料是指申请人或者备案人进行临床评价所形成的文件,包括已进行的临床试验方案及报告。临床使用过程中所产生的安全性、临床性能和/或有效性信息即为临床数据。而临床数据与针对其进行分析评价的临床评价报告,就构成了临床证据。临床评价预期要关注采用设计风险缓解策略之后所剩余的风险的严重性,尤其对于需特别关注的任何设计特征或目标治疗人群。

(一)临床评价的过程

临床评价的输入主要是临床试验报告、文献报告/综述,及临床经验所包含的临床数据,在器械上市后,有关安全性、临床性能和/或有效性的信息(例如不良事件报告、进一步临床试验的结果、出版的文献等)就应当常规性地由生产商进行监控,并且根据新信息对受益与风险进行重

新评价,所以临床评价需要与风险管理文件相互参照。医疗器械技术文档中的设计验证及确认文件、产品描述、标签、风险分析及生产信息均影响着对临床证据的解释,临床证据又影响着安全性、临床性能和/或有效性以及标签信息中的宣称内容,也应在整个生命周期中评估并更新。

生产商识别与器械及其预期用途相关的可用临床数据后,应评估和分析临床数据对相关预期用途的安全性、临床性能和/或有效性的"适宜度"和"贡献度",对需要解决的剩余问题生成临床数据,汇总所有数据并形成最终结论,完成临床评价,分为三个相对独立的阶段(图21-2-3):第一阶段是识别有关的标准和临床数据,第二阶段是评估数据集的相关性、适宜性、质量及临床意义,第三阶段是分析并得出与器械安全性、临床性能和/或有效性及标识信息(标签、患者须知及使用说明)相关结论。

(二)判定是否需要开展临床试验

医疗器械一般通过迭代革新的方法进行开发或改进,并不一定为完全创新,通常可利用同品种器械的临床经验和文献报告作为临床证据,并非必须开展新的临床研究生成新的数据。若产品

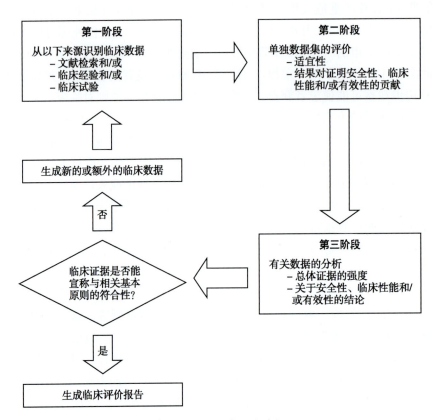

图21-2-3 临床评价过程

采用的技术特征在安全性、临床性能和 / 或有效性方面已得到充分验证时，也可通过证明符合公认标准来满足临床证据要求。免于进行临床试验的医疗器械目录中的产品，都可以通过与目录中已上市产品在基本原理（工作原理 / 作用机制）、结构组成、产品制造材料或与人体接触部分的制造材料、性能要求、灭菌 / 消毒方式、适用范围、使用方法等特征的对比，完成临床评价。若器械是基于现有成熟技术并预期用于成熟的应用，则最可能通过符合公认标准、文献综述、同品种器械的临床经验完成临床评价。若基于没有或较少使用经验的技术的高风险器械，对现有技术的预期用途进行扩展（即新的临床使用）的器械，很可能需要新的临床试验数据。因此，临床试验的开展应基于前期临床评价的结论（图 21-2-4），临床评价是反复进行的过程。

（三）同品种"可比较"器械的概念

同品种器械主要是"可比较"器械，指与申报产品在基本原理、结构组成、制造材料（有源类产品为与人体接触部分的制造材料）、生产工艺、性能要求、安全性评价、符合的国家 / 行业标准、预期用途等方面基本等同的已获准境内注册的产品。生产商根据拟评价器械相关功能选择同品种器械，并将其信息用于支持拟评价器械的临床评价，这些信息应从基本原理、结构组成、生产工艺、制造材料（如材料牌号、动物源性材料、同种异体材料、成分、药物成分、生物活性物质、符合的标准等信息）、性能要求、安全性评价（如生物相容性、生物安全性等）、产品符合的国家 / 行业标准、适用范围（适用人群、适用部位、与人体接触方式、适应证、适用的疾病阶段和程度、使用环境）、使用方法、禁忌证、防范措施和警告、交付状态、灭菌 / 消毒方式、包装、标签、产品说明书等方面进行比较。涉及预期用途、技术和生物学相关的特征：预期用途的特征例如适应证（诊断、治疗、预防、治愈或缓解的疾病或状况）、疾病严重程度和阶段、患者人群（年龄、性别、解剖结构、生理学信息）、使用部位（器官、身体部分、医疗器械所接触的组织或体液）、接触类型（黏膜接触、侵入、植入）、时间（持续使用和接触人体）、使用环境

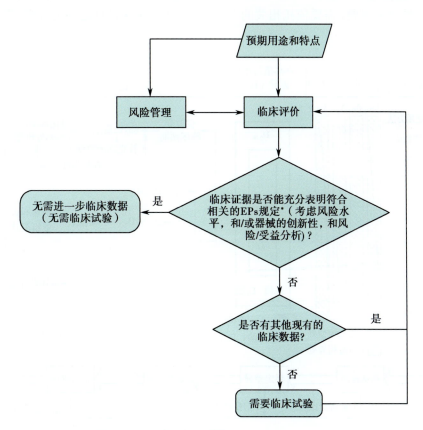

EPs：医疗器械的安全性与性能的基本原则；
*：符合于性能标准可能足以证明遵从相关的基本原则

图 21-2-4　是否需要开展临床试验的主要考虑因素

（医疗机构、家中）、预期使用者（专业和非专业）、重复使用（次数及持续时间限制）等；技术特征例如尺寸和设计公差、系统组件的配合、材料（化学配方、添加剂、加工方法及助剂、结晶状态等）、产品规格和特性（理化特性如孔隙率、粒度、黏度、纳米技术、比质量、原子结构、氧化性、抗张强度、体外降解性等）、使用和操作方法、关键性能和指标、工作原理等；生物学特征例如人体接触材料的生物相容性、生物学作用机制、生物降解机制、生物学反应（炎症、免疫、融合）等。不同的医疗器械产品在与其同品种器械进行比较时，在这些特征上有不同的优先级顺序，例如脊柱植入物临床评价分析思路中的比对顺序（图21-2-5）。

（四）临床数据及临床证据相关循证技术

对拟评价器械和同品种产品进行文献检索是产生主要临床证据的重要步骤，必须由信息检索相关的专业人士进行，包括制定检索策略、构建审核问题、建立检索方案并执行、生成文献检索报告等一系列工作，但生产商应首先识别与产品有关的数据并决定所需类型和数量。文献检索的全面性和可重复性至关重要，需要依托相关的专业技术，以便临床评价人员评价所检索的文献信息对器械预期应用/使用的反映程度。

除文献之外，器械上市后在真实的广泛使用中的临床经验，也是重要的数据源，包括上市后监督报告、登记研究（如器械登记系统）或病案记录、不良事件数据库和临床纠正措施（召回、监管通知和危险预警等），这些临床经验数据常常来自监管部门的公开数据库。临床经验数据对于识别较少见但更严重的不良事件尤为重要，因为其提供了长期信息和终端用户的"学习曲线"。而对于文献中信息量较少的、成熟稳定或低风险的技术或产品，这也是重要数据源，同时必须保障数据的充分性、客观性。

相较而言，置信度更高的临床试验数据被优先用于临床评价，详见前述。当临床试验相对于临床评价任务的结论外延性不足时，重新利用文献和经验数据以充实临床评价。

数据评估阶段同样需要专业的循证分析技术，除了不同数据类型（例如随机对照、队列研究、病例对照、病例系列等）的循证质量，还应评判数据与所关注问题的适宜度（表21-2-1）与贡献

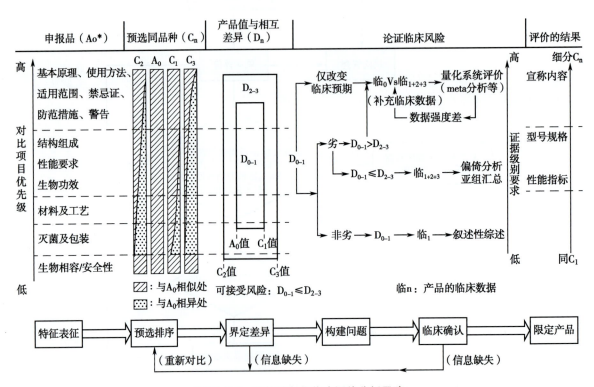

图21-2-5 脊柱植入物临床评价分析思路

图中角标0、1、2、3分别对应 A_0、C_1、C_2、C_3 产品；生物相容/安全性属安全性评价若有差评，将影响临床预期，需量化系统评价。

度(表 21-2-2),为后续的数据计算分析设立权重系数,循证医学研究中的 PICO(研究对象,干预措施,对照措施,结局指标)分析模式有助于构建正确的问题。数据产生的过程与方法影响着数据的循证质量,应能有利于区分数据效应的影响因素是干预、混杂还是偏倚。定性数据也应引起足够重视,尤其对于成熟稳定或低风险的技术或产品的临床评价。

数据分析阶段针对的是评估阶段识别出的数据集,寻找特定性能特征与风险识别结果的一致性。所有数据集均应纳入分析。数据分析包括定量与定性方法,后者使用情况较多,因为大部分器械的发展过程是渐进变化逐步趋于成熟的,风险缓解策略较为充分,此时的文献和经验数据大多为描述性的,这种非量化的系统评价,即可形成临床证据,论证并确认产品临床风险。但仍应完成对临床数据的定性表格描述、数据提取并汇总合并,以对同类产品参与的治疗方法进行横断面的、广泛的界定。

数据计算分析是指量化分析,预期能产生高证据级别的临床证据,常运用各类型的 meta 分析技术,但同时也会提高产品研发成本。量化系统评价的基础是高质量文献数据的收集和提取。数据提取之前,应以表格方式描述所纳入文献中各研究的研究对象、干预措施、研究结果、质量及设计方法等特征,用以观察各研究情况、研究方法的严格性和研究间差异,至少包括一般资料(题目、作者、来源、日期等)、研究特征(研究对象、设计方案和质量、研究措施、偏倚防控措施等)。

数据提取表应在数据提取之前根据所构建的结构化问题而预先设定,并最终将提取结果呈现在临床数据分析评价报告中。提取的数据包括患者观察变量的测量(包括随访时期、失访率、分类资料的入组人数及事件发生率)、每个研究结果的统计量(即"效应大小",例如 P 值、例数、死亡率、有效率、均数、标准差等)、影响研究的基线因素(如样本量、性别、年龄、合并用药、手术条件、骨代谢情况、围手术期护理及随访时期的理疗条件等),以及最大限度地提取各个方面的信息。应注意,二分类型、连续型、有序型、计数型及时间事件型等不同类型数据分别有不同的提取方法。

异质性检验(heterogeneity test)是对数据进行 meta 分析的基础,是选择相应数据分析技术的原因,例如具体的 meta 分析技术。异质性检验包括对纳入研究的临床及方法学变异程度进行分析,更包括对研究间的统计学变异程度的分析。一般通过 Q 检验或卡方检验(chi-square test)得出异质系数,并且通过森林图等目测图形法观察效应值与可信区间的重叠程度。异质性过大(如 $I^2 > 75\%$)可能导致该临床评价过程最终无法进行量化的系统分析,meta 回归分析(如 logistic 回归模型、COX 比例风险回归模型等)及对亚组的分层分析(如倾向性评分等)将有助于对异质性和混杂因素的控制。

meta 分析需要对收集的文献数据中的统计量进行齐性检验(homogeneity test),可进一步

表 21-2-1　适宜度评估标准举例

标准	说明	分级
适宜的器械	数据生成的器械来源	D1 实际器械 D2 比较器械 D3 其他器械
适宜的器械应用	器械是否用于相同的预期用途(配置、应用方法等)	A1 用途相同 A2 轻微偏离 A3 重大偏离
适宜的患者组	数据是否来自可代表预期治疗人群(例如,年龄、性别等)和临床状况(疾病,包含状态和严重度)的患者人群	P1 适用 P2 有限 P3 不同人群
可接受的报告/数据收集	报告或者数据整理是否包含实施合理的、客观的评估所需足够信息	R1 高质量 R2 细微不足 R3 信息不足

表 21-2-2　贡献度评估标准举例

数据贡献标准	说明	分级
数据源类型	数据源的研究是否设计恰当	T1 是 T2 否
结果指标	报告的结果指标是否反映了医疗器械的预期性能	O1 是 O2 否
随访	随访期限是否足以评价治疗效果的持久性并识别并发症	F1 是 F2 否
统计意义	是否提供了数据的统计分析以及该分析是否适当	S1 是 S2 否
临床意义	观察到的治疗效果的量级是否具有临床意义	C1 是 C2 否

剔除明显与其他研究结果不一致的研究，例如失访率较高者。对偏倚小异质性小的研究结果运用固定效应模型（$I^2 \leq 25\%$）进行加权合并计算出合并效应量的可信区间下限；若各研究结果间齐性较差（$P \leq 0.05$），可运用随机效应模型（$25\% \leq I^2 \leq 75\%$）。值得注意的是，在使用随机效应模型前应分析和剔除不合格的资料，明确导致失去齐性的具体原因，如纳入排出标准的差异等。

meta分析技术包括随机/非随机研究的meta分析、网络meta分析、生存率meta分析、累积meta分析、稀有事件数据meta分析、缺失数据meta分析、单组数据meta分析、个体数据meta分析、贝叶斯meta分析等多种分析技术，应综合利用，尤其在纳入较多非随机研究数据进行评价时。不能轻易判定所获得的文献不能进行量化分析，应从不同变量维度进行分层分组等数据分析工作。

分层分析或亚组分析可以提高系统评价结论的基线风险，但数据强度可能被进一步削弱。所纳入各研究的病例纳入排出标准、所关注疾病的分级分期分型，都是分层或分亚组的依据。

偏倚分析是量化系统评价和亚组汇总的共同需求，应在文献纳入标准中设定，并在文献筛选中完成，应包括选择偏倚、实施偏倚、测量偏倚、失访偏倚和发表偏倚。

对于从根本上影响meta分析质量的发表偏倚，除了在meta分析中对资料的取舍进行盲法评判，以及获得更多未发表数据之外，建议进行"抽屉文件"分析以估计当前meta分析的假阳性错误概率。漏斗图也可以较为定量地衡量发表偏倚，鼓励进行等高线强化的漏斗图。

meta分析之后，需要对数据分析进行敏感性分析，改变某些重要因素（例如干预效果、不良反应率、费用、效用赋值等），并做出阈值分析图，观察不同研究的同质性和合成结果是否有变化，从而判断结果的稳定性和强度。

安全性数据集中所有不良事件均应全部提取，并对不良事件发生率做出整体统计，应按照与器械的相关度进行分层分析，例如：对神经/功能/疼痛等并发症的术前/术中/术后与器械/手术部位/全身系统的关系进行分层。同时有多项不良事件发生的病例应着重描述。其中，与产品操作使用（而非产品失效）相关的不良事件会较多，且

不同医疗地区所上报的情况会有所不同。要注意产品及植入操作本身对人体的作用模式本身会否产生数据评价中的不良事件。继发的外科干预要独立进行数据集分析，包括其发生率、发生时点和结果转归等参数。这些外科干预包括翻修（例如去除、替换和重置器械或组件）、移除骨植入物但不替换新产品而选择其他治疗方式、再手术（如进一步解压操作）和补充植入其他固定物，等等。

量化系统评价的目标是获得高质量的临床证据，以检验临床预期相关的"假设"的确立，该证据需要兼具统计学显著性和临床显著性。若数据集统计学显著性缺乏时（包括有效性和安全性），需要通过进一步数据检索以扩大系统评价的样本量继续进行评价，直至开展必要的临床试验以补充数据用于系统评价，做出客观可重现的风险决策。

（五）定制式、患者匹配及附条件上市产品的临床评价

临床评价资料的结论应针对每一种临床适应证，明确地概述通过评价得出的关于器械用于其预期用途的安全性、临床性能和/或有效性的结论，阐明识别到的风险是否已经通过临床数据得到了解决，与患者受益相比，相关风险在可接受范围内。

对于附条件上市的产品，包括治疗严重危及生命且尚无有效治疗手段疾病或防治罕见病的医疗器械，在临床前研究时就已经开始充分运用"可比较"器械的临床评价思路，与现有诊疗方法和已上市产品进行充分的比较研究，明确申报产品预期优势与患者受益。产品上市前后，临床评价都在持续进行，申请人需充分考虑上市后预期收集的数据与上市前已收集数据间的平衡性，综合评估风险受益。上市前已收集数据应当能证明产品已显示疗效并能合理预测或者判断其临床价值。在此基础上，附条件上市才有助于增加患者及时使用新器械的机会。所附条件表明了对进一步临床评价具体的要求，包括继续完成上市前试验、启动新的上市后试验、上市后临床使用经验数据的收集、上市后完成所附条件要求的时限等。

对于满足临床实践中的罕见特殊个性化需求的定制式医疗器械，我国实行备案管理。在设计加工质量控制和设计开发医工交互的基础上，备

案人明确说明使用的必要性，包括患者病损特殊性、定制式医疗器械特点、预期提高疗效等，明确临床使用方案（包括患者救治预案），即可完成实际应用前的临床评价，但必须进行后续的追溯和持续评价，对监管部门进行年度报告。从风险控制的角度出发，定制式医疗器械不得委托生产，备案人应当具备相同类型的依据标准规格批量生产的医疗器械产品注册证，相同类型是指主要原材料、生产工艺、技术原理、结构组成、关键性能指标及适用范围基本相同。

定制式医疗器械应区别于患者匹配医疗器械，两者同属个性化医疗器械。定制式医疗器械是指为满足指定患者的罕见特殊病损情况，在我国已上市产品难以满足临床需求的情况下，由医疗器械生产企业基于医疗机构特殊临床需求而设计和生产，用于指定患者的、预期能提高诊疗效果的个性化医疗器械。因此，定制式医疗器械具有以下特点：一是用于诊断治疗罕见特殊病损情况，预期使用人数极少，没有足够的人群样本开展临床试验；二是我国已上市产品难以满足临床需求；三是由临床医生提出，为满足特殊临床需求而设计生产；四是用于某一特定患者，预期能

提高诊疗效果。

患者匹配医疗器械是指医疗器械生产企业在依据标准规格批量生产医疗器械产品基础上，基于临床需求，按照验证确认的工艺设计和制造的，用于指定患者的个性化医疗器械。患者匹配医疗器械具有以下特点：一是在依据标准规格批量生产医疗器械产品基础上设计生产、匹配患者个性化特点，实质上可以看作标准化产品的特定规格型号；二是其设计生产必须保持在经过验证确认的范围内；三是用于可以进行临床研究的患者人群。

值得强调的是，患者匹配医疗器械、符合《医疗器械应急审批程序》有关规定的医疗器械，以及含有药物成分或者细胞、组织等生物活性成分的定制式医疗器械均不适用于备案管理。这些产品均应按照常规产品进行临床评价。

当定制式医疗器械临床使用病例数及前期研究能够达到上市前审批要求时，符合伦理准则且真实、准确、完整、可溯源的临床使用数据，可以作为临床评价资料用于注册申报，产品可作为患者匹配医疗器械进行申报。

（郭晓磊）

参 考 文 献

[1] 国家药品监督管理局. 医疗器械注册与备案管理办法（国家市场监督管理总局令第 47 号）[EB/OL].（2021-08-26）[2023-03-29]. https://www.samr.gov.cn/zw/zfxxgk/fdzdgknr/fgs/art/2023/art_568880e3ee344c45b38d073bba1c53ad.html.

[2] IMDRF MDCE WG. Clinical Evidence-Key Definitions and Concepts[EB/OL].（2019-10-10）[2020-06-03]. http://www.imdrf.org/docs/imdrf/final/technical/imdrf-tech-191010-mdce-n55.pdf.

[3] 国家食品药品监督管理总局. 国家食品药品监督管理总局关于发布医疗器械生产质量管理规范的公告（2014 年第 64 号）[EB/OL].（2014-12-29）[2020-06-03]. https://www.nmpa.gov.cn/xxgk/ggtg/qtggtg/20141229120001274.html.

[4] 国家食品药品监督管理总局. 医疗器械 风险管理对医疗器械的应用：YY/T 0316—2016[S]. 北京：中国标准出版社，2017：1.

[5] Guide to rescarch method: the evidence pyramid[EB/OL].（2002-02-03）[2020-06-03]. http://servers.medlib.hscbklyn.edu/ebm/2001/htm.

[6] 国家药品监督管理局. 国家药监局关于发布椎体成形球囊扩张导管等 7 项注册技术审查指导原则的通告（2020 年第 31 号）.[EB/OL].（2020-04-30）[2020-06-03]. https://www.nmpa.gov.cn/ylqx/ylqxggtg/ylqxzhdyz/20200509155301198.html.

[7] 国家药品监督管理局. 关于发布医疗器械动物实验研究和腹腔内置疝修补补片动物实验 2 项技术审查指导原则的通告（2019 年第 18 号）[EB/OL].（2019-04-18）[2020-06-03]. https://www.nmpa.gov.cn/xxgk/ggtg/qtggtg/20190419150901679.html.

[8] 国家食品药品监督管理总局. 组织工程医疗器械产品 生物支架材料 细胞活性试验指南：YY/T 1562-2017[S]. 北京：中国标准出版社，2018：4.

[9] U.S. Department of Health and Human Services Food

and Drug Administration Center for Biologics Evaluation and Research Center for Devices and Radiological Health. Guidance for Industry. Preparation of IDEs and INDs for Products Intended to Repair or Replace Knee Cartilage[EB/OL].（2011-12）[2020-06-03]. https://www.fda.gov/regulatory-information/search-fda-guidance-documents/preparation-ides-and-inds-products-intended-repair-or-replace-knee-cartilage.

[10] 国家食品药品监督管理总局. 接受医疗器械境外临床试验数据技术指导原则的通告（2018 年第 13 号）.[EB/OL].（2018-01-10）[2020-06-03]. https://www.cmde.org.cn/CL0058/6879.html.

[11] 国家食品药品监督管理局. 组织工程医疗产品第 10 部分：修复或再生关节软骨的植入物体内评价指南：YY/T 0606.10—2008[S]. 北京：中国标准出版社，2008：9.

[12] 国家食品药品监督管理总局. 组织工程医疗器械产品 可吸收生物材料植入试验：YY/T 1576—2017[S]. 北京：中国标准出版社，2017：9.

[13] Clinical investigation of medical devices for human subjects—Good clinical practice: ISO 14155: 2011[S/OL].（2011-02）[2020-06-03]. https://www.iso.org/standard/45557.html.

[14] IMDRF MDCE WG. Clinical Evaluation[EB/OL].（2019-10-10）[2020-06-03]. http://www.imdrf.org/docs/imdrf/final/technical/imdrf-tech-191010-mdce-n56.pdf.

[15] 国家药品监督管理局. 国家药监局关于发布需进行临床试验审批的第三类医疗器械目录（2020 年修订版）的通告（2020 年第 61 号）[EB/OL].（2020-09-14）[2023-03-29]. https://www.nmpa.gov.cn/ylqx/ylqxggtg/ylqxqtgg/20200918103742111.html.

[16] 国家药品监督管理局. 国家药品监督管理局关于发布用于罕见病防治医疗器械注册审查指导原则的通告（2018 年第 101 号）[EB/OL].（2018-10-12）[2020-06-03]. https://www.nmpa.gov.cn/zhuanti/ypqxgg/ggzhcfg/20181018162101924.html.

[17] 国家食品药品监督管理总局，国家卫生和计划生育委员会. 国家食品药品监督管理总局 国家卫生和计划生育委员会关于发布医疗器械临床试验机构条件和备案管理办法的公告（2017 年第 145 号）[EB/OL].（2017-11-15）[2020-06-03]. https://www.nmpa.gov.cn/xxgk/ggtg/qtggtg/20171124123401917.html.

[18] 国家食品药品监督管理总局，中华人民共和国国家卫生和计划生育委员会. 食品药品监管总局、国家卫生计生委联合发布《医疗器械临床试验质量管理规范》[EB/OL].（2016-03-23）[2020-06-03]. https://www.nmpa.gov.cn/ylqx/ylqxjgdt/20160323110901919.html.

[19] IMDRF MDCE WG. Clinical Investigation[EB/OL].（2019-10-10）[2020-06-03]. http://www.imdrf.org/docs/imdrf/final/technical/imdrf-tech-191010-mdce-n57.pdf.

[20] 国家食品药品监督管理总局. 医疗器械临床试验设计指导原则（2018 年第 6 号）[EB/OL].（2018-01-04）[2020-06-03]. https://www.nmpa.gov.cn/ylqx/ylqxggtg/ylqxzhdyz/20180108183301635.html

[21] Center for devices and radiological health & center for biologics evaluation and research food and drug administration. Adaptive Designs for Medical Device Clinical Studies[EB/OL].（2015-05-18）[2020-06-03]. https://www.fda.gov/regulatory-information/search-fda-guidance-documents/adaptive-designs-medical-device-clinical-studies#:~:text＝An%20adaptive%20design%20for%20a%20medical%20device%20clinical，data%20without%20undermining%20the%20study%E2%80%99s%20integrity%20and%20validity.

[22] 周贤忠，刘仁沛. 临床试验的设计与分析：概念与方法学 [M]. 2 版. 北京：北京大学医学出版社，2010：8.

[23] 国家药品监督管理局. 关于发布医疗器械附条件批准上市指导原则的通告（2019 年第 93 号）[EB/OL].（2019-12-17）[2020-06-03]. https://www.nmpa.gov.cn/zhuanti/ypqxgg/ggzhcfg/20191220165501815.html.

[24] 国家药品监督管理局. 关于发布无源植入性骨、关节及口腔硬组织个性化增材制造医疗器械注册技术审查指导原则的通告（2019 年第 70 号）.[EB/OL].（2019-10-15）[2020-06-03]. https://www.nmpa.gov.cn/ylqx/ylqxggtg/ylqxqtgg/20191015164601944.html.

[25] 国家药品监督管理局，国家卫生健康委员会. 关于发布医疗器械拓展性临床试验管理规定（试行）的公告（2020 年第 41 号）.[EB/OL].（2020-03-20）[2020-06-03]. https://www.nmpa.gov.cn/xxgk/ggtg/qtggtg/20200320153801192.html.

[26] 国家药品监督管理局. 国家药监局关于发布医疗器械临床评价技术指导原则等 5 项技术指导原则的通告（2021 年第 73 号）[EB/OL].（2021-09-18）[2023-03-29]. https://www.nmpa.gov.cn/ylqx/ylqxggtg/20210928170338138.html.

[27] 国家药品监督管理局，国家卫生健康委员会. 关于发布定制式医疗器械监督管理规定（试行）的公告（2019 年第 53 号）[EB/OL].（2019-06-26）[2020-06-03]. https://www.nmpa.gov.cn/ylqx/ylqxggtg/ylqxqtgg/20190704160701585.html.

第二十二章 3D打印产品生产质量管理规范

第一节 国外3D打印产品法规要求现状

由于增材制造工艺的迅猛发展,其工艺精准、低成本、自动化程度高、定制化生产等优势逐步体现。有别于减材制造技术的大规模制式生产特点,3D打印定制化生产完美匹配了目前医疗界精准治疗的要求。国内外业界对使用3D打印定制式医疗器械取代旧有规格化产品的呼声越来越高,已逐步成为医学界的共识。

面对这种情况,国内外监管当局和学界均进行了探索和思考。本章对美国、欧盟关于3D打印定制式医疗器械法律法规研究现状进行了总结分析,并提出了相应的思考。

一、3D打印类医疗器械法规研究现状

目前美国、欧盟已经对部分使用3D打印工艺的医疗设备颁发了510(k)的上市许可。如OSteoFab获得了FDA产品上市许可或欧盟CE认证。在美国FDA看来,3D打印技术作为一种制造工艺只要其工艺参数和制造过程得到验证和确认,则其即被允许用于大规模制造的规格化医疗器械。美国FDA要求企业进行了临床试验和动物实验,以证明材料和打印过程的稳定性、可重复性。同时要求提供设计验证资料。

由于临床病例数的不足,无法按照常规化的临床试验要求,提供满足统计学要求的临床病例数。企业和美国FDA通过强化设计过程输出,以证明产品在物理方面的安全有效性。企业提供了数据模型的有限元分析报告。有限元分析是目前在工程领域被广泛使用的一种数据模拟分析方法,以验证产品的物理特性(如应力分布、抗拉强度等),已在航空航天、汽车制造领域得到广泛应用。

通过对人体进行CT/MRI,得到人体的数据结构模型。在这些数据模型基础上,进行产品的结构设计。得到产品结构后进行有限元划分、进行动静态应力学模拟分析,随后将得到的有限元分析结果报告、连同相应的设计开发文档(如产品设计图纸、结构特征描述、产品预期用途描述、用户手册、临床试验数据、动物实验报告、产品生物相容性报告等)一并提交美国FDA,以证明设计参数得到了验证及确认。目前上市产品临床使用反响良好。

二、对3D打印定制式医疗器械全生命周期监管的讨论分析

2014年美国FDA成立了增材制造工作小组并进行了相关讨论,随后把讨论的内容挂在了美国FDA官网上。从中可以看到美国FDA对于3D打印定制式医疗器械产品的思考方向。2017年12月美国FDA发布了增材制造医疗器械指导原则。欧盟监管人员也对3D打印定制式医疗器械监管发表了文章,提出了相关的思考。

(一)材料控制方面

美国FDA和欧盟均要求明确原材料在加工过程中的性状稳定性。如应明确在生产制造过程中材料是否发生了改性变化,不同的聚合物体系在制造过程的稳定性和变化情况。明确添加剂的成分及在打印过程中材料成分的变化,各种加工助剂(交联剂、光引发剂等)使用对产品最终物理、生物性能的影响。材料可重复利用的次数对材料生物相容性、氧含量变化的影响。

美国FDA在官方指南中明确要求提供原材料的材料分析证书,对于不同种类的原材料提出了控制指标。如金属粉末类要求提供粉末粒径和流动性,液体要求提供黏度和弹性,对于聚合物则要求提供纯度、含水量、分子式、化学结构、玻

璃化转变温度、纯度，陶瓷类要求提供化学成分和纯度，复合材料要求按照每种组分的规格提供混合比例。

思考：应着重了解材料的成分变化，明确原材料和产品的生物相容性。根据不同打印工艺，关注不同打印添加剂的生物学评价资料。只有保证了原材料、加工助剂、成品的生物相容性，才能明确整个3D打印过程的过程可控性和产品安全性。

（二）设计过程

美国FDA要求软件应具有防错功能，防止设计者超出设计规范。临床医生与工程师应经过沟通进行特征选择，同时考虑医生的使用方便性和工具使用便利性。欧盟则明确3D打印过程中使用不同软件应进行设计确认，以避免数据误差的逐级放大。美国FDA在其官方指南中明确了患者匹配性器械设计的概念PMD（患者匹配器械，patient-matched devices），该定义认为PMD设计应按照患者的一个或多个解剖特征进行符合性的设计制作。

在PMD设计中设计方包括临床医生、器械公司设计人员、第三方设计公司。PMD设计应明确所有设计参数的范围值（即最大和最小值）。美国FDA认为在PMD设计中应强调成像影响的重要性，考虑软组织的变化情况和疾病进展对PMD设计有效性的影响。同时在设计模型的交互中明确对个人身份信息的保管是至关重要的。美国FDA在其官方指南中明确了影像扫描、数字模型设计、切片、路径规划的整个软件工作流程。

目前国内外使用三维重建、产品设计软件均不相同，使用的三维重建算法也不同，这将带来后期数据模型经过三维重建、设计后产生较大尺寸误差的风险。

思考：在进行3D打印设计前，企业与临床医生的沟通应基于一个多种规格尺寸的临床样本模拟分析数据库。企业可在不同区间范围内取值进行数据模拟分析，明确受力情况及相应的应力分布，得到产品安全性保证。

可根据临床样本数据库提供的特征值进行设计规范的生成，对所使用的不同软件进行确认。根据成品模型进行物理尺寸的分析，以保证设计误差在可接受的范围内。同时对建立的工具通道

和医生沟通，保证医生的操作便利性。

（三）货架寿命

美国FDA和欧盟均考虑应确定3D打印原材料和成品的货架寿命。由于3D打印定制式医疗器械的定制式特点"面向特定患者"，故如何确定这类产品的货架寿命，应有别于大规模生产产品的货架期要求。FDA在其官方指南中明确PMD有效期应由患者成像日期或设计确认日期开始设定。

思考：应对原材料的特性，同时进行实时和加速老化试验。在老化过程中明确原材料和成品的物理、化学、生物性能。3D打印定制式产品针对特定的患者，应将货架寿命大幅缩短为设计确认日，可设置至预定手术日期，如患者情况发生急速变化，则应重新进行产品设计确认。

（四）各向异性的考虑

明确由于3D打印层叠特性所造成各向异性的问题及其对产品的影响，在设计中如何避免各向异性所造成的产品性能下降。产品在z轴方向的性能和xy轴的性能不一致，故需考虑在设计过程中应利用这一特点保证产品性能。

思考：由于3D打印沿z轴运动层叠，z轴方向的物理性能与x轴、y轴不一致。在设计验证阶段考虑到z轴方向的细微变化，分析应力集中情况，防止出现破裂等情况。

（五）工艺参数验证和确认

美国FDA和欧盟均明确，应确定对应3D打印过程工艺参数验证和批间差范围的确定。由于3D打印过程是在计算机辅助控制下进行的生产制造过程，涉及激光制造、紫外固化、热塑熔融等诸多不同3D打印工艺过程，按照不同的工艺过程明确相应的工艺参数区间是一个重要确认内容。只有保证了3D打印过程工艺参数窗口的稳定，才能确保批间差在可控区间范围内波动。

美国FDA在其官方指南中明确对于软件变更、材料变更、工艺流程的变更均需进行工艺的重新验证和确认。

思考：不同的工艺过程、设备、环境均对制造工艺过程有不同程度的影响。由于工艺过程的正常波动需对各种关键工艺参数成组进行正交实验，不同的设备和运行地点均需进行工艺参数的验证及确认，保证工艺参数的范围及批间差在允

许的区间范围内波动。强调企业应对本身产品的工艺窗口进行确认，并累积数据。

（六）后处理

美国FDA和欧盟均明确应对热处理、抛光等后处理过程加以验证和确认。由于3D打印过程的层叠特性，打印完毕后产品表面存在水波纹。考虑到产品的美观要求，需进行产品表面抛光，而抛光过程会使表面产生硬化。3D打印产品如进行热处理，可进一步提高构件的结构强度，改善材料性能。故对于一些结构承重件，会进行热处理。

思考：对于使用的热等静压等热处理技术应明确热等静压模具的设计结构、施加的压力、温度、升温速率、保温时间、降温速率对后期金相结构、硬度、表面粗糙度等的影响。

（七）灭菌和清洗工艺考虑

灭菌过程，由于产品的不规则性应确定相应的灭菌工艺参数。由于3D打印定制式产品为定制件，每次灭菌可能对应产品的结构、形状均不一致。美国FDA在其官方指南中明确应考虑最坏情况下的灭菌和清洗验证情况。

思考：在灭菌过程中应使用挑战品来明确最复杂的产品结构。使用相同的3D打印工艺制作复杂的多微孔结构，在打印过程中放入菌片。灭菌完成后对菌片进行无菌检测，如检测结果合格，则可进一步证明灭菌工艺参数的有效性。

同时如有条件，针对复杂多孔结构植入物，可考虑在无菌工作环境中进行打印，从生产过程本身来保证产品的低生物负载水平。

（八）检测

美国FDA和欧盟，均认为由于定制式产品的先天特性"仅此一件"，需考虑使用无损检测技术进行产品出厂检测，提供了包括超声、计算机断层扫描、染料渗透、共聚焦显微镜、高光谱成像等多种检测方式。

美国FDA在其官方指南中明确应采用测试样块进行最坏情况的验证，包括样块设置在边界区域，将样块设置为最复杂结构进行破坏性实验。

思考：明确通过过程控制来保证产品质量。对随炉样品进行理化、生物性能的检测，可使用显微CT、单光子CT扫描等检测技术获得产品内部结构，进行定量判断。

不建议使用测试样块进行最坏情况分析，一是提高患者手术费用；二是样块所能模拟的最坏情况和整个产品的力学结构情况存在差异，无法整体模拟判断；三是样块的力学性能测试并不能代表产品本身的最坏情况。所以建议使用计算机模拟分析产品的力学情况，但是可使用样块进行化学成分的分析和基础的层间结合力分析。

（九）上市后

3D打印医疗器械存在个性化特性，无法对产品复检来考量产品的质量，需要事中事后监管企业通过设计和过程控制保证产品的质量，要求企业、临床医生对上市后产品跟踪、评价其安全有效性。

（范之劲 谢 能）

参 考 文 献

[1] DONGRE B, CHEN Y, FU J, et al. HFE: An iron uptake regulation molecule[J]. The FASEB Journal, 2010, 24（1）: lb123.

[2] XU F, CELLI J, RIZVI I, et al. A three-dimensional in vitro ovarian cancer coculture model using a high-throughput cell patterning platform[J]. Biotechnology Journal, 2011, 6（2）: 204-212.

[3] CLARK P, COHEN M, DANZIGER S, et al. Modeling the structure and function of argonaute in RNAi[J]. The FASEB Journal, 2013, 27（1）: lb188.

[4] UNWIN P. Fabricating specialised orthopaedic implants using additive manufacturing[J]. Laser 3D Manufacturing.International Society for Optics and Photonics, 2014, 3（1）: 1-13

[5] ROSETI L, PARISI V, PETRETTA M, et al. Scaffolds for bone tissue engineering: state of the art and new perspectives[J]. Materials Science and Engineering: C, 2017, 78: 1246-1262.

[6] LIAW C Y, GUVENDIREN M. Current and emerging applications of 3D printing in medicine[J]. Biofabrication, 2017, 9（2）: 024102.

[7] ZEMA L, MELOCCHI A, MARONI A, et al. 3D printing of medicinal products and the challenge of personalized therapy[J]. J Pharm Sci, 2017, 106（7）: 1697-1705.

[8] VERMEULEN N, HADDOW G, SEYMOUR T, et

al. 3D bioprint me: a socioethical view of bioprinting human organs and tissues[J]. Journal of Medical Ethics, 2017, 43 (9): 618-624.

[9] JESSOP Z M, AL-SABAH A, GARDINER M D, et al. 3D bioprinting for reconstructive surgery: Principles, applications and challenges[J]. Journal of Plastic, Reconstructive & Aesthetic Surgery, 2017, 70 (9): 1155-1170.

[10] PHOEBE L I, FAULKNER A. 3D bioprinting regulations: a UK/EU perspective[J]. European Journal of Risk Regulation, 2017, 8 (2): 441-447.

[11] MONTMARTIN M, MEYER C, EUVRARD E, et al. 3D printing in health care facilities: What legislation in France?[J]. Rev Stomatol Chir Maxillofac Chir Orale, 2015, 116 (5): 302-307.

[12] OLIA S E, HERBERTSON L H, MALINAUSKAS R A, et al. A reusable, compliant, small volume blood reservoir for in vitro hemolysis testing[J]. Artificial organs, 2017, 41 (2): 175-178.

[13] STEPHENSON K. A detailed five-year review of medical device additive manufacturing research and its potential for translation to clinical practice, August 2-5, 2015[C]. Boston: American Society of Mechanical Engineers, 2016.

[14] KIM B J. Improvements of Insurance Legal Framework for the Invigoration of Telemedicine - Focusing on Comparison between the Korean National Health Insurance and U.S. Medical Social Security[J]. Kyungpook National University Law Journal, 2016, 56: 221-250.

[15] NIELSEN J, GRIGGS L. Allocating risk and liability for defective 3D printed products: product safety, negligence, or something new?[J]. Monash University law review, 2016. 42 (3): 712-739.

[16] HERRERA D R, REIMER T, NEPOTE M S, et al. Manufacture and testing of anthropomorphic 3D-printed breast phantoms using a microwave radar algorithm optimized for propagation speed[J]. European Conference on Antennas & Propagation. IEEE, 2017: 3480-3484.

[17] WALKER J M, BODAMER E, KREBS O, et al. Effect of chemical and physical properties on the in vitro degradation of 3D printed high resolution poly (propylene fumarate) scaffolds[J]. Biomacromolecules, 2017, 18 (4): 1419-1425.

第二节 3D 打印产品生产质量管理规范要求(通则)

一、前言

目前 3D 打印医疗器械产品主要有 3D 打印手术模型、手术导板,植入物有生物打印血管、3D 金属打印脊椎融合器等多种产品。

这些产品所适用的生产质量管理规范各不相同,如 3D 打印手术模型适用于《医疗器械生产质量管理规范》。3D 打印手术导板需要在手术前进行灭菌处理,属于无菌类医疗器械产品,对应有《医疗器械生产质量管理规范附录无菌医疗器械》的特殊要求。3D 金属打印骨椎融合器、骨盆等需要长期植入人体,属于植入类医疗器械;3D 生物打印的血管材料,如人工软骨、人工皮肤,属于长期植入人体的高风险植入物,采用的原料是人源性或动物源性的,在特殊要求中有专门的详细要求,对应有《医疗器械生产质量管理规范附录植入性医疗器械》的特殊要求。下面我们就各类产品所适用的生产质量管理规范作详细解读。

二、名词定义

验证:通过提供客观证据对规定要求已得到满足的认定。

确认:通过提供客观证据对特定的预期用途或者应用要求已得到满足的认定。

关键工序:指对产品质量起决定性作用的工序。

特殊过程:指通过检验和试验难以准确评定其质量的过程。

三、机构与人员

企业应当建立与医疗器械生产相适应的管理机构,并有组织机构图,明确各部门的职责和权限,明确质量管理职能。生产管理部门和质量管理部门负责人不得互相兼任。

解读:应查看企业的质量手册,程序文件或相关文件,应对各部门的职责权限作出规定;质量管理部门应当能独立行使职能,质量管理部门的文件应明确规定对产品质量的相关事宜负有决策的权利。

企业负责人是医疗器械产品质量的主要责任人，应当履行以下职责：

（1）组织制定企业的质量方针和质量目标。

（2）确保质量管理体系有效运行所需的人力资源、基础设施和工作环境等。

（3）组织实施管理评审，定期对质量管理体系运行情况进行评估，并持续改进。

（4）按照法律、法规和规章的要求组织生产。

解读：质量方针和质量目标应有制定程序、批准人员。企业负责人应按管理评审文件要求组织实施管理评审，并留存记录。

企业负责人应当确定一名管理者代表。管理者代表负责建立、实施并保持质量管理体系，报告质量管理体系的运行情况和改进需求，提高员工满足法规、规章和顾客要求的意识。

解读：企业应以文件形式明确管理者代表的职责。管理者代表应了解质量管理体系运行和改进情况，留存相关记录。

技术、生产和质量管理部门的负责人应当熟悉医疗器械相关法律法规，具有质量管理的实践经验，有能力对生产管理和质量管理中的实际问题作出正确的判断和处理。

解读：企业应对相关部门负责人的任职资格做出规定，包括专业知识、工作技能、工作经历等应有符合要求的考核评价记录。

企业应当配备与生产产品相适应的专业技术人员、管理人员和操作人员，具有相应的质量检验机构或者专职检验人员。

解读：企业应对组织架构、部门职责要求、岗位人员任命等进行确认。

从事影响产品质量工作的人员，应当经过与其岗位要求相适应的培训，具有相关理论知识和实际操作技能。

解读：应当确定影响医疗器械质量的岗位，规定这些岗位人员所必须具备的专业知识水平（包括学历要求）、工作技能、工作经验。查看培训内容、培训记录和考核记录，负责医工交互工程师须具有培训和实际操作技能的考核。

从事影响产品质量工作的人员，企业应当对其健康进行管理，并建立健康档案。

解读：实际接触3D打印产品的相关人员均应有健康档案（如打印工、清洗工、抛光工等）。

四、厂房与设施

厂房与设施应当符合生产要求，生产、行政和辅助区的总体布局应当合理，不得互相妨碍。

厂房与设施应当根据所生产产品的特性、工艺流程及相应的洁净级别要求合理设计、布局和使用。生产环境应当整洁、符合产品质量需要及相关技术标准的要求。产品有特殊要求的，应当确保厂房的外部环境不能对产品质量产生影响，必要时应当进行验证。

解读：3D打印产品一般均设有打印室、抛光室、清洗室等。由于抛光产生大量粉尘，应有粉尘收集装置，并单独隔离，以防止交叉污染。

厂房应当确保生产和贮存产品质量以及相关设备性能不会直接或者间接受到影响，厂房应当有适当的照明、温度、湿度和通风控制条件。

解读：3D打印使用的金属粉末容易潮湿失效，塑料类材料存在受光照变性可能。务必记录生产和储存温湿度、光照等参数。

厂房与设施的设计和安装应当根据产品特性采取必要的措施，有效防止昆虫或者其他动物进入。对厂房与设施的维护和维修不得影响产品质量。

解读：现场应配备相关设施。

生产区应当有足够的空间，并与其产品生产规模、品种相适应。

仓储区应当能够满足原材料、包装材料、中间品、产品等的贮存条件和要求，按照待验、合格、不合格、退货或者召回等情形进行分区存放，便于检查和监控。

解读：现场应设置相关区域并进行了标识，各类物料应按规定区域存放，应当有各类物品的贮存记录。

企业应当配备与产品生产规模、品种、检验要求相适应的检验场所和设施。

解读：按照生产工艺的要求和产品检验要求以及检验方法，配置具备相关检测的设施设备。3D打印产品应根据不同的产品特性配置如测量距离、力学性能指标的仪器。

五、设备

企业应当配备与所生产产品和规模相匹配的

生产设备、工艺装备等,并确保有效运行。

解读:对照生产工艺流程图,配置满足生产的设备及记录清单;应当制定设备管理制度。应提供3D打印设备的设备验证记录。

生产设备的设计、选型、安装、维修和维护必须符合预定用途,便于操作、清洁和维护。生产设备应当有明显的状态标识,防止非预期使用。

企业应当建立生产设备使用、清洁、维护和维修的操作规程,并保存相应的操作记录。

解读:应有生产设备验证记录,确认是否满足预定要求。生产设备应当便于操作、清洁和维护。现场生产设备应有标识。

企业应当配备与产品检验要求相适应的检验仪器和设备,主要检验仪器和设备应当具有明确的操作规程。

解读:对照产品检验要求和检验方法,企业应具备相关检测设备。主要检测设备应制定操作规程。

企业应当建立检验仪器和设备的使用记录,记录内容包括使用、校准、维护和维修等情况。

企业应当配备适当的计量器具,计量器具的量程和精度应当满足使用要求,标明其校准有效期,并保存相应记录。

六、文件管理

企业应当建立健全质量管理体系文件,包括质量方针和质量目标、质量手册、程序文件、技术文件和记录,以及法规要求的其他文件。

质量手册应当对质量管理体系作出规定。

程序文件应当根据产品生产和质量管理过程中需要建立的各种工作程序而制定,包含本规范所规定的各项程序。

技术文件应当包括产品技术要求及相关标准、生产工艺规程、作业指导书、检验和试验操作规程、安装和服务操作规程等相关文件。

解读:质量方针应当在企业内部得到沟通和理解,应当在持续适宜性方面得到评审。质量目标应当与质量方针保持一致;应当根据总的质量目标,在相关职能和层次上进行分解,建立各职能和层次的质量目标;应当包括满足产品要求所需的内容;应当可测量、可评估;应当有具体的方法和程序来保障。

企业应当建立文件控制程序,系统地设计、制定、审核、批准和发放质量管理体系文件,至少应当符合以下要求:

(1)文件的起草、修订、审核、批准、替换或者撤销、复制、保管和销毁等应当按照控制程序管理,并有相应的文件分发、替换或者撤销、复制和销毁记录。

(2)文件更新或者修订时,应当按规定评审和批准,能够识别文件的更改和修订状态。

(3)分发和使用的文件应当为适宜的文本,已撤销或者作废的文件应当进行标识,防止误用。

解读:文件的更新或修订应经过评审和批准;其更改和修订状态应能够得到识别。

企业应当确定作废的技术文件等必要的质量管理体系文件的保存期限,以满足产品维修和产品质量责任追溯等需要。

企业应当建立记录控制程序,包括记录的标识、保管、检索、保存期限和处置要求等,并满足以下要求:

(1)记录应当保证产品生产、质量控制等活动的可追溯性。

(2)记录应当清晰、完整,易于识别和检索,防止破损和丢失。

(3)记录不得随意涂改或者销毁,更改记录应当签注姓名和日期,并使原有信息仍清晰可辨,必要时,应当说明更改的理由。

(4)记录的保存期限应当至少相当于企业所规定的医疗器械的寿命期,但从放行产品的日期起不少于2年,或者符合相关法规要求,并可追溯。

解读:保存期限应当不少于企业所规定的医疗器械寿命期。

七、设计开发

企业应当建立设计控制程序并形成文件,对医疗器械的设计和开发过程实施策划和控制。

解读:设计控制程序文件,应当清晰、可操作,能控制设计开发过程,至少包括以下内容:

(1)设计和开发的各个阶段的划分。

(2)适合于每个设计和开发阶段的评审、验证、确认和设计转换活动。

(3)设计和开发各阶段人员和部门的职责、权限和沟通;明确医工交互的双方(医生、工程师)

职责、权限、对应的沟通方式和留存记录。

（4）风险管理要求。

在进行设计和开发策划时，应当确定设计和开发的阶段及对各阶段的评审、验证、确认和设计转换等活动，应当识别和确定各个部门设计和开发的活动和接口，明确职责和分工。

解读： 设计和开发策划资料，应当根据产品的特点，对设计开发活动进行策划，并将策划结果形成文件。至少包括以下内容：

（1）设计和开发项目的目标和意义的描述，技术指标分析。

（2）确定了设计和开发各阶段，以及适合于每个设计和开发阶段的评审、验证、确认和设计转换活动。

（3）应当识别和确定各个部门设计和开发的活动和接口，明确各阶段的人员或组织的职责、评审人员的组成，以及各阶段预期的输出结果。

（4）主要任务和阶段性任务的策划安排与整个项目的一致。

（5）确定产品技术要求的制定、验证、确认和生产活动所需的测量装置。

（6）风险管理活动。

应当按照策划实施设计和开发。当偏离计划而需要修改计划时，应当对计划重新评审和批准。

设计和开发输入应当包括预期用途规定的功能、性能和安全要求、法规要求、风险管理控制措施和其他要求。对设计和开发输入应当进行评审并得到批准，保持相关记录。

设计和开发输出应当满足输入要求，包括采购、生产和服务所需的相关信息、产品技术要求等。设计和开发输出应当得到批准，保持相关记录。

解读： 设计和开发输出资料至少符合以下要求：

（1）采购信息，如原材料、包装材料、组件和部件技术要求。

（2）生产和服务所需的信息，如产品图纸（包括零部件图纸）、工艺配方、作业指导书、环境要求、获得扫描影像的具体要求等。

（3）产品技术要求。

（4）产品检验规程或指导书。

（5）规定产品的安全和正常使用所必需的产品特性，如产品使用说明书、包装和标签要求等。产品使用说明书是否与注册申报和批准的一致。

（6）标识和可追溯性要求。

（7）提交给注册审批部门的文件，如研究资料、产品技术要求、注册检验报告、临床评价资料（如有）、医疗器械安全有效基本要求清单等。

（8）样机或样品。

（9）生物学评价结果和记录，包括材料的主要性能要求。

企业应当在设计和开发过程中开展设计和开发到生产的转换活动，以使设计和开发的输出在成为最终产品规范前得以验证，确保设计和开发输出适用于生产。

解读： 应建立相关文件至少符合以下要求：

（1）应当在设计和开发过程中开展设计转换活动以解决可生产性、部件及材料的可获得性、所需的生产设备、操作人员的培训等。

（2）设计转换活动应当将产品的每一技术要求正确转化成与产品实现相关的具体过程或程序。

（3）设计转换活动的记录应当表明设计和开发输出在成为最终产品规范前得到验证，并保留验证记录，以确保设计和开发的输出适于生产。

（4）应当对特殊过程的转换进行确认，确保其结果适用于生产，并保留确认记录。

企业应当在设计和开发的适宜阶段安排评审，保持评审结果及任何必要措施的记录。

解读： 应建立文件和记录，至少符合以下要求：

（1）应当按设计开发策划的结果，在适宜的阶段进行设计和开发评审。

（2）应当保持设计和开发评审记录，包括评审结果和评审所采取必要措施的记录。

企业应当对设计和开发进行验证，以确保设计和开发输出满足输入的要求，并保持验证结果和任何必要措施的记录。

解读： 应建立文件和记录，至少符合以下要求：

（1）应当结合策划的结果，在适宜的阶段进行设计和开发验证，确保设计开发输出满足输入的要求。

（2）应当保持设计和开发验证记录、验证结果和任何必要措施的记录。

（3）若设计和开发验证采用的是可供选择的计算方法或与经证实的设计进行比较的方法，应当评审所用的方法的适宜性，确认方法是否科学和有效。

企业应当对设计和开发进行确认,以确保产品满足规定的使用要求或者预期用途的要求,并保持确认结果和任何必要措施的记录。

解读: 查看相关文件和记录,至少符合以下要求:

(1)应当在适宜阶段进行设计和开发确认,确保产品满足规定的使用要求或预期用途的要求。

(2)设计和开发确认活动应当在产品交付和实施之前进行。

(3)应当保持设计和开发确认记录,包括临床评价或临床试验的记录,保持确认结果和任何必要措施的记录。

确认可采用临床评价或者性能评价。进行临床试验时应当符合医疗器械临床试验法规的要求。

解读: 开展临床试验的,其临床试验应当符合法规要求并提供相应的证明材料。对于需要进行临床评价或性能评价的医疗器械,应当能够提供评价报告和/或材料。

企业应当对设计和开发的更改进行识别并保持记录。必要时,应当对设计和开发更改进行评审、验证和确认,并在实施前得到批准。

当选用的材料、零件或者产品功能的改变可能影响到医疗器械产品安全性、有效性时,应当评价因改动可能带来的风险,必要时采取措施将风险降低到可接受水平,同时应当符合相关法规的要求。

企业应当在包括设计和开发在内的产品实现全过程中,制定风险管理的要求并形成文件,保持相关记录。

解读: 风险管理文件和记录,至少符合以下要求:

(1)风险管理应当覆盖企业开发的产品实现的全过程。

(2)应当建立对医疗器械进行风险管理的文件,保持相关记录,以确定实施的证据。

(3)应当将医疗器械产品的风险控制在可接受水平。

八、采购

企业应当建立采购控制程序,确保采购物品符合规定的要求,且不低于法律法规的相关规定和国家强制性标准的相关要求。

解读: 采购程序内容至少包括采购流程、合格供应商的选择、评价和再评价规定、采购物品检验或验证的要求、采购记录的要求。

企业应当根据采购物品对产品的影响,确定对采购物品实行控制的方式和程度。

解读: 应建立采购物品实施控制方式和程度的规定,确保控制方式和程度能够满足产品要求。

企业应当建立供应商审核制度,并应当对供应商进行审核评价。必要时,应当进行现场审核。

企业应当与主要原材料供应商签订质量协议,明确双方所承担的质量责任。

解读: 应明确 3D 打印类原材料的具体指标,如粉末粒径分布、松装密度等。

采购时应当明确采购信息,清晰表述采购要求,包括采购物品类别、验收准则、规格型号、规程、图样等内容。应当建立采购记录,包括采购合同、原材料清单、供应商资质证明文件、质量标准、检验报告及验收标准等。采购记录应当满足可追溯要求。

企业应当对采购物品进行检验或者验证,确保满足生产要求。

解读: 应具有采购物品的检验或验证记录。3D 打印原材料如线材的直径、牌号、光固化树脂的牌号等均应在采购合同中加以明确。

九、生产管理

企业应当按照建立的质量管理体系进行生产,以保证产品符合强制性标准和经注册或者备案的产品技术要求。

企业应当编制生产工艺规程、作业指导书等,明确关键工序和特殊过程。

解读: 应通过文件明确关键工序和特殊过程,关键工序和特殊过程的重要参数需做验证或确认。3D 打印作为一个特殊工序,应进行工艺验证和确认。

在生产过程中需要对原材料、中间品等进行清洁处理的,应当明确清洁方法和要求,并对清洁效果进行验证。

解读: 针对 3D 打印产品的多孔结构,不易清洗的特性,需要使用相关的清洗剂进行清洗。如采用有机清洗剂残留,应在清洗验证中采用总有机碳(total organic carbon,TOC)检测方法进行检测,无机清洗剂残留可采用色谱检测加以分析等。

企业应当根据生产工艺特点对环境进行监测,并保存记录。

企业应当对生产的特殊过程进行确认,并保存记录,包括确认方案、确认方法、操作人员、结果评价、再确认等内容。

生产过程中采用的计算机软件对产品质量有影响的,应当进行验证或者确认。

每批(台)产品均应当有生产记录,并满足可追溯的要求。

生产记录包括产品名称、规格型号、原材料批号、生产批号或者产品编号、生产日期、数量、主要设备、工艺参数、操作人员等内容。

企业应当建立产品标识控制程序,用适宜的方法对产品进行标识,以便识别,防止混用和错用。

企业应当在生产过程中标识产品的检验状态,防止不合格中间产品流向下道工序。

解读:应对检验状态标识方法作出规定,生产过程中的检验状态应有标识,应符合规定。

企业应当建立产品的可追溯性程序,规定产品追溯范围、程度、标识和必要的记录。

产品的说明书、标签应当符合相关法律法规及标准要求。

企业应当建立产品防护程序,规定产品及其组成部分的防护要求,包括污染防护、静电防护、粉尘防护、腐蚀防护、运输防护等要求。防护应当包括标识、搬运、包装、贮存和保护等。

解读:产品防护程序应符合规范要求;并保留记录以确认产品防护符合要求。

十、质量控制

企业应当建立质量控制程序,规定产品检验部门、人员、操作等要求,并规定检验仪器和设备的使用、校准等要求,以及产品放行的程序。

解读:质量控制程序应对产品的检验部门职责、人员资质、检验操作规程等作出规定。

检验仪器和设备的管理使用应当符合以下要求:

(1)定期对检验仪器和设备进行校准或者检定,并予以标识。

(2)规定检验仪器和设备在搬运、维护、贮存期间的防护要求,防止检验结果失准。

(3)发现检验仪器和设备不符合要求时,应当对以往检验结果进行评价,并保存验证记录。

(4)对用于检验的计算机软件,应当确认。

解读:应具有设备使用、维护、评价记录。

企业应当根据强制性标准以及经注册或者备案的产品技术要求制定产品的检验规程,并出具相应的检验报告或者证书。

需要常规控制的进货检验、过程检验和成品检验项目原则上不得进行委托检验。对于检验条件和设备要求较高,确需委托检验的项目,可委托具有资质的机构进行检验,以证明产品符合强制性标准和经注册或者备案的产品技术要求。

解读:产品检验规程应涵盖强制性标准以及经注册或者备案的产品技术要求的性能指标;检验记录应能够证实产品符合要求;企业应根据检验规程及检验结果出具相应的检验报告或证书。

每批(台)产品均应当有检验记录,并满足可追溯的要求。检验记录应当包括进货检验、过程检验和成品检验的检验记录、检验报告或者证书等。

企业应当规定产品放行程序、条件和放行批准要求。放行的产品应当附有合格证明。

企业应当根据产品和工艺特点制定留样管理规定,按规定进行留样,并保持留样观察记录。

解读:3D打印工艺的特殊性决定了其无需整体留样,但可以考虑在实际生产过程中保留随炉样块,同时原材料及数据文档加以留存,共同作为留样加以保存备查。

十一、销售和售后服务

企业应当建立产品销售记录,并满足可追溯的要求。销售记录至少包括医疗器械的名称、规格、型号、数量;生产批号、有效期、销售日期、购货单位名称、地址、联系方式等内容。

直接销售自产产品或者选择医疗器械经营企业,应当符合医疗器械相关法规和规范要求。发现医疗器械经营企业存在违法违规经营行为时,应当及时向当地食品药品监督管理部门报告。

企业应当具备与所生产产品相适应的售后服务,建立健全售后服务制度。应当规定售后服务的要求并建立售后服务记录,并满足可追溯的要求。

需要由企业安装的医疗器械,应当确定安装要求和安装验证的接收标准,建立安装和验收记录。

由使用单位或者其他企业进行安装、维修的,应当提供安装要求、标准和维修零部件、资料、密码等,并进行指导。

企业应当建立顾客反馈处理程序,对顾客反馈信息进行跟踪分析。

解读: 程序文件应对上述活动的实施作出规定,并对顾客反馈信息进行了跟踪和分析。

十二、不合格品控制

企业应当建立不合格品控制程序,规定不合格品控制的部门和人员的职责与权限。

企业应当对不合格品进行标识、记录、隔离、评审,根据评审结果,对不合格品采取相应的处置措施。

解读: 不合格品的标识、隔离应符合程序文件的规定,不合格品处理记录应按文件的规定进行评审。

在产品销售后发现产品不合格时,企业应当及时采取相应措施,如召回、销毁等。

不合格品可以返工的,企业应当编制返工控制文件。返工控制文件包括作业指导书、重新检验和重新验证等内容。不能返工的,应当建立相关处置制度。

解读: 返工控制文件,应对返工的不合格品作出规定;返工活动记录应符合返工控制文件的要求。应明确 3D 打印产品是否可以返工,如不能返工,应直接做报废处理。

十三、不良事件监测、分析和改进

企业应当指定相关部门负责接收、调查、评价和处理顾客投诉,并保持相关记录。

企业应当按照有关法规的要求建立医疗器械不良事件监测制度,开展不良事件监测和再评价工作,并保持相关记录。

企业应当建立数据分析程序,收集分析与产品质量、不良事件、顾客反馈和质量管理体系运行有关的数据,验证产品安全性和有效性,并保持相关记录。

企业应当建立纠正措施程序,确定产生问题的原因,采取有效措施,防止相关问题再次发生。

应当建立预防措施程序,确定潜在问题的原因,采取有效措施,防止问题发生。

对于存在安全隐患的医疗器械,企业应当按照有关法规要求采取召回等措施,并按规定向有关部门报告。

企业应当建立产品信息告知程序,及时将产品变动、使用等补充信息通知使用单位、相关企业或者消费者。

解读: 数据分析的实施记录应按程序规定进行,应用统计技术分析并保留了数据分析结果的记录。

企业应当建立质量管理体系内部审核程序,规定审核的准则、范围、频次、参加人员、方法、记录要求、纠正预防措施有效性的评定等内容,以确保质量管理体系符合本规范的要求。

企业应当定期开展管理评审,对质量管理体系进行评价和审核,以确保其持续的适宜性、充分性和有效性。

解读: 管理评审文件和记录,应包括管理评审计划、管理评审报告以及相关改进措施,管理评审报告应包括了对法规符合性的评价。管理评审应在规定时间内进行,提出的改进措施应落实具体职责和要求,是否按计划实施。

(范之劲　谢　能)

第三节　无菌类 3D 打印产品生产质量管理特殊要求

一、前言

由于手术导板等 3D 打印产品需要在手术前进行灭菌,所以需要该类产品归类为无菌类产品。这类产品除符合通则的要求外,还有一系列的特殊要求。下面将一一详述。

二、名词定义

批号: 用于识别一个特定批的具有唯一性的数字和/或字母的组合。

生产批: 指在一段时间内,同一工艺条件下连续生产出的具有同一性质和质量的产品。

灭菌批: 在同一灭菌容器内,同一工艺条件下灭菌的具有相同无菌保证水平的产品。

灭菌：使产品无任何形式的存活微生物的过程，且该过程应当经过确认。

无菌：产品上无存活微生物的状态。

初包装材料：与产品直接接触的包装材料。

洁净室（区）：需要对尘粒及微生物含量进行控制的房间（区域）。其建筑结构、装备及其作用均具有减少该房间（区域）内污染源的介入、产生和滞留的功能。

洁净度：洁净环境内单位体积空气中含大于或等于某一粒径的悬浮粒子和微生物最大允许统计数。

无菌加工：在受控的环境中进行产品的无菌制备及产品的无菌灌装。该环境的空气供应、材料、设备和人员都得到控制，使微生物和微粒污染控制到可接受水平。

三、人员

凡在洁净室（区）工作的人员应当定期进行卫生和微生物学基础知识、洁净作业等方面培训。临时进入洁净室（区）的人员，应当对其进行指导和监督。

解读：应定期对在洁净室（区）工作的人员进行卫生和微生物学基础知识、洁净技术等方面的培训存有记录。应制定相关文件，对临时进入洁净室的人员（包括外来人员）进出洁净区的指导和监督作出了规定。

应当建立对人员的清洁要求，制定洁净室（区）工作人员卫生守则。人员进入洁净室（区）应当按照程序进行净化，并穿戴工作帽、口罩、洁净工作服、工作鞋。裸手接触产品的操作人员每隔一定时间应当对手再次进行消毒。裸手消毒剂的种类应当定期更换。

解读：应制定工作人员卫生守则，对人员清洁、进出程序、洁净服的穿戴等作出规定。消毒剂配制或领用应有记录，裸手消毒剂的种类应按规定定期互换。

应当制定人员健康要求，建立人员健康档案。直接接触物料和产品的人员每年至少体检一次。患有传染性和感染性疾病的人员不得从事直接接触产品的工作。

解读：洁净间直接接触物料和产品的人员

应按规定时间进行体检，且有体检报告或健康证明，患有传染性和感染性疾病的人员不得从事直接接触产品的工作。

应当明确人员服装要求，制定洁净和无菌工作服的管理规定。工作服及其质量应当与生产操作的要求及操作区的洁净度级别相适应，其式样和穿着方式应当能够满足保护产品和人员的要求。洁净工作服和无菌工作服不得脱落纤维和颗粒性物质，无菌工作服应当能够包盖全部头发、胡须及脚部，并能阻留人体脱落物。

四、厂房与设施

应当有整洁的生产环境。厂区的地面、路面周围环境及运输等不应对无菌医疗器械的生产造成污染。行政区、生活区和辅助区的总体布局应当合理，不得对生产区有不良影响。厂区应当远离有污染的空气和水等污染源的区域。

解读：生产环境应当整洁、无积水和杂草。厂区的地面、路面周围环境及运输等不应对产品的生产造成污染。地面、道路平整情况及减少露土、扬尘的措施和厂区的绿化，以及垃圾、闲置物品等的存放情况应符合规定。

应当根据所生产的无菌医疗器械的质量要求，确定在相应级别洁净室（区）内进行生产的过程，避免生产中的污染。空气洁净级别不同的洁净室（区）之间的静压差应大于5Pa，洁净室（区）与室外大气的静压差应大于10Pa，并应有指示压差的装置。必要时，相同洁净级别的不同功能区域（操作间）之间也应当保持适当的压差梯度。

解读：相关文件应明确生产过程的洁净度级别；现场查看是否在相应级别洁净室（区）内进行生产，是否能避免生产中的污染。

现场查看是否配备了指示压差的装置，空气洁净级别不同的洁净室（区）之间以及洁净室（区）与室外大气的静压差是否符合要求。

现场查看相同洁净级别的不同功能区域（操作间），污染程度高的区域应当与其相邻区域保持适当的压差梯度。

植入和介入到血管内的无菌医疗器械应在10 000级下的局部100级洁净室（区）内进行后续加工。（如灌装封等）的无菌医疗器械或单包装出厂的配件，其末道清洁处理、组装、初包装、封口的生产区域和不经清洁处理的零部件的加工生产区域应当不低于 10 000 级洁净度级别。

与血液、骨髓腔或非自然腔道直接或间接接触的无菌医疗器械或单包装出厂的配件，其末道清洁处理、组装、初包装、封口的生产区域和不经清洁处理的零部件的加工生产区域应当不低于 100 000 级洁净度级别。

与人体损伤表面和黏膜接触的无菌医疗器械或单包装出厂的配件，其末道清洁处理、组装、初包装、封口的生产区域和不经清洁处理的零部件的加工生产区域应当不低于 300 000 级洁净度级别。

与无菌医疗器械的使用表面直接接触、不需清洁处理即使用的初包装材料，其生产环境洁净度级别的设置应当遵循与产品生产环境的洁净度级别相同的原则，使初包装材料的质量满足所包装无菌医疗器械的要求；若初包装材料不与无菌医疗器械使用表面直接接触，应当在不低于 300 000 级洁净室（区）内生产。

对于有要求或采用无菌操作技术加工的无菌医疗器械（包括医用材料），应当在 10 000 级下的局部 100 级洁净室（区）内进行生产。

洁净工作服清洗干燥间、洁具间、专用工位器具的末道清洁处理与消毒的区域的空气洁净度级别可低于生产区一个级别，但不得低于 300 000 级。无菌工作服的整理、灭菌后的贮存应当在 10 000 级洁净室（区）内。

洁净室（区）应当按照无菌医疗器械的生产工艺流程及所要求的空气洁净度级别进行合理布局，人流、物流走向应当合理。同一洁净室（区）内或相邻洁净室（区）间的生产操作不得互相交叉污染。

解读： 洁净室（区）的人流、物流走向应合理，避免交叉污染。

洁净室（区）和非洁净室（区）之间应有缓冲设施。

洁净室（区）空气洁净度级别指标应当符合医疗器械相关行业标准的要求。

解读： 查看环境检测报告是否符合选定级别的标准（YY/T 0033—2000）要求。

洁净室（区）的温度和相对湿度应当与产品生产工艺要求相适应。无特殊要求时，温度应当控制在 18～28℃，相对湿度控制在 45%～65%。

进入洁净室（区）的管道、进回风口布局应当合理，水、电、气输送线路与墙体接口处应当可靠密封，照明灯具不得悬吊。

洁净室（区）内操作台应当光滑、平整、不脱落尘粒和纤维，不易积尘并便于清洁处理和消毒。

生产厂房应当设置防尘、防止昆虫和其他动物进入的设施。洁净室（区）的门、窗及安全门应当密闭，洁净室（区）的门应当向洁净度高的方向开启，洁净室（区）的内表面应当便于清洁，不受清洁和消毒的影响。100 级的洁净室（区）内不得设置地漏。在其他洁净室（区）内，水池或地漏应当有适当的设计和维护，并安装易于清洁且带有空气阻断功能的装置以防倒灌，同外部排水系统的连接方式应当能够防止微生物的侵入。

洁净室（区）内使用的压缩空气等工艺用气均应当经过净化处理。与产品使用表面直接接触的气体，其对产品的影响程度应当进行验证和控制，以适应所生产产品的要求。

解读： 应对与产品使用表面直接接触的气体对产品所造成的影响进行评价和验证，并记录，根据评价和验证的结果规定了控制措施并实施。应明确直接和产品表面接触工艺用气的质量。

洁净室（区）内的人数应当与洁净室（区）面积相适应。

解读： 查看验证记录，是否对现场工作人员数量上限进行验证，确认能够满足洁净控制要求。核实现场工作人员数量并查看相关记录，不应超过验证时所确认的现场工作人员数量上限。

应当对洁净室内的工作人员数量上限进行验证，以确认能够满足洁净控制要求，并按规定实施。

五、设备

生产设备、工艺装备和工位器具应当符合洁净环境控制和工艺文件的要求。

洁净室（区）空气净化系统应当经过确认并保持连续运行，维持相应的洁净度级别，并在一定周期后进行再确认。

解读： 如果洁净室（区）空气净化系统不连续使用，应当通过验证明确洁净室（区）空气净化系统重新启用的要求，并查看每次启用空气净化系统前的操作记录是否符合控制要求。

如果未进行验证,在停机后再次开始生产前应当对洁净室(区)的环境参数进行检测,确认达到相关标准要求。

若停机后再次开启空气净化系统,应当进行必要的测试或验证,以确认仍能达到规定的洁净度级别要求。

应当确定所需要的工艺用水。当生产过程中使用工艺用水时,应当配备相应的制水设备,并有防止污染的措施,用量较大时应当通过管道输送至洁净室(区)的用水点。工艺用水应当满足产品质量的要求。

解读:对于直接或间接接触心血管系统、淋巴系统或脑脊髓液或药液的无菌医疗器械,若水是最终产品的组成成分时,应当使用符合《中国药典》要求的注射用水;若用于末道清洗应当使用符合《中国药典》要求的注射用水或用超滤等其他方法产生的同等要求的注射用水。与人体组织、骨腔或自然腔体接触的无菌医疗器械,末道清洗用水应当使用符合《中国药典》要求的纯化水。

应当制定工艺用水的管理文件,工艺用水的储罐和输送管道应当满足产品要求,并定期清洗、消毒。

解读:工艺用水的储罐和输送管道应当用符合要求的不锈钢或其他无毒材料制成,应当定期清洗、消毒并进行记录。

与物料或产品直接接触的设备、工艺装备及管道表面应当光洁、平整、无颗粒物质脱落、无毒、耐腐蚀,不与物料或产品发生化学反应和粘连,易于清洁处理、消毒或灭菌。

六、设计开发

应当明确灭菌工艺(方法和参数)和无菌保证水平,并提供灭菌确认报告。

如灭菌使用的方法容易出现残留,应当明确残留物信息及采取的处理方法。

解读:3D打印的产品可能存在多孔结构,在实际的环氧乙烷灭菌过程中可能存在残留。需明确去除残留(如环氧乙烷残留)的方法。

七、采购

应当对采购物品进行检验或验证,需要进行生物学评价的材料,采购物品应当与经生物学评价的材料相同。

解读:采购物品的检验或验证应有记录,需要进行生物学评价的材料,是否符合要求。

无菌医疗器械的初包装材料应当适用于所用的灭菌过程或无菌加工的包装要求,并执行相应法规和标准的规定,确保在包装、运输、贮存和使用时不会对产品造成污染。

解读:查看来源于动物的原、辅材料的采购资料,应当对病毒进行控制。

动物源性医疗器械的病毒控制参见ISO 22442《医疗器械生产用动物组织及其衍生物》。

应当根据产品质量要求确定所采购初包装材料的初始污染菌和微粒污染可接受水平并形成文件,按照文件要求对采购的初包装材料进行进货检验并保持相关记录。

解读:查看企业对所用的初包装材料进行选择和/或确认的资料;最终灭菌医疗器械的包装要求参见GB/T 19633《最终灭菌医疗器械的包装》。

八、生产管理

生产过程中产生粉尘、烟雾、毒害物、射线和紫外线等有害物质的厂房、设备应当安装相应的防护装置,建立其工作环境条件的要求并形成文件,以进行有效控制。

应当制定洁净室(区)的卫生管理文件,按照规定对洁净室(区)进行清洁处理和消毒,并保存记录。所用的消毒剂或消毒方法不得对设备、工艺装备、物料和产品造成污染。消毒剂品种应当定期更换,防止产生耐药菌株。

解读:洁净室(区)工艺卫生管理文件和记录,工艺卫生管理文件应当包含下列内容:①设备清洁规定;②工装模具清洁规定;③工位器具清洁规定;④物料清洁规定;⑤操作台、场地、墙壁、顶棚清洁规定;⑥清洁工具的清洁及存放规定;⑦洁净室(区)空气消毒规定;⑧消毒剂选择、使用的管理规定。

查看洁净室(区)内的清洁卫生工具,应无脱落物、易清洗、易消毒,是否按用途分类使用,不同洁净室(区)的清洁工具不得跨区使用。

相关文件应对消毒剂或消毒方法作出规定,应包括消毒剂品种、使用时间、频次、更换周期等内容,应保留相关的记录。

应当对所选择的消毒方法、选用的消毒剂进行效果评价或验证；所用的消毒剂或消毒方法不应当对设备、工艺装备、物料和产品造成污染。

现场使用的消毒剂是否符合文件规定，是否按期进行更换。

生产设备所用的润滑剂、冷却剂、清洗剂及在洁净室（区）内通过模具成型后不需清洁处理的零配件所用的脱模剂，均不得对产品造成污染。

解读：验证报告中所使用的润滑剂、冷却剂、清洗剂等不会对产品造成污染，或有相应措施消除污染的影响。

应当制定工位器具的管理文件，所选用的工位器具应当能避免产品在存放和搬运中被污染和损坏。

解读：查看工位器具的管理文件，是否符合要求。

工位器具应满足产品防护要求，表面是否光洁、平整、易于清洗和消毒、无物质脱落；应避免产品在存放和搬运中被污染和损坏；工位器具应按区域存放，不同区域的工位器具应严格区别和分开，有明显标识。

进入洁净室（区）的物品，包括原料和零配件等必须按程序进行净化处理。

对于需清洁处理的无菌医疗器械的零配件，末道清洁处理应当在相应级别的洁净室（区）内进行，末道清洁处理介质应当满足产品质量的要求。

解读：净化程序和设施应能有效去除生产过程中的物品，包括原料和零配件等的污染物。

3D打印手术导板如直接接触血液循环系统，末道清洗应采用注射用水。

应当建立清场的管理规定，以防止产品的交叉污染，并做好清场记录。

解读：制定的清场的管理规定及记录，应符合生产工艺的要求。

3D打印粉末应明确回用次数，并加以验证。一旦达到次数，全部加以清场以保证产品质量。

应当建立批号管理规定，明确生产批号和灭菌批号的关系，规定每批产品应形成的记录。

解读：应建立批号管理文件，明确原材料批、生产批、灭菌批、中间品批等批号的编写方法，规定生产批和灭菌批组批方法，应明确生产批号和灭菌批号的关系，生产批的划分是否符合企业相关文件的规定。明确每批应形成的记录。

应当选择适宜的方法对产品进行灭菌或采用适宜的无菌加工技术以保证产品无菌，并执行相关法规和标准的要求。

解读：企业应对所选用的灭菌方法或无菌加工技术进行分析、论证，评价是否适宜于所生产的无菌医疗器械。分析可以包括从文献资料中寻找，相同产品不同方法灭菌后的对比，其他同类产品生产企业的灭菌方法，国家已有具体规定（如国家标准技术要求的条款）等，还应包括材料对选定灭菌方法的适宜性。

应当建立无菌医疗器械灭菌过程确认程序并形成文件。灭菌过程应当按照相关标准要求在初次实施前进行确认，必要时再确认，并保持灭菌过程确认记录。

解读：在初次对产品进行灭菌前，应对灭菌过程进行确认。当产品、灭菌设备、工艺参数等发生变化时，应对灭菌过程进行再确认。

灭菌过程或无菌加工过程的确认应符合相关标准的规定，如 GB 18278～GB 18280《医疗保健产品灭菌确认和常规控制要求》，记录或报告应经过评审和批准。

若采用无菌加工技术保证产品无菌，应按有关标准规定，如 YY/T 0567《医疗产品的无菌加工》进行过程模拟试验。

应当保留灭菌过程确认的记录。

通过灭菌确认，确定初包装及产品的初始污染菌和微粒污染可接受水平。

3D打印类产品存在多种灭菌方式，应按照产品材质、性能结构特点合理选择灭菌方式，保证产品安全。

应当制定灭菌过程控制文件，保持每一灭菌批的灭菌过程参数记录，灭菌记录应当可追溯到产品的每一生产批。

解读：灭菌过程控制文件，应包括灭菌工艺文件，灭菌设备操作规程，灭菌设备的维护、保养规定等；适用时应包括环氧乙烷进货及存放控制；灭菌过程的确认和再确认。

灭菌设备的过程参数和相关记录，应符合经确认的灭菌工艺，灭菌设备应有自动监测及记录装置，灭菌过程和参数记录应完整、齐全，有可追溯性。

对直接或间接接触心血管系统、淋巴系统或脑脊髓液或药液的零配件应当至少能追溯到产品生产所用的原材料、灭菌设备和生产环境。

解读：3D 打印产品应能追溯所采用原材料批号等。

应当根据对产品质量影响的程度规定各种无菌医疗器械产品和材料的贮存条件，贮存场所应当具有相应的环境监控设施，应当控制和记录贮存条件，贮存条件应当在标签或使用说明书中注明。

九、质量控制

应当具备无菌、微生物限度和阳性对照的检测能力和条件。

解读：现场是否具备无菌、微生物限度和阳性对照的检测条件，是否配备了相应的设备和检测人员（如：超净工作台、恒温培养箱、生化培养箱、压力蒸汽灭菌器、薄膜过滤设备、生物安全柜等）。

应当对工艺用水进行监控和定期检测，并保持监控记录和检测报告。

解读：应制定工艺用水管理规定，工艺用水检测项目和检测要求应符合相应级别的水质要求，应明确取样点和检测的频次等。

生化实验室是否有用于工艺用水检验的有关设备、器具、试剂及储存环境，试剂如为自行制备，是否标识试剂名称、制备人、制备日期以及有效期等信息。

查看工艺用水监控记录、检测报告是否符合文件的规定。

应当按照医疗器械相关行业标准要求对洁净室（区）的尘粒、浮游菌或沉降菌、换气次数或风速、静压差、温度和相对湿度进行定期检（监）测，并保存检（监）测记录。

解读：洁净室（区）的监测记录，检查项目和检测周期应符合 YY 0033—2000《无菌医疗器具生产管理规范》标准要求。

现场使用的培养基应符合 GB/T 16294—2010《医药工业洁净室（区）沉降菌的测试方法》中规定的要求。

现场查看是否配备了尘埃粒子计数器、风速仪（或风量罩）、温湿度计、压差计等设备，是否经过检定或校准，是否在有效期内。

现场查看压差、温湿度等是否符合文件规定要求。

应当根据产品质量要求确定产品的初始污染菌和微粒污染的控制水平并形成文件，明确中间品的存储环境要求和存放时间，按文件要求定期检测并保持相关记录。应当定期对检测记录进行汇总和趋势分析。

解读：应制定产品的初始污染菌和微粒污染控制水平的文件规定，并明确中间品的存储环境要求和存放时间。

应当根据产品留样目的确定留样数量和留样方式，按照生产批或灭菌批等进行留样，并保存留样观察记录或留样检验记录。

解读：应制定留样管理办法，并确保每个生产批或灭菌批均应留样（文件中是否根据留样的目的明确了留样的数量、留样方式、观察方法、观察频次等内容）。

留样室（或留样区）的环境是否满足产品质量特性的要求，应配备了满足产品质量要求的环境监测设备，并有记录。

3D 打印工艺的特殊性决定了其无需整体留样，但可以考虑在实际生产过程中保留随炉样块，同时数据文档加以留存。两者共同作为留样加以保存备查。

第四节　植入类 3D 打印产品生产质量管理特殊要求

一、前言

目前 3D 打印植入物涉及的材质有塑料（PEEK等）、金属（纯钛等）、生物类（如采用壳聚糖、透明质酸钠作为支撑材料，人源干细胞作为打印材质等）。多种材质都有各自的不同属性，在后述的描述中会把风险点一一详述。

二、名词定义

货架有效期（shelf life）：指医疗器械形成终产品后能够发挥拟定作用的时间段。货架有效期的终点是产品失效日期。超过此期限后，医疗器械产品将可能不再具有预期的性能参数及功能。

植入性医疗器械（implantable medical device）：

指借助手术全部或者部分进入人体内或腔道（口）中，或者用于替代人体上皮表面或眼表面，并且在手术过程结束后留在人体内30d（含）以上或者被人体吸收的医疗器械。（该定义不适用于有源植入性医疗器械）

三、人员

植入性的动物源医疗器械和同种异体医疗器械的生产、技术和质量管理人员应当具有相应的生物学、生物化学、微生物学、医学、免疫学等专业知识，并具有相应的实践经验，以确保具备在生产、质量管理中履行职责的能力。

凡在洁净室（区）工作的人员应当定期进行卫生和微生物学基础知识、洁净作业等方面培训。临时进入洁净室（区）的人员，应当对其进行指导和监督。

从事植入性的动物源医疗器械和同种异体医疗器械生产的全体人员，包括清洁、维修等人员均应当根据其产品和所从事的生产操作进行专业和安全防护培训。

应当建立对人员的清洁要求，制定洁净室（区）工作人员卫生守则。人员进入洁净室（区）应当按照程序进行净化，并穿戴工作帽、口罩、洁净工作服、工作鞋。裸手接触产品的操作人员每隔一定时间应当对手再次进行消毒。裸手消毒剂的种类应当定期更换。

应当制定人员健康要求，设立人员健康档案。直接接触物料和产品的操作人员每年至少体检一次。患有传染性和感染性疾病的人员不得从事直接接触产品的工作。

应当明确人员服装要求，制定洁净和无菌工作服的管理规定。工作服及其质量应当与生产操作的要求及操作区的洁净度级别相适应，其式样和穿着方式应当能够满足保护产品和人员的要求。洁净工作服和无菌工作服不得脱落纤维和颗粒性物质，无菌工作服应当能够包盖全部头发、胡须及脚部，并能阻留人体脱落物。

解读： 应对从事植入性的动物源医疗器械和同种异体医疗器械生产的全体人员制订培训计划，并保留培训记录，清洁、维修等人员根据其产品和所从事的生产操作进行相关专业和安全防护培训。

3D生物打印的相关员工应进行培训，如无菌操作的培训等。

四、厂房与设施

应当有整洁的生产环境。厂区的地面、路面周围环境及运输等不应对植入性的无菌医疗器械的生产造成污染。行政区、生活区和辅助区的总体布局应当合理，不得对生产区有不良影响。厂区应当远离有污染的空气和水等污染源的区域。

应当根据所生产的植入性无菌医疗器械的质量要求，确定在相应级别洁净室（区）内进行生产的过程，避免生产中的污染。空气洁净级别不同的洁净室（区）之间的静压差应大于5Pa，洁净室（区）与室外大气的静压差应大于10Pa，并应有指示压差的装置。必要时，相同洁净级别的不同功能区域（操作间）之间也应当保持适当的压差梯度。

主要与骨接触的植入性无菌医疗器械或单包装出厂的配件，其末道清洁处理、组装、初包装、封口的生产区域和不经清洁处理零部件的加工生产区域应当不低于100 000级洁净度级别。

主要与组织和组织液接触的植入性无菌医疗器械或单包装出厂的配件，其末道清洁处理、组装、初包装、封口的生产区域和不经清洁处理零部件的加工生产区域应当不低于100 000级洁净度级别。

主要与血液接触的植入性无菌医疗器械或单包装出厂的配件，其末道清洁处理、组装、初包装、封口的生产区域和不经清洁处理零部件的加工生产区域应当不低于10 000级洁净度级别。

与人体损伤表面和黏膜接触的植入性无菌医疗器械或单包装出厂的零部件，其末道清洁处理、组装、初包装、封口的生产区域和不经清洁处理零部件的加工生产区域应当不低于300 000级洁净度级别。

与植入性的无菌医疗器械的使用表面直接接触、不需清洁处理即使用的初包装材料，其生产环境洁净度级别的设置应当遵循与产品生产环境的洁净度级别相同的原则，使初包装材料的质量满足所包装无菌医疗器械的要求；若初包装材料不与植入性无菌医疗器械使用表面直接接触，应当在不低于300 000洁净室（区）内生产。

对于有要求或采用无菌操作技术加工的植入性无菌医疗器械（包括医用材料），应当在10 000级下的局部100级洁净室（区）内进行生产。

解读： 应根据3D打印产品特性选择加工洁净度级别。

洁净工作服清洗干燥间、洁具间、专用工位器具的末道清洁处理与消毒的区域的空气洁净度级别可低于生产区一个级别，但不得低于300 000级。无菌工作服的整理、灭菌后的贮存应当在10 000级洁净室（区）内。

洁净室（区）应当按照植入性的无菌医疗器械的生产工艺流程及所要求的空气洁净度级别进行合理布局，人流、物流走向应当合理。同一洁净室（区）内或相邻洁净室（区）间的生产操作不得互相交叉污染。

洁净室（区）空气洁净度级别指标应当符合医疗器械相关行业标准的要求。

洁净室（区）的温度和相对湿度应当与产品生产工艺要求相适应。无特殊要求时，温度应当控制在18～28℃，相对湿度控制在45%～65%。

进入洁净室（区）的管道、进回风口布局应当合理，水、电、气输送线路与墙体接口处应当可靠密封，照明灯具不得悬吊。

洁净室（区）内操作台应当光滑、平整、不脱落尘粒和纤维、不易积尘并便于清洁处理和消毒。

生产厂房应当设置防尘、防止昆虫和其他动物进入的设施。洁净室（区）的门、窗及安全门应当密闭，洁净室（区）的门应当向洁净度高的方向开启。洁净室（区）的内表面应当便于清洁，不受清洁和消毒的影响。

100级的洁净室（区）内不得设置地漏。在其他洁净室（区）内，水池或地漏应当有适当的设计和维护，并安装易于清洁且带有空气阻断功能的装置以防倒灌，同外部排水系统的连接方式应当能够防止微生物的侵入。

洁净室（区）内使用的压缩空气等工艺用气均应当经过净化处理。与产品使用表面直接接触的气体，其对产品的影响程度应当进行验证和控制，以适应所生产产品的要求。

洁净室（区）内的人数应当与洁净室（区）面积相适应。

对植入性的非无菌医疗器械或使用前预期灭菌的医疗器械，如果通过确认的产品清洁、包装过程能将污染降低并保持稳定的控制水平，应当建立一个受控的环境来确保该确认的清洁和包装过程。

解读： 验证记录应包括，在生产或使用中，活性物质、灭活物质的污染（包括热原）对产品产生重要影响的植入性医疗器械，是否对其工作环境进行了有效控制。

对植入性的非无菌医疗器械或使用前预期灭菌的医疗器械，如果通过确认的产品清洁、包装过程能将污染降低并保持稳定的控制水平，该确认的清洁和包装过程是否在受控环境下进行。

五、设备

生产设备、工艺装备和工位器具应当符合洁净环境控制和工艺文件的要求。

洁净室（区）空气净化系统应当经过确认并保持连续运行，维持相应的洁净度级别，并在一定周期后进行再确认。

若停机后再次开启空气净化系统，应当进行必要的测试或验证，以确认仍能达到规定的洁净度级别要求。

应当确定所需要的工艺用水。当生产过程中使用工艺用水时，应当配备相应的制水设备，并有防止污染的措施，用量较大时应当通过管道输送至洁净室（区）的用水点。工艺用水应当满足产品质量的要求。

解读： 若水是最终产品的组成成分时，是否使用符合《中国药典》要求的注射用水；对于直接或间接接触心血管系统、淋巴系统或脑脊髓液或药液的无菌医疗器械，末道清洗是否使用符合《中国药典》要求的注射用水或用超滤等其他方法产生的无菌、无热源的同等要求的注射用水；与人体组织、骨腔或自然腔体接触的无菌医疗器械，末道清洗用水是否使用符合《中国药典》要求的纯化水；其他植入性医疗器械末道清洗用水是否使用符合《中国药典》要求的纯化水。

应当制定工艺用水的管理文件，工艺用水的储罐和输送管道应当满足产品要求，并定期清洗、消毒。

与物料或产品直接接触的设备、工艺装备及管道表面应当光洁、平整、无颗粒物质脱落、无毒、耐腐蚀，不与物料或产品发生化学反应和粘连，易于清洁处理和消毒或灭菌。

六、设计开发

有源植入性医疗器械的设计与制造应当将与能源使用有关的风险，特别是与绝缘、漏电及过热有关的风险，降至最低。

含有同种异体材料、动物源性材料或生物活性物质等具有生物安全风险类的植入性医疗器械，在研制开发过程中应当对相关材料及生物活性物质的生物安全性进行验证并形成文件。

研制加工工艺应当对各种助剂的使用及对杂质（如残留单体、小分子残留物等）的控制情况进行验证并形成文件。

解读：针对3D打印植入类产品，应明确对应采用的生物学活性的评价资料。

七、采购

应当对采购物品进行检验或验证，需要进行生物学评价的材料，采购物品应当与经生物学评价的材料相同。

植入性无菌医疗器械的初包装材料应当适用于所用的灭菌过程或无菌加工的包装要求，并执行相应法规和标准的规定，确保在包装、运输、贮存和使用时不会对产品造成污染。

应当根据产品质量要求确定所采购初包装材料的初始污染菌和微粒污染可接受水平并形成文件，按照文件要求对采购的初包装材料进行进货检验并保持相关记录。

植入性的动物源医疗器械和同种异体医疗器械生产企业对所需供体采购应当向合法和有质量保证的供方采购，与供方签订采购协议书，对供方的资质进行评价，并有详细的采购信息记录。

解读：采购协议书中供方是否保证供体（材料）来源的伦理、检疫的完整性和可追溯性，是否明确所提供的供体是用来生产医疗器械产品。

采购信息记录是否符合要求。

植入性的动物源医疗器械生产企业应当对用于医疗器械生产的动物源性供体进行风险分析和管理，对所需供体可能感染病毒和传染性病原体进行安全性控制并保存资料，应当制定灭活或去除病毒和其他传染性病原体的工艺文件，该工艺需经验证并保留验证报告。

解读：相关文件是否对用于医疗器械生产的动物源性供体进行了风险的分析和管理。（参考 ISO 22442-1：2020《医疗器械生产用动物组织及其衍生物第1部分：风险分析和管理》的规定）。

相关文件和记录对用于医疗器械生产的动物源性供体，应制定灭活或去除病毒和其他传染性病原体工艺文件，是否经验证并保留验证报告。参见 ISO 22442-3：2007《医疗器械生产用动物组织及其衍生物 第三部分：病毒及传染去除或灭活的验证》的规定。

植入性的动物源医疗器械生产企业应当与动物定点供应单位签订长期供应协议，在协议中应当载明供体的质量要求，并保存供应单位相关资格证明、动物检疫合格证、动物防疫合格证，执行的检疫标准等资料。生产企业应当保存供体的可追溯性文件和记录。

解读：追溯记录包括：该产品所用动物的产地、取材供应单位的名称、地址、日期，取材部位、该批动物检疫相关证明等。

植入性的同种异体医疗器械生产企业应当对所需供体进行严格筛查，应当建立供体筛查技术要求，并保存供体病原体及必要的血清学检验报告。

解读：供者筛查技术要求应规定对所需供者进行严格筛查。应有供体病原体及必要的血清学检验报告，如：艾滋病、乙肝、丙肝、梅毒等相关检验报告。

植入性的同种异体医疗器械生产企业应当保存供者志愿捐献书。在志愿捐献书中，应当明确供者所捐献组织的实际用途，并经供者本人或其法定代理人或其直系亲属签名确认。对用于医疗器械生产的同种异体原材料，生产企业应当保存与其合作的医疗机构提供的合法性证明或其伦理委员会的确认文件。

解读：供者志愿捐献书应明确所捐献组织的实际用途，并由供者本人或其法定代理人或其直系亲属签名确认。

应保存合作的医疗机构提供的合法性证明或其伦理委员会的确认文件。

八、生产管理

生产过程中产生粉尘、烟雾、毒害物、射线和紫外线等有害物质的厂房、设备应当安装相应的防护装置，建立其工作环境条件的要求并形成文件，以进行有效控制。

应当制定洁净室（区）的卫生管理文件，按照规定对洁净室（区）进行清洁处理和消毒，并保存记录。所用的消毒剂或消毒方法不得对设备、工艺装备、物料和产品造成污染。消毒剂品种应当定期更换，防止产生耐药菌株。

生产设备所用的润滑剂、冷却剂、清洗剂及在洁净室（区）内通过模具成型后不清洗的零配件所用的脱模剂，均不得对产品造成污染。

应当制定工位器具的管理文件，所选用的工位器具应当能避免产品在存放和搬运中被污染和损坏。

进入洁净室（区）的物品，包括原料和零配件等必须按程序进行净化处理。

对于需清洁处理的植入性无菌医疗器械的零配件，末道清洁处理应当在相应级别的洁净室（区）内进行，末道清洁处理介质应当满足产品质量的要求。

应当建立清场的管理规定，以防止产品的交叉污染，并做好清场记录。

应当建立批号管理规定，明确生产批号和灭菌批号的关系，规定每批产品应当形成的记录。

应当选择适宜的方法对产品进行灭菌或采用适宜的无菌加工技术以保证产品无菌，并执行相关法规和标准的要求。

应当建立植入性无菌医疗器械灭菌过程确认程序并形成文件。灭菌过程应当按照相关标准要求在初次实施前进行确认，必要时再确认，并保持灭菌过程确认记录。

应当制定灭菌过程控制文件，保持每一灭菌批的灭菌过程参数记录，灭菌记录应当可追溯到产品的每一生产批。

应当建立可追溯性程序并形成文件，规定植入性医疗器械可追溯的范围、程度、唯一性标识和要求的记录。在规定可追溯要求的记录时，应当包括可能导致最终产品不满足其规定要求的所用的原材料、生产设备、操作人员和生产环境等记录。

植入性医疗器械应当标记生产企业名称或商标、批代码（批号）或系列号，以保证其可追溯。如果标记会影响产品的预期性能，或因产品体积或物理特性难以清晰标记，上述信息可以使用标签或其他方法标示。

应当根据对产品质量影响的程度规定各种植入性无菌医疗器械产品和材料的贮存条件，贮存场所应当具有环境监控设施，应当控制和记录贮存条件，贮存条件应当在标签或使用说明书中注明。

以非无菌状态提供的植入性医疗器械，应当在确认过的清洁条件或净化条件下进行末道清洗和包装，清洗水质至少为纯化水，同时采取适当的措施，避免或降低微生物污染。其包装应当能保持其产品不发生锈蚀、霉变、蜕变等性质变化，应适宜企业所用的灭菌方法。

植入性的动物源医疗器械和同种异体医疗器械生产企业应当对供体的控制、防护、试验及处理提供有效保障措施。对于涉及生物安全性的有关病毒和其他传染性病原体，企业应当采用有效的方法灭活、去除病毒和其他传染性病原体，并对其工艺过程的有效性进行确认。企业应当保存所有与生产有关的控制记录。

解读：相关文件和记录对于涉及生物安全性的有关病毒和其他传染性病原体，应采用有效的方法灭活、去除病毒和其他传染性病原体，并对其工艺过程的有效性进行确认。是否记录与生产有关的所有信息（深冷监测、冷冻监测、环境监测、水质监测、清场监测等）。

植入性的动物源医疗器械和同种异体医疗器械的物料应当在受控条件下进行处理，不应造成污染。企业应当建立废弃的动物和人体组织的处理程序和记录。

解读：查看相关处理程序和记录，是否符合要求。

用于生产植入性的动物源医疗器械和同种异体医疗器械的操作区和设备应当便于清洁，能耐受熏蒸和消毒。

生产植入性的动物源医疗器械和同种异体医疗器械的洁净室（区）和需要消毒的区域，应当选择使用一种以上的消毒方式，并进行检测，以防止产生耐药菌株。

九、质量控制

植入性无菌医疗器械生产企业应当具备无菌、微生物限度和阳性对照的检测能力和条件。

解读：企业应具备无菌、微生物限度和阳性对照的检测条件，是否配备了相应的设备和检测人员（如：超净工作台、恒温培养箱、生化培养箱、压力蒸汽灭菌器、薄膜过滤设备、生物安全柜等）。

应当对工艺用水进行监控和定期检测，并保持监控记录和检测报告。

植入性无菌医疗器械生产企业应当按照医疗器械相关行业标准要求对洁净室（区）的尘粒、浮游菌或沉降菌、换气次数或风速、静压差、温度和相对湿度进行定期检（监）测，并保存检（监）测记录。

应当根据产品质量要求确定产品的初始污染菌和微粒污染的控制水平并形成文件，明确中间品的存储环境要求和存放时间，按文件要求定期检测并保持相关记录。应当定期对检测记录进行汇总和趋势分析。

应当建立与生产产品相适应的检验机构，对产品按批进行出厂检验项目的检验。检验记录应当载明检验和试验人员的姓名、职务和检验日期。

应当根据产品留样目的确定留样数量和留样方式，按照生产批或灭菌批等进行留样，并保存留样观察记录或留样检验记录。

十、销售

应当要求其代理商或经销商保存医疗器械分销记录以便追溯。企业应当保存货运包装收件人的名字和地址的记录。

十一、不良事件监测、分析和改进

应当制定对取出的植入性医疗器械进行分析研究的规定并形成文件。在获得取出的植入性医疗器械后，企业应当对其分析研究，了解植入产品有效性和安全性方面的信息，以用于提高产品质量和改进产品安全性。

解读：相关文件应对取出的植入性医疗器械进行分析研究作出规定。在获得取出的植入性医疗器械时，应对其分析研究，了解植入产品有效性和安全性方面的信息，用于提高产品质量和改进产品的安全性（外科植入物的取出和分析可参见 ISO 12891《外科植入物的取出和分析》）。

应当建立与其生产产品相适应的医疗器械不良事件信息收集方法，及时收集医疗器械不良事件。

第五节 3D打印定制式义齿生产质量管理特殊要求

一、前言

3D打印由于其增材制造的特性，可以实现之前减材制造无法实现的定制化特点。医疗领域就是通过 3D打印来实现患者的个性化治疗，目前应用普遍的是 3D打印定制式义齿。本节将具体描述 3D打印定制式义齿的生产质量管理规范特殊要求。

二、名词定义

口腔印模：是指口腔有关组织的印模，反映了与修复有关的口腔软、硬组织的情况。

口腔模型：是指由口腔印模灌注成的模型。

设计单：是对定制式义齿生产过程的书面指导，是生产定制式义齿前填写的数据证明文件。

切削技术：计算机辅助设计与制造技术，主要用于材料去除、切削加工。

增材制造技术（3D打印）：是采用材料逐渐累加的方法制造实体零件的技术，相对于传统的材料去除、切削加工技术，是一种"自下而上"的制造方法。

金属原材料：具有合金、贵金属或非贵金属属性的材料。

金属尾料：是指熔模铸造工艺完成铸件后，切割剩余的铸道、底座部分，及生产过程中对金属铸件打磨切削去除的部分、不合格铸件。

物料平衡：在适当考虑可允许的正常偏差的情况下，产品或物料的理论产量或理论用量与实际产量或用量之间持平。

有害元素：已知可能产生生物学副作用的元素。

三、人员

技术、生产和质量管理负责人应当具有口腔修复学相关专业知识，并具有相应的实践经验，应当有能力对生产管理和质量管理中实际问题作出正确判断和处理。

解读：在部门负责人的任职资格要求中，应对专业知识、工作技能、工作经历作出规定。学历证书、职称证书、培训考核评价记录等应符合要求。

与口腔修复学相关的专业一般包括：口腔修复学、口腔解剖学、牙体解剖学、口腔材料学、色彩学、雕刻学、口腔生物力学等。

从事产品生产的人员应当掌握所在岗位的技术和要求，并接受过口腔修复学等相关专业知识和实际操作技能的培训。

专职检验人员应当接受过口腔修复学等相关专业知识培训，具有相应的实际操作技能。

固定义齿生产岗位一般包括扫描设计、3D打印、模型制作、蜡型制作、包埋、铸造喷砂、打磨（车金）、上瓷、修形（车瓷）、焊接、研磨、上釉、抛光清洁等。活动义齿生产岗位一般包括扫描设计、3D打印、确定颌位、制作卡环和连接杆、复制耐火模型、蜡型制作、包埋、铸造喷砂、打磨、焊接、排牙、塑料成形、抛光清洁等。

应当对从事与产品质量有影响人员的健康进行管理，并建立健康档案。直接接触物料和产品的操作人员每年至少体检一次，患有传染性、感染性疾病的人员不得从事直接接触产品的工作。

四、厂房与设施

厂房不得设在居民住宅等不适合生产的场所。

解读：产权证明、租赁协议或销售合同等符合法规要求。

生产环境应当整洁、卫生。

铸造、喷砂、石膏制作等易产尘、易污染等区域应当独立设置，并定期清洁。产品上瓷、清洗和包装等相对清洁的区域应当与易产尘、易污染等区域保持相对独立。

解读：易产尘、易污染的工序与相对清洁的工序所在区域应相对独立，是否明确了相应环境控制规定。

易产尘工序一般包括铸造、喷砂、打磨、抛光、牙模修整等；易污染工序一般包括模型室下水处（需要有好的石膏过滤沉淀箱）、铸造室排烟（需要安装烟气过滤装置）、活动义齿塑料成形时冲蜡的环节（蜡垃圾的过滤收集）等。

需要进行环境控制的相对清洁的工序还包括蜡型、排牙、CAD设计等。

应当对消毒、生产、检验、仓储等区域合理区分，并与产品生产规模、品种相适应。

解读：现场接收、打磨、喷砂、抛光、上瓷、清洗、包装、检验、存放等区域的设置和标识应符合要求。

易燃、易爆、有毒、有害的物料应当专区存放、标识明显，专人保管和发放。

解读：物料清单应包含易燃、易爆、有毒、有害的物料，并有发放记录。

防护规程应明确管理、防护要求，现场应具有温控、通风设施。

易燃、易爆、有毒、有害物料一般应包括酒精、液化气、氧气、酸、牙托水（单体）、电解液、氢氟酸等。

应当对生产过程中产生粉尘、烟雾、毒害物等有害物质的厂房、设备安装相应的防护装置，采取有效的防护措施，确保对工作环境、人员的防护。

解读：现场打磨、喷砂、抛光等工序，是否配备了良好的吸尘、排烟和过滤等设施，人员是否佩戴口罩、帽子、防护镜等。上瓷工序，应配备了防尘、控温等措施。铸造车间应配备了防火、排烟等安全措施。

五、设备

对于通过切削技术、增材制造技术（3D打印）生产产品的，应当配备相应的生产设备、工艺装备及计算机辅助设计和制作系统。

六、采购

生产按照第二类医疗器械注册的定制式义齿，应当采购经食品药品监督管理部门批准注册或备案的义齿原材料，其技术指标应当符合强制性标准或经注册或备案的产品技术要求。

解读：供方应具备生产（经营）许可证、注册证书、备案凭证、技术要求、检验报告或合格证明等相关证明文件。

固定义齿口腔科材料一般包括齿科烤瓷合金、齿科铸造合金、齿科铸造钛、齿科纯钛、瓷粉、瓷块、复合树脂、铸造蜡、铸造包埋材料及其他按照医疗器械管理的产品。

活动义齿口腔科材料一般包括齿科铸造合金、陶瓷牙、标准树脂牙、义齿基托树脂、义齿基托聚合物、基托蜡、铸造蜡、铸造包埋材料及其他按照医疗器械管理的产品。

查看原材料注册或备案证明文件，确认是否符合要求。

金属原材料一般包括铸造、锻造、烤瓷、焊接用金合金、铂金合金、银合金、钛合金、钯合金、钴-铬（Co-Cr）合金（分烤瓷用和支架用两种）、镍铬（Ni-Cr）合金、纯钛等物品及齿科用不锈钢丝、基托内衬网等。

使用未注册或备案的义齿原材料生产的定制式义齿按照第三类医疗器械管理，并应当具有相应的生产许可。

经注册或备案的义齿原材料标签和说明书要求应符合《医疗器械说明书和标签管理规定》，进口的义齿原材料标签和说明书文字内容应当使用中文。

解读： 进口材料一般包括铸造和烤瓷合金、瓷粉、铸瓷瓷块、二氧化锆块、玻璃陶瓷、塑料、石膏、包埋材料等。

3D打印采用的原材料应有产品注册证，国内生产商应提供对应的生产许可证。

应当选择具有合法资质的义齿原材料供应商，核实并保存供方资质证明文件，并建立档案。

应当在金属原材料进货检验时查阅、留存金属原材料生产企业的出厂检验报告。出厂检验报告中应当包含有关金属元素限定指标的检验项目，如检验报告中不能涵盖有关金属元素的限定指标，应当要求金属原材料生产企业对金属元素限定指标进行检验，并保存相关检验结果。

解读： 采购原料检验报告中检验项目应涵盖有关金属元素限定指标，金属元素限定指标的检验记录应符合要求。

可参考 GB 17168《牙科学 固定和活动修复用金属材料》、YY 0621《牙科金属 烤瓷修复体系》等标准。

金属原材料生产企业不能提供有关金属元素的限定指标的检验记录的，应当对金属原材料进行检验或不予采购。

解读： 企业应对原材料进行检验并作出规定。原材料检验记录应符合要求。

应当制定口腔印模、口腔模型、口腔扫描数据及设计单的接收准则。

解读： 查看口腔印模、口腔模型、口腔扫描数据与设计单的一致性，是否符合要求。

设计单一般应当明示义齿的材料、结构功能和工艺，主要包括以下内容：①产品名称、批号/编号；②主要原材料（固定义齿一般包括：瓷粉、金属、树脂、瓷块，活动义齿一般包括：树脂、金属、成品牙）的名称、厂商（品牌）、注册证号或备案号、批号/编号；③结构功能（贴面、嵌体、桩核、冠、桥、铸造支架可摘局部义齿、弯制支架可摘局部义齿、隐形义齿、树脂基托全口义齿、铸造基托全口义齿等）；④产品设计信息（牙位选择、数量、大小、比色、间隙剂厚度、邻牙接触关系、咬合关系等）；⑤传统工艺、数字化工艺；⑥获取口腔印模、口腔模型、口腔扫描数据时间、制作时间、成品返回时间；⑦医疗机构名称、医生、患者基本信息；⑧义齿企业名称。

七、生产管理

应当制定产品生产工艺规程、作业指导书等，明确关键工序和特殊过程。

解读： 企业应制定相关文件，明确关键工序和特殊过程。

应当明确口腔印模、口腔模型及成品的消毒方法，并按照要求进行消毒。成品经消毒、包装后方可出厂。

解读： 应对口腔印模、口腔模型及成品的消毒方法作出规定。消毒记录。口腔印模、口腔模型适宜的消毒方法一般用紫外线和臭氧消毒，口腔印模的硅橡胶印模用1%的84消毒液消毒后水洗即可，藻酸盐口腔印模一般用水清洗即可。也可选择 WS/T 367—2012《医疗机构消毒技术规范》中适用的消毒方法进行消毒。

成品消毒、包装记录等应符合要求。

定制式义齿成品适宜的消毒方法一般为经清洗溶剂清洗后使用酒精擦拭或蒸汽消毒。

应当建立接收区、模型工件盒的消毒规定,并对生产区工作台面进行定期清洁,保存相关记录。

解读: 应对接收区、模型工件盒的消毒作出规定,并有记录。

金属尾料的添加要求应当按照金属原材料生产企业提供的产品说明书执行。

解读: 说明书中添加金属牌号、比例和次数应当明确规定,并确认按照规定执行。

应当对产品生产后废料的处理进行规定,应当符合环境保护的相关要求,并保留处理记录。

解读: 废料的处理规定,是否符合要求,并有处理措施和记录。

应当对主要义齿原材料进行物料平衡核查,确保主要义齿原材料实际用量与理论用量在允许的偏差范围内,如有显著差异,必须查明原因。

解读: 企业对贵金属使用应有详细记录,并能保持物料平衡。

贵金属一般包括金、铂族元素和银,铂族金属一般包括铂、钯、铱、钌和铑。

非贵金属一般包括镍铬合金、钴铬合金、纯钛及钛合金等。

每个产品均应当有生产记录,并满足可追溯要求。生产记录应当包括所用的主要义齿原材料生产企业名称、主要义齿原材料名称、金属品牌型号、批号/编号、主要生产设备名称或编号、操作人员等内容。

解读: 重点对金属、瓷粉、瓷块、成品牙、树脂等材料进行核查。

八、质量控制

每个产品均应当有检验记录,并满足可追溯要求。检验要求应当不低于强制性标准要求和国家有关产品的相关规定。

解读: 义齿企业应当严格按照医疗机构提供的口腔印模、口腔模型、口腔扫描数据及设计单制造,使用具有医疗器械注册证书或备案凭证的产品。

固定义齿出厂检验项目至少应当包括:①义齿中牙冠的颜色,应当符合设计文件的要求。②义齿暴露于口腔的金属部分应当高度抛光,其表面粗糙度应当达到 $Ra \leq 0.025\mu m$。固位体、连接体的表面应当光滑、有光泽、无裂纹、无孔隙。

瓷体部分应当无裂纹、无气泡、无夹杂。③义齿与相邻牙之间应当有接触,接触部位应当与同名天然牙的接触部位相同。④义齿边缘与工作模型的密合性。义齿边缘与工作模型之间密合,肉眼观察应当无明显的缝隙,且用牙科探针划过时,应当无障碍感。⑤义齿的咬合面与对颌牙应当有接触点,但不应产生咬合障碍。⑥人工牙的外形及大小应当与同名牙相匹配且符合牙齿的正常解剖形态。人工牙的唇、颊面微细结构,应当与同名天然牙基本一致。

活动义齿出厂检验项目至少应当包括:①义齿除组织面外,人工牙、基托、卡环及连接体均应当光滑。②义齿的组织面不得存在残余石膏。③义齿的基托不应当有肉眼可见的气孔、裂纹。④义齿中的人工牙的颜色,符合设计文件的要求。⑤局部义齿的铸造连接体和卡环不应当有肉眼可见的气孔、裂纹和夹杂;卡环体与卡环臂连接处的最大厚度不小于1.0mm;舌杆下缘的厚度不小于2.0mm,前腭杆的厚度不小于1.0mm,后腭杆的厚度为1.2~2.0mm,腭板的厚度不小于0.5mm。⑥全口义齿的上、下颌对合后,上下颌同名后牙均应当有接触。轮番按压上下颌义齿的第一前磨牙、第二磨牙区域,上下颌义齿之间应当无翘动现象。人工牙的功能尖(又称"工作尖")基本位于牙槽嵴顶。

产品生产过程中可能增加或产生有害金属元素的,应当按照有关行业标准的要求对金属元素限定指标进行检验。

解读: 企业应制定有关金属原材料加工中新增有害元素进行检验的规定,并有记录,符合要求。

有害金属元素一般包括镍、镉和铍等。

九、销售和售后服务

应当选择具有合法资质的医疗机构,保存医疗机构执业资质证明文件,并建立档案。

应当建立产品销售记录,确保与医疗机构间的产品可追溯。销售的产品应当附有标签、检验合格证、说明书和设计单。

标签、检验合格证、说明书和设计单,是否符合要求。

标签应标注用于产品追溯的信息,一般包括企业名称,产品名称,注册证号,构成产品的主要原材料名称、批号/编号和注册证号等。

检验合格证上应有检验员代号。

十、不合格品控制

应当对医疗机构返回的产品进行消毒、评审。

解读：企业应保存医疗机构返回的产品消毒、评审记录。

第六篇 发展前景

第二十三章 3D 打印技术的未来发展及前景

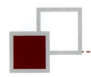

第二十三章　3D 打印技术的未来发展及前景

目前,在医学领域,3D 打印已在医学教育、生理和病理模型的开发、特定患者的手术规划和植入物、医疗器械的个性化设计和制造以及细胞、组织结构与器官的生物打印制造乃至药物与放疗的筛选评估等生物医疗领域取得了一系列的显著成果。然而,随着对复杂结构个性化植入器件和高精度医疗器械的要求越来越高,结构更加复杂、精度更高、个性化、智能化的打印结构是未来 3D 打印的重要方向。伴随着智能材料、打印技术及人工智能的快速发展,"4D"和"5D"打印技术有望突破智能材料与结构在生物医疗领域的技术瓶颈,成为未来医学 3D 打印发展的重要趋势。另外,人工组织的自我生长和生物功能研究已成为美国、日本和欧洲等重点支持方向。随着制造技术与生命科学的飞速发展与交叉融合,生物 3D 打印与人工智能的交叉研究必将展现出巨大的科技引领能力和未来产业价值,这也是未来 3D 打印的重要发展方向。此外,大规模定制以接近大规模生产的成本和效率为顾客提供极具个性化的产品和服务,引起了制造业的广泛关注并将成为 21 世纪的主流生产模式。3D 打印技术的独特优势为实现"多品种大批量"的大规模定制提供了巨大的潜力,通过 3D 打印技术实现大规模个性化定制将成为未来智能制造的重要方向。

第一节　4D 与 5D 打印

一、4D 打印

2013 年 2 月,美国麻省理工学院(Massachusetts Institute of Technology, MIT)的 Tibbits 在"TED"(Technology, Entertainment and Design)大会上首次提出了 4D 打印技术的概念,并展示了他的 4D 打印研究成果。与 3D 打印相比,4D 打印不仅包含了长、宽和高三个维度,更增加了一个"时间"的维度。4D 打印可使打印出的物体随着时间推移自我进行智慧调整以实现几何可重构、功能可预设、机械可调节等,最终自动达到预先设计要求。与传统的 3D 打印相比,4D 打印出来的物体不再只能以固定的形态、性能和功能存在,而是可以根据设定的时间,在一定条件的触发下,自动发生形状、性能甚至功能的改变。

目前医学 4D 打印已在药物输送、医疗器械、组织工程及再生医学等领域取得了一系列的显著成效。通过打印"智能"响应材料(如记忆合金、离子交换聚合金属材料、形状记忆聚合物、水凝胶、介电弹性体等),利用响应材料固有的属性或功能,在内部(如水、温度、pH、离子等)或外界(如光照、磁场、电场、超声波等)刺激下通过自折叠、组装或拆卸等现象重塑自己,以实现对打印产品形状、性能甚至功能的智能调控。例如,美国普林斯顿大学(Princeton University)的研究人员使用 3D 打印技术制造出一种核/壳结构的药物胶囊,通过激光驱动药物胶囊壳负载的金纳米棒(Au nanorods)产生热效应,引发胶囊内负载的小分子或酶蛋白释放,这是传统的药物做不到的。除此之外,磁场、温度等方式驱动的 4D 打印在血管支架、气管支架、细胞支架、骨支架和心脏支架等医用器材方面已取得了较多的研究成果,且部分已实现临床应用。例如,密歇根大学(University of Michigan)的研究人员利用患者的 CT 扫描图像和医学数字成像技术构建了三维的气管模型,以聚己内酯为打印材料并应用 3D 打印技术制备出气管支架,通过手术植入患者体内成功治愈了三名患者的严重气管支气管软化症。重要的是,该气管支架可随时间在人体内发生生物降解,免除了患者需要经历多次手术的痛苦。

另外，通过打印细胞的"微组织"，并使其通过细胞膜，在细胞内自我成熟，逐渐形成功能组织，是4D打印的另一重要研究方向。在此基础上，4D打印在组织工程及再生医学领域取得了一系列的重要进展。例如，法国里昂大学（Université de Lyon）的研究人员采用血管样结构周围的骨样结构作为生物三维结构，并通过3D生物打印将两种不同的酶（碱性磷酸酶和凝血酶）添加到仿生三维结构中。三维结构中的碱性磷酸酶可以触发钙化，而凝血酶有助于在打印结构表面直接形成纤维蛋白生物膜，进而有助于构建血管化的牙槽骨结构。这些酶可单独或联合使用，以创造具有多种活性的仿生结构。这项技术首次构建了具有多样活性的4D打印结构，为复杂的骨科组织工程提供了一种有效途径。

4D打印的出现和发展有望突破传统医疗器械的技术瓶颈，为药物控释、微创手术、组织器官替代与再生等方面带来更多的可能性。未来4D打印依赖于多个学科，如3D打印技术、智能材料科学、人工智能设计与建模等的研究和发展，仍需要应对多项挑战。首先，4D打印技术不够成熟，目前4D打印多采用喷墨打印和挤压打印技术。喷墨打印存在设备成本高、材料种类选择有限等问题。挤压打印存在打印速度较慢、打印精度相对较低等问题。开发新型的快速打印技术，提高打印的精度、效率并提高打印机的材料兼容性是未来的重要研究方向。其次，材料性能不够好，具有智能响应性、较好生物降解性及良好生物相容性的材料数量有限。更重要的是，现有的大多数3D打印方法可能并不适用于新型智能响应材料。因此，开发适用于生物医疗领域的刺激响应智能材料并开发相应的打印技术是未来的发展方向之一。再次，驱动方式较单一，目前适用于生物医疗领域的驱动方式多数还只局限于热驱动。有必要开发多激励响应（如光、磁场、电场、pH、离子等）的智能材料，以满足更多的生物医疗应用要求。最后，设计与建模软件的开发有限，每一种智能响应性材料的结构、形态、性能变化都离不开设计和建模软件的准确建模与设计优化。开发强大的构建虚拟模型的软件对精确控制4D打印智能材料的响应性变化具有重要意义。

二、5D打印

"5D打印"这个名词是由西安交通大学的卢秉恒院士提出的："5D打印仍采用3D打印技术设备，但是其打印材料是具有活性功能的细胞和生物因子等具有生命活力的材料，这些生物材料在后续发展中还要发生功能的变化，因此，必须从后续功能出发，在制造的初始阶段就进行全生命周期的设计"。5D打印的核心是制造具有生命功能的组织，为人类提供可定制化制造的功能器官组织，实现目标产品由传统的静态结构和固定性能的制造向结构智能和功能创生方向发展。

近年来，随着刺激响应性生物材料的不断发展和对组织再生的深入认识，5D打印技术已在药物输送、细胞治疗和组织再生等生物医学领域得到了广泛的关注和应用。例如，来自捷克科学院实验医学研究所（Institute of Experimental Medicine CAS）的研究人员已开发出一种有效的磁力驱动3D打印干细胞输送系统，并将其应用于脊髓损伤修复。这类刺激响应的细胞载体可以在体内表现出定向迁移和细胞归巢特征，作为在特殊部位进行损伤修复的临床应用载体。5D打印结构的自我转化和自我成熟能力将为产生具有时间依赖性生长行为的特定植入物提供一个新的视角。美国莱斯大学（Rice University）的研究人员通过3D打印生物相容性强的可光聚合水凝胶构建了5D打印血管系统。该系统包含用于研究流体混合器、瓣膜、血管间运输、营养传递和宿主植入的功能性血管拓扑结构，其中气囊外部环绕着血管系统。在模拟呼吸的通气过程中，气囊会膨胀，血管系统可以与气囊发生气体交换，从而使红细胞获得氧气。

利用5D打印的形状和功能转换特性，可以设计和控制具有特殊形状、尺寸和功能的打印结构，在构建具有复杂结构的活性功能组织方面具有明显优势。然而5D打印仍处于初级阶段，需要应对多种挑战。

首先，使现有的智能响应生物材料可打印并将其转化为优化的生物墨水仍具有很大的挑战性。未来还需要更多的研究来应对5D打印过程的多重挑战。例如打印过程对细胞生物支架的影响，扩大生产和高通量生产的可能性等。

其次，现有的 5D 打印结构的形状转换仍限于折叠或组装，不能满足临床应用的复杂需求。考虑到需要重复响应的必要性，未来有必要开发具有稳定形状转换特性的 5D 打印结构。

最后，在临床应用方面还有一些问题需要解决。例如，紫外线强度或 pH 等刺激的剧烈变化可能对细胞活力产生负面影响。有必要开发更加温和的智能响应激发机制并促进打印结构与受体微环境的整合。另外，人体组织的实际生理活动要复杂得多，细胞活动会受到诸如神经调节、体液调节和自我调节等各种刺激的影响，打印结构通常要经过多个转化过程才能实现其全部功能。因此，在多个刺激下同时进行复杂的形状转换和功能转换仍然是一个挑战。

计算模型系统的发展为个性化组织工程中的新组织生长编程提供了新的机遇。未来，5D 打印有望引入计算机设计技术和复杂的多刺激响应程序，以实现复杂化、智能化、自生长的打印结构和应用。此外，5D 打印技术将利用生物的能量、驱动能力、逻辑思维能力，为未来的机器装备发展提供低能耗、柔性自由驱动和类人智能技术提供新方向。

（戴尅戎　符静珂）

参 考 文 献

[1] MIAO S, CASTRO N, NOWICKI M, et al. 4D printing of polymeric materials for tissue and organ regeneration-ScienceDirect[J]. Materials Today, 2017, 20(10): 577-591.

[2] LUI Y S, SOW W T, TAN L P, et al. 4D printing and stimuli-responsive materials in biomedical aspects[J]. Acta Biomater, 2019, 92: 19-36.

[3] KUANG X, CHEN K, DUNN C K, et al. 3D printing of highly stretchable, shape-memory, and self-healing elastomer toward novel 4D printing[J]. ACS Applied Materials & Interfaces, 2018, 10(8): 7381-7388.

[4] GUPTA M K, MENG F, JOHNSON B N, et al. 3D printed programmable release capsules[J]. Nano Letters, 2015, 15(8): 5321-5329.

[5] MORRISON R J, HOLLISTER S J, NIEDNER M F, et al. Mitigation of tracheobronchomalacia with 3D-printed personalized medical devices in pediatric patients[J]. Sci-
ence Translational Medicine, 2015, 7(285): 285ra64.

[6] DEVILLARD C D, MANDON C A, LAMBERT S A, et al. Bioinspired multi-activities 4D printing objects: A new approach toward complex tissue engineering[J]. Biotechnology Journal, 2018, 13: e1800098.

[7] 李涤尘, 贺健康, 王玲, 等. 5D 打印——生物功能组织的制造[J]. 中国机械工程, 2020, 31(1): 83-88.

[8] GLADMAN A S, MATSUMOTO E A, NUZZO R G, et al. Biomimetic 4D printing [J]. Nature Materials, 2016, 15(4): 413-418.

[9] WAN Z, ZHANG P, LIU Y, et al. Four-dimensional bioprinting: Current developments and applications in bone tissue engineering[J]. Acta Biomater, 2020, 101: 26-42.

[10] TUKMACHEV D, LUNOV O, ZABLOTSKII V, et al. An effective strategy of magnetic stem cell delivery for spinal cord injury therapy[J]. Nanoscale, 2015, 7(9): 3954-3958.

[11] GRIGORYAN B, MILLER J, SAZER D, et al. Multivascular networks and functional intravascular topologies within biocompatible hydrogels[J]. Science, 2019, 364: 458-464.

第二节　3D 打印与机器人

一、3D 打印与医学软体机器人

随着社会需求的不断扩大，近几十年来，机器人技术与机电工程技术、信息技术并驾齐驱，发展迅速。机器人已成为人类社会的重要组成部分，在各个领域得到了广泛的应用。

传统机器人由刚性材料制成，在执行有机的操作，例如人手的抓握等复杂动作等方面有局限性。软体机器人（soft robot）的出现弥补了这一不足。软体机器人以自然界的软体生物为原型，其躯体主要由液体、凝胶、功能性聚合物和其他易变形的弹性材料组成。这些弹性材料表现出许多与软生物物质相同的弹性和流变特性，使机器人即使在拉伸和挤压时也能保持工作状态，主要被用作机器人与环境之间的交互界面。通过模仿软体动物的运动，软体机器人可以实现蠕动、扭转、爬行、游动等运动形式。

近年来，利用 3D 打印技术制造各种应用的软体机器人已成为一个重要的趋势。与传统机器人相比，软体机器人不需要流体、气动或充气，而需要肌腱、形状记忆线圈、肌肉样的执行器等。因此，它们可以用商业可以买到的软材料和3D打印机来制作。另外，3D打印技术为机器人设计提供了很大的自由度，同时简化了机器人设计原则的执行流程，使复杂机械的设计成为可能。与传统技术相比，3D打印技术具有高特异性、速度更快、更可靠等特点，尤其在复杂结构的制作方面具有明显优势。3D打印技术能够在软体机器人内构建由软材料和硬材料组成的极其复杂的结构。通过控制机器人的几何结构，可以自由地按个性化的需求设定机器人的行为。例如，麻省理工学院（MIT）的研究人员将3D打印技术应用于制作多指柔性机械手。通过在每个手指上安装电阻式弯曲传感器以区分不同物体，该机械手能够抓握CD、纸张、笔、汽水罐等各种固体物品。软机械手模仿真实的人类手指来执行任务，每个手指都有独立的感知能力，实现了人类的敏捷性和灵巧性与计算机的精确性的结合。

软体机器人技术（soft robotics）是利用智能材料模拟自然有机体的领域。这种人工有机体模式不仅模仿了某些自然有机体的形状和运动，而且现在它还将利用自然有机体的所有特征。3D打印技术的革命，如智能材料的直接打印和软体机器人模具的3D打印等极大地加速了软体机器人技术的发展。目前3D打印技术已在体外软体机器人（在体外操作）和体内软体机器人（在活体内操作）方面取得了一系列的研究成果。例如，哈佛大学（Harvard University）的研究者们开发了一种软性机器人手套，用于综合援助和家庭康复。该软体手套包括带有模制弹性腔的软执行器，通过流体增压来诱导指定的运动。手套是用3D打印的弹性体模具分多个阶段制造的。通过3D打印，可以根据患者的需要，精确地制作出软体机器人的尺寸和形状。除此之外，3D打印体外软体机器人已经被用作外骨骼支架，并用于生命体征监测、开发假肢及人造皮肤等。另外，3D打印肌肉软体机器人模型未来将取代目前基于动物研究的诊断和药物测试过程。

除此之外，3D打印软体机器人正被用于体内手术、器官植入、靶向给药以及复杂疾病的诊疗。对于活体应用来说，由于人体内部结构过于复杂，无法使用刚性材料来实现，因此软体机器人技术具有巨大的潜力。此外，除了骨骼外，大多数体内器官和组织都是软结构，需要类似的结构来进行修复和替换。例如，3D打印软体机器人气管支气管夹板可以自动调整其在气管内的形状和大小，以治疗气管支气管软化症中的气管支气管塌陷。目前3D打印软体机器人在活跃的内部器官植入和修复方面已取得一系列进展。使用心肌细胞和生物相容性水凝胶制作的3D打印软生物机器人有朝一日将通过直接3D打印到受试者心脏上修复受损的心脏组织。此外，3D打印软体机器人的执行器具有柔软的外形和多个运动自由度，因此可以轻松地引导它们通过血管，用于内窥镜监测和外科手术。另外，3D打印软微型生物机器人可用于疾病的活体监测。这些机器人可以穿越血管和食物通道，通过嵌入式传感器提供附近生命体征的信息，也可以将靶向药物运送到指定的区域。

3D打印技术在制造具有复杂外部解剖形状和内部多孔结构的软体机器人方面具有独特的优势。将复杂的多孔三维设计与打印技术相结合，可以制造出一系列由各种材料制成的具有骨骼和肌肉的软体机器人。然而，目前使用3D打印制作软体机器人仍然面临着巨大的挑战。首先，现有的3D打印技术不够成熟，3D打印具有速度限制和难以扩展等特点，限制了软体机器人技术的发展。其次，尽管在材料科学和系统开发方面取得了较大的进步，但在印刷复合材料和材料间的黏附性方面仍存在较大的差距。最后，目前大多数报道仅限于用于体外和体内实验，用于临床的3D打印软体机器人仍然很少。

未来，智能、定制的软体机器人对3D打印技术的需求会越来越多，要求也越来越高。针对目前3D打印技术在软体机器人方面的问题关键点，找到解决方案来应对挑战和问题，对于实现先进软体机器人的发展具有重要意义。

二、3D打印与生物融合机器人

生物融合机器人（bio-syncretic robots）由生物"材料"（如心肌细胞、昆虫背血管组织、骨骼肌组织及鞭毛虫等）和非生物系统组成。生物融合机器人利用生物"材料"的运动机能、动力供应体制，从生物体运动的感受传入或神经支配入手，实现对机器人的运动和行为的人为控制。与软体机器人或基于机电系统的非生物传统机器人相比，生物融合机器人在能量转化效率、灵敏度及自修复能力等方面具有明显的优势。例如，生物肌肉可以由化学能直接驱动，只要在生长环境中提供适当的营养，这些生物肌肉就可以将化学能转化为机械能，其效率比合成的非生物促动器要高得多（≥50%）。另外，生物"材料"具有良好的环境相容性、自修复和自组装能力。因此，开发新一代的使用细胞或生命组织驱动的多自由度生物机器人（bio-bots）、生物混合机器人（bio-hybrid robots）或生物融合机器人（bio-syncretic robots）已成为未来生物3D打印的重要发展方向。

目前生物融合机器人已可以实现由生物"材料"，如心肌细胞、昆虫背血管组织和骨骼肌组织自发收缩及鞭毛虫游动等生物执行器驱动的自发运动。另外，根据生物实体的固有特性和修正特性，可以采用电场、光照、化学和磁场等刺激方法来驱动、传感或提供能量给生物融合机器人。例如，哈佛大学（Harvard University）的研究人员开发了一种可通过电刺激控制的工程肌肉组织驱动的生物融合机器人。他们采用3D打印技术构建了机器人的几何结构并采用I型胶原蛋白、纤维蛋白、细胞外基质蛋白和胰岛素样生长因子1（IGF-1）提高工程化骨骼肌组织的驱动力。成肌细胞分化为收缩性肌管组织后，由肌肉条中细胞的收缩所触发的电刺激驱动生物融合机器人可以以约156μm/s的最大速度行走。

另外，非生物材料作为生物融合机器人的重要组成部分，为生物"材料"提供结构支撑、生长环境和附着基质。非生物材料的机械性能、微观结构、杨氏模量、亲水性、生物相容性和导电性等性质以及制造方法影响生物"材料"的黏附、增殖、分化、排列和收缩等性能，同时还决定了生物融合机器人的速度、力度和操纵性能。将硬材料、软材料和导电材料等多种材料结合起来并实现多材料的3D打印，有助于实现机器人的关键功能，包括传感、智能和驱动。例如，哈佛大学（Harvard University）的研究人员利用多材料3D

打印机构建了一种由多种非生物材料和心脏细胞组成的装置。根据器件的要求，非活体结构由六种功能性墨水组成，包括压阻性、高电导性和生物相容性软材料。该装置的软结构由活细胞驱动，不受非活物质的影响。

生物融合机器人的发展离不开微电子机械系统、微纳加工、生物学、药学、人工智能等领域的研究。目前生物实体与非生物材料的早期融合已经实现，由生物"材料"驱动的生物融合机器人具有简单的移动、转向和操纵功能，但仍然存在巨大的挑战。首先，感知、智能和驱动是机器人的关键功能，未来的生物融合机器人应该包含这三个要素。然而，目前开发生物融合机器人的工作大多集中在生物"材料"驱动的运动上。很少有研究考虑利用生物传感能力获取信息，或利用生物"材料"的自然功能进行智能处理。因此，在利用心肌细胞、骨骼肌细胞等生物活性物质进行生物驱动的基础上，应深入研究生物融合和生物活性物质的智能化。其次，生物活体"材料"是生物融合机器人的基本组成部分，用于执行驱动、传感等主要功能。生物"材料"的特性决定了生物融合机器人的性能。然而，为生物融合机器人获得活的生物细胞或组织目前较为困难。例如，蛇的面部凹坑对温度敏感，可用于未来的生物融合机器人传感系统。然而，每一条蛇只有两个面部凹陷，在提取过程中，凹陷很容易被破坏。为了实现嗅觉、记忆、学习等生物融合机器人的多能性，需要研究和应用新的生物"材料"和技术。再者，大多数生物实体都需要在适当的培养基中浸泡才能保持其生物活性，从而限制了生物融合机器人在其他环境中的应用。为了进一步发展和应用生物融合机器人，迫切需要开发适合结构和培养环境的新"材料"，以及相应的制造技术，如智能生物材料和4D、5D打印技术等。最后，信息接口技术是智能机器人的关键技术。然而，目前的研究很少考虑信息问题。引入信息技术并研究信息模块、传感部分和执行单元的集成问题可以促进智能生物融合机器人的发展。

探索生物融合机器人的机遇和克服其发展挑战，需要在机器人学、力学、生物学、药学和化学等不同的研究领域共同努力。未来生物融合机器人将具有安全性更高、灵敏度高、信息处理速度快、智能化程度高、执行效率高、自我修复能力强等多种特点，必将会具有广泛的应用前景。

（戴尅戎　符静珂）

参 考 文 献

[1] RUS D L, TOLLEY M T. Design, fabrication and control of soft robots[J]. Nature, 2015, 521 (7553): 467-475.

[2] GUL J Z, SAJID M, REHMAN M M, et al. 3D printing for soft robotics-a review[J]. Science and Technology of Advanced Materials, 2018, 19 (1): 243-262.

[3] LASCHI C, ROSSITER J, IIDA F et al. Soft robotics: trends, applications and challenges[M]. New York: Springer, 2017

[4] HOMBERG B S, KATZSCHMANN R K, DOGAR M R. Haptic identification of objects using a modular soft robotic gripper[C].//IEEE/RSJ International Conference on Intelligent Robots & Systems. IEEE, 2015.

[5] POLYGERINOS P, WANG Z, GALLOWAY K C. Soft robotic glove for combined assistance and at-home rehabilitation [C]//IEEE & Acm International Symposium on Mixed & Augmented Reality. IEEE, 2003.

[6] ROCHE E T, HORVATH M A, WAMALA I. Soft robotic sleeve supports heart function[J]. Science Translational Medicine, 2017, 9 (373): eaaf3925.

[7] ZHANG C, WANG W, XI N. Development and future challenges of bio-syncretic robots[J]. Engineering, 2018, 4 (4): 452-463.

[8] CVETKOVIC C, RAMAN R, CHAN V, et al. Three-dimensionally printed biological machines powered by skeletal muscle[J]. Proc Natl Acad Sci USA, 2014, 111 (28): 10125-10130.

[9] LIND J U, BUSBEE T A, VALENTINE A D, et al. Instrumented cardiac microphysiological devices via multimaterial three-dimensional printing[J]. Nat Mater, 2017, 16 (3): 303-308.

第三节　3D打印与人工智能

我们正处于互联网和人工智能（artificial intelligence，AI）的新时代，这个时代以无处不在的网络、数据驱动、共享服务、跨界集成、自动化智能和大规模创新为特征。人工智能作为一门学科，用来帮助机器像人类一样感知、思考和行为。人工智能使得一台机器可以基于数据和过去的经验解决一个给定的问题，而无需人工干预。

人工智能技术与互联网技术、新一代信息技术、新能源技术、材料技术和生物技术的快速发展和融合，是当前这个新时代的重要组成部分。3D打印技术作为这个时代最重要的制造技术之一，有望与人工智能技术深度融合。事实上，越来越多的初创公司和研究项目正在将人工智能集成到3D打印产品或服务中。从自动化整个3D打印流程到质量预测和新材料的开发等来提高3D打印机的性能。

首先，人工智能可以帮助优化3D打印过程。3D打印过程必须使用CAD软件建立和处理三维模型。通过与人工智能的结合，将人工智能包含在三维建模程序中，有助于在启动进程之前分析对象的可打印性并创建最佳的三维可打印模型。

其次，人工智能可以帮助发现三维模型内部的缺陷，对打印过程进行质量预测和工艺控制，避免印刷误差，有效节省时间并提高打印效率。目前，大多数3D打印机都是开环系统，这意味着它们不会收到任何关于输出的反馈，也无法纠正错误。麻省理工学院（MIT）的研究人员通过计算机视觉和机器学习相结合的方法来实时监控打印过程并实时修正错误，显著地提高了打印物的质量并大大减少了时间和材料的浪费。美国通用电气全球研究中心（GE Global Research）的研究人员利用人工智能和机器学习使3D打印机能够在零件完全制造后对其进行检查，以提高打印的质量控制并节约时间。

再次，人工智能可以帮助提高打印物的精密度和再现性。例如，密西西比州立大学（Mississippi State University）的研究人员开发了一种新的几何精度控制建模算法和计算机应用程序，可以快速修正计算机辅助设计模型，生产出几何精度更高的零件。同时，该程序可以确保打印件更符合设计，并保持在必要的公差范围内。这种方法还可以提高一致性，确保即使打印在不同的机器上，零件也能以相同的方式运行。

第四，人工智能可以帮助实现打印材料选择的自动化，拓宽材料的兼容范围。新型高性能材料的加工非常复杂，需要对所有工艺参数进行微调，这项任务对人类来说过于乏味。通过使用人工智能,用各种不同的传感器来监控 3D 打印过程并评估打印数据流,进而识别出人类无法识别的隐藏关系。人工智能能够快速处理大量数据,通过软件对要使用的材料提出建议,从而帮助研究人员处理复杂材料来提高打印效率。

最后,更重要的是,人工智能在发明功能优越的新材料过程中发挥着关键作用。机器学习和预测建模是人工智能的强大分支,正被用来加速新材料的开发。设计者只需在程序中输入所需的属性,然后通过算法预测哪些化学构建块可以在微观层次上组合,从而创建具有所需功能和属性的结构。通过帮助设计出具有更强、更轻、更灵活、制造成本更低的新材料,进而解决材料和打印过程中的关键抉择。

未来人工智能有望被纳入 3D 打印工厂,改变智能增材制造的未来。自主 3D 打印工厂现在已经成为现实。例如,位于伦敦的 AI Build 公司已开发出一种基于人工智能的自动 3D 打印技术,它是一个使用工业机器人和机器学习软件的大型三维打印平台,配有智能挤出机,使用机器人和自动手臂能够自行决定并打印出可行的零件,同时可以检测打印中的任何问题并能够自主决策,这是一场真正的革命。3D 打印工厂的出现将使打印过程越来越高效,大大缩短打印时间并提高打印质量。

但是,任何新技术都有其自身的局限性,并可能带来许多风险。以 Astro 机器狗为例,Astro 机器狗使用 3D 打印技术设计,并拥有一个基于人工智能的大脑。它的决策基于对环境的分析。如果这些决策超出了人类的想象,会发生什么,我们能不能失去对这样一个机器人的控制,我们能否应对这种风险挑战,这些都是我们未来值得思考的问题。

我们相信工业 4.0 中的人工智能、机器学习和其他技术将在 3D 增材制造中发挥重要作用,更快、更智能的算法将简化人工执行的过程。人工智能将有利于访问大量数据,以便更好地有效应用 3D 技术。我们确信,人工智能和 3D 打印的深度融合将在智能制造业、智能生命科学等领域发挥重要作用,这也将成为未来几乎所有行业创新的基石。我们对未来充满好奇和希望。

(戴尅戎　符静珂)

参 考 文 献

[1] JORDAN M I, MITCHELL T M. Machine learning: Trends, perspectives, and prospects[J]. Science, 2015, 349(6245): 255-260.

[2] YU C, JIANG J. A perspective on using machine learning in 3D bioprinting[J]. International Journal of Bioprinting, 2020, 6(1): 253.

[3] HAMEL C M, ROACH D J, LONG K N. Machine learning based design of active composite structures for 4D printing[J]. Smart Materials and Structures, 2019, 28(6): 065005.

[4] GRACE X, CHEN C T, RICHMOND D J et al. Bioinspired hierarchical composite design using machine learning: Simulation, additive manufacturing, and experiment[J]. Mater Horizons, 2018, 5: 939.

[5] ZHANG B, LIU S, SHIN Y C. In-process monitoring of porosity during laser additive manufacturing process[J]. Manufacturing Letters, 2019, 28: 497-505.

[6] FRANCIS J, BIAN L. Deep learning for distortion prediction in laser-based additive manufacturing using big data. Manufacturing Letters, 2019, 20: 10-14.

第四节　3D 打印与大规模定制

1970 年,美国未来学家 Toffler 在 *Future Shock* 一书中提出了一种全新的生产方式设想:以类似于标准化和大规模生产的成本和时间,提供给客户特定需求的产品和服务。1987 年,Davis 在 *Future Perfect* 一书中首次将这种生产方式称为"Mass Customization(MC)",即大规模定制(又称大批量定制或批量化定制)。1993 年 Pine 在《大规模定制:企业竞争的新前沿》一书中写道:大规模定制的核心是产品品种的多样化和定制化的增加而不相应地增加成本;其范畴是个性化定制产品和服务的大规模生产。大规模定制是根据客户的个性化需求,以大批量生产的低成本、高质量和效率提供定制产品和服务的生产方式。

大规模定制作为一种崭新、先进的生产模式,将大规模生产和定制生产这两种不同的生产模式通过产品结构和制造过程的重组,充分运用现代信息技术、新材料技术、柔性制造技术等一系列高新技术把二者有机结合起来,达到两种生产模式的优势互补。大规模定制以接近大规模生产的成本和效率为顾客提供极具个性化的产品和服务,引起了制造业的广泛关注并将成为21世纪的主流生产模式。

3D打印的出现和发展对推动大规模定制的发展具有重要意义。世界著名管理学学者D'Aveni在《泛工业革命:新制造业巨头将如何改变世界》(*The Pan-Industrial Revolution: How New Manufacturing Titans Will Transform the World*)一书中指出,3D打印技术的广泛应用将开启大规模定制时代。

与传统制造技术相比,3D打印技术具有明显的优势。首先,3D打印不依赖于生产标准模板,不受传统加工设备的限制,可以高效便捷地个性化定制高难度复杂结构产品,满足消费者或患者的多元化需求。其次,3D打印在设计和维护的环节上更加灵活,使得产品可以以更快的速度更新迭代,满足产品结构复杂化的同时不会带来成本的显著增加。最后,随着人工智能及自动化制造的发展,3D打印有望实现不同材料的自动化装配和复杂材料的一站式打印,更好地降低制造成本并缩短加工周期。消费者可以参与到产品设计的环节,增加了对产品的依恋感,从而提高满意度。同时,个性化、一体化的定制能够减少不必要的库存和运输成本。3D打印技术的以上优势为实现"多品种大批量"的大规模定制提供了巨大的潜力。

早在1997年,美国乔治华盛顿大学(The George Washington University,GWU)在发布的新兴科技预测报告"The George Washington University Forecast of Emerging Technologies"中已预测,人类将在2011年左右实现大量产品的大规模定制。目前3D打印技术的发展极大地推动了大规模定制的发展。例如,2013年,英国Fripp设计(Fripp Design)公司与曼彻斯特城市大学(Manchester Metropolitan University)合作成功实现了3D打印义眼的大规模定制。传统义眼制造需要经过细致的手工描绘才能与使用者的另一只眼球相匹配,每次只能制造一只义眼,一般需要8~10周才能完成,同时制作成本高达3000英镑。Fripp公司的研究者们首先采集患者正常的眼球图像,通过计算机辅助设计(computer aided design,CAD)技术设计不同的血管纹理,个性化定制虹膜颜色和纹理,之后通过3D打印机在义眼上进行精准复刻。3D打印技术不仅可以实现更好的眼球匹配度,而且使得生产时间和成本都大幅降低。通过3D打印技术每小时能够生产150颗义眼,而且成本低至100英镑,仅是传统义眼制造成本的1/30。

2014年,美国迈阿密大学(University of Miami)的Tse教授运用面部假体3D打印技术重塑义眼,可帮助眶内容剜出的眼肿瘤患者恢复容貌。传统面部假体制作费用昂贵,需要经历脸部模型制作、橡胶塑形、皮肤上色等复杂程序,制作周期达数周之长。迈阿密大学的研究者们通过扫描患者健侧及眼眶缺损侧面部形状,经图像融合后,通过CAD建模,即可通过3D打印技术获得与患者肤色匹配的假体。整个假体制作时间仅需数小时,制作费用也大幅降低。同时,3D打印的假体采用更耐污染的纳米黏土材料,可防止材料在潮湿及光照下降解、变色,延长假体使用寿命。

3D打印技术已成为加快实现智能制造的重要技术手段,通过3D打印技术实现大规模个性化定制已成为未来智能制造的重要方向。相比于传统的"少品种大批量"生产模式,个性化的大规模定制对产品的多样化和定制化提出了更高的要求。这对于智能材料、3D打印技术以及信息技术等的柔性和兼容性都提出了更大的挑战。建立一种更高效率、更高精度和柔性的加工系统,整合柔性智能材料、网络化制造、计算机控制系统等来提升大规模定制的制造能力是未来实现低成本、高个性化大规模定制的重要发展方向。

大规模定制作为一种崭新的生产模式,具有其独特的优越性。在需求的个性化趋势越来越明显的现代市场环境中,植入物、生物组织、器官、骨骼的个性化医疗需求将进一步扩大,3D打印技术有望推动数字化制造业在个性化医学领域的应用和发展。基于3D打印的大规模定制医疗产品将为人们带来全新的医疗体验。

(戴尅戎　符静珂)

参 考 文 献

[1] 派恩. 大规模定制: 企业竞争的新前沿 [M]. 北京: 中国人民大学出版社, 2000.

[2] 王建正, 王思远, 王莹, 等. 定制规模化——大规模定制研究新视角 [J]. 现代制造工程, 2014 (05): 136-140.

[3] 邵晓峰, 黄培清, 季建华. 21 世纪的主流生产模式: 大规模定制 [J]. 软科学, 2000, 14 (4): 43-45.

[4] MARYAM, HOUDA, 陈致佳. 面向大规模定制化生产的 3D 打印技术 [J]. 建筑技艺, 2018, 275 (8): 84-87.

[5] SCHUBERT C, LANGEVELD M, DONOSO L A. Innovations in 3D printing: a 3D overview from optics to organs[J]. Br J Ophthalmol, 2014, 98 (2): 159-161.

[6] HALAL W E, KULL M D, LEFFMANN A. The George Washington University Forecast of Emerging Technologies.Technol[J]. Technological Forecasting & Social Change, 1998, 59 (1): 89-110.

[7] 韩邦廷. 再造竞争优势——大规模定制模式 [J]. 经济管理, 2003 (15): 48-50.

[8] 谭跃雄. 基于柔性的大规模定制系统快速反应能力研究 [D]. 长沙: 国防科学技术大学, 2006: 10.

[9] 曾敏. 大规模定制关键问题建模与应用研究 [D]. 武汉: 华中科技大学. 2011: 9.

中英文名词对照索引

3D 磁性套索	3D livewire	64
3D 打印技术	3D printing technology	222
B 细胞	B lymphocyte	418
CT 仿真内镜	CT virtual endoscopy，CTVE	23，33
CT 灌注成像	CT perfusion imaging，CTPI	23
CT 血管造影	CT angiography，CTA	23，24，262
J 积分	J-integral	78
M 型超声心动图	M-mode echocardiography	38
T 细胞	T lymphocyte	418

B

包裹	wrap	65
薄材叠层快速成形	laminate object manufacturing，LOM	3
逼近误差	approximation error	69
鼻赝复体	nasal prosthesis	250
边缘检测	edge detection	54
表面裂纹	surface crack	78
表面阴影显示	shaded surface display，SSD	23，33
丙烯腈 - 丁二烯 - 苯乙烯	acrylonitrile-butadiene-styrene，ABS	255，264
布尔运算	Boolean operation	65，196
步态分析	gait analysis	76

C

材料属性合理近似模型	rational approximation of material properties，RAMP	313
超短回波时间	ultrashort echo time，UTE	22
超声成像	ultrasonography	38，290
超声弹性成像	ultrasound elastography	38
超声检测	ultrasonic testing，UT	110
成品矫形器	prefabricated orthoses	307

穿透裂纹	through crack	78
垂体生长激素腺瘤	growth-hormone-secreting pituitary adenoma, GHSPA	260
磁粉检测	magnetic particle testing, MT	110
磁共振成像	magnetic resonance imaging, MRI	13, 22, 262, 288
磁共振静脉成像	magnetic resonance venography, MRV	263
磁共振神经成像	magnetic resonance neurography, MRN	22
磁共振血管成像	magnetic resonance angiography, MRA	262

D

带通滤波	band-pass filtering	44
带阻滤波	band-stop filtering	44
弹性配准	elastic registration	47
低通滤波	lowpass filtering	44
低温沉积成形	low-temperature deposition modeling, LDM	222
低温热塑板材	low temperature thermoplastic	253
点云	point cloud	67
电弧增材制造	wire and arc additive manufacturing, WAAM	86, 95
电子束熔丝沉积成形	electron beam freeform fbrication, EBFF	86
电子束选区熔化	electron beam selective melting, EBSM	5, 6, 86
蝶骨嵴脑膜瘤	sphenoid ridge meningioma	280
定制成品矫形器	custom-fitted prefabricated orthoses	307
定制矫形器	custom-made orthoses	307
动静脉畸形	arteriovenous malformation	262
动脉瘤	aneurysm	262
动态踝足矫形器	dynamic ankle foot orthosis, DAFO	316, 325
动态区域增长	dynamic region growing	64
断层超声显像	tomographic ultrasound imaging, TUI	290
对比剂增强	contrast enhancement, CE	23
多层插值处理	multiple slice edit	64
多平面重建	multiple planar reconstruction, MPR	23
多普勒超声成像	Doppler ultrasonography	38
多射流熔融	multi-jet fusion, MIF	3

E

二维印刷	two-dimensional printing	2

F

发光二极管	light emitting diode，LED	4
法洛四联症	tetralogy of Fallot，TOF	290
方向滤波器组	directional filter bank，DFB	50
房室间隔缺损	atrioventricular septal defect，AVSD	290
非刚性配准	non-rigid registration	46
非均匀有理 B 样条	non-uniform rational B-spline，NURBS	311
非下采样轮廓波变换	nonsubsampled contourlet transform，NSCT	51
肥大细胞	mast cell	418

G

刚性配准	rigid registration	46
高分辨率 CT	high resolution CT，HRCT	23
高抗冲聚苯乙烯	high impact polystyrene，HIPS	124
高通滤波	high-pass filtering	44
个人识别信息	personal identifying information，PII	446
各向同性	isotropy	20
根尖牙乳头干细胞	stem cell from apical papilla，SCAP	433
梗阻性肥厚型心肌病	obstructive hypertrophic cardiomyopathy	117
骨软骨瘤	osteochondroma	215
骨形态发生蛋白质 -2	bone morphogenetic protein-2，BMP-2	354
固体各向同性惩罚微结构模型	solid isotropic microstructures with penalization，SIMP	313
冠状动脉疾病	coronary artery disease，CAD	294
光固化成型技术	stereolithography apparatus，SLA	84
光固化生物打印	stereolithography bioprinting	13
光流场	optic flow field	48
光敏树脂	photosensitive resin	106
光顺	smoothing	65
光线投射法	ray casting	58
硅胶	silica gel	136
过继性免疫治疗	adoptive cell transfer therapy，ACT	418

H

颌面缺损	maxilofacial defect	228
红外热成像	infrared thermography，IRT	110
胡桃夹综合征	nutcracker syndrome，NCS	294
滑开型裂纹	sliding mode crack	78

| 滑膜软骨瘤病 | synovial chondromatosis | 215 |
| 混合现实 | mixed reality, MR | 61, 142 |

J

基因治疗	gene therapy	418
基质辅助脉冲激光蒸发直写技术	matrix-assisted pulsed-laser evaporation direct write, MAPLE-DW	345
激光辅助生物打印	laser assisted bioprinting, LAB	374
激光近净成形	laser engineered net shaping, LENS	86
激光选区熔化	selective laser melting, SLM	5, 6, 86, 226
激光选区烧结	selective laser sintering, SLS	3, 5, 222, 316
激光诱导前向转移	laser induced forward transfer, LIFT	345, 374
挤出式生物打印	extrusion-based bioprinting	13, 345, 356, 376
脊柱侧凸	scoliosis	325
脊柱矫形器	spinal orthosis	307
计算机断层扫描	computed tomography, CT	13, 19, 262, 288
计算机辅助设计	computer aided design, CAD	2, 159, 202, 222, 288, 310, 315
计算机辅助手术	computer assisted surgery, CAS	147
计算机辅助制造	computer aided manufacturing, CAM	159, 309
计算机三维模型	calculate 3D	65
计算机数字控制	computer numerical control, CNC	336
甲基丙烯酸酐化明胶	gelatin methacrylate, GelMA	355, 377
剪切变形法	shear-warp	59
简化	reduction	65
腱鞘巨细胞瘤	tenosynovial giant cell tumor	215
胶质母细胞瘤	glioblastoma, GBM	260
矫形器	orthosis	306, 325
搅拌摩擦点焊	friction-stir spot welding, FSSW	217
结冷胶	gellan gum	364
近视牵引性黄斑病变	myopic traction maculopathy, MTM	243
经导管二尖瓣置换术	transcatheter mitral valve replacement, TMVR	294
经导管主动脉瓣置换术	transcatheter aortic valve replacement, TAVR	292
经皮球囊二尖瓣成形术	percutaneous balloon mitral valvuloplasty, PBMV	293
经验模态分解	empirical mode decomposition, EMD	51

矩阵辅助脉冲激光蒸发直写	matrix-assisted pulsed-laser evaporation direct write,	
	MAPLE-DW	374
聚氨酯	polyurethane, PU	309
聚丙烯酸	polyacrylic acid, PAA	361
聚丙烯酰胺	polyacrylamide, PAM	361
聚对苯二甲酸乙二醇酯	polyethylene terephthalate, PET	339
聚二甲基硅氧烷	polydimethylsiloxane, PDMS	406
聚合物喷射技术	polyjet	3
聚环氧乙烷	polyethylene oxide, PEO	355
聚己内酯	polycaprolactone, PCL	316, 422
聚类	clustering	52
聚氯乙烯	polyvinyl chloride, PVC	318
聚醚醚酮	polyetheretherketone, PEEK	276, 300, 339
聚醚酰亚胺	polyetherimide, PEI	339
聚乳酸	polylactic acid, PLA	123, 316,
		339, 422
聚碳酸酯	polycarbonate, PC	339
聚氧化乙烯	polyethylene oxide, PEO	361
聚乙醇酸	polyglycolic acid, PGA	365, 422
聚乙二醇	polyethylene glycol, PEG	361
聚乙烯醇	polyvinyl alcohol, PVA	124
卷积神经网络	convolutional neural network	56

K

康复辅具	rehabilitation technical aids	304
抗原呈递细胞	antigen-presenting cell, APC	354
可移动变形组件法	moving morphable component, MMC	315
可摘局部义齿	removable partial denture, RPD	226
空间分辨率	spatial resolution	20
快速成型	rapid prototyping	150, 349
髋臼前倾角	acetabular anteversion	193
髋臼外展角	acetabular abduction	193
髋臼旋转中心	center of rotation, COR	193
扩展有限元法	extended finite element method	77

L

| 拉普拉斯金字塔 | Laplacian pyramid, LP | 50 |
| 离散化 | discretization | 76 |

离散移动立方体	discrete marching cubes, DiscMC	58
锂皂石	laponite	363
立方块	cuberille	57
立体定向放射外科	stereotactic radiosurgery, SRS	244
立体光刻	stereo lithography, STL	196
立体光刻技术	stereo lithography apparatus, SLA	3,316
连续液面生产	continuous liquid interface production, CLIP	86,379
临床试验	clinical trial	456
颅骨缺损综合征	skull defect syndrome	274
颅内肿瘤	intracranial tumor	263
螺旋 CT	spiral CT	19

M

马尔可夫随机场	Markov random field, MRF	54
脉冲耦合神经网络	pulse coupled neural network, PCNN	51
蒙版	mask	63,311
蒙版编辑	edit mask	64
蒙版分割	split mask	64
蒙版光顺	smooth mask	64
蒙版修剪	crop mask	64
弥散张量成像	diffusion tensor imaging, DTI	22
米歇尔桁架理论	Michell truss theory	315
免疫分子	immune molecules	418
免疫器官	immune organ	418
免疫细胞	immunocyte	418
面绘制	surface rendering	57,70
模糊 C 均值聚类	fuzzy C-means clustering	56
目视检测	visual test, VT	110

N

纳米纤维素	nano-cellulose	364
脑血管疾病	cerebrovascular disease, CVD	262
能量释放率	energy release rate	78
逆向工程	reverse engineering, RE	66,159
尿路上皮细胞	urothelial cell	425
颞下颌关节	temporomandibular joint, TMJ	200,214
颞下颌关节强直	temporomandibular joint ankylosis, TMJA	214
颞下颌关节脱位	temporomandibular joint dislocation	215

P

抛雪球法	splatting	59
喷墨成型	inkjet printing	242
喷墨生物打印	inkjet-based bioprinting	13，345，356
喷墨印刷	ink-jet printing	222
平滑肌细胞	smooth muscle cell	425
平扫	plain scan，PS	23
剖分立方体	dividing cubes	58
葡萄膜恶性黑色素瘤	uveal malignant melanoma，UMM	244
普朗尼克F127	Pluronic F127	363，411

Q

奇点法	method of singularities	79
器官打印	organ printing	344
前正中线	anterior median line，AML	193
羟基磷灰石	hydroxyapatite，HA	211，423
切片	slice	63
区域生长	region growing	54
区域增长	region growing	196
曲面重构	surface reconstruction	67
曲面重组	curved planar reformation，CPR	31
去金属伪影	metal artifact reduction，MAR	20
全关节置换术	total joint replacement，TJR	216
全口义齿	complete denture	227
颧骨上颌复合体	zygomaticomaxillary complex，ZMC	211

R

热等静压	hot isostatic pressing，HIP	99
热塑性聚氨酯	thermoplastic polyurethane，TPU	316，339
热塑性塑料	thermoplastics	83
人工智能	artificial intelligence，AI	497
人脐静脉内皮细胞	human umbilical vein endothelial cells，HUVECs	352
人体诱导多能干细胞	human induced pluripotent stem cell，hiPSC	406
容积再现	volume rendering	23，31
熔丝沉积成形	fused deposition modeling，FDM	3，123，222，316，376
软体机器人	soft robot	494
软体机器人技术	soft robotics	495

S

三维超声成像	three-dimensional ultrasonography	41
三维超声心动图	three-dimensional echocardiography，3DE	290
三维打印	three-dimensional printing，3DP	2，3，5，6，259
扫频光源光学相干层析术	swept source optical coherence tomography，SS-OCT	242
上肢假肢	upper limb prosthesis	305
上肢矫形器	upper limb orthosis	306，329
射线检测	radiographic testing，RT	110
深埋裂纹	embedded crack	78
神经生长因子	nerve growth factor，NGF	354
神经网络	neural network	55
肾源性系统性纤维化	nephrogenic systemic fibrosis，NSF	29
渗透检测	penetrant testing，PT	110
生物 3D 打印	3D Bioprinting	349
生物激光打印	laser-based bioprinting	13，345，356
生物墨水	bioink	259
生物融合机器人	bio-syncretic robots	495
生物陶瓷	bioceramics	368
生物相容性	biocompatibility	360
声发射检测	acoustic emission testing，AET	110
时空关联成像	spatio-temporal image correlation，STIC	290
嗜碱性粒细胞	basophil	418
嗜酸性粒细胞	eosinophil	418
受保护健康信息	protected health information，PHI	446
树突状细胞	dendritic cell，DC	418
数值逼近	numerical approximation	76
数字光投影技术	digital light projection，DLP	3，4，85，355
数字化微笑设计	digital smile design，DSD	226
数字减影血管造影	digital subtraction angiography，DSA	262
数字扫描变换器	digital scan convertor，DSC	38
水凝胶	hydrogel	361
水平集方法	level set-based approach	315
撕开型裂纹	tearing mode crack	78
随机场	random field	54

T

碳纤维	carbon fiber	318
体绘制	volume rendering	57，70
替代指标	surrogate marker	458
条件随机场	conditional random fields，CRF	54
同态滤波	homomorphic filtering	44
统计形状建模方法	statistical shape modeling methods	147
图像配准	image registration	46
图像融合	image fusion	49
图像增强	image enhancement	42
吞噬细胞	phagocyte	418
脱细胞细胞外基质	decellularized extracellular matrix，dECM	354

W

外耳畸形	deformity of external ear	253
外伤后癫痫	post-traumatic epilepsy	274
完全型大动脉转位	complete transposition of great arteries，TGA	290
伪影	artifact	20
涡流检测	eddy current testing，ET	110
无机非金属材料	inorganic nonmetallic materials	368
无损检测	nondestructive testing，NDT	110

X

细胞外基质	extracellular matrix，ECM	356
下肢假肢	lower limb prosthesis	305
下肢矫形器	lower limb orthosis	306
先天性小耳畸形	congenital microtia	253
先天性心脏病	congenital heart disease，CHD	290
小波变换	wavelet transformation	45，49
小耳畸形	microtia	422
泄漏试验	leakage test，LT	110
信噪比	signal-to-noise ratio	53
形态学运算	morphology operations	65
胸壁重建	chest wall reconstruction	298
胸 - 腰 - 骶矫形器	thoraco-lumbo-sacral orthosis，TLSO	326
虚拟手术规划	virtual surgery planning	60
虚拟现实	virtual reality，VR	61，120，142
血管内皮生长因子	vascular endothelial growth factor，VEGF	354

循证医学	evidence-based medicine，EBM	454

Y

牙颌面畸形	dento-maxillofacial deformities	196
牙周膜干细胞	periodontal ligament stem cells，PDLSCs	433
演化结构优化法	evolutionary structural optimization，ESO	315
液态树脂光固化成形	liquid resin for stereolithography	222
医学数字成像和通信	digital imaging and communication in medicine，DICOM	41，63，393
医学图像分割	medical image segmentation	53
移动变形孔洞法	moving morphable void，MMV	315
移动立方体	marching cubes，MC	57
移动四面体	marching tetrahedra，MT	58
异质性检验	heterogeneity test	463
隐马尔可夫随机场	hidden Markov random field，HMRF	54
应力幅	stress amplitude	78
应力强度因子	stress intensity factor	78
应力遮挡	stress shielding	75
有限元	finite element	76
有限元法	finite element method	76
有限元分析	finite element analysis，FEA	312
右心室双出口	double outlet right ventricle，DORV	290
诱导多能干细胞	induced pluripotent stem cells，iPSCs	352，416
阈值分割	thresholding	64，311
原位打印技术	in situ printing	386

Z

再生医学	regenerative medicine	348
增材制造	additive manufacturing，AM	2，159，349
增材制造文件格式	additive manufacturing file format，AMF	68
增强现实	augmented reality，AR	61，142
增强虚拟	augmented virtual，AV	142
张开型裂纹	opening mode crack	78
直写成型技术	direct ink writing，DIW	3
质子束放射治疗	proton beam radiotherapy，PBT	244
智能延展	smart expand	64
中枢神经系统	central nervous system，CNS	260
周围神经系统	peripheral nervous system，PNS	261

椎弓根钉	pedicle screw，PS	281
自动分割	automated segment	56
自发性脑出血	spontaneous intracerebral hemorrhage	280
自然杀伤细胞	natural killer cell	418
组织工程	tissue engineering	348，421
最大高宽比	maximum aspect ratio	69
最大密度投影	maximum intensity projection，MIP	23，32

登录中华临床影像库步骤

┃ 公众号登录 >>

扫描二维码
关注"临床影像库"公众号

点击"影像库"菜单
进入中华临床影像库首页

临床影像库
中华临床影像库内容涵盖国内近百家大
型三甲医院临床影像诊断中所能见… ∨

7位朋友关注

关注公众号

影像库

┃ 网站登录 >>

输入网址 medbooks.ipmph.com/yx
进入中华临床影像库首页

集 **159** 家顶级三甲医院全部病种资源
聚 **372** 位权威影像专家实战精彩解读

进入中华临床影像库首页

注册或登录

PC 端点击首页"兑换"按钮
移动端在首页菜单中选择"兑换"按钮

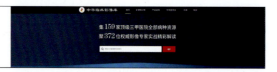

输入兑换码,点击"激活"按钮
开通中华临床影像库的使用权限

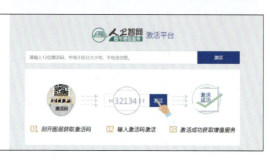

48入

国家卫生健康委员会"十三五"规划教材
全国高等学校教材
供本科应用心理学及相关专业用

心理科学研究方法
Research Methods in Psychology

第 3 版

主　编　李功迎

副 主 编　关晓光　唐　宏　赵行宇

编　者　（以姓氏笔画为序）

王胜男（潍坊医学院心理学系）　　　　张卫华（北京大学第六医院）

关晓光（黑龙江中医药大学人文与管理学院）　陈洪岩（新乡医学院心理学院）

李文福（济宁医学院精神卫生学院）　　赵尔樱（哈尔滨医科大学公共卫生学院）

李功迎（济宁医学院精神卫生学院）　　赵行宇（吉林医药学院应用心理学院）

李则宣（中南大学湘雅二医院）　　　　赵静波（南方医科大学公共卫生学院）

李春波（上海交通大学医学院附属精神卫生　姜　晶（齐齐哈尔医学院精神卫生学院）
　　　　中心）　　　　　　　　　　　秦　莉（皖南医学院护理学院）

李春禄（滨州医学院人文与社会科学学院）　徐国庆（大连医科大学心理学系）

杨晶晶（重庆医科大学公共卫生与管理学院）　高志华（华北理工大学心理学院）

沈　冲（南京医科大学公共卫生学院）　唐　宏（赣南医学院心理学系）

学术秘书　李文福（兼）

人民卫生出版社

图书在版编目（CIP）数据

心理科学研究方法/李功迎主编 . —3 版 . —北京：人民
卫生出版社，2018

全国高等学校应用心理学专业第三轮规划教材

ISBN 978-7-117-27180-6

Ⅰ. ①心… Ⅱ. ①李… Ⅲ. ①心理学研究方法 - 高等学
校 - 教材 Ⅳ. ①B841

中国版本图书馆 CIP 数据核字（2018）第 181101 号

人卫智网	www.ipmph.com	医学教育、学术、考试、健康，
		购书智慧智能综合服务平台
人卫官网	www.pmph.com	人卫官方资讯发布平台

心理科学研究方法
第 3 版

主　　编：李功迎
出版发行：人民卫生出版社（中继线 010-59780011）
地　　址：北京市朝阳区潘家园南里 19 号
邮　　编：100021
E - mail：pmph @ pmph.com
购书热线：010-59787592　010-59787584　010-65264830
印　　刷：中煤（北京）印务有限公司
经　　销：新华书店
开　　本：850×1168　1/16　印张：22　插页：9
字　　数：590 千字
版　　次：2007 年 7 月第 1 版　2018 年 8 月第 3 版
　　　　　2023 年 9 月第 3 版第 2 次印刷（总第 5 次印刷）
标准书号：ISBN 978-7-117-27180-6
定　　价：69.00 元
打击盗版举报电话：010-59787491　E-mail：WQ @ pmph.com
　（凡属印装质量问题请与本社市场营销中心联系退换）

全国高等学校应用心理学专业第三轮规划教材
修订说明

全国高等学校本科应用心理学专业第一轮规划教材于 2007 年出版，共 19 个品种，经过几年的教学实践，得到广大师生的普遍好评，填补了应用心理学专业教材出版的空白。2013 年修订出版第二轮教材共 25 种。这两套教材的出版标志着我国应用心理学专业教学开始规范化和系统化，对我国应用心理学专业学科体系逐渐形成和发展起到促进作用，推动了我国高等院校应用心理学教育的发展。2016 年经过两次教材评审委员会研讨，并委托齐齐哈尔医学院对全国应用心理学专业教学情况及教材使用情况做了深入调研，启动第三轮教材修订工作。根据本专业培养目标和教育部对本专业必修课的要求及调研结果，本轮教材将心理学实验教程和认知心理学去掉，增加情绪心理学共 24 种。

为了适应新的教学目标及与国际心理学发展接轨，教材建设应不断推陈出新，及时更新教学理念，进一步完善教学内容和课程体系建设。本轮教材的编写原则与特色如下：

1. 坚持本科教材的编写原则　教材编写遵循"三基""五性""三特定"的编写要求。

2. 坚持必须够用的原则　满足培养能够掌握扎实的心理学基本理论和心理技术，能够具有较强的技术应用能力和实践动手能力，能够具有技术创新和独立解决实际问题的能力，能够不断成长为某一领域的高级应用心理学专门人才的需要。

3. 坚持整体优化的原则　对各门课程内容的边界进行清晰界定，避免遗落和不必要的重复，如果必须重复的内容应注意知识点的一致性，尤其对同一定义尽量使用标准的释义，力争做到统一。同时要注意编写风格接近，体现整套教材的系统性。

4. 坚持教材数字化发展方向　在纸质教材的基础上，编写制作融合教材，其中具有丰富数字化教学内容，帮助学生提高自主学习能力。学生扫描教材二维码即可随时学习数字内容，提升学习兴趣和学习效果。

第三轮规划教材全套共 24 种，适用于本科应用心理学专业及其他相关专业使用，也可作为心理咨询师及心理治疗师培训教材，将于 2018 年秋季出版使用。希望全国广大院校在使用过程中提供宝贵意见，为完善教材体系、提高教材质量及第四轮规划教材的修订工作建言献策。

教材目录

序号	书名	主编	副主编
1	心理学基础(第3版)	杜文东	吕 航 杨世昌 李 秀
2	生理心理学(第3版)	杨艳杰	朱熊兆 汪萌芽 廖美玲
3	西方心理学史(第3版)	郭本禹	崔光辉 郑文清 曲海英
4	实验心理学(第3版)	郭秀艳	周 楚 申寻兵 孙红梅
5	心理统计学(第3版)	姚应水	隋 虹 林爱华 宿 庄
6	心理评估(第3版)	姚树桥	刘 畅 李晓敏 邓 伟 许明智
7	心理科学研究方法(第3版)	李功迎	关晓光 唐 宏 赵行宇
8	发展心理学(第3版)	马 莹	刘爱书 杨美荣 吴寒斌
9	变态心理学(第3版)	刘新民 杨甫德	朱金富 张 宁 赵静波
10	行为医学(第3版)	白 波	张作记 唐峥华 杨秀贤
11	心身医学(第3版)	潘 芳 吉 峰	方力群 张 俐 田旭升
12	心理治疗(第3版)	胡佩诚 赵旭东	郭 丽 李 英 李占江
13	咨询心理学(第3版)	杨凤池	张曼华 刘传新 王绍礼
14	健康心理学(第3版)	钱 明	张 颖 赵阿勐 蒋春雷
15	心理健康教育学(第3版)	孙宏伟 冯正直	齐金玲 张丽芳 杜玉凤
16	人格心理学(第3版)	王 伟	方建群 阴山燕 杭荣华
17	社会心理学(第3版)	苑 杰	杨小丽 梁立夫 曹建琴
18	中医心理学(第3版)	庄田畋 王玉花	张丽萍 安春平 席 斌
19	神经心理学(第2版)	何金彩 朱雨岚	谢 鹏 刘破资 吴大兴
20	管理心理学(第2版)	崔光成	庞 宇 张殿君 许传志 付 伟
21	教育心理学(第2版)	乔建中	魏 玲
22	性心理学(第2版)	李荐中	许华山 曾 勇
23	心理援助教程(第2版)	洪 炜	傅文青 牛振海 林贤浩
24	情绪心理学	王福顺	张艳萍 成 敬 姜长青

配套教材目录

序号	书名	主编
1	心理学基础学习指导与习题集(第2版)	杨世昌　吕　航
2	生理心理学学习指导与习题集(第2版)	杨艳杰
3	心理评估学习指导与习题集(第2版)	刘　畅
4	心理学研究方法实践指导与习题集(第2版)	赵静波　李功迎
5	发展心理学学习指导与习题集(第2版)	马　莹
6	变态心理学学习指导与习题集(第2版)	刘新民
7	行为医学学习指导与习题集(第2版)	张作记
8	心身医学学习指导与习题集(第2版)	吉　峰　潘　芳
9	心理治疗学习指导与习题集(第2版)	郭　丽
10	咨询心理学学习指导与习题集(第2版)	高新义　刘传新
11	管理心理学学习指导与习题集(第2版)	付　伟
12	性心理学学习指导与习题集(第2版)	许华山
13	西方心理学史学习指导与习题集	郭本禹

主编简介

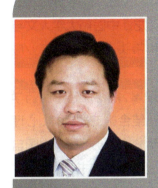

李功迎，医学博士，教授，主任医师，博士研究生导师。山东省行为医学重点实验室主任、山东省精神医学重点实验室主任、济宁医学院精神卫生学院副院长、《中华行为医学与脑科学杂志》《中国健康心理学杂志》编委、国际复合医学工程学会委员（ICME）、中华医学会精神病学分会生物精神病学学组委员、中国神经科学会精神病学基础与临床分会委员、中国心理学会危机干预工作委员会委员、山东省医学会行为医学分会委员、山东省医师学会精神科医师分会委员、山东省医学会精神病学分会青年委员会副主任委员。国家自然科学基金、山东省科技厅攻关项目、山东省自然科学基金评审专家。*Scientific Reports* 等多家英文杂志审稿人。

从事高校应用心理学、精神医学专业教学、科研、临床工作23年。多年来努力从事科研工作，具有较高的科研素质和科研水平，主要从事心理学、生物精神病学、精神应激、司法精神病学研究。主持国家自然科学基金1项、"十一五"国家支撑计划子课题1项、"863"计划子课题1项、山东省自然基金及其他省级课题3项、厅局级课题5项、国际合作课题3项。其中3项已结题，1项达国际领先水平，1项为国际先进。获教育部科技进步一等奖1项，其他省市级科技进步奖5项，近5年发表论文20余篇，SCI收录9篇，SSCI收录1篇，主编专著3部，主编国家级规划教材3部，副主编及参编国家级规划教材9部。

副主编简介

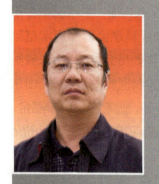

关晓光，男，1963年6月生。中医学学士、硕士，医学博士。三级教授，硕士生导师，培养研究生10名。为黑龙江中医药大学人文与管理学院副院长，校重点学科中医心理学学科带头人，校重点专业应用心理学负责人。

兼任世中联中医心理学专业委员会常务理事，黑龙江省中医药学会精神卫生专业委员会副主任委员，省中西医结合第二届精神、心理卫生专业委员会委员，世中联人文与管理学科分会常务理事，中国自然辩证法研究会理事，省自然辩证法研究会副理事长、秘书长。

著有专著《指下乾坤——中医脉诊文化史要论》。为全国中医药行业高等教育"十二五"、"十三五"规划教材《公共关系学》主编，国家卫生和计划生育委员会"十三五"规划教材《自然辩证法概论》第一副主编，国家卫生部"十二五"规划教材《心理科学研究方法》（第2版）第一副主编。主持省级科研项目多项，公开发表相关专业学术论文60余篇。

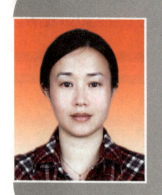

唐宏，教授，精神医学专业硕士生导师，中国心理卫生协会CBT专业委会委员、中国教育学会医学心理学分会理事、江西省心理学会理事、江西省心理咨询师协会理事、赣州市心理卫生学会副主任委员。从事心理学教学工作20余年，主要研究领域为医学心理学、认知神经科学，主持完成国家级课题4项，省级课题10余项，获省部级奖励2项，在国内外发表专业论文40余篇。

副主编简介

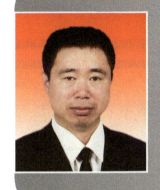

赵行宇，副教授，广东认知研究协会理事，吉林市心理卫生协会理事。

现承担生理心理学、实验心理学、认知心理学、心理科学研究方法、医学心理学的教学工作，主要从事老年痴呆的机制与干预领域的研究工作，为校应用心理学重点学科的方向负责人，获省级自然科学三等奖1项。

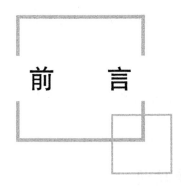

前　言

根据 2017 年 4 月召开的全国高等学校应用心理学专业第三轮规划教材主编人会议及 2017 年 5 月召开的国家卫生和计划生育委员会"十三五"应用心理学专业规划教材编写会会议精神，我们编写了第 3 版《心理科学研究方法》教科书。

作为《心理科学研究方法》第 2 版教材的再次修订，本版教材仍沿用了第 2 版教材的编写体例，按照研究的完整过程，从最初的科研选题开始，依次完成研究设计、数据收集、数据分析、论文撰写等这些心理学研究的必备过程与步骤进行编写。即全教材内容分为四篇：第一篇，心理科学研究方法总论；第二篇，科研课题的选择、确定与研究设计；第三篇，研究资料的收集；第四篇，研究结果的整理、分析、解释与报告。用这种体系，学生更容易掌握所需的知识，并且容易学以致用，更容易帮助学生将学到的知识、方法应用到实际的研究中，同时也更有利于教师对这门课程的讲授。真正做到了"教师好教、学生好学、毕业后好用"的教材"三好"要求，也体现了本教材的系统性、完整性。

本版教材除体现及遵循一般教材的"三基"、"五性"、"三特定"的编写原则，达到本科应用心理学专业教育培养目标的要求外，本版教材在编写和修订过程中体现了以下编写思路与原则：

1. 重实用　本版教材的编写考虑到面向的是应用心理学专业即将毕业的学生，考虑到他们做毕业课题、毕业论文的实际需要及毕业后的实际工作中能够应用所学的科研方法的知识，因此本版教材修订时增加了如下内容：

（1）将原"第二十二章，科研论文的撰写"，修订为"第二十二章，学位论文和科研论文的撰写"。

（2）增加"第二十三章，学士学位论文开题报告的撰写"。

（3）在各研究设计章节（如病例对照研究、队列研究、实验研究等）及各研究资料收集的方法章节中（如观察法、访谈法、问卷法等）均增加单独"案例"内容。

通过以上修订更增强了本版教材的实用性。

2. 体现新进展　教材内容与国际接轨，体现新理论、新成果，反映新进展和未来的发展方向。

3. 注重教材的全面性及学科间的交叉重复等问题　本版教材注重全面性，把与其他教材的重复与交叉内容，如心理测量与心理统计两部分内容从简，以概述形式与本教材的有关内容衔接，同时也去除第 2 版教材中的陈旧内容（如个案分析方法中的 Q 分类技术）。

这是《心理科学研究方法》教材的第 3 次修订了。唯有时间的积淀，更能体现传统的厚重和坚持的力量，相信随着本版教材的出版以及以后的再次修订，本教材更会日臻完美。参加本版教材编写的人员均是活跃在心理学临床、教学、科研第一线的中青年学者，在编写过程中，各位编委竭尽全力、一丝不苟,在此深表谢忱。本教材的编写,自始至终得到了各编写人员所在单位领导的关心、支持,在此一并表示诚挚的感谢。

本教材第 2 版自 2013 年问世以来,在全国高等院校中广为使用,影响较大。正因为如此,编者们在编写本书过程中更知责任重大,诚惶诚恐,唯恐疏漏,但书中难免有不妥甚至谬误之处,恳请各位读者在使用过程中提出宝贵意见,使之日臻完善。

李功迎

2018 年 7 月于济宁京杭大运河及微山湖畔

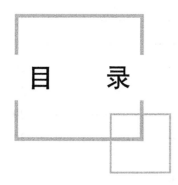

目 录

第一篇 心理科学研究方法总论

第一章 绪论···1

　第一节 科学研究方法引论··2

　　一、科学的概念···2

　　二、科学研究的特征··3

　　三、科学方法论···5

　第二节 心理学研究···6

　　一、心理科学研究方法概述··6

　　二、心理科学研究方法的内容与分类···7

　　三、心理学研究的特殊性··9

　　四、心理学研究的基本原则··9

　　五、心理学研究的目的与功能···10

　第三节 心理科学研究方法演变与创新··11

　　一、19世纪以前的心理科学研究方法···12

　　二、19世纪心理科学研究方法的发展···14

　　三、20世纪以来心理科学研究方法的进展······································15

　　四、心理科学研究方法发展的新趋势··18

　第四节 本教材的内容体系··19

第二章 心理学研究的道德与伦理学问题·······································21

　第一节 概述··22

　　一、科研道德的内涵和基本准则···22

　　二、有关人体科研伦理的主要历史事件和法典·································23

　第二节 心理学研究前需要考虑的伦理问题···································24

　　一、合理设计研究··24

　　二、风险判定··24

　　三、风险-效益评估··25

　　四、风险应对··25

　第三节 心理学研究过程中的伦理问题··26

一、以人为被试的研究 ·· 26

二、以动物为被试的伦理要求 ·· 29

第四节 报告心理学研究结果的伦理问题 ·· 29

一、欺诈 ··· 29

二、抄袭或剽窃 ··· 29

三、APA 关于心理学研究结果报告的伦理标准 ····························· 30

第二篇 科研课题的选择、确定与研究设计

第三章 研究课题的选择 ·· 33

第一节 心理学科研选题的意义与过程 ··· 34

一、科研选题的意义 ··· 34

二、科研选题的过程 ··· 34

第二节 心理学科研选题的原则 ·· 35

一、科学性 ··· 35

二、有用性 ··· 35

三、可行性 ··· 35

四、创新性 ··· 36

第三节 心理学科研选题的来源 ·· 36

一、根据社会需求进行选题 ·· 36

二、根据理论发展进行选题 ·· 37

三、根据研究文献进行选题 ·· 37

四、根据"灵感"进行选题 ··· 39

五、根据科技进展进行选题 ·· 39

第四节 科研假设的提出 ··· 39

一、假设的特征与功能 ··· 39

二、假设的基本类型 ··· 40

三、提出假设的方法 ··· 40

四、科研假设的评价 ··· 41

第四章 研究文献的查阅 ·· 42

第一节 概述 ·· 42

一、有助于系统了解研究课题 ·· 43

二、有助于提出问题 ··· 43

三、有助于完善研究设计 ··· 43

四、有助于丰富结果处理,扩展研究结果解释 ································ 43

五、有助于研究论文撰写 ··· 43

第二节 研究文献的类别与特点 ·· 44

一、加工深度不同的文献及其特点 ·· 44

　　二、编辑出版形式不同的文献及其特点 ……………………………………………44

第三节　研究文献检索的原则、渠道与方法 ………………………………………………46

　　一、研究文献检索的原则 ……………………………………………………………46

　　二、研究文献检索的渠道 ……………………………………………………………47

　　三、研究文献检索的方法 ……………………………………………………………48

第四节　研究文献的整理与分析 ……………………………………………………………49

　　一、研究文献的阅读 …………………………………………………………………49

　　二、研究文献的记录与整理 …………………………………………………………50

　　三、研究文献的评价 …………………………………………………………………51

第五节　文献综述 ……………………………………………………………………………52

　　一、概述 ………………………………………………………………………………52

　　二、文献综述的内容 …………………………………………………………………52

　　三、文献综述撰写的注意事项 ………………………………………………………53

第五章　研究设计的内容与程序 ………………………………………………………………55

第一节　明确研究目的与研究内容 …………………………………………………………56

　　一、明确研究目的 ……………………………………………………………………56

　　二、确定研究类型 ……………………………………………………………………56

第二节　研究对象的选取 ……………………………………………………………………59

　　一、研究对象选取的重要性 …………………………………………………………59

　　二、确定研究范围与总体 ……………………………………………………………60

　　三、样本及样本的代表性 ……………………………………………………………60

　　四、抽样的基本方法 …………………………………………………………………61

第三节　确定研究变量与观测指标 …………………………………………………………63

　　一、心理学研究变量的定义和操作定义 ……………………………………………63

　　二、心理学研究变量的类型 …………………………………………………………63

　　三、确定研究变量的观测指标 ………………………………………………………64

　　四、心理变量的常用指标 ……………………………………………………………65

第四节　选择研究工具与材料 ………………………………………………………………66

　　一、研究工具的选择 …………………………………………………………………66

　　二、研究材料的设计 …………………………………………………………………67

第五节　制定研究程序与研究环境 …………………………………………………………68

　　一、制定研究程序 ……………………………………………………………………68

　　二、确定研究环境 ……………………………………………………………………68

第六节　统计分析方法的确定 ………………………………………………………………68

　　一、根据研究目的确定统计分析方法 ………………………………………………69

　　二、根据研究资料的性质确定统计分析方法 ………………………………………69

第七节　研究误差的控制 ……………………………………………………………………70

　　一、抽样误差及其控制 ………………………………………………………………70

　　二、无关变量导致的误差及其控制 ……………………………………………………70

第六章　描述性研究 …………………………………………………………………………73
　第一节　描述性研究概述 ………………………………………………………………………73
　第二节　现况研究概述 …………………………………………………………………………74
　　一、现况研究的概念 …………………………………………………………………………74
　　二、现况研究的用途 …………………………………………………………………………74
　　三、现况研究的特点 …………………………………………………………………………74
　　四、现况研究的类型 …………………………………………………………………………75
　第三节　现况研究的设计与实施 ………………………………………………………………75
　　一、明确调查目的与类型 ……………………………………………………………………75
　　二、确定研究对象 ……………………………………………………………………………76
　　三、确定样本量和抽样方法 …………………………………………………………………76
　　四、资料的收集 ………………………………………………………………………………79
　　五、资料的整理与分析 ………………………………………………………………………81
　　六、常见偏倚及其控制 ………………………………………………………………………81
　第四节　现况研究的评价 ………………………………………………………………………82
　　一、优点 ………………………………………………………………………………………82
　　二、局限性 ……………………………………………………………………………………82

第七章　病例对照研究 ………………………………………………………………………85
　第一节　病例对照研究概述 ……………………………………………………………………85
　　一、病例对照研究的定义 ……………………………………………………………………85
　　二、病例对照研究的基本原理 ………………………………………………………………86
　　三、病例对照研究的特点 ……………………………………………………………………86
　　四、病例对照研究的用途 ……………………………………………………………………87
　第二节　病例对照研究的类型 …………………………………………………………………87
　　一、不匹配的病例对照研究 …………………………………………………………………87
　　二、匹配的病例对照研究 ……………………………………………………………………87
　第三节　病例对照研究的设计方法与步骤 ……………………………………………………88
　　一、病例对照研究实施的基本步骤 …………………………………………………………88
　　二、病例与对照的选择 ………………………………………………………………………88
　　三、样本含量的估计 …………………………………………………………………………90
　　四、确定研究因素 ……………………………………………………………………………91
　　五、资料的收集和整理 ………………………………………………………………………92
　第四节　病例对照研究资料的分析与统计方法 ………………………………………………92
　　一、描述性分析 ………………………………………………………………………………92
　　二、推断性分析 ………………………………………………………………………………92
　第五节　病例对照研究中的偏倚与控制 ………………………………………………………95

　　一、选择性偏倚及其控制 ···95

　　二、信息偏倚及其控制 ···96

　　三、混杂偏倚及其控制 ···96

第六节　病例对照研究的评价 ···97

　　一、优点 ···97

　　二、局限性 ···97

第八章　队列研究 ···99

第一节　队列研究概述 ···100

　　一、基本概念 ···100

　　二、队列研究的基本原理 ···100

　　三、队列研究的用途 ···101

　　四、队列研究的类型 ···102

第二节　队列研究的设计与实施 ···103

　　一、选用队列研究的指征 ···103

　　二、确定研究变量 ···103

　　三、确定研究结局 ···103

　　四、确定研究现场与研究人群 ···104

　　五、确定样本量 ···105

　　六、资料的收集与随访 ···106

　　七、质量控制 ···106

第三节　资料的整理与分析 ···107

　　一、基本整理模式 ···107

　　二、人时的计算 ···107

　　三、率的计算 ···109

　　四、效应的估计 ···110

第四节　常见偏倚及其控制 ···112

　　一、选择性偏倚 ···112

　　二、失访偏倚 ···113

第五节　队列研究的评价 ···113

　　一、优点 ···113

　　二、局限性 ···113

第九章　实验研究 ···116

第一节　实验研究概述 ···117

　　一、实验研究的含义与特点 ···117

　　二、实验研究中的重要概念 ···117

第二节　实验研究的类型 ···119

　　一、实验室实验和现场实验 ···119

二、单因素实验和多因素实验 ··· 119

三、前实验设计、准实验设计和真实验设计 ··················· 119

四、被试内设计、被试间设计、混合实验设计 ··············· 120

第三节　实验研究的设计方法 ··· 121

一、前实验设计 ··· 121

二、准实验设计 ··· 122

三、真实验设计 ··· 124

第四节　实验研究的结果分析 ··· 126

一、单因素设计的结果分析 ··· 126

二、多因素设计的结果分析 ··· 127

第五节　实验研究的评价 ··· 129

一、优点 ··· 129

二、局限性 ··· 130

第三篇　研究资料的收集

第十章　观察法 ··· 133

第一节　观察法概述 ··· 134

一、观察法的概念 ··· 134

二、观察法的特点 ··· 134

三、观察法的适用条件 ··· 134

四、观察法的应用 ··· 134

第二节　观察法的类型与特征 ··· 135

一、依据观察者身份分类 ··· 135

二、依据观察的媒介分类 ··· 136

三、依据观察的实施程序分类 ··· 136

四、依据观察的情境条件分类 ··· 136

第三节　观察法的基本程序及运用 ··· 138

一、观察法的准备阶段 ··· 138

二、观察法的实施阶段 ··· 139

三、观察结果的整理分析阶段 ··· 141

第四节　观察法的评价 ··· 142

一、优点 ··· 142

二、局限性 ··· 142

第十一章　访谈法 ··· 144

第一节　访谈法概述 ··· 144

一、访谈法的概念 ··· 144

二、访谈法的特点 ··· 145

　　三、访谈法的适用条件 ………………………………………………………………… 145

　　四、访谈法的应用 …………………………………………………………………………… 146

　第二节　访谈法的类型与特征 …………………………………………………………… 146

　　一、依据访谈的结构化程度 …………………………………………………………… 146

　　二、依据访谈人数的多少 ……………………………………………………………… 147

　　三、依据访谈的次数 …………………………………………………………………… 147

　　四、依据访谈沟通方式 ………………………………………………………………… 148

　第三节　访谈法的基本程序及运用 ……………………………………………………… 148

　　一、访谈的设计与准备 ………………………………………………………………… 148

　　二、访谈的实施 ………………………………………………………………………… 148

　　三、访谈结果的整理和分析 …………………………………………………………… 150

　第四节　常用的访谈技术 ………………………………………………………………… 150

　第五节　访谈法的评价 …………………………………………………………………… 151

　　一、优点 ………………………………………………………………………………… 151

　　二、局限性 ……………………………………………………………………………… 151

第十二章　问卷法 …………………………………………………………………………… 154

　第一节　问卷法概述 ……………………………………………………………………… 154

　　一、问卷法的概念 ……………………………………………………………………… 154

　　二、问卷法的特点 ……………………………………………………………………… 154

　第二节　问卷法的类型与特征 …………………………………………………………… 155

　　一、根据问卷中提出问题的结构化程度 ……………………………………………… 155

　　二、根据问卷的施测方式 ……………………………………………………………… 156

　第三节　问卷的设计与编制 ……………………………………………………………… 157

　　一、问卷的基本结构与要求 …………………………………………………………… 157

　　二、问卷编制的基本步骤及要求 ……………………………………………………… 159

　第四节　问卷法的实施与运用 …………………………………………………………… 160

　　一、问卷法实施的一般程序 …………………………………………………………… 160

　　二、问卷法的运用 ……………………………………………………………………… 161

　第五节　问卷法的评价 …………………………………………………………………… 161

　　一、优点 ………………………………………………………………………………… 161

　　二、局限性 ……………………………………………………………………………… 161

第十三章　测验法 …………………………………………………………………………… 165

　第一节　心理测验概述 …………………………………………………………………… 165

　　一、测验法及心理测验的概念 ………………………………………………………… 165

　　二、心理测验的特点 …………………………………………………………………… 166

　　三、心理测验的量表 …………………………………………………………………… 167

　第二节　心理测验的类型、功能和评价指标 …………………………………………… 167

一、心理测验的类型 ·· 167

二、心理测验的功能 ·· 169

三、评价心理测验的指标 ·· 170

第三节 心理测验的运用 ·· 170

一、测验的选择 ·· 171

二、测验前的准备 ·· 171

三、施测 ·· 171

第四节 测验法的评价 ·· 173

一、优点 ·· 173

二、局限性 ·· 173

三、目前测验使用存在的问题 ···································· 174

四、测验法与问卷法的区别 ······································ 174

第十四章 实验法 ·· 177

第一节 实验法概述 ·· 177

一、实验法定义与研究逻辑 ······································ 178

二、实验法的特点与分类 ·· 178

第二节 实验法的基本程序与运用 ·································· 179

一、实验课题的确定 ·· 179

二、实验构思 ·· 180

三、实验设计 ·· 180

四、实验计划与准备 ·· 190

五、实验实施 ·· 192

第三节 实验法的评价 ·· 193

一、实验室实验法的优缺点 ······································ 193

二、自然实验法的优缺点 ·· 194

第十五章 现场研究方法 ·· 196

第一节 现场研究方法概述 ·· 197

一、现场研究的概念 ·· 197

二、现场研究的类型 ·· 197

三、现场研究方法的特点 ·· 198

四、现场研究的目的 ·· 199

第二节 现场研究的步骤与程序 ···································· 199

一、现场研究的设计 ·· 199

二、现场研究的步骤 ·· 200

三、现场研究的质量控制 ·· 204

第三节 现场研究方法的运用 ······································ 205

一、群体研究 ·· 205

二、社区研究 ……………………………………………………………… 206
第四节 现场研究方法的评价 …………………………………………… 207
一、现场调查方法 …………………………………………………… 207
二、现场干预方法 …………………………………………………… 208

第十六章 社会调查法 …………………………………………………… 211
第一节 社会调查法概述 ………………………………………………… 212
一、社会调查法的概念和特点 ……………………………………… 212
二、社会调查法的作用 ……………………………………………… 213
三、社会调查法的分类 ……………………………………………… 213
第二节 社会调查法的实施步骤 ………………………………………… 215
一、社会调查的准备阶段 …………………………………………… 215
二、社会调查资料的收集阶段 ……………………………………… 216
三、调查资料的整理和分析阶段 …………………………………… 217
四、调查结果的评价、检验和应用阶段 …………………………… 219
第三节 社会调查的基本方式 …………………………………………… 219
一、普查 ……………………………………………………………… 219
二、抽样调查 ………………………………………………………… 220
三、个案调查 ………………………………………………………… 221
四、典型调查 ………………………………………………………… 222
五、重点调查 ………………………………………………………… 222
六、追踪调查 ………………………………………………………… 222
第四节 问卷的设计 ……………………………………………………… 223
一、问卷的性质与基本结构 ………………………………………… 223
二、问卷设计的原则 ………………………………………………… 225
三、问卷设计的具体方法 …………………………………………… 225
第五节 调查员的培训及调查的监控 …………………………………… 228
一、调查员的遴选与培训 …………………………………………… 228
二、调查过程管理和质量监控 ……………………………………… 230
第六节 社会调查法的评价 ……………………………………………… 231
一、优点 ……………………………………………………………… 231
二、局限性 …………………………………………………………… 232

第十七章 社会测量法 …………………………………………………… 235
第一节 社会测量法概述 ………………………………………………… 235
一、社会测量的含义 ………………………………………………… 235
二、社会测量的特点 ………………………………………………… 237
三、社会测量的基本形式 …………………………………………… 237
第二节 社会测量的层次、设计和施测方法 …………………………… 239

一、社会测量的层次 ··· 239

二、社会测量的设计与施测 ··· 239

第三节　社会测量结果的整理和评价 ··· 240

一、社会测量结果的整理 ··· 240

二、社会测量结果的评价 ··· 242

第四节　社会测量的常用量表 ··· 243

一、鲍格达斯社会距离量表 ··· 243

二、瑟斯顿量表 ··· 244

三、李克特量表 ··· 245

四、语义差异量表 ··· 245

五、哥特曼量表 ··· 246

第十八章　个案研究法 ··· 250

第一节　个案研究法概述 ··· 251

一、个案研究法的含义及特点 ·· 251

二、个案研究法的类型 ··· 251

三、个案研究法的功能及应用 ·· 252

第二节　个案研究的设计与实施 ·· 252

一、个案研究的程序设计 ··· 252

二、个案研究设计的实施方法 ·· 253

第三节　个案研究的结果与评价 ·· 256

一、个案研究记录的种类 ··· 256

二、个案研究的统计分析 ··· 257

三、个案研究过程中应注意的问题 ··· 257

四、个案研究的评价 ··· 258

第四节　个案研究法的其他技术 ·· 259

一、口语报告法 ··· 259

二、语义分析法 ··· 260

第四篇　研究结果的整理、分析、解释与报告

第十九章　研究结果的整理与统计分析 ·· 263

第一节　科研数据的整理 ··· 264

一、科研数据整理的目的 ··· 264

二、科研数据的质量审查 ··· 264

三、科研数据的录入 ··· 265

四、科研数据的统计整理 ··· 265

第二节　科研数据的描述统计分析 ··· 266

一、数据的集中趋势的度量 ··· 267

二、数据的离散趋势的度量 ··· 267

三、数据间相关关系的度量 ··· 268

四、科研数据描述中的注意事项 ··· 270

第三节 科研数据的推断统计分析 ··· 270

一、推断统计 ·· 271

二、一元统计分析 ··· 272

三、多元统计分析 ··· 274

第二十章 研究结果的解释 ··· 281

第一节 概述 ·· 281

一、研究结果解释的意义 ··· 281

二、研究结果解释的内容 ··· 282

三、研究结果解释的注意事项 ·· 282

四、研究结果解释的原则和方法 ··· 282

五、研究结果的解释与研究结论的概括性 ··· 284

第二节 结果解释与理论构建 ··· 287

一、理论构建的过程 ··· 287

二、变量间的相互关系 ··· 288

三、理论构建的方法 ··· 288

第二十一章 meta 分析 ··· 290

第一节 meta 分析概述 ··· 291

一、meta 分析的定义 ··· 291

二、meta 分析的发展历史 ··· 291

三、常用的 meta 分析软件 ··· 292

第二节 meta 分析的基本统计原理 ··· 292

一、效应指标的定义 ··· 292

二、效应模型的选择 ··· 293

三、参数估计 ·· 293

四、meta 分析中的统计图：森林图 ·· 294

第三节 meta 分析的步骤 ··· 295

一、明确研究目的，制定纳入标准和排除标准 ·· 295

二、确定资料来源，制定检索策略 ·· 295

三、选取符合纳入标准的研究并进行严格评价 ··· 296

四、资料提取，选取适于综合分析的统计量 ·· 296

五、对统计量进行合并，分析变异来源 ·· 296

六、报告结果，作出结论及评价 ··· 297

第四节 meta 分析的评价 ··· 297

一、meta 分析的局限性 ··· 297

二、meta 分析的评价原则 ……………………………………………………………… 298

三、应用展望 …………………………………………………………………………… 298

第二十二章　学位论文和科研论文的撰写 ……………………………………………… 300

第一节　概述 …………………………………………………………………………… 300

第二节　论文各主体内容的撰写 …………………………………………………… 301

一、概述 ……………………………………………………………………………… 301

二、论文各主体内容的撰写 ……………………………………………………… 301

第三节　论文撰写的写作格式及注意事项 ………………………………………… 303

一、题名的拟定 …………………………………………………………………… 303

二、摘要写作 ……………………………………………………………………… 305

三、引言部分的撰写 ……………………………………………………………… 306

四、方法学部分的撰写 …………………………………………………………… 306

五、结果的撰写 …………………………………………………………………… 308

六、讨论的撰写 …………………………………………………………………… 309

七、参考文献的撰写 ……………………………………………………………… 309

八、论文的写作顺序 ……………………………………………………………… 311

第四节　论文撰写的写作规范 ……………………………………………………… 311

一、重视不断提高语言学水平 …………………………………………………… 311

二、向期刊投稿时需要注意的问题 ……………………………………………… 311

三、综述类论文撰写的基本要求 ………………………………………………… 312

第五节　学位论文和科研论文撰写的异同 ………………………………………… 312

第二十三章　学士学位论文开题报告的撰写 ………………………………………… 313

第一节　学士学位论文开题报告的内容与作用 …………………………………… 314

一、题目 …………………………………………………………………………… 314

二、选题依据 ……………………………………………………………………… 314

三、研究方案 ……………………………………………………………………… 315

四、预期效果 ……………………………………………………………………… 316

第二节　学士学位论文开题报告撰写中应注意的问题 …………………………… 316

一、立题依据撰写应该注意的问题 ……………………………………………… 316

二、研究方案撰写应该注意的问题 ……………………………………………… 317

三、数据分析和统计应该注意的问题 …………………………………………… 317

四、其他要注意的问题 …………………………………………………………… 318

第二十四章　科研课题计划书的撰写 ………………………………………………… 319

第一节　科研课题计划书的撰写 …………………………………………………… 319

一、题目的选择 …………………………………………………………………… 320

二、简表的填写 …………………………………………………………………… 320

三、立项依据的撰写 …………………………………………………………………… 322

四、研究内容的撰写 …………………………………………………………………… 323

五、研究工作基础的撰写 ……………………………………………………………… 324

六、经费预算的填写 …………………………………………………………………… 325

第二节　撰写中的常见问题与解析 …………………………………………………… 326

一、题目不新颖 ………………………………………………………………………… 326

二、研究涉及学科单一 ………………………………………………………………… 326

三、撰写过程困难 ……………………………………………………………………… 326

四、申报内容理解困难 ………………………………………………………………… 327

五、工作基础薄弱 ……………………………………………………………………… 327

六、科学术语不规范 …………………………………………………………………… 327

七、对项目管理与执行不了解 ………………………………………………………… 327

参考文献 ……………………………………………………………………………… 329

中英文名词对照索引 ………………………………………………………………… 333

第一章　绪　论

本章要点

科学的概念

科学研究的特征

心理科学研究方法的概念与过程

心理科学研究方法的内容与分类

　　一级层次的方法学

　　二级层次的方法学

　　三级层次的方法学

心理学研究的特殊性

　　研究对象与研究者的特殊性

　　研究过程的特殊性

　　研究方法的特殊性

心理学研究的基本原则

　　客观性原则

　　系统性原则

　　理论与实践相结合原则

　　教育性原则

　　伦理性原则

心理学研究的目的

　　描述

　　解释

　　预测

　　控制

心理科学研究方法的简史与发展趋势

关键词

科学；心理学；心理科学研究方法；方法学；分类；学科性质；历史

科学研究是人类追求知识或解决问题的一种活动。通过这种活动，人类对自然界和社

笔记

1

会现象的认识大为扩展,逐渐摆脱了懵懂、迷信和无知;对人类自身及其生存环境的各个方面,获得了正确的解释和切实的了解,逐渐减少了天灾人祸、疾病和贫穷,从而改善了人类的生存质量,提高了自身素质。这也体现了人类不同于其他动物的本质特性,通过科学研究和实践能动地改造世界,促进了人类社会的进步和发展。科学研究之所以卓有成效,是因为其采用了一系列特殊的方法和程序。因此,要想正确地了解科学研究的性质与成果,应当先行探讨科学研究方法。正因为人类采用了科学研究方法去探索人类心理现象的奥秘,才诞生了心理科学。通过对方法学的研究、改进、发展与革新,可为更加有效地进行科学研究提供正确的指导思想、科学的方法和最佳的手段。任何一门科学的产生和发展,在很大程度上取决于它有一套有效的科学研究方法。

第一节　科学研究方法引论

一、科学的概念

(一)科学的含义

科学(science)是运用范畴、定理、定律等思维形式反映现实世界各种现象本质规律的知识体系。每一门科学都是与其各自领域有关的知识体系,例如儿童心理学是用观察法、调查法、实验法、心理测量法等系统而客观的研究方法,研究儿童心理活动过程中的规律,研究他们的心理活动与周围环境及教育方式的因果关系,以及心理主观能动性对客观环境的作用等,通过这些科学研究,获得了对儿童心理规律的认识并形成正确的知识体系。

科学对人类的发展极为重要,但大家对科学的定义常产生一些误解。其一,将科学视为技术(technology)。往往一提到科学便想到电脑、宇宙飞船、原子弹等,而这些只是科学的结果。其二,把科学看成某些特定的学科,如物理、化学、生物学、医学、地理学等。随着人类知识的扩展,新的科目在不断增加,如果以特定科目作为标准,就很难判断新的学科是不是科学。另外,有人将科学界定为"有系统、有组织的正确知识"也存在一定的局限性,系统性、组织性和正确性只是科学的部分特征,而不能全面概述科学的特征。例如电话簿或民航班机时刻表所包含的知识具有系统性、又有组织且正确,但它们并不是科学。

(二)科学的分类

人类曾经以实证研究方法探讨过各种问题或现象,获得相关的种种知识,形成了各门各类的科学。

大致分为三个大的类别:物理科学(physical sciences)、生物科学(biological sciences)和社会及行为科学(social and behavioral sciences)。物理科学与生物科学所研究的都是自然现象,因此可以统称为自然科学。不过,这两类自然科学所研究的自然现象有所不同。物理科学所研究的主要是无生命物体或物质的种种现象,而生物科学所研究的则是有生命物体或物质的种种现象。

第三类科学是社会及行为科学,主要包括下列学科:经济学、政治学、历史学、社会学、人类学、心理学、行为学、大众传播学及管理学等。这些学科所研究的主要题材,大都与人在社会中所发生的种种现象及问题有关,这些现象与问题又往往涉及人的行为及行为的结果。在这些社会及行为科学中,经济学、大众传播学及管理学偏重应用,历史学与人类学偏重理论,而社会学与心理学则应用与理论并重。无论是为了应用还是理论的目的,行为科学所探讨的主要是个人或团体在社会或其他情境中所表现的行为及行为的结果(如器物、典章、制度、语文),而所采用的方法则是有系统的实证性研究方法。简而言之,社会及

笔记

行为科学是以科学方法研究人的行为及行为的结果为目的。从这个观点来看，某些学科中的部分内涵不应包括在社会及行为科学以内。例如，人类学中只有文化人类学（cultural anthropology）应属社会及行为科学，而体质人类学（physical anthropology）则为生物科学的范围。

根据 Miller JG 的说法，"行为科学"一词为美国芝加哥大学的数位科学家在 1949 年前后所创造，用以代替"社会科学"一词。他们采用这个新名词的理由有两个：①这一名词是比较中性的，容易被社会科学家及生物科学家接受；②他们预见将来要向富有人士寻求研究资助，而此等人士可能会将"社会科学"误认为"社会主义"。

二、科学研究的特征

科学研究（scientific research）是指用科学方法研究事物之间的本质联系、事物本身的发展变化规律以及解决实际问题的活动过程。概括地说，科学研究是人类创造知识，探寻真理的活动。

科学研究需要有明确的目的。此外，还要根据一定的理论假设进行系统的、严密的、有控制的研究和分析，才能得出概括性的结论。科学研究与一般人的探索活动相比存在明显的区别，其具有系统性、重复性、证伪性、开放性和客观性等特征。

（一）系统性

任何科学研究都是一项系统工程，是由一定的规则和结构组织起来的过程。因此，它具有系统性。为了描述、解释、预测和控制研究对象，就需要建立系统的理论。这一系统过程大体遵循以下运行过程：通过现有的各种事实归纳出一定的理论，即从个别或特殊的认识中概括出一般性原则、规律和定理；根据这一理论演绎出各种有关假设，即从一般的知识出发，对特殊或个别现象作出推论或假设；用进一步的事实验证这些假设；然后进入高一级的研究过程（图1-1）。

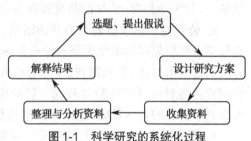

图 1-1　科学研究的系统化过程

科学研究假设的提出需要以一定的理论为基础，理论的来源可根据已有的科学知识体系，也可依据查阅的文献资料或对现有事实调查分析的结论；再根据科学研究的目的设计研究方案。这就是"演绎过程（deductive process）"，它侧重于理论指导研究实践。依据研究方案收集资料、整理与分析各种资料是对科研假设的"验证过程"。对研究获得的结果进行讨论与解释，提出新的研究结论和观点，对原有理论进行证实、修正或重建，这是"归纳过程（inductive process）"，它侧重于以研究实践推动理论发展。科学研究这种整体循环不断地向更高水平发展，体现了科学研究的系统性。科学研究中，既要注意运用归纳方法，不断地从各种现象中总结出一般性的理论，又要重视利用演绎的方法，通过理论提出各种假设，并通过实验或调查的事实加以验证。只有充分认识到科学研究的系统过程，才能在研究工作中获取事物的本质和规律。

（二）重复性

上述科学研究活动的系统过程和结果是可重复的。也就是说，不同的研究者运用相同或类似的方法可以获得同样的结论。例如，有人在记忆的研究中发现了短时记忆容量的规律是（7±2）个组块。后来这个结论得到了大量的重复研究的验证，使用不同的刺激源，如音节、字母、数字等，发现被试者的回忆量都在 5～9 的范围内。这说明最先的研究工作有可重复性，得出的结论是科学的。

重复性是证实研究结果的真实性和科学性的重要依据。每项研究都需要人来观察

3

和记录，主观因素有时也会带来观测误差，即使同一研究也需要反复操作和观察才能得出结论。因此，不能重复的研究是不可靠的，不能重复就难以检验其真伪，就不属于科学研究。

（三）证伪性

因为科学研究总是在一定的条件下进行的，所以得出的科学结论和规律也在一定的条件下才成立。超越了适当的范围，科学结论也会变成谬误。因此，科学研究的结论不是放之四海而皆准的，只能在一定的范围内或一定的条件下可被证实。一旦超出这些条件或范围则会被证伪（falsifiable）。例如，德国生理学家韦伯系统研究了人体触觉的感觉差别阈限，并得出了规律性的定律：$\Delta I/I=K$。解释为使人产生感觉变化所增加刺激量（ΔI）与原有刺激量（I）的比值为一个常数（K）。一度认为韦伯定律是一个普遍规律，对任何刺激都适用。后来发现它并不是普遍规律，只适用于中等强度的刺激。

科学研究不怕出错，也不怕证伪，科学的东西总是在对自己证伪过程中得到发展的。通过对原有理论的证伪，人们才逐渐清楚地认识到有关理论和规律的真正适用范围。

（四）开放性

科学研究的开放性主要表现在四个方面：

1. 多视角 可以从不同的角度研究客观现象。只要用科学的方法开展研究，能够提供实证的材料来说明问题，任何视角的研究都是允许的。科学研究应当鼓励从不同的角度研究问题，提倡发散性思维，开放地看待科学问题。尤其是心理学研究更应如此，可以从生理学角度、行为学角度、认知的角度和现象学角度来共同研究各种心理现象。

2. 公开性 科学研究是公开的活动，其采用的方法、研究过程和结果都是公开的。公布科学研究成果和学术交流是科学研究活动的重要内容。科研人员应将自己的研究成果和方法通过学术媒体（学术期刊、学术会议和计算机网络等）公开发表，与大家进行学术交流，共同探讨各种研究的经验与教训。科研成果是社会的公共财富，属于全人类，研究者要与大众共享自己的科学发现，创造新的理论和知识是人类共同的责任。

3. 可争辩性 某方面的科学研究成果和科学知识都只是相对的真理，都需要不断的修正和完善，因此要鼓励理性的质疑和辩论。一切科学通常是在质疑与争辩中得以发展和完善。心理学发展也是一样，如人本主义心理学的兴起是源于对精神分析理论和行为主义心理学的质疑和批判。

4. 无禁区 科学研究是没有禁区可言的。只要是能客观观测的事物都可纳入科学研究的范畴。这与其他一些探索世界的方式有重要的差别。

（五）客观性

像大多数人一样，科学家也有自己的价值观并且常常作出价值判断，这是很正常的。但是，就科学研究而言，研究人员的个人价值观可能会影响研究的有效性，使结果发生偏倚。价值判断在研究中形成的问题不仅在实际上是无法检验的，并且常常使研究者在进行研究时带有偏见。因此，研究者应该尽力超越价值观的影响，进行"无价值观"的研究，以使结论中的偏倚达到最小。但在非研究环境中，他们可以完全自由地拥有并表达自己的价值观。

有时候，特别是在社会科学领域，即使研究者没有任何过失，要保持研究的客观性也十分困难。如果受试者知道自己正在受到研究人员的观察，他们在心理上会受到影响，从而自觉不自觉地改变自己的行为。由于与受试者的社会交流常常是社会科学研究过程的一个不可缺少的部分，所以这种反应性问题一直存在。

这种反应性效应被称为霍桑效应（Hawthorne effect）。这个词源自在美国西部电器公司的霍桑工厂对电话装配生产线工人的研究。研究工作条件的改变对工人行为表现的影

笔记

响时，研究者惊奇地发现，即使取消了休息时间，工人的劳动生产率也会提高。后来他们意识到这是反应性效应。研究人员的关注改变了他们想要研究的那个特定行为——劳动生产率。

科学家们都千方百计地设法提高研究的客观性。在研究过程中，科研人员采取措施尽可能地降低或消除那些误导结论的偏倚之源。研究结果也能接受不同的解释。控制的概念就是采取措施，即可以通过设计或建立统计模型来排除备选的解释。例如，在医疗研究中，通常采取双盲法把病人分配到实验或对照组中去，对照组中的病人使用安慰剂。病人和医生都不知道每个病人属于哪一组。由于病人和医生有可能希望采取某种行为来影响治疗效果，这一设计就是为了排除这种可能性。通过一个改进的实验设计，例如，设计更多的对照组，包括那些没有注意到研究的受试者；也可以通过延长研究时间的方法来减少霍桑效应。研究人员通常采用这种对照措施来降低偏倚以增加结果的客观性。

同行评审也是提高研究客观性的一种方法。当一组科学家都能够同意某一特定观察结果时，研究效度就提高了。提高研究客观性的另一种方法是重复。如果在同一条件下独立进行研究的两个或两个以上研究人员都认为他们所研究的事件是一致的，那么效度就被进一步提高。为了满足科学研究对客观性和开放性的要求，研究者通常向大家提供他们的研究细节，详述他们的观察和分析方法。这样一个过程能够使别的研究者评估这项研究是否保持了客观性或在相似条件下亲自重复这一研究。更多提高客观性的方法将会在本教材后续论及。

三、科学方法论

方法论（methodology）也叫方法学，是在一定的世界观指导下从事科学实践活动的方法、手段和途径。科学方法论（scientific methodology）是关于科学的一般研究方法的理论，探索方法的一般结构，阐述它们的发展趋势和方向，以及科学研究中各种方法的相互关系问题。它有广义与狭义之分。狭义的仅指自然科学方法论，即研究自然科学中的一般方法，具有各门自然学科在方法上的共同基本特征，如观察法、实验法、数学方法等。广义的则指哲学方法论，即研究一切科学的最普遍的方法，主要是科学研究方法的基本假设、逻辑和原则。20世纪随着自然科学的发展出现了许多新方法，如控制论方法、信息论方法、系统论方法等，促进了方法论研究的高度发展。科学方法论愈来愈显示出它在科学认识中确立新的研究方向、探索各部门的新生长点、提示科学思维的基本原理和形式的作用。唯物辩证法是以自然科学和社会科学的成就为基础，从人类实践中总结和概括出来的正确的哲学方法，是科学研究的普遍的方法论。它对自然科学的一般研究方法起指导作用，并将随着科学实践的发展而发展。

在科学史上，由科学方法论决定科研成败的事例不胜枚举。古希腊"最博学的人物"亚里士多德是一位动摇于唯物主义与唯心主义之间的哲学家和科学家。尽管他的思想长期在欧洲处于统治地位，但由于受唯心主义的影响，加上当时的环境和条件的限制，他对许多科学问题的认识却并不正确。到了中世纪，他的一些错误观点被教会加以利用，成为了人们的思想桎梏。生活在文艺复兴时期的意大利科学家伽利略对亚里士多德的一些错误观点发起了冲击，他使用的就是实验科学的方法。他所做的摆动实验，否定了亚里士多德所作出的"单摆经过一个短弧要比经过一个长弧所用的时间短一些"的结论。他所做的落体运动实验否定了亚里士多德"落体的运动速度与重量成正比"的结论。他还通过实验观察，支持和发展了哥白尼的"太阳中心说"，否定了亚里士多德的"地球中心说"。

古希腊的数学家欧几里得是以他的《几何原本》而著称于世的。其实，他的这部巨著的主要内容都是前人经验的积累，欧氏的贡献在于他用演绎法把几何学的知识贯穿起来，揭示了一个知识系统的整体结构。直到今天，他所创建的这种演绎系统和公理化方法，仍然是科学工作者不可须臾离开的东西。后来的科学巨人牛顿、麦克斯韦、爱因斯坦等，在创建自己的科学体系时，无不是对这种方法的成功运用。19世纪的俄国化学家门捷列夫并未发现过一个新元素，但他却用分析和归纳的方法把当时已经发现的63种元素排列出一张周期表。人们利用这张表，不但改正了一些元素原子量的测量错误，而且指导发现了一些新元素。门捷列夫创立的方法论，同样给了后人以极大的启迪，是一种有着普遍意义的研究方法。

上述事例说明，科学方法论对于科研工作有着极其重要的指导作用。正确的方法论有可能产生正确的研究结果，错误的方法论则可能使科学研究归于失败或造成谬误。上述事例也说明，正确的科学方法论是构建知识体系的必不可少的要素。它不仅能把零散的科学知识构建成宏伟的知识大厦，而且能扩展和深化人们的认识能力与认识水平。欧氏几何学大厦、门捷列夫周期理论，都是由他们相应的方法论所支撑的。没有公理化方法论体系，就不会有欧氏几何学系统；没有门捷列夫的周期系方法论，那些物质元素便只是一堆杂乱无章的符号。可以说，科学方法论是贯穿于科学研究工作始终的一条红线，与科学知识相比较，科学方法论有着更本质和核心的意义。

从大的方面来看，科学方法论是受世界观所支配的，但世界观不能等同于科学方法论。各个不同的学科，有着不同的科学方法。科学方法论也是一个开放的、发展的科学体系，它是通过具体的科学方法而深入到科学研究全过程的。时代在进步，科学在发展，科学方法论也要有相应的进步和发展。在科研工作中，借用前人的科学方法是很必要的，创建新方法同样是不可缺少的。因此，除了要对科学方法论进行专门的独立研究以外，各个学科的科学家都要把方法论的研究列入自己的工作计划，下大力气推进方法论的创新。

第二节　心理学研究

心理学研究是通过各种方法，遵循科学的认识过程来揭示心理现象的本质和规律的一种思维活动或过程。

一、心理科学研究方法概述

由于心理学本身的学科性质兼具自然科学和社会科学的特点，从而决定了心理科学研究方法的多样性。从认识心理现象的方法来看心理学方法与人们一般性的了解世界、获取知识的方法有所不同。

（一）一般人的探索方法（非科学方法）

可以概括为以下几种情况：

1. **惯常法**（method of tenacity）　即习惯常用的方法，因袭传统习惯，或先入为主的印象观念，认为利用常识认识人们心理现象是真实方法。常识是人们进行探索活动的工具，人们常常会根据常识来解释或解决遇到的新现象或新问题。例如某种传染病暴发流行时，人们就会根据常识进行消毒、隔离以及提高自身免疫力等方法进行预防。可以说，人们利用常识去探索与解释世界的惯常法是人们进一步探索世界的起点。但是常识也会阻碍人类的探索，因为不少常识和习惯方法是错误的。如"看面相知吉凶"是一种传统文化，若据此而去研究面相与人类行为的因果关系必定会步入歧途。

2. **权威法**（method of authority）　权威是一种令人信从的力量和威望。在人们心目中长者、领袖、老师、专家，或政府、书籍、报刊等具有一定的权威性。认为权威者是金口，说过的就是真理，是可相信的，要按权威者的话去做。相信权威有助于人们快速地认识世界、解决疑难问题，是探索世界的重要方式。比如，人生病时听从医学权威的意见就可以治愈疾病，而不需要自己去探索。学习遇到疑难，听名师指点会很快解惑，有"听君一席话，胜读十年书"之感。但"尽信书则不如无书"，完全服从、依赖或迷信权威则会严重阻碍探索活动。任何人都可能犯错误，权威者也不例外。权威们超出自己的专业领域发表意见，更容易使信者步入歧途。如文学家谈经济形势的预测等，都会妨碍人们对有关问题的正确认识，还会束缚创新性思维的产生和发展。完全顺从权威，所谓听话的学生，常缺乏创造性。

3. **直觉法**（method of intuition）　是不依赖于逻辑推理而获得知识的方法。认为不可否认的自明之理或事，便是真实的、可信的。当人们没有可用的信息，无法提供支持的资料和合理的论证时，常常需要求助于直觉，凭感觉进行预测和描述。

4. **推理法**（method of reasoning）　这是依靠逻辑推理来获得知识的方法。其强调推理或推论的可靠性，认为只要推理或推论是对的，所得的结论便是真实的或可信的。例如，所有三岁儿童都害怕黑暗，宁宁是三岁女孩，因此宁宁也怕黑暗。这个例子说明推理法可被用来解答问题，但同时也说明推理法存在局限性。尽管逻辑上是可靠的，但推理出的结论却不一定正确。

以上这些非科学性的追求知识或解决问题的方法，不但为科学方法发明以前的人类所倚重，即便是科学昌明的现代，人们还是在有意无意地运用这些方法。

（二）心理科学研究方法及其过程

心理科学研究方法是遵循科学研究的原则和方法论，以科学的认识过程客观地揭示心理现象的本质和规律的研究手段和途径。心理学研究的过程主要由下列具体内容所组成：

（1）建立假设：问题假设是对问题原因作出初步尝试性的答案。研究者必须系统地查阅文献，选择有价值的课题，在此基础上根据已有的心理学理论知识对问题的解决提出假设。假设的提出有时也可能来自经验总结、某些猜测或推理、模仿、暗示等非科学方法，但仅此而已。

（2）设计研究方案：研究者需要根据已有的方法摸索出一套可以证实假设的有效途径，寻求如何来测定假设中所涉及的心理现象，确立研究对象及研究的若干指标。整理研究思路，确定研究工作的实施路线；全面考虑研究中可能遇到的各种问题和解决方案，也包括研究实施的条件与物资的准备，确定时间进度等。

（3）收集资料：建立假设后，必须进一步收集资料，系统地观察和记录各种资料及测查指标的数据。以便为证实假设的真伪提供依据。

（4）资料整理：对收集到的事实资料进行整理和分类，使之系统化和简约化。还需要进行数理统计分析，以对数据进行有效的描述，并对数据的意义进行推断。

（5）获得结论：根据分析获得研究结论，并验证假设。研究中不能孤立地阐述结果，而应将研究结果与已知的事实或理论知识联系起来进行系统的解释，以说明研究结果对假设的证实情况。最后，据此提出新的研究方向和课题。

二、心理科学研究方法的内容与分类

心理科学研究方法涉及范围非常广泛，包括从个体的外在行为到内在心理活动的研究方法；从研究某些个别特征到整体研究的方法。每项研究都不可能仅使用一种方法，有的研究既要通过实验或调查方法来收集资料，也要使用统计方法或逻辑思维方法来分析资料。

（一）心理科学研究方法的主要内容

心理科学研究方法的内容可分为三个等级层次。

1. 一级层次的方法学 世界观是人们对世界的基本观点和总的看法。用这种观点和看法作为向导去认识和解决问题，就是哲学方法论。包括心理学研究在内的人类任何实践活动都要受到一定的哲学方法论的指导。作为唯一科学的世界观和方法论，唯物辩证法是指导心理学研究的哲学方法论，为心理学研究提供了正确的心理观和研究方法指导。具体来说，唯物辩证法的心理观认为，人的心理是人脑对客观现实的反映，既有生物性，也有社会性，具有能动性、主体性、发展性和系统性。在心理学研究中注意把握这些特点，可以帮助我们深刻地理解心理的本质，正确确定研究思路。此外，唯物辩证法的普遍联系观、运动发展观、矛盾统一观和质量互变观等要求在心理学研究中应该采取多种方法和手段，甚至多学科、跨领域的方法，应从动态发展的角度去研究心理，应抓住主要问题，做到普遍性与特殊性的统一，应将质的研究和量的研究有机地结合起来。科学事实证明，只有唯物辩证法和历史唯物主义的基本原理，才是指导心理学研究唯一正确的科学方法论。

此外，系统的观点是唯物辩证法普遍联系原理的具体化和深化，由此基础建立的系统方法论是唯物辩证法的又一条基本规律。系统方法论是心理学研究的重要的一般科学方法论之一。所谓系统方法论（systematic methodology）是指"三论"（系统论、控制论和信息论）和"新三论"（耗散结构论、协同论、突变论）的基本思想和方法；在心理学研究中，系统方法论是哲学方法论和具体研究方法的中介，它一方面使抽象的哲学方法论的观点或思想具体化，使之能从整体的角度操纵、分析变量，如动态原则、整体原则、有序原则、反馈原则等可以给心理学研究提供理论思路、分析角度等；另一方面它又指导着具体的研究方法，并体现在具体研究中。

2. 二级层次的方法学 这一级方法学的主要内容包括研究的设计、分类方法，以及对收集的资料进行整理、分析、综合、比较、概括和推论等思维的逻辑加工方法。在一定方法论的指导下，本层次的方法对于各类研究都具有普遍性应用的意义。如常用的实验设计和准实验设计法、统计学方法（包含描述性统计法、推断统计法、因素分析法和多元分析法等）、系统结构模型法，等等。并通过归纳法和演绎法，将具体的事实材料经处理上升为理性认识，推论出科学合理的结论。

3. 三级层次的方法学 这一级方法学的内容主要是收集一级资料或获取数据的各种具体方法和手段。在心理学中，用于收集资料、获取测量数据的具体方法很多，也有不同的分类。通常采用的方法有观察记录法、各种调查方法（包含访谈法、问卷法等）、测验法、心理物理法、心理生理学方法、个案研究方法、计算机模拟法和模型法，等等。研究者应根据不同的研究目的和设计的要求，恰当合理地选择某一种或联合使用几种方法。随着科学技术的进步，相关学科的先进方法不断涌现，要注意将其合理地运用到心理学研究之中。也可以在这些具体方法的基础上有所发展或创新，探索新的方法。

（二）心理科学研究方法的分类

关于心理学各种研究方法的分类，各家有不同的见解。有的教材把心理学研究的具体方法划分成六大类，即观察法、实验法、模型法、测量法、统计方法和其他研究方法。黄希庭教授（1987）提出了三级分类法，即一级方法学：资料收集法和心理度量法；二级方法学：统计方法和逻辑思维法；三级方法学是指心理学一级指导思想。

本教材遵循三级层次的划分方法进行分类，兼顾了国内外学者关于心理科学研究方法的分类观点。以哲学方法论为一级层次；二级层次以研究设计法、统计分析法和逻辑加工法为主；三级层次为研究资料的收集即获取数据的方法。如图1-2所示。

笔记

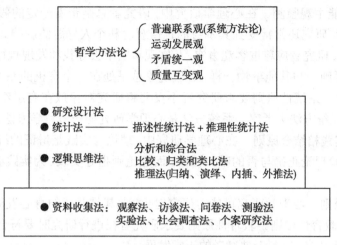

图 1-2　科学研究方法的三级层次

三、心理学研究的特殊性

作为一种科学研究，心理学研究具有科学研究应具备的四个基本特征：①继承性，即总是在前人或他人研究的基础上进行；②创新性，即在继承的基础上有所突破和创新，这是本质特征；③系统性，即在研究对象、研究方法和组织管理各方面均是一个系统；④控制性，即能将研究的对象从其背景中抽取出来，排除无关因素的影响，揭示事物的本质和规律。

另一方面，由于心理学是介于自然科学与社会科学之间的科学，兼有自然科学和社会科学的特点，这使得心理学研究与一般的科学研究相比，具有以下几方面的特殊性：

1. **研究对象与研究者的特殊性**　心理学研究的研究对象和研究者同属一类，都是人。而人是具有意识、思想、情感、气质、性格的个体，有生物和社会双重属性。作为研究对象，人的意识性和社会性可能使其在心理学研究中并不是按照自己的真实情况做出反应，而在反应中带上许多掩饰甚至虚假的东西。因此，可能会使研究的科学性、客观性受到破坏。同时，人的心理还具有发展性和差异性。前者要求在心理学的纵向研究中，应特别重视成熟因素的作用；后者决定了心理学的理论或规律大多是针对大量的被试者——群体建立起来的，具有统计规律性，有时可能并不适用于个体。研究者个人的价值观念、文化水平、社会背景、宗教信仰等因素也会对其研究中客观、准确地观察与分析问题产生一定的影响。

2. **研究过程的特殊性**　心理学研究是主、客观相互作用的过程。一方面，研究对象要根据研究者的要求或实验控制做出反应；另一方面，研究对象的反应又反过来影响研究者的行为。这种关系可能造成事先无法预测的无关变量的产生，如心理学研究中出现的"实验者效应""霍桑效应"和"皮格马利翁效应"等，进而影响研究的科学性，同时也给解释和预测人的心理行为带来了困难。

3. **研究方法的特殊性**　由于心理学研究对象和研究过程的特殊性，导致了其研究方法的特殊性。首先，任何实验处理、控制或操纵，都不能妨碍研究对象的身心健康发展，须遵循人道主义精神，符合伦理性原则，这样就会使某些心理学研究的客观性受到影响。其次，从现代科学的角度来看，目前心理学研究中的研究方法多属于"黑箱方法"，只能通过比较输入和输出的信息来推测心理过程。最后，心理学研究由于缺乏严格控制的实验，因而较难确认变量之间的因果关系。

四、心理学研究的基本原则

1. **客观性原则**　客观性原则是指研究者对待客观事实要采取实事求是的态度，既不能

笔记

9

歪曲事实,也不能主观臆测。在心理学研究中,研究者总是带着一定的假设或处于某一理论的指导下,而且研究还常常受到其本身的价值观念和个人好恶的影响。要尽量避免这些主观因素的影响,研究者应尊重客观事实,从客观事实中去寻找和发现规律。

2. **系统性原则** 与其他事物一样,心理现象总是处在一个有机的系统之中,其产生和变化都有其原因。系统性原则要求研究者不仅要将研究对象放在有组织的系统中进行考察,而且要运用系统方法去考察。系统方法是心理学研究的一般科学方法。

3. **理论与实践相结合原则** 在心理学研究中,理论与实践是辩证的统一。实践是理论的源泉,也是检验理论正确与否的唯一标准;而理论则指导实践、为实践服务,并在实践中不断地得到发展。

4. **教育性原则** 心理学研究可能对研究对象,尤其是儿童的身心发展产生影响,因此在研究时应注意教育性原则。教育性原则要求研究者在进行研究时要符合被试者的身心发展规律,具有教育意义,有利于被试者的正常发展。

5. **伦理性原则** 在进行心理学研究中,特别是社会心理学研究时,经常要采用一些控制情境或被试者的研究手段或方法,应特别注意在创设情境时切忌采取违背伦理性原则的方法,如欺骗隐瞒、威胁恫吓等可能造成研究对象身心损伤的方法(见下章详述)。

除上述原则外,心理学研究还应遵循发展性原则、科学性原则和有效性原则等。

五、心理学研究的目的与功能

(一)心理学研究的目的

由于研究者、研究课题、研究内容、研究设计、技术路线等方面的差异,心理学中各项具体研究所追求的和能达到的目的不尽相同。不过概括起来,心理学研究的目的主要有以下四个方面:

1. **描述(describe)** 心理学的目的之一是就研究对象的现状作出描述和说明。例如目前员工的生产积极性高不高?某学生现在的情绪状态如何?学龄期儿童认知发展处于怎样的水平?等等。这些问题都是需要说明研究对象的现状和已有的情况。完成这一层次的研究是为下一步深入研究奠定基础。

2. **解释(explanation)** 这是心理学最基本的目的。解释需要有关事项的实证知识,而心理学正可以提供这种知识。心理学知识的极致便是理论,而理论则是解释的最佳工具。例如,在学习心理学的强化理论中,有一条法则是:一行为发生时如果受到奖励(强化),它便会一再发生。这一法则就可以用来解释为什么同一行为会一再重复发生,同一行为之所以一再重复发生,是因为这个行为过去曾经受到某种方式的奖励。事项一经解释后,便会产生了解。但是,了解不是静止的,它会随着科学知识解释能力的增长而增加。对于研究者而言,了解与怀疑有时则是一对孪生子。了解的增加会导致进一步的怀疑,而后者则会驱使研究者从事更深层次的研究,所得的结果又将增进更多的了解。

3. **预测(prediction)** 解释是对已经发生的事物所作的说明,是一种比较消极的活动。预测则是对尚未发生的事物所作的预度,是一项比较积极的活动。预测是科学知识的逻辑意涵(logical implication),因为根据科学知识或理论,经由逻辑的推论或数学的演算(一种逻辑推论的活动),可导出种种预测。根据科学知识或理论所作的预测,有些可能是实用性的,有些则可能是研究性的;前者可以作为实际行动的依据,后者可以用做科学研究的假设。显而易见,同一科学理论不仅有解释的功用,而且也有预测的功用。例如,前面所说的强化理论,也可用来预测行为。如果已知某一行为在发生时经常受到奖励强化,便可预测这个行为可能会再度发生。

4. **控制(control)** 超越解释的是预测,而超越预测的则是控制。所谓控制是指操纵某一事物的决定因素或条件，以使该事物产生预期的改变。凡是能进行良好预测的科学知识或理论，往往也是从事控制工作的良好依据。预测的进行是先要知道某事物的决定因素或条件，进而预测该事物可能出现的情形；控制则是先要操纵某一事物的决定因素或条件，从而产生控制者所希望获得的后果。以前面所说的强化理论的法则为例，行为发生时是否受到奖励是行为是否会再度出现的决定因素，因而在利用此法则作预测时，只要知道某一行为是否受到过奖励强化，便可预测该行为是否会再度出现。但在进行控制时，必须先操纵"奖励"这一强化过程，然后才能产生预期后果。如果希望某一行为将来再度出现，就应当在该行为目前出现时实施"奖励"；如果希望某一行为将来不再出现，便应在该行为目前出现时不施加奖励或增加惩罚因素。

解释、预测及控制所需要的知识或理论，所涉及的往往是两个或两个以上事物间的关系，如行为受到强化及行为再度出现。因此，为了达到解释、预测及控制的目的，心理学便不能不以事物之间关系的研究与建立为其主要工作。在任何一门科学中，研究者所建立的事物之间的关系，在适用范围上常是互不相同的。有些关系比较特殊，只能适用于少数的现象、情境或人物；有些关系比较普遍，能够适用于很多的现象、情境或人物。因此，在用于解释、预测及控制时，特殊的事物关系的适用范围较小，普遍的事物关系的适用范围较大。

（二）心理学研究的功能

心理学研究根据研究目的、范围的不同，其功能也有所区别。具体而言，心理学研究的功能主要体现在以下三个方面：

1. 满足人类求知、求真的需要　认识人类自身，这是自古以来人类最感兴趣的基本问题之一，也是与人类幸福及人类社会发展直接相关的重要问题。通过心理学研究，可以获得心理现象的本质及其运动变化规律的科学知识，扩展或加深人类对自身的认识。

2. 为心理学的发展奠定坚实的社会基础　将有关心理学研究成果应用于实践，促进社会进步和人类发展，为心理学的发展奠定坚实的社会基础。心理学研究揭示人的心理现象的本质，这些科学知识应用于社会实践的各个方面，可能会对人类生活的各个方面和领域产生重要影响。尤其是在心理学研究中对心理实质变化的探讨，可使人获得和掌握心理改变及教育的有效途径和手段，从而推动科学和社会的进步，促进人类发展。由此，心理学能够获得更坚实的社会基础，从而获得进一步发展的可能性。

3. 解决个人发展中的问题和矛盾，以利于个人的健康和发展　通过心理学研究所获得的人的心理发展变化规律，不但可以帮助个人解决成长过程中出现的各种心理问题，还能帮助个人最大限度地发挥潜能，使其健康地发展，成为社会的合格成员。

总之，心理学研究对于社会进步、科学自身发展、人类发展，乃至个人的健康成长，都有着极为重要的作用。

第三节　心理科学研究方法演变与创新

心理学的产生、形成、演变和发展，大致分为三个阶段：19 世纪 70 年代之前为准备时期，1879 年诞生了科学心理学；从 1879 年至第二次世界大战，是心理学形成、分化和发展时期；第二次世界大战以后，是心理学的演变、增新时期。

与此同时，心理科学研究方法的历史发展，也经历了三个阶段：从古代到 19 世纪 70 年代科学心理学诞生以前，人们对心理现象的认识，主要是依靠不充分的观察和思辨的方法；从 1879 年至第二次世界大战，人们对心理现象的研究，广泛采用了定量研究的方法，心理实验得到了迅速发展；第二次世界大战以后，随着现代科学技术的发展，心理学从自然科学

笔记

11

和社会科学借用了一些新的研究方法,用以更新传统心理学的研究方法,例如,功能模拟方法、电生理方法是借用自然科学的;文献法、传记法是借用社会科学的。

一、19世纪以前的心理科学研究方法

(一)我国古代对心理学问题的研究方法

我国是一个具有灿烂文化和悠久历史的文明古国。古代的心理学思想和对某些心理现象的研究方法,我国早就有历史记载。例如关于心理测验、实验、观察和问答的方法,追其渊源,都是最早在我国萌生的。

早在西周时代(约公元前11世纪),周天子就采用了试射的方法选择公务员。录取的标准,是按受试者的行为是否合乎礼仪,动作是否合乎乐律及射中次数多少为指标。实际上就是一种个别举行的单项特殊能力的现场测验。春秋时期的孔丘从朴素的特质论思想出发,研究弟子的心理个别差异。通过"视其所以,观其所由,察其所安"(《论语·为政》)的全面观察的方法,对弟子们的行为和个性特征,进行了类别分析和个别差异评定。战国时期,孟轲曾提出:"权,然后知轻重;度,然后知长短。物皆然,心为甚"(《孟子·梁惠王》)。这是最早主张心理可以测量、可用数量权衡心理活动特点的思想。

南北朝时期的颜之推从民间风俗中观察到并总结出了"试儿"的方法。对周岁婴儿进行"男则用弓矢纸笔,女则刀尺针缕,并加饮食之物及珍宝服玩,置之儿前,观其发意所取,以验贪廉智愚"(《颜氏家训·风操篇》)。这种对婴儿对视觉对象的抓取反应的测试,可谓世界上最早的婴儿发展测验。

由宋代的燕儿图演变而来的益智图(七巧板)是一种很好的非文字智力测验方法。直至清末流传国外,西方才有人研制出由五块小板组成一个长方形的七巧板。可见,这种智力测验方法,也是由我国创始的。

东汉时代王充曾从"事莫明于有效,论莫定于有证"(《论衡·薄葬》)的认识出发,设计和运用了简易效验的方法,研究和考察关于太阳错觉的心理现象。提出了"日中为近,出入为远"。齐代刘昼(514—565),曾设计出观察注意分配现象的实验。对受试者"使左手画方,右手画圆,令一时俱成",结果发现,"虽执规矩之心,迥刿劂之手,而不能者,由心不两用,则手不并运也"(《刘子新论·专学》)。刘昼关于双手并运的分心实验,比西方的同类实验也早1300多年。三国时的刘劭提出:"观其词旨,犹听言之善丑;察其应赞,犹视智之能否也。故观词察应足以互相识别。"他主张,了解和研究人的智力,应通过言词并借助观察和问答的方法。

仅就上述列举,已可说明,我国古代有着对心理问题研究方法的丰富遗产,有待进一步挖掘。但是,由于我国长达两千多年的封建社会制度,生产力落后,自然科学发展缓慢。致使对直接受社会生产力和自然科学发展水平影响的心理学问题的研究,受到了严重地阻碍。

(二)西方古代对心理学问题的研究方法

西方古代心理学并没有形成专门的理论,一直归属于哲学范畴。当时的思想家和哲学家,把人的心理活动看作是一种灵魂或心灵的作用与表现。因而对人的心理现象的研究,多是通过思辨和内省的方法。例如古希腊哲学家苏格拉底(Socrates)和柏拉图(Plato),从唯心主义哲学出发,认为灵魂是永存不灭的。苏格拉底相信由神安排世界的一切,以适应人的需要。用他自称为"产婆术"的方法,即通过层层追问的讨论方法作为概念的形成方法。虽然这种方法在当时是有一定意义的,但此种方法所形成的一些有关道德和人格的概念,则是为贵族的阶级利益服务的。

古希腊医生希波克拉底(Hippocrates)用依靠经验的方法,提出了关于四种体液的学说。虽然缺乏生理科学依据,但对于四种体液的表现特点的勾画和描述,却涉及了人的性格类

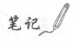

型。后来格林（Galen C）进一步通过观察的方法，将四种体液学说与气质联系起来，提出了气质学说。于是这两种学说就成为现代心理学对性格和气质类型及其生理基础进行研究的先导。

亚里士多德（Aristotle）对心理现象的认识有唯心主义成分，也有唯物主义因素。对心理学问题的研究方法是部分靠思辨，部分根据经验。他一方面认为灵魂是身体的功能，又认为灵魂是不依赖于任何身体器官而对人的活动起着整体性的作用。在研究记忆时，利用接近、相似和对比的联想方法；并指出情感因素及利用有组织的推理性材料，都可起到加强记忆的作用。所以，亚里士多德对感官经验与概念、思维的关系；关于心理过程之间的相互联系、相互制约以及记忆规律的研究方法和分析、描述，对于后人进一步对这些心理学问题进行研究，都具有一定的启示意义。

（三）西方古代末期和中世纪对心理学问题的研究方法

自公元 2 世纪至 14 世纪末，长达约 1700 年，由于生产关系的束缚、宗教麻醉和经院哲学统治，自然科学的发展受到了严重阻碍。心理现象的研究也被蒙上了唯心主义的宗教色彩，心理学思想和研究亦随之衰落，但从西方心理学史可以发现，有些心理学思想和研究方法还是具有一定价值的。例如格林在身心关系上认为身体是第一位的，强调心身活动的统一性。并运用对动物进行实验与观察的方法，研究神经系统与心理的关系，指出脑是理性灵魂的器官。此后，脑是心理的器官的观点，日益被后人证实是正确的。他用动物实验研究心理的生理基础的实验法和观察法，一直被沿用至今，并不断得到改进与创新。

13 世纪英国的进步思想家培根（Bacon R）的心理学思想和所主张的研究方法，是在英国商业、手工业发展对科学知识的需要和在反对罗马教会思想统治的背景下产生的。他认为没有无灵魂的身体，也不能有无身体的灵魂。培根指出，应该用实际观察来检验这种观点是否正确。他强调对心理现象的研究应从整个个体出发，要注重经验与实际观察，抽象思维必须根据经验。在当时的情况下，培根能提出对心理学问题的这种认识和研究方法，是难能可贵的。

（四）西方近代心理科学研究方法

15 世纪和 16 世纪，是西方文艺复兴运动时期。随着科学的发展和科学思想的解放，出现了与自然科学和唯物主义思想相联系的新的方法论。这个时期的心理学思想和研究方法，受到了自然科学研究中唯物主义认识论和科学的研究方法的影响，也掀起了一场心理学问题的研究和革新研究方法的高潮。

培根（Bacon F）反对根据教条成见推出结论的演绎方法，主张通过实际观察，以客观观察为标准，依据感官经验来研究自然界事物发生、发展的原因和规律。提出了观察、实验和归纳的科学研究方法。成为了具有唯物主义因素的科学方法论的创始者。

伽利略（Galilei G）应用数学和实验的方法，研究机械运动并发现了动力的基本规律。一些生理学家认为可以用力学原理说明人体的一切过程，并出现了试图以机械作用解释心理现象的研究。如法国笛卡儿（Descartes R），反对中世纪的经院哲学，支持新兴的自然科学的研究方法，提出了著名的反射论，促使人们用生理的观点来研究和解释人的行为。当然，由于笛卡儿的认识论是唯理论的，认为人有属于灵魂作用的"固有观念"，因而他对心理学问题的研究仍是二元论的。

17 世纪后期至 18 世纪，牛顿（Newton I）关于万有引力与运动的力学理论被认为是自然界的普遍规律。对心理学及其研究方法产生了深刻的影响。英国哲学家洛克（Locke J）首先提出联想的概念，认为外界事物作用于感官，由感觉和反省而得来的简单观念，经过人心施用自己的力量，可把它们联合构成数量上的组合，从而形成复杂概念。据此，他首先将心理现象分析为简单的成分，然后再把这些简单成分组合成复杂的观念。从而在研究方法上突破了中世纪的抽象诡辩，但也存在着机械论和形而上学的缺陷。

18 世纪后叶，康德（Kant I）受不可知论的影响，认为人只能认识物的"现象"而不能认识物"自身"。心理学也就只能研究心理的现象。因而他对人的认识能力和心理学问题的研究，偏重于思辨的方法，主张主观唯心主义的先验论。他又认为科学必须用数学来处理材料，而对心理现象的研究不可能用数学方法，所以他认为不可能有科学的心理学。

二、19 世纪心理科学研究方法的发展

19 世纪科学上的第三次革命，给心理学带来了新生。科学上的三大发现（能量转化与守恒定律、细胞学说、生物进化论）在要求自然科学不受形而上学研究方法羁绊的同时，也推动和影响了心理学及其研究方法的革新。促使心理学的研究摆脱思辨的、唯理的、机械的和形而上学的研究方法束缚，逐渐承认和实际应用自然科学所用的实验法等科学的研究方法。

19 世纪初德国的赫尔巴特（Harbart JF）等人指出，科学研究应当从经验出发并注重自然科学的方法，而不应采取思辨的方法。认为心理学应以经验为依据，并根据自己对观念力量的一些假定，设立了计算概念之间相互作用的数学公式；还提出了"意识阈限"的概念。这种有关心理学的概念以及对心理学可用数学的方法研究的见解，对后来的心理科学研究方法都有很大影响。但是，由于哲学观和认识论的局限，他主张心理学不要讲生理，也无需实验，主要是从一般经验进行推论。所以，他在研究方法上的不依据客观实际观察和实验的主张，乃是一种理智主义。

19 世纪中期，随着注重实际和科学更快发展的需要，引起了在科学研究中注重经验、实验、观察和实证等研究方法出现的热潮。物理学、生理学等，特别是生物科学的空前新发展，影响和推动了心理学及其研究方法适应科学发展水平的要求，需要用科学的新方法研究人的心理活动与行为。于是，科学家们应用了新的科学方法，在对关于物质世界与精神世界的关系、脑神经生理与心理活动及行为的关系、人体的构造和感官的功能，以及感知觉的科学等问题的研究上，都采用了周密的实验、测量和客观观察等科学的研究方法。从而取得了很有价值的研究成果，为心理学成为一门独立的科学奠定了科学基础。

韦伯（Weber EH）在对感觉的研究中，将实验法与数量化的测量法相结合，进行触觉两点阈限和持重阈限等实验，发现了感觉的差别阈限及最小觉差阈。费希纳（Fechner GT）借鉴韦伯的研究，假设物理能力的几何级数可能相当于心理强度的算术级数。通过大量的实验，对感觉进行数学的测量。最后将实验与测量的结果用统计方法加以处理和进行数学推导，得出了感觉与刺激的韦伯 - 费希纳定律。他们的这些研究方法便成为沿用至今的心理物理法，对后来心理学的实验研究和发展具有非常重要的意义。

此期间达尔文（Darwin CR）的生物进化论渗透到关于人的研究，对心理学的研究影响很大。启发了人们在心理学的研究中注意运用动物和人的心理比较研究的方法，推动了比较心理学和儿童心理学的发展。高尔顿（Galton F）用自由联想测验的方法进行个人差异问题的研究，成为后来心理测验法的开端；他还首创了利用计算相关程度的统计方法对个人差异进行数量化分析。这些方法对于后来心理学及其研究方法的发展，都起到了很有价值的作用。

19 世纪末期，心理学由于自身研究方法的改进及取得的许多有价值的研究成果，为挣脱唯心主义哲学和宗教神学的束缚而得以成为一门独立的实验科学，创造了非常有利的条件。冯特（Wundt W）应变革之势，在 1862 年提出心理学是一门实验科学之后，于 1879 年在莱比锡大学创建了世界上第一个心理学实验室。自此，心理学作为一门独立的实验科学和实验心理学宣告正式建立，心理学的科学方法也得到了新的发展。冯特主张用于心理学的

研究方法主要有两种，即实验法和观察法。他重视用于在实验室内的比较严格控制的条件下观察心理活动过程的实验法，认为实验室实验法是研究"意识过程"的"基本工具"。由于他认为心理学所研究的是人的"直接经验"，因而冯特所主张的实验法只适用于对那些直接受物质作用所影响的简单的心理现象（如感觉、知觉、联想和反应时等）的研究，而对高级心理活动的研究是不适用的。另一种方法是借鉴自然科学研究所用的分析方法。主张把复杂的心理活动分解为简单的、独立的心理元素，用分析方法进行研究。试图用心理产物分析法去研究高级心理过程和社会心理现象。

心理学成为一门独立的科学及在研究方法上的变革，迅速地推动了心理学的发展。与冯特的心理学观点和研究方法相似或相对立的其他心理学家，也为实验心理学的发展作出了贡献。如德国的艾宾浩斯（Ebbinghaus H），首先突破了冯特认为实验法不适用于研究高级心理过程以及依靠内省观察法的观点，于1885年发表了用实验法研究高级心理过程（记忆）并取得了数量化结果的研究成果。他先后设计了系列学习法、对偶联想法和节省法。在严格控制影响记忆的主、客观因素的实验条件下，客观地观察和记录在记忆过程中保持或遗忘的数量变化规律，提出了著名的"遗忘曲线"。这对于启发后人用实验法和客观的观察法研究高级心理过程以及对于丰富和发展实验心理学的研究对象、内容和方法，都有非常重要的意义。

冯特的弟子铁钦纳（Titchener EB）继承了冯特的构造主义心理学思想、经验论的观点以及实验内省的研究方法，1898年正式提出构造心理学。在研究方法上，认为心理学的观察法是向内的、对意识经验的观察，即内省。也把内省的观察法与实验法结合，主张用实验内省法。与冯特不同的是，他把实验内省法也用于研究如思维、想象等高级心理过程。

在铁钦纳正式提出构造心理学时期，美国心理学已开始注意心理的功能与应用的倾向，注重心理在人对环境适应中的作用的功能方向。心理学家詹姆斯（James W）根据讲求实效和人如何适应环境的需要，主张必须从与现实的关系上、在与物理环境的相互作用中来研究心理和意识的特点与作用。所以在研究方法上，他主张心理学的研究要用实验法以提供必要的心理学事实，但他同时又强调内省是心理学研究的基本方法。

综观心理学发展史，19世纪后半叶是心理学经过剧烈变革而取得独立地位的时期，也是心理学的理论和研究方法蓬勃发展的时期。这就为进入20世纪现代心理学的发展奠定了基础。同时也应看到，形而上学的方法论以及把主观内省作为研究心理问题的基本方法，在当时的心理学研究中仍然占据着一定的地位。

三、20世纪以来心理科学研究方法的进展

（一）20世纪前半期研究方法的发展

20世纪初期，随着生产力和先进科学技术的发展，人们开始强调对事物的主动认识；注重个人适应环境的能力及其个体差异；要求研究人的行为规律；试图做到对人的整体认识并对行为进行控制和预测，以充分利用人的全部潜力。这一时期先后形成了许多学派，从不同的视角，用不同的研究程序和方法，提出了各种理论并加以研究。

美国心理学家卡特尔（Cattell JM）的心理学倾向就是机能主义的，他基于把复杂的心理能力分析为简单的成分，设计和应用心理测验的方法，研究个人之间的差异。包括从简单的感觉敏锐度，至复杂的解决问题等一切能力及其变异的表现。并在关于反应时的个体差异、控制联想与自由联想、知觉与阅读过程等方面开展较广泛的实验研究，这对启发其他的研究者探索研究个别差异的方法，作出了贡献。

法国的比纳（Binet A）于1904年与西蒙（Simon T）合作，编制了世界上第一个智力量表，作为鉴别学习落后儿童的工具和方法。与卡特尔不同的是，他应用的心理测验方法不

是基于把复杂的能力分析为简单的成分,而是采用非分析法,直接研究复杂的高级心理过程,用以区分鉴别判断、理解和推理能力。此后其他国家所用的智力量表,许多是来自对比纳 - 西蒙智力测验量表的使用或加以修订。

奥地利医生弗洛伊德(Freud S)在研究精神疾病病因过程中,提出了"泛性论"和"潜意识"的观点。因而在研究方法上不注重传统的实验法,提倡精神分析法和心理治疗法。在长期临床观察和治疗实践中,创建了自由联想、疏导和释梦等方法,累积了大量观察与治疗变态心理的资料,并加以互相验证,最后作出解释和理论概括。对于他所提出的精神分析学说,也就被视为是对神经症的一种治疗方法。弗洛伊德的精神分析学说,显然是一种本能论和生物学观点的产物。

这个时期迫切要求研究人的行为规律,要求对人的行为的发生和发展能够进一步加以控制和预测。加之在心理学领域内部的机能主义进而发展到只强调心理的适应能力,而把心理的认识功能仅视为一种生物适应环境的工具。于是由行为主义心理学取代了机能主义心理学,也使心理学的研究方法又向着客观的科学方法迈出了有意义的一步。美国行为主义心理学的主要代表人物华生(Watson JB)于1912年正式倡导行为主义。他受巴甫洛夫条件反射学说的影响,致力于动物心理研究,主张通过条件反射以建立刺激与反应之间的联系。并认为只有揭示刺激与反应的关系,才有可能达到控制与预测行为的目的。据此,在研究方法上,认为应把形成条件反射的方法作为心理学研究一切问题的方法。主张采用客观的观察法和从外部观察刺激与行为表现关系的客观方法,反对主观的内省方法,这对促使心理学脱离思辨是很有积极意义的。但是,他把心理学的研究简单化,抹杀了人的意识及其能动作用,从而陷入纯粹机械论。

与此同时,在德国兴起了完形心理学派。其创始者魏特海默(Wertbeimer M)、苛勒(Kehler W)和考夫卡(Koffka K)顺应了唯意志论和整体决定论等社会意识形态,并受物理学中原子主义和相对论等观念的影响,把物理学中"场"论的概念引进了心理学。反对把心理现象分解为各个简单的独立元素,强调意识和行为的整体性特征和作用。重点研究知觉的组织与结构。因而在研究方法上,既反对构造主义把行为分割为元素的元素主义研究方法,又反对行为主义只重外显行为观察、测量与控制的方法。主张采用现象学方法,强调对心理现象进行综合的、现象学的研究分析时,既要用客观观察法也要用自我观察法。但这个学派认为事物的整体性是由主观决定的;注重心理现象的整体性而忽视了分析和发展;所强调的客观观察法实际上是一种纯粹的经验的观察。因而完形学派的哲学观点和方法论仍是唯心主义的,所采用的研究方法是以现象学为基础的。

20世纪30~40年代,美国早期行为主义心理学的声势日显衰落。于是,有些心理学家对早期行为主义加以完善和修正,强调对动机与认知机制的研究,比较重视有机体内部条件的作用;在研究方法上也有很大改变。成为影响至今的新行为主义。托尔曼(Tolman EC)兼取行为主义与完形心理学之长。强调用整体性的观点研究有目的性的整体行为;重视机体内部因素的中介变量对行为的作用;认为有机体为达到某种目的的整体行为,总是以对符号、工具和途径的认知为条件的。并主张对这些问题的研究方法应主要采用实验法,要以客观的可观察的事实和可测量的数据为主要论据。据此,他设计了一系列关于动物对空间关系认知的位置学习及潜在学习等实验研究。所以,托尔曼的目的行为主义,被认为是属于认知学派。

新行为主义代表人物美国心理学家赫尔(Hull CL)和斯金纳(Skinner BF)认为,有机体行为是由生物需要而产生的某种内部驱力所驱使的;重视中介变量和强化的作用。在研究方法上,强调操作法,相信对行为机制也可以用自然科学的逻辑符号和数理公式来表达。赫尔还特别主张采用"假设 - 演绎"的方法,根据某种假设,演绎出有关的定理;并与经验性的测验法相结合，用所观察到的事实和所测量的数据，去验证所演绎出的定理。因此在赫尔的理论中包含有许多公理、公式和数据，试图建立起一门系统的数量化的心理学体系。斯金纳认为动物和人是通过对条件的操作而形成刺激－反应，强调有机体操作条件的主动性和强化在形成条件反射过程中的作用。因而注重利用对被试者的操作加以控制的实验法，并运用所设计的"斯金纳箱"对动物的学习行为进行操作性条件反射实验。提出了操作性条件反射和强化理论。这在许多国家产生了广泛的影响。

由于这些新行为主义者片面强调并夸大了演绎法的作用。而且主要是根据对动物的一些实验材料进行演绎推理，因而仍然还是机械主义的。

（二）20世纪后半期心理学方法学的发展

20世纪40年代末，信息论、控制论和系统论的相继诞生，以及计算机和其他科学与技术的新发展，从而把心理学带进了信息时代，促使心理学的发展出现了前所未有的崭新局面。心理科学研究方法也发生了重大革新，有很多新的方法创建，并对已有方法进行了修正、改进和完善。

皮亚杰（Piaget J）认为，控制论的模型对于他提出同化、顺应概念和平衡说，以及对于了解认知的机制，都有很大的启发和重要的帮助。他强调认识起源于主体与客体之间的相互作用，认为儿童对自己与周围世界的认识是主动的。主张对认知心理发展的研究应从儿童的活动出发并在活动中进行。因而，他所采用的研究方法是将观察法、问卷法、测验法和实验法加以综合利用，创建了自然观察法。着重于运用临床描述技术（临床法），即主要根据所要研究的问题，设计和布置在儿童活动中进行实验的情境并向他们提出问题，然后就在儿童的活动与回答问题的过程中进行观察，以便分析和研究儿童的心理发展。并于20世纪60年代提出了一个完整的认知发展理论。皮亚杰为儿童认知发展的研究开创了一条新的途径和方法，而且这种方法对于在教育和教学情境中进行现场实验研究，是很有实际意义的。

控制论、信息论和系统论的发展是促进认知心理学产生的重要外部因素之一。关于自动控制、反馈、有序和整体的原理、概念和方法被引进心理学领域，促使心理学创造了一些新的方法，并使某些研究提高到了一个新的水平。如对中枢神经系统和大脑控制功能的研究；反馈对于调节活动的准确性与稳定性的意义和作用的研究；在人的控制系统中信息传递的规律及如何提高信息传递的有效性和可靠性的研究；学习和记忆过程的有序与无序以及认知开放系统的研究；已有认知结构与新建认知结构的相互联系功能的研究等，所使用的研究方法都突破了心理学史中已有的传统的研究方法。例如艾宾浩斯用于研究长时记忆中遗忘规律的研究方法在心理学关于学习和记忆的研究中，一直沿用了几十年，被认为是心理科学研究方法的典范。米勒（Miller GA）受信息论的启发，想到人类信道容量有限性的问题。于是尝试用其他的方法研究记忆。将沿用的学习后系列回忆法和对偶联想回忆法，改变为自由回忆法。并通过实验研究，于1956年提出了人类短时记忆的容量为（7±2）个组块的观点。开始打破了艾宾浩斯传统的联想主义的研究方法，这对于心理科学研究方法的变革是具有创新意义的。随后，斯柏林（Sperling NR）于1960年在关于视觉形象记忆的实验研究中，将全部报告法改变为局部报告法。实验结果说明，记忆涉及人脑内部复杂活动或机制的不同过程，并不像行为主义和联想主义所用的研究方法得到的结果那样认为记忆只是建立联合。据此，斯柏林提出了"视觉感觉存储"的观点。

在当代新的科学与技术领域中，按预定的程序进行各种设计和控制的观念，逐步渗透到心理学及其相关学科领域。开展了比前半世纪更加科学的对人的行为施行控制和预测的研究，开创了当代心理学研究的许多新方法。例如，通过电生理实验的方法研究并提出了左、右脑的不同功能及视觉形成的科学设想；使用示波器观察电位变化情况的方法揭示了

笔记

视网膜某一位置与大脑皮层的关系和各种不同类型的感受野；以及只对某一特征（如形状、颜色或运动等）刺激进行反应的特征觉察器（细胞）的发现，使心理学对人类感知觉的研究，有了新的认识，提供了新的研究方法。20世纪50年代末，标志着语言学研究发展新方向的心理语言学认为，对语言的研究应该直接研究语言的内部语法规则的深层结构，即表示语言内部关系的规则系统，而不应只研究语言的表层结构。特别强调对语言本质的研究，不能像行为主义所使用的条件作用和强化的方法那样只从简单的外显行为着手研究。这对于后来的心理学及其研究方法的发展，产生了很大影响。

在20世纪60年代生命科学与技术科学联合推动下，产生了信息加工观点的认知心理学。它是由认知心理学家奈塞（Neisser U）在1967年出版的《认知心理学》中提出的，后由纽厄尔（Newell A）和西蒙（Simon HA）的研究使其得以发展。他们主张用信息论的概念和信息加工的观点来分析和研究人的内部心理活动过程，特别是高级认知过程。创立了类比法和模拟法，提出人是一个信息加工系统，试图探讨信息如何在人的系统中进行加工。他们认为，计算机是能操作符号的物理符号系统。人们头脑里的各种抽象的概念和观念也是物理符号，人脑对信息的加工过程主要是对这些符号进行操作的过程。所以，人脑如同计算机操作符号那样，也是个物理符号系统。这样，便可用计算机加以模拟。通过类比的方法，从一个已知的系统来对一个未知系统进行研究和理解。从而可使本来被认为是抽象的心理活动过程，也得以作为一种过程加以具体研究和客观描述。据此，他们设计出了不少新的具体研究方法，如应用反应时分析人类信息加工过程的减法方法和加因素方法、口语报告法和辨别网络的方法等。随着认知心理学和计算机科学新发展的进一步结合，肖（Shaw JC）、西蒙和费根鲍姆（Feigenbaum EA）等人开创了用计算机模拟人类思维活动和问题解决的新的心理学领域，即人工智能。认为最终可用计算机模拟人的行为，使计算机和人脑都具有对符号操作并用符号进行表征的能力和智能操作的功能。

当代心理学的研究方法，除上述的一些具有创新意义的变革之外，还有些方法看来是一直被沿用或循环往复的。但是，从上述心理学的发展历史及其研究方法的演变来看，一种方法的每次循环使用，可以说都是一次程度不同的改进和提高或性质上的变化。都有一定的积极意义和参考价值。

近代物理学、生物科学、化学、细胞学和工程技术的研究方法，主要采用严格设计的有控制的实验法和科学分析法。在实验室内对其他各种因素控制不变的特定条件下，观察改变一个变量所引起的变化，以分析其因果关系。心理学受此影响和科学心理学发展的需要，自韦伯、费希纳及其后冯特和构造主义起，在心理学中也采用了严格的科学设计和实验控制的实验法。重视用自然科学的分析方法研究人的心理现象，从而使心理学的研究向着提高精确化和科学化水平的方向发展。然而，当代心理学受到计算机科学和习性学新发展的影响，已开始注重自然实验法。自20世纪70年代以来，研究动物行为学的习性学家，强调应用自然观察法。主张在大自然的环境中观察动物的行为和自然习性。心理学家也认为，人与动物的行为是有机体与环境相互作用的结果。而仅在严格控制的实验室内进行研究，所能观察到的只能是在人为设计的特定环境中的行为模式，所得结果难以作为在自然条件下的一般规律。

四、心理科学研究方法发展的新趋势

（一）研究思路的生态化

随着科学研究的不断深入和社会需求的日益迫切，严格控制条件的实验室研究模式日益显示出其固有的局限性。因而主张心理学在有些领域的研究中，对严格控制的实验室实验法应有所改变。应该注意吸取生态学的研究方法，加强在自然环境中进行实验与观察，或者在实验室内进行自然观察。这都表明当代心理学在研究方法上出现了尽量应用自然实验法和自然观察法的倾向。心理学研究开始出现的生态化的趋势，强调在现实生活中、自然情境下研究个体与自然、社会环境中各种因素的相互作用，从而揭示心理发展和变化的规律。生态化趋势使心理学研究更为客观、更接近自然、更接近真实，提高了研究结果的外部效度和生态效度。

（二）研究方式的多学科化

心理现象所涉及的问题纷繁复杂，往往需要从多学科的角度进行研究。心理学多学科的研究方式有两种水平：一种是心理学内部各有关分支学科的协作；另一种是心理学与其他相关学科如哲学、神经科学、教育学、社会学、医学等的协作。各相关学科的新方法、新思路以及技术方法的进步无疑对心理科学研究方法的更新是一种启发或支持。例如现代分子生物学研究的方法和技术已借鉴应用于心理脑机制的研究中；系统结构理论及系统结构方程模型技术应用于分析人类心理复杂过程及众多因素关系研究工作中。

（三）研究范式的跨文化特点

随着心理学研究的深入和理论的发展，研究者越来越重视不同文化背景中个体行为表现和心理发展的类似性和差异性，即相对于不同的文化背景，哪些心理现象及其发展规律具有普遍性，哪些则是具有独特性的。不同文化背景的比较研究不但使研究者免去单一文化范围狭窄的限制，而且可以发现更多、更广的人类心理与行为的幅度。也可以说它提供了一种类似实验研究的方法，从而在一定程度上补足了不能对人群进行实验研究的困难。跨文化研究对于丰富心理学研究成果、弄清个体心理发展的影响因素和规律及其适用范围等基本问题意义重大，已成为心理学研究的一种新的范式。

（四）研究方法的综合化

心理科学研究方法的综合化趋势主要表现在：①主张采用多种方法去研究和探讨心理现象及其规律，以对不同方法所得的结果进行相互比较、补充和验证；②强调和大量采用多变量设计，以揭示心理活动各个方面的相互联系；③强调采用综合设计方式，如兼有纵向设计与横向设计优点的聚合式交叉设计；④注重将定性和定量研究方法结合起来。

（五）研究手段的现代化

随着现代科学技术的迅速发展，在心理学研究中，录音、录像、摄像、照相设备以及各种专门研究仪器、工具（如运动房屋、视崖装置、信号发生器、面部情绪变化测试仪、运动分析器、自动记录仪、分析仪、眼动仪、脑诱发电位仪、脑功能成像装置等）都得到了广泛采用，一批现代化的观察室和实验室纷纷建立。其中，计算机技术在心理学研究中数据处理、实验控制、心理过程模拟等多个环节的大量应用，是研究手段现代化最突出的表现。

（六）研究结果的数量化

当代科学技术和数学科学的发展，加速了心理学研究的数量化趋势，表现为：①在研究中越来越多地采用多元分析方法；②计算机及其相关软件已成为最重要的计算工具；③在传统使用定性方法的领域，开始采用"元分析"等定量方法；④模糊数学、系统结构数学在心理学研究中日益得到广泛应用。

第四节　本教材的内容体系

为了帮助学生将学到的心理学知识、心理学方法应用到实际的研究中，本教材主要根据心理学研究的过程，从最初的选题开始，依次完成研究设计、数据收集、结果分析、论文撰写这些心理学研究的必备过程。因此，本教材主要内容分为四篇：

第一篇，心理科学研究方法总论。主要介绍心理学研究的概念、方法、特殊性、基本原

笔记

则、目的、功能、简史,同时介绍了心理学研究的道德与伦理学问题。

第二篇,科研课题的选择、确定与研究设计。主要介绍研究课题的选择、研究文献的查阅、研究设计的内容与程序及几种主要的研究设计方案。

第三篇,研究资料的收集。主要介绍观察法、访谈法、问卷法、实验法等资料收集的方法。

第四篇,研究结果的整理、分析、解释与报告。主要介绍研究结果的整理和统计描述、研究结果的解释、科研论文及课题计划书的撰写等内容。

(李功迎)

复习思考题

1. 什么是科学研究?什么是心理学研究?
2. 简述心理科学研究方法的内容与分类。
3. 心理学研究的过程是怎样的?
4. 心理学研究的特殊性有哪些?
5. 简述心理科学研究方法的简史。

第二章　心理学研究的道德与伦理学问题

本章要点

概述

　　科研道德的内涵和基本准则

　　有关人体科研伦理的主要历史事件和法典

心理学研究前需要考虑的伦理问题

　　合理设计研究

　　风险判定

　　风险 - 效益评估

　　风险应对

心理学研究过程中的伦理问题

　　以人为被试的研究

　　　　知情同意

　　　　保密

　　　　欺骗

　　　　事后解释

　　以动物为被试的伦理要求

报告心理学研究结果的伦理问题

　　欺诈

　　抄袭或剽窃

　　APA 关于心理学研究结果报告的伦理标准

关键词

风险 - 效益评估；知情同意；保密；伦理学；事后解释

　　理想的科学研究被描述为一个科学家求真、至善、臻美的过程。在这个过程中，科学家揭示着自然界的客观规律，开发应用有利于人类利益的技术，去追求人类社会的持续、和谐的发展。但是，理想状态只能是一个无限接近却无法到达的状态，科学和现实社会会产生各种各样的冲突和矛盾，科学技术与伦理道德的关系也就成为人们所关注的焦点之一。心理学的道德和伦理学问题不仅存在于研究过程之中，自研究伊始到研究结束整个过程中，科研工作者都需要谨慎、小心的思考其中的伦理问题，在相应的道德和伦理原则的指导下进行科学研究。

笔记

第一节 概　述

一、科研道德的内涵和基本准则

科研道德是社会道德在科学研究活动中的特殊表现，是科研人员在科学研究活动中处理科研人员之间、科研人员与社会之间和自然之间的关系时应遵循的道德规范、行为准则和应该具备的道德素质。

1. 科研道德的内容　科研道德主要包括科学信念、科学情感、科学责任、科学意志、科学情操和科学学风等。

①科学信念就是科研工作者对于科学的信仰、对于真理的追求和维护。它是科研工作者从事科学研究活动的内在动力，是科研道德的基础。

②科学情感是指科研工作者在科学信念的支配下所表现出来的热爱科学活动和探求真理的愿望和情绪，它和科学信念一起说明了科学家的道德立场。

③科学责任是在科学信念和科学情感的基础上，科研工作者对自己所从事科研活动的一种良心上的基本要求、基本态度，即要使科学造福于人类。科学责任是科研道德的核心所在。

④科学意志就是科研工作者在科学研究活动中不怕困难、勇于探索、吃苦耐劳、百折不回的品质。坚定的科学意志是科研工作者的基本品质。

⑤科学情操是科研工作者由其科学信念和科学情感所决定的精神状态，具体表现为科研工作者对一定的政治制度、政治理想和道德理想的信仰或追求，并运用自己的行为和成果服务于所信仰或追求的对象。如拥护国家的方针政策、忠于人民、甘于奉献等。

⑥科学学风是科研工作者从事科学研究活动的一定的态度与方法，它是科研道德在科学研究活动中的具体体现。如实事求是、严谨、尊重他人成果等。

2. 科研道德的基本原则　伦理行为包括手段和目的的"利己"与"害己"或者"利他"与"害他"的选择。对科学而言，所谓"利己"就是有利于科学、科学共同体的生存发展，所谓"利他"就是有利于科学以外的自然、国家政权、经济或者文化以及它们关联的人类的发展。对科学家而言，所谓"利己"就是有利于科学家自身及其研究课题、研究领域的生存和发展，所谓"利他"有利于科学家自身之外的科学领域、科学共同体以及相关联的社会环境的发展。无论从手段还是目的来看，科学和科学家都应该坚持"利己"和"利他"的和谐统一。因此，科学家在从事科学研究的时候应该遵循以下 5 项理想原则：

①利益主义与人道主义的统一。利益主义原则要求科学研究首先是为人类谋福利的，把人类的利益作为评价和选择科技活动的准则。人道主义原则要求任何科学研究要尊重、维护人的健康和生命，至少不危及和损害人类的生存、健康和安全。当利益主义与人道主义发生冲突时，科学家的选择是坚持不伤害原则：对明显的危及人道的科学问题不参与，对隐含的伦理问题提出警示。

②人本主义与自然主义的统一。人本主义要求科学研究首先以人为中心进行，人类是自然界的主人，人类生存的目的主要是征服自然、改造自然。自然主义原则要求科学研究把自然界的生物和人类等同对待，把人类的"善""尊重"和"公正"等基本伦理原则扩大到生物界，主张重新确定人在自然界的位置。当人本主义和自然主义发生冲突时，科学家必须坚持适度和谐原则：在保证人类生存的前提下，科学家必须提出相应的技术措施，尽量减少对自然界的生物的破坏，对遭受破坏的生物进行及时的保护。

③爱国主义与国际主义的统一。科学是没有国界的，但科学家是有国籍的。祖国的利

益高于一切,是一个科学家的基本素质。爱国主义原则要求科学研究把国家利益放在首位,国际主义原则要求科学符合大多数国家的利益。当国家利益与全人类利益一致时,科学家能够坦然从事科学研究。当二者发生冲突时,科学家必须作出选择:任何国家和地区的发展不能以损害其他国家和地区的利益为代价,尤其是发达国家不能以损害发展中国家的利益为代价,强国不能以牺牲弱国的利益为代价。

④个人主义和社群主义的统一。科技伦理要正确反映和体现个体与集体之间的这种辩证关系,一方面要承认个体的意义与价值,充分尊重个体的利益和权利,特别是个体生命的权利;另一方面,也必须肯定集体的意义与价值,坚决维护集体的利益和权利。要因时因地估量各种具体情况,调节它们之间的关系,尽量使二者能够兼顾,科技伦理强调和坚持的是为最大多数人服务的原则。

⑤现实主义和未来主义的统一。现实主义者认为科学研究应该从人类目前的现状出发,首先是解决现实问题,未来主义要求科学研究要照顾到未来。现实主义把人类目前的利益放在第一位,认为未来是不可预测的。未来主义则强调这一代人应当关注下一代人的可持续发展,不能以牺牲子孙后代的利益为代价。当现实主义和未来主义发生冲突时,科学家应该要坚持及时后补救原则:以现实的人类生存为第一要义,同时对破坏未来的种种后果提出预先的警示,并及时提供采取补救措施的技术路线。

二、有关人体科研伦理的主要历史事件和法典

1. **纽伦堡法典**(*Nuremberg Code*)　第二次世界大战时,德国纳粹分子借用科学实验和优生之名,用人体实验杀死了 600 万名犹太人、战俘及其他无辜者,这些人被纳粹统称为"没有价值的生命"。德国战败后,这些为首分子被作为战犯交纽伦堡国际军事法庭审判,其中有 23 名医学方面的战犯。1946 年,纽伦堡军事法庭对纳粹医生进行了审判,同时还制定了人体实验的基本原则,作为国际上进行人体实验的行为规范,即《纽伦堡法典》。这是第一部国际公认的有关人体研究的伦理法典。该法典强调人类受试者的自愿同意是绝对必要的,要尽一切可能保护受试者不受伤害。

2.《**赫尔辛基宣言**》(*Declaration of Helsinki*)　1964 年,世界医学会首次颁布人体研究的国际标准。该标准区分了治疗性研究(对受试的诊断和治疗有某些益处)和非治疗性研究。对于非治疗性研究,本人的"知情同意"不能豁免;对于治疗性研究,有监护人的同意即可,这有利于儿童和精神病人参加研究,有利于有潜在价值的治疗和诊断性研究的开展。与纽伦堡法典要求的自愿同意不同,该宣言第一次确立了代理人同意的合法性。

3. **科研伦理三原则的提出**　1972 年公开的 Tuskegee 事件是一个发生在和平时期的令人惊骇的故事。Tuskegee 是美国阿拉巴马州的一个小镇,399 名梅毒病患者在没有治疗的情况下,他们甚至对自身所患疾病并不知情,受到了长达四十年的病情检测。联邦国家生物医学与行为研究的人体受试保护委员会于 1978 年发表了著名的 Belmont 报告,提出了著名的科研伦理三原则,即:①尊重(respect for persons),尊重受试的自主性,获得知情同意,对弱势群体的关注;②有利或行善(beneficence),对受试最大的利益、最小的伤害;③公正(justice),受试的选择科学分布。

心理学研究的对象是人和动物,在心理学研究过程中就可能会使被试者受到某种身心伤害。如津巴多(Zimbardo)等人在 1973 年曾经做了一个模拟监狱的研究。研究者在斯坦福大学心理学楼地下室设立了一间模拟监狱,招聘了 24 名大学生参加研究,实验过程中被试者的情感和行为发生了巨大变化。"囚犯"被试者变得被动、抑郁、无能为力、极度沮丧和愤怒,其中有一半的"囚犯"要求被释放,而且精神几乎达到崩溃的边缘。可见,这样的研究给被试者的心理带来了较大的伤害。为了规范道德行为,帮助研究者解决心理学研究中可

笔记

能遇到的伦理（ethic）问题，许多国家都制定了有关的道德准则（ethical principles）。一个综合性的广泛适合于心理学家、研究与学习心理学的学生以及涉及心理学研究工作者的道德准则是美国心理学会（APA）2002 年修订的《心理学工作者的伦理原则和行为准则》（*Ethical Principles of Psychologists and Code of Conduct*）。该准则以五个原则（善行和无伤害、诚实和责任、正直、公平、尊重人的权利和尊严）为基础，阐明了心理学研究、治疗、教学及管理四个方面的道德行为标准，其中有很多内容是直接针对心理学研究的，包括心理研究中如何对待人和动物。本章会借鉴和引用其中的部分规定。

第二节　心理学研究前需要考虑的伦理问题

研究者在开始一项研究之前，必须首先考虑与伦理相关的问题。只有在研究前谨慎计划并向适宜的个人及群体咨询才可能避免出现伦理问题。不符合伦理标准的研究会危及整个科学进程，阻碍知识的进步，损害公众对科学和学术团体的尊重，还可能导致个体或机构受到严重的法律惩罚和经济损失。APA 伦理标准指出：在开始研究前，心理学工作者要获得机构或组织负责人同意，对研究草案作详细准确的介绍，并保证所从事的研究符合协议的要求。

一、合理设计研究

研究者在进行研究之前必须明确意识到研究可能涉及的伦理问题以及自己所肩负的伦理责任，关心和保护参与研究者的利益，确保自己具有操纵有关实验设施的能力，避免出现错误。在进行研究设计时，要考虑自己的研究能力、价值倾向等是否会给被试者带来伤害，并充分考虑研究设计的伦理可接受性，尽量避免那些需要使用欺骗以及可能引起被试者较大不安和痛苦等带来较多伦理问题的设计方案。

二、风险判定

心理学研究中的潜在风险包括身体伤害、社会伤害及心理或情绪压力等。评价风险必须以被试的日常行为、身体和心理健康状况及其能力为依据。最小风险（minimal risk）是指：当研究过程和研究内容与被试日常生活经历相似时，该研究的风险最小。需要区分"处于风险中"的被试与"处于最小风险中"的被试。最小风险意味着被试在研究中所体验到的伤害或不适没有超过他们在日常生活中或在常规的生理或心理测验中所体验的伤害或不适。以心理学实验室研究中的纸笔测验为例，纸笔测验旨在评价各种心理能力，要求被试快速完成测验并接受成绩反馈。尽管此种情境也可能产生压力，然而心理伤害的风险仅相当于一名学生所面临的风险。因此，此类研究对大学生来讲仅具有最小的风险。当伤害超过最小限度时，则认为被试处于风险中。如果研究使被试处于风险中，那么研究者保护被试安全的责任随之增加。

在心理研究中，身体伤害一般都会避免，而心理伤害和社会伤害是被试经常遇到的风险。被试信息被泄露给他人就是潜在的社会风险之一。心理学研究中搜集的个人信息，包括智力、人格特质、政治信仰、社会信念或者宗教信仰等，被试或许不想把这些个人信息透露给同事、朋友等。如果研究者不能很好地保护被试的隐私，就会增加这些被试的社会风险。在一些心理学研究中，被试会体验到强烈的心理或情绪压力，这样的研究存在心理风险。如当被试正等待实验时，屋子里忽然充满了烟雾，可以想象她可能体验到的压力。研究者希望用房间的烟来模仿一种紧急情境，被试可能会一直体验相当程度的焦虑，直到研究者说明烟的真实性质。

判定风险应考虑被试特征(subject characteristics)。某类行为对一些人来说可能具有严重风险,而对其他人则没有风险。爬一段台阶或许会有引发老年人心脏病的风险,但对青年人则没有风险。同样,严重抑郁或焦虑的被试对某些心理任务的反应或许比其他人更强烈。因此,当考虑风险问题时,研究者必须考虑参加研究的被试群体或个体的特征。

三、风险-效益评估

对研究的风险收益比(risk/benefit ratio)评估,即意味着:这个研究值得做吗?研究者首先应该认真考察该研究可能给被试者带来的伤害等各种危害究竟有多大,这些危害是否还在伦理尚可接受的范围内。同时,要认真考察研究结果潜在的科学价值有多大,研究是否有必要进行,是否值得冒这样的风险。研究能够增加新知识或改善人们的生活、社会和个体可以从中受益;如果不进行研究,则会付出相应的代价:我们会错过获取新知识的契机,失去改善人类环境的机会。对于个体被试来讲,研究也是有代价的。总之,必须要有充分的证据表明研究中的风险是难以避免的,研究带来的效益远大于潜在的危害,该研究才是可以进行的。Rosnow 和 Rosenthal(1997)发展了一个风险-收益模型,如图 2-1。落在 D 处的研究最符合伦理要求,因为风险较低而收益较高。理想的研究应该最小化风险和最大化收益。

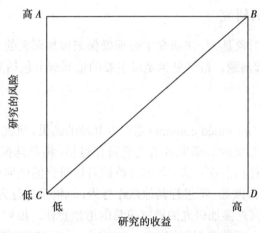

图 2-1 风险-收益评估过程的决策平面模型
(摘自 Rosnow & Rosenthal,1997)

四、风险应对

无论是"处于风险中"还是"处于最小风险中",被试必须得到保护。风险越大,需要的保护越多。为保护被试不冒社会风险,被试应该匿名;如果做不到匿名处理,研究者应为其信息保密。保护被试者是指研究者应该为参加研究的被试者提供保护措施,防止被试者在研究中可能受到的身心伤害。在研究设计、研究过程和研究结束以后,研究者都必须特别注意被试的身心健康与安全问题。虽然绝大多数心理学研究对被试者不会有任何伤害,但是研究者还是不能对此掉以轻心。研究者应该注意观察被试者在研究中的反应,询问有关情况,在研究结束后向被试者提供联系方式,以便被试者在出现问题时能够获得研究者的建议和帮助。一般来说,多数研究者都会比较注意研究中对被试者的身体伤害问题,而对心理伤害,包括对被试者情绪的不良影响、自尊的伤害等容易忽视,因此,在研究过程中和研究结束后应该注意关注被试者的心理感受,并提供帮助。

如果被试遇到的风险超过最小风险,那么这样的研究原则上应该被禁止,除非已经探

笔记

究出低风险的数据搜集方法。应尽量使用观察或问卷等描述方法而不使用实验处理。研究者也可以利用没有实验压力的自然发生的"处理方法"。如安德森（Anderson，1976）采访了被飓风洪涝毁了生意的经营者。他发现适宜的压力水平导致有效的问题解决及应对行为，而高于或低于此压力水平，则问题解决成绩反而降低。实验诱导产生压力的实验室研究也证明了这样的结果。

必须确保被试者的安全，使其身体和精神不受伤害是基本的道德原则。但是，这一原则有时候也很难绝对遵守。如对耐痛阈限的研究就是以引起一定的疼痛为基础的；涉及挫折反应的实验研究需要引发被试的挫折感；对恐惧症的研究可能需要被试面对所恐惧的事物。有时候，研究对被试者产生的伤害可能是研究者在事前都无法完全预料的。如果在研究中确实对被试者造成了有害后果，研究者必须要消除这些后果。不保护被试者或不消除有害后果会影响心理学研究的名声，这在心理学研究的历史上也是有教训的。如华生等所进行的一项关于条件性情绪反应的著名研究，虽然具有重要的科学价值，但是由于研究过程中对被试者的伤害，以及在研究结束后没有采取任何消除有害后果的措施而饱受非议。

第三节　心理学研究过程中的伦理问题

一、以人为被试的研究

心理学的主要研究对象是人，在研究中必须确保来参加研究的人即被试者的权益不受侵犯，这就涉及许多伦理问题。最常见也是最主要的伦理规范包括知情同意、保密、欺骗以及事后解释。

（一）知情同意

1. 概述　知情同意（informed consent）是双方互动的结果，研究者和被试经常通过知情同意程序来达成一种社会契约。研究者的伦理责任包括：清楚地描述研究程序、明确澄清可能影响到被试意愿的任何潜在风险，并解答被试对该研究的任何疑问。被试的伦理责任包括：在研究中不撒谎、不欺骗、不进行其他欺诈行为，以恰当的行为方式做出反应。

恰当的行为方式是同意参加研究的被试应负的道德责任。如被试应该注意指导语并按研究者的要求完成任务。泰勒和谢泼德（Taylor&Shepperd，1996）描述了一项研究，举例说明不负责任的被试行为可能导致的后果。该研究中，实验者告知被试独处时彼此之间不能讨论该实验。然而在实验者离开后，被试谈论起实验并彼此交换信息，结果导致实验无效。而且，当实验者后来询问被试对实验程序和研究目的的知晓程度时，没有人承认他们交流过该实验并获得了重要信息。此事说明了一个重要原则：被试撒谎、欺骗及其他欺诈行为违背了科学研究的严谨性。

在研究之前还必须让被试者清楚地知道，他们有随时退出研究的自由，并保障被试者的这一权利，不能强迫被试者完成整个研究，并要避免被试者产生退出研究会受到惩罚的误会。如果答应给被试者报酬的话即使被试者退出研究也应该按承诺给予相应的报酬。

2. APA 关于知情同意的伦理标准

（1）APA 对心理学服务知情同意的伦理标准

1）从事研究、评估、治疗、咨询服务时，除了由法律或政府机关委任，心理学工作者应通过面对面、电子传输、或其他交流形式，用当事人能够理解的语言征得当事人的知情同意。

2）当一个人在法律上不能作出知情同意时，心理学工作者应该：①提供适当的解释；②得到参与者的同意；③考虑他们的偏好和最大利益；④如果法律认可替代同意，应获得法律上的委托人的允许。

3）当心理学服务是由法庭命令或其他委托时，心理学工作者在开始之前应该告知当事人服务的本质，包括服务是否为法庭命令或委托以及保密的局限。

4）心理学工作者应该适当出示书面或口头同意的文件资料。

（2）对心理学研究的知情同意

1）按照上述标准获得知情同意后，心理学工作者应告知参加者：①研究的目的、时程和程序；②研究开始后参与者有权退出或中断研究；③可预见的退出或中断治疗的结果；④可能影响参与意愿的重要因素，如潜在的风险、不愉快或不良作用；⑤参与研究的好处；⑥保密的局限；⑦研究的动机；⑧研究和研究参与者的权利。提供机会保证研究参与者提问和得到回答。

2）从事干预研究（包括治疗实验）的心理学工作者在开始治疗前要向参与者说明：①治疗的实验性质；②在适当时候，研究是否需要控制组；③治疗组和控制组的分配原则；④如果个体不愿参加研究或中途退出研究，可能选择的治疗方式；⑤参与研究的补偿或费用，如果可能，是否返还给参加者或是第三方付费。

（3）研究音像记录的知情同意：进行任何形式的录像或记录之前，心理学工作者要征得研究参与者的知情同意，除非研究仅仅是在公共场所的自然观察，并可预见记录不会被利用来伤害当事人。

（4）不必获得研究的知情同意

1）研究不会造成痛苦或伤害：①正常的教学实践、课程或课堂安排；②仅仅是匿名问卷调查、自然观察或某种记录性研究，结果的公布不会使研究参与者负刑事或民事责任、不会损害他们财产安全、工作能力以及名誉，而且可以做到保密。

2）被法律或管理机构同意。

专栏2-1

一份质性研究的知情同意书

本研究的目的是研究在高校心理危机干预过程中可能出现的伦理两难困境，并提出伦理决策，对于挽救大学生的生命、保障校园的安全与稳定有着重要的意义。您是在高校心理危机干预方面的资深专家，我们将对您进行访谈，访谈时间约1.5小时。为便于准确地整理资料，我们将对访谈过程进行录音，资料仅做研究用，绝对保密。

参与本研究没有任何潜在的危险，如果您有任何疑问或顾虑，请和我联系。

联系方式：_____

当整个研究完成之后，您是否希望得到结果的简短小结：_____ ①是；②否。

我已经阅读了高校心理危机干预中伦理困境研究的计划书，我自愿参加。我知道自己可以在任何时候退出研究，不会被惩罚，我的参与会被严格保密，这个研究对我几乎没有任何危害。我知道自己需要做的事情：接受研究者的访谈，如实回答一系列问题。

被试签名_____ 日期_____

（二）保密

研究者应对所获得的被试者资料进行保密（confidentiality），这是研究者的基本义务和责任。首先，被试者的大量个人信息是其隐私，应该受到保护。其次，被试者信息的泄露可能会给被试者的生活带来困扰。如被试者智力测验的分数被公开，可能导致老师对学生态度的变化，以及其他学生对低智力分数者的嘲笑。因此，在研究开始时研究者就应该明确地告诉被试者哪些人可能接触有关的资料，并要确保其他人不能随便接触这些资料，并对

笔记

被试者的隐私进行保护。为了确保保密，还应该采取一些必要的措施，包括：①不要求被试者署名，不采集与被试者身份有关的信息；②不直接将被试者与有关资料联系起来，如可以采用代码或化名的方式；③如果在研究报告中需要出现某些被试者信息，必须做技术处理；④在研究结束后的规定时间内消除敏感的资料。当然，为被试者保密的原则也不是绝对的，如果研究中确实发现被试者存在严重的心理问题、犯罪行为等情况，还是应该根据具体情况向有关部门或人士反映。

（三）欺骗

心理学研究的欺骗（deception）指的是研究者故意隐瞒信息或有意误导被试对实验的理解和认识。在研究中使用欺骗策略，如在著名的阿希实验（Asch，1955）中，研究者就利用了"假被试"做同谋，这些假被试在比较线条的任务中都将明显不相等的线条说成相等，这导致许多真实被试也作出了同样的回答。通过这个实验阿希获得了关于人们从众行为的许多有效结论。很明显，研究中真被试被"欺骗"了，但是如果不进行这样的研究设计就难以观察到真实的从众行为特点。有些人极力主张无论何时都不应该欺骗被试，研究者和被试之间的关系应是公开和诚实的。有些人认为欺骗是道德所不容的，它无异于撒谎。欺骗可以通过省略和伪装的手段，即隐瞒信息和就研究某方面有意误导被试。任何一种欺骗都与知情同意的原则相抵触。

对于使用了欺骗策略的研究，应该在研究结束后及时告知被试者研究中存在的欺骗以及这样做的目的和价值，并及时消除由于欺骗给被试者带来的潜在影响。如果为了研究挫折感而故意让被试者做了根本无解的测试题后，应该向被试者解释清楚，以免给被试者的自尊和学习动机等带来消极影响。如果由于欺骗诱导出了一些违反社会一般道德的行为或反常行为，则还应该进一步向被试者说明他们的行为是由于研究情境所造成，不是由于他们自身的问题或缺陷导致，并进一步指出他们的行为不是反常行为，大多数人在类似情境中也会有类似的反应，以使被试能够接受有关事实，消除心理负担，并防止助长不良行为。

APA 关于心理研究中欺骗的伦理标准：①心理学工作者不可实施带有欺骗的研究，除非他们能证明研究具有重大的科学意义、具有教育或实用价值，而且不采取欺骗程序就没法进行此项研究；②当研究会带来生理疼痛或极度情感焦虑时，心理学工作者不得欺骗被试；③心理学工作者应及早向被试解释欺骗是实验设计及实施的要求，解释时间最好在他们刚参加完实验时，不可迟于整理数据时。一旦被试不愿意，他们也可以在那时收回数据。

（四）事后解释

实验结束后，研究者仍担负着使被试受益的伦理责任。实现此目标的最佳途径之一就是给被试提供完整的事后解释。事后解释既有益于被试又有益于研究者，使被试了解研究性质、自身在研究中的作用及研究过程。事后解释首要的目的是使被试对自己的参与过程感觉良好，使研究者获悉被试对研究过程的观点，从而对研究结果更具洞察力并对未来研究产生新思路。被试有时会觉察出研究材料中的错误，如有遗漏信息或者指导语含糊不清，他们可以在事后解释中报告给研究者。事后解释过程对研究的讨论部分也有价值，它能帮助获悉被试如何看待研究程序，帮助提供未来研究的线索，帮助识别当前程序中的问题。研究发现，得到彻底事后解释的被试对研究的评价更积极。

APA 对于心理学研究事后解释的伦理标准：①心理学工作者应提供机会让被试了解研究的性质、结果及结论等信息，并采取合理措施来纠正他们所意识到的被试可能会有的错误观念；②如果科学或人道价值方面的考虑要求推迟或取消事后解释，心理学工作者也应采取合理措施来降低危害的风险性；③心理学工作者意识到研究程序会伤害被试时，应采取合理步骤使伤害最小化。

二、以动物为被试的伦理要求

虽然心理学研究主要关注人，但不少研究还是会使用动物作为被试。特别是动物可以替代人进行一些不能用人类被试完成的重要研究，以发现重要的科学事实。如罗森茨韦格（Rosenzweig, 1972）使用老鼠作为被试进行研究，发现在丰富环境中生活的老鼠比在贫乏环境中生活的老鼠的大脑皮层更重、更厚，大脑的化学活动水平更高。这样的研究就不能用人来进行，因为我们不能人为地将人放在贫乏的环境中生活，也不能随便解剖人的大脑。虽然使用动物被试的研究伦理问题不会像使用人类被试那样敏感和复杂，但是动物的权益还是应该受到保护。研究对动物的使用和操纵也应该是必要、恰当和道德的，不能虐待动物，同时要适当地饲养和照顾动物。

APA 关于研究中动物使用和人道关怀的伦理标准：

①心理学工作者获取、照顾、使用及处置动物都要符合相关的法律、法规及专业标准的要求。

②受过研究方法培训并有动物实验经验的心理学工作者，应该对动物研究的所有过程进行督导，并保证使动物得到舒适、健康和人道的对待。

③心理学工作者确保给予其督导下的所有动物研究者有关研究方法、动物照顾、动物保养等方面的指导，以促使研究者尽其责任。

④心理学工作者应努力使受试动物的不适、感染、疾病和疼痛最小化。

⑤心理学工作者只有在没有可替代程序，而且证明研究具有可预期的科学的、教育的或实用的价值时才可应用给动物带来疼痛、有压力、或剥夺的实验程序。

⑥心理学工作者实施外科程序前要对动物进行适当麻醉，遵循技术要求，避免传染并在术中及术后使疼痛最小化。

⑦需要终止动物生命时，心理学工作者动作要迅速，努力使疼痛最小化，并符合公认程序。

第四节　报告心理学研究结果的伦理问题

科学的根本目标在于发现知识和揭示真理，因此，欺诈行为和不实事求是的研究报告必然有害于科学，对人们造成误导和损害，必然成为科学研究之大敌。研究者的研究成果具有公开性，研究者应发表相关的研究结果和对科学的贡献。研究论文或研究报告将为人类获取知识，或者在此基础上开展进一步深入研究发挥作用。因此，在科学研究的这一阶段也存在伦理道德问题。

一、欺诈

数据的真实性对心理学作为一门科学向前发展至关重要。科学建立在从研究中获得的知识的基础上，如果数据是错的，它会给科学带来非常消极的结果。数据篡改表现为多种形式，最极端的一种是研究者没能收集任何数据而是编造数据。另一种形式包括修改或忽略某些收集到的数据，以让结果符合预先设想的趋势。数据篡改形式还包括猜测或编造缺失数据，以产生完整的数据集合。以上每种形式都包含有意欺骗，它们都违背了像"正直"等伦理原则。

二、抄袭或剽窃

以自己名义发表的研究报告或学术论文中，窃取他人研究成果，或照搬别人的学术思

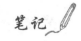

想和语言,谓之抄袭(plagiarism)。抄袭与欺诈一样,也是一种严重的伦理道德错误。抄袭可在几种不同水平上发生,最极端的方式是将别人一篇完整论文逐字逐句地复制下来,然后以自己的名义发表。这是一种完全有意识的故意行为。但在更多的情况下,抄袭往往有一定的隐蔽性,有时是在无意之中进行的。感觉他人的观点、思路能为我接受,而直接使用人家的语句和思想,不加修改而变成自己的表述,又没有适当的引用形式,便出现了抄袭。

引用第二手材料时不标明出处也会产生学术剽窃。第二手材料是指讨论他人(原创的)的研究文献。第二手材料包括教科书以及发表在类似《心理学通报》等科学杂志上的研究评论。如果你的观点或研究结果仅来源于第二手材料,那么从要求查阅原始著作上来说,发表这些信息是不符合职业道德的。查找和阅读原始材料远好于引用第二手材料。如果没办法这样做,当涉及原始著作的时候,你必须用类似"如在……中引用的"这样的短语,告知读者你没有阅读原始资料。通过引用第二手材料,你告诉读者你在呈现另一个人对原始材料的解释。

三、APA 关于心理学研究结果报告的伦理标准

1. 报告研究结果

(1)心理学工作者不得伪造数据。

(2)如果心理学工作者在他们发表的数据中发现明显错误,要通过合理的步骤,采用修正、收回、勘误或其他适当的方式来更正错误。

2. 学术剽窃

即使他人的作品和数据可以间或被引用,心理学工作者也不得将他人的研究或数据中的任何部分作为自己的成果展示或提交发表。

3. 发表署名

(1)心理学工作者仅对他们真正从事的或作出过充分贡献的研究承担责任和拥有署名权,包括作者署名权。

(2)主要作者和其他参与人员的署名准确地反映了每个个体对相关科学或专业的贡献,这与他们的相对地位无关。仅仅拥有一个机构内的地位,如部门主席,不能证明是原创作者。可适当地对为研究和论文撰写做过较少贡献的人表示答谢,如在脚注或介绍性的综述中答谢。

(3)除特殊情况外,任何主要基于学生博士论文的多作者论文,都要把该学生列为主要作者。指导老师应尽可能早地和学生讨论发表署名问题,此讨论还应贯穿在整个研究和发表阶段。

4. 复制发表数据

心理学者不得将已发表过的数据再次作为原始数据发表,也不得再次发表已得到正式认可的数据。

5. 分享研究数据以作为验证

(1)研究结果发表后,当其他有能力的专业人员需通过再分析来验证其主要观点,且仅为该目的需使用这些数据时,假如被试的隐私能得到保护,而且法律没有不允许其发表,心理学者不得保留得出结论的数据。这不排除心理学工作者要求个人或团体为使用数据而付费。

(2)心理学工作者从其他心理学家那里索求数据来证明自己的观点,必须经过数据的重新分析,且只能用于澄清观点的目的。索求数据的心理学工作者须事先获得书面同意后才可以使用。

6. 审阅其他人提交来的陈述、出版物、认证材料或研究建议的心理学工作者,应尊重提交者的隐私和其材料的所有权。

案例

自从各种形态的学术论文、著作的抄袭丑闻在网络上曝光开始,存在于学术界的抄袭之风受到了社会的广泛关注,对于一个国家而言,科学的进步是推动社会发展的重要力量,而屡见不鲜的学术造假不禁让人追问,学术道德的底线在哪,科学研究的伦理标准又是什么?

2014年,学术期刊《国际新闻界》的一纸公告将北京大学原历史系博士于艳茹置身于学术抄袭的风波之中,公告称:于艳茹在该刊发表的《1775年法国大众新闻业的"投石党运动"》论文涉嫌剽窃国外论著,决定5年内拒绝于艳茹的投稿,并将论文抄袭情况通报相关单位。据了解,《国际新闻界》是第一次就论文抄袭问题进行公告,此前也处理过几次论文抄袭事件,但大多是内部处理,责令道歉和撤稿,3年内不发涉事作者的稿子,公之于众是因为于艳茹论文的抄袭情况是建立该期刊以来最严重的一次。调查发现,于艳茹的论文几乎是全部抄袭外国作者尼娜·基尔巴特1984年的专著《18世纪70年代的新闻业投石党运动:法国革命前的戏剧批判和激进政治》,甚至将多段原文直接翻译过来只字未改,除了摘要和几句结论,其余部分一模一样,连注释也是照搬。

2015年,北京大学发布《关于撤销于艳茹博士学位有关情况的通报》称:于艳茹在攻读博士期间发表的论文存在严重抄袭行为,经过北大学位委员会委员的投票表决,决定撤销其博士学位。这篇文章是于艳茹攻读博士期间发表的论文,她的博士毕业论文并未抄袭,但是北大仍然驳回了她的申诉,维持了撤销学位的决定,这就意味着她无法继续攻读博士后,今后的科研工作也将受到影响。

科研工作的目的是为了追求和揭示真相,将国外学者的著作翻译过来,改头换面之后变成自己的学术成果,相对于自己查阅、翻译外文文献、形成自己的观点当然容易得多,但是这种剽窃他人学术成果的做法无异于偷窃,这种违背科研初衷和伦理的行为是当下高校学术研究的一面镜子,值得每一个科研工作者深思和反省。

本章小结

心理学研究是描述、解释心理现象和过程并揭示其规律的过程,在研究开始之前、研究过程中以及结果报告的每一个环节都需要考虑相应的伦理问题,遵守相应的伦理标准,谨慎小心,避免掉入伦理陷阱。

(赵静波)

复习思考题

1. 知情同意终止于双方达成的社会契约吗?
2. 在什么情形下可以无需知情同意?
3. 事后解释以什么方式让参与者受益?
4. 在研究中使用动物,研究者应承担哪些道德责任?

笔记

第三章　研究课题的选择

本章要点

科研选题的意义与过程
　选题的意义
　选题的过程
科研选题的原则
　科学性
　有用性
　可行性
　创新性
科研选题的来源
　社会需求
　理论发展
　研究文献
　灵感
　科技进展
科研假设的提出
　假设的特征与功能
　假设的基本类型
　提出假设的方法
　研究假设的评价

关键词

科研选题；选题原则；选题来源；科研假设

良好的选题是一个科学研究能够成功的基本前提，本章主要讲解科研课题选择中的常见问题。

笔记

第一节　心理学科研选题的意义与过程

一、科研选题的意义

科研选题（choice of project）就是确定科研课题的过程，选题是整个科研工作的关键部分，指导着后续科研项目的各项工作。因此，选题不仅是心理学研究的起点，也是保障科研工作质量的具有决定性的关键点，具有重要的战略意义。它决定了研究的价值和意义，也决定了研究工作的可行性，是研究资助部门决定是否资助的重要依据。

从心理学视角看，选题是一个基于理论和实践的思维过程。科研人员需要经过大量文献的查阅、充分的理论思考和实践预备，才能对某一问题有逐步深入的理论认识，才能概括凝练出科学问题，提出可行的研究方案（study protocol）。因此，选题不仅反映了选题者对某一问题的理论认识深度广度和研究的思路，更体现了选题者的科学思维水平和实践能力。换句话说，科研选题是提高学生科研思维能力的重要过程。提出问题往往比解决问题本身更加重要。解决问题只是研究技巧或技术上的进步，而提出新的问题、新的可能性，从全新的角度去解析旧问题是创造性思维的过程，标志着科学的真正进步。

二、科研选题的过程

科研选题固然重要，并需要一定的理论知识和实践经验。但只要掌握正确的方法，科研选题并不是一件非常困难的事情。下面是选题的基本过程。

1. **找到感兴趣的领域**　对一个初学者来说，兴趣是科研题目的重要来源。在当前的国情与背景下，我国存在大量的问题急需探讨。这些问题都可能是初学者感兴趣的领域。例如：①某些特殊的环境或特定的经历，如留守儿童、离异家庭、单亲家庭、贫困地区等；②某些特定行为的发生和发展，如利他行为、爱情、性行为、人格障碍、焦虑问题等；③某些特定的领域，如老龄化危机导致的心理问题，空巢、失独、亲子关系和社会道德的重建等；④某些特殊的心身疾病，如心理社会因素与肿瘤的发病如何相关，为什么有些人更容易得冠心病和高血压，为什么在经历了一次大的社会危机后，溃疡病发病率会明显提高……

兴趣也是驱动科研进展的重要动力。在一个感兴趣的领域工作，不仅可以事半功倍，而且可以乐在其中。如果课题是研究者所感兴趣的，那么他就会越做越有趣，更容易完成，且在研究过程中提高自己的科研思维能力，形成良性循环；否则，不仅研究吃力，研究热情也可能很容易就受到打击和消退，工作也就容易半途而废了。

2. **做好研究的准备工作**　研究的领域一旦确定，研究者就需要花费大量的时间和精力去进行背景资料的收集与整理。这个过程主要是阅读书籍和杂志刊登的相关论文，让自己对所要研究的主题尽快熟悉起来。研究者需要知道其他科学家在这个领域中已经进行了哪些研究，用了什么样的方法和工具进行研究，得到了哪些结论，还有什么问题没有解决。大量文献的查阅和充分的理论思考是选题思维过程的基础。

需要注意的是期刊数据库中可以检索到大量的文献，不过研究者不需要阅读所有文献。一般阅读量在30～50篇文献就基本可以了。关于如何去精确地查阅跟自己研究有关的文献，将在本书的第四章向大家详细介绍。

3. **凝练科学问题**　刚开始提出的研究设想往往是粗略和模糊的，但是现实中不可能对这样的主题就进行研究。因此，需要不断去粗存精，凝练科学问题（scientific issues）。同时，进行科研也是一项需要良好计划和精细实施的艰苦工作。一次科研就解决某个领域中所有问题的想法是不现实的，所以研究者不必一次做完所有的事情，每次只需完成一步，一次只解决一个问题。

初期的实践预备是凝练科研问题的重要环节。实践初期，研究者需要保持开放的头脑，随时准备接受各种新的思想和建议，可能有助于研究者修正或提炼原来的研究计划。在实际的科研过程中，可能也会经常调整自己的研究计划，这样做会得到更好的研究结果。

第二节　心理学科研选题的原则

什么样的选题才是一个好的研究问题呢？好的课题有一些基本的特征，例如科学性、有用性、可行性和创新性。在实际的选题过程中，必须全面综合地运用这些原则，才能正确地选择好研究课题。

一、科学性

科学性（scientificity）也称为理论可行性，是指选题需要有科学理论的依据。选题应该在一定的科学理论指导下进行，以科学的事实为前提和依据。脱离这个前提，很多设想虽然很有趣，但是却无法得到客观可信的结果。比如，如果有人想研究"上帝造人时使用的材料与技术"，就很难得到预期的结果，更不可能得到正确的结论。因为这个主题没有任何科学事实可以作为依据和前提。但是，需要指出的是科学本身也是不断发展的，科学和非科学的分界线也在不断地变化。在特定历史时期认为是不科学的事情，将来有可能是可以进行科学研究的。比如无线通话技术在100年前可能是"神话"，但是现在已经是一种成熟的技术了。那么现在看起来无法研究的"心灵感应"，或许若干年后也会成为一种人人都在用的技术。这种变化的标准，需要每一位科学研究者注意和思考。

二、有用性

选题的有用性（usefulness）体现在科研的最终目的是满足国家和人类的需要。我们的研究不是为了研究而进行研究，应该是为了解决社会实践和现实生活中的问题。只有紧密为社会实践的需要服务，科学研究才具有理论和实践的意义，才值得研究，才具有长久的生命力。例如，"游戏网络成瘾者的反应时是否异于正常人？"这样的课题就没有研究价值。即使发现了显著性的差异也不能解释任何问题。如果改为："游戏网络成瘾者对游戏相关信号是否存在注意偏向？"这个课题就变成了一个有价值的值得研究的课题。因为这样的课题结果可以丰富已有理论，并有潜在的应用价值。心理学工作者往往会优先选择当前社会生活实践中迫切需要解决的一些重大问题作为研究的课题。当然，在依据这个原则选择课题的同时，我们也应该注意处理好理论研究与应用研究的关系，虽然不同层次的研究机构和具有不同特长的研究者在选题时会各自有所侧重，但是在全局上应该注意理论发展和应用需求二者兼顾，单纯只重视一面的观点和做法是不可取的。

三、可行性

可行性（feasibility）是指每个研究者应该从自己具备的主观条件和从事研究机构所具备的客观条件出发，综合考虑可行性以后，再确定研究课题，以保证课题可以有质量地完成。主观条件主要指研究者为完成某课题所必须具备的科学知识、科研能力、工作经验和操作资格，以及对有关研究方法的掌握与运用程度等。客观条件主要是指研究者所在科研机构具有的仪器、设备、工具以及必要的人力、财力、物力、时间、图书资料、被试来源等内容。例如，一个心理学专业的本科生毕业设计选择"决策的脑环路机制研究"。这个选题显然违背了可行性的原则。因为这个课题需要耗费大量的时间和精力才可完成，本科毕业设

笔记

计的时间无法保证课题的完成。另外，本科生理论知识储备和实验技能也无法保证课题的顺利进行。哪怕一个研究课题具有很高的科学价值和研究意义，但是对于进行这项研究的人来说，完全不具备进行研究的主客观条件，同样是不适当的。所以，在选择课题时，应注意充分发挥自己的优势条件，从本单位及个人的优势出发，扬长避短，或同其他研究者、科研机构合作，争取取长补短，才能保证科研的顺利进行。

四、创新性

创新（innovation）与发展是科研的灵魂所在。简单地重复他人的研究是没有任何理论和实践意义的，这样的课题并不值得研究。一个有意义的课题通常可以解决前人没有解决或没有完全解决的问题，能"站在巨人的肩膀上"更进一步，有自己的独到之处创新之点。所以创新性是我们选题时必须遵守的原则之一。创新性的本质在于独特性、新颖性和先进性。当然，创新是多层次和形式多样的。创新不仅仅指前人从未研究过的原创性课题；也包括地域、时间、概念、观点、方法和应用等其他维度的创新。如其他国家或地区已经有类似调查研究，但是本地相似的现象仍需调查。关于某些科研项目的本土化和量表常模的修订就属于此类课题。更多的课题是从新的角度、用新的方法去研究老问题的扩展性课题，比如使用最新的工具对个性进行测量。任何研究，只要包含了一部分的创新性，就具有现实的价值。研究者应该经常查阅本领域最新的科研文献，注意了解他人的研究成果，把握研究动态，使自己立足于所从事研究领域的前沿，避免做简单重复的研究。

第三节　心理学科研选题的来源

科研课题的来源往往是多方面的，科研工作者既可以根据社会发展的需要进行选题，也可以根据自己的研究领域和兴趣进行选题，甚至有些时候，一闪而过的灵感也可能成为选题的来源。常见的选题来源主要来自以下几个方面。

一、根据社会需求进行选题

科学研究的重要目标之一就是解决当前社会现实中的各种难题，满足国家和社会需求。科研工作者应学会审时度势，选择当前社会实践中迫切需要解决的一些问题作为自己的研究课题，这是科研选题的重要来源之一。比如，20世纪末期高等教育开始提高收费以后，有一部分群体就可能面临"上不起学"的问题，高校中逐渐产生了一个"贫困生"群体，在后续的科研工作中逐渐成为热点。伴随着社会的发展，大量农村剩余劳动力流入城市，但是在农村中产生了一大群"留守儿童"，也成为后来研究的热点。可以预见，随着中国人口老龄化速度不断加快，"空巢老人"、"养儿防老观念和方法的改变"也将成为科学研究工作者们研究的主题。

每年各种课题在申报指南中都会列出一些亟待解决的社会热点问题，科研工作者可以从中选取符合自己兴趣和能力的问题作为自己的研究课题。通常，来自现实生产工作生活中的课题大多属于应用研究（applied research），其研究成果有较大的应用价值，可以直接为社会实践服务，因此，有大量的科研工作者通过自己的工作积极参与到各种生产实践工作中，为社会的进步了发挥积极的作用。

需要指出的是，重视实际问题的选题并不意味着就可以不考虑理论基础，也不意味着成果绝对没有理论价值，只是课题可能与实际社会需求的联系更加紧密和迫切而已。很多来自实践的课题成果同样可能导致重大的理论变革，比如心理学中的"认知流派"就是一个来源于实践的理论模型,科研工作者也要善于从实践中总结出新的理论进而更好地指引实践活动。

二、根据理论发展进行选题

心理学的理论是在不断发展、修正、完善甚至是淘汰的。经典的理论可以产生新的分支,比如从华生的行为主义就派生出后来的斯金纳等人的新行为主义,后来还有了认知行为理论等,而华生的旧行为主义反而因其过分僵化的环境取向而逐渐消失,所以在心理学的发展过程中,有很多值得探讨的理论问题可以作为研究的课题。主要是三种情况:

1. **为了证实他人或自己的某一理论而选择相应的课题**　一般来说,科学理论是从较少的已知事实中推导出来的,进而用它来指引更加广阔范围的实践活动。这种外推实际上产生了很多"尚未证实的理论推测",科研工作者可以选择这些尚未证实的推测作为自己的研究课题。通过实际的研究,如果确实在现实中得到了符合理论推测的结论,那就可以较好地证实原理论;如果相反,那就需要对原理论进行修正或对其适用范围进行限定。比如著名的从众理论认为从众现象是较为普遍的,人经常会因为从众的压力作出违背其本意的行为。心理学家用完成"判断线段长度"这一方法对此理论进行了研究,发现如果是个人自己独立判断,对线段长度的判断准确度几乎是 100%,然而在群体意见与自己不同的压力下,仅有不到 1/3 的人能保持独立性而不受干扰,其他人都出现了从众行为。这个实验的结果就较好地证实了从众的理论。

2. **根据有争议的理论观点选择课题**　自从科学心理学诞生,心理学的理论就呈现出百家争鸣的现象,对同一心理现象、过程产生的原因常常会出现严重的分歧,比如遗传决定论和环境决定论之争、记忆的本质之争、人格的因素之争等。争论时,双方往往都是"各执真理的一面",因此了解这种争论的历史、现状和争论的焦点也是发现问题,提出研究课题的重要途径。比如关于遗传决定论和环境决定论的争执,双方都作出了大量令人信服的研究,才最终导致人们对心理的本质有了更为清醒的认识——遗传和环境都对心理的发生和发展产生重要的、不可替代的影响。

3. **通过对现有理论进行质疑选择课题**　科学历史上有很多重大的发现是对"经典"的勇敢质疑而得出的,这要求研究者要有气魄和胆量,敢于怀疑,不迷信和盲从权威,敢于从常识中寻找谬误,敢于提出自己的想法而无惧于别人的嘲讽甚至攻击。在科学的历史上,伽利略质疑了亚里士多德,人们才明白了物体的下落速度与其重量无关;达尔文挑战了宗教的权威,才提出人类是进化的而不是神的产物;麦哲伦完成环球航行,终于证明地球并不是方的而是圆的,这些都是科学家们对看起来似乎是"经典"理论的大胆质疑。即便是现代的心理学理论,可以质疑的地方也比比皆是,比如是不是只有药物才能治疗某些精神障碍等。科研工作者应随时保持这种批判态度,对现有的理论、观点勇于提出自己的新看法,从而确定研究课题。

在理论领域选择课题,必须充分熟悉、真正理解相关的理论,以及该理论现有的研究基础,还应该根据理论作出一个或多个可以被研究的推测,最后还要制定能科学检验该理论推论正确性的研究设计,才能获得满意的研究课题。

三、根据研究文献进行选题

查阅相关科研文献并从中提炼出研究课题是科研工作者最重要、最常用的方法,事实上,其他的选题策略也或多或少需要查阅相关文献。查阅文献的目的是明确在相关领域中,哪些问题已经被研究,相应的结果是什么,发现现有研究还有什么不足,有哪些地方需要和可以深入进行探索。为此,查阅和评价文献的时候,一定要有批判性的态度,千万不能因为那是"已经发表的文献"就盲信其权威性，全盘接受它的结论，一定要多思考现有的结果有没有什么问题，还有哪些问题没有进行过研究，已有的结果中有没有矛盾的地方等，从而为新的研究提供课题来源。查阅文献时应特别关注这些内容：

1. 注意现有文献中忽略的问题　由于研究者学术背景、水平、经历、研究条件等种种条件的限制，每个研究者往往只能做一部分有价值的研究课题，而不同的研究者可能注意的是不同的部分，这样，博览多个研究者在相同领域的工作则可以获得更加宽广的科研视野；同时，某些重要问题也可能被过去的研究者忽略，这可能是当时的研究还处于比较初级的阶段，或者由于手段、方法有限，对某些变量无法测量，也可能是一些研究者错误地认为某个因素不重要而在研究中没有关注。因此，在查阅文献时，应对以前尚未研究的问题予以优先关注，从中可能会发现比现有的研究更有价值的研究课题。比如，关于留守儿童已经有很多研究者进行研究，但是关于留守儿童的定义大部分人都遵循"有留守经历的16岁以下的儿童"这一标准。然而，这一标准实在是太过于宽泛，留守时间是10年还是半年，是双亲外出还是单亲外出，是寄养在爷爷奶奶家还是其他亲戚朋友家，是定期可以见到父母还是一直未见到过父母，这些因素显然对孩子的影响是不同的，放在同一个标准下显然不合适，因此，新的研究首先就应该考虑到底符合什么样条件的孩子才能被称为"留守儿童"，这必将导致新的、质量更高的研究。

2. 注意研究结果互相矛盾的地方　在多份研究报告中，尽管主题相同、方法相同，但也经常会发现研究结果互相矛盾的地方。比如在关于贫困大学生人格的研究中，有些人报告贫困生的人格因素显著差于普通大学生，而另外一些报告又说贫困生因为"穷人的孩子早当家"，因此获得了很多普通大学生所不具备的优良品质。还有一些关于大学生心理健康水平的调查，有些调查结果是大学生心理健康状况比一般青年差，而另外一些研究认为大学生的心理问题并没有显著高于普通青年。在查阅文献中，如果发现了类似这些情况，就要多加注意，因为这正说明在这个领域值得做进一步的工作。分析时，应注意弄清同一问题的不同研究究竟有何差别，被试之间是否一致，研究环境、研究工具、研究条件等是否一致，如果不一致，那么可能需要进行重复验证，如果所有条件都完全一致却出现不相同结果，那就需要查明、推测其他可能的原因来说明结果的差异。

3. 注意已有研究在方法学方面的问题　阅读文献时，还要注意所读文献在方法学上是否存在问题。这方面的问题可能存在于研究工具，也可能是研究设计的变量控制。比如，一项研究已经使用了艾森克人格问卷（Eysenck Personality Questionnaire，EPQ）对某个人群的人格特点进行了研究，但是后来的研究者觉得仅仅用EPQ的四个因子来测量人格不够细致，换用了卡特尔16种人格因素问卷（Cattell 16 Personality Factor，16PF）对相同的人群进行了相似的研究，这就属于在改进了研究工具或设计的基础上再进行研究。这些在方法学上有重要修正的新研究将检验原有研究结果是否有效和可信，或者可能对原有结果重新予以解释。

4. 根据研究文献对现有的某些研究进行必要的重复　尽管简单的重复前人的研究并不算是有创新意义的科研，但是，在复杂的心理学研究领域中，只有经得起重复验证的结果才是真正科学的结果，因此，重复研究也可能是必要的和合理的。而且，特别是对国外的一些研究，由于文化的差异，在国内是否能得到一致的结论还难以确定。因此把国外的相同研究在国内重复一次并不仅仅是简单地重复，本身就具有一定的创新价值。比如关于对女性婚前性行为态度的研究，在一些开放的西方国家（比如瑞典），得到的结果是男性或女性均对此问题表示毫不在意，而在中国显然不太容易得到相同的结果。重复研究有两种情况，一种是同一研究者在同一条件下重复自己的研究，第二种是由其他研究者在相同条件下重复。这两种重复对保证任何研究结果的可靠性都是十分重要的。

笔记

四、根据"灵感"进行选题

在整个科研过程中，由于研究者对研究活动的深入，对资料的进一步研读，特别是研究者的深入思考，往往会突然产生新奇的想法。心理学称这个过程为顿悟（insight），而大众称之为"灵感"。这些由灵感而来的新奇的设想，有些时候甚至可以激发重大的发现和进展。阿基米德在进入澡盆洗澡的一刹那，突然灵感闪现，提出了浮力定律；牛顿看到苹果落地猛然想到万有引力定律；凯库勒在梦中梦到一条头尾相连的蛇而想到了苯环的结构……科研工作者当然不能守株待兔坐等这些灵感送上门，因为这些灵感是长期积累与深入思考的结果。在灵感出现的时候，研究者实际上已经在意识和潜意识中投入了很多积极的思考，甚至已经形成了不错的思路。但灵感存在时间极其短暂，稍纵即逝，所以灵光乍现时，一定要会抓住。

五、根据科技进展进行选题

现代科学技术的发展是高度综合的，各学科之间相互渗透、相互联系，在某个领域内的突破，可能会带动相关很多领域的研究产生新的发展，因此，跟着现代科学技术进步的脚步来选择课题也是一个重要而有效的策略。特别是在一些交叉学科、边缘学科中，以及某种新技术诞生的时候，往往也是产生创新性研究课题的好地点、好时间。

在当代科学的发展过程中，大批学科之间交叉渗透，产生了很多极具创新价值的综合性研究课题。学科交叉领域的空白区是科研人员大显身手的好地方，既容易作出开创性成果，也可能开辟新的研究领域，比如医学心理学、工业心理学、犯罪心理学、消费心理学等，因此，科研人员不能仅仅关注现有的研究内容，同时也应该特别注意了解科学界未曾研究过或将要研究的是什么。

某一领域的新技术可能很快就可以被用在另一个领域中，从而带来新的技术革命，推动研究发展。比如，原来用于医学的成像系统磁共振（magnetic resonance imaging，MRI）应用于心理学领域以后，功能型磁共振（functional magnetic resonance imaging，fMRI）成为脑科学研究的顶尖技术之一，对心理学家研究人脑的活动和高级心理活动在脑中的定位起到了开创性的作用，进而使得认知神经科学成为心理学研究的前沿和热点。此外，眼动仪、事件相关电位仪等设备的发明也推动心理学的研究走向了新的领域和内容。

上述五个方面其实是相互交叉的，选题时需要考虑的往往也不是单一的技术和策略。此外，还有其他的选题策略，比如以编制新的心理学研究工具为目标的选题，现在有很多硕士或者博士研究生的学位论文就是编制某一领域的新研究工具。选题时，应根据自己的实际情况综合考虑。

第四节　科研假设的提出

选定科研课题之后，就要对课题中的具体研究问题作出大胆而合理的假设（hypothesis）。

一、假设的特征与功能

假设就是依据相关的理论，对所要研究事物的本质和规律提出的合理初步的设想。一个典型的研究问题通常涉及一个或多个变量与另一个或多个变量之间的关系，研究假设是对这些关系的肯定性陈述，也就是说，研究假设说明了研究问题的可能结果，即变量之间关系的性质以及变量作用的程度。以下是一些例子：

研究问题例1：心理健康水平与人格是否有关。

笔记

研究假设例1：16PF 人格因子中与外向性和坚韧性有关的因子与心理健康水平成正相关。

研究问题例2：出生季节是否会影响儿童的爬行行为发展。

研究假设例2：秋冬季出生的婴儿爬行的起始年龄早于春夏季出生的婴儿。

研究问题例3：儿童心理理论能力的发展与其年龄是否相关。

研究假设例3：三岁儿童不能通过心理理论任务，而五岁儿童则基本上可以通过该任务。

从上述例子我们可以看出，研究假设有两个特点：

第一，有一定的科学依据。研究假设虽然是一种猜想，但是这种猜想是建立在一定的理论、事实依据和研究者知识经验基础上的，并不是纯粹的臆测和幻想。

第二，有一定的推测成分。设想并不是事实，它就存在正确或错误两种可能，有待于用研究成果来证实或证伪。

在研究之前提出一个可检验的假设是非常重要的。一方面，它使我们的工作目的更加具体，范围更加限定；另一方面，具体研究假设的提出，使我们能够根据假设内容的性质，设计具体的研究程序去检验该假设是否正确。

二、假设的基本类型

从研究的性质来分，可以把假设分为三类：①预测性假设：即对客观事物存在的某些情况，特别是差异情况作出推测判断；②相关性假设：即对客观事物互相联系的性质、方向、密切程度作出推测和判断；③因果性假设：即对客观事物之间的因果关系作出推测和判断。

对于同一个研究课题，可以提出不同性质的假设，而不同性质的假设又决定了随后的研究设计和研究方法的选择，因为对一定性质的假设只能采用相应的设计和方法才能加以检验。

三、提出假设的方法

1. **演绎法**　演绎法（deductive method）是从一般到个别，也就是从某一理论或一般性陈述出发来考察某一特定的对象或现象，并对这一对象或现象的有关情况作出推论。比如，通常情况下，当群体中的其他人意见都跟自己不同时，个体往往会选择跟群体保持一致而出现从众现象。但是，假如有一个人跟自己表示相同的意见，这种从众的行为就可能大大减少。根据这个陈述，研究者可以作出下述假设"当个体在群体中的意见是唯一的时，很难坚持自己的看法而会表现出较多的从众行为"。根据第二个陈述，可以得到"如果个体在从众压力下存在一个相同意见的同盟，则会大大减少从众行为"。这种从一般到个别的推理就是演绎。

2. **归纳法**　归纳（induction）就是从个别到一般。即从多个个别事实中概括出有关事物、现象的一般性认识或结论。在使用归纳法的时候，研究者通常需要先对特定现象或事件进行观察，然后在此基础上再提出一个更一般性的假设。比如研究者发现在学习成绩好的班级中，黏液质的学生比例较高。而在普通班级里，学习成绩好的学生也是黏液质的人比例比较高。因此，我们或许可以得到这样的假设"黏液质的气质类型有利于人们在学习活动中取得较好的考试成绩"。

演绎和归纳在科学研究中是经常要使用到的，研究者必须熟练掌握这两种技术。同时，研究者必须明白，演绎或归纳的结果仅仅是对某个现象的可能解释而已，还必须要经过检验才能被证实或证伪，这就是在以后的科研工作中我们需要做的事情。

四、科研假设的评价

什么样的假设才是好的假设呢？一般来说靠下面五个方面来评价：

1. 研究假设要有一定的依据　也就是用一定的理论或一定的经验和观察事实为前提，因而具有一定的科学性和探讨价值，而不是毫无根据的猜想。

2. 研究假设一般应对两个或两个以上变量之间的关系作出肯定性描述　假设通常应该是肯定性的描述，因为研究者不能因为没有发现某些现象就断言这种现象肯定不存在。

3. 研究假设的表述应该清晰明了　含糊不清的假设只会让人无所适从，也很难进行检验。

4. 研究假设应该是可以检验的　有些人会给自己的假设加上一个不可拒绝的前提，那这就不是科学假设。比如，《皇帝的新装》中骗子强调，只有诚实的人才能看到这件新衣，那么任何人说看不到皇帝的新衣，则他就是在说谎，这样的假设是无法拒绝和检验的。

5. 研究假设应简单明了　如果对于变量间的关系能用一个简单的陈述句加以说明，就应尽量避免采用复杂的假设。简洁性可分为两种，一种是描述简洁性，一种是归纳简洁性，都要求假设必须用词准确，而且言简意赅。

本章小结

选题是科学研究的基本前提。本文重点介绍了研究课题的选择过程及原则。选题需要秉承科学性、有用性、可行性、创新性的基本原则。首先找到自己的兴趣所在；其次根据社会和理论发展的需要，结合科技进步、文献查阅及"灵感"发现问题；最后通过演绎和归纳法提出我们的研究假设。

（李春禄）

复习思考题

1. 科研选题的原则是什么？
2. 心理学科研课题的常见来源有哪些？
3. 科研假设的类型是什么？
4. 用什么方法可以获得科研假设？
5. 如何评价科研假设的质量？
6. 科研选题应避免哪些失误？

推荐读物

[1] 埃尔姆斯. 心理学研究方法. 北京：中国人民大学出版社，2011.

[2] 布雷特 W. 佩勒姆，哈特. 布兰顿. 心理学研究方法. 北京：机械工业出版社，2013.

[3] 约翰. 肖内西，尤金. 泽克迈斯特，珍妮. 泽克迈斯特. 心理学研究方法. 北京：人民邮电出版社，2010.

第四章 研究文献的查阅

本章要点

概述
研究文献的类别与特点
  加工深度不同的文献及其特点
  编辑出版形式不同的文献及其特点
研究文献检索的原则、渠道和方法
  研究文献检索的原则
  研究文献检索的渠道
  研究文献检索的方法
研究文献的整理与分析
  研究文献的阅读
  研究文献的记录与整理
  研究文献的评价
文献综述
  概述
  文献综述的内容
  文献综述撰写的注意事项

关键词

研究文献；查阅；检索；记录；评价；文献综述

牛顿曾经说过："如果说我看得比别人更远些，那是因为我站在巨人的肩膀上。"在科学研究中，巨人的肩膀就是前人的研究文献（literature），它是科学研究得以顺利开展的必要资源。对研究文献的收集、阅读、整理与分析是把握研究方向，了解研究进展，形成研究思路，更新研究技术，开展研究设计的基础，因此，研究文献的查阅是科学研究的必要环节。科学高效地查阅文献是科研人员的基本功。

第一节 概 述

每篇科技论文后面都会有数量不等的参考文献。例如，著名期刊《人格与社会心理学杂志》（*Journal of Personality and Social Psychology*）1996—2000 年每篇文章平均引用文献约 60 篇；2006 年国内期刊《心理科学进展》和《心理学报》的这个数据分别为 29.14 篇和 23.27 篇。参考文献（reference）是学术论文、研究报告和学术专著的必要结构，是学术产品必不可少的组成部分。在论文写作中涉及的他人的观点、发现与成果，都要言之有据，标明出处。

研究文献查阅的目的就是要掌握研究前沿，寻找矛盾点，推进自己的研究设计，同时又要追溯历史渊源，理清发展脉络。研究文献的查阅在心理学研究中的作用及意义主要体现在以下几个方面：

一、有助于系统了解研究课题

研究者刚开始可能只是对某个问题或某个现象感兴趣，但这对科学研究来说还远远不够。只有通过文献查阅，才可能对这一问题的历史、研究现状、最新成果、争论焦点、研究热点以及研究空白等获得全面系统的了解。

二、有助于提出问题

了解课题相关内容之后，文献查阅帮助研究者，理清以往研究之间的逻辑关系，找出矛盾点，分析矛盾背后的原因；在现状的基础上，选择一个更具前景的研究问题，阐明自己的研究与前人研究的关系，哪些是继承发展的，哪些又是批判反对的；说明自己研究的必要性和价值性；并在前人研究的基础上进行逻辑推理，得出自己的研究假设。

三、有助于完善研究设计

大部分心理学研究都是在前人研究的基础上创新发展的。例如，经典的 STROOP 范式是要求被试命名颜色词的墨迹颜色，近年发展出一种新的研究范式——逆向 STOOP 范式（reverse stroop）则要求被试直接对颜色词进行命名。逆向 STOOP 范式是在 STROOP 范式的基础上发展出来的，并且被证明在精神障碍人群中更为敏感，是有效的测量工具。

其实几乎所有的研究设计的形成与完善都是建立在对前人研究的研磨上，对前人研究设计加以改进，"推陈出新"或"存陈出新"。而前人文献从确定变量，明确定义，遴选方法，选择工具，到提高误差控制水平，都会给予研究者有价值的启示。

四、有助于丰富结果处理，扩展研究结果解释

研究文献的阅读有利于对研究数据的处理和挖掘：①提供新的统计处理方法。例如，在因果关系的理论建构中，线性回归分析只能提供变量间的直接效应而不能显示可能存在的间接效应，而结构方程模型既有测量变量，也有潜变量，增强了对测量误差的处理能力，能够更清晰地分析各变量之间的关系。②促进对数据的深度挖掘和利用。以脑电研究数据为例，传统的脑电数据一般只做波幅的分析，但近年来的文献中不难发现时频分析与源定位分析日益受到研究者的青睐。文献学习为数据处理提供了新的思路。

研究者在处理数据之后要就统计结果进行分析、解释、讨论，此时不仅要从具体结果出发，还要依据一定的理论，与他人研究的结果进行比较，指出自己的结果与前人研究结论的异同点，并要进行理论和机制分析。这一过程仍需要查阅大量相关的研究文献。只有将自己的研究结果与前人研究联系起来，才能体现出自己研究的价值和意义。

五、有助于研究论文撰写

心理学研究论文是一种学术论文，有固定的格式、体例、行文要求等，前人的研究文献可以作为本研究论文写作的范本和模板，这对于心理学研究者特别是心理学专业学生撰写好论文大有帮助。此外，心理学专业论文的撰写与通俗文章在遣词造句和表达方式上有很大不同，在逻辑推导上有更高的要求，因此，文献学习也是提升专业论文写作能力的必要途径。

笔记

总之,研究文献的查阅是心理学研究工作顺利开展的重要环节,贯穿于整个研究过程。从浩如烟海的心理学研究文献中,通过艰苦枯燥的努力,高效搜索与自己研究直接相关的经典文献与最新研究动态,理清文献与自己研究的内在关系,成为心理学研究者必备的素质之一。

第二节　研究文献的类别与特点

研究文献根据不同的划分标准有较多分类,下面简要介绍两种常见的分类。

一、加工深度不同的文献及其特点

按对文献内容加工深度的不同可分为原始文献和二级文献。

(一)原始文献

原始文献(primary source literature)是作者报告自己观察的第一手资料,一般以论文的形式发表在学术期刊上,报告自己所做研究。这类文献往往详细报告研究的目的与假设,研究方法与程序,研究的详细结果,对研究结果的分析解释等。原始文献可以为研究者提供具体完整的信息,对完善自己的研究设计,撰写研究论文具有重要参考意义。

(二)二级文献

二级文献(secondary source literature)则是作者讨论他人观察的第二手报告。二级文献通常出现在:①对前人工作总结性质的教科书或研究专著中;②原始文献的前言部分,用以对前人的工作进行回顾,作为自己研究的基础;③专门的综述文章中,对与某一研究主题相关的前人研究进行总结概括,并探讨研究趋势。二级文献能为研究提供简要的介绍,使研究者在极短的时间内对所研究的主题有一个概括的认识,也为进一步搜索全文提供线索。但二级文献是经过文章作者加工,所记录的内容可能会出现扭曲和错误。

原始文献与二级文献的最大区别在于是对研究成果的直接报告还是二次报告上。在文献查阅中,原始文献和二级文献都非常重要。通过二级文献实现对某一主题的快速概括性了解,再通过原始文献学习具体的研究设计与讨论分析,是一种较合理的阅读策略。

二、编辑出版形式不同的文献及其特点

按编辑出版形式的不同,可分为书籍、期刊、学位论文和会议论文等。

(一)书籍

心理学方面的书籍主要有教科书、专著、工具书等。

1. **教科书**　教科书(text book)是为心理学专业的学生编写的专业性书籍。它具有教育功能,是为支持一定的教育计划而编撰的。它具有较严格的科学性、系统性和逻辑性,总结了心理学某一分支的基本概念、基本原理、基本方法和主要成果。若所选课题的材料较少,可以先从教科书开始检索资料,可以为某一课题研究提供较权威的基本文献或方法。但由于教科书出版周期较长,更新速度较慢,是总结和报告他人工作的二级资源,因而较难跟上学术研究的最新进展,也可能过于简化或忽视了新的研究发现。

2. **专著**　专著(monograph)是对心理学研究领域中某一专题进行全面、系统、深入论述的著作。内容包括该领域某一研究问题的历史、发展、现状、不同学派不同学者的观点、具体研究方法和成果、著者对不同观点的评价和独到见解、著作者本人关于该问题的研究成果等。对于专门从事心理学研究的工作者来说,专著往往比教科书具有更大的查阅价值。

3. **工具书**　心理学中常见的工具书(reference book)有手册、年鉴、百科全书、辞典等。不同工具书所能提供的文献种类也不尽相同。手册可提供大量专题论述与综述性文

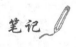
笔记

献。常见的中外心理学专业手册有：*Handbook of Psychology*，*Handbook of child Psychology*（*6th*），青少年心理学手册（第3版）。年鉴一般是将一年内有关领域重要的统计资料汇集成册，有的包括专题综述，例如，*Annual Review of Psychology*。百科全书与辞典会提供大量词条，有助于对某一专业术语的澄清和对一个问题的概括性了解。例如，*APA Dictionary of Psychology*（2nd），中国大百科全书（心理学）。

4. 论文集 论文集（symposium）一般是重要学术会议及研讨会或大型课题完成后的成果汇编。论文集往往是汇集了最新的研究动态、研究思想和研究热点，很具参考价值。

（二）期刊

期刊（periodical）是最重要的研究文献资料。期刊是指定期或不定期的连续出版物，它可以是公开发行的正式刊物，也可以是内部交流的非正式刊物。出版周期上常见的有月刊、双月刊，还有季刊、半月刊与旬刊。期刊具有出版周期短、内容新颖、论述深入、能及时反映最新研究动态等特点。刊登心理学研究成果的期刊主要有以下几种：

1. 专业期刊 目前，国内外有关心理学方面的专业学术期刊超过1000种。我国正式出版的心理学刊物有十余种，主要有中国心理学会主办的《心理学报》和《心理科学》，中国科学院心理研究所主办的《心理科学进展》，北京师范大学主办的《心理发展与教育》，中国心理卫生协会主办的《中国心理卫生杂志》；此外还有《心理与行为研究》《心理学探新》《中国临床心理学杂志》《应用心理学》《中国健康心理学杂志》等。每种期刊对所刊登论文的选择有不同要求。例如，《心理学报》主要发表我国心理学家最新的、高水平的心理学科技论文，以研究报告为主；《心理科学进展》主要刊登能够反映国内外心理学各领域研究的新进展、新动向、新成果的文献综述和评论以及研究简报；《中国心理卫生杂志》主要刊登心理卫生和精神卫生方面的研究成果，以研究报告为主。

国外，仅英文的心理学期刊就有近百种，主要来自英国、美国、加拿大、澳大利亚、新西兰和南非。每个杂志具有不同的特点和影响力，研究者应注意了解不同期刊的主要特点，并根据自己研究的需要有选择地进行查阅。例如，在美国发行的期刊中，综合性期刊有 *Annual review of psychology*，*Psychological bulletin*，*Psychological review* 等；实验心理学类的期刊有 *Journal of Experimental Psychology*：*Applied*，*Journal of Experimental Psychology*：*General*，*Journal of Experimental Psychology*：*Human Perception & Performance*，*Journal of Experimental Psychology*：*Learning*，*Memory & Cognition*；人格社会类的有 *Journal of Personality & Social Psychology*，*Advances in experimental social psychology*，*Personality and social psychology review*；认知心理学及认知神经科学方面的有 *Behavioral & brain sciences*，*Journal of cognitive neuroscience*，*Cognitive psychology*。在欧洲发行的有影响力的英文期刊有 *Personality and individual differences*，*British journal of psychology*，*Cognition*，*Brain research* 等。

2. 大学学报与邻近学科专业期刊 许多大学特别是综合大学、师范大学的学报都有社会科学版或教育科学版，也会刊登大量心理学方面的论文或研究报告。这些文献是专门从事有关研究工作的学者、专家、研究人员撰写的，经过严格的审稿程序，有较高的学术价值，值得研究人员查阅。

此外，随着心理学与医学、社会学、教育学及工程学等学科的交叉融合，在一些邻近学科的专业期刊上也能检索到心理学的研究报告。以国内为例，行为医学的期刊《中华行为医学与脑科学杂志》，预防医学的期刊《中国学校卫生》，教育类的期刊《中国特殊教育》等，如果与自己的研究主题相关，也值得查阅借鉴。

3. 电子期刊 电子期刊（electronic periodical）属电子出版物，是由网络产生、出版与传播的期刊。与传统期刊相比，电子期刊形式更丰富、使用更便捷。按照出版形式不同电子期刊分为纸质期刊的电子版和纯网络版。纸质期刊的电子版是各学术期刊在以纸质版发行

笔记

的同时或先期出版发行其电子版,并通过网络数据库与期刊网站等途径进行发布,通常这种电子版只能检索到摘要,少有全文。纯网络版电子期刊则是完全以计算机技术、电子通信技术和网络技术为依托而编辑、出版和发行的期刊。这类期刊读者可以通过电子函件来订阅全文。有一些电子期刊是完全开放的,研究者可以通过搜索引擎查找并直接下载全文,例如,Frontiers 系列中的心理学相关的期刊就有 *Frontiers in Psychology*,*Frontiers in Human Neuroscience*,*Frontiers in Behavioral Neuroscience*。

4. 文摘杂志 文摘杂志是一种期刊型情报索引刊物。中国人民大学书报资料中心编辑出版的心理报刊复印资料即属于此类。其中多是专门从全国各种报纸杂志上选取汇总有关心理学、教育学方面的文章,并定期出版,内容有全文复印、摘录和索引。

(三)学位论文

学位论文(dissertation)包括学士学位论文、硕士学位论文和博士学位论文,其中后两者具有重要学术和查阅价值,它们是研究生为获取学位而在导师指导下进行专题研究后写出的学术论文。许多学位论文没有公开发表,或由于论文内容较多只发表了其中的一部分。这些论文大都是原创性研究,包括对某一领域研究现状的描述,研究方法和工具的详细报告,以及统计结果的细致分析等。但学位论文良莠难辨,一般博士学位论文更具参考价值。同时,学位论文一般都包含了相关文献的广泛回顾,这对完成自己的毕业论文很有借鉴价值。

(四)会议论文

学术会议是心理学研究者们进行科研成果交流的重要平台。国际上、中国心理学会、各分委员会和各省市心理学会都会定期召开各种学术会议,交流最新研究成果,或共同研讨某一学术专题。从与会者提交的大量会议论文或论文摘要中,研究者可以及时了解心理学的最新研究成果、研究动态和研究趋势。

第三节 研究文献检索的原则、渠道与方法

有效地检索文献是心理学研究者必须具备的基本技能。遵循一定的原则,通过快捷的检索渠道,掌握科学的查阅方法是获得这项基本技能的重要前提。

一、研究文献检索的原则

检索心理学文献应该遵循如下原则:

(一)限定范围,"专""博"共济

在大量的文献中,高效地锁定对自己研究有帮助的文献,首先要限定检索范围。检索范围与检索主题密切相关。

检索主题直接影响检索到的文献的多少。主题越具体,范围越狭窄,能够找到的文献就越少,甚至找不到任何相关的资料;主题越宽泛,找到的文献越多,有被淹没于文献中的风险。因此,主题界定的恰当适度很重要,但在实际操作上会比较困难。要做好主题界定,阅读与检索要并行,在阅读经典文献的基础上,不断修改限定主题的范围。同时在时间范围、来源范围和渠道范围等方面应有所限制,以学术性强、影响大、质量高的学术杂志作为主要查阅对象,有的放矢地进行阅读整理。

另一方面,检索研究文献应尽量全面,要检索代表各学派观点的文献,甚至相互矛盾的文献。检索文献时不仅要检索与自己观点一致的资料,也要检索与自己观点不同,不支持自己观点的资料。不仅要检索与自己研究课题、领域直接有关的资料,还要注意跨学科、跨领域的相关资料。因为适当地、有针对性地跨学科、跨领域查阅相关文献,对于拓宽研究思路和视野有积极作用。

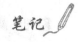

（二）侧重"新近"，兼顾历史

检索文献以"逆时倒查法"为主。为什么要从现在到过去呢？第一，较新的文献里一般都有对既往文献的总结和综述，因此采用倒查法可以根据新文献的参考文献来找到相关研究课题的很多资料；第二，掌握最新的研究文献可以保证资料的时效性、新颖性。若从较早的既往文献开始检索，很可能造成把宝贵的时间精力浪费在过时的文献里。

但也需要辅以"顺时查找"，虽然用得少，但其特定目的就是要了解研究主题发展的历史脉络，理清理论渊源；此外，对某一主题历史的了解也有助于开阔眼界，启发新思路。

（三）重视"原始"，利用"二级"

从研究文献的性质来看，应注意检索原始文献，掌握第一手资料，较少检索多次转述的资料。查阅原始文献有助于研究者全面、正确、客观地了解前人的研究成果并发现已有研究的不足，而对于二级文献，由于他人在介绍时已有所取舍，并融入自己的观点，因而可能会与原始资料有出入。但二级文献有助于了解主题的整体概况，发掘有价值的文献。

（四）查阅共进，交叉同步

文献的检索与阅读应当同步进行，检索到新近的重要文献就要开始阅读，这样有利于及时收窄或扩大检索的范围。例如，有研究者要做"心理弹性（resilience）"的研究，在文献数据库中进行检索，会发现大量的心理弹性的文章，选择一篇最新的发表在《心理学报》上的吕梦思等撰写的《不同心理弹性者的日常情绪特征：结合体验采样研究的证据》开始阅读。通过阅读我们会发现，原来"resilience"的中文译法很多，除了"心理弹性"，还有"心理韧性""复原力""抗逆力"和"压弹"等。为了全面掌握文献，检索的范围就要扩大，把其他的同义术语也纳进来。如果通过上面文献阅读，研究主题具体到"心理弹性与情绪的关系"，那么，检索的范围就可以收缩到心理弹性与情绪的相关研究上。检索与阅读的交叉共进，有助于提高文献查阅的效率。

二、研究文献检索的渠道

研究文献检索的渠道多种多样，每个人所需的文献不同，所处的环境不同，拥有的资源不同，因此检索途径也很可能不同。下面简要介绍心理学研究文献检索的几种主要途径。

（一）实体图书馆或资料室

当地或大学图书馆和专业资料室能提供一定规模和收藏范围更大、更新、更具权威性的文献。但实体图书馆最大的不足在于它受到开放时间和一些人为因素的限制。此外，在实体图书馆进行文献检索往往费时费力，特别在检索期刊论文时，通常在无关的资源上要花费大量的时间，电子图书馆则可以弥补这方面的不足。

（二）电子图书馆与数据库

电子图书馆不像实体图书馆占据实在的物理位置，它包含很多其他图书馆的收藏。现在很多图书馆可以通过网络提供在线目录，可以在收藏中找到特定的书名。像其他的计算机网络一样，使用电子图书馆过程中也会有一些不便，诸如下载时间、硬软件不兼容等。

目前各高校与研究机构的电子图书馆的重要组成部分就是各类大型电子数据库（electronic database）。研究者可以通过数据库提供的检索系统，通过关键词、主题、题目、作者等信息进行各种检索，从而快速获取到想要的文献。但各院校与研究机构的图书馆购买的数据库资源不尽相同，同一数据库的数据权限也可能不同，因此，在检索过程中，并不是所有文献都能获得全文。这种情况下，可以申请馆际传递，其中超星百链云就是国内馆际常用的传递系统。

（三）学术搜索引擎

互联网上的很多搜索引擎都设立了学术搜索板块，例如，谷歌学术、必应学术和百度学

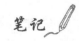

笔记

术等。这些搜索引擎可以帮助在校园外获取文献资源。在这些搜索引擎中，研究者可以通过关键词或主题词找到相关的文献，包括了文献信息和摘要，很多时候可以通过提供的链接获取到全文。此外，学术搜索引擎还会为研究者提供文献作者的搜索链接，通过它可以搜索到同一作者的其他成果；还会提供每篇目标文献的参考文献和相关主题文献的链接，这为进一步的文献搜索、整理和分析提供了线索。

（四）学术社交平台

互联网的发展催生了很多学术社交平台。以 ResearchGate 为例，研究者可使用邮箱在平台上注册账号，分享自己的研究领域、研究项目或研究成果。在平台上，研究者可以搜索自己感兴趣的研究者，追踪他们的研究，也可以与其直接进行沟通交流。如果有你需要的文章，有的可以直接下载获取，如果没有全文可以通过平台向作者提出全文请求。与此类似的学术平台还有 Academia。国内像小木虫、我爱脑科学等都为研究者提供了分享学习经验，论文互助的社交平台。

（五）学术会议

参加心理学专业或相关领域的学术会议是检索研究文献资料的重要渠道之一。在学术会议期间，研究者不仅可以阅读、聆听会议论文，而且可以面对面地质疑、提问与讨论，交流心理学研究的新成果和新进展。在与专家、同行的交谈中了解他们正在做什么、打算做什么和能够做什么。

（六）个人交往或个人社会支持系统

通过与同行专家、学者面对面的交谈，书信或邮件来往，向对方请教、咨询、借阅有关材料等方式进行个人交往也是获取研究资料的渠道之一。同时可以调动自己的社会支持系统，通过介绍、推荐等方式与自己感兴趣的专家学者取得联系并进行交往。个人交往具有速度快、选择性高、针对性强等特点，更易于获得最新的资料和动态。因此，在个人平时的科研工作中要注意与本专业及相关专业的同行专家交往，充分而有效地利用个人资源检索资料。

三、研究文献检索的方法

检索工具查找法和参考文献查找法是检索研究文献的两种具体方法。

（一）检索工具查找法

检索工具查找法就是利用已有的检索工具查找文献资料。现有的检索工具包括手工检索工具和计算机检索工具。手工检索工具主要有目录卡片、目录索引和文摘。目前，计算机检索工具因其快捷方便的优势，更受广大研究者青睐。计算机文献检索系统分为文献检索、数据检索和事项检索三种。而心理学中经常用到文献检索系统，详见专栏 4-1。

专栏 4-1

著名的心理学计算机文献检索数据库

国际资源

名称	链接
ProQuest（PsycINFO）	www.il.proquest.com
Web of Science	apps.webofknowledge.com
Kluwer	www.wkap.nl
OCLC（美国电子图书馆中心）	www.oclc.org
APA（美国心理学会）	www.apa.org

笔记

Elsevier Science   www.sciencedirect.com

PNAS（美国科学前沿）   www.pnas.org

EBSCO   www.ebsco.com

PubMed   www.ncbi.nlm.nih.gov/pubmed/

Wiley   http://onlinelibrary.wiley.com/

Springer   https://link.springer.com/

国内资源

中国高等教育文献保障系统管理中心   www.calis.edu.cn

超星数字图书馆   www.ssreader.com

中国期刊网 CNKI   www.cnki.com.cn

万方数据库   www.wanfangdata.com.cn

人大复印报刊资料全文数据库   ipub.exuezhe.com/index.html

维普网   www.cqvip.com

万维网（World-Wide-Web）是一个有价值的潜在资源，能够为研究者提供丰富的信息。其巨大的优势在于它可以全天候地提供服务，研究者可以随时在自己的家里、办公室或宿舍里使用。然而，它也存在一些明显缺点。首先，可能非常耗时，因为大部分的信息是杂乱无章或不相干的。其次，没有专门的机构去保证信息的准确性和可信度，所以研究者必须自己判断每个网络站点所包含的信息是否可靠和准确。

（二）参考文献查找法

参考文献查找法是根据文献作者所列的参考文献目录来追踪查找有关文献。它的优点在于针对性强、直接集中、效率高。缺点在于文献资料不够全面，且受到原文作者的限制。

在文献检索实践中，最好将两种方法结合使用，取长补短，达到资源利用最优化。

第四节　研究文献的整理与分析

研究文献的整理与分析是文献查阅的核心内容，主要包括研究文献的阅读、记录与评价。

一、研究文献的阅读

（一）研究文献阅读的原则

阅读直接关系到研究者能否高效地从文献中获得有价值的信息，应该遵循以下原则：

1. **计划性原则**　在大量文献与时间紧迫的双重夹击中，研究者必须制订具体的阅读计划，一方面根据文献的数量、难度、重要性安排阅读顺序；另一方面依据课题开展的进度和时间节点，安排阅读时间和进度。有计划地推进文献阅读，有条不紊地展开课题研究。

2. **顺序性原则**　文献阅读要有先后顺序。根据文献出版的年代、性质、代表性及难度，安排阅读顺序。具体而言，先看近期的文献，再读远期的文献，因为近期文献一般会包含之前的一些研究结果；先阅读原始文献再看文献综述，因为原始文献更详实；先看书籍再看论文；先看经典的引用率高的文献，再看一般相关文献；先阅读难度小的，再阅读难度大的文献。

3. **层次性原则**　阅读中，"精读"与"泛读"相结合，体现阅读的层次性。要"精读"经典文献与重要文献，详细认真地分析整理文献的每一部分，例如，引言中问题提出的逻辑关系，研究设计中自变量、因变量以及无关变量的控制方法，统计分析中涉及的剔除数据的标

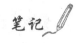

准、讨论中的如何从结果的解释上升到机制的探讨等。"精读"要重视文献中的每一个细节，做好记录，并对文献的各部分处理上的优缺点做出自己的评价。"泛读"一般相关文献和关联度不高的文献，粗读文献的各部分，记录文献的主要结果与主要观点。

4. **批判性原则**　任何研究都不是完美的，都会存在一定的局限性和不足，因此在阅读前人的文献时要有科学怀疑的精神，坚持批判性阅读。在阅读的过程中要多问几个为什么，思考哪些环节上可以进一步完善。以"自恋"的形成理论为例，从弗洛伊德、到科胡特和柯恩伯格都认为父母的养育方式在自恋人格的形成中起着决定性作用，这些理论都强调后天环境的作用，那么，个体先天的因素呢？近年来就有研究者提出了气质和动机系统是自恋人格发展的预设性因素，提出了自恋的遗传作用理论。这种创新是建立在勇于质疑和大胆批判的基础上的。

5. **同时性原则**　研究文献的阅读虽具有计划性，但在实际研究中，并不是等资料都收集齐备了再开始阅读。很多时候是边收集边阅读。因为文献日新月异，根本没有尽头，任何时候都不可能收集完全，因此有效的阅读方法是检索和阅读同时或交替进行。这样的文献查阅会更有效、更全面。

（二）研究文献阅读的方法

研究文献的阅读一般有浏览、粗读和精读几种。要根据研究文献的性质、难度而选择有效的阅读方法。浏览，指将找到的研究文献很粗略地翻阅。粗读，是为了掌握一篇研究报告的基本观点的一种鸟瞰式的阅读方式。精读是指一种深入、全面、透彻且具有创新性的阅读方式。这几种阅读方式都很容易理解，且在实际的查阅过程中也经常有选择地运用。在此特别介绍一种适用于心理学文献阅读且比较高效的快速阅读法。根据文献的性质差异，该方法也有不同，概括至表4-1。

表4-1　快速阅读法的要领

步骤	书	研究报告
1	从前言和序言开始读	最好从摘要开始读
2	纵览标题	读引言部分的第一段
3	读第一章	读讨论的第一或第二段
4	读最后一章	读引言的结束部分（研究假设）
5	阅读中间章节的第一段和最后一段	浏览结果部分
6	浏览书后索引	浏览方法部分
7	详细阅读中间章节	

二、研究文献的记录与整理

（一）研究文献的记录

1. **文献目录登记**　文献阅读的过程中要做好文献目录登记。目录登记要完整清晰，主要包括研究文献的作者、标题、期刊、年份、卷号、期号和页码范围等。登记下文献的主要内容，以便研究或写作时再次查阅方便。

目录登记时建议直接按标准的参考文献格式进行，方便以后研究中引用。参考文献格式每种的期刊或出版物的要求有所不同，但"顺序编码制"和"著者-出版年制"两种最为常用，其中顺序编码制为我国科技期刊所普遍采用，即中华人民共和国国家标准的文后参考文献著录规则（GB/T 7714—2015）。以期刊论文为例，参考文献格式为"[序号]文献主要责任者.文献题名[文献类型标识].刊名:其他题名信息,年,卷（期）:页码."。例如，"鲁忠义，贾利宁，翟冬雪.道德概念垂直空间隐喻理解中的映射：双向性及不平衡性[J].心理学报，

2017，49（2）：186–196.". 国内外的很多心理学的期刊也采取"著者 - 出版年制"，比如，APA 参考文献著录格式。APA 格式中，上例就变成了"鲁忠义，贾利宁，翟冬雪 .（2017）. 道德概念垂直空间隐喻理解中的映射：双向性及不平衡性 . 心理学报，49（2），186-196."。

2. 做笔记　在阅读研究资料的过程中做些笔记有利于更好地掌握该文献的主要内容。做笔记主要记录研究目的、研究假设、研究被试、研究结果和研究结论。使用卡片和使用计算机做笔记是当前两种较常见的做笔记的方式。使用卡片更方便、更灵活，使用计算机更完备、更系统。

（二）研究文献的整理

文献的阅读与分析挑战研究者的体力与耐力，同时也为研究者与文献作者提供了跨越时空限制的交流机会。在文献整理分析过程中，研究者要通过分析、比较、综合，梳理已有文献的理论发展脉络，方法演进逻辑；对比各文献理论观点的异同，研究材料的发展，研究对象的变化等。研究者还要挖掘出自己的研究与已有文献的关系，继承了什么，否定了什么，发展了什么，完善了什么。通过这一系列的思维操作，为自己的研究获取逻辑严谨的理论和实证背景，启发研究思路。

例如，在认知心理学中，"具身认知"理论从 20 世纪 90 年代以来迅速兴起，并形成诸多的具身理论，例如，"知觉符号表征理论"、"扎根理论"、"索引假设"与"隐喻理论"等等。如果你对这一领域感兴趣就要对此类理论之间的异同进行分析整理，并要努力建立自己的研究与此理论背景的关系。另一方面，与"具身认知"相对立的"命题理论"仍然具有它的生命力，大量的理论与实证研究也在不断涌现，那么，研究者也要分析命题理论与具身理论的关系，二者争论焦点在哪里，各自的不足又有哪些等。这样的比较分析才会使自己的研究问题的提出更具科学性和价值性。

此外，参考文献的登记和管理可以借助于现代的文献管理软件。目前常用的文献管理软件有 EndNote、Biblioscape、NoteExpress、Reference Manager 与 Mendeley 等。

三、研究文献的评价

研究文献的评价指对研究文献的撰写格式与撰写内容的检查、分析和评定。包括整体评价和分项评价。整体评价指评价者对整个研究文献的内容与形式较概括的看法。分项评价指评价者针对研究文献的各组成部分的内容和表达方式进行的检查、分析和评定。

只有能对研究文献进行评价，指出其不足时，我们才算真正地掌握了这篇研究文献，这才对后续的研究具有指导意义。因为这些问题很有可能就是自己开展研究或写作所要面临的问题。研究评价有利于更好地认识研究价值，有利于更好地指导研究设计和研究过程。

研究文献的评价主要包括以下几方面的内容：第一，研究理论或观点的科学性；第二，研究方法的创造性；第三，研究结果的准确性；第四，结果解释的合理性；第五，结论的可推广性；第六，研究的价值性。

专栏 4-2

研究文献评价的主要方面

- 所研究的问题重要吗？这项工作是否具有原创性和重要性？
- 所使用的工具是否具有令人满意的信度和效度？
- 对结果的测量是否与研究所关心的变量有清晰的关系？
- 研究设计是否充分地、毫无疑义地检验了假设？
- 被试是否代表了具有普遍性的总体？
- 研究者在处理被试时是否考虑了道德标准，如是否具有欺骗性？

笔记

● 这项研究是否有足够成熟或先进的程度，能够使结果的出版有意义？

（资料来源：[美]Frederick T.L.Leong, James T. Austin. 心理学研究手册[M].周晓林，訾非，黄立，等译.北京：中国轻工业出版社，2006：41-42）

第五节 文 献 综 述

文献查阅之后，对已有的研究成果进行总结概括，即文献综述，这是课题研究的重要一环。

一、概述

文献综述（literature review）是指就某一时间内，作者针对某一专题，对大量原始研究论文中的数据、资料和主要观点进行归纳整理、分析提炼而写成的论文。文献综述是研究者经过大量的评阅之后，系统地对某一领域的研究成果进行总结，并提出自己见解的一种科研工作，是文献组织的高级环节，而绝不是研究文献的简单堆砌。因此文献综述不仅包括对某一领域研究成果的总结概括，还要对前人的研究进行评价，提出研究者自己的观点，要有述有评，要摆事实讲道理，要全面真实可靠，要有针对性且详略得当。文献综述的组织形式不同于一般的研究论文或研究报告，它是按逻辑关系而不是按研究进程来组织的。

文献综述有两种类型：作为引言一部分内容的文献综述和单独成篇的文献综述。这两类文献综述的内容、检索范围及撰写要求都是不同的。因此在撰写文献综述之前，研究者必须弄清楚两个问题："要写的文献综述是哪种类型？""文献综述要多全面？"

二、文献综述的内容

文献综述一般由以下内容组成：第一，对问题进行定义；第二，总结以前的研究，使读者了解国内外研究的现状；第三，辨明文献中各种关系、矛盾、差距及不一致之处，指出前人研究的不足；第四，建议解决问题的后续做法或设想。

文献综述的具体格式与内容会因具体选题的不同而有所差异，但一般可概括为四部分来写：引言、研究现状或焦点、小结与展望、参考文献。每一部分各有其具体的写作要求与技巧。

（一）引言

引言（introduction），也称序言，即问题提出部分。该部分主要阐明综述的写作目的和意义，介绍综述的基本内容和结构。该部分要引人注目，能吸引读者继续读下去。一句谚语、一段有趣的引文或逸事都可以作为文章的开头。在引言部分，可以略述你的文章框架和脉络，便于读者形成认知地图，更容易理解文章的内容。引言部分可以在文章写作的最后阶段写上或补上，因为此时你对文章的总体内容更清楚。

（二）研究现状或热点

研究现状或热点包括对问题进行界定，总结述评前人的研究等。该部分应该使用平行标题来组织论文，这使得撰写思路更加清晰，读者读起来也容易。要有合理的过渡，用总结段落结束重要部分的阐述。注意该部分的撰写要有针对性且详略得当，不搞平均主义，不一定每一部分给予相同的分量。

（三）小结与展望

小结（summary）与展望（future direction）包括辨明文献中各种关系、矛盾、差距、不一致之处以及前人研究的不足；建议解决问题的后续做法或设想；前人研究未涉及的方面或内容，给后续研究的启示等。该部分集中体现了研究者对前人研究的高度驾驭能力，是后续研究设计要高度关注的部分。

（四）参考文献

该部分需罗列出所有的或主要的参考文献，它们是研究者综述撰写过程中所依据的资料，也为其他研究者文献检索提供参考。所列参考文献应准确，齐备无误。撰写格式要符合相关期刊格式要求。

三、文献综述撰写的注意事项

（一）有针对性，理清关系，切忌堆砌

文献综述要有主题，有重点，论述要围绕主题展开。语言要简洁明确，层次要清晰明了。综述中要着力提示已有研究与自己研究的关系，重点要说明自己研究与前人研究的内在逻辑联系。综述切忌对已有文献的堆砌与罗列。下面以"否定理解"文献做一下示范。

材料

[1] MAYO R, SCHUL Y, BURNSTEIN E. "I am not guilty" vs "I am innocent": Successful negation may depend on the schema used for its encoding[J]. Journal of Experimental Social Psychology, 2004, 40(4): 433-449. 主要发现否定理解分步进行，认为否定是一个抽象的符号，一个标签。

[2] KAUP B, LÜDTKE J, ZWAAN R A. Processing negated sentences with contradictory predicates: Is a door that is not open mentally closed?[J]. Journal of Pragmatics, 2006, 38(7): 1033-1050. 主要提出否定是分两步进行加工的，认为否定以具身方式进行表征。

[3] ANDERSON S E, HUETTE S, MATLOCK T, et al. On the Temporal Dynamics of Negated Perceptual Simulations[M]// PARRILL F, TOBIN V, TURNER M. Meaning, Form and Body. Stanford, CA: CSLI Publication, 2010: 1-20. 主要认为否定以知觉符号进行表征，否定可以一步完成。

[4] KHEMLANI S, ORENES I, JOHNSON-LAIRD P N. Negation: A theory of its meaning, representation, and use[J]. Journal of Cognitive Psychology, 2012, 24(5): 541-559. 主要提出否定一种抽象的逻辑符号，作用是为被否定的模型提供可能的替代模型。

如果对上面4篇文章的简要综述写成，"有研究发现否定加工首先加工的是被否定信息[1]，另一项研究也认为否定加工分两步进行[2]。但近期研究发现否定加工可以一步完成[3]，而有些否定理论并没有关注否定的加工进程问题[4]。"这样的综述缺乏对文献内在关系的深入探讨，描绘只停留在表面，有堆砌罗列之嫌。高度概括分析后的描述如下：

否定加工的实质莫衷一是，心理学家们未有普遍共识。这些理论大体上分为两类，即命题理论与具身理论。否定加工的命题理论，主要集中在思维和推理研究中，将否定视为外显的逻辑符号，是对否定辖域中信息的一种外来的影响，如建构互补的心理模型[1,4]。而否定加工具身理论则认为否定是通过感知运动来表征的，它以时间耗费[2]或空间的延展[3]实现具身化。（引自：高志华，鲁忠义，崔新颖. 否定加工的机制到底是什么？——否定加工的心理学理论述评[J]. 心理科学进展，2017，25(3): 413-423.）

（二）全面详实，侧重思路，重视方法

对文献的掌握应该做到全面详实，既要陈述支持某一观点的研究，也要描述反对的实验。对某一篇文献，要重点分析其研究思路与研究方法，以便为自己的问题提出提供依据。

（三）"评""述"结合，"评""述"区分

综述中的"述"是研究者表达出"自己认为已有研究是怎样的"，而不是罗列出已有研究者的诸多观点。换句话讲，综述中要如实地报告已有研究的思路方法等内容，但是也要对内容根据自己的理解进行重新的组织和概括。"评"是对他人成果发表自己的看法，作出评

论。综述中既要描述前人的研究，更要提出自己的看法，阐明自己的意见，两者有机结合。同时，综述中的"评"与"述"要明确区分，使读者能够很容易区别开哪些是前人的成果，哪些是研究者自己的想法。

（四）详略得当，结构合理

行文上要详略得当，而不是均匀用力。对于经典文献或与自己的研究息息相关的文献要详细记叙，深入分析；对于次要的或衍生的文献可以一笔带过，简要提及。文章结构上组织严谨，重点突出，论点明确。

（高志华）

本章小结

1. 文献查阅的意义在于促进了解研究课题，提出问题，完善研究设计，丰富结果处理，扩展研究结果解释，研究论文撰写等。

2. 研究文献按加工深度分为原始文献和二级文献；按编辑出版的形式分为书籍、期刊论文、学位论文和会议论文。

3. 研究文献收集的主要渠道有实体图书馆或资料室、电子图书馆与数据库、学术搜索引擎、学术社交平台、学术会议与个人交往或个人社会支持系统。

4. 检索工具查找法和参考文献查找法是检索研究文献的两种具体方法。

5. 研究文献的阅读一般有浏览、粗读和精读。

6. 文献阅读时要做好记录与整理。要边阅读，边记录，边整理，边评价。

7. 文献综述是指就某一时间内，作者针对某一专题，对大量原始研究论文中的数据、资料和主要观点进行归纳整理、分析提炼而写成的论文。

8. 文献综述一般包括：对问题进行定义；总结以前的研究，使读者了解国内外研究的现状；辨明文献中各种关系、矛盾、差距及不一致之处，指出前人研究的不足；建议解决问题的后续做法或设想。

复习思考题

1. 某心理学专业学生，凭借个人经验，觉得睡眠质量会影响人际信任。于是他直接找300名大学生完成了《匹兹堡睡眠质量指数》和《人际信任量表》评估。结果发现，睡眠质量与人际信任零相关，并不支持他的研究假设。请问该生的研究中缺少了研究的哪个必要环节？面对这样的统计结果，要完成论文写作还需要再补全这一环节吗？

2. 上网检索你所在研究机构拥有的心理学及其他相关学科的主要中英文期刊，分析这些期刊所提供的研究文献的主要特点。

3. 了解你所在研究机构的图书馆已经购置的电子文献资源的种类、特点以及检索方法。

4. 从《心理科学进展》中检索1～2篇你最感兴趣的研究综述，分析其格式、内容，并结合文献综述的基本要求进行评价。

推荐读物

[1] LEONG F, AUSTIN JT. 心理学研究手册[M]. 周晓林, 訾非, 黄立, 等译. 北京: 中国轻工业出版社, 2006.

[2] 董奇. 心理与教育研究方法（修订版）[M]. 北京: 北京师范大学出版社, 2004.

[3] CHRISTINA HUGHES, 顾肃. 怎样做研究[M]. 2版. 北京: 中国人民大学出版社, 2005.

[4] D.ALAN BENSLEY. 心理学批判性思维[M]. 李小平, 译. 北京: 中国轻工业出版社, 2005.

第五章　研究设计的内容与程序

本章要点

明确研究目的与研究内容
　明确研究目的
　　确定研究类型
研究对象的选取
　研究对象选取的重要性
　确定研究范围与总体
　样本及样本的代表性
　抽样的基本方法
确定研究变量与观测指标
　心理学研究变量的定义和操作定义
　　心理学研究变量的类型
　　确定研究变量的观测指标
　　心理变量的常用指标
选择研究工具与材料
　　研究工具的选择
　　研究材料的设计
制定研究程序与研究环境
　　制定研究程序
　　确定研究环境
统计分析方法的确定
　　根据研究目的确定统计分析方法
　　根据研究资料的性质确定统计分析方法
研究误差的控制
　　抽样误差及其控制
　　无关变量导致的误差及其控制

关键词

研究设计；研究目的；研究内容；研究类型；研究对象；研究抽样；研究工具；研究变量

　　研究设计（research design）是指实施研究工作的计划和安排，是科学研究的关键环节。研究设计是否科学、合理，不仅直接影响科学研究的进程，而且还会影响研究结论的可靠性和科学性。本章着重讨论在心理学研究中如何进行研究设计。

笔记

第一节　明确研究目的与研究内容

一、明确研究目的

一项科学有效的研究必须是目的明确的。研究目的明确与否，是影响研究活动能否正常进行，能否取得预期结果的重要因素。因此，在进行研究设计时首先要对研究目的做反复讨论。为了明确研究目的，需要研究者能够清晰地回答下列三个问题：

1. 是什么（what）　本次研究究竟要研究什么问题？科学研究往往是从问题开始的，没有一个清晰陈述的问题，就没有明确的目的，也就无法开展相继的一系列研究活动。要想回答好这个问题，研究者必须要对相关的理论观点和背景知识进行深入、系统的分析和讨论；对涉及的客观事实与典型现象，要有广泛的观察和思考。进而明晰所要从事的研究是要描述一个事实、探测一种现象，还是要揭示变量间的相关关系或因果关系；是要对一个事件的发生条件或原因做出解释，还是要根据已有的理论模式或经验知识对某种现象进行控制干预。

2. 为什么（why）　为什么要研究这个问题？科学研究要有较高的价值和意义，回答好这个问题，一方面可以激发研究人员的工作热情；另一方面也关系到对研究的投入是否值得，以及研究成果是否能够得到同行专家或社会的认可。

3. 怎么样（how）　怎样使研究活动获得预期的结果？对这个问题的回答，要求研究者首先要对从事的研究活动有一个清晰的预期，并按照这个预期制定详细的研究计划。与此同时，在从事一项研究的过程中，研究人员也可以根据预期的研究结果，不断修改正在实施的科研计划，使研究活动始终朝向明确的目标前进。

研究目的的确定，有助于使整个研究活动形成一个完善的计划，也会影响到具体研究方法的采用和研究对象的选取等一系列问题。

二、确定研究类型

在研究目的的明确之后，研究者就应根据研究选题及先期积累的文献资料确定具体的研究类型。

（一）根据研究性质进行分类

1. 定性研究（qualitative research）　即研究者根据自己定义的某些现象和过程，尽可能描述较长时间内观察到的事实，而不注重"规律"的发现，最终的结果常常是以充分叙述的形式出现。传统的定性研究通常采用归纳式的思维方式，所研究的问题是否就是想要研究的那个问题，在研究开展之前并不十分清楚。研究的命题、概念、问题和结果，是在搜集资料的过程中形成，并从所获资料中推导出来的。在社会科学领域，人们普遍采用这种以现象学为理论基础的研究模式。

2. 定量研究（quantitative research）　即研究者运用演绎逻辑，试图寻找与个体主观状态分离的客观事实和行为原因。为了保证研究的严密性，研究人员通常要在非自然背景中追求研究的客观性，并规定要有清晰和明确的资料收集及分析程序。研究要回答的问题、研究设计和资料分析方法等都在资料收集开始之前形成。一旦资料收集程序开始，研究人员就应科学地保持"中立"，防止自己的偏见或意见影响到资料的收集或分析。因此，定量研究更加客观，但却难以获得研究问题的"完整图像"。自然科学范畴的研究，大都采用这种实证主义的定量研究模式。

心理学是介于自然科学与社会学之间的交叉学科，兼有自然科学和社会科学的特点。

笔记

这种双重性质,使心理学在现代科学体系中处于一种特殊地位。这不仅决定了心理学研究范围的广泛性,而且决定了心理学兼有定性和定量两种研究模式。

(二)根据研究目的进行分类

1. 应用研究与基础研究

(1)应用研究(applied research):是以提出某些心理与行为问题的具体解决方案或对策为主要目的的研究。研究者通常根据某种较为成熟的理论,通过系统的研究活动将其技术化和操作化,以解决当前社会生活中的实际问题。应用研究通常需要大规模的资料收集程序,要投入大量的人力和财力。因此,进行这类研究,要注意研究人员与研究机构的承担能力。

(2)基础研究(basic research):是以揭示心理与行为现象的本质特征及其规律为主要目的的研究。基础研究主要包括两种类型:一种仅仅探究"是什么""为什么"的问题,研究人员感兴趣的只是了解事实真相,研究的结果主要是填补一些知识空白,不清楚有何实际应用价值;另一种基础研究着眼于将来可能应用于社会实践的理论假设,其结果可转化为指导社会实践活动的理论依据。基础研究常检验一些内涵抽象、定义特殊的假设,其重要性不在于潜在的应用价值,而在于理论上的突破。要在心理学任一领域进行基础研究的人员,都必须充分了解那个专门领域的基本概念和理论假设,以便能在一个统一的框架内开展研究,并能在该领域已有研究的基础上,持续展开深入的探索。

2. 描述性研究、解释性研究、预测性研究和干预性研究

(1)描述性研究(descriptive study):即通过对心理和行为过程的观测,对研究对象进行识别或判定,以回答"是什么"或"怎么样"的问题。在研究活动开始之前,研究人员往往对有关情况一无所知,因而难以提出正式的假设。因此,这类研究一般属于探索性研究。研究人员通常运用参与观察和深度访谈的方法获得有关的描述性资料。

(2)解释性研究(explanatory research):即通过详细阐述事实为何或如何发生,以解释某种心理和行为过程。它主要以提出并检验假设的方式来回答"为什么"或"怎么办"的问题,对变量间的相关关系或因果关系作出解释性说明。

(3)预测性研究(predictive research):即根据已有的资料或事实建立预测模型,预测特定心理和行为过程的发展趋势,主要回答"将来怎么样"或"将来应该怎么样"的问题,对已有理论的准确性和有效性进行检验。

(4)干预性研究(intervention research):即应用心理学的理论、方法和技术解决现实问题,它体现了心理学的最终目标。研究者通过了解心理和行为过程的相关知识,了解变量间的特殊关系,并能预料在什么样的条件下会有什么样的行为,从而对这些条件加以控制或干预,引发某些希望发生的现象,防止不希望发生的现象。

正确的描述是合理解释变量间关系的基础,只有合理的解释才能产生正确的预测;而只有根据正确的解释和预测才能对相关条件实施合乎预期的控制或干预。所以,以上四种研究之间的关系是层次递进的关系,前一项是后一项的基础。

(三)根据变量间的关系进行分类

1. 相关研究(corelational research)

指用于探讨存在变量之间的关系,并根据这种关系就研究对象的特征和行为作出解释和预测。在心理学研究中,相关研究占了一半以上,当有些问题的研究所涉及的研究变量不可能采用因果研究时,相关研究是唯一的选择。相关研究的优点是:费时少,可在较短时间内获得大量数据;其结果能为更深入、更准确的研究提供倾向性假设的线索;当存在高的正相关或负相关时,允许研究者在一个变量值到另一个变量值之间作出一定的预测。然而,相关研究也有局限:它只能揭示变量之间是否有关,但是无法知道这种关系是否是因果关系;相关研究中常常无法控制中介变量而往往会

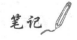

得出假相关的结论。因此，在进行相关研究时，应特别注意其他变量的影响和作用，要避免被表面的高相关所迷惑。

2. **因果研究（causal research）** 因果研究主要用于探讨引发变量之间的关系。心理学研究的中心任务就是确定各种变量之间的因果关系，因此，因果研究是心理学研究中最重要的研究。在心理学研究中，因果关系的探讨一般都是通过实验研究来实现的。在实验研究中，研究者通过有计划地操纵一个或一些因素（自变量），然后观察和测量某一或某些感兴趣变量（因变量）的变化，揭示二者是否存在稳定的共变关系，从而确定二者是否存在因果关系。如果被操纵的因素有规律地引起了一种行为的特定变化，我们就把这些因素看做是这种行为的原因。因果研究的主要优点是对某行为为什么产生，或某心理现象为什么会出现的问题，能够给予科学的解释和预测。因果研究的局限性是对变量有较严格的要求，只适用于引发变量，而且有些课题出于对伦理和现实的考虑，无法采用因果研究。还有，因果研究一般需要投入较大的人力、物力，比相关研究要复杂得多。

（四）其他分类

1. 个案研究与样本研究

（1）个案研究（case study）：是指选择一个或少量研究对象或典型案例进行深入的研究。这种研究一般综合应用多种方法以全面收集资料，深入系统地了解和把握研究对象的心理特征及其发展过程。这种研究也比较重视研究结果对于总体的普遍意义，但因研究对象过少，结果的外部效度较差。

（2）样本研究（sample research）：又分大样本研究和小样本研究。在心理学研究中，一般以30个个体以下的样本为小样本，30个个体以上的样本为大样本。大样本研究是对大量随机选择的被试进行研究。由于被试选择采用了随机化程序，样本代表性好，研究结论的可推广性较强，外部效度较高。但如果抽样不合理、研究控制差，可能造成人力、财力与时间的浪费。小样本研究的外部效度相对较低，易受抽样时的系统误差影响。

2. 实验研究与现场研究

（1）实验研究（experiment research）：也称真实验研究，是指在实验室背景下，在严格控制的条件下，通过创设一定的情境，操纵自变量，以观测因变量并确定实验处理的效应。这种方法对影响实验内部效度的因素进行严格而充分的控制，因而成为心理与行为实验的重要方法。不足之处在于实验的外部效度不够，结果的可推广性较差。

（2）现场研究（field study）：指在实验室以外的自然背景中，在对无关变量最大限度控制的基础上，在保证实验情境与现实生活贴近的条件下进行的研究，也称为准实验研究。这种研究避免了实验室研究的人为性、控制性及可能产生的实验者效应，研究结论的可推广性也较强。但由于现场研究缺乏控制，可能出现情景效应，研究中的因果关系难于确定。此外，现场研究所需的人力、财力和时间一般也较实验室研究多。

3. 发展研究
在发展研究中，研究人员经常试图找出年龄、群体和测验时间在研究结果上的效应。年龄意味着个体生理发育的成熟和知识经验的累积，对个体心理发展具有举足轻重的作用。群体指同一时代出生的一群人。不同时代出生的人表现出的群体差异，往往不是因为他们年龄不同，而是因为他们成长的社会经济条件不同。发展研究包括纵向研究设计、横向研究设计和聚合交叉研究设计三种类型。

（1）纵向研究设计（longitudinal design）：也叫追踪研究，指在较长时间内，通过对一组个体的特定心理和行为过程进行反复观测，以考察某种变化规律的研究。其优点是能排除群体效应，系统而详尽地了解被试心理发展的连续过程和量变质变的规律。其缺点是：由于长时间反复观测同一组个体，难以克服研究过程中的练习效应；研究过程中极易造成被试的流失，从而影响研究结果的代表性；再者，这种方法所需人力、财力和时间较多，研究效率较低。

（2）横向研究设计（cross-sectional design）：指在同一时间内，对某一年龄组或某几个年龄组的心理和行为过程进行观测并加以比较的研究。优点是能够在短时间内搜集大量资料，揭示出同一年龄或不同年龄观测对象的水平或特点，并从中分析出发展规律。但这种方法对每个观测对象都只观测一次，难以确定造成年龄差异的准确原因，不能区分造成这种变化的原因是年龄差异，还是出生时代的差异。另外，由于研究时间短、不系统，这种研究难以全面反映问题或获得系统的结论。

（3）聚合交叉研究（cross-sequential design）：是横向研究和纵向研究的结合，即在长时间里观测一个以上的群体，有多种具体的研究方式。①时间 - 滞后设计：研究相同年龄的若干群体，可直接看到群体差异而没有年龄的混淆。②时间 - 相继设计：在相间的若干年，进行两个或多个横向研究，可揭示差异与年龄的相关，排除群体差异效应。③群体 - 相继设计：进行两个或多个纵向研究，每一个针对不同的群体。在假定测验时间无影响时，这可能是分离年龄与群体效应的最佳设计。④交叉 - 相继设计：进行多个横向研究和多个纵向研究，是相继设计的最复杂形式。研究人员以几个年龄组开始观测，并长期追踪观测每个年龄组。

4. 跨文化或跨背景研究 跨文化研究（cross-cultural study）是比较不同文化或社会背景下心理与行为差异而进行的研究。这种研究通过搜集人们成长的不同文化背景资料，了解文化和习俗对心理和行为的影响。研究人员可以运用相同或等值的观测工具，通过观测几个不同文化背景中的样本，比较这些文化背景对心理和行为造成的影响。这种研究的主要困难是测量的等值性问题。能否足够正确地将某些测验译为其他语言？同一测量在所有文化中是否具有同等的效度？在不同的背景或文化中，同样的行为是否具有同样的意义？这些都是研究人员必须要考虑的问题。

第二节　研究对象的选取

一、研究对象选取的重要性

心理学的研究往往都是针对特定人群进行的，例如，研究儿童心理理论的发展特点、大学生的心理健康水平、抑郁症患者的人格特征等。被我们研究的人群称为总体（totality），但是我们不可能对整个儿童、大学生和抑郁症患者的总体进行研究和调查，因此，选择哪些人参与研究或者根据哪些人的研究结果得出一般性的结论，即研究样本的选取问题，就成为心理学研究中的关键环节。

在研究对象的选取上，最终的标准是选取的研究对象对于目标群体是否具有代表性。被选择的对象的人数称为样本容量（sample size），一般情况下，样本容量越大，对于目标群体的代表性越好，所以很多人认为样本越大越好，最好能以总体进行研究。但事实上，如果没有使用有效的抽样方法，即使研究对象再多也是无法保证样本的代表性，有时候反而会降低研究的效度。因为，在"全员调查"中，由于大量人员参与调查活动和大规模的数据处理，操作性的误差和数据加工方面的误差急剧增多，从而使研究的准确性与可靠性明显减低，造成"非取样误差"（non-sampling error）。相反，如果能够按照取样程序科学地选取研究对象，不仅可以保证研究结果的代表性，更可以使研究的结果更加准确、有效和可靠。

一项研究的设计，对研究对象的选取是科学研究设计的重要部分，它直接关系到研究的效度，特别是外部效度。以缺乏代表性的样本所进行的研究，其结果的可应用性是十分有限的。不少心理学理论或研究结果之所以至今颇有争议而且应用甚少，其中一个重要的原因,是由于与这些理论相关的研究在研究对象的选取方面存在严重的缺陷,使这些研究难以重复或验证。

二、确定研究范围与总体

(一)研究范围

研究范围是指一项研究的可推论范围,是将特定理论应用到具体事例的广度。如果一项研究只能在所收集的具体资料(如一所大学里的一个年级)范围内进行推论,不能做更加概括的推论,则该项研究的范围就小。如果针对某些特定个体的研究结果,能够推论到较大的群体,甚至全人类,则该项研究的范围就很大。一般来说,基础理论研究探讨的是带有普遍意义的问题,其研究结果概括程度比较高,具有较大的可推论范围;而应用研究往往强调在特定的条件下或特殊环境中,去解决一个实际问题,其结果的可推论范围就要小一些。如果研究结果不能做推论,只是就研究涉及的个体来讨论问题,这种研究的范围就更小了。

(二)总体

总体(totality)指在规定范围内共同具有某些可观测特征的个体或某类客体的完整集合体。研究对象的总体,取决于研究目的和研究结果所要推论的范围。研究目的明确以后,研究对象的选择范围也就大致界定了。相应地,研究总体也限定了研究结果的推论范围。

一般来说,在绝大多数情况下,研究人员不可能也没有必要做总体研究。但在规定研究总体的范围时,应同时兼顾到研究的外部效度和其他有关因素。如果总体所限范围过宽,虽然外部效度可大大提高,但要求研究有较大的样本容量,就会使得选择有代表性样本的工作难度增大。反之,如果把总体的范围限定的过窄,虽然有助于选择一个适宜的样本,但由于其结论只适用于特定的总体,将极大地降低研究的外部效度和研究的价值。在规定总体时,研究者应该注意以下几点:

(1)应根据研究目的说明总体的内涵,明确研究总体的特征与范围。

(2)要考虑研究结果的可推论范围,来确定研究总体的范围,并在总体所及的范围内抽取样本。此时则需要研究人员明确提出研究对象的纳入标准和排除标准。纳入标准明确了满足哪些条件的有机会被挑选为研究对象,一般从总体的特征中产生。例如在"中国初中生考试焦虑现状"这一研究中,研究的目的是为了了解中国初中生中考试焦虑的分布状况,因此研究的总体是中国的初中生,纳入标准则应限定在中国范围内就读初中的学生。但在很多时候,研究人员往往做不到这一点。因此,就要采用更严格的纳入标准从而缩小研究的总体范围,使研究人员在力所能及的范围内选取适当的样本。同时研究者还应有明确的排除标准,即在满足纳入标准的群体中,具备哪些特征的个体是不应该被选择为研究对象的。例如在研究某种药物对于抑郁症患者疗效的研究中,纳入标准应该是满足抑郁症诊断标准的患者,而药物的副作用会加重心脏病患者的病情,则应该将"患有心脏病"设置为排除标准,在选择被试的时候排除那些心脏病患者。但这样会导致研究样本对于心脏病患者的代表性不足,因此即使研究结果表明药物可以很好的治疗抑郁症,但是对于心脏病患者是否有疗效则是需要进一步观察的。因此研究者在报告研究结果时必须说明样本的选取的纳入标准和排除标准,以规定研究结果推论的范围;或者在推论研究结果时,一般不要超出样本所来自那个总体的范围。如果要将研究结果在更大范围内推论时,需要考虑研究总体所具有的特征,与更大总体的特征是否具有足够的一致性。

三、样本及样本的代表性

(一)样本的定义

样本(sample)就是按照科学的抽样方法从研究对象的总体中抽取一定数量的个体,构成能够代表总体的集合。这样将样本作为研究的具体对象，通过一系列的观测活动，就可以得到能够反映总体特征的可靠资料和数据。然后运用参数估计或假设检验等统计方法，根据样本结果对总体特征进行推论，从而作出有关总体的、具有普遍意义的结论。

（二）样本的代表性

一般来说，样本是从总体抽取出来的，它的基本条件就是能够代表其所属的总体。同时，只有总体明确，才可能从中抽取出有代表性的样本。样本研究向总体推论的可靠性直接依赖于样本的代表性。所谓代表性，是指获得统计学意义上的代表性。通常情况下，研究者无法得到具有完全代表性的样本。样本永远不可能是总体的完全复制。科学中的代表性是一种测度和近似值，而不是复本。保证代表性的方法之一就是采用概率取样方法抽取样本，即利用随机的原则保证总体中的每一个个体被选取的概率是一致的，例如使用随机数表方式从总体选取样本，使之具有代表性。为了衡量样本的代表性，在心理学研究中有必要了解总体的特征分布情况，当样本特征的分布和总体特征分布近似或一致时，就可认为获得了"代表性样本"。

除此之外，在进行研究时，还可以通过可行性研究对样本的代表性进行检验，既可以抽选额外的样本，与原样本的特点和结果进行比较；也可以在样本中加入额外元素或成分，检查其统计测定值的变化；还可以随机选取若干样本，看每次是否都有相似的结果。

四、抽样的基本方法

使用随机抽样的方法可以使得总体中每一个个体都有均等的机会被抽取，因而能够较好地使样本保持与总体有相同的结构，从而保证样本的代表性。具体包括以下形式：

1. 非限制性随机抽样 非限制性随机抽样（non-restrictive random sampling）就是一般所说的随机抽样，即简单随机抽样，它是最基本的抽样方法，使用范围广，最能体现随机化原则。使用这种方法时，总体中每个个体应有独立的、等概率被抽取的可能。常用的具体抽取方式有抽签法和随机数字表法。抽签法（drawing lots）是把总体中的每一个个体都编上号码并做成签，充分混合后从中随机抽取一部分，这部分签所对应的个体就组成一个样本。随机数字表（random number table）是由一些任意的数字完全随机排列而成的数字表，如由 1 万个数字随机排列组成的一个随机数字表。使用随机数字表进行抽样时，先给总体中的所有个体编号，然后从随机数字表中任意一个数字开始依次往下数，按照研究要求把小于总体编号的数字选出，这些选出的数字所代表的个体就组成一个样本。例如，利用由 1 万个数字组成的随机数字表，从 100 个人中随机抽取 20 人作为研究样本，先将 100 人从 1 到 100 编上号，假如选定从随机数字表第 4 行和第 5 列的交叉点开始，纵向往下数并规定凡是最后三位数字小于 100 的均可进入样本，并去掉前面已经选过的重复的号码，直到选取 20 个编号，则这 20 个编号所代表的人可组成一个样本。

非限制性随机抽样的方法虽然简单，但在使用时仍需注意一些问题。首先，应尽量多地抽取个体数目，使之符合大样本要求，以便样本确实能代表总体。其次，总体中各单位被研究的主要标识一定要同质。否则，即使抽样工作进行得很好，抽取的样本也不能很好地代表总体。再者，实际抽样时常用方法无论是抽签法，还是随机数字表法，都需要先把总体中的所有单位编上数字代码。但如果总体的单位数量庞大，事实上是不可能做到这一点的。因此，尽管简单随机抽样法在理论上最符合概率论原理，但实际上较少适用。

2. 限制性随机抽样 为了方便抽样并保证样本的代表性，对随机抽样加以限制条件，就成为限制性随机抽样（restrictive random sampling）。根据限制条件的不同，限制性随机抽样可以分为三类：

（1）系统随机抽样（system random sampling）：首先对包含 N 个单位的总体按照随机原

则排序并编号，使用公式总体量（N）/样本量（n）=K，K 即为抽样间隔，每隔 K 个单位抽取一个单位组成样本。由于 N 不一定是 K 的整数倍，运用这种方法从相同总体中抽取的不同样本可能相差一个单位。一种解决的方法是，将总体按序号分为 n 个小组，抽取每组中心或临近中心位置的单位，来代替 1 到 K 的随机次序。一般来说，抽取小组中心位置组成的样本，比抽取小组随机位置单位组成的样本更加精确。例如，从 100 人中随机抽取 20 人作为研究样本，可将 100 人从 1～100 随机编上号，并将这 100 人按序号分为 20 组，每组 5 人，抽取每组中心位置编号 3、8、13、18、23、28、33、38、43、48、53、58、63、68、73、78、83、88、93、98 所代表的人可组成样本。

系统随机抽样可以均匀地在总体范围内有系统地抽取样本，比简单随机抽样更为精确，更有代表性。当简单随机抽样法由于各种原因而无法被采用时，使用系统随机抽样最为适宜。但缺点是，如果总体中各单位具有明显的周期性循环变化时，这种方法就可能导致系统误差，不宜采用。

（2）分层随机抽样（stratified random sampling）：分层随机抽样法又称类型抽样或典型抽样，是先将总体分成若干层或子总体，然后独立、随机地从每一层选取样本。所谓层，是指不同类型的个体。在对总体进行分层时，要保证总体中的每个单位都必须确切地归属于某一层，并且保持相互独立，互不交叉。例如，从某地大学抽样调查大学生的恋爱观，根据以往的研究，男生与女生在恋爱观上有显著差异，因此进行分层抽样时就按性别分为两层。此外，要运用这种方法，还必须了解总体中不同层次个体所占的比例，并按这个比例组成样本，如总体中男生占 70%，女生占 30%，则样本中男女生所占比例也应如此。

分层随机抽样与简单随机抽样相比，首先，由于其是在了解总体特征的条件下进行的，使得所选取样本的代表性较高；其次，由于分层抽样使得每一层次内变异程度减少，抽样误差也随之减少，使得参数估计更为准确；再者，分层抽样可以对各层次采取不同的抽取方式和比例，使抽样更加灵活。其局限性是，这种方法要求对总体各单位的情况有较多的了解，而在现实的复杂情况下往往会遇到问题，难以作出科学的分类。

（3）整群随机抽样（cluster random sampling）：在研究中，如果不知道或不是很了解总体的特征时，可以使用整群随机抽样的方法，也称聚类抽样法，即先把总体各单位按一定标准分成若干个群，然后按随机原则从这些群中抽取若干群作为样本。例如调查全国某一年龄组城市儿童的思维创造力，先按中部、东部、西部、东北部、南部将所有城市划分为 4 个群，然后从每个群中随机选择若干个城市作为样本。严格地说，整群随机抽样并不完全符合随机抽样的原则，因为当群体中的某个单位被抽出时，同一群体中的所有单位就必然也被抽取出来了。因此，这种方法虽然成本比较低，但参数估计的准确性却不如简单随机抽样等方法高，取样误差比较大。

在使用这种方法时，为了提高取样精度，必须把总体细分，使群之间尽可能同质，这与分层随机抽样法很不同。整群随机抽样法总是尽可能减少群之间的差异，同时尽可能增加群内的差异；与随机抽样法则相反，即尽量增加层之间的差异而缩小层内的差异。相比之下，整群随机抽样法更为有效。

3. 非随机抽样（non-probability sampling）　有些研究为了某种目的，或受研究条件的限制，不能运用随机抽样方法，只能从总体中选择某方面具有代表性的个体，或根据一定的主观判断抽取样本。因此，将不遵循概率的随机原则，而按照研究者的主观需求抽取样本的方法，就称为非随机抽样，又称做目的抽样或计划抽样。包括以下三种类型：

（1）判断抽样（judgement sampling）：是指根据研究人员的需要，凭借研究人员的知识经验或主观标准形成主观判断决定所需要的样本，从而推断总体的方法。使用这种方法选取研究对象，其代表性取决于对典型单位的选择。一般有以下两种方法：①根据研究人员的主观判断确定典型单位。这种抽样结果的可靠性程度，完全依赖于研究人员的专业知识及判断能力。如果研究人员具备这方面的能力，抽样就具有一定的代表性；反之抽取的样本可能会出现各种偏差。②先召开一个调查会，根据与会者的经验或回忆，搜集目前或过去的实际资料，并据此确定有关的典型单位。

（2）定额抽样（quota sampling）：就是按特定的标准，如年龄、职业、性别、文化程度等确定抽样数额的方法。这种方法与分层抽样很相似，但抽样单位的选择受研究人员的判断或主观倾向影响较大。应用定额抽样的优点显而易见，即可以在低廉的抽样成本下获得分层抽样的结果，简单易行，节省人力、财力与时间。但由于定额抽样不能遵循随机原则，常含有无法确定的误差，不能用来推算总体参数。

（3）简便抽样（simple sampling）：是指从总体中简便易行地取出一小部分单位进行观测的方法，如以自愿者或容易招聘的人员作为样本。这种抽样是基于抽样的便利性，因此样本的代表性很难保证。简便抽样经常用于试验性研究，在整个抽样计划制定之前，先运用简便抽样对有关的问题进行抽检，由此可获得最基本的信息。当用简便抽样获得某些令人感兴趣的结果时，必须用随机样本或其他有代表性的样本，检验其结果对于总体的普遍意义。

由于非随机抽样没有遵循随机化原则，因此无法保证样本对于总体的代表性，因此仅适合于定性研究或者处于探索阶段的研究。

第三节 确定研究变量与观测指标

一、心理学研究变量的定义和操作定义

（一）心理学研究变量

所谓心理学研究变量（the psychological research variables），就是有机体的心理或行为因素及与其有关的因素，这些因素可能的取值至少是两个或以上。根据定义，心理学研究变量最本质的特点是其必须是心理或行为本身的各种因素，或者是可能与心理或行为有关的其他的因素，包括各种社会因素与自然因素；同时，这些因素是可以而且实际上也是在经常变动的，具有可变性，如性别可以作为心理学研究变量，是因为它可以在男和女两个水平上变动。

（二）心理学研究变量的操作定义

在心理学研究中，除了有理论定义，还需要严格的技术性定义，即操作定义。变量的操作定义（operational definition）是指在定义一个变量时，使用观察或测量一个变量的实际活动来下定义。研究中对变量作出恰当的操作定义，是心理学研究中非常重要的一个环节。其意义体现在三个方面：①操作定义可以使研究者的思考具体化、明晰化；②操作定义可以促进科学研究者之间的沟通，因为只有操作定义限定下的变量，研究结果才可以互相比较；③操作定义可以简化一门学科的变量体系，可避免一些重叠概念的干扰。

二、心理学研究变量的类型

（一）传统分类

传统的心理科学研究方法体系一般从变量来源的角度对变量进行分类，把变量分成以下四种类型：

1. **课题变量** 指各种研究者针对具体实验目的开发的实验作业和任务，这种变量可在质或量上发生变化，如学习程度、动机水平等。

笔记

2. **环境变量**　指各种环境因素充当的自变量,如学校、地区、班级等。

3. **被试变量**　又称机体变量,是指在外界条件一致的情况下,被试间不同程度的持续性特征,如年龄、性别、文化程度、职业、健康状况及其他方面的个体差异。

4. **暂时的被试变量**　指通过主试的言语、态度以及用某些方法使被试的特性、功能状态等方面产生的暂时变化,如疲劳、焦虑、恐惧、学习程度、饥饿等。

（二）其他分类

按照变量的载体和变量的性质两个维度进行分类的分类方式,见表5-1。

表 5-1　心理学研究变量的类型

变量的类型		按照变量的载体	
		主体变量	客体变量
按照变量的性质	存在变量	主体存在变量	客体存在变量
	引发变量	主体引发变量	客体引发变量

1. **主体变量和客体变量**　按照变量的载体不同,可以将心理学的研究变量分为主体变量和客体变量。主体变量是指存在于研究对象本身的特征、属性等。它是被试所特有的,所以又称之为被试变量,如性别、智力、职务、个性等。客体变量指存在于研究对象之外的、影响研究对象的行为或心理的有关因素、属性等,如各种物理刺激、社会刺激等。主体变量在研究设计中只能充当被试间变量;客体变量既可充当被试间变量,又可作为被试内变量。

2. **存在变量和引发变量**　按照变量的性质不同,可以将心理学的研究变量分为存在变量和引发变量。存在变量指预先已经存在的、并非研究过程中引起的变量,如性别、智力、职务、学校类型等。引发变量是指研究过程中由研究者施加或引起的变量,如刺激呈现方式、学习、疲劳程度等。已存在变量为自变量的研究只能考察相关关系,属于相关研究;已引发变量为自变量的研究则可以考虑因果关系,属于因果研究。

3. **综合分类**　将上述两个维度结合起来,可以将所有的心理研究变量划分为四种类型:客体存在变量、主体存在变量、客体引发变量、主体引发变量。客体存在变量指预先已经客观存在于研究对象之外的、而非研究过程中引起的能够影响研究对象的行为或心理的有关因素、属性等,如地区经济状况、学校类型、家庭教养方式等。主体存在变量是指预先已经存在于研究对象本身的、而非研究过程中引起的特征、属性等,如性别、年龄、身高等。客体引发变量指存在于研究对象之外的,在研究过程中由研究者施加或引起的能够影响研究对象的行为或心理的有关因素、属性等,如阅读速度、光照强度、任务难度等。主体引发变量指存在于研究对象身上的、由研究者在研究过程中施加或引起的特征、属性等,如疲劳程度、学习动机、熟练水平等。

三、确定研究变量的观测指标

观测指标是指在研究活动中,用来观察或测量研究变量的类别、状态、水平、速度等特性的具体项目。观测指标必须是可观察、可记录、可测量的外部行为表现。即便要研究内部的精神现象或过程,也要找到这个现象或过程的客观的外部表现作为其观测指标。

在理论构思的指导下,制定观测指标,收集有关数据与资料,目的在于检验根据命题提出的研究假设是否成立。因此,观测指标必须能反映理论概念和研究假设所指向的目标。研究者首先应该明确命题的理论构思与核心概念的具体含义,同时要把握研究假设涉及的各种研究变量及其变量间的关系,然后根据这些研究变量的操作定义,来制定收集实证资料的观测指标,并由此构成一个有内在逻辑联系的、完整的观测指标体系。

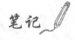

在研究过程中,常常可以用多个指标观测同一个研究变量。如何选用恰当的观测指标,直接关系到研究的信度和效度。应该将指标的选择与研究目的和数据处理方法结合起来周密考虑。具体应遵循以下几点:第一,观测指标必须有明确的操作定义,对于定量指标还应有统一的计分方法;第二,要注重观测指标的完整性,应能全面反映研究变量及其关系的主要维度;第三,要注意从理论和实际两个方面分析研究变量的各个测量维度,多个观测之间应有互斥性,不能有相互交叉和相互重复的现象;第四,观测指标要简单明了,集中体现研究变量的主要特征,并能以最容易观测到的行为敏锐地反映特定的研究变量;第五,在实际研究过程中,研究者需要特别考虑观测指标的可行性。研究人员可以通过深入分析相关研究和日常经验,或者通过预试的方法,制定研究的观测指标,以满足可行性要求。

四、心理变量的常用指标

(一) 行为指标

1. **频数**　是指在规定的观测时间内,特定行为发生的次数,如学生在 45 分钟的课堂学习中发生的学业求助行为的次数。

2. **反应时间**　是指被试从接受刺激到对刺激做出反应所消耗的时间。反应时间可以看作心理加工的潜伏期,主要用于认知过程的研究中,常作为推断认知加工过程复杂程度的依据,认知加工越困难,加工的步骤越多,完成一个任务所需要的反应时间就越长,反之则越短。如简单反应时仅包括对于刺激做出反应的加工,辨别反应时则需要对刺激进行辨认然后做出反应,而选择反应时则需要辨认刺激然后选择合适的反应来表现出来,因此在反应时间上可以观察到选择反应时最长,辨别反应时其次,简单反应时最短。

3. **持续时间**　是指被试从行为发生到行为结束所消耗的时间。在心理学研究中持续时间通常是作为注意的指标来使用的,表明个体维持某一认知加工状态投入的程度。持续时间也可以作为情感和个性范畴的行为指标,如将个体从事一项任务的时间作为工作兴趣或态度的指标。

4. **正确率**　在学习和记忆类的研究中,行为反应往往有正误之分。被试反应的正确率或错误率是此类研究最常用的指标。

5. **强度**　在有些研究中也可以把行为强度作为实验指标,如动物应激实验中以缩腿或伸腿的强度作为应激水平的指标。强度既可以是一次行为中表现出来的强度,也可以表现为一段时间内行为频率的增加。

(二) 生理指标

1. **肌电**　肌电是指与肌肉纤维收缩有关的电位。这种电位持续时间非常短,一般在 $1\sim5ms$。肌电的信号强度一般在 $1\sim1000\mu V$,但小于 $20\mu V$ 的信号很难记录到。脉冲频率通常在 $20\sim1000\mu V$。根据研究侧重点的不同,具体的测量内容有所不同。

2. **皮肤电**　皮肤电与汗腺分泌活动有密切关系,而汗腺分泌活动通常能对情感和认知活动的变化作出反应。活动区域和非活动区域之间电极的电位就叫做皮肤电位。通过在皮肤表面两电极之间施加恒定的电压,根据电流的强弱可以测量皮肤的导电性;或者保持两电极间电流的恒定,对电压进行调节,根据电压的变化可以测量皮肤的阻抗。皮肤电活动测量可广泛应用于各种刺激引起的唤醒水平的研究。

3. **心血管指标**　心血管指标具体包括心率、血压和血流量等指标。心率是情绪研究中一个较敏感的指标。个体在紧张、恐惧或愤怒时往往心跳较快,而在心理愉快惬意的时候心跳比较平稳。血压也与情绪状态有密切的关系。紧张的脑力工作、生气、害怕和接受新异刺激会使个体的皮肤血管收缩,动脉压升高,从而使更多的血液流入脑中。血流量测量在当代认知神经科学的脑成像研究中具有重要作用。正电子发射断层扫描和功能性磁共振等技术就是借助对血流量或伴随的血氧量的感应实现成像功能的。

4. 脑电 脑电是指伴随大脑皮层和中脑结构大量神经元活动的点活动。脑电活动能够反映出由心理活动引起的中枢性变化。利用脑电仪可以把不同认知唤醒水平、不同情绪状态或执行不同认知过程时大脑不同部位电位差的变化记录下来。

5. 呼吸 呼吸具体涉及动脉血氧水平、肺内二氧化碳水平、呼吸频率和呼吸深度等指标。越来越多的研究表明，呼吸和很多心理因素有关，呼吸指标对唤醒、情绪模型的研究具有重要意义。

除了上述指标，在心理学研究中还有很多重要的生理指标，如内分泌指标、生化指标、眼动模式、功能性神经成像、脑磁图等。

（三）自我报告

自我报告主要是指以自陈式量表得分作为评价指标的方法，总体属于心理学测量和问卷调查范畴。也有一些自我报告结果可作为实验指标，如口语报告是认知心理学中研究问题解决时的常用指标。在临床心理学实验中有时也会要求被试报告当前的感受，回忆以往的经历并对那些经历作出评价，或对自己今后的行为进行前瞻性预测，这些研究都需要以口语报告作为实验指标。

第四节　选择研究工具与材料

为了成功完成心理学研究，选择一个有效、可靠、有用的工具是非常有必要的。心理学获取研究资料的主要途径有实验、测验、观察、访谈、调查和作品分析等。研究者应该根据研究目的、研究对象的特点，结合各种方法的优缺点与适用条件，选用最适当的观测方法，选择或研制适用的研究工具，以及设计、制作必要的研究材料。

一、研究工具的选择

心理学的研究工具主要有两种类型：一种是包括研究所需实验仪器和设备；另一种是包括各种心理测验工具。

（一）实验仪器和设备的选择

通常情况下，研究中使用的仪器设备观测技术稳定、客观性强、精度高，使研究人员能够精确地操纵特定的自变量，检测特定的反应变量。研究水平的提高，在一定程度上就依赖于仪器设备水平的提高。心理学研究人员一方面要注意巧妙地利用其他科学已有的仪器设备解决本学科的特殊问题；另一方面，也要创造性地开发和研制一些高水平的仪器设备，实现构思精巧的研究设计。

（二）心理测验工具的选择

心理测验工具主要用来测定研究对象在特定条件下的反应情况。在心理学领域中往往可以找到数以万计的心理测验工具，几乎可以测量这个学科提出的每一种概念。其中有少数工具是精心设计、仔细地做过预测、修订以及经过很多研究验证，包括清晰的常模数据和对分数的解释性指导。但是，大多数工具并没有经过仔细地考虑，也没经过预测。因此，在为研究选择研究工具时，有必要在节省人力物力的同时，选择最具适用性的工具。鉴于心理学的大部分研究都使用自我报告测量法，本节着重介绍对自我报告测量工具的选择方法。

1. 查找研究工具 对研究工具的查找，首先要对研究中涉及的心理或行为概念有充分的了解，查找与该概念有关的文献，就会看到大量已经发表的、有关该主题的研究，并且在这些研究中找测量该概念时需要的研究工具。比如，研究人员对"自尊"这个概念感兴趣，通过文献检索会找到很多有关该主题的概念性和实验性研究，跟随这些研究的轨迹，就会发现研究中使用的各种测量自尊的工具。然后着重阅读文献中有关该研究工具描述，找到该工具最初来源的参考资料，以及有关心理测量学详实的信息。

通常情况下，尤其是对成熟的心理测量工具来说，研究人员可以通过查阅相关书籍或文献找到详实的、关键的综述文章，里面经常能够提供心理学研究的常用工具，甚至包含一部分主要心理工具和评估的出版人。

2. 回顾找到的工具　当研究人员初步确定了一系列工具，接下来就应该尽量缩小研究工具的选择范围。如研究人员找到了 10 个对自尊的测量工具，通过阅读文献中对这些研究工具的描述，10 个当中有两三个似乎是最好的。一旦选择了这两三个工具，研究者就应该调整下一步的文献检索方向，即针对确定的这两三个工具进行广泛的文献检索。在这各阶段，研究人员的工作重心应该是找到研究工具的完整版本，了解版权信息，得到使用该工具的许可以及关于它的最新心理测量学信息。具体如下：

（1）如何获得研究工具：通常情况下，文献只是对工具进行描述或给出几个样例条目，因此研究人员往往不能很好地理解工具的格式和特定条目的内容。熟悉工具的完整版本对建立工具的表面效度是非常重要的。同时，为了获得完整版本的工具以及评分标准指导，研究人员还必须联系文献的作者和工具的发行人。版权所有者的地址通常在该工具第一次发表的文献中。

（2）申请使用工具的许可：使用工具前，研究人员必须与工具的版权所有者取得联系，申请对该工具的使用许可。申请许可时至少应该告知版权所有者，使用该工具的研究目的、研究项目负责人（管理人）、研究样本和研究过程以及完成测验的日期等内容，得到版权所有者的许可后方能使用该工具。如果是向国外的版权所有者申请使用许可，版权所有者在收到申请后会发出一份使用权的许可单，如果研究人员决定使用该工具，就必须填好这个单子然后寄还给版权所有者。

（3）使用工具过程中的注意事项

1）一些营利性工具的发行人要对使用者收取一定费用。例如很多资深的人格、职业评估和智商测量工具需要付费方可使用。但心理学平常使用的自我报告测量工具，大多数不是由专业出版商提供的，而是由工具的作者控制的。在绝大多数情况下，工具的作者都会允许有资格的研究人员（或经过指导的学生）免费使用该工具。但需要注意的是，尽管有很多免费使用的工具，研究人员在组合使用工具以及共享研究结果时仍需要承担重要的责任。

2）如果研究人员在心理学领域的研究经验尚浅，那么在选择和使用心理测量学工具前应该接受一定的训练，而且在测量过程中应该有指导人员帮助。不同的测验和工具往往有不同的使用和解释要求，对测量者的资格水平的要求也不同。

3）使用测量工具除了最起码的能力之外，研究人员还有责任对评估工具的效度、信度以及实用性方面作出一些贡献（对测量工具的评估详见第十二章、十三章）。考虑到所有的心理测量学都有一定的局限性，工具的开发者（或发行人）需要不断地检测工具的使用过程。工具的信度、效度以及实用性必须接受多次、多样本的评估，然后根据评估结果进行校订、修改或取消。因此，作为使用工具的条件，工具开发者经常要求工具使用者反馈研究的结果（有时候需要提供原始数据本身）。这样工具的开发者可以通过研究者的样本数据来评估工具的信度和效度，并可能把这些数据作为标准化的一部分。

二、研究材料的设计

研究材料主要指在研究过程中，呈现给研究对象的一些刺激物。当以视觉反应为观测指标时就给被试呈现一些视觉刺激；以听觉反应作为观测指标时，就给被试呈现一些特定的听觉刺激。心理学研究所使用的这些材料，一般都需要在物理学意义上给以精确的定义，对刺激材料的质和量有一个精确的描述，如视觉刺激要说明其形状、颜色、大小和数量等。有些研究需要给研究对象呈现一些特定的文字符号或操作性的刺激材料，探索诸如阅读理解和问题解决等高级心理过程。对这类研究材料，更需在心理学意义上给以精确地定义。这样才能提高研的精度，并使其他感兴趣的研究人员能够方便地进行重复研究。

第五节　制定研究程序与研究环境

一、制定研究程序

为了保证心理学研究中使用的观测指标能够得到充分的凸现，方便研究人员进行观测和收集研究数据，在研究具体实施之间一定要制定详尽的研究程序。具体要注意以下几个方面的问题：

第一，要仔细阅读研究过程中需要使用的各种仪器设备、心理测验工具的使用说明，熟悉它们的功能、特点、注意事项等，并能熟练掌握这些工具的操作方法。

第二，要确定研究材料组织与呈现的方式和顺序，尤其要选好操作研究变量的具体方法。条件允许的情况下，应该制定一张详尽的刺激材料呈现顺序表，既能确保材料以最佳方式呈现，又方便研究者观测记录。

第三，要提前拟定好指导语，向研究对象说明它们在研究中所应遵循的规则和完成有关任务的方法。尤其在采用访谈、问卷等方法搜集资料时，更应高度重视指导语的拟定。

第四，要认真分析研究过程中的无关变量，并明确控制无关变量的各种方法。

二、确定研究环境

研究环境可分为自然环境和非自然环境。在现场研究和实地研究中往往涉及自然环境的影响。现场研究是指在自然条件下或真实生活情境中实施的各种研究，旨在发现真实社会生活情境中一些变量间的关系或互动作用，包括现场实验、现场调查和自然观察等。非自然研究环境通常指实验室环境，是研究人员操纵和控制下形成的非自然环境，用以观测研究对象在严密控制条件下的心理或行为反应。由于实验室环境中能最有效地运用实验控制手段排除额外的干扰因素，因此在实验室环境中进行的实验研究结果中变量之间的因果关系更为明确，即研究结论的内部效度更好，但是由于采用了控制手段从而扭曲了被试所处的环境，因此实验室中的研究结论往往很难推论，外部效度相对会降低。

研究人员应该根据课题类型、研究目的、研究方法、观测指标等多方面综合分析，确定最适宜的研究环境。

第六节　统计分析方法的确定

统计是一种方法论科学，研究数据的收集、整理、描述和推断，以获得有关研究对象的特征和规律。统计已经成为心理学研究不可或缺的工具，心理学研究结果的真实性，有赖于统计分析方法的正确使用和对统计结果的恰当解释。也许有人以为有了数据才要使用统计，而忽略了统计的第一个功能——数据的收集。其实，统计思想和方法应当贯穿到整个研究过程中。例如，如果没有方差分析思想的指导，设计的实验可能达不到研究者的预期目的；如果没有因子分析思想的指导，设计的量表往往散乱、缺乏结构。至于抽样方法，如果不是采用概率抽样，推论统计就变得毫无意义，甚至是荒谬和极端错误的。

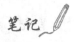

各种统计分析方法都具有特定的假设前提、应用范围以及功用，在进行资料分析时，必须根据研究目的和资料本身的特点选择适当的统计分析方法，否则得到的统计结果，不是毫无意义，就是由于稳定性极差而不可信赖。

一、根据研究目的确定统计分析方法

心理学的研究根据研究目的可以分为描述性研究、解释性研究、预测性研究和干预性研究。这四种研究是层次递进的关系，前一项是后一项的基础，对统计分析方法的要求也不尽相同。例如，描述性研究的目的在于对研究对象进行识别或判定，可以采用描述性统计分析方法。而解释性研究的目的在于寻找变量之间是否存在某种关系、关系的程度如何、关系存在的条件是什么等等，这是除了采用描述性统计分析方法之外，还要使用控制变量、建立因果关系模型等多种统计分析技术。

二、根据研究资料的性质确定统计分析方法

研究资料的性质，主要考虑以下四个方面：变量的测量层次、资料的收集方法、数据的分布形态、变量的个数。

（一）变量的测量层次

变量的测量层次指的是变量中所承载的信息以及变量之间能够进行的数学运算，一般来说，变量有四种测量层次，分别是分类变量、等级变量、等距变量、等比变量，测量层次依次提高，变量中承载的信息和可进行的数学运算手段依次增加。分类变量中，变量的不同取值代表着性质上存在差异，但是差异不可比较，对于此类变量适用于针对分类数据的统计方法例如频数、构成比或者卡方检验等。等级变量中，变量的不同水平之间可以比较次序但是不具备相等单位，因此无法进行加减运算更无法获得倍数的信息，对于等级变量往往采用基于次序的一系列非参数统计方法，例如斯皮尔曼等级相关、曼‐惠特尼 U 检验等。等距变量和等比变量中变量的取值往往连续的而且具备相等单位，因此可以进行加减运算也适合一些假定了数据分布特征的统计分析方法，例如 t 检验、方差分析、皮尔逊积差相关等。一般而言，在低层次的测量尺度可使用的统计方法也可以在高层次的测量尺上使用，反之则不可。但是，为了不损失资料的信息，最好采用与测量尺度相应的统计方法。每一种统计方法均与相应的测量尺度相对应。

（二）资料的收集方法

所谓资料的收集方法是指资料时通过普查得到的还是通过抽样调查得到的，如果是普查得到的，则使用描述性统计，此时数据的特征就是总体的特征。如果是由抽样调查得到的，由于随机抽样的原因，样本数据的特征和总体数据的特征之间会存在差异，因此必须运用推断统计技术进行参数估计，利用样本资料推论总体数据特征。

（三）数据的分布形态

在选择统计分析方法是，对数据分布形态的考虑也是必需的。例如是正态分布还是偏态分布，是连续分布还是离散分布。使用一个统计公式时，必须首先确定数据的分布形态与公式的假设前提是否相符。因为统计分析所用的方法分为参数统计方法和非参数统计方法，其中参数统计方法都是在假定了数据的分布形态的前提下推演出来的。例如 Pearson 相关公式有一些基本假定：要求相关的两个变量所构成的二维空间的次数分配应具有常态性，亦即所涉及的两个变量应形成一个二元正态分布。只有在当前数据满足了统计方法的假定的情况下才能使用这一方法，因此只有充分考虑了统计公式背后的基本假设与数据的分布形态，才能决定采用何种统计分析方法。非参数统计方法往往没有假定数据分布，因此适用面相对更广，但是精确度不如参数统计方法。

笔记

（四）变量的个数

变量的个数也是影响统计分析方法选择的重要因素。研究人员应该明确界定变量的个数及每个变量的测量水平，是单变量、双变量、还是多变量，并根据变量的个数选择统计分析方法。多变量研究中，变量之间可能相互影响产生交互作用，因此对于多变量研究需要使用能体现交互作用的统计方法。

第七节　研究误差的控制

心理学研究中的误差主要有两大来源：一个是在选择研究对象时产生的抽样误差；一个是研究过程中由无关变量造成的误差。

一、抽样误差及其控制

抽样的目的就是要从样本的统计值，正确地推论出总体参数。由于心理学通常研究的是变化的指标，而且研究对象都是从总体中抽出一部分单位组成的样本，因此抽样的误差往往是难以完全避免的，样本也不可能准确无误地反映总体的特征。面对这种情况，研究人员应该做到尽可能减少抽样误差，并使之保持在研究允许的范围内。

所谓抽样误差是指样本的统计值和相应的总体参数之间可能存在的差异。抽样误差的大小和样本对总体的代表性正好成反比。抽样误差越大，样本代表性越小；抽样误差越小，样本代表性越大。因此，研究人员必须在知道决定这种误差大小的因素后，才能掌握这种误差的数量，并将其控制和减少到最小限度。决定抽样误差大小的因素主要有三个：总体标识的变异程度、抽样单位的数目和抽样方法。

（一）总体标识的变异程度

抽样误差的大小和总体标识的变异程度成正比，即总体的标识变异程度越小，抽样的误差也越小。反之，抽样误差就越大。这就是为什么在心理学研究中较多使用分层随机抽样的原因。统计学中常用标准差来表示标识的变异程度。假如总体中单位间的表示变异完全消失，则标准差为零，这时总体中的任何一个单位都能按这个标识完全代表所有其他单位。

（二）抽样单位的数目

根据大数定律，只有在大量观测的基础上，样本才能显示出总体的真实情况。一般来说，在其他因素相同的情况下，样本单位的数量越少，抽样误差就越大；样本单位的数量越多，抽样误差就越小。若是样本单位的数量扩大到总体的所有单位，那么样本研究就变成了总体研究，抽样误差完全消失。因此，不管采用哪种抽样方法，都要尽可能多抽取一些单位，但同时也要兼顾到研究的经费和成本。

（三）抽样方法

研究人员选择的抽样方法不同，导致的抽样误差也会有所不同。在进行抽样时，研究人员既要清楚每种抽样方法的适用条件、注意事项，同时也应该了解其局限性。从而保持清醒的头脑，在正确地运用适当抽样方法的基础上，准确地选用统计方法，对样本统计值作出认真、严格的测算，并对总体参数进行推论，尽可能减少由抽样方法不同而产生的抽样误差。

了解以上三个因素后就可以掌握抽样造成误差的原因，以设法将其减少到最小限度。

二、无关变量导致的误差及其控制

（一）无关变量导致的误差

无关变量又叫干扰变量或额外变量，是指除了研究规定的自变量外，一切能够影响研究结果的变量。无关变量会造成研究结果不准确，或者研究结果不一致，可导致系统误差和随机误差。

系统误差又叫常定误差，指由恒定而又规律的无关变量引起的误差。这种误差稳定地存在于每一次测量和研究结果之中，其影响方向和大小是恒定而有规律的。系统误差只影响研究结果的准确性，但不影响研究结果的一致性，因此会显著降低研究的效度而不影响信度。这类误差一般采用平衡法加以抵消，也可以采用其他无关变量的控制方法。

随机误差是指由偶然的无关变量引起的误差。它使对同一观测指标的多次测量得出不一致的结果，其影响方向和大小无规律可循，因而难以控制。随机误差既影响研究结果的准确性，又影响一致性，因此既会降低研究的效度，又会减低研究的信度。一般通过增加样本容量，或增加重复测量次数加以控制。

（二）无关变量的控制

控制无关变量的方法有很多，主要有以下几种：

1. **消除法**　即通过采取一定措施，将影响研究结果的各种无关变量消除掉。如为了消除"实验者效应""霍桑效应"，可采用"双盲程序"；采用好的指导语可消除被试的紧张、焦虑，还可消除被试因不明白如何去做而产生的各种随机误差与系统误差。

2. **恒定法**　即采取一定措施，使某些无关变量在整个研究过程中保持恒定不变。如使研究环境、测量工具、指导语、研究时间对不同被试保持一样，通过效果恒定来达到控制它们的影响的目的。

3. **平衡法**　对某些不能被消除，又不能或不便被恒定的无关变量，通过采取某些综合平衡的方式使其效果平衡而对它们进行控制的方法。平衡法的具体方式有对比组法和循环法。对比组法的原理是，随机建立两个被试组两组除研究变量外，在其他无关变量的效果方面不是相等的，因而两组结果之差可视为研究变量的差异所致。循环法主要用来平衡研究处理的顺序效应。

4. **无关变量纳入法**　指把影响实验结果的某种无关变量当做自变量因素之一，使之系统化安排，通过一定的统计分析，将其效应从自变量效应中分离出去的方法。如过度学习与记忆的关系的研究中，智力因素、性别因素的排除都可通过无关变量纳入法加以实现。

5. **随机化法**　通过被试的随机取样和随机分派被试到各处理条件中去而控制无关变量的方法。该法依据数学上的概率原理，将被试按相等的机会原则分组，在理论上可使不同组的被试除实验条件外，其他无关变量保持相等。

本章小结

研究设计是指实施研究工作的计划和安排，良好的研究设计需要有明确的研究目的和研究内容，并需要确定研究的类型。研究对象的选取同样是研究设计的重要环节，选取研究对象的最终标准是研究对象的代表性。研究对象的代表性主要受到抽样误差和非抽样误差的影响。选择研究对象的时候首先应该确定研究范围和研究总体，在此前提下，尽量使用随机抽样手段抽取研究样本。当无法使用随机抽样手段时，也可以考虑使用非随机抽样手段。研究设计还需要确定研究中的变量和观测指标。确定变量的关键是定义变量的操作定义。观测指标必须是可观察、可记录、可测量的外部行为表现。为了保证研究的有效性，需要使用有效、可靠、有用的研究工具和材料，同时还应制定研究程序和研究环境。对于研究获得的数据需要进行统计分析，应注意统计分析方法的假设前提、应用范围以及功用，根据研究目的和资料本身的特点选择适当的统计分析方法。

（关晓光）

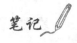

复习思考题

1. 什么是研究设计？如何在研究设计开始之前明确研究目的？
2. 心理学研究的类型有哪些？
3. 抽取研究样本的方法有哪些？并分析每种方法的特点。
4. 如何控制心理学研究中的研究误差？

推荐读物

[1]【美】Frederick T.L.Leong，James T. Austin. 心理学研究手册. 周晓林，眥非，黄立，等译. 北京：中国轻工业出版社，2006.

[2] 张厚粲，徐建平. 现代心理与教育统计学. 北京：北京师范大学出版社，2003.

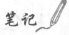

第六章　描述性研究

本章 要点

描述性研究

现况研究

　　现况研究的概念

　　现况研究的用途

　　现况研究的特点

　　现况研究的类型

现况研究设计和实施

　　明确调查目的与类型

　　确定研究对象

　　确定样本量和抽样方法

　　确定研究现场和研究人群

　　资料的收集

　　资料的整理与分析

　　常见偏移及其控制

现况研究的评价

描述性研究案例

关键 词

描述性研究；现况研究；普查；抽样调查

第一节　描述性研究概述

描述性研究（descriptive study），是指根据已有的资料或通过专门调查获得的数据资料，包括行为人群特征与心理、行为问题/疾病资料、实验室检查结果或利用动态观察/监测记录，按照人、时、地分别描述心理、行为问题/疾病的分布情况。在此基础上进一步比较分析，探讨影响心理、行为问题的相关因素，进而获得病因线索，提出病因假设。描述性研究是探索影响因素和疾病因果关系的起点与基石。

描述性研究根据调查对象人数、时间和调查目的不同分为个案调查、暴发调查、筛检、现况研究和生态学研究。对人群心理、行为问题/疾病分布的研究，需要选择有代表性的足够样本人群进行观察并加以描述。下面主要介绍常用的现况研究。

笔记

73

第二节 现况研究概述

一、现况研究的概念

现况研究，又称横断面研究（cross-sectional study），是运用普查或抽样调查等方法对特定时点（或期间）和特定范围内人群中的相关因素与心理、行为问题/疾病分布的资料进行收集、描述，从而探讨因素与心理、行为问题/疾病分布可能联系。即比较分析不同因素（特征）分类人群的心理、行为问题/疾病现患率是否存在差异，为进一步进行纵向深入研究提供线索和病因学假设，又称为患病率研究（prevalence study）。

二、现况研究的用途

1. 描述研究人群心理、行为问题/疾病分布特征 采用普查或抽样调查的方法，从目标人群或总体中抽取足够数量的有代表性的研究对象，通过调查询问、心理测试和实验室检测，收集研究因素，包括年龄、性别、职业、家族史、是否具有某种特征（暴露）等信息，将因素与心理、行为特征问题/疾病按人、时、地进行描述。

2. 提供病因线索 通过描述并比较不同因素中人群心理、行为问题/疾病分布特征，结合逻辑推理（如求同法、求异法、类推法等），归纳提出问题或疾病可能的关联因素。

3. 确定高危人群 如通过描述与分析发现，具有某种因素/特征人群某疾病的患病率也高，那么具有这种因素/特征的人群即为高危人群。确定高危人群是疾病预防控制中极其重要的措施，有助于实施疾病监测和疾病筛选。

4. 评价对心理、行为问题/疾病干预的效果 在有针对性地对具有高危因素/特征的人群实施干预后，选择特定时间点（段）开展现况调查，对比之前的基线资料，探讨干预前后心理、行为问题/疾病患病率的差异来评价干预策略、措施的效果。

三、现况研究的特点

运用现况研究在某时间内对某特定人群进行心理、行为问题/疾病分布特征的描述，具有以下的特点：

1. 在设计阶段不设立对照组 在资料处理与分析阶段，按不同特征对心理、行为问题/疾病进行分组比较，不涉及设置对照组。

2. 现况研究在特定时间展开 现况研究描述某一特定时点人群疾病分布及与特征的关系，时间越集中越能够精确反映人群分布特征，此时计算时点患病率。而当研究因素和疾病随时间变化相对稳定时，因较大样本量的调查需要在特定时期内才能完成，此时计算期间患病率。对于特定时点，并不强调必须是某年某月的某一特定时间，对于该群体中的每一个个体，时点所指的具体时间可能不同。例如，特定时点可以是精神分裂症患者入院的时间，出院的时间等，这些时间在日历年月日上都不是在同一个具体的时点上。

3. 现况研究在确定因果联系时受到限制 现况研究获得的信息反映了研究特定时间内人群是否具有某种特征/暴露以及是否患病状态，不能区分时间先后关系。现存的患者也可能因为疾病诊断后改变了暴露特征从而影响了暴露特征与疾病之间的真实联系。

4. 对不会发生改变的暴露因素，可以提示因果联系 对于诸如性别、种族、血型及某些基因组变异等不会因是否患病而发生改变的因素，现况研究可以提示相对真实的特征/暴露与疾病的因果联系。

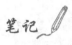

四、现况研究的类型

现况研究根据调查涉及研究对象的范围可分为普查和抽样调查。

1. 普查 普查(census)即全面调查,是指在特定时点或时期、特定范围内的全部人群(总体)为研究对象的调查。这个特定时点应该尽可能短。特定范围是指某个地区或某种特征的人群,如入学、入伍人群的体格检查与智力筛查等。

普查的目的主要包括:①早期发现、早期诊断和早期治疗患者,如对入职、高校入学新生进行心理、行为问题/疾病普查;②了解心理、行为问题/疾病的流行现状分布;③了解某地居民健康水平,如营养状况调查;④了解人体各种生理、生化指标正常值范围,如青少年身高、体重和智力发育的调查。

普查的优点:①调查对象为全体目标人群,不存在抽样误差;②可以同时调查目标人群中多种心理行为特征和疾病状况的分布情况;③能发现目标人群中的绝大多数乃至全部临床病例,在实现"三早"(早期发现,早期诊断,早期治疗)预防的同时,全面地描述疾病分布特征及其相关因素,为病因分析研究提供线索。

普查的缺点:①不适用于患病率低并且无简便易行诊断手段的疾病;②由于工作量大而较难细致,漏查不可避免;③调查工作人员涉及面广,掌握调查技术和检查方法的熟练程度不一,并且对调查项目的理解往往很难统一和标准化,不能保证调查的同质性;④耗费人力、物力资源一般较大,费用往往较高。

2. 抽样调查 抽样调查(sampling survey)是一种比较常用的现况研究方法,指通过随机抽样或整群抽样方法,对特定时点、特定范围内人群的代表性样本进行调查,以样本的信息来估计总体特征。

抽样调查的基本要求是能从样本获得的结果推论到整个群体(总体)。为此,抽样必须随机化、样本量要足够,且调查特征的分布要均匀。另外,抽样调查还要注意以下几个方面:抽样要遵循随机化原则;遵循医学伦理学原则;不同的抽样方法,抽样误差不同;要根据调查目的,进行科学设计选择合理的抽样方法。

与普查相比,抽样调查具有节省时间、人力和物力资源的优点,同时由于调查范围小,调查工作也易于做得细致。但抽样调查的设计、组织实施与资料分析均比普查要复杂;对于特征变异过大的研究对象或患病率较高且需要普查普治的疾病则不适用抽样调查;患病率太低的疾病也同样不适合用抽样调查,因为需要很大的样本量,而如果所需抽样人群大于目标人群的50%,则推荐进行普查;此外,如抽样选定的人群依从性差、不合作,也容易导致最终调查人群的代表性差。

第三节 现况研究的设计与实施

良好的设计方案是保证研究成功实施的前提。现况研究设计应重视抽样调查中所选择研究对象的代表性,这是将抽样研究结果向总体推论的必要前提。随机抽取足够的样本和尽可能减少或避免各类偏倚,是保证研究对象(样本)代表性的重要条件。

一、明确调查目的与类型

研究设计首先需要明确调查目的即所期望解决的问题,是为了了解某疾病或健康状况的人群分布情况还是开展群体健康检查,是为了为分析性研究提供病因线索,还是为临床指标提供参考值范围。需要根据相应的研究目的来确定采用普查还是抽样调查及其具体抽样方法。

笔记

二、确定研究对象

研究对象应根据研究目的来确定，需要对调查对象的人群特征、地域范围以及时间点有明确的规定，并结合实际情况探讨在目标人群开展相关调查的可行性。如果为了了解某疾病或健康状况的人群分布情况则应展开普查或选择有代表性人群进行抽样调查，如需开展群体健康检查进行"三早"预防，则应选择高危人群或特殊暴露人群进行调查等。

三、确定样本量和抽样方法

（一）样本量

由于抽样调查较普查相对省时省力，通常对较大目标人群进行抽样调查，也可以采用抽样与普查相结合的方法。如 1989 年全国开展以县（区）为抽样单位的 1/10 人口的居民全死因调查采用整群抽样技术，对被抽到的县（区）进行居民全死因的普查。所有被抽取的县（区）构成了全国居民的一个代表性样本，其抽样比为 1/10。

决定现况研究样本量大小的因素主要包括：①预期现患率（p）；②对调查结果精确性的要求：即容许误差（d），d 越大，所需样本量就越小；③要求的显著性水平（α）：α 值越小，样本量要求越大。一般地，在作某病的现患率调查时，其样本量（n）可用式（6-1）估计。

$$n = \frac{pq}{\left(\dfrac{d}{z_\alpha}\right)^2} = \frac{z_\alpha^2 \times pq}{d^2} \qquad 式（6-1）$$

式中 p 为预期的现患率；$q=1-p$；d 为容许误差；z_α 为显著性检验的统计量，$\alpha=0.05$ 时，$z_\alpha=1.96$，$\alpha=0.01$ 时，$z_\alpha=2.58$。

设：当 $d = 0.1 \times p$，$\alpha=0.05$ 时，$z=1.96 \approx 2$

则式 6-1 可写成：

$$n = 400 \times \frac{q}{p} \qquad 式（6-2）$$

若 $d=0.15p$，则 $n=178 \times q/p$；同理，$d=0.2p$ 时，$n=100 \times q/p$，α 均为 0.05。表 6-1 可作为估计调查样本量大小的参考（$\alpha=0.05$）。但当患病率或阳性率明显小于 10% 时，此表不适用。

表 6-1　不同预期现患率和容许误差时所需的样本量大小

预期现患率	容许误差		
	0.1 p	0.15 p	0.2 p
0.050	7600	3382	1900
0.075	4933	2193	1328
0.100	3600	1602	900
0.150	2264	1009	566
0.200	1600	712	400
0.250	1200	533	300
0.300	930	415	233
0.350	743	330	186
0.400	600	267	150

上述样本量估计公式仅适用于 $n \times p > 5$ 的情况，如果 $n \times p \leq 5$，则宜用基于 Poisson 分布的公式来估算样本量。表 6-2 为 Poisson 分布期望值的 0.90 和 0.95 可信限表，可以此表来估计样本量。

表 6-2　Poisson 分布期望值的可信限简表

期望病例数	0.95		0.90	
	下限	上限	下限	上限
0	0.00	3.69	0.00	3.00
1	0.025	5.57	0.0513	4.74
2	0.24	7.22	0.355	6.30
3	0.62	8.77	0.818	7.75
4	1.09	10.24	1.37	9.15
5	1.62	11.67	1.97	10.51
6	2.20	13.06	2.61	11.84
7	2.81	14.42	3.29	13.15
8	3.45	15.76	3.93	14.43
9	4.12	17.08	4.70	15.71
10	4.30	18.29	5.43	16.96
11	5.49	19.68	6.17	18.21
12	6.20	20.96	6.92	19.44
13	6.92	22.23	7.69	20.67
14	7.65	23.49	8.46	21.89
15	8.40	24.74	9.25	23.10
16	9.15	25.98	10.04	24.30
17	9.90	27.22	10.83	25.50
18	10.67	28.45	11.63	26.69
19	11.44	29.67	12.44	27.88
20	12.22	30.89	13.25	29.06
21	13.00	32.10	14.07	30.24
22	13.79	33.31	14.89	31.42
23	14.58	34.51	15.72	32.59
24	15.38	35.71	16.55	33.75
25	16.18	36.90	17.38	34.92
26	16.98	38.10	18.22	36.08
27	17.79	39.28	19.06	37.23
28	18.61	40.47	19.90	38.39
29	19.42	41.65	20.75	39.54
30	20.24	42.83	21.59	40.69
35	24.38	48.68	25.87	46.40
40	28.58	54.47	30.20	52.07
45	32.82	60.21	34.56	57.69
50	37.11	65.92	38.96	63.29

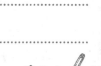
笔记

例 6-1：某地区某种心理疾病人群现患率估计为 30/10 万，问应抽样调查多少人？

若随机抽取 1 万人作为调查对象，则按照 30/10 万的现患率估算，调查期望得到的病例数为 3 例。查表 6-2 可知，当期望病例数为 3 时，其 95% 可信限下限为 0.619，上限为 8.77，即样本数为 1 万人的调查结果中可能一个病例也不出现，将使调查工作失去了意义。如果调查结果至少要有 1 例或 1 例以上的病例出现，查表 6-2 可知，95% 可信限下限为 1.09 时，期望病例数为 4 例。要达到调查结果中至少有 4 例患者出现，则需调查人群数为 4/30×10 万 = 13 334 人。因此，实际调查时，应考虑在高危人群中进行调查。另外，考虑到实际参与人群可能低于抽样人群，可适当扩大 5%~10% 的样本量。

若抽样调查分析指标为计量资料，应按计量资料的样本量估算公式来计算，公式如下：

$$n = \frac{4s^2}{d^2} \qquad \text{式（6-3）}$$

上式中 n 为样本量，d 为容许误差，s 为总体标准差的估计值。从式（6-3）可看出，样本量大小与 s 的平方成正比，与 d 的平方成反比。若同时需要调查几个指标时，宜以较大的 s 值进行计算，以免估计的样本量（n）偏小。

（二）抽样方法

抽样可分为非随机抽样和随机抽样，前者如典型调查。随机抽样的样本获得须遵循随机化且样本量足够大的原则，即保证总体中每一个对象都有已知的、非零的概率被选入作为研究对象，以保证样本的代表性；若样本量足够大、调查数据可靠、分析正确，则可以把调查结果推论到总体。

常见的随机抽样方法有单纯随机抽样、系统抽样、分层抽样、整群抽样和多阶段抽样。

1. 单纯随机抽样　单纯随机抽样（simple random sampling）也称简单随机抽样，是最简单、最基本的抽样方法。从总体 N 个对象中，利用抽签或随机数字方法等抽取 n 个对象，构成一个样本。要求总体中每个对象被抽到的概率相等（均为 n/N）。

单纯随机抽样的标准误按资料性质根据式（6-4）和式（6-5）计算。

均数的标准误：

$$s_{\bar{x}} = \sqrt{\left(1 - \frac{n}{N}\right)\frac{s^2}{n}} \qquad \text{式（6-4）}$$

率的标准误：

$$s_p = \sqrt{\left(1 - \frac{n}{N}\right)\frac{p(1-p)}{n-1}} \qquad \text{式（6-5）}$$

式中：s 为样本标准差；p 为样本率；N 为总体含量；n 为样本量；n/N 为抽样比，若小于 5% 可以忽略不计。

在实际工作中，单纯随机抽样较多应用于 N 相对较小时的抽样。如果 N 较大，则编号、抽样的工作量较大且抽到个体易于分散而导致资料收集困难。单纯随机抽样是其他各种抽样方法的基础。

2. 系统抽样　系统抽样（systematic sampling）又称机械抽样，是按照一定顺序，机械地每隔若干单位抽取一个单位的抽样方法。

具体抽样方法如下：设总体单位数为 N，需要调查的样本数为 n，则抽样比为 n/N，抽样间隔为 $K=N/n$（K 取整数）。每 K 个单位为一组，然后用单纯随机方法在第一组中确定一个起始号，从此起始点开始，每隔 K 个单位抽取一个作为研究对象。

系统抽样的优点有：①可在不知道总体单位数的情况下进行抽样。例如想抽取一年中所有新生儿的一个样本，不必准确了解一年中新生儿数量，可以根据估计而确定抽样间隔

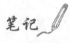
笔记

（K）。②在现场人群中较易进行。例如，调查员可按户或按门牌号，每间隔K户调查一户，这比单纯随机抽样要容易操作。③样本是从分布在总体内部各部分的单元中抽取的，分布均匀，代表性好。

系统抽样的缺点主要是：假如总体各单位的分布呈周期性趋势，而抽取的间隔恰好与此周期或其倍数吻合，则可能使抽取的样本产生偏性。例如疾病的季节性时间分布，或调查因素的周期性变化等。

系统抽样标准误的计算可用单纯随机抽样的公式代替。

3. **分层抽样** 分层抽样（stratified sample）是指先将总体按某种特征分为若干次级总体（层），然后再从每一层内进行单纯随机抽样，组成一个样本。分层可以提高总体指标估计值的精确度，它可以将一个内部变异很大的总体分成一些内部变异较小的层（次总体）。分层后每一层内个体变异越小越好，层间变异则越大越好。分层抽样比单纯随机抽样所得到的结果精确度更高，结果易于解释，组织管理更方便，能保证总体中每一层都有个体被抽到。除了能估计总体的参数值，还可以估计各个层内的情况。

分层抽样又分为两类：一类叫按比例分配（proportional allocation）分层随机抽样，即各层内抽样比例相同；另一类叫最优分配（optimum allocation）分层随机抽样，即各层抽样比例不同，内部变异小的层抽样比例小，内部变异大的层抽样比例大，此时获得的样本均数或样本率的方差最小。

4. **整群抽样** 整群抽样（cluster sampling）是根据不同特征将总体分成若干群组，抽取其中部分群组整体作为观察单位组成样本，这种抽样方法称为整群抽样。若抽到的群组中的全部个体均作为调查对象，称为单纯整群抽样（simple cluster sampling）；若通过再次抽样后调查部分群组整体，称为二阶段抽样（two stages sampling）。

整群抽样有易于组织、实施方便的特点，并可以节省人力、物力；如果群间差异越小，抽取的群越多，则精确度越高。如果抽取的群组间变异较大，则抽样误差较大，故整群抽样的样本通常在单纯随机抽样样本量的基础上再增加1/2。

5. **多阶段抽样** 多阶段抽样（multistage sampling）是指将抽样过程按特征范围分阶段进行，每个阶段使用的抽样方法可以不同。多阶段抽样常在大型流行病学调查中应用，先从总体中抽取范围较大的群组，称为一级抽样单位（primary sampling unit，PSU）（如省、自治区、直辖市），再从每个抽得的一级抽样单位中抽取范围较小的二级群组（地级市或县区），然后在抽更小的人群（乡、镇、街道），最后抽取其中范围最小的群组（如村、居委会）作为调查单位。

为了保证抽取的样本具有较好代表性，具体每个阶段抽样应尽可能采用单纯随机抽样、系统抽样。多阶段抽样可以充分利用各种抽样方法的优势，并能节省人力、物力。难点是在抽样之前要掌握各级调查单位的人口资料及特点。

四、资料的收集

在现况研究过程中，收集资料的方法应保持先后一致，以保证研究资料的同质性。收集资料的暴露（暴露，特征，变量或自变量也为同义语）和疾病诊断均要有明确和统一的定义和纳入、排除标准。具体内容既可以通过调查表询问调查对象获得，如吸烟、饮酒等情况的调查；也可以通过实验室检测或检查的方法获得。所有参与调查和检测的人员都须经过统一培训，在调查和检测过程中严格执行研究指南和操作标准，避免测量偏倚的产生。

（一）调查表编制
普查和抽样调查等描述性研究以及分析性研究等，常采用问卷的方法来采集科研资料。

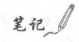

问卷又称为调查表（questionnaire），是收集科研所需资料的工具。调查表是研究者根据设计的研究目的，将内容具体化到一系列问题形式的一种表格。调查表中所列的问题应包含除实验室检测外的调查（研究）的所有内容。

编制调查表的一般步骤为：先将根据研究目的确定的调查内容归纳为几大项，再将大项分别分为若干个小项，然后将各小项变为具体问题的问句。编制调查表时应注意以下问题：

1. 调查表上问题的排列　除了考虑各项问题相互之间的逻辑性外，还应考虑到被调查者的心理活动。应将调查者易于接受的问题安排在前面，难于接受的问题（如涉及隐私的问题）安排在后面，先易后难，敏感问题放在最后，此可提高被调查者对调查的依从性或应答率。

2. 调查表上问句的措词　要明确，易懂。应尽量避免使用专业术语和使人难堪或反感的词句。问句不能带有导向性，即暗示被调查者选择某一答案。对调查表上的所有词句都要经过仔细推敲和修改，甚至连调查表的题目也应给予以同样的重视，尽力不列入具体疾病的名称，而常用"生活与健康调查表"或"健康调查表"，此不但可使被调查者更愿意接受调查，而且也有助于贴近盲法的原则，即掩盖研究的假设。有时候引用疾病名称或用词不当，容易导致被调查者发生疑虑，从而影响调查的真实性。

3. 问卷格式　根据要求回答的形式，分为"封闭式""开放式"以及"半封闭、半开放式"三种。

调查表"开放式"问题设计适合于那些难以限定答案尺度的问题，如年龄、出生日期等。因为可能的答案很多，不便一一列举。此调查表可避免导向性的提问。

调查表"封闭式"问题有 n 个备选择的答案，要求被调查者只能选定其中的一个答案。因此答案的范围就相当于测量的尺度，而这个尺度应包含对这个问题可能出现的所有答案，并且各个备选答案应互斥。

如果问题的答案很多，但主要集中在几类，这时，可以列举主要的答案供选择，最后列出"其他"并在后面提供具体的开放式填写样式，即为"半封闭、半开放式"问题设计。

目前大都把调查获得的数据录入计算机进行统计分析，因此所有问题的设计尽可能将每个问题予以合适的数字赋值，并在问题的右边留出适当位置（方格），供填写编码，或者直接在编码上打勾。这样调查获得的数据便于录入计算机和数据整理及分析。

4. 核实设计问题回答正确性判断的项目　在心理学研究调查中，常常将同一个问题列入调查表 2 次，或同一个问题以不同形式出现，以评价问卷的信度和效度。此外，调查表内容中应有调查开始和结束时间等项目记录，以核查调查员在调查时的认真程度。

5. 预调查　编制调查表需要相当的经验和技巧，一份好的调查表往往几经讨论、试用和修改。在正式开始调查前，应对拟好的调查表进行预试验（预调查），以评价调查表的可行性。

（二）调查项目（变量）**的规定**

一般来说，研究因素以不同形式列为调查表的项目。为使调查结果可靠，对调查项目必须加以明确的定义和选择合适的测量尺度，并列在调查的操作手册或指南里。

1. 定义研究因素　对研究的任何一个因素或变量，都应有明确的定义。因为不同的人对同一问题（因素）的含义会有不同的理解。例如"胃病""肠炎"等的概念相当模糊。定义研究因素可采用"概念定义"和"工作定义"（或执行定义）。"概念定义"是指专业上的定义，如"疟疾患者"为患者体内有疟原虫者。而实际中用得更多的是"工作定义"，其是指在概念上并不一定确切的，但实际可行的定义，例如：在询问疾病史时采用这样的问题："医生是否曾说过您得过××病？"，而不是直接提出"您得过××病吗？"由于大多数被调查者不知道

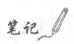

具体疾病的医学概念，更易于理解后一个问题。具体年龄的实岁、虚岁，吸烟与饮酒等都应该有一个明确的工作定义，并编写在研究手册里。

2. **设定测量尺度**　对经济收入、每日吸烟或饮酒量而言，难以准确测量具体的暴露特征，通常需要设计一个合理的分类尺度。例如，规定是否吸烟的测量尺度为"20支/天或以上"，则可能"吸烟者"的人数就很少，而规定为"1支/年或以上"，则吸烟的人数过多了；这样将会给资料的分析和解释带来困难。

所谓测量尺度实际上是某一测量结果的可能范围。按其定量特征可分为：①二值尺度（又称0-1变量），如某人"有病"或"无病"；某项检测结果的"阳性"与"阴性"等。②名义尺度：无顺序，可分类，类与类之间界线明确。如，血型的分类（A、B、O、AB型）指标等。③有序尺度：有顺序，可分类，但界限不很清楚；如，每日吸烟支数（0支，<5支，<10支，<15支，<20支和≥20支）等变量指标。④区间尺度：有顺序且为连续性。如身高、体重、血压等变量指标属于该类。

尺度的划分要宽窄适当，并能包罗所有可能出现的情况，如封闭式的问题中应设"不知道""其他"栏等。用定量尺度（区间尺度）获得的信息还可以按专业分类或统计学方法分类，因此，如有可能，应尽可能采用这类问题。

（三）调查员

调查研究的资料质量与调查员关系很大。调查员起到收集研究资料的关键作用，因此，调查员必须经过统一培训。

调查员要有实事求是的科学态度，不带任何偏见，不造假。能对调查材料保密。具有责任心，热爱本职工作。询问调查时，要严格按照调查表上的问题提出询问，态度要和蔼，使调查对象乐于合作。更重要的是要坚守中立的态度，不可有任何形式的暗示或导向性语句或示意，要熟练掌握流行病学访问调查的技巧。调查过程中及结束的当时，要注意核实并及时校正。

五、资料的整理与分析

现况研究所获得的资料，应先仔细检查资料的完整性和准确性，如填补缺、漏项，对重复的予以删除，对错误的予以纠正；录入计算机后进一步进行数据的整理和预分析，包括对疾病或某种健康状态按已明确规定好的标准进行归类、核实，再按不同空间、时间以及人群中的分布进行描述。现况研究在某一特定时点或时期内调查获得的个人暴露（特征）与疾病的资料，分析时可以不同特征人群计算患病率，也可以对有不同因素/特征及不同暴露的人群患病率进行比较，从而初步评价暴露特征与人群疾病的关系。也可将人群分为患病组和非患病组，评价各因素（暴露）与疾病之间是否存在统计学联系。

六、常见偏倚及其控制

（一）常见的偏倚

偏倚（bias）是指从研究设计、实施、到数据处理和分析的各个环节中产生的系统误差，以及结果解释、推论中的片面性，导致研究结果偏离与真实值，即掩盖或夸大暴露特征与疾病之间的关联甚至出现虚假关联。

现况研究中，主要存在选择性偏倚（selection bias）和信息偏倚（information bias），而在数据分析过程中，也可能产生混杂因素。选择性偏倚是指在研究对象选择过程中所产生的系统误差，最终导致研究样本缺乏代表性而使研究结果不能外推。通常包括选择性偏倚、无应答偏倚（no-response bias）和选择幸存者偏倚。选择性偏倚主要是因为主观选择研究对象，即选择研究对象具有随意性，将随机抽样当做随意抽样；任意变换抽样方法，如根据出院号来随机选择（抽样）时，就不能改用入院号等其他方法来抽样。无应答偏倚是指调查对象不合作或因种种原因不能或不愿意参加调查从而降低了应答率。若应答率低于 80% 就较难以样本调查结果来估计整个研究对象的状况。幸存者偏倚是指在现况研究中，所调查到的对象均为幸存者，无法调查死亡的人，从而不能全面反映实际情况，有一定的局限性和片面性。

信息偏倚是指在收集资料过程中所产生的各种系统误差，所获得的资料缺乏真实性和可靠性。通常包括调查对象所引起的报告偏倚或回忆偏倚、调查人员所引起的调查偏倚、测量偏倚和调查环境所引起的偏倚。询问调查对象有关问题时，由于种种原因回答不准确从而引起报告偏倚或调查对象对过去的暴露史或疾病史等回忆不清，或者是调查对象在疾病诊断后改变了暴露行为，而导致回忆偏倚。调查员有意识地深入调查某些对象的某些特征，而不重视或不认真询问其他人的这些特征而导致的偏倚，则称为调查偏倚。在资料收集、病患诊断的时候由于测量工具、检验方法不正确，化验技术操作不规范等可导致测量偏倚。

此外，在数据分析中，要注意有无混杂因素的存在及其影响程度。

（二）偏倚的控制

系统偏倚是可以避免的，因而在现况研究中均需要对调查过程进行严格的质量控制，其目的是尽量减少偏倚的产生，从而能够获得有代表性的样本数据来正确地、真实地描述事物或事件的真实情况。因此，在调查研究设计阶段就要重视研究的质量控制，要综合人群特征反复论证，确定严密的调查方法，往往还需要考虑到调查中或调查结束时对资料进行质量评价的方法和指标。是否针对各种偏倚可能的来源，做好预防与控制，是一个调查成功与否的重要环节。如调查前开展一定样本的预调查为全面开展调查研究提供信息；在调查结束时，随机抽取一定数量的调查表进行重复调查，比较两次调查资料的一致性，或在调查过程中，对调查表中若干问题进行电话回访复查，均是非常有效的评价调查资料质量好坏的方法。

现况研究中应着重强调以下几个方面：①严格遵照抽样方法的要求，确保抽样过程中随机化原则的完全实施；②提高研究对象的依从性和受检率；③正确选择测量工具和检测方法，包括调查表的编制等；④组织好研究工作，调查员一定要经过培训，统一标准和认识；⑤做好资料的复查、复核等工作；⑥选择正确的统计分析方法，注意辨析混杂因素及其影响。

第四节　现况研究的评价

一、优点

现况研究中常开展的是抽样调查。首先，抽样调查的样本一般来自特定目标群体中，随机地选择一个代表性样本来描述疾病的分布，或进行暴露特征与患病状况关系的描述研究，其研究结果有较强的推广意义，以样本估计总体的可信度较高。其次，现况研究是在资料收集完成之后，将样本按是否患病或是否暴露来分组比较，即有来自同一群体自然形成的同期对照组，使结果具有可比性。最后，现况研究可以同时采用问卷调查和实验室检测等手段收集研究资料，可以同时观察多种因素患病状况的关系，可为疾病病因探索提供更多线索。

二、局限性

现况研究与分析性研究的一个明显区别是其对特定时点即某一时间横断面和特定范围

的规定,收集的信息通常只能反映调查当时个体的疾病与暴露状况,不能获得发病率资料,难以确定先因后果的时相关系。而如果在一次现况研究过程中,一些人正处在所研究疾病的潜伏期或者临床前期,则极有可能会被误定为正常人,这样低估了该研究群体的患病水平,使研究结果发生偏倚。

描述性研究案例

研究目的:探讨中学生自杀意念和受同学欺侮经历的现况及二者的关系,为开展相关研究及干预提供依据。

(述评:研究设计首先需要明确调查目的及所期望解决的问题,本次研究是为了了解中学生自杀意念与受欺侮经历现状及二者之间的关系,从而为分析性研究提供病因线索。)

研究对象:某普通中学中学生

(述评:有研究表明受同学欺侮的现象在国内外中小学学生中均不少见,根据这一研究背景,确定上述研究目的,故研究者选择成都市1所普通中学进行了调查。)

从某普通中学抽取初一到高三各年级各1个班,共853名学生作为有代表性的研究对象,以问卷的形式进行专门调查,收集研究对象的年龄、性别、受欺侮经历及自杀意念情况。

(述评:此次研究采用分层整群抽样的方法选择有代表性的研究对象,先将该普通高中按年级分为不同层级,然后从每一层内进行单纯随机抽样,组成一个样本。分层抽样比单纯随机抽样所得到的结果精度更高,结果易于解释,组织管理更方便,能保证总体中每一层都有个体被抽到。以班级为单位,随机抽到的班级中的全部学生均作为调查对象,为整群抽样。整群抽样有易于组织、实施方便的特点,并可以节省人力、物力。)

选用的调查工具是具有良好信度和效度的《青少年生活环境与心理健康量表》中国版。

(述评:为使调查结果可靠,对研究的因素或变量,应有明确的定义。如:询问自杀意念的问题是"在过去的1个月中,你有没有过自杀的想法",回答"有"被定义为过去1个月中有自杀意念。量表中反映受欺侮的内容由19个条目构成,例如,"在过去1年中,有没有被同学恶意地叫外号"等。对其中任何1条回答"有"被定义为过去1年中有受同学欺侮的经历。探索性因子分析结果将受欺侮的经历归纳为3个因子,即受暴力伤害(包括拳打脚踢和打耳光等)、受威胁(包括勒索钱物和以暴力伤害相威胁等)和受语言伤害(包括恶意嘲笑挖苦、叫外号和说下流话等)。各因子得分反映受该类欺侮的严重程度。在调查时,应对调查人员经统一培训,使用统一的指导语,调查前向研究对象说明研究的意义并保证对所回答内容保密)

研究对象年龄范围12~18岁,平均年龄为(14.8±1.67)岁。其中女生占46.2%,男生占53.8%。17.3%的调查对象在过去1个月中有过自杀的想法,23.6%的调查对象在过去一年中曾被同学欺侮。

结果显示,男生中,有自杀意念组受暴力伤害和受威胁因子得分高于无自杀意念组($P<0.05$),而两组间受语言伤害因子得分差异无显著性($t=1.75$,$P>0.05$);女生中有自杀意念组受语言伤害和受威胁因子得分均高于无自杀意念组($P<0.05$)。

(述评:对该中学生群体的受欺侮情况和自杀想法的分布进行了描述,在研究设计阶段不设立对照组,在资料处理和分析阶段,根据研究对象有无自杀意念进行分组,探讨受欺侮经历与中学生自杀意念可能的病因关系)

在此基础上,进行了自杀意念与受欺侮经历相关关系的 Logistic 回归分析,进一步探讨影响自杀意念的相关因素,结果提示,与男生自杀意念相关的因素是受暴力伤害、受威胁、消极的自我评价、家庭关系不良和应对生活事件被动性;而女生的受语言伤害、消极的自我评价、家庭关系不良和应对生活事件被动性与其自杀意念相关。

以上调查结果为开展中学生欺侮行为和自杀意念干预提供了科学依据。但是,现况研

笔记

究获得的信息是反映研究特定时间内人群是否暴露以及是否为患病状态,不能区分时间先后关系,故这一结果只能为开展中学生欺侮行为和自杀意念干预提供了科学依据,不能确定二者的因果联系。

本章小结

现况研究是流行病学调查研究方法的一种基础性研究方法,现况研究所获得的资料可以使人们于短时间内准确地了解某一人群在特定时间内的某病流行特征或健康状况,但它不能获得发病资料,难以确定因果时相关系,具有一定的局限性。

(沈 冲)

复习思考题

1. 简述现况研究的特点与类型。
2. 试述现况研究的抽样方法及其特点。
3. 试述现况研究的优缺点。

推荐读物

[1] 陈丽娜,张建新.大学生一般生活满意度及其与自尊的关系[J].中国心理卫生杂志,2004,18(4):222-224.

[2] 詹思延.流行病学.7版.北京:人民卫生出版社,2014.

第七章　病例对照研究

本章要点

病例对照研究概述
　　病例对照研究的定义
　　病例对照研究的基本原理
　　病例对照研究的特点
　　病例对照研究的用途
病例对照研究的类型
病例对照研究的设计方法与步骤
　　病例对照研究实施的基本步骤
　　病例与对照的选择
　　样本含量的估计
　　确定研究因素
　　资料的收集和整理
病例对照研究资料的分析与统计方法
病例对照研究中的偏倚与控制
　　病例对照研究中常见偏倚
　　偏倚的控制
病例对照研究的评价
病例对照研究的案例

关键词

病例对照研究；分析性流行病学；暴露因素；匹配；偏倚

病例对照研究是分析性流行病学研究方法中最基本、最重要的研究类型之一，是识别罕见疾病影响因素的唯一实际可行的研究手段，在病因研究中得到广泛应用。目前病例对照研究已经广泛应用于病因及流行因素的探索、临床疗效评价、疾病预后研究及干预措施与项目评价等。病例对照研究不仅是流行病学工作者常用的研究工具之一，而且已成为心理学工作者完成临床流行病学研究课题的一种重要方法。

第一节　病例对照研究概述

一、病例对照研究的定义

病例对照研究（case control study）是以确诊的患有所研究疾病的人群作为病例组，未患

笔记

85

有该病但具有可比性的人群作为对照组，通过询问、实验室检查或复查病史，收集过去暴露于各种可能的危险因素的情况，分别调查上述两组所有对象既往对某个（或某些）因素的暴露情况和暴露水平，并比较两组中暴露率或暴露比例的差异，经统计学检验，若两组差别有意义，则可认为该因素与疾病之间存在着统计学上的关联。在评估了各种偏倚对研究结果的影响之后，再根据病因推断标准，推断出某个或某些暴露因素是疾病的危险因素，以探索和检验疾病病因的假说。

暴露（exposure）是指研究对象接触过某种研究因素，或具有某种特征或处于某种状态，如接触某些物理因素或化学物质、感染某种病原体、服用某种药物、具有某种遗传特征、吸烟、酗酒及精神心理因素等。这些因素或特征称为暴露因素。需要说明的是，病例对照研究中涉及的暴露因素不一定都是危险因素（risk factor），也可能属于保护因素（protective factors）。

二、病例对照研究的基本原理

病例对照研究的基本原理如图 7-1 所示。病例对照研究中分析、比较的指标为病例组某一因素的暴露率即 $a/(a+c)$ 和对照组的暴露率 $b/(b+d)$。若经检验两组的差别具有统计学意义，则可认为该因素与所研究疾病之间存在统计学上的关联。并需进一步分析暴露因素与疾病之间的关联强度大小，估计各种偏倚对研究结果的影响程度，最后再借助病因推断原则及方法，推断出暴露因素与疾病的关系。这是一种回顾性由果查因的研究方法，见表 7-1。

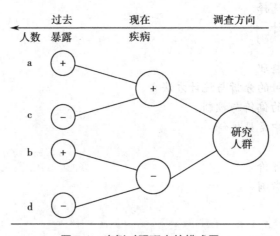

图 7-1　病例对照研究的模式图

表 7-1　病例与对照暴露史的比较

	病例组	对照组	合计
有暴露	a	b	$a+b$
无暴露	c	d	$c+d$
合计	$a+c$	$b+d$	$a+b+c+d$

三、病例对照研究的特点

从病例对照研究结构模式可以看出有以下特点：

1. 属于观察性研究方法　研究者只是客观地收集病例组和对照组暴露情况而不给予任何干预措施。暴露因素是自然存在的，而非人为控制，因此，属于观察性研究。

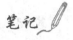

2. **设置具有可比性的对照组**　病例对照研究中的病例可以是某疾病的患者，或某病原体的感染者，或具有某特征事件的人。对照可以是未患该疾病的其他患者或健康人，为病例组提供用于比较的危险因素的暴露率。

3. **是一种由"果"到"因"的调查**　在研究疾病与暴露因素的先后关系时，是先有结果，即已知研究对象患某病或未患某病，再追溯其可能与疾病有关的因素。其调查方向是回顾性的、纵向性的。

4. **一般不能确定暴露与疾病的因果关系**　病例对照研究收集暴露因素的方法是依据研究对象回忆得到的，不是按从"因"到"果"前瞻性方法观察其发展过程，因此，发现的"联系"一般不能确定是因果联系，但若多次病例对照研究的结果存在"联系的一致性"，则有助于因果假设的验证。

四、病例对照研究的用途

1. **广泛地探索疾病的可疑暴露因素**　对于病因不明的疾病，采用探索性病例对照研究方法对可疑暴露因素进行广泛探索。在糖尿病危险因素的探索中，曾对家族遗传因素、个人病史、饮食史、吸烟饮酒史、体力活动情况、社会经济、职业史等进行研究，获得了一些有价值的信息。

2. **检验某个或某几个病因假说**　经过描述性研究或探索性病例对照研究提出的初步病因假说，可以再用精心设计的病例对照研究加以检验。例如，最初的探索性研究，提出吸烟与肺癌有联系的病因假说，于是着重调查吸烟量、吸烟年限、吸烟方式、主动吸烟、被动吸烟等关于吸烟的详细情况以检验吸烟与肺癌有关的假设。

3. **为进行前瞻性研究提供依据**　经过验证性病例对照研究确证的病因假说，是进行前瞻性研究的重要依据。根据假说中的危险因素开展队列研究或实验性研究，以证实该假说。

第二节　病例对照研究的类型

一、不匹配的病例对照研究

病例与对照不匹配研究又称成组病例对照研究，在设计所规定的病例和对照人群中，分别抽取一定数量的研究对象组成病例组和对照组进行的研究。两组人数可以相等也可以不等，但对照组的数量不能小于病例组。除此之外，在选择对照组时没有其他特殊规定。这种方法较配比法容易，但混杂因素不易控制。

二、匹配的病例对照研究

匹配（matching），或称配比，要求对照在某些因素或特征上与病例达到一致。如以年龄做匹配因素，在分析比较两组资料时，可免除由于两组年龄构成的差别对于疾病和因素的影响，从而更正确地说明所研究因素与疾病的关系。匹配可分为成组匹配与个体匹配。

1. **成组匹配**（category matching）　又叫频数匹配（frequency matching）：是指具有某些因素或特征者在病例组和对照组所占的比例保持一致。如病例组中男女各半，60岁以上者占1/3，则对照组中也要求如此。

2. **个体匹配**（individual matching）　病例组和对照组以个体为单位进行某些因素或特征的匹配。即每选择一个病例的同时就选择一个或几个对照，若1:1匹配称为配对（pair matching），1:2，1:3，…，1:R（或1:M）匹配时，则称为匹配。随着R值的增加，效率也在增加，但效率增加的幅度越来越小，而工作量却显著增大。因此，R值不宜超过4，否则将得不

笔记

偿失。

在病例对照研究中采用匹配的目的有两个方面：提高了研究效率，表现为每一研究对象提供的信息增加；控制混杂因素的作用。所以匹配的特征或变量必须是已知的混杂因子，或有充分的理由怀疑为混杂因子，否则不应匹配。匹配同时也增加了选择对照的难度。某个因子做匹配，不仅使它与疾病的关系不能分析，而且使它与其他因子的交互作用也不能充分分析。把不必要的因素列入匹配，企图使病例与对照尽量一致，就可能徒然丢失信息，增加工作难度，结果反而降低了研究效率，可能导致配比过度（over-matching）。

第三节　病例对照研究的设计方法与步骤

一、病例对照研究实施的基本步骤

病例对照研究大致按下列步骤进行：

1. **提出病因假设**　根据所了解疾病分布的特点和已知的相关因素，在广泛查阅文献的基础上，提出研究假设。

2. **制订研究计划**　根据研究目的制订出周密的研究计划。计划的核心内容主要包括以下几个方面：

（1）明确研究目的，选择适宜的对照形式，选择病例与对照比较的类型。

（2）明确病例与对照的来源、入选和排除标准，以及病例的诊断标准和诊断方法。

（3）研究样本大小的估计。

（4）根据病因假设与研究所具备的条件，确定具体的调查内容。包括调查项目的种类、数量及测量方法等，同时还应考虑混杂因素的排除。

（5）设计调查表。

（6）设计中要考虑整个研究过程中可能出现的偏倚，并预先设计好如何控制各种偏倚的措施。

（7）考虑获取研究因素信息的方法；考虑资料整理与分析的方法。

（8）研究所需费用的预算，人员分工及与协作单位的协调。

（9）制定一套严格的、可行的、针对各个环节的质量控制措施。

3. **培训调查员并进行预调查**　制定培训手册和工作手册，对调查员进行培训考核，规范调查方法。小样本的预调查后应对整个研究计划（包括调查表）提出修改和完善的意见和建议。

4. **开展正式的调查**　严格按照已修改过的调查表与统一的调查方式进行，不得随意更改。

5. **资料的整理与分析**　资料整理的第一步为核查调查资料。核查的内容包括项目填写是否完整、有无漏项、有无逻辑错误、抄写与计算的数字是否有误等。对缺失项尽量进行弥补，纠正逻辑错误项，并弃去不合格者。核查完毕后对原始资料进行合理分组和适当的编码最后录入计算机。

6. **总结并提交研究报告**　依据对研究结果的分析，在充分讨论的基础上得出研究结论，并撰写研究报告。

二、病例与对照的选择

病例与对照的选择，特别是对照的选择成功与否是病例对照研究的关键。研究所得的结论是否可靠，首先要看对照的选择是否合理。病例与对照选择的基本原则有两点：一是所选择的研究对象应具有代表性,即选择的病例要足以代表总体的病例,对照应足以代表产生病例的总体人群或源人群(resource population);二是要强调病例组与对照组的可比性,要求病例组与对照组的成员在年龄、性别等主要特征方面尽可能一致。

（一）病例的选择

1. **病例诊断和规定**　纳入研究的病例必须正确诊断,采用的诊断标准尽量是国际通用标准或国内统一的诊断标准。如肿瘤病例的确诊最好以活组织检查或外科手术为依据。任何时候都要防止将似是而非的病例纳入研究。根据研究目的,有时需要对病例的年龄、性别、民族、职业等作出规定,以控制外部因素的影响。新发病例、现患病例和死亡病例都可选作研究病例,但在提供暴露因素信息的准确性上可能很不相同。新发病例对暴露因素记忆清楚,信息较可靠,但对发病率低的疾病,短期内不易获得足够数量的病例。采用现患病例,数量易于满足,但提供的暴露史易受到病程迁延及病后行为方式的影响,不易判定疾病和研究因素的时间顺序。死亡病例的暴露因素主要由亲属或他人提供,信息偏倚较大。

2. **病例来源**

（1）以医院为基础选择病例:在某个或某些医疗保健机构中,选择一定时期内符合要求的连续病例。这些病例具有比较合作、资料容易获得且比较完整准确、较易实施等优点。但医院的病例代表性差,会产生选择性偏倚。特别是当患者选自专科医院时,往往带有一定的选择性,其结果仅能反映该医院患者的特点,而不是全人群该病患者的特点。为了减少偏倚,病例应尽可能的选自不同地区、不同水平、不同类型的医院。

（2）以社区为基础选择病例:以一定地区某段时间内发生的全部新病例（或现患病例）,如在社区人群进行普查或抽样调查时发现的病例,或进行社区疾病监测时发现的病例等作为调查对象。其优点是病例的代表性好,对照的选择比较简单,不易产生选择性偏倚。但调查对象的依从性难以保证,调查工作比较困难,且耗费人力、物力较多,很难将全部病例均包括在研究范围内,所以选择此类型的病例进行研究可行性较差。单位、企业或集团人群的体检提供的病例也是较好的样本,如职工例行检查、新生入校、新兵入伍体检等。

（二）对照的选择

对照组的选择是更复杂、更困难的工作,它是病例对照研究成败的关键。

1. **对照组的规定**　对照的首要条件是未患所研究的疾病或感染者,而且要肯定其不处于潜伏期或隐性感染,防止错误分类。对照在某些特征方面应尽可能与病例组可比,防止混杂偏倚。若选择患其他疾病的患者作对照,可同时选择数种不同疾病的患者组成对照组,但对照所患的疾病绝不可与所研究的疾病有相近的病因,例如,研究肺癌的病因,不能选择肺气肿、支气管炎、哮喘等患者作对照,以减少或避免混杂偏倚。在研究胃癌的病因时,不能以慢性胃炎患者为对照,因为二者病因上可能有密切关系。

2. **对照的来源**　对照组应于病例组来自同一总体,如病例来自社区人群,则对照应是从同一人群中经相同诊断确认为未患该疾病者随机抽取的代表样本,这种对照偏倚较小,但不易获得。如病例选自医院,则从同一医院其他疾病病例中选择对照,这是最常采用的选择病例和对照的方法。

实际工作中的对照来源主要有:

（1）同一或多个医疗机构中诊断的其他病例。

（2）病例的领导或所在同一居委会、住宅区内的健康人或非该病病例。

（3）社会团体人群中的非该病病例或健康人。

（4）社区人口中的非病例或健康人群。

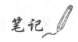

89

（5）病例的配偶、同胞、亲戚、同学或同事等。

3. 选择适宜的对照形式

（1）若研究目的是广泛地探索疾病的影响因素，可以采用不匹配或成组匹配的方法。

（2）个体匹配法。如果研究的病例充足，则 1:1 的配对方式能提供令人满意的统计学效率。如果可供研究用的病例数量很少时（如罕见疾病）或研究目的是以较小的样本量获得较高的检验效率时，可通过给每个病例选择多个对照来提高研究发现真正联系的功效。

由于匹配因素在病例组和对照组分布是一致的，其发生率在两组间也相同，因此在分析结果时，就无法了解该因素与疾病之间的关系。所以，被研究的因素即可疑因素不宜作为匹配因素。匹配因素必须是已知的混杂因素，或至少有充分的理由怀疑为混杂因素。由于混杂因素既与研究疾病有关，由于研究的因素有关，因此，如果混杂因素在病例组和对照组中分布不均，可掩盖或夸大研究因素与疾病之间的真实联系。匹配可保证对照与病例在某些重要方面的可比性，但在应用匹配时应注意以下事项：①避免配比过度。匹配特征必须是已知的混杂因素，或有充分的理由怀疑为混杂因素，否则不应匹配。②匹配的代价。匹配在提高统计效率的同时也付出一定的代价。一方面，某些因素匹配后，尽管它们对研究结果不再有影响，但同时也失去了解这些匹配因素与疾病以及匹配因素与其他研究因素之间的相互联系。同时，匹配也增加寻找合适对照的难度和费用。

三、样本含量的估计

（一）影响样本大小的因素

病例对照研究样本大小取决于下列四个参数：

（1）研究因素在对照组中的暴露率 p_0。

（2）估计该因素引起的相对危险度 RR 或暴露的比值比 OR。

（3）检验的显著水平，即假设检验第 I 类错误的概率 α。

（4）假设检验的把握度 $(1-\beta)$，β 为统计学假设检验第 II 类错误的概率。

（二）估计方法

不同匹配方式的样本大小计算方法不同，有公式法和查表法。需要注意的是：①所估计的样本含量并非绝对精确的数值，因为样本含量的估计随条件的变化而变化。②应当纠正样本量越大越好的错误看法。样本量过大，常会影响调查工作的质量，增加费用。③病例组和对照组样本含量相等效率最高。

1. 非匹配或成组匹配的病例对照研究样本含量的估计

$$n=2\overline{pq}(Z_\alpha+Z_\beta)^2/(p_1-p_0)^2$$

式中 n 为病例组或对照组人数，Z_α 与 Z_β 分别是 α 与 β 对应的正态分布分位数，p_0 与 p_1 分别是对照组与病例组估计的某因素的暴露率，$\overline{p}=(p_0+p_1)/2$，$\overline{q}=1-\overline{p}$。$p_1$ 可用下式计算：$p_1=(OR\times p_0)/(1-p_0+OR\times p_0)$。

例如，现拟用非匹配病例对照研究方法调查孕妇暴露于某因素与婴儿先天性心脏病之间的关系，估计孕妇中该因素暴露率为30%，假定暴露引起的比值比 $OR=2$，$\alpha=0.05$（双侧），$1-\beta=0.90$，需调查多少人？

$p_0=0.3$，$q_0=1-0.3=0.7$，$OR=2$，用上述有关公式计算如下：

$p_1=(2\times0.3)/(1-0.3+2\times0.3)=0.46$，$q_1=1-0.46=0.54$

$\overline{p}=(0.3+0.46)/2=0.38$；$\overline{q}=1-0.38=0.62$；

$Z_\alpha=1.96$，$Z_\beta=1.282$，

$$n = \frac{2 \times 0.38 \times 0.62 \times (1.96 + 1.282)^2}{(0.46 - 0.3)^2} = 193$$

即病例组和对照组各需调查193人。

2. **1:1 匹配的病例对照研究样本含量的估计** 在匹配研究中,只有病例与对照暴露情况不一致的对子才有比较的意义,这是估计匹配研究样本大小的基本根据。设 m 为不一致对子数,则:

$$m = \left[Z_{\alpha}/2 + Z_{\beta} \sqrt{p(1-p)^2} \right] / (p - 1/2)^2; \quad p = OR/(1+OR) \approx RR/(1+RR)$$

需要调查的总对子数 M 用下式计算:$M = m/P_e$。

P_e 为匹配中暴露不一致的对子出现的概率,用下式计算:

$$P_e \approx p_0 q_1 + p_1 q_0, \quad M \approx m/(p_0 q_1 + p_1 q_0)$$

例如,如采用1:1匹配病例对照研究方法研究吸烟行为与冠心病的关系。如果对照组(或人群)中吸烟行为比例(p_0)=0.3,吸烟者患冠心病的危险性为非吸烟者3倍($OR=3$),设 $\alpha=0.05,\beta=0.1$,单侧检验,则样本大小计算步骤如下:

病例组暴露率 $p_1=(0.3 \times 3)/(1-0.3+3 \times 0.3)=0.56$;求得 $P=3/4$:

$$m = \frac{\left[1.645/2 + 1.282 \sqrt{(3/4)(1-3/4)} \right]^2}{\left[(3/4) - (1/2) \right]^2} = 30; \quad 则: M = \frac{30}{0.3 \times 0.44 + 0.56 \times 0.7} = 57$$

即需调查57对。

四、确定研究因素

在病例对照研究中,根据病因假设与研究所具备的条件确定研究因素,包括确认的危险因素、可疑的危险因素、保护因素及可能的混杂因素等。具体内容可涉及被调查者的人口统计学特征、行为生活方式、工作及生活环境、社会心理因素、家族史、疾病史等诸多方面。所确定的研究因素要全而精,要有明确的定义,并可能采用国际或国内统一的标准。病例与对照的资料来源及收集方法应一致。获得变量的信息主要靠调查表,因此病例对照研究中病例组和对照组使用的是相同的调查表,回答同样的问题。

1. **如何选定变量** 首要问题是确定变量的数目和每一个变量的具体项目,它完全取决于研究的目的或具体的目标。与目的有关的变量不但绝不可少(如吸烟与肺癌关系的研究中,有关调查对象吸烟或不吸烟的信息),而且应当尽量细致和深入(如还应调查吸烟持续的时间、烟吸入的深度、每日吸烟量、烟的种类、戒烟的时间等)。可从多个侧面反映该变量的特点,以获得较多的信息。反之,与目的无关的变量一个也不要。

2. **如何规定变量** 每项变量定义明确,尽可能地采取国际或国内统一的标准,以便交流和比较。如规定"吸烟者"是指每天吸烟至少一支而且持续一年以上者,否则即不能视为"吸烟"。

3. **如何测量变量** 定性指标的测量可通过询问而获得,"是与否","经常、偶尔和不接触""常吃、偶尔吃和从不吃"等信息。口头询问中也可采用半定量的测量,如询问:"你平均每周吃几次肉?"就带有定量化的成分,如果再补充询问:"你平均每次吃几两肉?"就更接近定量化。调查研究中应采用定量或半定量的测量方法,以获得资料。如仪器或实验室检查等。

为做到研究变量符合规定,常以客观的手段和证据为准绳,以重复询问加以判定。询问职业史时,参考工厂的档案。对污染因素的暴露需靠仪器的测量。调查男人的吸烟量时,宜同时询问其妻子或子女,综合考查加以评定。

五、资料的收集和整理

对于病例对照研究来说，主要靠询问调查对象填写问卷收集信息资料。具体方法主要包括电话询问、信访、面对面调查、自填问卷等，有时需辅以查阅档案，采样化验，实地查看或从有关方面咨询获得。无论什么方法，都应实行质量控制，以保证调查质量。如抽取一定比例的样本复查，然后进行一致性检验等。对所收集的资料要经过核查、修正、验收、归档等一系列步骤，以保证资料尽可能的完整和高质量。原始资料进行分组、归纳，或编码输入计算机。

第四节　病例对照研究资料的分析与统计方法

病例对照研究资料分析的核心内容是比较病例与对照中暴露的比例，由此估计暴露与疾病的联系程度，并估计差别与联系由抽样误差造成的可能性有多大，特别要排除由于混杂变量未被控制而造成虚假联系或差异的可能，还可进一步计算暴露与疾病的剂量反应关系，以及各因子的交互作用等。

一、描述性分析

1. 描述研究对象的一般特征　描述研究对象人数及各种特征的构成，例如性别、年龄、职业、出生地、居住地、疾病类型的分布情况等。成组匹配时应描述匹配因素的频数比例。

2. 进行均衡性检验　比较病例组和对照组在研究因素以外的其他基本特征是否相似或相同，目的是检验病例组与对照组的可比性。因为只有两组间的非研究因素均衡可比，才能认为所研究疾病的发生与两组间该因素的暴露率差异有关。

二、推断性分析

（一）非匹配或成组匹配资料的分析

1. 整理结构模式　单因素资料四格表的模式如表。例如，某研究者进行 A 型行为与冠心病关系的研究资料如表 7-2，病例组是冠心病患者，对照是同年出生但没有冠心病，同时调查两组行为特征。

表 7-2　A 型行为与冠心病关系非匹配研究

行为类型	冠心病组	对照组	合计
A 型	178	93	271
非 A 型	1121	1206	2327
合计	1299	1299	2598

2. 假设检验　研究的暴露因素如果与该疾病存在统计学联系，则病例组暴露率明显不同于对照组暴露率。

$$\chi^2 = \frac{(178 \times 1206 - 93 \times 1121)^2 \times 2598}{1299 \times 1299 \times 271 \times 2327} = 29.765, P < 0.001。$$

χ^2 检验结果表明，A 型行为与冠心病有联系。

3. 联系强度的计算　联系强度用相对危险度（relative risk，RR）测量。RR 为暴露组发病率或死亡率与非暴露组发病率或死亡率之比。但病例对照研究中无暴露组和非暴露组的观察人数，故不能计算发病率或死亡率，因而不能求得 RR，只能计算比值比（odds ratio，OR），来近似估计 RR。

笔记

从表 7-1 中看,病例组有暴露的概率为 $a/(a+c)$,无暴露的概率为 $c/(a+c)$,两者的比值 $=a/c$。同理,对照组的比值 $=b/d$。则比值比为:$(a/c)/(b/d)=ad/bc$。即:

$$OR=ad/bc$$

比值比(OR)的流行病学意义:用 OR 来估计或近似地估计相对危险度 RR,$OR=1$,表明研究因素没有特殊的意义;$OR>1$,表明研究因素与研究的疾病呈"正"联系,数值愈大,该因素充当危险因素的可能性愈大;$OR<1$(在正数范围),表明研究因素与研究的疾病呈"负"联系,数值愈小,该因素充当保护因素的可能性愈大。

该实例计算的结果,比值比为:

$$OR=(178×1206)/(93×1121)=2.06$$

表明有 A 型行为者患冠心病的危险性为非 A 型行为者的 2.06 倍,这一结果充实了前述 χ^2 检验结果的流行病学意义。

4. OR 可信区间(CI)计算 上述 OR 值是一个点估计值,它不能反映在大量抽样调查时 OR 值的波动范围,如果用样本 OR 值的标准差来估计总体 OR 的可信区间就更精确。

(1)Woolf 自然对数转换法:OR 的可信区间是基于 OR 的方差之上的。OR 的自然对数方差为:

$$Var(\ln OR)=\frac{1}{a}+\frac{1}{b}+\frac{1}{c}+\frac{1}{d}=\frac{1}{178}+\frac{1}{93}+\frac{1}{1121}+\frac{1}{1206}=0.018\ 09$$

$$\ln OR(95\%CI)=\ln OR\pm1.96\sqrt{Var(\ln OR)}=\ln2.06\pm1.96\sqrt{0.018\ 09}=0.9863,0.4591$$

取其自然反对数 $\exp(0.9863,0.4591)=1.58,2.68$

(2)Miettinen 法:

$$OR95\%CI=OR^{(1\pm1.96/\sqrt{\chi^2})}=(1.59\sim2.67)$$

两种方法计算结果非常接近。

(二)1:1 配对资料分析

1. 整理结构模式 1:1 配对资料,归纳成表 7-3 模式,以静脉吸毒史与艾滋病之间关系的病例对照研究为例。见表 7-4。

表 7-3 1:1 配对病例对照研究资料整理模式

对照组	病例组		合计
	有暴露史	无暴露史	
有暴露史	a	b	$a+b$
无暴露史	c	d	$c+d$
合计	$a+c$	$b+d$	$a+b+c+d$

表 7-4 静脉吸毒史与艾滋病关系 1:1 配对研究

对照	病例		合计
	有吸毒史	无吸毒史	
有吸毒史	4	1	5
无吸毒史	39	19	58
合计	43	20	63

2. 假设检验 采用配对资料的 χ^2 检验公式,计算 χ^2 值。

$$\chi^2=(b-c)^2/(b+c)$$

笔记

当$(b+c)<40$时使用χ^2校正公式

$$\chi^2=(|b-c|-1)^2/b+c$$

本例$\chi^2=(1-39)^2/(1+39)=36.1$，$P<0.001$

3. 联系强度的计算　用下式估计OR：

$$OR=c/b=39/1=39$$

4. OR可信区间的估计　用Miettinen公式。

$$OR95\%CI=OR^{(1\pm1.96/\sqrt{\chi^2})}=39^{(1\pm1.96/\sqrt{36.1})}=11.804\sim128.852$$

结果表明，静脉吸毒与艾滋病之间关系存在联系，且有高度统计学意义，其OR值95%CI为11.804～128.852。

（三）病例对照研究中多因素分析

病例对照研究的难点之一是混杂因素不易控制，即使简单的暴露与疾病联系，也常受年龄、性别、种族、社会经济水平及其他多种暴露因素的影响，因此常用的计算相对危险度或比值比的方法，不能适用于混杂因素较多的复杂情况。通常有两种办法可以解决上述问题。一种是用Mantel-Haenszel提出的分层分析方法，分别处理有关协变量，但随着分层的增多，每层各个格子的观察数量必然减少，甚至可能为零，这会给计算带来困难或使综合分析结果不可靠。另一种方法是用多元回归方程来分析各种疾病发生与多个可能危险因素之间的定量关系，但疾病的发病概率不同于多元线性回归方程中的结局变量，它的取值只能是1或0，是两分变量。因此，各种疾病的发病概率对多个因素（自变量）的多元回归方程，不会是多元线性回归方程，而将是多元非线性回归方程。

统计学家经过研究和实践发现，Logistic多元非线性回归方程，是最适合拟合各种疾病发病概率对多个危险因素的多元回归方程。Logistic回归模型可用来估计各因素的独立或联合作用，它能够从分层或分组的邻近等级中获得信息，而使相对危险度或比值比的计算更为可靠。

1. Logit变换与Logistic回归模型　设研究人群任意一人在某段研究时期发生某种疾病的概率为P，危险因素（自变量）有m个：$X_1,X_2,X_3,\cdots,X_m$，m个危险因素的线性组合为：

$$y=\beta_0+\sum_{i=1}^{m}\beta_i X_i \ \ \text{令}\ \frac{P}{1-P}=\exp y\ \text{或}\ y=\ln\frac{P}{1-P}\ \text{则有}\ p=\frac{\exp y}{1+\exp y}$$

$\text{Logit}\ p=\ln\dfrac{P}{1-P}=\beta_0+\sum_{i=1}^{m}\beta_i X_i$，此为Logistic多元线性回归方程，即Logistic回归模型（logistic regression model）。

Logistic回归模型中各项的意义如下：

（1）$X_1\sim X_m$表示各危险因素、混杂因素或它们之间的交互项。

（2）$p/(1-p)$为发病与不发病之比，称为比值或比数（odds）。

（3）β_0为常数项，表示所有自变量都不存在时正常人群中该病的基准发病率。

（4）$\beta_1\sim\beta_m$为需要估计的各自变量的偏回归系数，反映危险因素、混杂因素及交互项的效应。

2. Logistic回归模型的流行病学意义　假定研究糖尿病与肥胖（X_1，取值1表示"肥胖"、0表示"不肥胖"）、体力活动（X_2）和糖尿病家族史（X_3，取值1表示"有"、0表示"无"）的关系，则所拟合的糖尿病与三个自变量之间关系的Logistic回归方程为：

$\ln\dfrac{P}{1-P}=\beta_0+\beta_1 X_1+\beta_2 X_2+\beta_3 X_3$，现只考虑肥胖（$X_1$）和糖尿病的关系：

$X_1=1$时，$\ln\dfrac{P}{1-P}=\beta_0+\beta_1+\beta_2 X_2+\beta_3 X_3$；

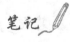
笔记

$X_1=0$ 时，$\ln\dfrac{P}{1-P}=\beta_0+\beta_2X_2+\beta_3X_3$；

两式相减得$\ln\dfrac{p_1/(1-p_1)}{p_0/(1-p_0)}=\beta_1$，也即$\dfrac{p_1/(1-p_1)}{p_0/(1-p_0)}=e^{\beta_1}$，而$\dfrac{p_1/(1-p_1)}{p_0/(1-p_0)}=\dfrac{odds_1}{odds_0}=OR_1$，所以 $OR_1=e^{\beta_1}$

由此可见，Logistic 回归模型的意义在于其偏回归系数可以用来计算 OR 值，偏回归系数表示自变量每变化一个单位，所引起的 OR 值自然对数改变量。

第五节 病例对照研究中的偏倚与控制

偏倚是指由于各种因素的影响，使所获得的研究结果系统地偏离真实值。偏倚可发生在研究的设计、实施、分析和结果解释的各个阶段。病例对照研究是一种回顾性观察研究，比较容易产生偏倚。常见的偏倚有选择性偏倚、信息偏倚和混杂偏倚。这些偏倚可以通过严谨的设计和细致的分析识别、减少和控制。

一、选择性偏倚及其控制

选择性偏倚（selection bias）主要产生于研究的设计阶段，是由于研究对象的选择不当造成的，其主要表现是病例不能代表目标人群中病例的暴露特征，或对照不能代表目标人群的暴露特征。常见的选择性偏倚有入院率偏倚、现患病例 - 新发病例偏倚、检出征候偏倚和无应答偏倚等。

（一）常见的选择性偏倚

1. **入院率偏倚（admission rate bias）** 也称伯克森偏倚（Berkson's bias），在以医院为基础的病例对照研究中常发生这种偏倚。利用医院门诊或住院患者作为病例和对照时，常因各种疾病的入院机会不同而使研究结果偏离真实值。入院率可受诸多因素的影响，如所患疾病的严重程度、医院的医疗条件、患者的经济水平、居住地及与医院的远近等。

2. **现患病例 - 新发病例偏倚（prevalence-incidence bias）** 也称奈曼偏倚（Neyman bias），病例对照研究中的研究对象如果是现患病例，所得到的信息更多的是提供了与存活有关的因素，或者是由于所患疾病而改变了其暴露特征，与新发病例所提供的暴露信息有所不同，可能歪曲（夸大或缩小）暴露因素与疾病之间的关系，从而导致研究者错误的估计某个（些）因素与疾病的关联。如原喜好高热量、高脂肪膳食者患高血压后而改变其膳食结构为清淡素食，他们在接受调查时往往回答的是改变以后的饮食习惯，结果研究者得到高热量、高脂肪膳食与高血压无关的错误结论。

3. **检出征候偏倚（detection signal bias）** 也称暴露偏倚（unmasking bias）指某因素虽不是疾病的危险因素，但他们因为具有引起该病的某些特征或体征出现而就医，从而提高了该病早期病例的检出率，导致过高估计了暴露程度，而产生的系统误差。

4. **无应答偏倚（non-response bias）** 指研究对象对调查内容不予应答，造成数据缺失，由此产生的偏倚成为无应答偏倚。无应答者在某些与研究有关的疾病暴露方面（如文化程度、宗教信仰、身体状况、暴露情况等）可能与应答者存在差别；对敏感问题或隐私问题调查时更容易产生无应答偏倚。

（二）预防与控制

1. 首先研究者对在整个研究中可能会出现的各种选择性偏倚应有充分的了解、掌握。

2. 严格掌握研究对象纳入与排除的标准。

3. 以医院为基础的病例对照研究，尽可能选择新发病例，最好能在多家医院选择一定

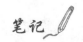

期间内连续观察的某种疾病的全部病例或其随机样本，以减少偏倚。

4. 在研究中采取相应措施，尽量取得研究对象的合作，以获得尽可能高的应答率。

二、信息偏倚及其控制

信息偏倚（Information bias）在调查暴露史时，由于在两组所采用的调查标准不一或调查方法有缺陷，以致两组结果准确性不一所引起的偏倚。例如调查社区老年痴呆情况，在病例组详细查阅病历或使用心理量表，而调查对照时则多依据口头提供资料，这就造成两组所获的信息无可比性而产生信息偏倚。信息偏倚常发生在资料的收集阶段。常见的信息偏倚有回忆偏倚和调查偏倚等。

（一）常见的信息偏倚

1. **回忆偏倚（recall bias）** 病例对照研究主要是调查研究对象既往的暴露情况，由于被调查者记忆失真或不完整造成结论的系统误差。在病例对照研究中，回忆偏倚是最常见且难以避免的。信息偏倚产生的原因可能有调查的事件或因素发生的频率甚低，未给研究对象留下深刻印象而被遗忘；调查事件是很久以前发生的事情，研究对象记忆不清；研究对象对调查的内容或事件关心程度不同，因而回忆的认真程度有异等。

2. **调查偏倚（investigation bias）** 可来自调查者和调查对象。如调查过程中，由于调查者的询问技术不当或诱导被调查对象作出倾向性回答而产生的系统误差称为诱导偏倚（inducement bias）；调查对象由于某种原因故意报告非真实信息将导致说谎偏倚（lie bias）或报告偏倚（report bias），如收入、婚前或婚外性行为等；对暴露情况及诊断结果的划分发生错误则会引起错误分类偏倚（misclassification bias）。

（二）预防与控制

1. 研究者对拟进行的研究要制订明细的资料收集方法和严格的质量控制方法。要设计统一的调查表，对调查内容或测量项目、指标要规定明确、客观的标准，并力求量化或等级化。研究中使用的仪器、设备应予标定，试剂、试药应符合要求。对调查员要进行统一培训，统一标准、统一方法、统一调查技巧。对研究对象要做好宣传、组织工作，以取得研究对象的密切合作，使能如实、客观地提供拟收集的信息。对所有做法要进行质量控制。

2. 尽可能采用"盲法"收集资料。应用盲法可使调查者与研究对象对分组情况及有关内容均不知晓，以避免诊断怀疑偏倚、暴露怀疑偏倚或报告偏倚等。

3. 尽量采用客观指标的信息。如应用实验室检查结果、查阅研究对象的诊疗记录或健康体检记录作为调查信息来源等。必须通过询问方式收集资料时，应尽量采用封闭式问题。在询问时可同时收集一些与调查内容看似无关的变量（虚变量）来分散调查者或被调查者的注意力，以减少主观因素对信息准确性的影响。

4. 在调查询问研究对象的远期暴露史时，由于记忆力的限制，很难避免回忆偏倚。在以询问方式收集信息时，某些情况下报告偏倚很难避免，如对敏感问题的调查等，此时可通过调查知情人或相应的调查技术获取正确的信息。

5. 资料的校正。根据调查所得资料获得某种信息的灵敏度与特异度，可将含有信息偏倚的资料予以校正。

三、混杂偏倚及其控制

混杂偏倚（confounding bias）是指在病例对研究中，由于一个或多个外来因素的存在，掩盖或夸大了研究因素与疾病的关系，从而部分或全部地歪曲了两者之间的真实联系。混杂（confounding）是指在研究某一因素与疾病的关系时，由于其他因素的存在，干扰了研究

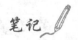

因素与疾病的关系。混杂因素存在的结果是高估或低估暴露因素与疾病间的关系（如 *OR* 值）。最常见的混杂因素有性别和年龄等。

混杂因素的基本特点是：①必须是所研究疾病的独立危险因子；②必须与研究因素（暴露因素）有关；③一定不是研究因素与研究疾病因果链上的中间变量。这是混杂因素成立的基本条件。具备这几个条件的因素，如果在比较的人群组中分布不均，即可导致混杂产生。如在关于吸烟与肺癌关系的病例对照研究中，年龄即具备这样的条件，如果病例组与对照组年龄分布不均衡，即可导致对吸烟与肺癌关系的错误估计。

通常在研究的设计阶段，可用随机化、限制、匹配的方法来控制混杂偏倚的产生；在资料的分析阶段，可用分层分析及多因素分析的方法来控制混杂偏倚。

第六节　病例对照研究的评价

一、优点

1. 病例对照研究特别适用于罕见病的研究，有时往往是罕见病病因研究的唯一选择，因为病例对照研究不需要太多的研究对象，此时队列研究常常不实际。

2. 虽更易发生偏倚和导致错误的推论，但是相对更省力、省钱、省时间，并且较易于组织实施。

3. 该方法不仅应用于病因的探讨，而且广泛应用于许多方面，例如疫苗效果的考核及爆发调查等。

4. 在一次调查中可调查多个因素与疾病的联系，既可检验有明确假设的危险因素，又可广泛地探索尚不清楚的众多因素。

5. 对研究对象多无损害。

6. 收集资料后可在短时间内得到结果，对于慢性病可较快得到危险因素的估计。

二、局限性

1. 选择研究对象时，难以避免选择性偏倚。

2. 暴露与疾病的时间先后常难以判断。

3. 获取既往信息时，难以避免回忆偏倚。

4. 不能计算发病率，故不能直接计算相对危险度。

5. 不适用于研究人群中暴露比例很低的因素，因为需要的样本量很大。

病例对照研究案例

研究目的：了解焦虑和胃溃疡发病的关系，分析焦虑对于人群中胃溃疡发病的影响。

研究对象：选取安徽省 5 家医院住院的胃溃疡患者 375 例和同时期医院体检中心体检的具有可比性的健康人群 375 例作为对照。

选用的调查工具是具有良好信度和效度的《焦虑自评量表》对研究对象进行调查，其中焦虑组 187 例，非焦虑组 563 例。

（述评：选定研究对象之后，应收集基线资料，一般包括待研究的暴露因素的暴露状况等。病例对照研究将调查上述两组研究对象既往对焦虑因素的暴露情况。本研究中焦虑即为暴露因素，病例组的入组标准为经胃镜检查确诊为胃溃疡的患者，对照组选取了相同时期内 5 家医院体检中心体检的健康人。具体情况见表7-5）

笔记

表 7-5 焦虑与胃溃疡关系的病例对照研究

暴露状况	胃溃疡组	对照组	合计
焦虑	118(a)	69(b)	187
非焦虑	257(c)	306(d)	563
合计	375	375	750

分析焦虑与胃溃疡有无关联，通过计算得：

$$\chi^2 = \frac{(ad-bc)^2 n}{(a+b)(c+d)(a+c)(b+d)}$$

$$\chi^2 = \frac{(118 \times 306 - 69 \times 257)^2 \times 750}{(118+257)(118+69)(69+306)(257+306)} = 16.08$$

查 χ^2 界值表，按 α=0.05 水准，$P<0.05$，结果表明病例组与对照组焦虑差异有统计学意义。

（述评：病例对照研究中，研究的暴露因素如果与该疾病存在统计学联系，则病例组暴露率明显不同于对照组暴露率。本研究中病例组焦虑率高于对照组，可以认为焦虑与胃溃疡有统计学关联。）

进一步分析焦虑与胃溃疡的关联强度，计算 OR 值及 OR 值 95% 的可信区间：

$$OR = \frac{118 \times 306}{69 \times 257} = 2.04$$

$$OR\ 95\%CI = OR^{(1 \pm 1.96/\sqrt{\chi^2})} = 2.04^{(1 \pm 1.96/\sqrt{16.08})} = 1.44 \sim 2.89$$

即 OR 值 95% 的可信区间为 1.44～2.89>1。可以认为焦虑是胃溃疡的危险因素。

（述评：病例对照研究中，关联强度用相对危险度（RR）测量。通常计算比值比（OR）来近似估计 RR。$OR>1$，表明研究因素与研究的疾病呈"正"相关，数值愈大，该因素充当危险因素的可能性愈大。本研究中 OR 为 2.04，可以认为焦虑是胃溃疡危险因素的可能性较大。由于 OR 值是一个点估计值，因此用样本 OR 值的标准差来估计总体 OR 的可信区间就更精确，本研究中用 Miettinen 法计算 OR 值 95% 的可信区间为 1.44～2.89>1，可以认为焦虑是胃溃疡的危险因素。）

以上调查结果为胃溃疡的预防和干预提供了依据。但是，病例对照研究获得的信息是按由"果"到"因"的回顾性方法对疾病进行调查，因此，发现的"联系"一般不能确定是因果联系，只能为疾病的预防和干预提供一定的依据。

本章小结

本章介绍了病例对照研究的基本原理、特点和用途，如何设计和实施病例对照研究，以及病例对照研究资料的分析，围绕病例对照研究基本概念，以及概念之间的关系，并通过案例进一步阐述了病例对照研究在心理学研究中的应用。

（秦　莉）

复习思考题

1. 病例对照研究的基本原理及特点是什么？
2. 匹配的目的和常见的匹配方法有哪些？
3. 简述病例对照研究中选择病例和对照时，应注意的原则是什么？
4. 比值比的概念及其意义是什么？
5. 病例对照研究的优点与局限性有哪些？
6. 病例对照研究中常见的偏倚和控制方法？

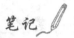

第八章　队列研究

本章要点

队列研究概述
队列研究的概念
队列研究的基本原理
队列研究的用途
队列研究的类型
队列研究的设计和实施
选用队列研究方法的指征
确定研究变量
确定研究结局
确定研究现场和研究人群
确定样本量
资料的收集与随访
资料的整理与分析
基本整理模式
人时的计算
率的计算
效应的估计
常见偏移及其控制
选择偏移
失访偏移
队列研究的评价
队列研究案例

关键词

队列研究；暴露因素；前瞻性队列研究；历史性队列研究；双向性队列研究；相对危险度

　　队列研究（cohort study）是分析流行病学研究中的重要方法之一，它通过直接观察不同危险因素暴露状况人群的疾病或死亡结局来探讨危险因素与所观察结局的关系。又称前瞻性研究（prospective study）、发生率研究、随访研究及纵向研究等。队列研究与病例对照研究相比，其检验病因假设的效能优于病例对照研究。因此，队列研究在流行病学病因研究中应用广泛。

笔记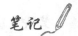

第一节 队列研究概述

一、基本概念

队列研究是将人群按是否暴露于某可疑因素及其暴露程度分为不同的亚组,追踪并比较其各组人群的结局是否存在差异,从而判定暴露因子与结局之间有无因果关联及关联大小的一种方法。

暴露(exposure)是指研究对象接触过某种待研究的物质(如重金属)、具备某种待研究的特征(如年龄、性别及遗传等)或行为(如吸烟)或经历过某种事件(如离婚、失恋、失去亲人或失去工作等)。暴露在不同的研究中有不同的含义,暴露可以是有害的,也可以是有益的;可以是体内的,也可以是体外的;可以是遗传的,也可以是后天获得的。

危险因素(risk factor),又称为危险因子,泛指能引起某特定不良结局如疾病发生,或使其发生的概率增加的因子,包括个人行为、生活方式、环境和遗传等多方面的因素。危险因素多用于阐述尚未明确的病因或复杂疾病的病因,它可以是疾病发生的原因、条件或其他标志物,也可能是该病发生的一个环节。广义的危险因素也包括保护因素,即可以使疾病发生概率降低的因素。因此,流行病学的危险因素研究包括了有害和有益的因素。

队列原意是指古罗马军团中的一个分队,流行病学中是指共同随访观察了一定的时间,具有某种(些)共同特征的人群或其中的一部分。根据特定条件的不同,流行病学中的队列一般有两种情况:一是指特定时期内出生的一组人群,称为出生队列;另一种是泛指具有某种共同暴露或特征的一组人群,一般称之为队列,如某个时期进入某工厂工作的一组人群。

根据人群进出队列的时间不同,队列又可分为固定队列(人群)和动态队列(人群)。固定队列是指人群都在某一固定时间或一个短时期之内进入队列,之后对他们进行随访观察,直至观察期终止,成员没有因为结局事件以外的其他原因退出,也不再加入新的成员,即在观察期内保持队列的相对固定。动态队列是在某队列确定之后,原有的队列成员可以不断退出,新的观察对象可以随时加入。如图 8-1 所示,在所观察的队列人群中,其中 A、C、D、E、F 组成的队列称为固定队列,而由 A、B、C、D、E、F、G、H、I、J、K 组成的队列则称为动态队列。

二、队列研究的基本原理

队列研究的基本原理是在一个特定的目标人群中选择所需的研究对象,根据目前或过去某个时期是否暴露于某因素或暴露的不同水平将研究对象分组,随访观察一段时间,检查并登记各组人群的研究预期结局的发生情况(如疾病、死亡或其他健康状况),比较各组结局的发生率,从而评价和检验危险因素与结局的关系。如果暴露组某结局的发生率明显高于非暴露组,则可推测暴露与结局之间可能存在因果关系。队列研究的模式见图 8-2。

在队列研究中,所选研究对象在开始时没有出现所研究的结局,但在随访期内有可能出现该结局(如疾病)。队列研究的结局除了是某种结局事件的发生与否外,也可以是结局指标前后的改变值。暴露组与非暴露组必须有可比性,非暴露组应该是除了未暴露于某因素之外,其余各方面都尽可能与暴露组相同。根据队列研究的基本原理可以分析出队列研究的以下基本特点:

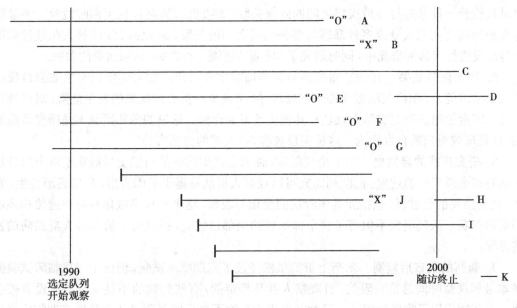

"|"进入队列;"X"失访退出队列;"O"出现终点结局

图 8-1　随访队列示意图

"▮▮"进入队列;"X"失访退出队列;"O"出现终点结局

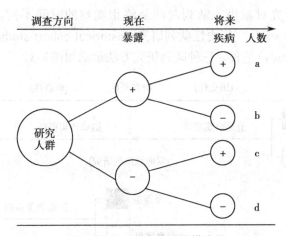

图 8-2　队列研究的结构模式图

1. **属于观察法**　队列研究中的暴露不是研究者人为给予的,不是随机分配的,而是在研究之前已客观存在。

2. **设立对照组**　队列研究必须在研究设计阶段即设立对照组进行比较。按照暴露与否分组,对照组可与暴露组来自同一人群,也可以来自不同的人群。

3. **由"因"及"果"**　在队列研究开始(疾病发生之前)就确立了研究对象的暴露状况,或暴露状况在队列研究过程中能够测量/观察,然后随访一段时间探求暴露因素与疾病的关系,即先确知其因,再纵向前瞻观察其果。

4. **暴露与结局的因果联系明确**　由于研究者掌握了研究对象的暴露状况并随访观察结局的发生,可以计算出结局的发生率和估计暴露人群发生某结局的相对危险度,"因"在前,"果"在后,因而能判断其因果关系。

三、队列研究的用途

1. **检验病因假设**　深入检验病因假设是队列研究的主要用途和目的。一次队列研究

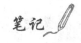

可以只检验一种暴露与一种疾病之间的因果关联（如吸烟与肺癌），也可同时检验一种暴露与多种结局之间的关联或多种暴露与多种结局之间的关联，如 Mustafa C 等人在进行抑郁症与新发慢性疾病的研究中，同时研究了抑郁症与癌症、心脏病、糖尿病等的关联。

2. 评价预防效果 有些暴露有预防某结局发生的效应。如大学阶段学生加强自我心理认知学习能力，积极主动接受心理问题疏导，可减少严重心理疾患的发生危险，对这种有益暴露因素的随访研究实际上就是对其预防效果的评价。这里的预防措施不是研究者施加的，而是研究对象的自发行为。这种现象被称为"人群的自然实验"。

3. 研究疾病的自然史 由于伦理限制，临床上观察疾病的自然史只能观察单个患者从起病到痊愈或死亡的过程；而队列研究可以观察人群从暴露于某因素后，疾病逐渐发生、发展，直至结局的全过程，包括亚临床阶段的变化与表现，这个过程多数伴有各种遗传和环境因素的影响。队列研究不但可了解个体疾病的全部自然史，而且可了解全部人群疾病的发展过程。

4. 新药的上市后监测 新药上市前虽然经过了三期临床试验，但由于三期临床试验的样本量和观察时间总是有限的，且观察人群是特定的，有些药物的不良反应可能没有被发现。在药物应用于临床后较长一段时间内进行药物不良反应监测可认为是较三期临床试验样本量更大和观察时间更长的队列研究。

四、队列研究的类型

队列研究依据研究对象进入队列时间及终止观察的时间不同，分为前瞻性队列研究（prospective cohort study）、历史性队列研究（historical cohort study）和双向性队列研究（ambispective cohort study）三种。三种队列研究方法示意如图8-3。

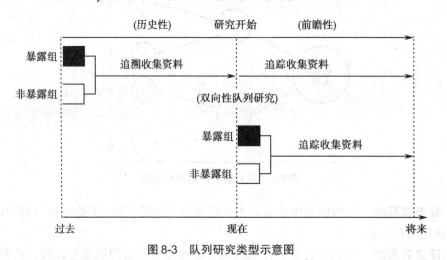

图8-3 队列研究类型示意图

（一）前瞻性队列研究

前瞻性队列研究是根据研究开始时对象的暴露状况分组，此时研究的结局还没有出现，需要前瞻观察一段时间才能得到。在前瞻性队列研究中，由于研究者可以直接获取关于暴露与结局的第一手资料，因而资料的偏倚较小，结果可信；其缺点是所需观察的人群样本大且观察时间长，花费较大，因而影响其可行性。

（二）历史性队列研究

研究对象的分组是根据研究开始时研究者已掌握的有关研究对象在过去某个时点的暴露状况的历史材料作出的；研究开始时研究的结局已经出现，这样的设计模式称为历史性或非即时性队列研究。在历史性队列研究中，虽然研究是现在开始的，但研究对象是在过去某个时点进入队列的；暴露与结局虽然跨时较长，但资料收集及分析却可以在较短时期内完成；尽管收集暴露与结局资料的方法是回顾性的，但究其性质而言仍属前瞻性观察，仍是从因到果。因此，该法是一种深受欢迎的快速的队列研究方法，具有省时、省力、出结果快的特点。缺点是因资料积累时未受到研究者控制，内容上未必符合要求。

（三）双向性队列研究

在历史性队列研究的基础上，由于尚不能得出研究结论需要继续随访观察一段时间，它是将前瞻性队列研究与历史性队列研究结合起来的一种设计模式，在一定程度上弥补了各自的不足。

不同类型队列研究具有各自的优缺点，因此，在实施队列研究前，应根据具体情况审慎选择。

第二节　队列研究的设计与实施

一、选用队列研究的指征

在决定进行队列研究之前，应经过如下的周密考虑。

1. 要有明确的研究目的和检验假设。

2. 要检验的暴露因素选择要比较准确，明确规定暴露因素。

3. 所研究疾病的发病率或死亡率一般不应低于5‰。

4. 要有把握获得观察人群的暴露资料。

5. 要有确定发病或死亡等结局的手段和方法，且简便而可靠。

6. 有把握获取足够数量的符合条件的观察人群，并将其清楚地分成暴露组与非暴露组。

7. 观察人群能被长期随访观察而取得完整可靠的资料。

8. 要有足够的人力、物力和财力。

9. 若要采取历史性队列研究，要有足够数量的完整可靠的记录或档案材料。

二、确定研究变量

由于队列研究是一项费时、费力、费钱的研究，且一次只重点研究一个因素，因此，队列研究中研究因素的确定是至关重要的。研究因素（暴露因素）通常是在描述性研究和病例对照研究的基础上确定的。在研究中要考虑如何选择、定义和测量暴露因素。一般应对暴露因素进行定量，除了暴露水平以外，还应考虑暴露的时间，以估计累积暴露剂量，同时还要考虑暴露的方式、暴露的时间以及暴露是否连续等。暴露的测量应采用敏感、精确、简单和可靠的方法。

除了要确定主要暴露因素外，还应确定同时需要收集的其他相关因素，包括各种可疑的混杂因素及研究对象的人口学特征，以利于对研究结果作深入分析。

三、确定研究结局

结局变量也叫结果变量，简称为结局，是指随访观察中将出现的预期结果事件，也即研究者希望追踪观察的事件。结局就是队列研究观察的自然终点。

研究结局的确定应全面、具体、客观。结局不仅限于发病、死亡，也有健康状况和生命质量的变化；既可是终极的结果（如发病或死亡），也可是中间结局（如分子或血清的变化）；结局变量既可是定性的，也可是定量的，如血清抗体的滴度、尿糖及血脂等。

四、确定研究现场与研究人群

(一)研究现场

由于队列研究的随访时间长,因此,除要求有足够数量的符合条件的研究对象及具有代表性外,还要求当地的领导重视,群众理解和支持,最好是当地的文化教育水平较高,医疗卫生条件较好,交通较便利。

(二)研究人群

1. 暴露人群(exposure population)的选择 暴露人群即暴露于待研究因素的人群。根据研究的方便与可能,通常有下列四种选择:

(1)职业人群:如果要研究某种可疑的职业暴露因素与疾病或健康的关系,必须选择相关职业人群作为暴露人群。另外,由于职业人群有关暴露与疾病的历史记录往往较为全面、真实和可靠,故如果做历史性队列研究,也常选择职业人群为暴露人群。

(2)特殊暴露人群:特殊暴露人群是研究某些罕见的特殊暴露的唯一选择。如 Karen Lindem 等人选择海湾战争退伍军人,研究其暴露于化学生物战剂与创伤后应激症状、神经心理功能的关系。

(3)一般人群:即某行政区域或地理区域范围内的全体人群或其代表性人群,选择其中暴露于欲研究因素的人做暴露组。

(4)有组织的人群团体:该类人群可看作是一般人群的特殊形式,如医学会会员,工会会员,机关、社会团体、学校或部队成员等。选择这类人群的目的是利用他们的良好的组织系统以利于更好地收集资料与随访。例如 Lorenza Magliano 等人选择意大利那不勒斯第二大学的医学生进行干预,以研究医学教育对精神分裂症认识的差异。

2. 对照人群(control population)的选择 设立对照是分析流行病学的基本特征之一,其目的是为了比较,为了更好地分析暴露的作用。因此,选择对照组的基本要求是尽可能保证其与暴露组的可比性,即对照人群除未暴露于所研究的因素外,其他各种影响因素或人群特征(年龄、性别、民族、职业、文化程度等)都应尽可能地与暴露组相同,即具有可比性。选择对照人群的常用形式有下列四种:

(1)内对照:即先选择一组研究人群,将其中暴露于所研究因素的对象作为暴露组,其余非暴露者即为对照组。这样选取对照比较省事,并可以总体上了解研究对象的发病率情况。如 Suzanne McDermott 等在进行精神病与其他疾病共病的研究中,选定51 146 名城市人口和 7851 名农村人口作为研究对象,其中既包含了暴露组,又包含了对照组。

(2)外对照:当选择职业人群或特殊暴露人群作为暴露人群时,往往需在该人群之外去寻找对照组。如 Peter G. Van 等在研究灾后心理问题和心理健康服务利用的关系,选择荷兰恩斯赫德一个烟花火灾后的幸存者作为暴露组,选择荷兰蒂尔堡未经历过灾难的居民作为对照组。

(3)总人口对照:这种对照可认为是外对照的一种,但也可看作不设对照,因为它实际上并未与暴露组平行地设立一个对照组,而是利用整个地区的现成的发病或死亡统计资料,即以全人口率为对照。如 Teus A. van Barneveld 等观察了 1960—1992 年新西兰生物学实验室研究人员的癌症死亡率,将纳入研究的 4 家机构中 7307 名实验室工作人员作为暴露人群,并与全人群的资料进行了比较。

在实际应用时,并不以暴露组和总人口的发病率直接作比较,而是采用标化比,如标准化死亡比(SMR),即用暴露组的发病或死亡人数与用总人口率算出的期望发病或死亡数字求标化比。

笔记

（4）多重对照：或称多种对照，即同时用上述两种或两种以上的形式选择多组人群作对照，以减少只用一种对照所带来的偏倚，增强结果的可靠性。但多重对照无疑增加了研究的工作量。如丹麦 Lau C Thygesen 等于 1984—1992 年进行了电工的健康工人效应研究，采用了多重对照的方法，设立了一般人群、建筑行业、木匠或砖匠共三个对照组。

五、确定样本量

（一）计算样本量时需考虑的问题

1. **抽样方法** 队列研究往往需要从实际人群中抽取一定数量的样本。队列研究中抽取样本的方法与现况研究相同。

2. **暴露组与对照组的比例** 一般说来，对照组的样本量不宜少于暴露组的样本量，通常是等量的。

3. **失访率** 队列研究通常要追踪观察相当长一段时间，这期间内研究对象的失访几乎是难免的。因此在计算样本量时，需要预先估计一下失访率，适当扩大样本量（5%～10%）。

（二）影响样本量的因素

1. **一般人群（对照人群）中所研究疾病的发病率 p_0** 在暴露组发病率 $p_1 > p_0$，且 $p_1 - p_0$ 一定的条件下，p_0 越接近 0.5，则所需样本量就越大。

2. **暴露组与对照组人群发病率之比** 用 p_1 表示暴露组人群的发病率，用一般人群发病率 p_0 代替对照组人群发病率，相对危险度（RR）$= p_1/p_0$ 为两组人群发病率之比，RR 值越大，所需样本量越小。

3. **要求的显著性水平** 即检验假设时的第 I 类错误（假阳性错误）α 值。要求假阳性错误出现的概率越小，所需样本量越大。

4. **效力** 效力又称把握度（$1-\beta$），β 为检验假设时出现第 II 类错误的概率，而 $1-\beta$ 为检验假设时能够避免假阴性的能力，即效力。若要求效力（$1-\beta$）越大，即 β 值越小，则所需样本量越大。通常取 β 为 0.10。

（三）样本量的计算

在暴露组与对照组样本等量的情况下，可用下式计算出各组所需的样本量：

$$n = \frac{\left(z_\alpha\sqrt{2\overline{pq}} + z_\beta\sqrt{p_0 q_0 + p_1 q_1}\right)^2}{(p_1 - p_0)^2} \qquad 式（8\text{-}1）$$

式中 p_1 与 p_0 分别代表暴露组与对照组的预期发病率，$\overline{p}$ 为两个发病率的平均值，$q = 1-p$，z_α 和 z_β（上面公式中为小写）为标准正态分布下的面积，可查表求得。

例如：Alvaro Alonso 和 Giancarlo Logroscino 为了研究儿童中性别差异与孤独症谱系障碍的联系，进行前瞻性队列研究。估计非暴露组孤独症的发病率为 1‰，暴露组儿童患该病的 RR 为 1.65，设 $\alpha=0.05$（双侧），$\beta=0.10$，求样本大小：

$$z_\alpha=1.96, z_\beta=1.282, p_0=0.001, q_0=0.999$$

$$p_1=RR \cdot p_0 = 2.5 \times 0.007 = 0.001\,65, q_1 = 0.998\,35$$

$$\overline{p} = \frac{1}{2}(0.007 + 0.0175) = 0.001\,325, \overline{q} = 0.998\,675$$

将上述数据代入式 8-1：

$$n = \frac{\left(1.96\sqrt{2 \times 0.001\,325 \times 0.998\,675} + 1.282\sqrt{0.001 \times 0.999 + 0.001\,65 \times 0.998\,35}\right)^2}{(0.001\,65 - 0.001)^2} = 65\,835$$

即暴露组与非暴露组各需 65 835 人。

如果考虑失访的可能性，尚需在此基础上增加 10% 的样本量，即两组各实际需要样本数

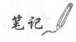

量为 $n=65\,835\times(1+0.1)=72\,419$ 人。如果抽样方法不是单纯随机抽样,还需适当增加样本量。

六、资料的收集与随访

(一)基线资料的收集

选定研究对象之后,必须详细收集包括暴露的资料及个体的其他信息,即基线资料或基线信息。基线资料一般包括待研究的暴露因素的暴露状况,疾病与健康状况,年龄、性别、职业、文化、婚姻等个人状况,家庭环境、个人生活习惯及家族疾病史等。获取基线资料的方式一般有下列四种:①查阅医院、工厂、单位及个人健康保险的记录或档案;②访问研究对象或其他能够提供信息的人;③对研究对象进行体格检查和实验室检查;④环境调查与检测。

(二)随访(follow up)

随访的对象、内容、方法、时间、随访者等都直接与研究工作的质量相关;因此,随访应事先计划、严格实施。

1. **随访对象与方法**　所有被选定的研究对象,不论是暴露组或对照组都应采用相同的方法同等地进行随访,并坚持追踪到观察终止期。有时还需对失访者进行补访。未能追访到的,应尽量了解失访原因,以便进行失访原因分析。同时可比较失访者与继续观察者的基线资料,以估计可能导致的偏差。

随访方法包括对研究对象的直接面对面访问、电话访问、自填问卷、定期体检,环境与疾病的监测,医院医疗与工作单位的出勤记录的收集等。对暴露组和对照组应采取相同的随访方法,且在整个随访过程中,随访方法应保持不变。

2. **随访内容**　一般与基线资料内容一致。随访的重点在结局指标,但有关暴露状况的资料也要不断收集,以便及时了解其变化。

3. **观察终点**　观察终点就是指研究对象出现了预期的结果,达到了这个观察终点,就不再对该研究对象继续随访。如果某对象死于其他疾病,尽管已不能对其随访,但仍不作为到达终点对待,而应当看作是一种失访,在资料分析时作失访处理。

一般情况下,观察终点可以是疾病或死亡,但也可是某些指标的变化,如血清抗体的出现,尿糖转阳及血脂升高等,根据研究的要求不同而不同。发现终点的方法要敏感、可靠、简单、易被接受。

4. **观察终止时间**　观察终止时间是指整个研究工作截止的时间,也即预期可以得到结果的时间。终止时间直接决定了观察期的长短,而观察期长短是以暴露因素作用于人体至产生疾病结局的时间,即潜隐期为依据的。

5. **随访的间隔**　如果观察时间较短,在观察终止时一次搜集资料即可。但如果观察时间较长,则需多次随访,其随访间隔与次数将视研究结局的变化速度、研究的人力、物力等条件而定。一般慢性病的随访间隔期可定为 $1\sim2$ 年。如 Marie-Christine Brault 等在研究比利时人口的年龄与抑郁症的关系时,每 1 年随访 1 次,历时 11 年。

七、质量控制

队列研究耗时、耗力,花费大,资料收集过程中的质量控制是保证研究质量的关键环节。一般的质量控制措施包括以下几点:

1. **制定调查员手册**　队列研究样本量大、时间长,调查员的不规范调查和操作是引入误差的重要原因。因此,有必要编一本调查员手册。手册内容包括全部操作程序、注意事项及调查问卷的完整说明等。

2. **调查员的选择**　调查员应该诚实可靠,具有严谨的工作作风和科学态度,且应具有调查所需的专业知识。

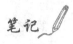

3. **调查员的培训** 调查员的工作作风、科学态度、调查技巧与技术、临床医生和实验技术人员的经验等都将直接影响调查结果的真实性和可靠性。因此，在资料收集前，应对所有参加调查者进行严格的培训，掌握统一的调查方法和技巧，考核合格后方能参与调查。

4. **监督与检查** 常规的监督措施包括：由另一名调查员作抽样重复调查；人工活用计算机及时进行数值检查或逻辑检错；定期观察每个调查员的工作；对不同调查员所收集的变量分布进行比较；对变量的时间趋势进行分析；在访谈时使用录音机录音等。注意将监督结果及时反馈给调查员。

第三节　资料的整理与分析

一、基本整理模式

根据统计分析的要求，队列研究的资料一般整理成表8-1的模式。式中 a/n_1 和 c/n_0 分别为暴露组的发病率和非暴露组的发病率，是统计分析的关键指标。

表8-1　队列研究资料归纳整理表

	病例	非病例	合计	发病率
暴露组	a	b	$a+b=n_1$	a/n_1
非暴露组	c	d	$c+d=n_0$	c/n_0
合计	$a+c=m_1$	$b+d=m_0$	$a+b+c+d=t$	

二、人时的计算

队列研究由于跨时间较长，观察对象经常处于动态之中，队列内对象被观察的时间可能很不一致，因此以人为单位计算率就不合理。较合理的办法是加入时间因素，以人时来计算观察对象的暴露经历。在对队列研究资料进行分析之前，应计算不同组（暴露组与对照组、不同年龄组、不同性别组等）的观察人时数，常用的人时单位是人年。常用的人年计算方法有下列三种：

1. **直接法计算人年** 以个人为单位计算暴露人年（精确法），以某研究中的三个研究对象为例说明其计算方法（表8-2和8-3）。

表8-2　3例研究对象的出生日期与进出研究时间

编号	出生日期	进入研究时间	退出研究时间
1	1947-04-22	1986-08-20	1997-10-15（失访）
2	1955-05-10	1981-12-12	1994-01-02（出现终点结局）
3	1962-12-13	1990-03-02	2001-02-02（观察结束时仍健在）

表8-3　3例研究对象的人年计算

年龄组（岁）	对象1 1947年4月22日出生	对象2 1955年5月10日出生	对象3 1962年12月13日出生	暴露人年
25～		81-12-12～85-05-09 共3年 4个月27天合3.41人年	90-03-02～92-12-12 共2年 9个月10天合2.78人年	6.19
30～		85-05-10～90-05-09 共5人年	92-12-13～97-12-12 共5人年	10.00

续表

年龄组 （岁）	对象1 1947年4月22日出生	对象2 1955年5月10日出生	对象3 1962年12月13日出生	暴露 人年
35～	86-08-20～87-04-21 共8个 月合0.67人年	90-05-10～94-01-02 共3年 7个月22天合3.65人年	97-12-13～01-02-02 共3年 1个月20天合3.14人年	7.46
40～	87-04-22～92-04-21 共5人年			5.00
45～	92-04-22～97-04-21 共5人年			5.00
50～	97-04-22～97-10-15 共5个 月24天合0.48人年			0.48
合计	86-08-20～97-10-15 共11.15 人年	81-12-12～94-01-02 共12.06 人年	90-03-02～01-02-02 共10.92 人年	34.13

从表8-3结果可知，虽然总的观察对象只有3名，且进出研究的时间不一，但其观察经历可合并成一个总的统一的人时单位，即34.13人年。

2. **用近似法计算暴露人年**　如果不知道每个队列成员进入与退出队列的具体时间，就不能用上述方法直接计算暴露人年数；而如果对暴露人年计算的精确性要求不高时，可以不用精确法计算。此时，都可应用近似法计算暴露人年，即用平均人数乘以观察年数得到总人年数，平均人数一般取相邻两年的年初人口的平均数或年中人口数。该法计算简单，但精确性较差。

假设某队列研究从1996年8月10日开始，开始观察人数为30 054人，至2000年2月10日结束，结束时的人数为30 023人，资料详列于表8-4，以说明其计算方法。表中35岁年龄组的人年数 =（9836+9847）/2+（9847+9857）/2+（9857+9843）/2+（6/12）×（9843+9840）/2=34 464（人年），余类推。

表8-4　近似人年计算法

年龄 （岁）	观察人数					观察人年数
	1996-08-10	1997-08-10	1998-08-10	1999-08-10	2000-02-10	
35～	9836	9847	9857	9843	9840	34 464
45～	12 593	12 568	12 578	12 566	12 562	44 008
55～64	7625	7636	7643	7623	7621	26 714
合计	30 054	30 051	30 078	30 032	30 023	105 186

3. **用寿命表法计算人年**　利用简易寿命表方法也可以计算人年。该法计算简单，并有一定的精确度。常用的计算方法是规定观察当年内进入队列的个人均作1/2个人年计算，失访或出现终点结局的个人也作1/2个人年计算。其观察人年数计算式如下：

$$L_x = I_x + \frac{1}{2}(N_x - D_x - W_x) \qquad\text{式（8-2）}$$

$$I_{x+1} = I_x + N_x - D_x - W_x \qquad\text{式（8-3）}$$

式中 L_x 为x时间内的暴露人年数，I_x 为x时间开始时的观察人数，N_x 为x时间内进入队列的人数，D_x 为x时间内出现终点结局的人数，W_x 为x时间内失访的人数。试以表8-5的资料为例，说明其计算方法。

笔记

表8-5　寿命表法计算人年实例

观察时间 （第x年）	年初人数 （I_x）	年内进入人数 （N_x）	年内发病人数 （D_x）	年内失访人数 （W_x）	暴露人年数 （L_x）
1	2903	123	8	64	2928.5
2	2954	115	6	76	2970.5
3	2987	42	9	18	2994.5
4	3002	35	8	34	2998.5
5	2995	0	7	18	2982.5
合计			38		14 874.5

第一年的暴露人年数为

$$L_1 = I_1 + \frac{1}{2}(N_1 - D_1 - W_1)$$

$$= 2903 + (123 - 8 - 64)/2 = 2928.5 \text{ 人年}$$

$$I_2 = I_1 + N_1 - D_1 - W_1$$

$$= 2903 + 123 - 8 - 64 = 2954$$

$$L_2 = 2954 + (115 - 6 - 76)/2 = 2970.5 \text{ 人年}$$

依此类推，合计得 14 874.5 人年

三、率的计算

结局事件的发生率的计算是队列研究资料分析的关键，根据观察资料的特点，可选择计算不同的指标。

（一）常用指标

1. **累积发病率**　如果研究人群的数量较大且比较稳定，则无论其发病强度大小和观察时间长短，均可用观察开始时的人口数作分母，以整个观察期内的发病（或死亡）人数为分子，计算某病的累积发病率。

2. **发病密度**　如研究对象进入队列的时间可能先后不一；在观察截止前，可能由于迁移他处，其他原因死亡或其他原因退出，造成各种失访；此时需以观察人时为分母计算发病率，用人时为单位计算出来的率带有瞬时频率性质称为发病密度。最常用的人时单位是人年，以此求出人年发病（死亡）率。发病密度的量值变化范围是从0到无穷大。

3. **标化比**　当研究对象数目较少，结局事件的发生率比较低时，无论观察的时间长或短，都不宜直接计算率，而是以全人口发病（死亡）率作为标准，算出该观察人群的理论发病（死亡）人数，即预期发病（死亡）人数，再求观察人群实际发病（死亡）人数与此预期发病（死亡）人数之比，得到标化发病（死亡）比。最常用的指标为标化死亡比（standardized mortality ratio, SMR），这一指标在职业病流行病学研究中常用。例如，某厂30~40岁组工人有500名，某年内有2人死于肺癌，已知该年全人口30~40岁组肺癌的死亡率2‰，求其SMR。

$$SMR = \frac{\text{研究人群中的观察死亡数}(O)}{\text{以标准人口死亡率计算出的预期死亡数}(E)} \qquad \text{式（8-4）}$$

已知 $O=2$，$E=500 \times 2‰=1$

$$SMR = \frac{2}{1} = 2$$

即某厂30~40岁年龄组工人死于肺癌的危险达到相应一般人群的2倍。

如果某单位的历年人口资料不能得到，而仅有死亡人数、原因、日期和年龄，则可改算标化比例死亡比（standardized proportional mortality ratio，SPMR）。

（二）显著性检验

由于队列研究多为抽样研究，当发现两组率有差别时，首先要考虑抽样误差导致的可能，需要进行统计学显著性检验。

1. **U 检验** 当研究样本量较大，p 和 $1-p$ 都不太小，如 np 和 $n(1-p)$ 均大于 5 时，样本率的频数分布近似正态分布，此时可应用正态分布的原理来检验率的差异是否有显著性，即用 U 检验法来检验暴露组与对照组之间率的差异。

$$u = \frac{p_1 - p_0}{\sqrt{p_C(1 - p_C)\left(\dfrac{1}{n_1} + \dfrac{1}{n_0}\right)}}$$ 式（8-5）

式中 p_1 为暴露组的率，p_0 为对照组的率，n_1 为暴露组观察人数，n_0 为对照组的观察人数，p_c 为合并样本率，$p_c = \dfrac{X_1 + X_0}{n_1 + n_0}$，其中 X_1 和 X_0 分别为暴露组和对照组结局事件的发生数。求出 u 值后，查 u 界值表得 P 值，按所取的检验水准即可作出判断。

2. **其他检验方法** 如果率比较低，样本较小时，可改用直接概率法、二项分布检验或泊松（Poisson）分布检验；当率稍大和样本稍大时，率的显著性检验可用四格表资料的卡方检验；对 SMR 或 $SPMR$ 的检验，实际是对所得结果值偏离 1 的检验，其检验方法可用 χ^2 检验或计分检验（score test）。

四、效应的估计

流行病学的主要效应测量指标是相对危险度与归因危险度，即暴露组与对照组之间的危险度比和危险度差。

1. **相对危险度（relative risk，RR）** RR 也叫危险度比（risk ratio，RR），是暴露组的发病率或死亡率与对照组的发病率或死亡率之比。

$$RR = \frac{I_e}{I_0} = \frac{a/n_1}{c/n_0}$$ 式（8-6）

式中 I_e 和 I_0 分别代表暴露组和对照组的率。RR 表明暴露组发病或死亡的危险是对照组的多少倍。RR 值越大，表明暴露的效应越大，暴露与结局关联的强度越大。表 8-6 列出了一个常用的判断标准。

表 8-6　相对危险度与关联的强度

RR		关联的强度
0.9~1.0	1.0~1.1	无
0.7~0.8	1.2~1.4	弱
0.4~0.6	1.5~2.9	中
0.1~0.3	3.0~9.9	强
<0.1	10~	很强

（Monson，1980）

式 8-6 算出的相对危险度是 RR 的一个点估计值，是一个样本值。若用来推论总体参数水平，应考虑到抽样误差的存在，需计算其可信区间，通常用 95% 可信区间。计算相对危险

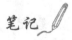
笔记

度 95% 可信区间的方法很多,常用的有 Woolf 法和 Miettinen 法,此处主张用 Woolf 法计算。Woolf 法是建立在 RR 方差基础上的简单易行的方法。

$$Var(lnRR) = \frac{1}{a} + \frac{1}{b} + \frac{1}{c} + \frac{1}{d} \qquad 式(8-7)$$

$\ln RR$ 的 95% 可信区间 $= \ln RR \pm 1.96\sqrt{Var(\ln RR)}$,其反自然对数即为 RR 的 95% 可信区间。

2. **归因危险度**(attributable risk,AR) 又叫特异危险度、危险度差或超额危险度,是暴露组发病率与对照组发病率相差的绝对值,它表示危险特异地归因于暴露因素的程度。

$$AR = I_e - I_0 = \frac{a}{n_1} - \frac{c}{n_0} \qquad 式(8-8)$$

由于 $$RR = \frac{I_e}{I_0},\ I_e = RR \times I_0$$

所以 $$AR = RR \times I_0 - I_0 = I_0(RR-1) \qquad 式(8-9)$$

RR 说明暴露者与非暴露者比较相应疾病危险增加的倍数;AR 则是指暴露人群与非暴露人群比较,所增加的疾病发生数量,如果暴露因素消除,就可减少这个数量的疾病发生。前者具有病因学的意义,后者更具有疾病预防和公共卫生学上的意义。以表 8-7 为例说明两者的区别,从 RR 看,情感性精神病对痴呆症的作用较大,病因联系较强;但从 AR 看,情感性精神病对糖尿病的作用较大,相应地,针对性地预防干预所取得的社会效果将更大。

表 8-7　情感性精神病与痴呆症和糖尿病的关联比较

疾病	情感性精神病(%)	非情感性精神病(%)	RR	AR(%)
痴呆症	4.8	1.04	4.6	3.76
糖尿病	10.27	5.17	1.98	5.1

3. **归因危险度百分比**(attributable risk proportion,ARP,$AR\%$) 又称为病因分值(etiologic fraction,EF),是指暴露人群中的发病或死亡归因于暴露的部分占全部发病或死亡的百分比。

$$AR\% = \frac{I_e - I_0}{I_e} \times 100\% \qquad 式(8-10)$$

或, $$AR\% = \frac{RR-1}{RR} \times 100\% \qquad 式(8-11)$$

以表 8-7 为例计算痴呆症的 $AR\% = \frac{4.8-1.04}{4.8} \times 100\% = 78.3\%$。说明情感性精神病患者中发生的痴呆症有 78.3% 可归因于情感性精神病。

4. **人群归因危险度**(population attributable risk,PAR)**与人群归因危险度百分比**($PAR\%$) 人群归因危险度百分比也叫人群病因分值(population etiologic fraction,PEF)。PAR 是指总人群发病率中归因于暴露的部分,而 $PAR\%$ 是指 PAR 占总人群全部发病(或死亡)的百分比。

RR 和 AR 是通过比较暴露组与对照组,说明暴露的生物学效应,即暴露的致病作用有多大;而 PAR 和 $PAR\%$ 则是通过比较暴露组与全人群,说明暴露对一个具体人群的危害程度,以及消除这个因素后该人群中的发病率或死亡率可能降低的程度,它们既与 RR 和 AR 有关,又与人群中暴露者的比例有关。PAR 和 $PAR\%$ 的计算公式如下:

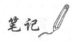
笔记

$$PAR = I_t - I_0 \qquad\qquad 式(8\text{-}12)$$

I_t代表全人群的率，I_0为非暴露组的率

$$PAR\% = \frac{I_t - I_0}{I_t} \times 100\% \qquad\qquad 式(8\text{-}13)$$

另外，$PAR\%$亦可由下式计算：

$$PAR\% = \frac{P_e(RR-1)}{P_e(RR-1)+1} \times 100\%$$

式中P_e表示人群中有某种暴露者的比例，从该式可看出$PAR\%$与相对危险度及人群中暴露者的比例的关系。继续以表8-7的数据资料为例，已知非情感性精神病患者的痴呆症发病率为1.04%（I_0），全人群的痴呆症发病率为2.57%（I_t），则：

$$PAR = I_t - I_0 = 2.57\% - 1.04\% = 1.53\%$$

$$PAR\% = \frac{I_t - I_0}{I_t} \times 100\% = \frac{1.53}{2.57} \times 100\% = 59.5\%$$

从计算结果可知，虽然情感性精神病导致痴呆症的$AR\%$达78.3%，但因人群中只有部分人群患有情感性精神病，其$PAR\%$仅为59.5%。

5. 剂量反应关系的分析　如果某种暴露存在剂量反应关系，即暴露的剂量越大，其效应越大，则该种暴露作为病因的可能性就越大。分析方法是先列出不同暴露水平下的发病率，然后以最低暴露水平组为对照，计算各暴露水平的相对危险度和危险度差。必要时，应对危险度（或率）的变化作趋势性检验。表8-8就是一个剂量反应关系的例子，随着领悟社会支持总分的降低，网络成瘾RR显著升高，说明存在剂量效应关系。

表8-8　不同领悟社会支持得分者网络成瘾检出率比较

领悟社会支持总分	人数	成瘾例数	成瘾率（%）	RR	P值
0～	83	13	15.7	6.54	
61～	214	17	7.9	3.29	0.009
74～	85	2	2.4	1	

（陈新和李凤华，2007）

第四节　常见偏倚及其控制

队列研究和其他各种流行病学研究方法一样，在设计、实施和资料分析等各个环节都可能产生偏倚。常见的偏倚种类包括选择性偏倚、信息偏倚和混杂偏倚。

一、选择性偏倚

在队列研究设计阶段会采取各种措施以保证暴露组和对照组的均衡性，但由于最初选定参加研究的对象中有人拒绝参加、另选他人代替、或在进行历史性队列研究时，有些人的档案丢失了或记录不全等，就会破坏暴露组和对照组之间的原有的均衡性，从而造成选择性偏倚。避免和减少这类选择性偏倚的唯一方法就是尽量提高研究对象的应答率和依从性；在进行历史性队列研究时，要求目标人群的档案资料齐全，丢失或不全的记录必须在一定的限度之内，否则应谨慎选用。

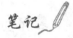

二、失访偏倚

在长期的随访期间，暴露组和对照组成员中总会有些人或对参加该研究不感兴趣，或因身体不适不便继续参加研究，或移居外地，或死亡等原因而退出研究。这种退出为失访。由于队列研究的随访时间长，失访往往是难以避免的。如果暴露组和对照组的失访人数相等，而且各组中失访者和未失访者的发病率相同，则可以认为通过该研究获得的各组的发病率可以反应该研究人群的实际情况，失访对研究结果没有影响。否则，暴露与结果之间的关系可能因失访而被歪曲，这种歪曲称为失访偏倚。如果暴露组失访者的发病率高于未失访者，则从继续观察者获得的发病率要低于全部研究对象的实际发病率，使暴露与结局的联系被低估；如果暴露组失访者的发病率低于未失访者，则其偏倚效应相反。

由于失访者的发病率多数是未知的，因此要发现失访是否导致了偏倚以及偏倚的方向是困难的。控制失访偏倚的最好方法还是尽可能地减少失访。如果暴露组中失访者与未失访者所研究疾病的死亡率相同，则可推测他们之间的发病率可能也相近。比较失访者和未失访者两者的基线特征越相似，则出现不同疾病发病率的可能性越小。

第五节 队列研究的评价

一、优点

1. 由于研究对象的暴露资料是在结局发生之前收集的，并且都是由研究者亲自观察得到的，所以资料可靠，一般不存在回忆偏倚。

2. 可以直接获得暴露组和对照组人群的发病或死亡率，可直接计算出 RR 和 AR 等反映疾病危险强度的指标，可以充分而直接地分析暴露的病因作用。

3. 由于病因发生在前，疾病发生在后，因果现象发生的时间顺序是合理的，又可直接计算各项测量疾病危险强度的指标，故其检验病因假说的能力较强。

4. 有助于了解人群疾病的自然史，有时还可能获得多种预期以外的疾病的结局资料，因此，可分析一种因素与多种疾病的关系。在队列研究中除确定主要研究结局外，还可考虑同时收集多种可能与暴露有关的结局，提高研究效率。

二、局限性

1. 不适于发病率很低的疾病病因研究，因为在这种情况下需要的研究对象数量太大，一般难以达到。

2. 由于随访时间较长，对象不易保持依从性，容易产生失访偏倚。同时由于跨时太长，研究对象也容易从半途中了解到研究目的而改变他们的态度。因此，应尽量缩短随访期。

3. 研究耗费的人力、物力、财力和时间较多，其组织与后勤工作亦相当艰巨。

4. 在随访过程中，未知变量引入人群，或人群中已知变量的变化等，都可使结局受到影响，使分析复杂化。

队列研究案例

研究目的：了解精神刺激因素和大肠癌发病的关系，分析精神刺激因素对于不同人群大肠癌发病的影响。

研究对象：浙江省嘉善县结直肠癌筛检的 10 个乡镇中 30 岁及以上年龄的 64 460 例研

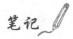
笔记

究对象。

根据其对普查初筛表中"您有无精神刺激史"这一问题的回答,分成精神刺激暴露组和非暴露组(本文中的精神刺激史主要是指生活中的负性事件,如亲人去世、家庭不和、工作失意、人际关系紧张等,并影响正常生活和引起焦虑、抑郁和入睡困难等心理应激的反应持续超过1周以上)。其中暴露组1784例,非暴露组62 676例。

(述评:选定研究对象之后,应收集基线资料,一般包括待研究的暴露因素的暴露状况等。队列研究将人群按是否暴露于某可疑因素及其暴露程度分为不同亚组,此次研究中,暴露因素是精神刺激史,是研究对象经历过的某种事件。暴露组选择一般人群,即10个乡镇中30岁及以上年龄的有精神刺激史的研究对象做暴露组;选择对照人群的形式是内对照,这样选择对照比较省事,并可以总体上了解研究对象的发病率情况。)

随访时间:1990年1月1日~2003年12月31日。

发病资料来源于嘉善县肿瘤防治研究所的肿瘤登记系统,通过三级防癌网,对每年新发的结直肠癌病例的基本情况和诊断情况进行详细登记。死亡资料来源于嘉善县肿瘤防治所全死因登记系统,对每年的死亡人口进行登记、检测。

(述评:队列研究中,随访的观察终点可以是疾病或者死亡,本次研究的观察终点是新发结直肠癌或因结直肠癌死亡。)

随访结束时,排除失访和信息不完整等情形,剩余有效人群有64 049例,随访率达99.36%,其中精神刺激暴露1772例,非暴露62 277例,共计随访851 744.4人年。

(述评:队列研究通常要追踪观察相当长一段时间,这期间难免存在研究对象的失访。因此在研究设计阶段计算样本量时,需要预先估计一下失访率,适当扩大样本量)

随访期间结直肠癌累计发病328例,结直肠癌发病密度为53.91/10万人年。精神刺激暴露组结直肠癌发病密度78.006/10万人年,其中结肠癌为42.003/10万人年,直肠癌为36.003/10万人年;而非暴露组结直肠癌发病密度为53.234/10万人年,其中结肠癌为24.167/10万人年,直肠癌为29.068/10万人年。暴露组的结肠癌和直肠癌以及总发病密度均高于非暴露组,但差异无统计学意义($P>0.05$)。

进一步将结直肠癌发病与年龄、性别、教育程度等因素进行Cox模型回归分析,结果表明,年龄是结直肠癌发病的危险因素,RR为1.044,95%CI为1.035~1.052,教育程度则是结直肠癌发病的保护因素,RR为0.714,95%CI为0.626~0.814。

(述评:队列研究可以直接获得暴露组和对照组人群的发病率,可直接计算出RR和AR等反映疾病危险强度的指标,其检验病因假说的能力较强,这是队列研究的优点之一。)

本章小结

队列研究是分析性研究的重要方法,目的是通过比较暴露组与非暴露组或不同暴露程度的亚组之间结局频率(如发病率或死亡率)的差异,结合病因推断法,推断暴露与疾病之间有无因果关联及关联大小。队列研究检验病因假设的效能优于病例对照研究,因此,其在病因流行病学研究中应用广泛。

(沈 冲)

复习思考题

1. 简述队列研究的基本原理与特点。
2. 试述队列研究研究对象和样本量的确定。
3. 队列研究中常用的率的指标有哪些?分别适用于什么情况?
4. 简述相对危险度的计算及其意义。

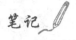

5. 试述队列研究的优缺点。

6. 队列研究分析　某吸烟与肺癌的队列研究获得以下资料，吸烟者肺癌年死亡率为 $I_e = 96/10$ 万，非吸烟组肺癌年死亡率为 $I_0 = 7/10$ 万，全人群中肺癌年死亡率为 $I_t = 56/10$ 万。试计算 RR 值、AR 值、$AR\%$、PAR、$PAR\%$，并分析各指标的流行病学意义。

推荐读物

[1] 这李立明.流行病学(第一卷).3 版.北京：人民卫生出版社，2015.

[2] 罗家洪，李健.流行病学·案例版.北京：北京科学出版社，2010.

[3] GOODMAN A，JOYCE R，SMITH JP. The long shadow cast by childhood physical and mental problems on adult life. Proc Natl Acad Sci U S A，2011，108（15）：6032-6037.

[4] DONE DJ，CROW TJ，JOHNSTONE EC，et al.. Childhood antecedents of schizophrenia and affective illness: social adjustment at ages 7 and 11. BMJ，1994，309（6956）：699-703.

第九章　实验研究

本章要点

实验研究概述
　实验研究的含义
　实验研究的特点
　实验研究的重要概念
假设
变量
前测与后测
实验组与控制组
实验的内部效度与外部效度
实验研究类型
　实验室实验和现场实验
　单因素实验和多因素实验
　前实验设计、准实验设计和真实验设计
实验研究的设计方法
　前实验设计
　真实验设计
　准实验设计
　多因素实验设计
实验研究的结果分析
单因素实验设计结果分析
多因素实验设计结果分析
实验研究的评价
实验研究案例

关键词

实验研究；真实验设计；准实验设计；多因素实验设计；被试间设计；被试内设计

实验研究作为心理学研究中最重要的研究方法之一，它的主要优势在于能够科学地检验事物或现象之间是否存在因果关系。实验研究的形式最初是在物理学、化学等自然科学中得以发展并获得广泛应用。1879 年，德国心理学家冯特创建了心理学实验室，借鉴自然科学的方法开始对心理现象进行实验研究，从而促使心理学科迅速发展。什么是实验研

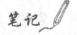

究？实验研究的基本要素有哪些？如何进行具体的实验设计？怎么分析实验研究的结果？怎样评价一项实验研究的好坏？通过本章内容的学习，学习者将会找到以上这些问题的答案。最后，通过提供一些实验研究的案例展示实验研究的整个过程。

第一节　实验研究概述

一、实验研究的含义与特点

（一）实验研究的含义

实验研究（experiment research）是指在观察和调查的基础上，对研究中的某些变量进行操纵和控制，创设一定的情境，以探究心理现象的原因及发展规律的研究方法，其目的在于揭示变量之间的因果关系。

实验研究是心理学研究中应用较为广泛、所获成果较为可靠的一种途径，它不仅可以作为收集研究资料和验证研究假设的方法，更重要的它还是一种研究思路和形式。自然观察也是诸多学科的一种重要研究方法，例如，天文学的发现多是依靠自然观察得来的。不过，实验研究在研究情境、对象、手段和过程等方面与自然观察存在本质的差别（表9-1）。

表9-1　实验研究与自然观察的区别

项目	实验研究	自然观察
研究情境	人为设置的情境	自然、现实情境
研究对象	经选择的对象	自然状态的对象
研究手段	多样化手段	视觉感官
研究过程	主动操纵	被动参与

实验研究可以在不同的研究情境下进行，以前主要以实验室情境为主，但随着心理学研究的不断发展，研究者越来越重视外部效度较高的现场实验，我们后面介绍的准实验虽然没有实验室实验对变量控制严格，也不需要进行随机取样，但它是在现场背景下进行的，其应用日益广泛起来。

（二）实验研究的特点

1. **人为设定的情境**　实验研究往往是在实验室条件下进行的，研究者可以通过设置实验条件，控制某些事件的发生，以便为其观察创造理想的条件、为记录和测量实验结果做好准备。

2. **严谨周密的逻辑**　实验研究需要遵循严格的实验设计，进而可用于揭示所研究事物现象之间的因果联系。

3. **研究的可重复性**　实验研究具有可重复性的特点。不仅研究者自己在不同时期可以重复一项实验研究的结果，而且他人也可以重复该实验的结果。如果一项实验研究不能被重复出来，那么，这个实验研究则是无法令人信服的。

二、实验研究中的重要概念

在进行一项实验研究的设计时，需要考虑实验的假设、实验设计、对各种变量的控制、如何选择实验组与控制组、怎样进行前测与后测，以及评估实验的内外部效度等。

（一）假设

实验研究的假设是研究者用来说明某种现象尚未得到证实的论断。在心理学实验中，

笔记

就是对实验条件和行为之间关系的陈述。实验研究不同于描述性研究，其最大的特点就是能够对因果关系进行比较准确的定位，能够对各种可能的因果关系进行检验，并进行选择。因此，实验研究首先要有一个或几个有待检验的假设，建立变量间因果假设是实验研究的逻辑起点。

（二）变量及其干预

变量是指在性质、数量上可以改变、操作或测量的条件、现象或特征。在心理学研究中，性别、智商、情绪、兴趣、态度以及各种行为表现等都可以成为变量。其中，自变量又称作实验刺激，它是在一个实验中由实验者操纵，对被试的反应产生影响的变量；相应地，由于操纵自变量而引起被试作出某种特定反应的变量，即为因变量；实验研究的基本内容就是考察自变量对因变量的影响。但在实验中，除了自变量以外，还存在着额外变量（或控制变量）会对因变量产生影响，如实验室的环境、被试身心状态、主试因素等。在实验研究中通常采用排除法、恒定法、匹配法、随机化法、抵消平衡法、统计控制法等方法对额外变量施加控制（详见实验心理学），以减少对因变量的影响。实验者对三类变量的干预方式可用图 9-1 表示：

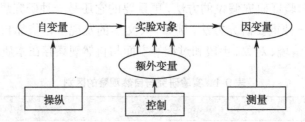

图 9-1　实验者对三类变量的干预方式

比如，在训练鸽子绿灯亮时啄键、红灯亮时停止的实验中，对作出正确反应的鸽子给予玉米的奖励。自变量是灯的颜色（红色或绿色）；因变量为鸽子在单位时间内啄键的次数；控制变量为食物剥夺时间、键的大小、红绿色灯的强度等。

（三）前测与后测

在一项实验设计中，一般需要对因变量进行前后两次相同的测试。第一次在操纵自变量之前，称为前测（pretest），第二次在操纵自变量之后，称为后测（posttest），研究者通过比较两次测试的结果，来衡量自变量对因变量的影响。

（四）实验组与控制组

实验组是在实验过程中接受实验刺激的那一组对象。控制组也称对照组，它在各方面与实验组都相同，但在实验过程中并不给予实验刺激的一组对象。

专栏 9-1

实验组与控制组的起源

15～16 世纪，当时人们都相信用烧红的烙铁烫或用煮沸的油冲浇能治疗被火药感染的枪炮创伤。所以，油在当时是军医手中必备的，在切除伤员的断肢后，军医用煮沸的油冲浇伤口以治疗创伤。但一个偶然的实验导致人们放弃了这种治疗方法。

在 16 世纪发生的一次战役中，因为伤员太多，油用光了。一个名叫安布鲁瓦兹·帕雷（Ambroise Paré）的法国军医则直接使用了药膏和绷带进行包扎。结果自然形成了两组伤员，一组是接受过沸油冲浇处理，而另一组则没有接受过这种处理。但结果却与预期相反，帕雷发现没有使用过沸油处理的那组伤员康复过程更为顺利，他与 1545 年报告了这一偶然发现，推动了治疗创伤方法的改革。

在帕雷的偶然实验中，接受沸油冲浇处理的那一组相当于实验组，而未接受这种处理

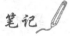

的那一组相当于控制组。实验组和控制组是实验研究中一对最基本的概念。

（资料来源：舒华，张亚旭.心理学研究方法.北京：人民教育出版社，2008：7）

（五）实验的内部效度与外部效度

实验的内部效度是指实验研究所能控制的外部的、无关的、干扰的变量的程度。一般的，实验控制得越好，实验效果就越能够清楚地由实验处理来解释，实验研究的内部效度就越高。实验的外部效度是指实验研究的结果能够推广到当前实验的对象与情境之外的程度。外部效度可反映出实验结果的普遍适用性。一般的，实验室情境中的行为推广到真实社会情境中会存在困难，往往被认为外部效度不佳，或者说缺乏"生态学效度"。

第二节　实验研究的类型

心理学的实验研究依据不同的分类标准，可以被区分为不同种类。比如，根据实验情境不同，可以分为实验室实验和现场实验；根据实验中所操纵的自变量数目不同，可以分为单因素实验和多因素实验；根据实验中对额外变量控制的好坏不同，可以分为前实验、准实验和真实验；根据被试者接受实验条件的不同，可以分为被试内实验、被试间实验和混合实验。

一、实验室实验和现场实验

实验研究一般在实验室的环境下进行，称为实验室实验，也有在现场环境中进行的实验，我们称为现场实验。

（一）实验室实验

在实验室环境中进行实验可以有效地运用实验控制策略，较准确地确定变量之间的因果关系。主要包括标准实验室实验和模拟实验两种形式。

标准实验室实验是在严格控制条件下操纵自变量和测量因变量，从而观察和确定实验处理的效应；而模拟实验是在实验室条件下模拟各种实际事件和情境，观察和确定行为的特征和过程。

（二）现场实验

从现场实验的背景特点和条件可以看到，它有许多优于实验室实验的地方。由于现场实验的结果可应用性比较高，它在心理学实际应用中正发挥日益重要的作用。主要以准实验设计为主，但准实验不一定都是在现场进行的。

二、单因素实验和多因素实验

（一）单因素实验

单因素实验只有一个自变量，对于其他影响因素则采用不同的实验手段加以控制，使之恒定。该实验虽然有助于揭示自变量与因变量的关系，但还不能达到对因变量变化原因真实的揭示。

（二）多因素实验

多因素实验是指在同一实验研究中控制、操作两个或两个以上的自变量的实验设计，相对于单因素实验，其研究结果更接近真实情况，研究的外部效度会有更进一步的提高。多因素实验最大的优点在于能观察到自变量之间的交互作用。

三、前实验设计、准实验设计和真实验设计

根据实验研究设计的不同水平，实验研究设计的类型可以分为前实验设计、准实验设

计与真实验设计。

（一）前实验设计

前实验设计（pre experimental design）是对实验中涉及的无关变量几乎没有任何控制，因而实验内部效度非常低，所以也通常把前实验设计称为非实验设计（non-experimental design）。但是，前实验设计包含了实验的两个基本要素：实验处理与测量，故而与非实验研究尚有一定区别，同时它也是其他实验设计发展的基础。

（二）准实验设计

准实验设计（quasi experimental design）则是以现场实验为主要取向，在对无关变量最大限度控制的基础上，保证实验情境与现实生活的贴近性。这种设计十分符合心理与行为科学研究的实际需要，因而成为应用面极为广泛的实验研究设计，在心理与行为的各个层面均非常有效。

（三）真实验设计

真实验设计（true experimental design）综合了随机化抽样与安排，前测与后测结合、控制组与实验组比较等方法，对影响实验内部效度的因素进行严格而充分的控制，因而成为心理与行为实验的重要方法。真实验设计的主要不足在于实验的人为性太强，导致外部效度不够，结果不能很好地推广到其他样本群体。

四、被试间设计、被试内设计、混合实验设计

（一）被试间设计

被试间设计（between-subjects design）指的是每个被试（组）只能接受一种自变量水平或多个水平结合中的一种实验处理。该设计依据随机化原则对被试进行分配，具体来说，首先将被试随机分配到不同的组，然后，再让不同组随机接受一种实验处理。利用随机原则，可以保证被试之间的变异在各个处理水平之间是随机分布的，从而构成相等组。被试间设计中常见的自变量有被试变量和任务（刺激）变量，被试变量如年龄、性别、居住地等，任务（刺激）变量如心理治疗方法、药物类型、刺激强度等。

（二）被试内设计

被试内设计（within-subjects design）指的是每个被试接受自变量所有水平或水平结合的处理。这种设计也被称为重复测量设计（repeated-measures design）。与被试间设计相比，被试内设计的好处是：①当获得大量研究被试出现困难、甚至不可能时，被试内设计很有效，因为它需要很少的被试。如果研究是一个特殊群体（如参加奥运会的运动员、患有多重人格障碍者、身高超过170cm的女性等），通常选择被试内设计。②被试内设计减少或消除了组间差异带来的混淆变量和个体差异产生的高变异问题。首先，被试内设计无组间差异，接受处理1的组与接受处理2的组完全相同（同组），因此组间无混淆变量；其次，因为每个被试都接受所有的处理条件，每个被试又可作为自己的控制基线，这就使测量消除因个体差异引起的变异成为可能。所以当研究者发现被试间差异使数据显示出很大的变异时，被试内设计是最好的选择。不过，被试内设计也存在一些不足：①当要求被试完成持续较长时间的一系列测量时，实验期间可能存在实验处理以外的其他因素影响被试，致使研究的内部效度受到破坏。如历史因素、成熟因素、设备因素和统计回归现象等。②每个被试以特定顺序接受一系列处理，先前的处理或测量可能影响随后的处理条件下获得的测量结果，这种由先前处理或测量引起的数据变异被称为顺序效应。通常，采用ABBA设计和拉丁方设计等抵消平衡技术可以有效解决顺序误差所造成的影响。

（三）混合实验设计

混合实验设计一般涉及两个或两个以上自变量的处理，其中每个自变量的设计是不同

的，研究中既有被试间因素，又有被试内因素。

第三节 实验研究的设计方法

实验研究设计（experimental design）是实验研究的核心问题。从广义上讲，实验研究设计是对实验研究全过程的预先筹划，包括问题提出、假设形成、变量选择、结果分析以及论文写作等各个环节。狭义上的实验研究设计等同于真实验设计，其本质特征就是有效地操纵自变量并严格控制额外变量。

实验研究设计通常以符号与图表的形式呈现，常用的符号及其意义说明如下：R：被试的随机分组与随机处理；X：实验处理与处理水平的结合（由研究者操纵的自变量）；O：观测或测量的结果（常以分数表示）；—：不接受任何实验处理。

在学习真实验的设计形式之前，我们先介绍一些前实验设计常见的形式。从严格意义上来说，前实验设计还称不上实验设计，但通过了解这种雏形，有助于理解实验设计的基本功能。

一、前实验设计

前实验设计主要有三种类型：单组后测设计、单组前后测设计与静态组比较设计。

（一）单组后测设计

单组后测设计（one-group posttest-only design）是对一组被试实施实验处理，再对其进行测量，评价实验处理的效果。这种设计对无关变量没有任何控制，难以评判实验处理的作用。此设计表达式为：

$$X \quad O$$

（二）单组前后测设计

单组前后测设计（one-group pretest-posttest design）是在实验前增加一次处理，由前测与后测的比较来衡量实验处理的效果，较之于单组后测设计略为完善。但对于无关变量的控制仍较弱，研究者无法确知实验结果是由实验处理引起的，还是由实验进程中的练习、成熟等干扰因素造成的。此设计表达式为：

$$O_1 \quad X \quad O_2$$

（三）静态组比较设计

静态组比较设计（static-group comparison design）需要设置一个不接受实验处理的控制组（对照组），通过实验组与控制组之间的比较，检测实验效果。在一些研究里，如教学实验中，实验班和对照班无法通过随机抽取的方式确定，不得不采用该种实验设计。静态组比较设计对影响实验效果的无关变量进行了一定的控制，但它缺乏前测，实验组与控制组被试的抽取又不是随机化进行的，所以，仍然不能很好地证明实验处理的影响。这种缺陷直到真实验研究出现以后才得到全面的解决。此设计表达式为：

$$X \quad O$$
$$O$$

（四）相关研究设计

相关研究设计要求在一个被试组内收集两组数据，其中一组是通过观察存在的事件获得的结果，另一组是对已发生过事件进行追溯获得的数据。通过计算两组数据的相关系数来确定所研究变量之间的关联。此设计表达式为：

$$O_1 \quad O_2$$

笔记

二、准实验设计

准实验设计的概念是心理学家坎贝尔(Campbell)与斯坦利(Stanley)在1966年讨论研究效度问题时首先提出来的。这种设计适应了心理学理论与研究发展的实际需要,因而在近二十年来得到了日益广泛的应用,成为心理学研究的主要实验设计方案之一。准实验设计是介于真实验设计与非实验设计之间的一种实验设计范式,它虽需要运用随机化程序,但只是采取非概率抽样,也没有采用非常严格的人为的控制方法,因而适合于更广泛的研究领域。当研究条件受到限制时,准实验设计就成为心理学研究中极具应用价值的一种实验设计。

常见的准实验设计有非等控制组前测-后测设计、时间序列设计和相等时间取样设计。

(一)非等控制组前测-后测设计

非等控制组前测-后测设计(pretest-posttest nonequivalent control group design)通常是指比较两个非等组被试(这种设计中研究者不能随机分配各组被试,所以无法保证两组被试相等)在处理前都接受测量(前测),然后对一组施加处理,施加处理后再同时测量两个组(后测)。其形式如下:

$$O_1 \quad X \quad O_2 \quad \text{(处理组)}$$
$$O_3 \quad — \quad O_4 \quad \text{(非等控制组)}$$

非等控制组前测-后测设计的统计分析一般是将两组前后测的分数变化进行比较,即 O_2-O_1 和 O_4-O_3 比较,从而估计出实验处理的效果。检验两组变化平均数的差异是否显著,可以用独立样本 t 检验或协方差分析。例如:定向教育实验中探讨记数教学的方法差异,选取小学一年级两个班各41人,对实验班采取实验教材和教学指导书进行万以内的计数教学,对对照班采取全国统一的教材和教学指导书,经过一段时间考察两班数学成绩。需要控制的条件包括:同一教师教学、作业练习时间、测试入学前数学能力和智力情况等。最后,通过对实验班和对照班因变量的增值改变进行比较,即 $(O_2-O_1)-(O_4-O_3)$,对两组增值分数平均差进行t检验以考核其差异的显著性。

(二)时间序列设计

时间序列设计(time-series design)是指实施处理前和实施处理后都随着时间的推移而进行一系列的观测的研究设计。标准的时间序列研究是指先进行一系列的观测,接着引入一种处理或者加入其他事件,然后再进行第二个系列的观测。时间序列设计的目的是通过比较处理前和处理后的观测值来评估干预处理或事件的影响。其设计模式如下:

$$O_1 \quad O_2 \quad O_3 \quad O_4 \quad X \quad O_5 \quad O_6 \quad O_7 \quad O_8$$

从该实验模式中可以看出,时间序列设计是只有一个实验组的单组设计。要求研究者分别在实验处理前后进行一系列连续的观测,最后通过对比前测和后测的差异来推断实验处理的效果。根据研究的内容和目的不同来确定实验处理前、后的观测次数,并且前、后的观测次数也可以不同。但总的来说,观测的次数越多越好。时间序列设计可能产生的部分结果如图9-2所示。

其中,$O_1 \sim O_8$ 为观测成绩,竖虚线为实验处理的引入时间。从图9-2中可以看出,A线和B线在实验处理 X 前后出现跳跃,可以推测被试在实验处理前后的观测成绩有所提高,其中 A 线的结果说明实验处理具有稳定的正效应,而 B 线的结果说明实验处理的作用是暂时的;从 C 线上可以推测,实验处理前后的观测成绩可能存在差异;从 D、E、F 线上可以推测,实验处理前后的观测成绩可能不存在显著的差异。虽然在从 D、E、F 线看到,实验处理之前的 O_4 和实验处理之后的 O_5 之间的变化幅度很大,时间序列设计的结果分析,不能只看与实验处理邻近的前后两次观测成绩的差异,而是要从实验处理前后的整个发展变化趋势来评估实验处理的效果。

笔记

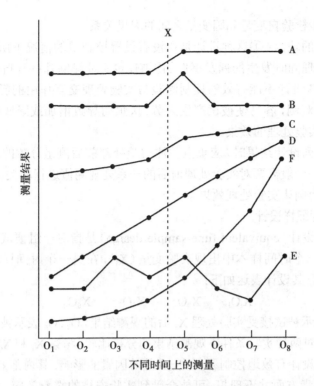

图 9-2　时间序列研究中的部分结果

例如，坎贝尔（Campbell）于 1969 年采用时间序列设计研究了康涅狄格州的交通死亡人数与实施严惩制度的关系。从图 9-3 中我们可以看到，在 1955—1956 年实施严惩制度后，交通死亡人数比 1955 年以前的下降了。而且继后的几年里（1957 年，1958 年，1959 年），交通死亡的人数仍在继续下降。

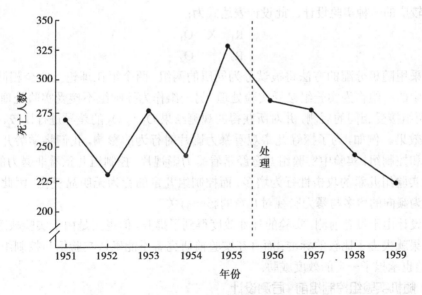

图 9-3　1951—1959 年康涅狄格州交通死亡人数

时间序列设计的优点主要体现在：①可以较好的控制"成熟"因素对内部效度的影响；②可以较好的控制测验因素的干扰。由于每个被试的成绩都是经过反复测验而得到的一系列结果，这样就能够降低由于只做一次测验而出现的有偏样本成绩的概率。因此，时间序列设计通过实验处理前后的一系列观测，能够在较长的时间范围内评价实验处理对观测变量的影响，并进一步检验自变量和因变量之间的因果关系。

时间序列设计的缺点：①这种设计是在没有设置控制组的情况下所进行的研究，因此不能排除与实验处理同时发生的偶发事件的影响，也不能排除那些与自变量同时出现的附加变量的影响；②该设计不能有效的控制测验与实验处理交互作用的影响；③由于实验过程中对被试的反复观测，容易使被试产生疲劳、厌烦而导致增加或降低被试对实验处理的敏感性，从而影响实验处理的效果。

在分析时间序列设计结果时，应重点关注实验处理前后测量分数的总趋势和变化的连续性。统计分析时，一般需要对实验处理前后的一系列观测值进行相关样本 t 检验，考察其差异的显著性，从而确认实验处理效果。

（三）相等时间取样设计

相等时间取样设计（equivalent time-sample design）是指对一组被试选取两个相等的时间样本，在其中的一个时间样本中出现实验变量（X_1），在另一个时间样本中不出现实验变量（X_0）的设计模式，其设计表达如下：

$$X_1O_1 \qquad X_0O_2 \qquad X_1O_3 \qquad X_0O_4$$

其中 O_1、O_3 表示被试接受实验处理 X_1 后的观测结果，O_2、O_4 表示被试接受常规安排后的测验结果。通过对两种实验条件下观测结果的分析比较，考察 X_1 和 X_0 产生的效应差异。

相等时间样本设计有效地控制了历史、成熟等因素的影响，其内部效度较高，但在控制外部效度的影响因素方面并不理想，可能会受到实验安排的霍桑效应、重复测量的练习效应、疲劳效应等影响。某些行为矫正研究常用这种设计。

三、真实验设计

（一）随机实验组控制组后测设计

随机实验组控制组后测设计（randomized posttest only control group design）是真实验设计中运用较广的一种实验设计。此设计表达式为：

$$R_1 \quad X \quad O_1$$
$$R_2 \quad — \quad O_2$$

首先采用随机分配的方法将被试分为同质的两组，两个组在理论上完全相同，然后随机选择其中的一组作为实验组接受实验处理，另一组作为控制组不接受实验处理。在实验处理后，两组接受相同的后测，并对所获得的观测结果 O_1 与 O_2 的差异进行比较，以推论实验处理的效果。例如，为了探寻儿童观看暴力影片对行为的影响，我们将学龄儿童随机分成实验组和控制组，实验中实验组儿童经常看暴力影视片，控制组儿童看非暴力的动画片。结果发现实验组儿童的攻击性行为增多，而控制组儿童的行为无明显变化，因此认为儿童的攻击行为倾向的增多与暴力影视对儿童的影响有关。

这种设计由于没有前测，实验的外部效度得到了提升，但也正是由于实验缺乏前测，实验处理结果就失去了比较的标准；而且在实验前研究者不能确认实验组与控制组是否确实同质，实验也承担了一定的效度威胁。

（二）随机实验组控制组前 - 后测设计

随机实验组控制组前-后测设计（randomized pretest-posttest control group design）的基本模式如下：

$$R_1 \quad O_1 \quad X \quad O_2$$
$$R_2 \quad O_3 \quad — \quad O_4$$

该设计是在随机实验组控制组后测设计的基础上对两个等组施加了前测。因此，随机实验组控制组前 - 后测设计可以对实验组和控制组的前后测差异进行比较，但前测也可能导致疲劳、练习效应等,对实验结果产生影响。例如,探讨行为学习训练对培养学生物理实验(连接电路)操作能力的作用。实验中,随机抽取 50 名中学生并随机分为实验组和控制组。在接受训练前,观察记录学生连接实验电路的操作速度(前测)。然后对实验组学生进行为期 2 周的特殊的行为学习训练,而控制组则进行常规的学习程序。训练结束后,两个组同时接受后测测验,即连接实验电路的操作速度。统计结果表明,经过行为训练的实验组显著快于控制组,表明行为学习训练可以提高学生物理实验操作能力。

(三)所罗门四组设计

所罗门四组设计(Solomon four-group design)也叫重叠实验设计,它是所罗门(Solomon RL)鉴于随机化设计的局限性,于 1949 年提出四组设计方案。所罗门四组设计基本模式如下:

$$R_1 \quad O_1 \quad X \quad O_2$$
$$R_2 \quad O_3 \quad — \quad O_4$$
$$R_3 \quad \quad \quad X \quad O_5$$
$$R_4 \quad \quad \quad — \quad O_6$$

该设计将被试随机分成四个组,其中随机组 R_1 和 R_2 接受前测,随机组 R_1 和 R_3 接受相同的实验处理(X),而随机组 R_2 和 R_4 不接受任何实验处理作为控制组(C),并且四个随机组都接受实验后测(O_2、O_4、O_5、O_6)。其主要特点是把"有无前测"作为一个变量纳入实验设计中,将此变量所造成的变异量从总变异量中排除出去,以此来检验实验处理所产生的效果是否显著。与实验组控制组前后测设计相比,它增加了两个后测组;与实验组控制组后测设计相比,它增加了两个前测组。因此,事实上这种设计是以上两种设计合并的结果。

所罗门四组设计是心理和行为科学研究中一种理想的研究设计。此种设计不但可以对实验处理效应进行较好的检验,也可以检查前测的影响。它对无关变量的控制较之于前两种设计更为全面,内部与外部效度均较高。但在研究过程中,很难同时找到四组同质的被试。这也是它应用的局限性。因此,在研究的初级阶段一般不宜采用这种研究设计,除非就实验假设作决定性检验的时候才考虑加以使用。

(四)随机区组设计

随机区组设计(randomized block design)的基本方法是:先把被试按一定标准进行匹配并划分成不同区组,然后将每组中的同质被试进行随机分配,每个被试接受一个实验处理,并保证每一区组接受全部实验处理,且每一种实验处理在不同区组中重复的次数完全相同(见表 9-2)。

表 9-2 随机化区组设计的基本模式(单因素)

区组	X_1	X_2	X_3	X_4	...
1	O_{11}	O_{12}	O_{13}	O_{14}	...
2	O_{21}	O_{22}	O_{23}	O_{24}	...
3	O_{31}	O_{32}	O_{33}	O_{34}	...
4	O_{41}	O_{42}	O_{43}	O_{44}	...
...	...	...	...	...	...

"区组"这一概念最早来自农业试验。在对不同品种作物进行农业试验时,按土质等因素把田划分成一块一块的"区域",则每块"区域"中土质基本相同,一块"区域"叫做一个区组(block)。例如,在研究文章的生字密度对阅读理解的影响的研究中,考虑到学生的智力可能对阅读理解测验分数产生影响,则可以把被试按智力分数的高低这一标准分成不同的

组,这样每组被试就称为一个区组,同一区组中的被试接受所有实验处理。

随机区组设计通过把被试区分为具有同质性的几个区组,降低了个体差异对实验结果的影响,并在统计上把这种影响从组内误差中分离出去,增强了实验处理的效应。不过,如何划分区组成为一个关键因素,若同一区组内被试的差异过大,则会产生较大的误差。此外,如果区组仅由一个被试(而不是一组同质被试)组成并接受所有的实验处理,这种实验设计就等同于被试内设计。

(五)多因素实验设计

心理现象通常不是由单一因素引起的,常表现为多变量的复合效应。如果将其简化为单变量处理,可能会导致实验结果不符合实际,难以进行深层次探讨。因此,近年来在心理与行为科学研究领域中,已经大量使用了多因素实验设计,成为包括实验室实验与现场实验在内的重要设计方法。

多因素设计是指在实验中,同时考察两个或两个以上的自变量对一个因变量的效应。因素设计的主要特征为:①实验中尽可能容纳较多的自变量,提高实验的外部效度;②尽可能地控制更多的无关变量,改善实验的内部效度;③实验效度的提高主要通过设计方案来实现。

实验所获得的由一个因素的不同水平引起的因变量单独效应称为该因素的主效应(main effect)。在多因素实验中各因素间不同水平的结合所产生的复杂的变化称为因素间的交互作用(interaction effect)。多因素设计通过因素间不同效应的比较,考察自变量与因变量间的因果关系。

多因素实验设计中的实验处理个数是各个因素水平个数的乘积。二因素设计中,自变量 A 有 p 个水平,自变量 B 有 q 个水平,那么实验处理个数则为 $p×q$ 个。例如,在研究三种教学方法与四种激励方式对学生学习成绩的影响时,就形成了教学方法和激励方式两种因素不同水平的组合,其实验处理就是 12(3×4)个。如果再加入性别的两个水平,变成三因素,就需要有 24 种实验处理(3×4×2)。理论上讲,一个多因素实验因素数目及每个因素的水平可以任意多。但这样会造成人力物力的过多投入,而且也会增大对实验结果及因素交互作用解释的难度。

第四节 实验研究的结果分析

一、单因素设计的结果分析

(一)单因素被试间设计

1. 单因素两组设计 单因素两组设计可以有多种形式,像本章第三节介绍的真实验设计中的随机实验组控制组后测设计和随机实验组控制组前后测设计,为了比较两组被试的实验数据之间的差异,研究者通常使用独立样本 t 检验(independtent-test)或协方差分析。

以随机实验组控制组前后测设计为例,可采用两种统计方法进行数据分析。

(1)独立样本 t 检验:首先要计算出两组前测的平均数,并进行比较是否相同。如果两个平均数没有达到显著性差异,则对两组后测分数的平均数进行比较。并对后测得到的两组平均数差异进行独立样本 t 检验。如果两个组前测的平均数存在显著差异,则不能直接比较两组后测平均数的差异,这时需要对两组后测的增值平均数进行检验,即先计算出两组前测后测差异的平均数,再进行独立样本 t 检验。

(2)单因素的协方差分析:当两组的前测数据存在显著差别时,把两个组的前测分数作为协变量,利用协方差分析可以直接比较该设计的后侧分数的差异。

随机实验组控制组前后测设计由于采取随机选取并随机分配被试的方法形成等组,从而可以控制选择、被试亡失以及选择 - 成熟的交互作用等因素对实验结果的干扰。实验结果的分析是以实验组和控制组后测成绩的比较为依据，这样在前测到后测的阶段内，所发生的一切可能影响实验结果的因素对实验组和控制组的影响是基本相同的。但在解释结果时，也应注意到，由于实验组和控制组都进行了前测，使得被试的前测经验可能影响后测的敏感性，可产生一定的练习效应或疲劳效应而影响后测的可靠性。

2. **单因素多组设计**　这种设计的特点是研究中只包含一个因素，该因素为被试间变量，且水平数≥3，因此研究中包含三组或更多组被试。为了比较不同组被试实验数据的差异，研究者通常使用单因素被试间方差分析（one-way between-subjects ANOVA）。

如所罗门四组设计的数据分析，如果对于前测的影响，或者前测和实验处理的交互作用允许忽略不计的话，就可以使用单因素的方差分析对四个组后测平均数进行比较和检验。另外，根据所罗门设计出现的不同情况，还可以采用其他的数据分析方法。

（1）如果不能够确信是否可以忽略前测效应，就可以把前测成绩作为协变量，采用协方差分析来比较 O_2 和 O_4 之间的差异。同时，采用 t 检验来比较 O_5 和 O_6 之间的差异。如果协方差分析和 t 检验均达到了统计显著性水平，则可以得出明确的实验处理的效应。

（2）当考虑前测以及前测与实验处理的交互作用的影响时，可采用 2×2 方差分析的方法，来分析实验处理的主效应和前测效应，以及实验处理和前测的交互作用。其分析的基本模式如表 9-3 所示。

表 9-3　2×2 方差分析基本模式表

前测	无实验处理	有实验处理
有	O_4	O_2
无	O_6	O_5

其中，纵列的平均数可以估计实验处理的主效应，横行的平均数可以估计前测的主要效应，根据各个交叉格中平均数（O_2、O_4、O_5 和 O_6）即可估计前测与实验处理的交互作用是否显著。

所罗门四组设计实际上进行了四个实验，从而可以通过检验 $O_2>O_1$，$O_2>O_4$，$O_5>O_6$ 以及 $O_5>O_3$，来验证实验处理（X）的效果。如果比较的结果确实发生上述情况，那么就有充分的理由推断，结果的差异是由实验处理造成的；另外，所罗门四组设计还能够考察测验、历史和成熟等因素对因变量的影响。

（二）单因素被试内设计

1. **单因素被试内两水平设计**　该设计中只包含一个因素，这个因素为被试内变量，并且只要两个水平，为了确定两个平均数之间的差异究竟是一种偶然还是由于自变量水平的变化造成的，最普遍的统计分析方法是成对样本 t 检验。

2. **单因素被试内多水平设计**　在该设计中，研究中只包含一个被试内变量，且水平数≥3，为了确定多个平均数之间的差异究竟是一种偶然还是由于自变量水平的变化造成的，研究者一般采用重复测量的方差分析，即 F 检验。

二、多因素设计的结果分析

实验设计中应至少包含两个变量，每个变量至少包含两个水平。下面我们以最基本、也是最简单的一种多因素实验设计——2×2 因素设计为例，来介绍多因素实验设计的结果分析方法。

（一）2×2 因素实验设计结果分析

1. **数据分析**　主要采用两因素方差分析，分别考察 A 因素和 B 因素的主效应，以及 A

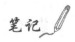

和 B 两因素的交互作用。此外，还要根据 A 和 B 两因素的交互作用是否达到统计学显著性水平，来决定是否进行简单的效应分析。

2. 图示分析 研究认知疗法和行为疗法治疗焦虑症的效果是否与每周治疗的时间长短有关。在这个实验中，治疗方法（因素 A）分为两个水平，即认知疗法和行为疗法；每周的治疗时间（因素 B）分两个水平：2 小时和 4 小时。经过一段时间的治疗后，治疗的效果以临床心理学家的焦虑水平评估分数为依据。下面我们分别讨论可能出现的结果，见图 9-4。

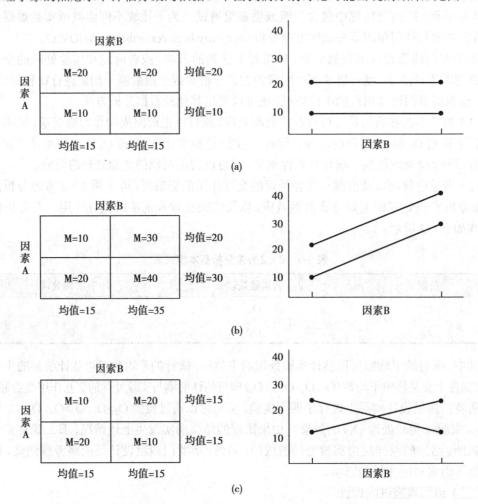

图 9-4 2×2 因素研究中主效应和交互效应

（a）中显示：A 有主效应，B 没有主效应，也没有二者的交互效应

（b）中显示：A 和 B 都有主效应，但没有二者的交互效应

（c）中显示：A 和 B 都没有主效应，但是有二者的交互效应

图 9-4（a）中可以看到，认知和行为治疗在所有治疗时间的水平上的平均值表现出差异，而治疗时间在所有治疗方法上的平均值都是 15，认知治疗的平均值是 20，行为治疗的平均值为 10。如果这种差异达到显著性水平，表明存在显著的治疗方法的主效应，说明采取认知治疗不管每周 4 小时治疗还是每周 2 小时治疗，治疗效果显著优于行为疗法。

图 9-4（b）中显示，在治疗方法因素中，行为治疗的效果显著优于认知治疗。在治疗时间因素中，每周 4 小时的治疗效果显著优于每周 2 小时的治疗效果。并且，治疗方法的效果并没有随着治疗时间的变化而变化（30−10=20，40−20=20），同样，治疗时间的效果也没有随着治疗方法的变化而变化（20−10=10，40−30=10），这种情况说明两因素都有主效应，但在治

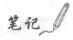

疗方法和治疗时间之间没有交互作用发生。

图 9-4(c)显示的是一种交互作用的情景,认知治疗每周 2 小时的效果明显优于每周 4 小时的效果,但是行为治疗的效果却是每周 4 小时的明显优于每周 2 小时;同样,每周 2 小时的认知治疗效果明显优于行为治疗效果,而每周 4 小时行为治疗效果明显优于认知治疗。

(二)多因素设计的评价

多因素实验设计实际上是对单因素实验设计的一种扩展。单因素设计中每个被试的分配方法,以及无关变量的控制程序,同样都可以应用在多因素设计中。因此,多因素设计不仅具有单因素实验设计的优点,而且还具有单因素实验设计不具备的其他优势。这主要表现在:①可以同时获取两个或多个自变量对因变量的影响,因而具有节省人力、物力和时间的优点。例如可以在原有单因素设计的基础上,再增加一个或几个变量,这样在不增加被试的情况下,就可以获得两个或更多的自变量效果的信息及其间复杂关系的信息。②可以探讨不同自变量间的交互作用。在复杂环境中,某一心理和行为现象产生的原因是多方面的,并且这些原因相互交织以复杂的形式表现出来。因此,多因素设计可以使研究者分析各个自变量及其交互作用引起因变量变化的信息,从而更加准确地分析影响因变量的各种自变量及其相互关系的作用。

多因素设计也有一定的局限性。这种设计在各个实验处理的组合、被试分配以及统计分析上,都是比较复杂的。对于三个以上因素的实验设计,实验结果的统计分析是比较困难的。特别是多个因素间的交互作用如果达到统计学显著性水平,对交互作用的解释就变得相当复杂和困难。因此,研究者通常除了采用单一因素设计外,最经常采用的是二因素随机设计,使用双因素方差分析完成统计。

第五节 实验研究的评价

一、优点

实验研究是心理学研究中最重要、最常用的研究方法,它是揭示心理现象的本质、规律及因果关系的强有力的手段。具体表现在以下几个方面:

(一)实验研究中研究者可以人为地创设一定的情境,并主动控制某些条件

在研究中通过对有关变量的操纵与控制,可以科学显示某种心理现象或心理特征,以利于进一步分析和研究。

(二)实验研究的基本目的在于揭示变量之间的因果关系

例如,在考察噪声强度究竟如何影响人们的记忆成绩的实验研究中,通过操作不同噪声条件,并有效控制材料难度、环境因素等额外变量的影响,就可揭示噪声强度与人们的记忆力之间的因果关系。

(三)实验研究的结果是可以重复验证的

在心理学研究中,一个实验研究所获得的结果在同等条件下是可以被重复的。当先前所获得的实验结果不能被重复时只有两种可能,一种是先前的实验结果是一种假象,而非必然现象;另一种是在重复实验中,研究者采用了与先前实验不完全相同的方法。

随着实验研究方法的发展,尤其是现场实验的兴起以及准实验设计的广泛应用,在一定程度上减弱了实验控制的人为性对实验结果的影响,同时也提高了实验研究结果的推广应用价值;另外,采用多因素设计、高级统计分析方法有利于揭示错综复杂的变量间关系,避免了将研究现象简单化而导致的偏离真实情况的现象,从而为研究结果的推广提供了又一有力的保证。

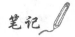
笔记

二、局限性

虽然实验研究优点较多,但也有其自身的局限性,需要进一步改进。

(一)实验中的无关变量较难控制

虽然在实验研究中对无关变量采取平衡、消除等方法加以严格的控制,但仍无法排除所有无关变量的干扰,这对结果解释产生一定的影响。

(二)实验研究的推广范围受到限制

实验研究中对变量的操纵难以排除人为的干扰,即便现场实验的兴起在一定程度上减弱了人为控制,但实验情境中的许多特定因素的作用使实验结果的推广程度受到限制。

(三)实验研究受伦理和社会因素的限制

心理学实验研究的对象是人和动物,在研究过程中很可能会使被试受到身心的伤害,从而受到伦理道德的谴责和限制。因此在进行研究设计时,一定要警惕研究中的伦理问题,进行风险—效益评估。

专栏 9-2

实验研究中被试受到的伤害

津巴多等人(Zimbardo et al, 1973)曾经做了一个模拟监狱研究。研究者在斯坦福大学心理学楼地下室设立了一间模拟监狱,招聘了 24 名大学生参加研究,其中 6 人扮演看守,18 人扮演囚犯。实验原本进行两周,但是六天半后就不得不中止。因为被试的心理和行为发生了巨大的变化,扮演看守者的被试从侮辱、恐吓以及非人性的处置"囚犯"中得到乐趣;扮演囚犯的被试则变得被动、抑郁、无能为力、极度沮丧和愤怒,其中有一半的"囚犯"要求被释放,而且精神几乎达到崩溃的边缘。可见,这样的研究给被试的心理带来了极大的伤害。

(资料来源:黄希庭,张志杰.心理学研究方法.北京:高等教育出版社,2008:13)

实验研究的案例

一、单因素完全随机实验设计的案例

人们在问题解决时常会遇到功能固着现象,它是指在面对新问题时,个体倾向于认定物体的常用功能或典型功能,而看不到其他方面的功能,从而妨碍问题的顺利解决。邓克尔等人在 1945 年曾设计了一个"蜡烛问题"(图 9-5)来研究功能固着现象。

"蜡烛问题"是这样安排的:在一个房间里有一张桌子,桌子上放置有蜡烛、一盒火柴和一盒图钉。要求被试使用桌子上的物体把点亮的蜡烛固定到墙上。此问题的正确解决方法是:用图钉将盒子固定在墙上,然后把蜡烛底部熔化后粘在盒子上。

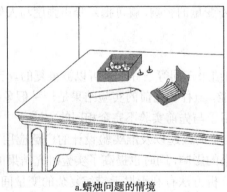 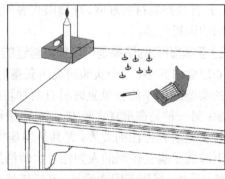

a.蜡烛问题的情境　　　　　　　　　　b.蜡烛问题的解决

图 9-5　蜡烛问题

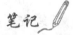

为了引起被试在功能固着方面的差别，实验者设计了三种实验处理条件：①控制条件：盒子都是空的，它和图钉、火柴、蜡烛一起摆放在桌子上；②功能固着条件：图钉、火柴等被分别装在盒子里摆放在桌子上；③中性物条件：盒子里分别有纽扣等与问题解决无关的物品。其中，功能固着条件和中性物条件均强化了盒子作为容器的功能，会增强被试的功能固着念头。因此，这种安排只操纵了一个自变量：功能固着的程度。

实验研究设计采用了完全随机的被试间设计，即每个被试只接受一种实验条件，每个条件下安排 7 名被试。实验的结果发现，控制组被试成功解决问题的人数（100% 解决）明显多于其他两组（功能固着组有 43% 成功解决，中性物组有 14% 成功解决）。这表明，控制条件下，盒子作为容器的功能被弱化了，而其他两种条件则都强化了盒子作为容器的功能，因此，条件之间的结果差异证明了功能固着现象的存在。此外，这个实验只能采用被试间设计，才可以保证每个被试在解决问题时不受其他条件的影响。

二、单因素随机区组设计的案例

假定我们要设计一项实验，来探讨文章的生字密度对学生阅读理解的影响，前提是，我们已经知道学生的智力因素与要研究的生字密度无关，不过，可能会严重影响本次实验所用的阅读理解测验得分，且我们不想研究智力在阅读理解中的作用。在这种情况下，研究者就应考虑把智力因素作为额外变量加以控制。一种可行的办法就是将智力作为区组变量，通过实验设计的安排分离其效应。

实验可以这样来安排：随机抽取 30 名学生被试，在实验前，对全部被试进行一项智力测验，然后，依据智力测验的分数把学生区分成智力高、中、低的三个同质区组，每组 10 人，然后随机分配每个区组内的被试到具有不同的生字密度的文章条件上。最后，对所有被试进行阅读理解测验，获得测验分数。通过方差分析对实验结果进行检验。

通过以上安排，让数目相当的不同智力水平被试都接受实验中的各种生字密度的自变量水平，就可以有效控制智力这一因素对阅读理解分数的干扰。因此，随机区组设计实质上是为了更好地控制无关变量的影响。

三、两因素混合实验设计的案例

生活中我们常会遇到回忆他人名字困难的时候。与别人谈话时，想说出一个自己比较熟悉的某个人的名字，可就是一下子想不起来，这种情况在老年人身上更容易发生。有实验者对此进行了实验研究，他们认为老年人不容易回忆起人名是因为他们提取线索上存在问题。如果给他们提供相应的提取线索，将有助于他们更好地回忆起人名来。

为探讨上述问题，在一项同音词启动实验中，被试被分为两组：年轻人组（平均年龄19.05 岁）和老年人组（平均年龄72.23 岁）。实验者假设老年人组被试应该更容易从启动效应中得到好处。为了检验这个假设，实验者选取一组年轻人，让他们完成启动效应任务，在任务中，被试要对同音的和不相关的两种类型词汇做出反应以考察同音词启动效应，同时，另选一组老年人，也让他们完成相同的任务，最后，采用方差分析的方法比较年轻人和老年人在两种词的类型上启动效应的差别。通过对实验结果进行统计分析，发现，无论是年轻组还是老年组的被试，都出现了同音词启动效应，即命名所需的时间变快了。但是，相对于年轻组被试，老年组被试回忆名字的成绩有显著提高。

该实验被设计成一个 2（词的类型：同音词、不相关词）×2（被试组别：年轻人、老年人）的混合实验设计。其中，词的类型是一个被试内变量，即要求参加实验的被试接受该变量的全部实验条件；根据年龄区分的被试组别是一个被试间变量，即不同的被试接受不同的实验条件。

（徐国庆）

笔记

复习思考题

1. 请根据对本章内容的学习,试分析下列实验研究案例中的可能自变量、因变量和控制变量。

(1)汽车制造者想知道刹车灯多亮可最大限度地减少后面司机意识到前方正在停车的时间。

(2)治疗者试图改善患者的自我形象。每次患者描述自己积极的一面时,治疗者就以点头、微笑和额外注意予以奖励。

(3)社会心理学家做了一个实验,为了发现当六个人挤在一个电话亭里时是男人还是女人感到更不舒服。

2. 请分析真实验设计的几种模式应该进行何种相应的统计分析。

3. 自己尝试设计一项多因素实验,并对相应的实验研究结果进行分析。

推荐读物

[1] 郭秀艳,孙里宁. 勘破心理世界的侦探. 北京:中国轻工业出版社,2006.

[2] 郭秀艳,杨治良. 基础实验心理学. 北京:高等教育出版社,2011.

[3] 舒华. 心理与教育研究中的多因素实验设计. 北京:北京师范大学出版社,1994.

[4] 白学军. 实验心理学. 北京:中国人民大学出版社,2012.

笔记

第十章 观 察 法

本章要点

观察法概述

观察法的概念

观察法的特点

观察法的适用条件

观察法的应用

观察法的类型与特征

参与性观察与非参与性观察

直接观察与间接观察

结构观察与无结构观察

自然观察与实验观察

观察法的基本程序及运用

准备阶段

实施阶段

结果整理分析阶段

观察法的评价

观察法的优点

观察法的局限性

观察法案例

关键词

观察法；参与性观察；非参与性观察；实验观察；自然观察

观察在我们的日常生活中随时随处可见，其中有些是出于有意的或较有系统的，有些则属无意的或无系统的观察。例如，站在公交车站附近观察十字路口行人违规行为，父母每天观察新生儿身体成长的变化等。科学研究离不开观察，作为心理学研究中最基本、最普遍的方法—观察法，是收集科学事实和各种心理活动资料的基本途径，也是检验和发展心理学理论的实践基础。随着观察的技术、手段、程序现代化水平日益提高，观察法在心理学研究中发挥着越来越广泛的作用。

笔记

第一节 观察法概述

一、观察法的概念

观察法（observational method）又称外观法、自然观察法或客观观察法，是在自然条件下通过有目的、有计划地观察被试的言语、表情和行为等外部表现来了解其心理活动的方法。作为心理学研究中收集资料最常用的方法，观察法不同于日常生活中对一般事物的观察，这种不同点主要表现在：①心理学研究中的观察是根据特定研究课题的需要而进行的，它有确定的观察对象与明确的目的，是一种积极、主动地对特定事物加以考察的举动，而日常观察大多无十分明确的目的，一般表现为消极地接受种种现象；②心理学研究中的观察是揭示研究对象的内在规律，力求全面获得研究对象的各种现象，并以一定的理论知识去判断、理解观察所获的结果，而日常观察只限于短暂的"注视"，并以常识或经验去判断、理解所获的结果；③依据研究任务的需要，心理学研究中的观察所获取的结果一般需作准确而系统地记录，以便对研究对象的各种属性进行分析、研究，而日常观察则没有这种必要。可见，研究中的观察不同于日常中的一般观察。当然，两者之间也有相似点，即对对象的观察都处在不加任何变革和控制的条件下进行，如此才使观察与实验显示出本质的区别。

二、观察法的特点

其一，观察法大多数是在未加控制的自然情境中和日常生活条件下进行的，其对被观察者一般不作任何主动的干预。只是在行为自然发生时，观察当前所发生的行为和其他现象，而不能观察到在观察以前或以后所发生的情况，不能观察到所要研究的对象的全部发生、发展过程。

其二，观察法是研究者有目的、有计划地对研究对象进行的系统观察。科学研究中运用的观察法，不同于日常生活中自发的、偶然的观察。而是在观察之前，研究者对于被观察的对象、时间、地点以及观察什么、怎样观察和记录等，都要做详尽的考虑和明确的规定。以便尽可能地搜集对课题有意义的科学事实和有实践价值的经验资料，以及能说明心理活动的发生和发展的行为表现。

三、观察法的适用条件

与其他研究方法相比，观察法在下列两种情况下更能发挥作用：

其一，当研究对象的言语表达能力不佳或有言语障碍时，使用观察法更为适宜。例如，关于婴儿心理的研究，由于婴儿不能理解成人的指示语，又不会报告自我的情况，同时也不会用动作来回答主试提出的问题，常用的测验法、问卷法、访谈法等根本无法运用，相比之下，只有观察法比较适宜。

其二，是在研究过程中，需要保持研究对象在自然状态下的行为表现，采用观察法比较适宜。例如，研究课堂内师生互动的模式与特点，研究者不能直接介入或干扰师生的活动。而测验法、问卷法、访谈法等方法必须在课堂结束之后才可使用，而被试事后的回忆往往缺乏全面性，主观因素干扰较大，所报告的结果也欠准确。比较而言，此时观察法既可获得比较自然、真实的系统资料，又不干扰师生的课堂活动。

四、观察法的应用

观察法是心理学中一种基本的研究方法。它被广泛地应用在心理学的各个领域。如在

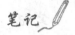

教育心理学的研究中,许多课题都需要通过课堂教学和课外活动,观察学生的行为和心理表现。其他如社会心理学的研究,常需要通过人们的频繁交往,对社交活动所产生的相互作用和影响进行考察;儿童心理学常需要通过对儿童游戏和玩耍的观察,了解和分析由外部活动和外部反应所显示的心理现象;比较心理学更常常通过观察法,研究在自然存活的环境条件下的动物生活习性和生存发展;劳动心理学中的操作分析,就是对工人操作方法的系统观察。不仅心理学工作者,其他,如教育行政管理人员和各科教师,实际上都在工作中也经常运用着观察法。

第二节　观察法的类型与特征

依据不同的分类标准,观察法可以划分为如下几种类型。

一、依据观察者身份分类

依据观察者是否参与被观察者的活动,可以分为参与性观察和非参与性观察。

(一)参与性观察

参与性观察(participative observation)系指观察者主动参与,进入他所正在观察的情境之中。这样作为参与者的观察者,其双重身份一般不易被其他参与者或被观察者所察觉。参与性观察的优点是:第一,观察者可以不暴露自己的研究者身份,使观察处于秘密的状态;第二,由于参与进去,对被观察者的活动就会有比较深入的体验和理解,并且能在一定程度上为被观察者所接纳,这样有助于理解被观察者背后的心理活动和动机,使观察比较深入,可以获得较为丰富、翔实的资料。但参与性观察也有其缺点:第一,作为参与者的观察者,由于参与到他所研究的活动中,可能会显著地影响他正在研究的现象;第二,参与观察者可因在参与中有情绪卷入,观察可能缺乏客观性,在此情况下得到的资料价值,将会受到影响;第三,参与观察者如果对观察记录有困难,还需要借助隐藏的记录设备。

专栏 10-1

实地研究中的参与观察

福西(Fossey, 1972)耗费了大量时间对山地大猩猩进行观测。山地大猩猩一般都生活在中非地区,目前这一地区正受着迁徙来的日益增多的人类定居者的威胁。由于它们天生喜欢栖息于多山的热带雨林,故而远距离的无干扰观察根本派不上用场。但福西本人特别想了解大猩猩自由自在时的行为举止,于是,她决定做一名参与性的观察者。福西的这种想法实施起来相当困难,因为大猩猩不是温驯的动物。最后,福西只得装成大猩猩的模样出现在它们面前,以使得这种不温驯动物习惯于她的到来。福西尽量模仿大猩猩的行为,比如进食、梳理毛发、怪异的喊叫等。正如她自己说的:"我就像傻瓜一样,有节奏地拍打自己的胸脯,或坐在那儿装模作样地大嚼野芹菜的茎,仿佛它是世界上最好的美味佳肴。终于大猩猩们作出了善意的回报。福西花费了几个月时间才赢得大猩猩的信任,后来她一直与山地大猩猩生活在一起,做着参与性观察研究,直到 1986 年去世为止。

(资料来源:坎特威茨,罗迪格,埃尔姆斯.实验心理学(第二章研究技术:观察与相关).郭秀艳,译.上海:华东师范大学出版社,2009:36)

(二)非参与性观察

非参与性观察(non-participative observation)是指观察者居于旁观者的地位,只观察而不参加被观察者的活动,置身于活动之外。由于观察者没有参与观察对象的活动,因此,观

笔记

察时容易保持客观的态度。但由于只是看到行为或活动的外部表现，因此，难以了解行为动机和活动的真实原因。此外，如果被观察者知道他们被观察，很可能存有戒心与防备，使得行为表现不自然、不真实，从而影响到观察结果的客观性与可靠性。

二、依据观察的媒介分类

依据是否借助媒介，可以分为直接观察和间接观察。

（一）直接观察

直接观察（direct observation）指不借助中介物，靠自身感觉器官进行观察。其有三个要点：第一，观察者身临其境；第二，凭借观察者的感知器官进行观察；第三，以观察对象的心理活动和行为表现为观察内容。例如，深入到幼儿园对幼儿进行行为观察、深入到课堂对教学活动进行观察等都属于直接观察。由于观察者与观察对象之间不存在任何中介物，所以直接观察的优点表现为直观、生动、具体、真实。但是，直接观察也有其局限：第一，对涉及社会禁忌或个人隐私的行为无法直接观察；第二，观察者的在场可能引起观察对象行为的改变，以致观察结果不真实；第三，由于个人的注意有限，研究者在观察时不可能同时注意到同时发生的许多行为和事件，从而影响观察结果的全面性。

（二）间接观察

间接观察（indirect observation）指借助一定的中介物进行观察。其目的是为了克服直接观察的局限性。中介物或媒介可以分为两种：一种是仪器设备类，如录音机、摄像机等。例如，借助摄像机观察被观察者的活动等，摄像机就是观察的中介物。另一种是与欲研究的问题密切相关的现象或行为表现。以这些可观察的现象或行为表现为中介，进而推断与之相关的行为活动。例如，研究大学生阅读偏好时，可以通过观察图书馆书籍借用的次数来了解哪些书籍是最受学生欢迎的。很显然，间接观察扩展了观察活动的广度，并且适于客观记录和多角度的观察，但有时使用中介物比较麻烦。

三、依据观察的实施程序分类

在观察研究中，观察什么和如何记录是两个至关重要的问题，决定观察活动的实施过程。依据对两个问题的规定性，可以把观察分为结构观察和无结构观察。

（一）结构观察

结构观察（structured observation）就是在观察活动开始之前，观察者严格地界定观察的问题，依照一定的步骤与项目进行观察，同时采用准确的工具进行记录，可以说是观察法中最严格的一种。结构观察对于观察的内容、程序、记录方法等，都进行了比较细致的设计和考虑，观察时基本上按照设计的步骤进行，对观察的记录结果也适于进行定量化的处理。一般而言，结构观察能获得大量确定和详实的观察资料，并可对观察资料进行定量分析和对比研究，但缺乏弹性，也比较费时。

（二）无结构观察

无结构观察（unstructured observation）是相对于结构观察而言的，其只有一个总的观察目标和方向，或一个大致的观察内容和范围，但缺乏明确的观察项目和具体的固定记录方式。一般而言，无结构观察在事先没有严格的设计，比较灵活、机动，能够抓住观察过程中发现的现象而不必受设计框框的限制，但是难以进行定量化处理。

四、依据观察的情境条件分类

依据观察者取得观察数据是在自然条件下取得的还是在人为干预条件下取得的，观察活动可以分为自然情境中的观察与人为情境中的观察。

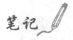

（一）自然情境中的观察

研究者在自然情境中的观察行为，没有任何的干预，称为自然观察（naturalistic observation）。观察活动是在充分保持观察行为或活动发生的自然状态下进行的。也就是说，在观察实施之前、之中，观察者都没有操纵情境变量，也没有干预或控制观察对象的行为或活动内容，只是将其自然发生的行为活动如实地记录下来，以供事后研究分析之用。例如，观察大城市的交通状况，可以随机选取一个路段，记录单位时间内通过的步行者人数、骑自行车的人数、各种机动车辆数，依此估算交通流量。很自然，自然观察的主要优点是获得的资料具有很强的真实性。但自然观察也有其局限性：①所要观察的行为内容或现象是可遇不可求的，只能被动等待它们的出现。例如，要观察中学生打架行为，绝不允许为观察此种行为而诱导学生去打架。因此，自然观察是非常耗时的。②观察到的行为都是外在的，如不了解更为深层的、内在的过程与原因，容易导致错误推断。例如，观察者在某节课中看到一名小学生上课不专心听课，总是出现纪律问题，就认为该生是注意缺陷患儿。很显然，这种判断是欠妥当的，因为分心现象并不仅是注意缺陷造成的，还有多种原因可能导致学生分心，如已经掌握教师讲解的内容、教师讲解枯燥乏味、教师忽视该生等。③由于观察对象的行为活动复杂多变，记录工作难度大。

（二）人为情境中的观察

人为情境，即观察者改变观察对象所处情境，人为创设一种情境。根据观察者对情境的改变和控制程度，人为情境中的观察最常用的是实验观察。

实验观察（laboratory observation）指在实验室中研究者根据研究需要创设特定情境选取样本，较严格地控制无关变量，操纵或改变自变量，准确测量、记录被试的反应，因具有实验性质故称为实验观察。观察活动可以按预先设计的程序进行，并且可以重复。因此，在解释因果关系，探讨心理现象内在本质方面，实验观察是非常有效的。例如，要观察幼儿游戏，可作如下安排：①设计游戏情境，如场地、幼儿人数、年龄、性别、玩具等，均可事先设计；②设计观察方式，为避免对儿童活动发生干扰，可采用单向透视窗的设计。

实验观察与自然观察的显著区别在于：采用实验观察时，研究者需要改变和控制被观察对象，而采用自然观察时则不需这样。因而，使用实验观察可以把各种偶然、次要的因素加以排除，使被观察对象的本来面目显露得更加清楚，还可重复进行，能多次再现被研究对象的各种心理现象，以便对其进行反复观察；可以有多种变换和组合，以便分别深入考察被研究对象各方面的心理特征，使观察者获得更全面、更精确的事实和资料。但凡事有利必有弊，实验观察所得结果的人为性直接影响到研究结果的外在效度。

综上，各种观察类型及其相互关系，可用图10-1简单表示之。

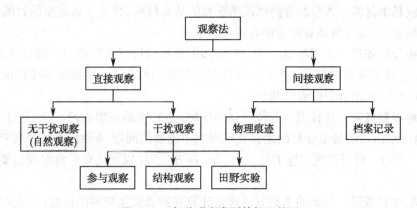

图 10-1　各种观察类型的相互关系
（摘自 John J, Shaughnessy, 2010）

第三节　观察法的基本程序及运用

观察法的种类虽然很多，但其实施必须依照一定的程序。观察的过程，可以分为三大阶段，即观察法的准备阶段、观察法的实施阶段和观察结果的整理分析阶段。每一阶段又包括若干个步骤或环节。

一、观察法的准备阶段

为科学研究而进行的观察是一项复杂的、有特定要求的活动。因此，要圆满完成一项观察活动，必须做好观察的准备工作。观察法的准备工作主要包括以下几项内容：

（一）明确观察目的和意义

理解和把握研究问题的目的、性质与意义，这是良好观察的先决条件，只有针对问题的性质与意义选取的观察方式、方法，才可能是最适宜、最有效的。观察的目的、意义不明，就失去明确方向，不知道要观察什么，也不知道为什么要观察这些，而不观察那些现象。因此，在观察的准备阶段，观察者应通过阅读有关文献，或与有关专家、同行等交流，了解研究问题的背景，以期对所要研究的问题有更全面、更深入的认识和把握。即事先必须明确"为何而观察"，即通过观察收集而来的资料是用于解答什么问题或检验何种研究假设的。

（二）确定观察内容

在明确了观察目的与意义之后，紧接着就是确定观察内容，即明确在观察中要了解什么情况，收集哪方面事实材料，从哪些方面进行观察记录等。如果规定不明确，观察便不能集中，结果也不能深入。一次观察不能有几个中心，范围不能太广，全部观察应尽量围绕一个中心进行。如果必须要观察几个中心，那就采取小组观察的方式，分工合作。

（三）制订观察计划

对观察内容进行明确分类，确定观察内容的主要方向，制订具体实施计划，即具体工作安排，包括观察的日程、观察人员、辅助人员、工具、观察场地、观察对象及人数、观察与记录的方式、观察次数、密度、每次观察持续的时间以及观察应特别注意的问题等。这些内容均应以书面形式呈现给参与观察工作的各位成员。此外，还应注意，观察计划要有一定的灵活性与变通性，防止有效资料被遗漏。

（四）培训观察人员

为保证观察结果的准确性与一致性，观察之前必须对观察者进行培训。培训的内容与方式主要包括如下几方面：

1. **提供基本材料**　为观察者提供课题研究的基本材料，使其了解观察的目的、内容、方式、对象、场地等情况，提高观察者的心理准备水平。

2. **模拟观察练习**　采用类似有待观察情境的录像带进行观察练习。通过练习，要达到四个目的：①熟悉观察的情境；②区分目标行为与非目标行为，掌握观察项目的操作性定义；③阐释记录；④增强观察者的角色意识。

3. **实地观察练习**　选择类似有待观察的情境，进行实地观察练习。除了强化上述目的之外，实地观察练习的最主要目的是去发现观察中出现的问题，例如，不同观察者观察记录的情况不一致等。对所发现问题的分析、讨论，探究原因，以提高观察者对观察要领的把握程度。

4. **检验观察效果**　检验的主要方法就是计算观察者实施观察的信度，求取观察者信度的方法主要有：

（1）计算同一观察者在不同时间对同一行为观察结果的一致性程度。

（2）计算不同观察者在同一时间对同一行为观察结果的一致性程度。

（3）计算不同观察者在不同时间对同一行为观察结果的一致性程度。

不管用哪种方法获取观察者实施观察的信度，都要严格进行一致性培训，使信度达到观察的要求。一般情况下，观察者信度大于 0.8，观察结果才具有可靠性。

5. 消除观察者主观效应　观察者主观效应是指由于观察者不恰当的行为，如未能正确地使用观察表，或观察者的偏见等问题，导致观察的结果反映的不是自然发生的行为，从而降低了观察效度。常见的观察者效应包括：晕轮效应、宽大效应、趋中效应。在训练观察者时应采取严格措施，消除观察者效应。

（1）晕轮效应：这是以对被观察者的一般印象而形成的恒定的评定倾向。日常生活中常有这种情况，因为某人同意自己的意见，就认为这个人总是聪明的，同时又觉得这个人正直、善良。研究证明，在观察中经常有这种晕轮效应，尤其当所观察的对象的特征不明确、不容易观察或者在伦理道德上比较重要时，晕轮效应则更明显。在观察时，应该十分注意控制这种倾向。

（2）宽大效应：这是指在观察评定中出现过宽或者过严的倾向，前者称为正宽大效应，后者叫做负宽大效应。在观察评定中应特别防止对某组或某类型的被观察者评级过宽而对另一组类的人评级过严的倾向。

（3）趋中效应：这是指在观察评定判断中避免作出极端性判断，而倾向于用中等等级对被观察者作出评定。特别是当观察者对所观察评定的对象不熟悉时，最容易出现趋中效应。

（五）做好记录准备工作

观察过程中，记录是至关重要的一个环节。记录是否全面、准确，直接关系到观察法所收集资料的价值。因此，在正式开始观察之前，必须重视做好记录准备工作。记录准备工作主要包括两种情况的准备：一种情况是记录表格；另一种情况是准备好记录用的仪器设备，如录音机、照相机、摄像机等。此时，不仅要检查它们的性能状态，还要核查是否备好了仪器设备所需的材料，如电池、胶卷、录音带、录像带等。同时，还要考虑放置这些仪器设备的位置。是准备观察记录表格，还是准备仪器设备，抑或两者兼而有之，这要视观察研究的需要而定。

二、观察法的实施阶段

根据观察提纲有计划、有步骤、全面而系统地观察，如有必要，也可对提纲作适当的调整。

（一）观察记录的方法

观察中的记录是一项重要的活动，是观察法的重要组成部分，是取得观察结果和结论的凭据。如何进行记录，取决于观察法的类型。例如，在一般的无结构观察中，对记录就没有特殊的规定，比如，日记法一般是尽可能详细地记录所观察到的儿童发展情况。这种记录格式并不复杂，但记录的任务是繁重的，重要的细节不能遗漏，为此，可以借助一些辅助手段，如录音、照相、录像等。在结构式观察中，可运用事先编制的行为核查表进行记录。概括起来，记录的方法主要有以下几种：

1. 连续记录法　即在一段时间内连续记录被观察对象的行为。连续记录时可以用手记，也可以用录音机、录像机等设备，将观察到的情况实录下来，然后再作书面整理。进行人工书面连续记录时，应注意把对事实的客观描述与记录者的主观解释区分开来。

2. 频率记录法　即记录行为出现的频率。观察者可以按照预先的规定将观察行为系统分类及明确定义，在观察现场立即对所观察到的行为作出判断，记入事先制订好的记录表格内（表 10-1）。

笔记

表10-1　书店观察表

（1）观察开始时间：_____ 时 _____ 分　　　　观察结束时间：_____ 时 _____ 分
（2）个人细节：男□　女□　　　　　　　已婚□　　　未婚□　　　不知道□
（3）年龄估计：10多岁□　20多岁□　30多岁□　40多岁□　50多岁□　60岁以上 □
（4）职业或身份：_____　　　　　不知道□
（5）单独一人：□　同 _____ 个同伴　　同谁 _____
（6）买了几本书：_____ 本　　一本也没买□
（7）进店时的最初的行为：_____
（8）同售货员的接触情况：_____　　　一个也没接触□
（9）同其他顾客交谈的情况：_____　　　一个也没交谈□
（10）翻阅书籍情况：翻阅了几本 _____　共看了多长时间 _____　　　没有翻阅□
（11）其他情况描述
（12）根据上述观察判断对象的目的性程度，并在下列□的适当地方标出。
　　　有目的的　□　□　□　□　□　□　□　随便浏览的

（引自李功迎，2013）

3. **等级记录法**　即运用预先制订的等级评定量表，对所观察到的特性进行评定。为增加评定的客观性，可以由多个观察者同时对某一特性进行评定，取其平均数。

4. **清单记录法**　主要是用来核对重要行为的呈现与否，观察者将规定观察的项目预先列出表格，当出现此行为时，就在该项上作符号以标记记录。此法只判断行为出现与否，不提供行为性质的材料（表10-2）。

表10-2　幼儿数学预备技能核查表

儿童姓名		观察日期	
任务	能	否	第一次出现时间
①能否根据名称指出相应的图形			
圆			
正方形			
三角形			
长方形			
②能否从1数到10			
③能否给下列图形命名			
圆			
正方形			
三角形			
长方形			
④能否举例说明下述关系概念			
大于			
小于			
长于			
短于			

续表

儿童姓名		观察日期	
任务	能	否	第一次出现时间
⑤能否进行逐个匹配			
两个物体			
三个物体			
五个物体			
十个物体			
十个以上物体			
⑥能否在指导下理解下述概念			
最先			
中间			
最后			
⑦能否举例说明			
多于			
少于			

（引自李功迎，2013）

5. **符号记录法**　在对某种活动或事件进行连续观察、记录中，如果涉及的对象多，用言语记录比较困难时，可用预先规定好的符号系统进行记录。记录者应事先熟记这些符号，并经一段时间的练习后方可正式使用。使用时，手头应备有符号说明，以免当时遗忘。

（二）观察中注意事项

观察时应尽量避免无关现象的干扰，有时可借助仪器进行观察与记录，在观察过程中要认真做好记录。可直接观察，也可间接观察。在此阶段，应做到以下五点：

第一，尽量严格按计划进行，必要时也可随机应变。观察时目的必须明确，不超出原定范围。但如果原定计划不妥当，或观察者有变更，则应随机应变，务求能妥善地完成原定任务，尽可能取得最有效、最可靠的资料。

第二，选择最适宜的观察位置。观察者的位置应当根据观察目的和观察中心来确定。一方面要保证能清晰地观察到所要观察的现象，另一方面要保证尽量不影响被观察者的常态。

第三，要善于把握引起各种现象的原因。这需要在观察过程中保持思维和注意的高度集中，每当一种现象出现，要能找出引起它的原因。

第四，要密切注意在观察范围内的各种活动引起的反应。教育现象往往是由一系列的活动及其所引起的反应构成的。如：教师的活动引起学生的反应；一个儿童的活动引起其他儿童的反应等。应把观察的焦点放在被观察者的活动及其反应上。

第五，应当着重注意一贯性的东西，善于辨别相对重要的和相对次要的因素，以便抓住事物的实质。偶然的或例外的东西虽然常常是无足轻重的，可是有时对全面地正确地了解观察对象，也是很重要的，所以也应当把他们加以如实地记录以供研究。同时还应明白，相对重要与相对次要主要是根据它对研究任务关系的大小是否能提供有利的材料而定。如果观察者被相对次要的因素所纠缠，势必影响观察的效率。

三、观察结果的整理分析阶段

要对整个观察过程的资料进行整理归类，用统计技术进行汇总加工，删去一些作用不大的

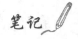

材料，然后对典型的材料进行认真分析，从而得出观察结论。为此，研究者对观察所得材料的分析处理必须及时，即当观察者在头脑中还保留着较鲜明的被观察者形象时便及时进行逻辑思考，不至于遗漏掉某些材料或者自行添加进某些材料。对观察材料进行整理分析，一般有两种常用的方式：一种是采用确定类别系列的方法，把资料进行详尽的分类。在这种分类分析过程中，研究者可以把定性研究与定量研究结合起来，从中发现一些具有规律性的东西。另一种是采用表明历史和现时发展变化的流程图的方法，把资料按事件发生的先后顺序排成示意图。

第四节　观察法的评价

一、优点

（一）自然性和客观性

观察法最大的优点在于能保持观察者心理表现的自然性和客观性，使我们直接从生活、学习和工作中获取比较真实的材料。

（二）全面性

观察法不仅可用于研究被观察者的非言语行为，也可以研究言语行为；不仅可以研究智力问题，也可以研究非智力问题；不仅可以研究一般人群，也可以研究特殊人群（如婴儿、聋、哑、精神疾病患者等）。

（三）历时性

观察法可以持续对同一现象或同一团体进行较长时间的研究，这对了解和把握心理现象发生、发展过程及发展趋势是非常有帮助的。

（四）结合性

观察法可以单独使用，也可以与其他方法如测验法、问卷法等配合使用，尤其在实验法、访谈法无法取得被试配合时，观察法可以起到补充作用。

二、局限性

（一）被动性

观察法的自然性，决定了观察者经常处于消极等待的被动地位，观察者不能主动地控制或改变环境变量以引发所要研究的行为。有时，所要观察的行为发生频率较低时，应用观察法则需要花费大量的时间和精力。

（二）样本量小

受观察者的时间、心理以及生理各种因素的局限，决定了每次观察的人数是非常有限的。此外，观察法比较费时，也决定了其不可能进行大样本研究。小样本自然会降低研究结果的代表性。

（三）不易量化

观察内容不管是言语的，还是非言语的，如动作、表情等，较之问卷法、测量法、实验法等，其结果不易量化。

（四）影响因素众多

观察法都是针对个体的外显行为进行观察，而个体的外显行为可能是多种因素共同作用的结果，因此观察结果不易重复。此外，观察结果的有效性还取决于观察者的观察能力、分析综合能力等。同时，对于某些隐私行为的观察会非常困难而且可能受伦理道德的限制等。

观察法案例

研究目的：让大学生通过观察去了解所在学校本学年任课教师的授课情况。

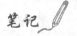
笔记

研究对象：任课教师

分析研究对象特点：根据观察对象的特点，观察者需要设计一组对授课教师的结构性陈述课堂活动状态的观察方案，确定观察内容。方案制定一定要符合学科特点，要科学、全面、合理，注意避免程序化，要根据教学目标，课型类别、教师个人风格的不同灵活运用。在观察每一位教师的授课情况过程中，记录下每一位教师的行为：例如一般情况：授课教师的仪表是否整洁？授课教师的精神状态是否饱满？授课教师是否有方言？授课教师是否关注学生的情绪？以及"有效教学"的标准：如授课教师的讲课内容是知识传授还是高认知水平？学生的参与度？教师教学设计或思路、教学指导方式等相关问题；还需观察课堂的背景：学生的情况（包括迟到、早退、上课吃东西、玩手机等现象）、课程类型、课堂管理等问题，通过课堂现场全方位的观察和记录，可以让观察者获得教师授课情况的第一手资料。

案例分析：

1. 观察法强调的是在不打扰被观察对象的前提下，观察者对被观察者的行为进行系统的观察和记录。本案例选择授课教师作为观察对象，通过大学生系统地观察教师在课堂上的活动情况，进而探讨与教师教学活动有关的教学规律，有助于提高课堂教学效率。

2. 仅通过对学校督导抽查人员的调查，了解教师的授课情况，调查结果会受一些其他因素影响，结果未必完全真实。所以运用观察法，这就体现了观察法的准确性。

3. 直接观察法是指对所发生的人或事的行为的直接观察和记录。针对授课教师的个人授课风格的特点，调查人员设计出一组教师授课情况的观察方案。记录下每位教师的行为，获得第一手资料，若计划与执行能顺利进行，可增加数据的准确性。

4. 观察结果分析

（1）一般情况数据统计与分析：要将重点放在可能性原因的分析上，提出建设性的意见。

（2）"有效教学"的标准统计：要将定量分析和定性分析相结合，有助于针对教学现象的整体把握。根据观察方案对每一位教师的授课情况进行数据统计，再根据实际情况综合分析结果。这样有助于教师及时了解学生的学习过程和方法，以便教师调整教学策略，更好地提高教学效果。

（3）课堂背景的统计与分析：要围绕观察主题，针对所观察到的教学现象进行如实、客观地分析。不同的课堂背景，不同的授课教师会有不同的统计结果。

这种课堂观察方法既可以是一种鉴定或评价，最后形成对课堂教学水平与效果的评价结论；也可以是一种引导和培训，在课堂观察中理解和内化课堂评价的标准。课堂是一个复杂的情境，教学是一个复杂的过程，课堂教学中许多东西是无法用具体数据来说明的，需要观察者根据观察目的和粗线条的观察提纲，在课堂现场对观察对象的某些行为做详尽的多方面的描述，并可以在课后根据观察回忆加以补充、完善，从而较为完整地反映教学的真实情况。

（姜 晶）

复习思考题

1. 心理学研究中的观察法和日常生活中大量存在的观察有何不同？
2. 观察法可以分为哪些类型？并分析其优缺点。
3. 观察法的基本程序是怎样的？观察测定中应防止什么反应偏向？
4. 如何评价观察法？

推荐读物

[1] 坎特威茨，罗迪格，埃尔姆斯.实验心理学.郭秀艳，译.上海：华东师范大学出版社，2009：30-43.

[2] John J.Shaughnessy, Eugene B.Zechmeister, Jeanne S.Zechmeister.Research methods in psychology.9th ed. Michael Sugarman, 2010: 93-137.

笔记

第十一章 访 谈 法

本 章 要点

访谈法概述
　访谈法的概念
　访谈法的特点
　访谈法的适用条件
　访谈法的应用
　访谈法的类型
　访谈法的特征
访谈法的基本程序及运用
常用的访谈技术
访谈法的评价
访谈法案例

关 键 词

访谈；访谈法；类型；访谈技术

谈及心理科学研究方法，让人印象深刻的总是实验法等定量的、追求绝对客观的研究方法，过分强调"假设 - 演绎"，从理论推出假设，再检验假设的逻辑，相比较而言，"归纳"逻辑的分量就少了，不利于新问题、新理论的发现与研究，基于"归纳"逻辑的质性研究方法应同样得到重视。访谈法是质性研究的常用方法，并与观察法等综合使用，是在自然情境中收集资料的方法之一。访谈法具有较好的灵活性和实用性，广泛应用于心理、教育、人力资源管理等领域。

第一节　访谈法概述

一、访谈法的概念

访谈（interview）是访谈者与受访者之间一种实时的口头交流，可以从中收集到受访者生动和独特的反应。访谈包括人事访谈、精神病学访谈和研究性访谈等，我们这里讨论的访谈是指研究性访谈。访谈法（interviewing method）就是访谈者根据研究目的，按照一定的访谈提纲，通过与受访者有目的的交谈来收集有关受访者心理特征与行为数据资料的研究方法。例如为考察教师的教学反思状况，对教师的反思频率、反思形式等进行访谈。研

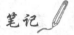
笔记

究性访谈（research interview）是一种基于日常生活会话的专业会话形式之一，是由访谈者发动的，旨在采集与课题有关的信息。研究性访谈与在日常生活中随时随处可见的日常交谈不同，它更具有目的性，而且目的较为单一，交谈双方在关系上是一种比较特殊的人际关系。访谈者控制交谈的内容、方式以及信息的类型和容量，一般是访谈者提出问题，受访者回答。通过访谈法，我们可以了解受访者的思想、态度、情感和主观感受等信息，从而对他们的心理活动和行为特征进行分析和研究。

访谈法和观察法都是收集研究对象有关心理与行为数据资料最基本的方法，在实际研究中二者往往是结合在一起使用的，但是访谈法和观察法存在很多不同。在访谈法中研究者要对受访者进行提问，受访者则通过回答的方式反作用于访谈过程，研究者通过交流的方式来获取信息。而在观察法中研究者主要通过观察被观察者的活动来获取信息，在观察时还要尽量减少对被观察者的影响。

二、访谈法的特点

1. **目的性**　访谈法是访谈者与研究对象有目的地交谈来收集数据资料的研究方法，是有目的的交谈。这一点是作为一种研究方法的访谈与日常生活中交谈的明显区别，日常交谈不一定有明确的目的。而且从目的的广度和范围上看，日常交谈的目的更加广泛，而访谈的目的比较单一，即以从访谈对象那里了解一定的情况和获得一定的信息为目的。

2. **规范性和科学性**　访谈法不仅具有明确的目的性，同时要有一系列的操作规范和实施原则。对访谈的人数、谈话的内容、谈话的程序等都有明确的规定，而日常生活中的谈话具有较大的随意性。另外访谈计划的编制、访谈问题的设计、访谈活动的记录以及访谈结果的整理和分析都需要按照科学的原则来进行。

3. **交互性**　访谈法是通过交流的方式获取研究资料的方法，是访谈者与受访者的相互影响和相互作用的过程，整个访谈过程不仅是访谈者通过提问方式作用于受访者的过程，而且也是受访者通过回答等方式反作用于访谈者的过程。因此，访谈者应努力掌握访谈过程的主动权，积极影响受访者，尽可能让他们按照预定的计划回答问题。访谈法虽然能深入人的内心世界，具有了解人真实想法的优点，但它也要求访谈者具有较高的沟通技巧，能消除受访者的防御。

三、访谈法的适用条件

1. **语言表达能力**　访谈者想要获取的资料主要来自与受访者的交谈，因此受访者要有一定的语言表达能力。对于低幼儿童、有言语障碍者或者表达能力很差者不适宜采用此法。

2. **感知理解能力**　受访者必须具有一定的感知理解能力，才能正确理解访谈者提出的问题或呈现的刺激材料，进而围绕访谈者提出的问题来组织回答，否则就会答非所问。对于感知理解能力有问题的人如有智能障碍、听觉障碍者，以及严重精神疾患者（如老年痴呆）等，都不宜采用此法。

3. **访谈资料的可及性**　访谈者要想从受访者那里获取所需的资料，一个基本的前提条件就是对于访谈问题，受访者"有话可谈"。通常有两种情况会造成受访者"无话可谈"。其一，访谈事件受访者未经历过的，对访谈内容缺乏了解。例如，研究个体的应对（coping）方式，在访谈中要问及个体经历过的一些压力事件以及个体在事件过程中的行为、认知、情感的变化。然而，个体并未遭遇过某种压力事件，如访谈中提出这样的问题"在过去一周内，你遭遇了哪些压力事件？你是如何处理的？"就很可能使许多受访者无法提供研究所需材料，因为他们会说"我没有遭遇压力事件"。其二，受访者对有关事件的遗忘，致使其无法提供研究者所需资料。例如，"在幼儿时，父母是否惩罚过你？""读小学时，你受过多少次老师

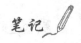

的表扬?"等。

四、访谈法的应用

访谈法是心理学中一种基本的研究方法。它被广泛应用在心理学的各个领域。如在临床心理学的研究中,通过访谈收集受访者的重要信息,从而对其心理状况作出诊断、确定进行心理治疗的适当性并设计初步的治疗计划。在教育心理学领域,访谈法可以用于帮助确定不同的教育手段或者课程设置的适宜性。在人力资源管理领域,访谈法有助于心理学家在更多信息的基础上作出关于人员的选拔、使用、提升等建议。访谈法也可用于研究消费者行为,得到公司需要了解的各种信息,例如各种产品和服务的市场、产品广告和提升产品质量的最佳方式等。

通过访谈法可以从受访者那里获取许多信息,如①可以了解受访者的一般资料,如年龄、职业、个人成分、经历、文化水平、生活习惯、兴趣、爱好、家庭主要成员职业和经济状况等;②可以了解受访者的心理特征和行为表现,如认知、情感、意志行为特点等;③可以了解受访者对某项事件的态度或观点,如就某问题或某事件征询和听取受访者的意见和建议,了解他的看法和态度。

第二节 访谈法的类型与特征

依据不同的分类标准,访谈法可以划分为如下几种类型。

一、依据访谈的结构化程度

依据访谈的结构化程度,可以分为结构化访谈、半结构化访谈和非结构化访谈。所谓访谈的结构化,是指提问或回答是按照统一的设置要求,按设置好的问题、提问方式或回答方式等进行。

1. **结构化访谈** 结构化访谈(structured interview)又称为标准化访谈、封闭式访谈,是一种对访谈过程进行高度控制的访谈形式。这种访谈按照预先确定的统一的标准程序进行,访谈者根据事先设计好的有固定格式的访谈提纲或手册进行,不能随意更改内容和调整问题的顺序,也不对某些问题进行解释。如访谈中访谈对象选择的标准和方法、提问的问题、提问的顺序、受访者的回答方式、访谈记录的方法等都有统一的规定和要求。结构化访谈的优点在于它使用标准化的程序,访谈结果便于统计分析。不同的访谈者只要经过适当的培训,其进行的访谈方式和获得的访谈结果应该是具有可比性的。此外,结构化的访谈常常积累了信度、效度方面的证据,使用这样的访谈有助于确定访谈结果的可靠性。结构化访谈的缺点是缺乏弹性,使访谈者难于根据实际情况灵活地采用适当的方式进行访谈,影响对问题的深入探讨,不利于发挥访谈者和受访者的积极性和主动性。

2. **非结构化访谈** 非结构化访谈(unstructured interview)又称为非标准化访谈,这种访谈预先需要确定访谈的主题或大纲,但无须确定严格的提问方式和程序。对于访谈中访谈对象选择的标准和方法、提问的问题、提问的顺序、受访者的回答方式、访谈记录的方法等没有统一的规定和要求。与结构化访谈不同,这种访谈弹性大,访谈者具有更多自主性,可以根据访谈中的具体状况来调整如何提问、追问等。非结构化访谈的优点也正是它的灵活性,访谈者能够根据访谈中收集的信息省略一些不需要询问的内容,由此提高了访谈的效率,也能够对访谈中特殊的地方进行深入探讨。非结构化访谈的缺点是访谈的结果难以进行定量分析,对不同受访者的回答难以进行对比分析,而且对访谈者的访谈技巧要求较高。

3. **半结构化访谈** 半结构化访谈(semi-structured interview)是访谈者对访谈过程具有

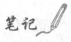

一定的控制，同时也给受访者留有较大表达自己观点空间的一种访谈方式。也就是说，访谈者既要控制访谈方向，又要给予受访者一定的自由。一般有两种类型：一种是访谈的问题是有结构的，而受访者的回答无一定结构要求。另一种是访谈的问题无结构，而要求受访者按照有结构的方式进行回答。它有预先确定的访谈提纲，但访谈者可以根据实际情况进行必要的调整，询问的方式和次序可以灵活进行，因此可以说是介于结构化和非结构化之间。我们需要注意的是，要在访谈前对访谈问题进行充分准备，但这些问题并非一成不变，需要进行试测与修订，包括修改、删除或添加新内容等，在实际访谈过程中亦可根据需要进行调整。

二、依据访谈人数的多少

依据受访者人数的多少，可以分为个别访谈和团体访谈。

1. **个别访谈** 个别访谈（individual interview）是指访谈者对每位受访者逐一进行单独访谈的方法。这种个别访谈的形式使得访谈者与受访者之间易于沟通，在访谈过程中，访谈双方也便于根据具体情况灵活地处理问题。例如，正式访谈开始之前，可以就访谈对象感兴趣的话题聊聊天。这种面对面的、直接的言语与非言语交流有助于在访谈双方之间建立友好关系。在访谈过程中，可以随时调整谈话速度，对于非结构化访谈而言，还可以随时追问。个别访谈的这些特点在团体访谈中就很难体现出来。正因如此，个别访谈在个案研究以及对一些敏感问题的调查中发挥了重要作用。

2. **团体访谈** 团体访谈（group interview）是指一名或多名访谈者同时对一组受访者进行访谈的方法。受访者大致以 10～15 人一组为宜；每一组受访者的背景，如学历、智力水平、社会经济地位等以比较接近为宜；座位安排以圆形为佳。团体访谈的对象为一组人，相对于个别访谈而言，不仅节约访谈时间，而且由于团体中每位成员的经历与观点不尽相同，还可以引发出更丰富的潜在反应，获得更为多样、全面的资料。目前，团体访谈在消费与广告心理学研究中广为使用。然而，也必须认识到团体访谈的局限所在。首先，由于团体访谈具有相对的公开性，匿名程度低，致使一些访谈对象不愿表露自己的意见和看法，即使有所表述，也易于趋向保守，或基于团体压力顺从多数人的意见。其次，团体访谈中容易出现冷场，即访谈对象均三缄其口，不愿发表意见。有时却又议论纷纷，莫衷一是，致使讨论偏离访谈方向。成功的团体访谈需要有高水平的访谈者，既能够激发大家的思维，又能够左右局面，而这种类型的访谈者是不易选拔与训练的。再次，团体中各人性格有异，有喜爱讲话的，有沉默寡言的。前者有可能垄断话题，后者只是个"陪衬"，在这种情况下，访谈结果的代表性是值得考虑的。

三、依据访谈的次数

依据访谈的次数多少，可以分为一次性访谈和重复性访谈。

1. **一次性访谈** 一次性访谈（once only interview）是针对同样的问题，在一个时段内，对选取的受访者进行访谈，每位受访者只接受一次访谈。尽管一次性访谈具有可以在较短时间内获取大量信息的优点，但也不能忽视它所获得的结果多为横断面或局部的信息，不易了解心理现象变化过程与发展趋势的局限。

2. **重复性访谈** 重复性访谈（repeated interview）也叫纵向访谈（longitudinal interview），是指在较长时间内对同一组受访者进行多次访谈，即每位受访者要接受多次访谈。例如，研究罪犯改造问题，在罪犯服刑期间定期或不定期地对犯人进行访谈，以了解随服刑时间的推移，他们思想认识、态度、行为等方面的变化。重复性访谈可以获取动态信息，有助于了解事物变化的内在过程和规律。但由于其周期长，重复性访谈的运用也常常受到限制。

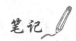
笔记

四、依据访谈沟通方式

随着社会的发展，访谈也可借助一些中介物并且能在任何距离之间进行。因此，依据访谈时是否借助中介物，可以把访谈分为直接访谈和间接访谈。

1. **直接访谈**　直接访谈（direct interview）也可称为面对面访谈（face to face interview），这是一种传统的访谈方式。由于访谈者与受访者是面对面的直接交流，因此，较之间接访谈，其突出特点是访谈者不仅可以获取预期的访谈结果，即受访者对访谈问题的回答，而且在访谈过程中，访谈者通过观察受访者的行为与表情还可获取大量的非言语信息。这不仅有助于核实受访者提供的言语信息，而且还有助于对访谈结果的认识与分析。此外，由于是面对面的交流，还有助于访谈双方的沟通，建立良好的关系。当然，直接访谈也存在值得注意的问题，诸如访谈者与受访者的交互影响、比较费时等。

2. **间接访谈**　间接访谈（indirect interview）是借助中介物对受访者进行非面对面的访谈。目前，间接访谈的中介物主要是电话（包括可视电话）和计算机。这种方法具有方便、成本低等优点，可以省去往返于路途上的时间与费用。此外，间接访谈还具有抽样区域大的优点，由于时间与费用的限制，直接访谈只能在相对小的区域内，如一座城市内进行访谈，而电话访谈则不然，只要是通电话的地区均可成为抽样的区域。但间接访谈也存在一些局限性，如不易建立信任关系、无法获得非言语信息、不便控制研究取样等。

第三节　访谈法的基本程序及运用

访谈的步骤与技术是决定访谈所获得的资料是否有用，能否回答所要解决的问题的一个重要方面。按照访谈法的进程，可以把访谈法分为三个连续的阶段，即访谈的设计与准备、访谈的实施和访谈结果的整理与分析。访谈程序好比是菜谱，但如何去烹制美味佳肴，还需要研究者在实践中进一步锻炼与摸索。

一、访谈的设计与准备

1. **设计提纲**　根据访谈的目的，分析、设计具体的访谈提纲。
2. **拟定计划**　联系访谈的时间和地点，计划访谈程序。
3. **分析受访者特点**　收集受访者的材料和分析受访者的特点。
4. **准备工作**　包括①准备好一切要使用的记录工具，如录音机、照相机、纸笔等；②对访谈中可能遇到的问题应有充分的心理准备；③取得受访者的合作。

二、访谈的实施

访谈的实施要注意以下几个方面，才能确保访谈顺利进行，获得有效资料。

1. **访谈的开始阶段**　访谈开始主要是做这样几件事情：打招呼、问好；自我介绍；说明访谈的目的和话题；要热情，有礼貌，不失约，要有必要的寒暄、真挚的感谢；注意对方的身份、称谓；提问要得体；设法营造出和谐的气氛，与受访者建立信任关系。

2. **注意保持中立**　访谈过程中，访谈者可能会遇到与受访者不一致的观点或态度，但访谈者不应把自己的价值标准强加于受访者，要注意控制自己的情绪。比较好的做法是从受访者的角度而不是自身的角度去看、去理解。另外，在记录过程中也应保持中立态度，当访谈者只选择性记录受访者的部分回答，也会产生访谈者偏差。

3. **提问是访谈中主要的活动**　提什么样的问题，如何提问，决定能够获得什么样的信

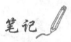

息和访谈的质量。访谈初问一些热身性的问题,访谈时应把握住谈话的方向及主题,尽量避免题外话。密切注意受访者的情绪反应,不要使访谈为他的情绪所左右,避免用刺激情绪的字眼,使用的言语越简单越好,问题不能过多,时间不能太长。注意问题的遣词和询问方式,要尽量少用是否类问题、多重问题,如"您为什么选择参加支教活动?您的朋友也参加了吗?您参加支教活动的感受如何?"受访者可能会忽略这一串问题中的某些问题。

访谈提问的类型:

(1)开放性的提问与封闭性的提问:开放性的问题没有明确答案,受访者可以进行宽泛的回答,但有一定的范围,如"你怎么看待二孩政策?"开放性的问题有利于了解受访者的想法,但是如果过度开放,受访者可能不知如何回答。封闭性的提问,受访者的回答往往有限,如"你认可将小孩由爷爷奶奶照管的做法吗?"

(2)直接提问与间接提问:已建立了和谐关系,受访者已经比较能够接受访谈这种方式,直接提问可能更有效,如"你不想上学是为什么呢?"直接提问一般只在特殊情况下使用,一般情况下应使用间接一些的提问方式,特别是涉及受访者隐私方面的问题时,可代以"其他人"这种投射的处理方法,这样会减少对方的受威胁感,同时也能揭露出受访者自己的感情,尤其是对病人进行访谈时更应注意。如,发现一个病人有自杀倾向,不应直接问他为什么自杀,可代之以"什么事可使一个人考虑自杀?"

(3)促进回答的提问:鼓励受访者,如,"你能多告诉我一些那时的情况吗?"

(4)阐明问题的提问:鼓励解释和扩充,如,"我猜想你会觉得这办法像……吗?"

(5)对质性提问:询问不一致或矛盾,如,"很好,我是否误解了你所说的……?"

(6)追问:访谈者就受访者交谈中出现的某些概念、事实、观点、疑问进一步询问,以达到深入了解问题的目的。

4. 倾听与回应　倾听的态度,从认知层面上看,有三种:第一,主观判断式的听,即访谈者把受访者的回答内容,按照自己的观念、价值观、思维习惯等去理解,用自己的观念体系理解对方的话,迅速作出自己判断;第二,客观接受式的听,即访谈者尽量把自己的观念暂时存放起来,客观地接受受访者的话,尤其重视受访者自己使用的一些独特的概念,尽可能理解其真实的意义;第三,意义建构式的听,即访谈者在倾听的同时,积极地与对方对话,与对方共同建构事物、概念等的意义。

回应的方式主要有以下四种:第一,呼应。包括语言上的呼应和非语言的呼应。第二,重复、重组和总结。重复是把受访者的话重复一遍,表示确认没有听错。重组是把受访者的话按照自己的理解重新组织一下,以便检查自己的理解是否正确。总结是把受访者的话进行归纳概括,一方面可以突出中心和主要的思想,另一方面,则可以检验是否理解正确。第三,自诉。指访谈者在通情的基础上,适当地诉说自己的相关情况和自己的感受、体验。第四,适度地积极评价。

5. 记录　访谈记录根据访谈的类型可以分为两种。第一,结构型访谈。由于事先设计有封闭型问题和准确的记录方式,因此,只需根据受访者的回答,在问卷的相应位置做相应的标记即可。这种记录主要是用来进行定量处理的。第二,半结构型和无结构型访谈。这种访谈要求访谈者做较多的记录。可以用笔或录音机、采访机等仪器来记录。如果使用录音机,需要事先做充分准备,包括:电池是否有电;录音机是否工作顺利;音量调到多大合适等。另外,录音时,录音机的位置要摆放适当,尽量离受访者近一些,使录音清楚;录音机放在稍侧面的位置,不要放在正面,尽量减少受访者心理上的压力。如果用笔记,访谈者需要注意:①提高笔记的速度,可以使用缩写简称,使用速记,使用各种符号;②事后要及时进行整理,把记录不完整的内容补充完整,把没有记录下来的补上,还可以记一些心得感想;③处理好笔记与听的关系,不要一味埋头记录而忽视了适当的回应。最好能够盲记,即眼睛不看笔记本地记录,这需要进行适当的训练。现场记录的内容可以分为四个方面:内容性记录,记录受访者所说的内容;观察性记录,记录访谈者所看到的东西,包括场景、受访者的表情和肢体语言等;方法性记录,记录访谈者所使用的方法;内省性记录,记录访谈者的个人因素对访谈者可能产生的影响,以及访谈过程中的个人感受和心得,它应与客观的内容性记录区别开来,而不要混合在一起。需要注意的是,访谈记录并不是访谈的镜像,不可能完全如实反映访谈的所有方面,在记录过程中,有必要反省自己在研究中的立场,以及对研究可能造成的影响。

6. 访谈的结束　访谈结束的技巧有四种:第一,注意提问的方式,如"我想再问您最后一个问题,就是…""您还有什么要说的?"以此表示访谈要结束。第二,直接说明访谈的结束,如"今天我们就谈这些。"第三,结束中最重要的是表示感谢。第四,就后续的联系作好交代。

7. 需要注意的是团体访谈的操作程序和要求与个别访谈基本相同,但有一些特殊要求,主要有:

(1) 受访者的选取要有一定的代表性。

(2) 受访者的人数要适当。

(3) 访谈开始,同样要相互介绍,彼此了解身份;然后访谈者应说明访谈的目的和主题。与个别访谈不同的是,往往在开始还要说明访谈发言的一些规则,以便按照统一的规则进行。一般的规则有:鼓励大胆发言,不要有顾虑;适当控制发言时间,或者明确规定每次发言的时间;尽量谈自己的观点和看法,一般不要批评和驳斥他人的观点。

(4) 对那些没有发言的人,要进行提示,鼓励他们发言。

(5) 尽可能了解各种不同的意见和看法,以便对问题产生多角度的认识。

(6) 在结束访谈时,应表示感谢,有时还可以赠送小纪念品等。

三、访谈结果的整理和分析

首先应注意资料是否是按照原先的规定和要求收集的,结构型调查项目有无遗漏。其次,应注意所收集到的资料是否能说明问题,有无答非所问的现象,对于这一类资料,若不能补救,则应在整理材料的过程中剔除,剔除后是否会造成取样偏差;对数字资料,其数字的应用是否符合要求等。都需要进行耐心细致的核实审查,然后再对审核过的资料进行分析处理。主要的分析方法有扎根理论方法、现象学方法、话语分析方法等,其具体内容参见其他参考资料。

第四节　常用的访谈技术

访谈就是访谈者通过与受访者有目的的交谈来收集有关对方心理特征与行为数据资料的研究方法。其核心在于交谈、沟通,如何使用交谈、沟通技术往往直接影响访谈的效果。常用的访谈技术简述如下:

1. **倾听**　访谈中最重要的是倾听,带着研究目的去听,监测访谈问题是否能得到所需收集的信息。通过言语和非言语的反馈,让受访者知道访谈者真的在听他/她的叙说。访谈者应通过身体语言传达兴趣和支持,如身体向前倾斜、双腿舒适的交叉或轻微的分开,友善的眼神接触,适当的面部表情等,对受访者话语和思想作出及时的积极反应。

2. **回应**　是重复受访者的关键词和短语,目的是为了强调其重要性或寻找需要澄清或详尽的细节。即对关键性的想法和情感进行重复和解释。

3. **具体化**　是受访者对自己思想和情感详细丰富的描述。访谈者可鼓励说"告诉我更多些",让受访者更详细地诉说。有时短暂的沉默经常起到鼓励受访者详细诉说的作用。

4. **澄清**   访谈者和受访者都需要彼此澄清某些叙述,以使谈话的内容清晰和准确。访谈者应避免使用专业术语和提供过多信息或语速过快。访谈者应鼓励受访者提出澄清和确定对访谈者的问话是否理解。

5. **共情**   共情(empathy)是访谈者设身处地地体会受访者的内心感受,再将感受到的受访者的感受传达给受访者。要设身处地地为受访者着想,学会换位思考,要理解受访者的思想、情感等。要力求做到能用受访者的"眼睛"去看问题,用受访者的"耳朵"去听。

6. **对质**   为的是解决明显的矛盾或不同看法。可直截了当地询问或陈述以获得更真实的答案和解释,或解决明显的矛盾。如果受访者回答的不真实或不是开放式的,访谈者可重复询问或改换询问方式。

7. **解释**   指对受访者的解释和启发,使受访者了解其问题所在以及他们自己的行为可能构成的影响,增加受访者对自己心理、行为的洞察力。解释能鼓励受访者说出他的感受和想法,以便访谈者更好地理解相关问题。解释也能帮助受访者作出推论和决定。

8. **沉默**   给受访者一定时间进行反省、整理思绪和恢复镇静,以便讲出更多内容。访谈者应该意识到,沉默不是浪费时间。有些受访者可能不习惯长时间的沉默,此时访谈者只要作出短暂的沉默(5~10秒)即可,如果受访者适应的话,可以延长时间(如15~30秒)。

9. **总结**   指对访谈内容的浓缩、概括和解释。在此期间应注意纠正有可能的错误解释或造成误解的地方。要确定问题的先后顺序,回顾前后是否一致,帮助受访者整理思绪和情感活动。总结可以帮助受访者记忆和回想重要的信息,询问问题和提出个人看法。可在谈话过程中间歇地作总结,但常用在下结论的时候。

第五节   访谈法的评价

一、优点

访谈法不要求特殊条件,简便易行,具有以下优点:

1. 访谈法具有较好的灵活性。可针对受访者的特点,采取适宜的谈话方式。并可及时解除对方的疑问和顾虑,逐步引导对方谈论研究者所需要收集的内容,作深入的了解。

2. 访谈法收集的资料较为丰富。既可以获得言语信息,也可以获得语气、语速、语调、表情等非言语信息。

3. 访谈法的适用对象比较广。对于儿童和文化水平低的调查对象,不适宜用书面问卷,则访谈法有着特别重要的作用。

二、局限性

访谈法的局限性主要表现在如下几个方面:

1. **费用高**   较大规模的访谈研究需要培训一批访谈员,需要支付一定的培训费。此外,研究为分散进行,交通费、访谈者的生活补贴也需要一定经费。较之其他研究,这些都是额外的费用。

2. **耗时久**   一方面访谈本身需用的时间比较长。另一方面,访谈者往返访谈地点也要花费相当多的时间。

3. **样本量有限**   访谈研究比较费时、费钱、费力,工作量大,因此,通常多为小样本研究。很显然,小样本研究的主要局限在于抽样误差的概率比较高,从而影响研究结果的外部效度。

笔记

4. 干扰因素多 诸如访谈者的偏见、访谈技巧、访谈对象的情绪状态、访谈地点等均会对访谈结果产生直接影响。

访谈法案例

研究目的：了解大学生人生目的的类型。

研究对象：在校大学生

分析研究对象（受访者）特点：

一方面大学生时间较自由、也支持科研工作，另一方面他们也希望能更好地了解自我，一般都会积极参与访谈。需要注意的是对于人生目的的访谈，为避免被试效应（猜测研究目的，并迎合这个目的），可以尽量从侧面去进行询问、了解其真实的人生目的。

访谈提纲：

嗨！谢谢你来到这里

现在你感觉怎样？请放松一点，不用紧张

我可能要做一些记录，仅供我个人研究使用。你觉得方便吗？

我可以问一下你的年龄吗？

还有你的年级、民族、生源地？

对你来说生活中最重要的事情是什么？

还有没有其他比较重要的事情？

你能说说为什么 [A]/[B]/[C]……对你来说很重要吗？

你有没有做一些什么去实现这些目标？如果有，你都做了些什么？

你认为"人生目的"这个概念是什么意思？

你有人生目的吗？如果有，你的人生目的是什么？

（述评：首先寒暄问好，营造轻松的氛围。了解受访者的基本信息。然后从多个侧面询问被试确认其生活中重要的事情，然后询问这些事情重要的原因，以及有没有正在为实现这些事情付出行动。为尽量避免被试效应，并更好地探测被试是否确有人生目的，访谈开始时不直接问人生目的，都是从相关的其他方面进行间接地询问。最后再从受访者主观方面了解其对自己人生目的的看法）

访谈结果的整理和分析：

根据回答确定被试是否具有明确的意图、投入的水平以及是否具有超越自我的表现，对这 3 个维度分别进行高低二分评定，从而确定被试的人生目的状态。依据三个维度的高低不同，分为七种不同的人生目的类型：自我定向的目标（意图 - 高，投入 - 高，超越自我 - 低）、超越自我的梦想（意图 - 高，投入 - 低，超越自我 - 高）、自我定向的梦想（意图 - 高，投入 - 低，超越自我 - 低）、摸索者（意图 - 低，投入 - 高，超越自我 - 高）、幻想者（意图 - 低，投入 - 低，超越自我 - 高）、漂流者 A（意图 - 低，投入 - 高，超越自我 - 低）、漂流者 B（意图 - 低，投入 - 低，超越自我 - 低）。

为了保证访谈结果的生态效度，研究从客位视角和主位视角两方面进行访谈提问。客位视角从外部的角度看待所研究的思想或行为；主位视角从被研究者的角度去看待所研究的思想和行为，访谈最后的两个问题，就是从主位视角研究被试自己如何定义人生目的。

（唐 宏）

复习思考题

1. 什么是访谈法？访谈法的特点有哪些？

2. 依不同的分类标准，访谈法有哪些类型？

3. 访谈过程中如何避免访谈者偏差？
4. 简述访谈法常用的技术。
5. 试述访谈法的优缺点。

推荐读物

卡拉·威利格.心理学质性研究导论.郭本禹，王申莲，赵玉金，译.北京：人民邮电出版社，2013.

第十二章 问 卷 法

本章要点

问卷法概述
   问卷法的概念
   问卷法的特点
问卷的类型与特征
   结构型问卷、无结构型问卷及半结构型问卷
   发送问卷、访问问卷、邮寄问卷及网上问卷
问卷的设计与编制
   问卷的基本结构及要求
   问卷编制的基本步骤及要求
问卷法的实施与运用
问卷法的实施
问卷法的运用
问卷法的评价
问卷法案例

关键词

问卷法；问卷编制；预测；信度；效度；因子分析；问卷实施

在心理和教育科学研究中，问卷法是最常用的收集资料的方法之一。由于心理和教育科学研究对象的特殊性和问卷法的日益完善和发展，使得问卷法在揭示个体的心理活动规律中发挥着越来越重要的作用。

第一节　问卷法概述

一、问卷法的概念

"问卷"一词译自法文 questionnaire，原意是"一种为统计或调查用的问题单"，因而问卷是一组严格设计的问题或表格。问卷法（questionnaire method）是研究者以按照一定要求和程序编制的问卷为工具向研究对象收集资料和数据的一种方法。

二、问卷法的特点

（一）问卷法的标准化程度较高

就整个问卷法的研究过程而言，从问卷的编制到问卷的实施再到问卷结果的分析

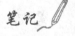

154

处理等都是按照一定的原则和要求来进行的,从而保证了研究的科学性、准确性和有效性。

(二)问卷法能在较短的时间内收集到大量资料

在心理学研究中,观察法、访谈法和实验室实验等方法因受到时间和空间的限制,使得研究的样本量总是有限的。而问卷法可以在同一时间内将问卷分发或邮寄给众多的被试者,所以短时间内可以收集到大量的资料。

(三)问卷法较少地受到主被试交互作用的影响

无论是访谈还是实验室实验,主试总要在一定程度上操纵和控制被试,主试的态度、情绪等都会对被试的反应产生影响。而问卷法中,主试不需要去控制和操纵被试,被试可以在一种较为自由的状态下独立思考,从这个意义上讲,问卷法可以得到被试更为真实的反应。

第二节　问卷法的类型与特征

一、根据问卷中提出问题的结构化程度

根据问卷中提出问题的结构化程度,可以分为结构型问卷、无结构型问卷和半结构型问卷。

(一)结构型问卷

结构型问卷(structured questionnaire)也称为封闭式问卷(closed-end questionnaire),这种问卷不仅提出问题,还提供了几个可供选择的答案,被试只需要从事先给定的答案中根据自己的情况选择一个或几个合适的答案。根据选项的数量和特性,结构型问卷又分为如下几种:

1. **选择式**　将问题的几种可能答案统统列出,让被试选择一个或几个符合自己情况的答案。

(1)单项选择式:单项选择式中比较常见的是是否式,例如:

1)是否式:你白天经常提不起精神吗?(A)是;　(B)否

2)等级式:回首往事,我能够感受到生活的意义和人生的圆满。

(A)非常不符合;　(B)不符合;　(C)有些不符合;　(D)介于中间;　(E)有些符合;

(F)符合;　(G)非常符合

(2)多项选择式:这种问题设置多种答案,被试可以根据自己的情况在其中自由选择几种。例如:

1)过去,在您遇到急难情况时,曾经得到的安慰和关心的来源有?

(A)配偶;　(B)其他家人;　(C)朋友;　(D)亲戚;　(E)同事;　(F)工作单位;

(G)党团工会等官方或半官方组织;　(H)社会团体等非官方组织;　(I)其他

2)你认为你的幸福感源自什么?

(A)家庭美满;　(B)事业有成;　(C)生活自由自在;　(D)实现自己的理想;

(E)为社会做贡献;　(F)身体健康;　(G)有知心朋友;　(H)有钱有权有势;　(I)其他

2. **排列式**　被测者对问题的多种答案按一定的标准排列出它们的顺序。例如:

(1)请将下列专业按你的兴趣给以排列,最有兴趣的请填1,其次是2,依此类推。

(　　)文学　　(　　)哲学　　(　　)法学　　(　　)经济学

(　　)生物学　　(　　)天文学　　(　　)物理学　　(　　)数学

(　　)教育学　　(　　)心理学

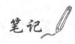
笔记

（2）当你被别人误解的时候，你首先想到怎么办？请根据从先到后的顺序将下列选项排序：

（A）当场与他争辩；　（B）找人发泄；　（C）向别人倾诉；

（D）心平气和地和他把事情说清楚；　（E）忍气吞声

3. **评价式**　问题的答案是用1～5或1～7等数字范围表示，被试将反应显示在一个评价量尺上，让被试选择一个或几个能表述自己实际情况的数字。例如：

请你根据下面的维度对自己的生活状态进行评价，选择适合自己的位置。

快乐的 1 2 3 4 5 6 7 痛苦的

结构型问卷由于提供了备选答案，使得作答方便，因而问卷的回收率较高，同时由于回答是标准化的，所以便于计分和统计分析。但是，结构型问卷由于事先限定了问题的答案，使得被试难以发挥主动性，在回答时可能无法充分表达真实想法，有时只能作出被迫的回答。另外由于作答简单，结构型问卷也容易给被试提供猜答与随意选答的机会，一定程度上降低了回收信息的真实性和可靠性。

（二）无结构型问卷

无结构型问卷（unstructured questionnaire）也称开放式问卷（open-end questionnaire），是指只提出问题，不提供备选答案，让被试做自由回答的问卷。

根据开放式问卷提问方式的不同，又分为三种类型：

1. **自由作答式**　即研究者提出问题让被试自由作答。例如，"你认为导致大学生学习倦怠的原因有哪些？""你心目中的理想教师应具备哪些素质？"等。

2. **语词联想式**　即研究者根据需要提到一个词，让被试填写其联想到的内容。例如，当大家看到"信任"这个词时，大家会联想到哪些词语？请写出不少于15个词语。这种提问方式可以了解被试对于某一事物的内隐认知和态度，在社会认知的研究领域中经常用到。

3. **情境式**　即创设一个现实情境，让被试设身处地地在该情境中对问题进行作答。例如，要调查中学生的人际信任水平，题目可编写为："某天放学路上，你看到一位老人摔倒在路边，这时你会选择怎么做？"

无结构型问卷没有固定的回答要求，被试可以畅所欲言，从而可使研究者得到更为真实和有价值的回答，适合于研究者对于不了解的问题进行探索性的研究。与结构型问卷相比，无结构型问卷编制起来较为容易，灵活性大，适用于调查答案复杂且不固定的问题。但是，无结构型问卷也有一些局限性：由于被试的回答是非标准化的，因而只能进行定性分析，难以进行定量分析和对比分析；被试所提供的资料未必都是研究所需要的，也可能是无价值的；被试思想观点的表达受其文化水平和写作技巧的影响等。

（三）半结构型问卷

半结构型问卷（semi-structured questionnaire）也称为综合型问卷（synthetic questionnaire），无结构型问卷有利于发挥被试的主动性，充分表达自己的思想观点，但不易量化分析。结构型问卷易于量化分析，但限制了被试在回答问题时的主动性，两种问卷各有优劣。而半结构型问卷则是试图综合两种问卷的优点。这种问卷对被试的回答做部分限制，还有一部分让被试自由回答。一般是在封闭式的问卷后问"为什么"，如"你喜欢什么样的教师？为什么？"对前一问题可提供若干选项供被试进行选择，然后让被试回答第二个问题，解释为什么选择那些答案。

二、根据问卷的施测方式

根据问卷的施测方式，可分为发送问卷、访问问卷、邮寄问卷、网上问卷。

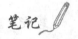
笔记

（一）发送问卷

发送问卷是研究者将问卷送到研究对象手中，待研究对象填答完毕后，再由研究者逐一收回。这种问卷适合于集体的、有组织的研究对象，例如工厂、学校等，能保证有较高的回收率和有效率。

（二）访问问卷

访问问卷是研究者按照统一设计的问卷向研究对象当面提出问题，然后将他们的回答填在问卷中。在使用访问问卷时，研究者可以详细观察和了解到被试的态度、情绪等，有利于对结果进行全面准确地分析。这种方法的回收率是最高的（可达 100%），但需要一对一的直接访问，费时费力，只适用于小样本研究。

（三）邮寄问卷

邮寄问卷是研究者通过邮局向一定范围的研究对象寄发问卷，要求被试按规定的要求填答问卷，并在期限之前再通过邮局将问卷寄回给研究者。邮寄问卷适合于那些距离较远或不易集中的被试。邮寄问卷可以做大范围的研究，样本较大，而且匿名性强，效率较高，但是回收率一般较低。

（四）网上问卷

网上问卷是通过在互联网上发布问卷，要求该网页的访问者填答问卷的方法，目前应用最多的是问卷星。该法的调查对象难以确定，但传递方便，潜在的被调查者数量巨大，有相当的实用价值。

第三节 问卷的设计与编制

一、问卷的基本结构与要求

在设计问卷之前首先需要对问卷的结构有个整体的了解。一个完整的问卷应该包括标题、指导语、被试基本情况的调查、题干与选项、结束语五部分。

（一）标题

问卷的标题（title），要用最简洁的语句说明问卷的目的和主题，同时要避免使用敏感性或威胁性的词汇，如"攻击性问卷""精神障碍问卷"，以免引起被试的戒备心理。

（二）指导语

问卷的指导语（instruction）包括两个方面，首先是对问卷的目的、性质和内容做简要介绍，然后是具体说明被试应该如何填写问卷，包括填写的方法、要求、时间、注意事项等。有时还附一两个例题，帮助被试更好地理解如何进行填写。指导语在文字上要简洁明确易懂，语气上要谦虚诚恳，尤其要明确对被试结果的保密措施，因而，一般在指导语中都写有："问卷不填姓名""答案无好坏对错之分，请不要有所顾虑""答案仅为科学研究所用"等字样。

（三）被试基本情况的调查

在问卷中，为了便于对调查结果进行进一步的分析比较，常常需要调查被试的一些基本情况，比如：性别、年龄、职业、文化程度、经济收入等。

（四）题干与选项

题干与选项是问卷的主体，它是问卷编制过程中最重要也是最复杂的环节，编制者应该严格地按照相关要求来进行。

1. 问题的内容与表述

（1）选择适当的问题类型。一般情况下，探索性研究或预测性研究采用开放式或半开放式问题，而对于已经有明确操纵定义的研究变量，多采用封闭式问题。

笔记

（2）除非测查的特殊需要，一般情况下应回避询问有关社会禁忌、爱好、个人隐私之类的问题，否则会遭到被试的拒绝。

（3）每个题目只能包含一个问题，避免两个或两个以上的问题在同一题中出现，造成被试难以选答。比如，"你是否经常制订学习计划并付诸了实施"，这个题目包含了两个问题，被试就难以作答。

（4）语句要简短，冗长的句子易造成被试阅读理解困难，影响作答的情绪。

（5）避免使用假设句、反问句、双重否定句等。

（6）避免使用模糊性词语，如"可能""总之"等，否则会引起被试的猜疑。

（7）避免使用晦涩、生冷的词，否则容易引起被试阅读困难。

（8）避免使用方言、俗语。

（9）避免出现带有某种倾向的暗示性词语。比如：你放学后是否按照老师所要求的那样先写作业再去玩？既然是老师要求的，就暗示了如果被试选择否就是不应该的。

（10）题目的备选答案应当是可以穷尽的，选项应具排他性。对有些题目，为避免强迫答卷人做不愿做的回答，应提供一种中庸的答案，如："不确定"。

（11）在编写题目时，不仅要紧扣研究问题，而且还要注意这些题目的表述方式，尤其是敏感性问题，更应加以注意。一般有两种措施。第一，先假定被试有某种行为，然后从后面的选项中选出答案。例如，调查青春期中学生的自慰行为，可以问"你经常有自慰行为吗？□一周一次　□一个月一次　□偶尔　□没有"。第二，指出该行为不是异常的，而是普遍的。例如，"很多人曾有过考试作弊的行为，你有吗？"

2. **题目的数量**　问卷的长度要适度，一般以30～40分钟作答时间为参照标准，否则题目数量过少，无法保证收集到足够的信息；题目过多，易引起被试厌烦情绪，导致敷衍塞责或不予以作答。如果必须编制较多题目，可以考虑把问卷拆分为若干个分问卷，分若干次进行测试。

3. **题目的排列**　一份问卷少则几十道题，多则数百道题，为保证问卷达到预期目的，收集到研究所需要的真实可靠的资料，题目排列顺序也是编制问卷时所必须考虑的问题。在排列题目时，可以考虑以下几点：

（1）紧接指导语之后，一般是关于个体基本情况的问题，诸如性别、年龄、学历、职业、身体健康状况等，此类变量可作为分组变量，以供随后的数据分析之用。同时，这些问题比较简单，有助于调动被试作答的积极性。

（2）先简单熟悉的问题，后复杂生疏的问题，这样有助于引起被试积极的情绪体验，提高其配合程度。否则，一开始作答就遇到陌生、复杂的问题，不但耗时，而且易引起消极的情绪体验，以致被试可能会拒绝作答，或草率应付。

（3）先一般问题，后具体问题。一般性问题需要被试作出概括性反应。它反映被试的一般行为特征或态度特征，而被试的行为或态度会因具体问题的不同而有所改变。因此，若先问具体问题，后一般性问题，不仅容易限制回答的内容，使答案流于狭隘，也容易使被试对一般问题的反应发生改变。

（4）先封闭式问题，后开放式问题。由于开放式问题耗时长，需要被试付出意志努力来进行思考，很可能使被试产生畏难情绪而放弃作答。所以，一般情况下，把开放式问题置于问卷的末尾部分。

（5）先普通问题，后敏感问题。若把敏感问题置于问卷的前面，可能引发被试的猜疑和戒备心态，从而不真实作答。所以，对于敏感问题的处理，一方面要注意措辞，另一方面就是将其置于问卷的最后。

（6）如果问卷含有检验性问题，要把这些问题分开排列，不可集中排在一起，否则易被识破。一旦被试识破主试此举之目的，被试就很有可能用大量时间仔细检查自己的答案，从而中止答题；也有可能故意乱答，使答案前后不一；还有可能将此举理解为欺骗行为，拒绝合作。

（7）不同长度的问题在排列时要进行适时的变化，正向题和反向题也应该进行交叉排列，这有助于保持被试的注意力，也可防止产生定势反应。

（五）结束语

问卷的最后一部分是结束语。一般情况下是对答卷者表示感谢，如"谢谢您的合作"。在有些情况下，也可以提出一个开放性的问题，请答卷者针对问卷或研究课题予以评价或建议，以便收集更详尽的信息。

二、问卷编制的基本步骤及要求

（一）明确研究问题和研究对象

在编制问卷之前首先要明确问卷所要研究的问题是什么，比如问卷是测量的哪种心理特质，明确了研究的目的，才能有的放矢地寻找该心理特质的理论依据，然后考虑从哪些具体的维度去设计问题。其次是明确研究对象，要考虑到研究对象的年龄、受教育程度和文化背景等特点，以避免出现脱离研究对象实际情况的问题和答案。

（二）选择题目类型

题目的基本类型有两种，即开放式问题和封闭式问题，每种类型的问题在收集资料方面各有千秋，究竟采用哪种形式提问，尚无确定规则，主要看研究问题的性质。

（三）收集资料以编写题目

资料的收集主要围绕着两个方面：①所研究问题的理论依据；②所研究问题的行为表现。假如要编制中学生的学习倦怠问卷，首先要查阅文献来收集关于学习倦怠的理论，从而确定问卷的维度；其次可以参照与中学生学习倦怠相关的问卷以及开放式的问卷调查来收集中学生学习倦怠的行为表现。接下来，确定每个维度上的项目比例，一般而言，每个维度上的项目比例大体相当。

（四）撰写指导语与编排题目

完成上述步骤之后，就要考虑指导语的写法。通过指导语，一方面消除被试的拒斥心态，争取其配合；另一方面要讲清作答要求。有了指导语之后，还要考虑题目的编排顺序，不同维度的题目交叉排列，正向题和反向题交叉排列，必要的时候可以加入3～5道测谎题。

（五）初试与修订

问卷设计出以后，必须进行初试。初试一般选取30～60人为样本，初试的对象应该与所要研究的对象是同质的，比如要进行中学生学习倦怠问卷的初试，那么所选择的初试对象也应该是中学生。同时，还应将问卷送给该领域的专家征求他们的意见，并根据他们的意见进行必要的修改。初试的目的旨在初步检查问卷的质量。主要围绕以下方面展开：①问卷的内容是否贴切，即是否符合研究目的，是否符合作答者的特征；②问卷的指导语是否明确，语句是否顺畅；③问卷提供的备选答案是否合适，是否有代表性，是否全面，相互之间是否有重叠；④问卷题目的数量是否足够多；⑤被试的答案分布是否合理，有无异常答案。基于初试的结果，对问卷进行修订。

（六）预测与进一步地修订

初试以后，对于有关问卷语词表述的问题得到了解决，接下来就要对问卷进行预测，预测的目的主要是检验问卷的信效度、区分度（discrimination）等测量学方面的指标。预测时应注意以下问题：①预测时所用的被试应该是从测验对象这个全域中抽取的；②预测的对象不能作为正式施测的对象；③关于预测的人数，学科测验以 370 人为宜，其他心理测验，量表预测人数以测题数目的 3～5 倍为宜；④预测的实施过程与情况要和将来施测时相同，这样才能较好地控制无关变量对测验结果的影响。对于预测问卷，要进行相关的检验。首先，信度（reliability）的检验。一般情况下，为了方便起见，可以计算问卷的分半信度（split-half reliability）和内部一致性系数（Cronbach's Alpha）来作为信度的指标，条件允许的话，还可以计算重测信度（retest reliability）甚至复本信度（parallel-forms reliability）。接下来，效度（validity）的检验，一般进行内容效度（content validity）和结构效度（construct validity）的检验，条件允许的话，还可以进行效标效度（criterion validity）的检验。内容效度的检验方法可以采用专家评定法，结构效度的检验方法主要有探索性因素分析和验证性因素分析。对于区分度的检验，可以对问卷的高分组和低分组在每个项目上的得分进行差异检验。如果必要的话，还可以制定出问卷的常模，这个需要选取大量的被试。根据预测的结果，对问卷进行进一步修订，比如，根据探索性因素分析的结果对项目进行删改，对区分度较低的项目进行修改或删除等。

（七）再测

一般情况下，预测之后的问卷都会存在着不同程度的问题，都需要进行修订。修订完以后需要对问卷进行再测（retest），再测的目的是对问卷的信效度、区分度等测量学指标进行再次检验，如果良好的话，问卷就编制完成了。

第四节　问卷法的实施与运用

一、问卷法实施的一般程序

实施问卷的一般程序包括：使用前的甄误、被试的选取、问卷的分发、问卷的回收、问卷结果的处理与分析。

（一）使用前的甄误

在正式实施或邮寄问卷之前，应仔细通读问卷，以确保无印刷、排版、装订之错误。

（二）被试的选取

在选取被试的时候，首先要明确研究对象，如研究大学生的主观幸福感水平，所选被试应该是大学生，在这里要考虑到不同性质的院校、不同的专业、不同的年级等方面，以保证被试团体的代表性；其次被试的选取通常用抽样的方法，可以是简单随机抽取也可以是分层随机抽取，还可以整群抽样，具体采用何种方法要根据具体情况来定；另外，选取的被试样本要足够大，以防止问卷回收率过低而影响研究结果的有效性。

（三）问卷的分发

根据问卷实施的目的、对象不同，决定选择不同的实施方法。在前面章节提到了问卷的分发方式有发送问卷、邮寄问卷、网上问卷等，具体采用哪种形式要根据研究的具体情况来定。

（四）问卷的回收

问卷的回收情况依分发问卷方式的不同而不同。一般情况下，访问问卷的回收效果最好，可达到 100%；发送问卷的回收率也较好；邮寄问卷的回收率较低。为提高问卷的回收率，研究者可从以下方面入手：问卷方面，问卷的指导语要友好，简洁明确，问题的表述要清晰明了，问卷不要过于复杂，问卷的印刷质量要好。被试方面，被试的合作态度、当时的身心状态对问卷的回收率有较大的影响。通常，初次或较少接受问卷调查的被试，回答问卷的积极性较高；相对集中和有组织的被试，如学校的学生、企业的员工等，对他们进行问卷调查时也会有较高的回收率。其他方面，对于邮寄问卷，在问卷中附上贴好回寄邮票和

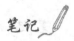

地址的信封，并且在规定的回寄时间前后向没回寄的被试进行催促，也可以使回收率有所提高。另外，如果一项问卷研究能得到政府部门或某些知名度较高的部门的支持，其回收率一般也比较高。所以，为提高问卷的回收率，应尽力争取与政府部门或一些知名机构进行联合。

为保证问卷回收的有效性，需要弄清影响问卷有效性的因素，然后采取有关措施来提高问卷的有效性。影响问卷有效性的因素主要是问卷本身的错误，包括指导语含糊不清，问题表述不明确，问卷题量过多，所以研究者要严把问卷的质量关。另外，被试的身心状态和态度也影响其问卷回收的有效性。大多数情况下，被试都是无偿来填答问卷的，所以主试要以最真诚友好的方式来赢得被试的合作。最后，测验环境方面，光线太暗或噪声过大都会影响被试作答的效果，所以主试要给被试提供一个安静舒适的作答环境。

（五）问卷结果的处理与解释

问卷回收上来以后，首先要对问卷进行逐一地检查，对于无效的问卷要予以淘汰。无效的问卷包括漏答题目的和胡乱作答的。接下来，要对检查之后的有效问卷进行编号，编号的目的是便于对问卷中的数据进行录入。在录入数据时，一定要仔细认真，最好是研究者自己来完成，不能只追求速度，务必要做到无误，否则将直接影响到数据处理的效果。

在心理学研究中，对于结果的处理分析通常要借助于统计软件来完成，所以研究者要熟练掌握软件的使用流程和心理学研究中常用的统计方法，一般情况下，常用到的统计软件有 SPSS，AMOS 等，常用到的统计方法有差异检验、方差分析、回归分析、相关分析、卡方检验、因素分析、聚类分析等。

对于问卷的解释，主要是看这些结果是否验证了研究假设，有时候也要根据调查内容的具体情况来做进一步地评估和研究，要结合一定的社会学、心理学理论进行综合的推论。

二、问卷法的运用

问卷法适用的领域很广泛。问卷法不仅是目前心理学研究中最常用的研究方法之一，也是社会学、管理学、经济学和各种教育研究的重要方法。在这些领域中，通过问卷法可以系统地了解人们的幸福感、满意度、基本需要、学习和工作动机、职业倦怠、群体气氛、领导作风、价值观和态度等等。另外，在实验研究、访谈中，问卷法有时也是一种重要的辅助性方法。

第五节　问卷法的评价

一、优点

问卷法最大的优点就是能以较小的投入，在较短的时间内收集到大量数据，省时省力。问卷可以代替研究人员的实地观察和访谈，通过集体施测的方法，甚至可以在短短一周内收集成千上万份的资料，这是任何其他方法无法比拟的。

问卷法的另一优点在于它的目的性很强，可以用来研究被试的多种心理特性、行为和态度，用问卷法收集资料可不受人数限制，因此，抽样范围较广。

另外，问卷法能够收集到较为真实的资料。大多数情况下，被试在填答问卷时既无人员监视，也无需署名，尤其是在填答一些不宜当面询问的敏感性、尖锐性问题时，不会产生后顾之忧，因而有助于研究者收集到较为真实可靠的信息。

二、局限性

首先，问卷法的有效性难以保证，即有时我们难以对问卷法所获得的数据进行正确的

笔记

可靠性评定。被试在填答问卷可能会出现敷衍了事、胡乱作答等现象，这都会影响到数据的有效性。

其次，问卷法的灵活性不够。为了便于对数据进行定量分析，常采用封闭式问卷，主试预设好了题目和答案，被试只能从中选择，这难以适应每位被试的情况，当被试没有经历过此情景或没有此类体会时，他们就难以作答，势必导致胡乱作答的情况。

另外，问卷法只适用于调查具有一定文化程度的人，对于婴幼儿和文化水平较低的群体，问卷法的使用会受到了很大的限制。

问卷法案例

下面以《中学生学习主观幸福感问卷》的编制为例来说明问卷的编制过程。

一、问卷编制理由

由于目前国内还没有权威的"中学生学习主观幸福感量表"，于是研究者在参考美国心理学家 Fazio 编制的《总体幸福感量表》（Psychological General Well-Being Schedule，PGWB）并结合对中学教师、中学生的访谈结果自行编制了《中学生学习主观幸福感问卷》。

二、预测问卷的编制

（一）项目编制

研究者通过对部分中学生和中学教师进行深入访谈，了解了当前中学生的学习特点、学习状态和影响中学生学习主观幸福感的一些因素。通过对相关资料的分析和整理，运用问卷编制的方法和原则，研究者编制了中学生学习主观幸福感的原始问卷，并请学习心理学专家及心理学研究生对此进行了初步的评定，也就是对问卷进行内容效度的检验，之后对部分项目的文字表述进行了修改，项目采用 4 点记分法，从"完全不符合"到"完全符合"四个等级，最终形成了 40 个项目的原始问卷，其中包括适量的反向题，在记分时作相应的调整和转换。

（二）预测

研究者选取某实验中学的高中生和初中生共 360 名被试进行了预测，其中初、高中生各 180 名，别除无效问卷，最后获得有效问卷 338 份（以问卷作答无遗漏以及没有明显敷衍迹象为标准）。预测数据采用 SPSS11.0 进行统计处理，数据表明《中学生学习主观幸福感问卷》KMO 值为 0.837，Bartlett 检验差异极其显著，说明适合做因子分析，但因子负荷不太理想，题目存在着交叉现象，需要对问卷的项目做进一步的删减。于是，研究者根据问卷编制的原则对初测问卷进行了修订。

（三）预测问卷的修订

预测的问卷由 40 个项目组成，研究者参照以下标准对项目进行了筛选：

1. 项目的区分度　项目分析即求出每一个题目的"临界比率"（critical ratio，简称 *CR* 值）。将总分按从高到低的顺序排列，得分前 27% 者为高分组，得分后 27% 者为低分组，分别赋值，以此为分组变量，对高低两组被试在每题上的得分进行平均数差异的显著性检验，如果 *CR* 值没有达到显著标准，即表示这个题目不能鉴别不同被试的反应程度，应当被删除。据此，研究者删除了差异没有达到显著性水平的项目。

2. 因子负荷值　根据因素分析理论，项目负荷值显示的是该项目与某公共因素的相关，项目的因素负荷愈大，说明该项目与某公共因素的关系愈密切，若项目的因素负荷过小，也就是该项目与某公共因素的相关过低，则表明该项目不能反映因素所反映的心理特质。研究者将因子负荷值小于 0.30 的项目删除。

3. 将在两个因子上负荷均过高且负荷值近似的项目删除　通过对项目的删减，修订后的问卷共包括 25 道题目，为防止被试产生思维上的定势，问卷中包含适量的反向题，在统计

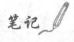
笔记

分数时对此进行转换。问卷采取四点记分法,完全符合记 4 分,比较符合记 3 分,不太符合记 2 分,完全不符合记 1 分,问卷总计为 100 分,被试得分越高,学习主观幸福感水平越高。

三、问卷的再测

研究者选取某中学被试共 920 名(预测问卷采用过的被试不再作为再测的被试),对修订过的《中学生学习主观幸福感问卷》进行再测,剔除无效回答,获得有效问卷 838 份(以问卷作答无遗漏以及没有明显敷衍迹象为标准)。

(一)项目分析

研究者对问卷的各个项目进行区分度方面的检验。将被试填答的《中学生学习主观幸福感问卷》所有项目的得分累加,得到被试的学习主观幸福感总分,将幸福感总分按降序排列,把得分排名前 27% 的被试作为高分组,得分排名后 27% 的被试作为低分组,分别赋值,作为分组变量,对各项目的得分进行独立样本 t 检验。结果表明:高分组和低分组在各项目上的得分都具有极其显著的差异,说明《中学生学习主观幸福感问卷》具有良好的区分度。

(二)问卷的探索性因素分析

由于因素分析需要具备一定的条件,因此研究者采用 SPSS 11.0 对 838 名被试的学习主观幸福感问卷结果进行巴特利特(Bartlett)球形检验,并进行取样适应性检验,计算 KMO 值(KMO 是对采样充足量的测度,检查变量之间的偏相关是否很小),两者的结合表明该因素模型是否适合进行因素分析。分析结果表明 KMO 值达到 0.914,巴特利特系数为 3892.014,相伴概率为 0.000,说明巴特利特球形检验达到了极其显著的水平,这表明取样适当,所以该问卷可以进行因素分析。

为了使因素的分类更具概括性,涵盖更多的信息,研究者对问卷数据采用主成分分析法进行抽取,按照特征值大于 1 的原则,得到 3 个因子,共解释总变异率的 45.205%。

对再测数据进行因素分析,经过 Promax 斜交旋转,获得因子结构。

因子 1 上负荷较高的项目有:X1、X4、X6、X15、X9、X21、X18、X23,研究者将其命名为学习意愿。它主要是针对学习过程之前,是指学生对学习的一种心理倾向,通俗而言就是学生想不想去学。

因子 2 上负荷较高的项目有:X2、X3、X16、X7、X10、X13、X19、X24,研究者将其命名为学习热情。它主要是针对学习过程之中,包括学生在学习过程中的学习精力、学习满意度、学习满足感等。

因子 3 上负荷较高的项目有:X5、X8、X11、X14、X20、X25、X17、X12、X22,研究者将其命名为学习体验。主要是针对学习结果,包括学生对自身学习方法、学习效率、学习成绩等的主观感受。

(三)问卷的信度检验

对 3 个分问卷及总问卷进行内部一致性检验,分别计算总量表和 3 个分量表的 Alpha 系数,结果表明中学生学习主观幸福感问卷具有良好的信度。

另外研究者对 3 个维度的得分与总问卷的得分进行了相关分析,相关系数结果表明,构成中学生学习主观幸福感的 3 个因子所测的内容与总量表之间存在较高的一致性,说明他们测的是同一相关的对象,中学生学习主观幸福感问卷具有较好的信度保证。

(陈洪岩)

复习思考题

1. 问卷编制的一般步骤是什么?
2. 问卷预测时应注意哪些问题?
3. 如何提高问卷回收的有效性?

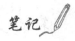

4. 问卷法的优缺点有哪些?

5. 如果让你自编《大学生学业拖延问卷》,请列出你的编写思路。

推荐读物

[1] 龚耀先. 心理评估. 北京: 高等教育出版社, 2003.

[2] 吴明隆. 问卷统计分析实务——SPSS 操作与应用. 重庆: 重庆大学出版社, 2010.

[3] 弗洛德·J·福勒. 调查问卷的设计与评估. 蒋逸民, 译. 重庆: 重庆大学出版社, 2010.

第十三章　测　验　法

本章要点

心理测验概述
　测验法及心理测验的概念
　心理测验的特点
　心理测验的量表
心理测验的类型、功能和评价指标
　心理测验的类型
　心理测验的功能
　评价心理测验的指标
心理测验的运用
　测验的选择
　测验前的准备
　施测
测验法的评价
　测验法的优点
　测验法的局限性
　目前测验使用存在的问题
　测验法与问卷法的区别
测验法案例

关键词

测验法；心理测验；测验法的评价

　　心理学是研究人类"心理"的一门学问。然而，人类的心理难以直接观测到。这就决定了作为一种有效测量工具和间接观测手段的测验法在心理学研究中占有重要的地位。本章将简要介绍测验法的概念、功能、运用等基本问题，使读者形成对该研究方法的整体认识。

第一节　心理测验概述

一、测验法及心理测验的概念

测验法（test method）是根据一定的法则用数字对事物加以确定，是心理学研究中最常

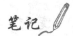

用的手段之一,也是较为科学地对当事人进行检查、收集资料和评估的方法。美国心理学家桑代克(Thorndike EL)曾说,"凡客观存在的事物都有其数量"。麦柯尔(Mccall WA)也指出"凡有数量的东西都可以测量"。以此为前提,心理学家们不断尝试着对人类的各种心理现象,如感知觉、记忆、思维、想象等认知过程、情绪过程和意志过程,以及能力、气质、性格等个性心理特征,采用各种各样的方法进行测量,以期不断深入认识心理现象,更好地服务于人类自身。

关于"心理测验(psychological test)",一般有两种理解:一是指代心理测量的一种"方法",即根据心理学原理用数字对心理现象和心理特征加以量化的方法,在这个意义上,一切以心理特性的测定为目的、并进行了一定组织化的方法都可包括在心理测验之中;二是指代心理测量的一种"工具",即标准化了的心理测验。综合这两种理解,本章将"心理测验"界定为一种通过对行为样本进行标准化的测量从而对人的心理作出客观评估的研究方法。

一般来说,心理测验包含下列三方面的内容:

首先,心理测验测量的是行为样本。心理测验并非要测量所有可能出现的行为,而是努力收集一个系统的、与欲测量的某个具体心理属性或特质相关的行为样本。例如,对于度量人类智力这一问题,韦克斯勒是这样解决的:他选择了11个领域,通过评估个体在这11个领域中的代表性行为表现,来度量其智力水平。可以看出,样本的代表性是影响心理测验质量的重要因素。

其次,这个行为样本是在标准化条件下获得的。进行心理测验时,严格执行标准化的程序有助于减少额外变量的影响,例如施测的物理条件、主试的特征等。

最后,测验结果的评分和解释要遵循一定的规则。心理测验的目的在于对人的心理现象或行为进行描述和推断,这种描述和推断必须要有一个一般性的规则。如果被试的测验结果完全取决于主试的主观判断,心理测验则不能成为一种有效的测量工具和研究手段。

综上,心理测验要求在测验的编制、施测、评分和解释方面必须依据一套系统的程序,以使测验达到标准化。

二、心理测验的特点

1. **间接性**　科学发展到今天,我们还无法直接测量人的心理活动,只能测量人的外显行为,也就是说,我们只能通过一个人对测验项目的反应来推论出他的心理特质。特质是个体独有的、稳定的、可辨别的特征,但它又是一个抽象的产物、一个构想,而不是一个被直接测量到的有实体的个人特点。由于特质是从行为模式中推理出来的,所以心理测量永远是间接的。

2. **相对性**　在对人的行为做比较时,没有绝对的标准,我们有的只是一个连续的行为序列。所谓测量就是看每个人处在这个序列的什么位置上,由此测得一个人智力的高低、兴趣的大小等,都是与所在团体的大多数人的行为或某种人为确定的标准相比较而言的。

3. **客观性**　客观性是对一切测量的基本要求。在心理测量中要控制的变量比物理测量多得多,要做到客观颇不容易。测验的客观性实际上就是测验的标准化问题。首先,测验用的项目或作业、施测说明、施测者的言语、态度及施测时的物理环境等,均经过标准化,以使测验本身和施测过程达到客观化;其次,评分原则、计分方法和分数转换也经过了标准化;最后,测验的解释经过了标准化,因此对结果的推论相对可靠。

乍看上去,心理测量的准确性似乎比不上物理测量。然而实际上,两种测量的对象截然不同,这也就决定了测量方法的差异。将心理测量同物理测量等量齐观,是导致人们对心理测验产生种种误解的重要原因。心理测验作为测量人心理特性较为客观、较为科学的

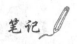

方法,目前还没有更有效的方法能够将其取代。我们熟知的智力、人格、动机等概念和结构,都是心理测验的成果。心理测验将外在行为表现与内在心理特征联系起来,在帮助我们了解、预测和控制人类行为的过程中发挥了重要作用。

三、心理测验的量表

测量即对事物的特征进行数量描述,这种描述是通过量表(scale)进行的。所谓量表,就是能够使事物特征数量化的数字的连续体。一般而言,量表都是由一系列标准化了的测验项目构成,根据统计的结果,具有一定的分值。传统上,因制定量表的参照点与单位的不同,研究者将量表分为四种不同的水平。

1. **称名量表(nominal scale)** 也称类别量表,即用数字将事物归类。例如研究中男性用 1 表示,女性用 2 表示。实际上,称名量表并不是严格意义上的量表,因为其中的数字并不具备数量化的含义。

2. **顺序量表(ordinal scale)** 顺序量表不仅能够指代事物的类别,而且能够表明不同类别的等级,即按事物某种属性的多少或大小将各个事物加以排列,获得一个等级次序。例如根据学生的考试成绩进行排名。

3. **等距量表(equal interval scale)** 等距量表不仅能够指代事物的类别和等级,而且具有相等的单位。等距量表的数字是一个真正的数量,这个数量中各个部分的单位是相等的,因而可以进行加减运算,例如 10℃ 和 15℃ 的差别与 15℃ 和 20℃ 的差别是相等的。但等距量表没有绝对零点,因而不能进行乘除运算,例如不能说 20℃ 是 10℃ 的两倍。

4. **比率量表(ratio scale)** 比率量表是最高水平的测量量表,因为它除了具有类别、等级、等距的特征外,还具有绝对零点。使用比率量表,不仅可以知道测量对象之间相差多少,而且可以知道它们之间的比例。例如身高、体重等很多物理测量皆是如此。

一般而言,心理测验比较适合在顺序量表上进行,这主要是因为对于人的智力、人格等而言,难以确定绝对零点,相等单位也很难获得。但如此一来,顺序量表限制了许多统计方法的使用,也限制了理论研究和实际应用的深度。为了克服这一缺陷,心理测量学家进行了大量的研究,将顺序量表的分数转换到具有相等单位的等距量表上,但这很难说在本质上改变心理测量数据的顺序性质。

第二节　心理测验的类型、功能和评价指标

一、心理测验的类型

为了满足心理测量工作的需要,近百年来,心理测量学家编制了大量的心理测验,涉及各个方面和各个领域。按照不同的分类标准,可将这些心理测验分为不同的类型,主要的分类标准有测验对象、测验人数、测验方式等。注意这种分类是相对的,同一个测验从不同的角度可以归为不同的类型。

(一)按所测心理品质分类

1. **智力测验(intelligence test)** 智力测验旨在测量人的一般认知能力水平。如 Binet-Simon 智力量表、Stanford-Binet 智力量表、Wechsler 成人智力量表等,都是常用的著名智力测量工具。

2. **能力倾向测验(aptitude test)** 能力倾向测验旨在发现个体的潜在才能,深入了解其长处和发展倾向。能力倾向测验可分为两种:一种是一般能力倾向测验,测量个体多方面的潜能;另一种是特殊能力倾向测验,测量个体的特殊潜在能力,例如音乐能力倾向测

验、机械能力倾向测验等。

3. 成就测验（achievement test） 成就测验主要用于测量个人（或团体）经过某种正式教育或训练之后对知识和技能掌握的程度。最常见的成就测验是学校中的学科测验。

4. 人格测验（personality test） 人格测验测量的是个性中能力以外的部分，亦可看作非能力测验，主要测量性格、气质、兴趣、态度、品德、情绪、动机、信念、价值观等方面的个性心理特征。人格测验主要分为两类：一类是自陈人格问卷，例如"明尼苏达多相人格调查表"；另一类是投射测验，例如"主题统觉测验"。

（二）按测验人数分类

1. 个别测验（individual test） 一位主试在一段时间内只能测量一位被试即为个别测验，这是临床心理诊断测验中最常用的测验形式。个别测验具有突出的优点，例如，主试对被试的行为反应有较多的观察或控制，尤其对某些被试（如幼儿或文盲）不能使用文字需由主试记录其反应时，个别测验是无可取代的。但个别测验的缺点也很明显，费时、手续复杂、对主试要求高等。

2. 团体测验（group test） 一位主试在一段时间内能测量许多被试即为团体测验。团体测验可以节省时间、人力和物力，主试也不必经过严格的专门训练，只要事先熟悉测题和指导语、施测时能够掌握时间并能够控制测验现场即可。团体测验的缺点在于被试的行为不易控制、难以发现被试的特殊反应、容易产生测量误差等。

（三）按测验材料的性质分类

1. 文字测验（verbal test） 文字测验指测验的内容用文字材料的形式表现。因实施方便，多用于团体测验。但文字材料易受被试文化程度的影响，因而对不同教育背景下的人使用时有效性不同，甚至无法使用。

2. 操作测验（manipulation test） 通过图片、实物、工具、模型的辨认和操作进行测验。优点是不需使用文字作答，不受文化因素的限制。缺点是大多不宜团体实施，要花费大量的时间。

（四）按测验要求分类

1. 最高行为测验（maximum behavior test） 测验要求被试尽可能作出最好的回答，主要与认知过程有关，有正确答案。能力测验、成就测验均属最高行为测验。

2. 典型行为测验（typical behavior test） 测验要求被试按通常的习惯方式做出反应，没有标准答案。一般说来，人格测验测量的均属典型做为测验。

（五）按测验刺激的明确性分类

1. 构造性测验（structural test） 也称有结构测验。测验所呈现的刺激和被试的任务是明确的，只需被试直接理解，无需发挥想象。几乎所有的能力测验（如智力、记忆、特殊才能以及成就测验等）都属有结构测验。

2. 投射性测验（projective test） 测验所呈现的刺激没有明确意义，问题模糊，对被试的反应也没有明确规定。因测验的刺激材料和任务无严谨的结构，或结构不严，又称无结构测验。被试做出反应时，一定要凭自己的想象来加以填补，使之有结构、有意义。无结构测验种类较少，代表性的测验有罗夏墨迹测验、主题统觉测验、自由联想测验和填句测验等。

（六）按测验结果的参照标准分类

1. 常模参照测验（norm-referenced test） 常模参照测验将被试水平与常模比较，以评价被试在某一团体中所处的位置，属于相对测验。例如我们国家的"高考"就是一种常模参照测验。

2. 标准参照测验（criterion-referenced test） 标准参照测验将被试水平与一绝对标

准相比较，以评价被试是否达到该标准为目的，也称目标参照测验。例如各种职业资格考试都属于标准参照测验。

值得注意的是，常模参照测验和标准参照测验的区分在理论上是绝对的，但在实际应用中却不是非此即彼的。例如研究生入学考试，通常来说属于常模参照测验；但每门考试都有一个分数线，如果某科成绩不过计划线，那就是所谓"单科受限"的情况，也是不能被录取的，这又带有标准参照测验的性质。

（七）按施测手段分类

1. 计算机化测验 指的是被试在计算机上根据计算机指令通过操作计算机作答的测验。常见的计算机化测验包括基于计算机的测验（computer-based test，，CBT）、计算机化自适应测验（computerized adapt test，CAT）、基于网络的测验（internet-based test，IBT）等。

2. 非计算机化测验 通常指传统的纸笔测验。计算机化是心理测验发展的重要方向，但受目前计算机技术的限制，许多测验还不能完全实现计算机化，传统纸笔测验还有用武之地。

二、心理测验的功能

应用心理测验可以对人们的智力水平、人格特点等心理特质作出描述和评价。近年来，心理测验的应用越来越广泛，主要体现在理论研究和实际应用两个方面。

（一）理论研究方面

1. 收集资料 心理测验是收集资料的有效途径。例如，为了解影响个体学业成绩的心理因素，可以通过智力测验、能力倾向测验、成就动机测验、学习兴趣测验、人格测验和学业成绩测验等获得各种心理因素的分数，然后运用统计方法得出科学结论。

2. 建立和检验理论假设 在心理学的研究中，通常需要根据已有的测验研究成果提出理论假设，然后通过测验进一步检验这个假设。斯皮尔曼的智力二因素理论、瑟斯顿的智力群因素理论以及吉尔福特的智力三维结构理论等，都是建立在对智力测验结果因素分析基础上的。这些智力理论来源于智力测验，反过来又为进一步编制智力测验提供理论基础。

3. 实验分组 在一些实验心理学研究中，为控制与实验变量无关的被试的其他心理变量，可借助心理测验筛选被试，以实现各处理组的同质。此外，若要研究具有不同心理特征的被试在完成心理实验任务过程中的差异，可通过心理测验识别不同心理特征的被试，然后分成两个极端组进行比较实验。

（二）实际应用方面

1. 选拔人才 现代社会需要大量不同类型、不同层次的人才，心理测验的发展为大规模地选拔人才提供了可能。心理测量学家根据对各种工作的性质和特点的分析，寻找出适应特定工作要求的心理模式，然后根据这种模式编制测验，借此识别适合从事这种工作的人。用测验法甄别人才不仅大大提高了选才的效率，而且可以避免选才过程中的各种人为因素的影响，从而提高选才的科学性和客观性。

2. 人员安置 随着社会化大生产的发展，出现了很多新兴的职业，人事分工也越来越细。通过心理测验，可以将合适的人放到合适的位置上，一方面做到人尽其才，另一方面也有利于组织的发展。

3. 心理诊断 对于精神发育迟滞者和心理障碍者的识别是推动心理测验发展的重要动力。直到现在，心理测验仍然是诊断精神发育迟滞、精神障碍和脑功能障碍等的一种重要方法。此外，心理测验的诊断功能不只限于临床，在教育工作中同样可以发挥作用。

4. 心理咨询 心理测验获得的资料可以作为从事心理咨询工作的依据。例如，综合成

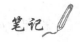

169

就测验、智力测验、能力倾向测验、职业兴趣测验和性格测验的资料，可以为一个人的未来职业方向提供咨询意见，以帮助来访者作出正确的职业选择。利用人格测验和临床精神障碍测验的资料，还可以帮助来访者改善心理环境，提高心理适应的能力。

值得注意的是，上述心理测验的各项功能是互相联系的，很难截然分开。之所以进行这种区分，只是为了解释的方便和条理化需要。

三、评价心理测验的指标

任何测量都是有误差的。因此，在根据测验结果得出相关信息之前，需要首先对测量的可靠性和有效性进行评估，也就是进行测量学方面的分析。

（一）信度

信度（reliability）指测量结果的稳定性程度，反映了测量过程中的随机误差。一般来说，一个好的测量必须具有较高的信度。常用的信度指标有重测信度、同质性信度和评分者信度。

1. **重测信度**（test-retest reliability） 指用同一量表对同一组被试施测两次所得结果的一致性程度，其大小等于两次分数的积差相关系数。重测信度高，说明结果具有较好的跨时间稳定性，可以用这种测量结果来预测人在短期内的表现。

2. **同质性信度**（internal consistency reliability） 也叫内部一致性系数，指测验内部所有题目间的一致性程度。此处的"一致性"包括两层含义，一是所有题目测量的都是同一种心理特质，二是所有题目得分之间具有较高的正相关。最常用的同质性信度是克龙巴赫 α 系数。

3. **评分者信度**（scorer reliability） 指多位评分者给同一批被试进行评分的一致性程度。如果是两位评分者，一般采用积差相关或者斯皮尔曼等级相关；如果是三位及以上评分者，一般采用肯德尔和谐系数。

（二）效度

效度（validity）指一个测验实际能测出其所要测的心理特质的程度。效度是对随机误差和系统误差的综合反应。从效度的定义可以看出，效度很大程度上取决于测量的目的。常用的解释测量目的的角度有三种：一是用测量的内容来说明测量目的，二是用心理学上的某种理论结构来说明目的，三是用工作实效来说明目的。这三种解释方式分别对应着三种效度。

1. **内容效度**（content validity） 指一个测验实际测到的内容与所要测量的内容之间的吻合程度，通常包括欲测的知识范围和该范围内各知识点所要求掌握的程度两方面。内容效度主要用于成就测验。考察内容效度，主要通过逻辑分析法进行。

2. **结构效度**（construct validity） 指一个测验实际测到所要测量的理论结构和特质的程度。考察结构效度常用验证性因素分析法进行。如果测量结果能够较好地拟合理论结构或模型，则说明测验的结构效度较好。

3. **实证效度**（empirical validity） 指一个测验对处于特定情境中的个体行为进行估计的有效性。实证效度重视的是那些独立于测验、并可以从实践中直接获得的我们感兴趣的行为，例如学业成绩、实际的表现等，也称效标关联效度（criterion-related validity）。

第三节 心理测验的运用

心理测验的运用一般是按照选择测验、施测前的准备、施测等顺序进行。本节将简要介绍在运用测验过程中所涉及的各种问题。

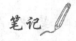

一、测验的选择

作为使用测验的首要环节，挑选测验必须注意以下两个方面：

1. **所选测验必须符合测量目的**　组织一次测验需要消耗大量的人力、物力、财力和时间，因此组织者在选择测验前必须把握测量目的。例如，若拟对初一新生进行智力普查，应考虑选择智力测验，而非人格测验；应考虑选择儿童测验，而非成人测验；应考虑选择团体测验，而非个别测验。

2. **掌握所选测验的特点**　组织者要详细了解和分析所选测验的特点，包括所选测验的概况（如结构和内容，以及结果可提供的信息）、适用范围（是否适用于被试的特点）以及心理测量学指标（如信度、效度、常模）。

每个测验都有其特殊的功能和适用范围，必须依据测量目的进行审慎选择。另外，选用公认的、应用广泛的测验不仅能取得满意的结果，而且可将测验结果与他人研究进行比较，这也是选择测验的一个参考点。

二、测验前的准备

测验前的准备工作是保证测验顺利进行和测验标准化的必要环节。准备工作主要包括以下四个方面。

1. **预告测验**　进行心理测验前，应当通知被试，保证被试确切知道测验的时间、地点、内容范围、试题的类型等，使被试对测验有所准备，及时调整自己的情绪和生理状态。心理测验一般不搞突然袭击。当然，根据需要，有时可以事先不告知被试真实目的，但在事后需做出解释。

2. **主试自身的准备**　进行测验前要对主试进行一定的培训。根据测验的种类和主试的条件，时间长短不同。但一般而言，需要着重以下三个方面。

（1）熟记测验指导语：主试要能够用口语将指导语流利地说出，避免出现念错、停顿、结巴、重复等问题，否则会影响测验效果。

（2）熟悉测验的具体程序：每个测验的内容、结构和使用方法各不相同，即便对某个测验有过施测经历，在每次施测前仍要认真翻阅测验指导手册和试题册。对于第一次使用这个测验的主试，正式施测前可以进行预试，以便获得主持施测的经验。

（3）做好应对突发事件的心理准备：测验中可能会发生突发事件，例如，智力测验过程中，学生由于过分紧张而晕倒或夏季中暑；测查病态人格时病人突然发作；有人作弊或突然停电等。这些都需要主试事先做好心理准备，并掌握一些应急措施。

3. **测验材料的准备**　测验材料可能包括测验题目、答卷纸、记分键、指导书、纸、笔及计时器等。要将施测中所要用的材料按一定顺序放置在适当的位置。另外，有的智力测验包含操作测验，操作材料的放置都有相应的规定。主试应详细地模拟一遍测验，以观察材料是否准备齐全。

4. **测验环境的准备**　一般来说，测验场地应保证良好的照明和空气调节，并避免噪声和其他外界干扰，桌椅大小高低要适合，桌面要平整。进行个别测验时，室内除主试和被试外一般不得有第三者在场。另外，主试的状态也可能对测验造成影响，主试的语言、行为、表情、态度等都要严格控制。

三、施测

选择好测验并做好充分准备后，就可以施测了。实施标准化测验的基本原则是努力减

171

少无关因素对测验结果的影响。对于标准化测验，主试必须按照规定的程序施测，才能得到可靠的结果。有些人在使用测验时，由于不了解测验标准化的意义及方法，因此往往任意变更施测的程序，忽视测验实施的各种要求（例如指导语、记分方法等）而导致结果的误差。

1. 指导语　指导语一般是指对测验的说明和解释，通常包括两部分，一部分是对被试的指导语，另一部分是对主试的指导语。

纸笔测试中对被试的指导语一般印在测验的开头部分，由被试自行阅读或主试统一解释。指导语应力求清晰、简明扼要且有礼貌，一般由以下内容组成：

（1）如何选择反应形式（画"√"、口答、书写）。

（2）如何记录这些反应（答案纸、录音、录像等）。

（3）时间限制。

（4）如果不能确定反应，应如何去做（是否允许猜测等）。

（5）例题（当测验采用生疏形式时，例题十分必要）。

（6）有时告知测验目的。

主试念完指导语后，应再次询问被试有无疑问。回答时应当严格遵守指导语，不应对测验作出额外的解释，因为主试的暗示会对被试产生影响。对被试的指导语应简短，不能占用太长的时间，以免引起被试的反感情绪。

作为测验标准化的一项内容，时间限制一般包括在指导语当中。主试应事先告诉被试该测验具体的时间限制。对于有分测验的测验，主试应根据有关时限的操作执行。一般的能力测验和成就测验都有标准严格的时间限制，而人格测验一般不作此要求。

对主试的指导语主要是对测试细节的进一步说明，以及在测验中途发生意外情况（如停电、迟到、生病、作弊等）如何处理等。这部分指导语往往印在测验使用手册中，对主试的一言一行都作了严格要求。

2. 与被试建立良好的协作关系　主试与被试良好的协作关系指的是主试努力设法引起被试对测验的兴趣，争取得到其配合，以保证被试能够按照标准测验指导语完成测验。根据测验的性质、被试的年龄及其他特点的不同，建立良好协作关系的技巧也有所不同。但一般说来，主试对测验结果保密的保证及对被试积极的鼓励是建立和保持测验双方良好协作关系的有效方法。

要注意的是，主试与被试建立良好的协作关系，并不意味主试对被试作出暗示或提供任何方式的帮助，而是要求主试促进被试更好地完成测验。

3. 记分　记分是将被试的反应数量化的过程，必须遵循标准化的原则。记分标准化的关键是评分的方法尽量客观化，使得不同评分者对同一测验反应（答案）赋予相近的分数。大多数心理测验采用选择题等客观题型，无疑使记分更简便、客观。一些标准化测验配有记分键，即标有标准答案及正确反应的说明，对于论文式作答的测验则给予记分要点。标准化的记分方式应力求客观、正确、经济、实用。

主试记分时要注意以下三点：

（1）主试对被试的反应应当给予及时而清楚、详细的记录，特别是对口试和操作测验，此点尤其重要，必要时可录音和录像。对于测验的环境及测验时的一些突发事件，主试也应当给予详细的记录，以供解释时参考。

（2）主试应当熟练掌握记分键，特别是非客观题目的记分要求，不得随意。标准化测验在手册中都有关于记分原则和方法的说明。例如，在韦氏智力测验中，对于什么样的反应得1分、2分、3分都有详细解释，并举了一些例子。作为主试，应当以客观、公正的态度严格依据记分键或评分标准记分。

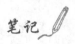

（3）在施测的过程中，对于被试的反应，主试不应作出点头、皱眉、摇头等暗示性的反应，这会影响对被试的施测，主试应时刻保持和蔼、微笑的态度。另外，在个别施测时，主试不应让被试看见记分，可用纸板等物品挡着。这样做一是避免影响被试的测验情绪，二是避免分散被试的注意力。

按照指导手册上规定的评分标准对被试的回答进行评价，得到的分数为原始分数。除非测验包括了意义明确的范围，或者测验是绝对测量，否则一般来说，原始分数的单位具有不确定性，若没有适当的参照标准，是没有意义的。要使测验分数有意义，并且使不同的原始分数可以比较，这就要对他们进行适当的转化处理或与参照标准加以对照。经过处理和对照参照标准得来的分数就是导出分数，常见的导出分数有百分位数、T 分数、发展分数、标准分数等。

4. **解释**　解释是对测验分数赋予意义的过程。主试对测验结果可依据常模或其他参照标准做出解释。一般来讲，测验手册对于各种分数的意义都作了详细的说明。主试在解释测验分数的意义时，要注意遵循以下两个基本原则：

（1）充分考虑测验常模和信效度的局限性。解释分数最常见的错误就是仅仅根据测验的常模推论测验分数的意义，忽视了效度的不足或缺乏。另外，解释分数还要考虑到信度的影响，测验分数是对被试真实分数的大致估计，要将测验分数视为一个范围，考虑到测量误差的存在。

（2）尽可能参考其他相关资料。测验分数是对被试目前状况的测量，而这个分数受到遗传特征、学习与经验、测验情境三个方面因素的影响。不能孤立地理解某次心理测验的分数，更不能将测验分数作为了解被试相关心理特质的唯一来源。

在向被试或相关人士告知测验分数的意义时，注意使用对方能够理解的语言。同时，要考虑到分数给对方带来的影响，设法了解对方的心理感受，采用适当的措施加以引导，避免造成不良影响。

第四节　测验法的评价

随着测验理论的不断发展和统计方法的不断完善，测验法在心理学研究中越来越受到更广泛的应用。要保证测验法的有效性，应当对测验法的优点和不足进行充分了解。

一、优点

1. **经济高效**　与观察法和访谈法相比，测验法可同时对几十甚至几百名被试进行施测，而且随着计算机和网络技术的发展，很多心理测验可以在线完成并对结果进行快速处理，大大提高了研究效率。

2. **客观真实**　测验法所用量表的编制、施测、评分和解释的标准化程度较高，有助于获取大量相对准确可靠的心理学研究数据资料，其结果也能够揭示人类心理特征的普遍性和差异性。

3. **便于量化**　与观察法和访谈法相比，测验法的结果更便于进行量化分析，可以直观地了解被试及其在群体中的相对位置，同时有利于不同研究之间的联合和研究推广。

4. **应用广泛**　心理测验的类型很多，可适用于不同的研究领域和研究目的。如智力测验、人格测验、成就测验等，分别用于不同的研究需要，获得不同的心理资料。

二、局限性

1. **间接测量**　心理测验是对人的心理特质的间接测量与取样推论，不可能完全准确。

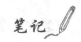

2. **难以深入**　测验法的形式和结果难以进行更深入的质化分析，造成研究结论比较概括和表面。

3. **易受干扰**　心理测验的结果不可避免地会受到施测环境、个体状态等外在的、不可控因素的干扰，还有来自个体经验和文化因素方面的影响，这都会牵涉测验报告的准确性问题。

4. **标定效应**　心理测验可能会导致标定效应。标定效应即"贴标签"，既有积极作用，又有消极作用，此处是基于标定效应的消极作用而言。例如，当心理测验的结果将某些被试诊断为低智商时，被试的表现将有意无意地迎合这种诊断，从而使得他们的智力发展更加艰难。

心理测验在心理学研究中发挥了不可替代的作用，但心理测验发挥作用的范围及测验技术本身都存在局限性，充分认识这一点是正确使用测验法的前提条件。

三、目前测验使用存在的问题

1. **主试资格的认定**　主试资格是目前测验使用中的首要问题，许多问题都是由此衍生而来。主试资格包括技术和道德两方面的要求，但目前国内关于心理测验的主试资格问题的控制缺乏有力、有效的措施。

2. **测验的发行控制**　心理测验被非法翻印、非法出售的问题屡见不鲜，这与目前关于测验的版权意识淡薄、法律建设不健全、追责成本过高等有重要关系。

3. **存在滥用现象**　心理测验在各个领域都能找到施展的空间，但有的应用是不必要的或不恰当的，一方面难以得到可靠的测量结果，另一方面也影响了心理测验的声誉。

4. **形式较为单一**　目前国内心理测验绝大部分采用文字形式，而非文字的、操作性质的形式比较少见。

5. **质量良莠不齐**　有研究者使用的自编测验没有经过标准化的编制程序，信效度都较低。此外，国内大多数自编测验都是在小范围内自编自用，全国性的协作和推广较少，限制了测验的质量和应用价值。

6. **结果解释不力**　测验分数是诸多因素共同作用的结果，因此测验结果只是对个体或团体某种心理特质在一定程度上的反映，而非一个绝对权威的评判。当下有的研究完全从测验结果的数据出发，甚至盲目进行因果分析，这显然是片面和表面的。

7. **对测验伦理不够重视**　在使用心理测验的过程中，可能会发生一些违背测验伦理的现象，对被测者的尊严和测验结果造成损害，但这一点似乎尚未引起部分测验使用者的注意。

心理测验是一种非常有价值的测量工具，目前存在的一些对测验法的误解，实际上是测验使用不当带来的恶果。因此，在使用心理测验时，必须保持谨慎的态度，防止心理测验的滥用和误用。

四、测验法与问卷法的区别

问卷与测验都是心理学研究中最常用的收集资料的工具。两者在很多地方都有相似之处，甚至有的学者将问卷和测验等同使用。但是两者之间仍存在很大的差异，主要表现在以下四个方面：

1. **呈现形式不同**　问卷都是文字形式的，测验则不再局限于文字形式，还可以采用操作形式。

2. **编制过程不同**　问卷的编制具有较大的灵活性，根据研究的目的不同，问卷的题目（问题）可采用多种形式，问卷内容只要符合主题即可。而测验的编制过程则要求非常严谨，需要有理论依据，必须遵守一定的规则与程序，而且各分量表都要有明确的定义。这两种

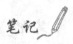

工具在编制过程上的差异,主要体现在标准化的程度上。问卷的编制通常没有标准化的过程,如通常不建立或无法建立常模;而测验的编制过程一定要遵循标准化的步骤和方法,如进行项目分析、信度和效度检验、建立常模以及编写指导手册(适用人群、指导语)等。

3. 收集资料的性质不同 问卷和测验虽然都可以用来收集诸如兴趣和态度等心理特征的资料,但是问卷收集的资料都是针对特定的事件、问题或现象。如现在你最关心的事情是什么,你对学校的某项措施态度如何等;测验所收集的资料,则大都具有普遍性与一般性,并不收集具有特殊性的资料。因此,问卷作为一种调查工具,所收集的资料大都比较具体;测验作为一种心理测量的工具,所收集的资料倾向于抽象。例如,考察学习心理学的兴趣一般采用问卷法调查,但考察心理学知识的理解和运用能力则使用测验法(即考试)。

4. 结果的分析不同 问卷主要收集比较具体的资料,通常是一个题目测量一个概念。因此结果分析常常是逐题分析,而且题目与题目的量化数据通常不具有可加性。测验则收集比较抽象的资料,常常是多个题目测量一个概念。所以,测验结果的分析常常是以各个分量表为计分的单位,把多个题目的量化数据加在一起,再进行统计分析。

测验法案例

研究目的:比较留守妇女与非留守妇女安全感及社会支持的差异,了解留守妇女的心理健康状况,为展开有效的心理干预提供客观依据。

(述评:研究方法服务于研究目的,围绕研究目的展开。该研究是为了了解留守妇女在安全感和社会支持方面的特点,考虑到研究群体和研究变量的特点,以及研究的可行性,测验法是一个比较恰当的选择,因为测验法有助于在短时间内获取大量相对准确可靠的数据资料,而且资料便于量化和进一步的统计分析。)

研究对象:农村留守妇女。采用随机整群抽样,对山东省某县3个行政村的妇女进行调查,共收到249份有效问卷。年龄范围在20到60岁。留守组和非留守组在平均年龄、平均受教育年限、平均家庭年收入方面无统计学意义。所有被试均经本人知情同意。

(述评:留守妇女是中国农村中的常见弱势群体。考虑到时间、精力和经费,研究者选择山东省某县作为研究对象,再从中选取较小的样本。抽样采用随机整群抽样的方法,以该县的自然村为单位,随机抽到的自然村中的全部已婚妇女均参与研究。整群抽样易于组织,可节省人力、物力。其缺点在于抽到的一个整群单位,可能都是同质性相当高的单位,存在较大的抽样误差风险。)

研究工具:采用安全感量表和社会支持评定量表。安全感量表分为人际安全感和确定控制感两个因子,共16个项目,采用5级记分,得分越高,说明安全感越高。社会支持评定量表分为主观支持、客观支持和支持利用度3个因子,共10个项目,得分越高,说明社会支持程度越好。

(述评:采用安全感量表和社会支持评定量表收集资料。考虑到研究群体的特点,选择测验项目数量不宜过多,项目表述不宜过于晦涩,以保证测验质量。该研究选取的两个量表均是由中国学者依据中国文化背景编制而成,表达清晰流畅、数量适中、结构稳定,在我国应用十分广泛,也适用于该研究中的农村妇女群体。要注意的是,在研究报告中应同时报告本次测量的信度和效度。)

施测方法:一对一施测,统一指导语,当场收回问卷。

(述评:考虑到将研究对象集中起来有难度,且集中施测的质量难以保证,因此选用一对一的方式是恰当的。但一对一施测的成本相对高,且对主试有较高要求。首先,主试要熟记指导语和每个测验的内容、结构和作答方式,最好进行预试练习;其次,主试还要做好应对突发事件的心理准备,例如研究对象不配合、研究对象不识字、研究对象听力障碍、研究对象家中的环境不便开展心理测验等;最后,主试还要注意自身的语言、行为、表情、态

笔记

度等在面对不同被试时的一致性。)

研究结果：①留守妇女的安全感得分低于非留守妇女。两组被试在安全感两个因子及总分上的 t 值分别为 −14.450、−18.392、−18.530，差异具有统计学意义。②留守妇女的社会支持得分低于非留守妇女。两组被试在社会支持三个因子及总分上的 t 值分别为 −15.966、−10.901、−10.498、−16.003，差异具有统计学意义。③留守妇女安全感各因子及总分与社会支持各因子及总分存在正相关，相关具有统计学意义。

（述评：收集资料后，测验结果的统计分析要按照指导手册上规定的评分标准对被试的回答进行评价，得到的分数为原始分数。由于安全感量表和社会支持评定量表均具有明确的意义和赋分，因此可以直接使用原始分数进行进一步的统计分析。两独立样本的均值差异检验，使用 t 检验，方法正确。两变量的相关分析使用皮尔逊相关，方法正确。

注意：测验法的结果并非完全准确。第一，测验法只是一种间接测量；第二，被试作答受自身的个体经验和受教育程度的影响；第三，由于是在被试家中进行施测，测验结果必然受到施测环境、个体状态等外在因素的干扰。)

结论：留守妇女安全感及社会支持状况均低于非留守妇女，有必要对其进行心理干预。

（述评：研究结论根据统计结果得出。此处要注意的是，该研究为横断研究，安全感和社会支持之间存在正相关关系，并不能直接推论为由于留守妇女社会支持相对低，因此安全感缺乏。若希望获得因果关系的结论，从数据支持的角度，宜进行纵向的数据收集和分析。)

本章小结

心理测验是一种通过对行为样本进行标准化的测量从而对人的心理作出客观评估的研究方法。通过心理测验，我们可以对个体的心理品质进行推断，了解其在团体中的位置。也就是说，心理测验是间接的、相对的。然而，心理测验的编制、实施、记分和解释都是标准化的，因此心理测验具有客观性。心理测验所使用的工具叫做量表，包括称名量表、顺序量表、等距量表和比率量表四种水平，大多数心理测验属于顺序量表。依据不同的分类标准，可将心理测验分为不同的类型，但这种分类是相对的，同一个测验从不同的角度可以归为不同的类型。近年来，心理测验的应用越来越广泛，主要体现在理论研究和实际应用两个方面。应用心理测验时，首先要评估测量的信度和效度，只有效度较高的心理测验才是有价值的。心理测验的运用遵循选择测验、施测前的准备、施测这一顺序，在此过程中主要围绕提高测验效度和解释测验分数这两个问题展开。作为一种不可替代的心理科学研究方法，测验法具有独特的优势，同时也具有种种局限，因此要努力扬长避短、规范使用心理测验，充分发挥心理测验在心理学研究与应用中的作用。

（王胜男）

复习思考题

1. 简述测验法在心理学研究中的意义。
2. 如何理解心理测验的客观性？
3. 对各种类型的心理测验进行举例说明。
4. 如何评价一次心理测量的质量？

推荐读物

[美] 罗伯特·M·卡普兰，丹尼斯·P·萨库佐. 心理测验：原理、应用和争论.6版.陈国鹏，席居哲，译.上海：上海人民出版社，2010.

第十四章 实 验 法

本章要点

实验法概述
　实验法定义与研究逻辑
　实验法特点
　实验法分类
　实验室实验法、自然实验法
实验法的基本程序与运用
　实验课题的确定
　实验构思
　实验设计（样本抽样方法、研究变量和混淆变量的控制）
实验法的评价
　实验法的优缺点
实验法案例

关键词

实验；自变量；因变量；混淆变量；内部效度；实验课题；实验构思（实验假设）；实验设计；随机/非随机抽样；样本量；实验控制；实验计划。

　　丰富多彩的心理现象常常引起人们的浓厚兴趣和诸多遐想。生活中人们往往根据自己的经历就各种心理现象提出自己的看法，或认可或反对已有的解释和观点。对这些看法、解释和观点如何进行评价是一个关乎科学的问题。作为科学方法的重要组成部分，实验是一种用以揭示因果关系而设计的"程序"，即在操纵特定的条件因素、同时保持其他因素恒定或足够相同的情况下观察结果，根据该结果来评价已有的假说（关于某一特定过程或现象如何工作的预期）、已有的发现/结果或者回答"如果……，那么……"的问题，从而为确立某种因果关系提供支持。这便是实验法，是收集研究资料的另一种重要方法。

第一节　实验法概述

　　一百多年来，伴随实验心理学的兴起和发展，心理学实验法（experimental method）日益严谨和成熟，使得人们能够不断以科学的方法来探索和揭示心理学现象背后的奥秘。与其他研究方法一样，实验法也相应有其自身的内涵和实践基础。

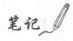

一、实验法定义与研究逻辑

简言之，实验（experiment）就是为作出因果关系而设计的检测（Cook，Campbell，1979）。实验法（experimental method）是研究者根据研究课题规定的目的，利用仪器、设备，人为地控制与干涉研究对象，即操纵各种实验条件，排除主、客观因素干扰，突出关键因素，在有利的情境下观测研究对象，以获取经验事实的方法。

在实验中，由实验者主动操纵变化的条件称为实验变量即自变量（independent variable）；由自变量引起的某种特定的反应称为反应变量即因变量（dependent variable）；自变量之外的其他一切能够影响因变量的条件和因素则称为混淆变量（confounding variable），也称之为无关变量或额外变量（extraneous variable），实验中一般需要对其加以控制，所以也称之为控制变量（controlled variable）。实验的实质就是研究者系统地控制和变更自变量，客观地观测因变量，然后考察自变量与因变量关系的过程。实验最本质的特点是比较，用实验法研究心理学问题，必须保证对自变量进行至少两个水平的操作以提供比较的可能性，如实验组接受自变量处理，而对照组不接受自变量处理（即自变量的水平为"0"），或者同样的一群被试既作为实验组又作为对照组接受自变量的所有处理水平（至少两个处理水平，不同处理水平之间的因变量比较就可形成和满足实验组与对照组之间的比较）；在此过程中，必须尽可能地使其他的条件都保持恒定/均衡以保证实验组条件和对照组条件之间的可比性。只有在此前提下，考察两个组的因变量反应以确定自变量的效果并进而作出自变量与因变量之间是否存在因果关系才是有意义的。

基于不同实验条件下的可比性标准，可将实验分为好的实验和坏的实验。无论作为实验者与否，对任何实验都不应盲从它的结论或结果，也就是说在作出结论或接受他人的结论之前都要问自己"该实验得出这样的结论是否经得起推敲呢？"这种批判精神对于人们设计出严谨而操作良好的实验或者少犯错误以免误人误己都是非常重要的（见专栏14-1示例）。经得起"推敲"的实验往往意味着这个实验具有良好的内部效度（internal validity），即该实验能够满足作出因果关系推论的三个条件即共变、时序关系和其他可能原因的排除。如前所述，设计一个实验首先要考虑三个要素：①自变量的操纵；②因变量的测量；③无关或混淆变量的控制。在实验中，如果研究者观察到自变量和因变量存在关系，就可以说二者之间满足了共变的条件；当研究者操纵一个自变量，随后观察到因变量（如某种行为）发生变化，则二者之间的时序关系即告成立；同时，如果研究者通过一定的程序保持了研究组之间条件的恒定和/或平衡，则因变量所发生的变化更有可能系因自变量而不是由其他因素所引起。在满足所有这些条件的情况下，研究者才会更有信心地作出因果推论，即自变量的处理导致了因变量的变化。总之，使实验具有内部效度，控制是关键；通常，实验中的控制可从以下几个主要的途径加以考虑：控制某种（些）条件是否出现（以比较有无该条件的效应是否不同）、赋予自变量不同的水平（以比较不同条件或剂量下的效应是否不同），设法保持实验其他方面的恒定或平衡（以保证测量的仪器和方式相同、保证被试间个体差异在研究组之间得到平衡）。基于这些控制，可减少对实验结果作出其他方面解释的可能性，从而更有把握在自变量与因变量之间作出因果关系的结论，这就是实验法研究逻辑（research logic of experimental method）。

二、实验法的特点与分类

实验法的特点突出地表现在以下三个方面：①研究者处于主动地位，可以有计划地引起或改变某种急需研究的心理现象，不必消极等待它们的自然发生；②实验者可最大限度

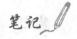

地控制偶然发生的因素，排除一些与研究对象无关的因素，进行精细的观察，获得定量的结果；③研究者可以变化各种条件，多次重复进行实验，认真仔细地进行核实求证，揭示条件与现象之间的函数关系，掌握某种心理现象产生的规律。

实验法一般分为两种，即实验室实验法与自然实验法如现场实验（详见第九章第二节）。

专栏 14-1

示例分析：如何推敲一个实验

大约 19 世纪初，伤寒症和震颤谵妄通常是致命的病症，那时候针对这两种情况的标准治疗就是放血、清肠和采用其他类似的方法。那么，当时为什么会这么认为呢？是当时人们根据自己的知识和经验而理所当然的这样认为，还是由于当时已有"治疗／实验"认为这样的"疗法"的确有效呢？如果是后者，那么，这样的实验又是在什么样的情况下做的呢？既然在当时是致命的病症，想来其死亡率是很高的，尤其是在病情严重的时候，而有机会做这种实验的病人也许都是本身病情不严重，或者"挺过"了病情最严重的阶段而有更多的机会生存下来；因此，有可能这样的病人就算不经过诸如"放血、清肠之类的治疗"也会生存下来。也许带着这样的疑问，有一个实验对此进行了检验，一组病人随机分配给治疗组接受放血、清肠等治疗；另一组随机分配的被试，除了卧床休息、加强营养和密切观察外，不接受任何治疗（采用随机方法意味着病人分配到每个实验组的机会都是均等的）。实验结果出乎意料，治疗组的情况比不给予任何治疗的病人组还要差，说明许多疾病发展到一定阶段后会自然结束。

第二节　实验法的基本程序与运用

心理学实验研究是一种实践性、创造性活动，它没有一成不变的法则，不能把科学研究看成是科学家简单地在奉行某种常规活动。尽管如此，从大量的心理学文献中，我们仍然能够分析出心理学实验通常要遵循的基本程序以及具体使用方法。一般来讲，一项心理实验从准备到实施大致要经历以下几个环节：

一、实验课题的确定

研究课题确定之后，虽然事实上已规定了实验研究的总体方向，但是心理学研究课题一般比较复杂，往往会涉及从浅近到深远不同层次的问题。因此，必须进一步明确课题中所包含的问题，要把模糊的、不确切的问题变成清晰的、确切的问题，并进一步明确课题与相邻课题的联系与区别；同时，还要把那些与本课题有联系但不属于本课题研究的问题区别开来。这样可以使课题研究的范围、界限和任务更加明确化、具体化，便于后续实验的制定与实施。

对研究课题进行分解是确定实验课题即提出具体研究问题的前提，否则就会坠入五里雾中，找不到解决问题的方向和具体办法，也就不能确定和安排必要的实验课题。初看起来，一项研究课题似乎只是单一的不可分解的"问题"，但如果对其做深入细致的分析，就能发现该问题可由几个方面所组成，其中每一方面又都可能构成问题而成为研究的实验对象。所以，研究课题确定之后须作周密思考，将研究课题分解成若干问题，并依据问题之间的内在联系而使其形成一个有机的系列；这些相互联系之中的每一问题均可作为一个实验课题纳入研究。这样研究课题经分解便成了具有一定层次结构的问题网络，而研究课题的解决就体现为进行相互联系的一组实验；其中每一实验围绕一个中心问题，解决统一目标中的一个方面（部分），而一组相互联系和制约的实验便构成了解决研究课题的总画面。

笔记

179

二、实验构思

所谓实验构思（experimental conception），就是对研究问题可能结论的一种预期或初步的设想，即研究假设（research hypothesis），其实质是一种按照理论和/或实践的科学依据进行逻辑推理的思维操作。

实验构思是进行实验设计的前提，其基本的思维操作就是全面而深入地分析作为实验课题对象的研究问题；对此分析不足会导致判断不准，也就无法对实验形成一种切实可行的初步设想。当然，思维中的实验构思是很难预测实验的具体细节的，即对未来实验中可能呈现的因果联系很难作出十分肯定的判定，但既然要构思，就必须作出某种判定以使下一步的实验设计顺理成章。此时，为使预先做出的判断能尽量地与客观实际相符合，研究者的思考均应建立在充分查阅文献的基础之上，并须借助于合理的逻辑推理，包括从一般到个别的演绎推理以及从个别到一般的归纳推理。这样才便于预先对支配实验现象的因果联系作出较为正确的判定，进而才能从实验目的过渡到具体的实验设计。

三、实验设计

经实验构思形成某种设想后，为选择合理途径去实现这种设想，必须进行实验设计（experimental design）。实验设计是使理性构思转化为感性形态的中介性环节，与研究的进展和成败息息相关。设计合理而巧妙的心理学实验往往需要涉及许多具体的工艺和技术性问题；其中，巧妙的工艺和技术设计不仅能把心理学原理物化于其中，而且能以较少的"代价"最大限度地获得丰富、可靠的心理事实。心理学史上，许多难题的解决都得益于合理巧妙的实验设计。例如，关于短时记忆的遗忘机制历来有"干扰说"与"消退说"两种假设，但要判定"干扰"和"消退"这两种因素对遗忘的影响大小却非常困难。这是因为，一方面，干扰作业总是需要一定的时间延续，而有时间延续就存在记忆的"消退"因素；另一方面，被试在回忆前即使不进行额外作业也难以完全排除主体内外因素的干扰。换言之，在正常的遗忘状态中，"干扰"与"消退"交织在一起，很难加以分辨和厘清。直至 1965 年，Waugh 和 Norman 设计了巧妙的"探测"实验，才将"干扰"与"消退"这两个纠缠在一起的因素分开了，实验支持了"干扰说"。该方法是给被试呈现一系列数字，比如每一系列数字有 16 个，其中最后一个数字呈现时伴随一个高频纯音，称为探测数字（此探测数字在前面只出现一次）。要求被试听到声音时回忆此探测数字在数字列前面位置出现时跟随其后的那个数字，如呈现的数字列是 3917465218736528*（星形表示纯音），则探测数字是 8，它在所呈现数字列的位置为第 10 位，被试应当将这个位置后面（第 11 位）的一个数字"7"报告出来。从应该被报告的数字的后面一个数字起，到最后一个数字，称为间隔数字，也就是起干扰作用的数字，而呈现这些间隔数字所用的时间称为间隔时间。Waugh 和 Norman 在其实验中利用了不同数量的间隔数字和间隔时间，因为根据记忆痕迹消退假说，保持的信息将随间隔时间的延长而减少；而据干扰说，保持的信息将随间隔数字的增加而减少；同时，为了把间隔数字和间隔时间这两个因素分开，他们应用了两种数字呈现速度："快速呈现"为每秒 4 个数字，"慢速呈现"为每秒 1 个数字，从而可以在间隔数字的个数不变的条件下，来改变间隔时间（例如：间隔数字的个数都是 4 个，"快速呈现"的间隔时间为 1 秒，"慢速呈现"的间隔时间为 4 秒）或者在间隔时间不变的条件下，来改变间隔数字（例如，间隔时间都是 1 秒，"快速呈现"的间隔数字的个数是 4 个，而慢速呈现的间隔数字的个数为 1 个）。通过这样的巧妙安排，就可以分别考察间隔时间和间隔数字对遗忘的作用；实验进行多次，以正确回忆率来表示信息的保持，结果支持"干扰说"（图 14-1）。

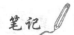

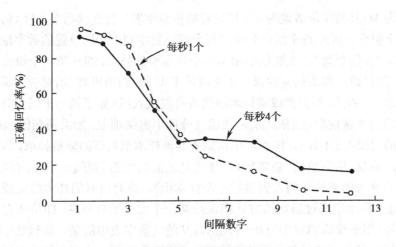

图 14-1　探测实验

无论是快速还是慢速呈现数字，正确回忆率都随间隔数字（干扰项目）个数的增加而减少，表明短时记忆遗忘与干扰项目的个数之间存在负相关关系。但这两种呈现速度的结果曲线却非常接近（没有统计学差别），表明在同等间隔数字个数的情况下，正确回忆率并未因数字呈现速度不同所导致的间隔时间的不同而有明显的区别。这提示短时记忆遗忘的主要原因在于干扰因素而不是记忆痕迹消退

随着现代应用数学的发展，目前某些数学方法已经广泛应用于心理学实验设计并且显示出普遍的实用价值，如完全随机化设计、随机化区组设计、多因素实验设计等已成为心理实验设计的重要依据。实验设计必须拟定出实验的具体方案、步骤，以便能够以最合理、最有效的方式达到预定的研究目标；其中共同的基础要求包括怎样合理地选择样本及确定样本大小、怎样操纵自变量以获得可观察的因变量、怎样控制无关 / 混淆变量并减少测量误差等。

（一）被试样本的选择

研究结果能否真正客观地反映客观事物的本质规律与研究对象的抽样代表性密切相关。研究样本的代表性越好，研究结果就越能揭示客观事物的本质规律；与研究样本密切相关的抽样的代表性还会直接影响研究结果的推论性，即抽样的代表性越好，研究结果的可推论性也就越高。由此可见，科学地抽取被试样本在心理学研究中占有举足轻重的地位。

1. 被试样本背景信息的控制　被试样本背景信息的控制是抽取样本时应该考虑的重要因素之一，被试样本背景状况直接关系到样本总体的范围和研究结果的推论范围。通常情况下，被试样本背景信息包括被试的地域、年龄范围、性别及性别比例、教育状况、职业及不同研究者所关注的其他方面的信息（如健康状况、对智力或能力的特殊要求、视觉状况、听觉状况等）。对被试背景状况的控制是选择被试样本的最基本的要求。确定被试样本背景状况后，便可以在符合要求的总体中抽取样本了。

2. 被试样本的选择方法　样本的代表性是抽样考虑的最关键因素。心理学研究中为了保证样本的代表性，通常采用如下随机化的方法来抽取被试。但有时出于现实的原因，不得不采用非随机化的方法来获得被试样本，当然这样所获得的样本在对总体的代表上一般会弱于随机化方法所获得的样本。

（1）完全随机抽样：从理论上讲，按照统计学原理进行完全随机抽样（Random sampling）能够达到抽样的要求。完全随机取样通常适用于总体有限或容量不大的情况。除了使用随机数字表或抽签方法外，使用随机数字"生成器"方法可以便捷地进行完全随机取样。

随机数字表的使用方法如下：将总体中的所有个体进行编号，用于编码的数字为 0～9，

181

最大编号设为 M（其数字位数设为 d）；然后对随机数字表进行连续组合分区（每 d 个随机数字列作为一个组合分区），每个组合分区的每个随机数字列中相同位置的数字依序合在一起可形成一个个"新随机数"。先随机抽出第一个样本组的被试，即从第一个组合分区中依次往下阅读"新随机数"，将所遇到的每个小于或等于 M 的"新随机数"所对应的编号的被试纳入第一个样本组，如此，直到完成该样本组的所有被试入组（如果第一个组合分区无法完成第一个样本组的被试抽取，则依次从后续组合分区中继续抽取；如果遇到的"新随机数"是之前出现过的，则跳过不计）。接着可依次完成其他样本组被试的随机抽取，具体同第一个样本组被试的抽取（所遇到的"新随机数"如果是之前出现的，则跳过不计；有时，其他样本组抽取完成后剩余的被试则归入到最后一个样本组）。当对所有的样本组完成被试的随机抽取后，将每个样本组通过随机的方式指派给某一个实验处理条件，即将所有的样本组进行数字化编号（用于编码的数字为 0～9），然后从随机数字表中的某一随机数字列或组合分区（具体见前述）依次阅读具体的随机数字或"新随机数"，第一次遇到的小于或等于最大编号的随机数或"新随机数"对应于相应数字编号的样本组，意味着该组接受第一种实验处理条件。后续遇到的不同于各自之前遇到的小于或等于最大编号的随机数或"新随机数"对应于相应数字编号的其他样本组，意味着它们依次接受第二种到最后一种实验处理条件。

抽签的抽样方法则与经常做的抽签游戏规则完全一样。如制作相当于总体人数的纸标签（纸标签都是相同的），在纸标签上写上每个人的名字。抽取样本的步骤如下：将写上名字的纸标签放入一个适当大小的抽奖箱里，摇动抽奖箱使纸标签随机分布或混合在一起；接下来，从抽奖箱中抽出一个纸标签并将其放于一处。重复这一步骤，直至所抽取的纸标签的个数达到所需要的样本数目为止。

随机数字"生成器"是计算机化的强大功能程序，目前可通过网络登陆一些相关网页使用它来随机获得被试样本。例如，你打算着手调查某高校学期末时一个教学示范班 60 名学生对所在班教学方式的评价，需要从中随机抽取 30 名学生作为调查对象来代表全班的 60 名学生，你将如何随机抽取这 30 名学生呢？使用上述的随机数字表和抽签方法来完成这一任务并不困难，而如果使用随机数字"生成器"来完成该任务则更为便捷（当然这时你已经对全班 60 名学生按学号顺序进行了 1～60 的编号，具体见专栏 14-2）。

专栏 14-2

随机抽样：使用随机数字"生成器"

登录 http://www.randomizer.org 网页，点击"RANDOMIZE"进入"RANDOMIZER RESEARCH"界面（该界面显示了如何产生随机数字的过程）：第一步"How many sets of numbers do you want to generate?"（你想生成几个随机数字集合？这里填入答案应为 1）；第二步"How many numbers per set?"（每个集合中有多少个数字？这里填入答案应为 30）；第三步"Number range ?"（集合中数字的大小范围？这里填入答案应为 from 1 to 60）；第四步"Do you wish each number in a set to remain unique?"（你希望集合中的数字保持唯一性吗？这里选择"Yes"即可）第五步"Do you wish to sort the numbers that are generated?"（你希望对生成的随机数字进行排序吗？这里选择"No"或"Yes"均可）；第六步"How do you wish to view your random numbers?"（你希望以什么样的方式呈现随机数字，比如要对每个随机数字都显示所对应的个体编号吗？这里选择"默认关闭显示编号标记"方式即可）；第七步"Randomize Now !"（点击该"按钮"以获得随机数字集合）。执行第七步（最后一步）后，得到以下包含 30 个随机数字的集合 即"47、2、50、37、33、5、49、30、36、40、21、27、16、54、14、59、31、45、58、41、24、53、9、35、43、1、26、55、46、17"，也就是说，你可以抽取这些随机数字所对应编号的学生作为随机调查对象。

（2）随机分层抽样：随机分层抽样（stratified sample）是当总体容量或取样的规模比较大时，完全随机抽样不可能实现的情况下，为了保证样本的代表性，采用完全随机化取样的原理，将总体依据某一／某些变量（分层变量）划分为不同层次的抽样单元，在不同层次的抽样单元中分别进行随机化取样，最后将若干次随机化分层取样所获得的样本进行汇总而得到研究的被试样本。例如，对全国各地区小学生阅读能力进行一项大规模的研究，由于全国各地区的小学总共有几十万所，直接随机抽样是不可能的，如果采用随机分层抽样的话，可以将抽样的过程分为省（自治区、直辖市）级、地区（市、州、盟）级、县（旗）级以及县（旗）以下级四个层次。首先，为了充分考虑地区之间的差异，在省级行政区不进行随机抽样（即全部作为抽样对象）；接下来在地区级的行政区进行第二层次的随机抽样；然后，在县级进行第三层次的随机抽样；最后在县级下属的小学进行第四层次的随机抽样。将这些取样汇总起来，就在相当的程度上获得了代表全国小学生的研究样本。

随机分层抽样包括两种类型，分别称之为成比例的随机分层抽样和不成比例的随机分层抽样。前者指抽样所获样本与抽样总体在分层变量上的比例构成方面是一致的，后者则相反。例如，你准备做某市重点高中与普通高中高三学生学习倦怠的研究，计划在一重点高中和一普通高中的高三学生中随机分层抽样，每个学校均以性别为分层变量将高三学生分为男女两个单元组，从中进行随机抽样（拟每所学校均抽样 100 人）；假设这两个学校高三学生的男女比例均约为 60% 和 40%，按成比例分层抽样时，则两所学校男女高三学生均分别随机抽样约 60 人和 40 人。从对抽样总体的代表性上来看，成比例的随机分层抽样优于不成比例的随机分层抽样。

（3）随机整群抽样和系统抽样：整群抽样（cluster sampling）又称聚类抽样，是以组成总体的若干个互不交叉、互不重复的集合群为抽样单位，然后抽取个体样本的一种抽样方式。它包括"一阶段整群抽样"和"二阶段整群抽样"。随机"一阶段整群抽样"时，首先从总体中随机抽取若干个集合群，将这些抽取的集合群中的所有个体汇总起来即为最终的样本；随机"二阶段整群抽样"时，首先也是从总体中随机抽取若干个集合群，然后再分别从这些抽取的每个集合群中随机抽取一定数目的个体，最后将这些随机抽取的个体汇总即为最终的样本。

系统抽样（systematic sampling）类似于完全随机抽样。采用该方法取样时，首先确定抽样间距（以符号 k 表示），通过总体容量（N）除以欲抽取的样本容量（n）计算得出。然后随机确定一个介于 $1 \sim k$ 的数字 1（可利用随机数字表选择），并以 1 所对应的编号的个体作为第 1 个被纳入样本的被试。接下来，编号等于（$1+k$）的个体为第 2 个被试、编号等于（$1+2k$）的个体为第 3 个被试，如此直至编号等于 $[1+(n-1)k]$ 的个体为第 n 个（即最后一个）被试。使用系统抽样时，要避免可能的周期性现象所造成的问题，例如，当你按年级依次将多个班的学生名单通过粘贴复制的方式得到一个总的学生名单并且每个独立班的名单长度为 k 时，那么，这种周期性现象就可能会发生而使获得的样本存在明显的弊端；你可以通过对汇总名单进行随机化编号（或者按姓名拼音／某一分层变量编号）来避免系统抽样总体中出现周期性现象。

整群抽样和系统抽样的方法可结合在一起使用以便获得更加有代表性的样本；实验研究中较为常用的等组匹配取样就结合利用了这两种抽样方法。等组取样的主要目的是为了保证样本在最大程度上代表总体的情况。如在北京市和上海市的小学中各随机抽取 20 个具有代表性的学校，对小学生阅读能力的发展进行对照研究，如果简单地按照随机取样的方法或者随机分层抽取的方法，很有可能是两个城市的被试样本之间由于样本的随机性带来显著的差异，不能十分客观地反映两个城市小学生阅读能力发展的差异。为了保证两个样本具有可比性，可以先将两城市小学的学生语文成绩或与阅读能力相关的测验成绩作为排序的标准，然后按照同样的取样标准进行取样（如按照奇或偶的顺序取样），这样获得的两个样本基本能够代表两总体阅读能力的发展，由此比较出来的差异可以认为是两个城市小学生阅读能力的差异。

（4）非随机化抽样：非随机化抽样（non-random sampling）主要包括便利抽样、配额抽样，立意抽样以及滚雪球抽样。

便利抽样（convenience sampling）是指研究者以自己最容易取得的一组个体作为研究的被试样本。比如你想通过量表调查来研究中国医学院校大学生与非医学院校大学生对精神障碍患者的态度，按理说应该从全中国的医学生和非医学生中分别随机抽样以获得足够的人数来进行量表调查。但由于你的时间与研究经费实在有限，就退而求其次，在你所在的城市中通过朋友或熟人选了一个即将毕业的医学生班和一个即将毕业的非医学生班来进行量表调查。

配额抽样（quota sampling）是指根据一定的配额去组成样本，在一定程度上可以保证研究样本中包含研究者所感兴趣的各种性质或特征的个体。例如你想研究精神卫生系医学生将来从事精神科工作的意愿，你可以通过便利取样的方法找到所需要的学生，然后按配额来完成你的样本收集，如包括 25 个来自城市的精神卫生系男学生、25 个来自城市的精神卫生系女学生、25 个来自农村的精神卫生系男学生和 25 个来自农村的精神卫生系女学生。

立意抽样（purposive sampling）是指研究者对所感兴趣的群体的特征或特性进行特别的定义或描述，然后收集与这些特征或特性相匹配的个体以进行相关的研究。比如你要研究抑郁症患者治疗效果差的原因，理想的访谈对象是症状控制最不理想的患者，而不是从所有抑郁症患者中随机抽样。运用焦点团体（focus group）的研究也往往是根据立意抽样原则来获取样本。显然，立意取样对诸如哪些对象能够帮助建构理论或者帮助了解问题的本质等方面进行了考虑。

滚雪球抽样（snowball sampling）的原理有点像"六度空间"（又称作六度分隔，Six Degrees of Separation）理论阐述，该理论由美国心理学家米尔格伦（Milgram）于 20 世纪 60 年代提出，可以通俗地理解为："你和任何一个陌生人之间所间隔的人不会超过六个，也就是说，最多通过六个人你就能够认识任何一个陌生人。"比如你要做一个有关同性恋的研究，由于你很难找到可供你取样的同性恋群体，这时你可以采用滚雪球抽样的方式来获取样本，其过程如下：首先你要找到一个或若干个同性恋个体参加实验，然后再请他 / 她们介绍其他潜在的同性恋被试；对于以后参加实验的同性恋被试，也作同样的请求，如此反复直至参加研究的同性恋被试达到了你所期望的数量。

3. **确定样本量**　样本量是由统计抽样的基本原理、研究内容、研究方法以及课题本身的客观条件等因素决定的（具体参见专栏 14-3）。统计抽样的基本原理（样本分布理论）是确定样本容量的基本前提，通常情况下，研究者可以根据课题研究的需要、采用的研究方法以及客观条件等因素，采用抽取样本理论或者经验的公式计算样本容量。在心理学实验研究中，样本量的确定主要应该考虑实验研究设计的因素、各因素的水平以及实验设计的类型等实验设计的问题，实验研究设计的因素和因素水平越多，抽取的样本容量也就越大；其中，组内实验设计所需要的样本量一般小于组间设计和混合实验设计。对于一般的实验设计来说，一个实验处理上的样本量应该不少于 8 个，这样才能保证实验结果满足统计分析的条件，并获得稳定的实验处理结果。在一些特殊被试群体的实验研究中，可以根据实际研究的情况来确定样本容量。

专栏 14-3

如何选择或确定样本量

1. 如果抽样群体本身容量不大，还需要抽样吗？

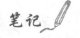

答：如≤100人，将全部个体纳入研究，不必抽样。

2. 样本量越大越好吗？

答：不一定。但应尽量使你的样本量相对更大一些。

3. 可以参考他人研究所用的样本量吗？

答：同一主题，你可以通过仔细考察文献中他人的研究样本量来确定你的样本大小。

4. 如何确定某一样本中的确切人数？

答：有关文献[1]提供了一系列从不同大小群体（N介于10～500 000 000）抽样时的确切样本量n（基于95%的可信区间），如N分别为120、300、650、1000时，n分别为92、169、242、278。

5. 有无专门的计算机程序用于样本量的计算？

答：强烈推荐使用样本大小"计算器"G-Power来计算，可登录相关网页[2]下载使用。当然，这需要你懂得一些推论统计学方面的知识才行。

6. 其他影响抽样大小的因素？

答：在下列情况下你需要更大的样本：抽样群体中个体间的异质性大、对样本进行多个分组、要求的可信区间相对狭窄、预期处理效应或相关关系比较弱小时、使用效能相对低下的抽样技术时（如整群抽样比成比例的分层抽样效能低）、选用某些要求更大样本的统计技术或统计参数水平时，同意或最终同意参加实验研究的被试比例（反应率）会比较小时。

[1] Krejcie RV, Morgan DW. Determining Sample Sizes for Research Activities. Educational and Psychological Measurement，1970，30（3）：607-610.

[2] http://www.psychologie.hhu.de/arbeitsgruppen/allgemeine-psychologie-und-arbeitspsychologie.html 或直接登录 http://www.gpower.hhu.de/

（二）研究方法及技术手段的选择

研究方法与技术手段的选择是心理学实验设计的关键环节，直接关系到研究结果的科学性与可靠性，甚至涉及对研究结果本质的认识。在实验研究中，常用的研究方法与技术手段有心理物理学的方法（包括传统心理物理法和心理物理法信号检测论）、传统行为实验研究的方法（如行为主义关于条件反射与行为习得的研究方法）、认知心理学的研究方法（如反应时测量技术以及基于反应时测量技术发展起来的移动窗口技术、注意线索技术、多目标注意追踪技术、空间线索技术等），神经科学的研究方法和技术（包括神经电生理技术如脑电图（electroencephalography，EEG），事件相关电位（event related potentials，ERP）技术和多导生理指标记录技术；医学影像学技术如功能磁共振成像技术（functional magnetic resonance imaging，fMRI）、脑磁图（magnetoencephalography，MEG），电子计算机X线断层扫描（electronic computer X-ray tomography technique，CT）和正电子发射计算机断层扫描（positron emission tomography，PET）；重复经磁颅刺激（repetitive transcranial magnetic stimulation，rTMS）、深部脑刺激（deep brain stimulation，DBS）等研究手段和技术。

确定了研究方法和技术手段，下一步就要对实验设计中的研究变量和混淆变量进行严格有效地控制，尽量避免实验实施过程中随机因素可能对实验结果带来的不利影响。

（三）研究变量与混淆变量的控制

研究变量与混淆变量的控制是心理学实验研究的核心环节。研究结果的科学性和可靠性与研究变量、混淆变量的控制密切相关。研究变量包括自变量和因变量，自变量是研究者拟研究的影响因素，因变量是研究者观察和测量的指标。通常情况下，一项研究应该有一个或者多个自变量，每个自变量包括两个或两个以上的水平，研究者通过改变自变量的水平观察因变量的变化，继而通过对大量的数据的统计分析而得出自变量和因变量之间关系的结果。关于自变量水平的划分是研究变量控制的关键问题。自变量水平划分合理与否直接关系到研究结果的可靠性和实验实施的效率。如自变量水平过多不仅会增加被试数量和实验工作量，而且还有可能使因素的主效应受到一定程度的影响，并有可能因此得出不客观的结论，而自变量的水平太少则可能会夸大或者扭曲实验结果，使实验结果反应的趋势与实际情况不符。因此，研究者应该根据自己的研究经验、相关的理论与前人的研究结果对自变量的水平进行客观划分，使研究结果尽可能客观地反映出问题的本质。

混淆变量对心理学实验研究有着不容忽视的影响，因为实验的中心目的是为了揭示或提示因果关系，作出因变量的变化是由自变量而不是由其他因素（混淆因素）造成的。但问题在于混淆因素多种多样，即使你能够对所有已知的混淆因素施以良好的控制，也依然可能有诸多未知的混淆因素同时或继起发挥着作用，从而使实验的因果推论都只是概率性的而不是绝对化的真理。因此，研究人员应尽量排除混淆因素对实验结果解释的可能性，使自变量对因变量结果解释的概率最大化。心理学实验研究中控制混淆的主要方法可参阅本教材第九章第一节有关内容。心理学实验一般需要至少两个实验处理组或者两种实验处理水平之间的比较，控制混淆变量就是使实验处理组尽量在其他方面等同（同质化）或者使同一组被试在不同实验处理水平的情况下在其他方面得到等同化对待，具体的控制技术主要包括实验开始时的控制和实验期间的控制。

1. 实验开始时的控制及实验结束后统计控制

（1）随机分组（randomized grouping）：该技术主要应用于两个或以上实验分组的研究。随机化意味着每一个被试有同等的机会被纳入到每一个实验组，从而使混淆变量在各组间的分布有大致相同的模式，这种情况下混淆变量对各组的影响也就没有什么差别了。在已经拥有有全部实验被试的情况下，可以使用前述的随机数字表或随机数字"生成器"方法来方便地进行实验分组。但现实往往是边收集被试边将被试纳入某一实验组，这时可以使用随机数字"生成器"生成一系列分成"模块"的随机数字清单，据此可以方便地确定以后每个纳入研究的被试应当随机归入到哪个实验组。例如，你想研究一下"静心瑜伽"和"身体按摩"对轻度焦虑医学生的干预疗效，你准备将符合要求的被试分成三个组（"静心瑜伽"组、"身体按摩"组和空白对照组各30人），被试从全校医学生中根据量表评估进行筛选；由于条件所限，你只能边收集样本边将样本随机入组，那么根据随机数字"生成器"可进行如下操作（参阅专栏14-2）：第一步"How many sets of numbers do you want to generate?"（你想生成几个随机数字集合？这里填入答案应为30，以入组样本总人数90除以实验组数3计算）；第二步"How many numbers per set?"（每个集合中有多少个数字？这里填入答案应为3，为实验组数）；第三步"Number range?"（集合中数字的大小范围？这里填入答案应为from 1 to 3）；第四步"Do you wish each number in a set to remain unique?"（你希望集合中的数字保持唯一性吗？这里选择"Yes"即可）第五步"Do you wish to sort the numbers that are generated?"（你希望对生成的随机数字进行排序吗？这里选择"No"即可）；第六步"How do you wish to view your random numbers?"（你希望以什么样的方式呈现随机数字？这里选择"默认关闭显示编号标记"方式即可）；第七步"Randomize Now！"（点击该"按钮"以获得随机数字清单）。执行第七步（最后一步）后，得到一系列随机数字清单即"1，3，2，3，1，2，1，3，2，2，1，3，2，1，3，3，1，2，1，3，2，1，3，2，1，2，3，1，2，3，1，3，2，3，1，2，3，2，1，3，1，2，1，3，2，3，2，1，3，1，2，2，3，1，2，1，3，1，2，3，2，1，3，2，3，1，2，3，1，3，1，2，2，1，3，2，3，1，1，2，3，1，3，2，1，3，2，3，2，1"。这些数字从开始到结束均按生成的顺序排序（依次为第1～90个数字），每个涂灰的包含3个数字部分为一个模块分区。第1个数字为1，其意义是第1个合适被试纳入第一个实验组（比如说是"静心瑜伽组"，下同）；第2个数字为3，其意义是第2个合适被试纳入第三个实验组（比如说是"身体按摩"组，下同）；第3个数字为2，其意义是

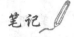

第 3 个合适被试纳入第二个实验组（比如说是空白对照组）；……；直至第 90 个数字为 1，其意义是第 90 个合适的被试纳入第一个实验组（即"静心瑜伽"组，见前述）。通过这样随机的方式，你至少能够在很大的概率水平上得到大致同质的三个实验组。

（2）匹配分组（matched grouping）：上述的随机分组可以对已知以及未知的混淆变量进行控制以达到组间的平衡。匹配分组则对某一或某些已知的（可能的）混淆变量进行控制，主要包括保持混淆变量恒定或平衡、将混淆变量纳入到实验设计、"共轭"控制和统计控制。

保持混淆变量恒定是指不同处理条件下的被试在某一个或某几个混淆变量水平上保持对等，比如所有处理条件下的被试在性别变量水平上均为男性，或者所有处理条件下的被试在性别水平上均为男性、在文化变量水平上均为初中文化、在居住地变量水平上均为大中城市等。这种匹配分组所使用的匹配变量一般以不超过 2 个变量为宜，否则收集样本的难度可能会陡然增加。当然，为了减少其他未加匹配的混淆变量在不同实验条件下的不均衡，可以结合随机分组的方法来处理，例如将那些经过混淆变量匹配的被试随机指派给不同的实验条件。保持混淆变量平衡是根据逐一入组的被试在所需要控制的混淆变量水平上将与之匹配的被试纳入到其他实验组（可以结合随机指派分组的方式来控制其他混淆变量）；当然，如果取样总体是现成可用的，可以先从中获取一系列被试对子（在所需要控制的混淆变量上进行了匹配），每个对子含有的被试个数等于实验组数，然后将每个对子中的被试随机指派给一个实验组以控制其他混淆变量在实验组间的均衡。

（3）混淆变量作为额外自变量嵌入设计（design with confounding variable included as additional independent variable）：如果你对混淆变量不同水平是否会对因变量产生不同的影响感兴趣（包括与其他自变量之间的相互作用），那么使用这一控制技术是一个不错的选择。假如你想在即将毕业的男女大学生中研究其婚姻态度的异同，并且想知道大学入学前社会生活环境（农村、小城镇、大中城市）的影响，那么你可以将大学入学前社会生活环境这一混淆变量作为一个自变量引入研究设计，见表 14-1 所示；这样能够使你控制和检测大学入学前社会生活环境这一变量的影响，即通过该变量每一个水平内的男女大学生婚姻态度比较而消除了该变量的混淆影响。

表 14-1　将混淆变量作为额外自为量嵌入研究设计

大学生	农村	小城镇	大中城市
男			
女			

（4）"共轭"控制（conjugated control）："共轭"控制技术是一种基于等同化施加实验处理相关事件的时间序列来进行匹配被试的技术。一个经典的研究例子是 Brady（1958）所做的一项探索心理应激与溃疡发生之间关系的实验：通过训练，实验猴子在装置中可以很快地学会通过按压杠杆来避免遭受电击（要求每 20 秒的间隔期内至少按压杠杆一次），虽然偶尔还会因错过及时按压杠杆而遭受电击。每个实验猴子都有一个与之形成"共轭"链的对照猴子，两者之间的唯一显著差别是影响电击发生的能力；前者可以通过按压杠杆尽可能地避免电击，但偶尔遭受的电击亦可通过实验装置同时传递给后者（后者完全被动地接受前者所启动的电击，即该电击施加在时间序列上两者之间完全相同）。结果显示，实验猴子组而不是对照组猴子发生了溃疡，提示心理应激而不是生理应激导致了溃疡的发生。

（5）频数分布控制（control of frequency distribution）：该技术属于统计控制的范畴，较之于前述的保持混淆变量平衡能够更少地"浪费"被试；其含义是，对于所需要控制的一个或多个混淆变量，保持其总体分布等在被试组（2 组或多组）间的匹配。仍以前述的例子为例，即你打算在即将毕业的男女大学生中研究其婚姻态度的异同，但你担心既往学习成绩可能作为混淆变量对结果造成影响；通过频数分布控制技术，可以对此进行控制：首先你选出第一个组（比如男性大学生 100 人），进而确定其既往平均成绩的平均值、标准差及具体分布等统计指标；然后选出第二个组（女性大学生 93 人），要求其与第一个组具有相同或基本一致的统计指标，见表 14-2 所示。这样两组在既往成绩这个混淆变量水平上就得到了相应的匹配而使其对结果的影响得到控制。

表 14-2　频数分布控制技术示例

大学生	成绩分布					平均成绩（标准差）
	< 60	60 ~ 71	72 ~ 83	84 ~ 95	≥96	
男（100 人）	7 人	26 人	43 人	20 人	4 人	82.6（7.3）
女（93 人）	5 人	22 人	44 人	18 人	4 人	84.4（8.1）

（6）实验结束后的统计控制（statistical control）：在已知或未知的混淆变量控制不佳的情况下，可以通过统计学校正或通过其他可信的观测标准来剔除不可靠的数据（包括剔除极端值）。被试方面的一些特征或不同研究变量之间的相互影响也可能影响实验结论的可靠性，这种情况下可以通过协方差（结构模型）分析来排除之。

2. 实验期间的控制

（1）抵消平衡（counterbalancing）技术：该技术仅用于重复测量的研究设计（被试内研究设计，即所有被试接受至少一个变量所有水平上的处理）以控制不同处理条件的序列化影响（序列效应），包括不同处理条件具体的排序影响以及居前的处理条件对随后处理条件效应的延迟影响。但应当注意，对于所有的序列来说，当序列效应为线性时才适合使用这种技术。

第一种抵消平衡技术为被试个体水平上的随机抵消平衡技术，即为每个被试随机生成一种不同处理条件的序列（该被试按此序列依次接受不同的处理条件）。如果被试足够多，那么处理条件的每一种序列所出现的次数都会是大致相同的，并且每一种处理条件在其他每一种处理条件之前或之后出现的次数也是大致相同的，从而实现序列化影响在不同处理条件间的等同化分布而排除其对结果的混淆影响。例如，你要研究某种新药对个体反应时的影响，拟使用大中小 3 种剂量条件，分别编号为 1、2、3。那么，将可能有 6 种序列（1，2，3；1，3，2；2，3，1；2，1，3；3，1，2；3，2，1）应用到被试中。实验中对于每一个被试来说，你可以使用随机数字表或随机数字"生成器"来决定其所接受的剂量条件序列，比如你可以使用前述的随机数字生成器为每个被试指派含有"1"、"2"、"3"三个数字的随机序列（其中的每个数字代表一种剂量条件）。

第二种抵消平衡技术为被试内抵消平衡技术，即每个被试接受一种以上的处理条件序列（该被试按这些序列依次接受不同的处理条件）。例如，你要研究某种新药对个体警觉水平的影响，拟使用大中小 3 种剂量条件，分别编号为 1、2、3。首先被试按照 1-2-3 的顺序依次评估每种剂量条件下的警觉水平，然后再按照相反的顺序即 3-2-1 的顺序依次评估每种剂量条件下的警觉水平，即按照 1-2-3-3-2-1 的总序列对每个被试进行实验评估。这样，对每个被试来说每种剂量条件下的评估有两次，将这两次的评估结合起来可作为每个被试每种剂量条件下的最终警觉水平评估结果，进而可将所有被试各种条件下的最终警觉水平进行平均并进行比较。

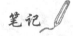

第三种抵消平衡技术称之为组抵消平衡技术,包括完全组抵消平衡技术和不完全组抵消平衡技术。完全组抵消平衡技术是指不同处理条件的所有可能序列(每种序列相当于一个分组)都被应用到实验当中去,要求将相等比例的被试随机指派给每种处理条件序列(每一个分组)。完全组抵消平衡技术的局限在于当处理条件增加时,其序列可能会陡然增加,从而很可能不便于采用这种技术进行实验。例如,当只有 3 个实验条件时,其序列个数等于 6(3!=3×2×1=6);当实验处理条件增加为 4 时,则其序列个数等于 24(4!);当实验处理条件增加至 5 时,其序列个数就达到了 120(5!)。这种情况下,可以采用第二种组抵消平衡技术即不完全组抵消平衡技术;该技术并不要求列出所有的序列,但要求所列出的序列能够最终满足以下的要求:每个序位(序位数等于处理条件数,如有 5 个处理条件,则有第 1~第 5 序位共五个序位)上每个条理条件出现的次数是相同的,并且每个处理条件在其他每个处理条件之前及之后出现的次数是相等的。使用以下的方法可以很方便地满足不完全组抵消平衡技术的上述要求:设处理条件数为 n(每种处理条件分别编号为 1~n),则第一个处理条件序列为 1,2,n,3,(n-1),4,(n-2),5,……直至所有的处理条件均在该序列中列出;随后的序列在之前序列每个序位上的数值基础上加 1 即可得到(其中 n+1 时"等于"1)。当 n 为偶数时,生成 n 个序列即可;当 n 为奇数时,则生成 2n 个序列,按上述操作首先生成 n 个序列,其中的每个序列依次再逆序形成另外 n 个序列,见表 14-3。之后,这些序列(每种序列相当于一个分组)都被应用到实验当中去,要求将相等比例的被试随机指派给其中的每种处理条件序列(每一个分组)。

表 14-3　不完全组抵消平衡技术:实验序列的确定

	4 种处理条件:ABCD	5 种处理条件:ABCDE	
具体实验序列	ABDC BCAD CDBA DACB	ABECD BCADE CDBEA DECAB EADBC	DCEBA EDACB AEBDC BACED CBDAE

（2）被试效应控制（control of subject effect）技术:参加实验的被试或多或少会受到实验线索的提示或者特定动机(如想展现自己美好的一面或者想搞砸你的实验)的影响而导致被试效应,该技术即用于保持组间被试效应的恒定或均衡,以此保证实验检测因果关系的功能,主要包括双盲安慰剂法、合理欺骗以及控制被试的解释。

双盲安慰剂法（double blind placebo）是最好的被试效应控制技术之一。使用这一方法时,实验者不知道被试所属的具体实验分组,被试也不知道自己所属的具体实验分组;加之实验者因此可避免向不同的实验分组传递不同的信息包括期望方面的信息,被试也就避免了产生不同的知觉体验和特别的期望,从而减少或避免了被试效应对结果的"污染"。

合理的欺骗也是一种常用的被试效应控制技术。参加实验研究的被试或多或少都会对研究的目的作不同的猜想以满足自己的好奇心,有时会因此导致实验结果的偏差。这时,如果实验者巧妙地"告知"所有的被试有关实验的假说(当然不是实验真实的假说或理由),那么他们就会对实验产生更为一致的知觉体验而排除其"胡乱猜测"实验目的所致的混淆影响。

控制被试的解释相对于上述两种方法在控制被试效应中使用并不多,但将来有可能会得到越来越多的使用。实际上,实验过程涉及诸多环节,被试对每一个环节都可能有不同的感知和体验,均可对结果造成偏差性影响。控制被试的解释技术有:①回顾性言语报告技术,如实验后询问被试有关实验的主要方面是什么、实验的目的是什么,实验者期望发现什么等？这有助于暴露被试不同感知体验的介导因素以及可能影响其行为的方式。②实验牺牲组技术，如额外设立几个组，用以要求被试在每次检测或测试后报告他们对实验的感知体验；或者要求被试在实验过程中不断表达出他们对实验的想法或感知体验。这些实验牺牲组（不必一定拥有其最终的数据）有助于帮助实验者"洞察"被试对实验的理解。通过这种控制被试的解释技术，你能够更好地进行设计或完善实验，从而能够更少地减少相应的混淆影响而更准确、更合理地解释实验结果。

（3）实验者效应控制（control of experimenter effect）技术：实验者并不是被动的、不受影响的人，由于各种各样的原因，他（她）们也常常会使实验结果发生偏差，尽管这并不是其有意为之的。以下的具体技术可以用来减小实验者效应，包括控制记录所致错误的技术、控制实验者特质所致错误的技术、控制实验者期望所致错误的技术。

控制记录所致的错误方法有多种，一般性的方法是要要求记录数据的人仔细观察以确保数据准确，但其可靠性往往达不到实验前的预期。一个更好的方法是同时使用几个数据观察和记录者，根据其记录数据的一致性可以很容易地发现问题，从而大大降低数据记录中的错误。当然，最好的方法是使用电脑等客观设备来自动记录数据；实在没有条件的话，也要保证数据观察和记录人员对被试所属实验条件的"一无所知"。

控制实验者特质所致错误实际上非常重要，却往往被忽视。日常人际互动中经常出现的类似"移情"的现象也会出现在实验中的实验者和被试之间，如因为某种特质（如自信或自卑，热情或冷淡等），其中一方让另一方很不舒服／很舒服或者双方有意识或无意识地互相"看不顺眼"均可使实验结果出现偏差。而且，实验条件和实验者特质之间可以相互作用而导致被试的行为发生改变，有时甚至会造成实验结果难以解释。因此，为了控制实验者特质所致的偏差错误，应避免实验者在各实验条件之间的不平衡，即使用多个实验者时，实验者都应均衡地参与到各个处理条件中去（使用一个实验者时，应保持其状态在各个实验条件间的稳定性）；同时，为了进一步减少实验者特质的影响，尽量使其不具备实验任务所涉及的具体特质，如实验任务要测量的因变量是敌意，则不要使用敌意水平高的人员作为实验者。

控制实验者期望所致错误的技术主要包括盲法技术、部分盲法技术、实验过程自动化技术。盲法技术是就前述的双盲安慰剂技术中的实验者一方而言的，即实验者完全不知道被试所属的处理条件，因而他（她）们不会无意识地对各个处理条件的被试区别对待（以获得所期望的数据或结果）。盲法技术可能是当前最好的控制实验者期望效应的方法，但在许多研究情况下完全使用盲法技术是不可能的，这时使用部分盲法技术可能就是最佳的控制其期望效应的方法了。如果将实验过程分为几个步骤的话，部分盲法技术要求实验者直至对自变量进行操纵这一步骤之前对被试所归属的具体处理条件都是不清楚的，只有在之前的实验步骤完成后实验者才能通过诸如抓阄的方式为被试确定具体的处理条件，从而使得实验者的期望效应大大降低。此外，实验过程的自动化技术作为控制实验者效应的方法在心理学实验中也日益增多，如通过计算机系统为被试提供统一的指导语、自动化地提供统一的任务刺激（同时自动化地记录被试的反应等）、自动化地为被试提供反馈等，藉此可最小化地降低实验者与被试之间的相互作用，进而控制实验者的期望效应。

四、实验计划与准备

为使实验有所遵循，必须制订实验计划（experiment plan），对实验整个过程作出统筹规划。实验计划在很大程度上会影响研究的进程与成败。详细而切实可行的实验计划会造就一种有条不紊的研究秩序，稳妥地解决实验中行将出现的种种情况，从而大大提高研究效率，促成科学任务的圆满完成。反之，如不作计划或粗糙简略的计划则会因组织不善、考虑

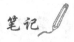

不周及突然事件的出现等原因使研究陷入忙乱之中,甚至造成全部工作的返工而严重影响研究的顺利进行。因此,研究者必须细心制订实验计划,将进行实验研究所必需的方式、途径和方法通盘确定下来。

制订实验计划应注意:第一,计划要周全、有序。如实验的全过程大体可分为哪几个阶段,每一阶段要解决什么问题,达到什么目的,安排哪些工作,大致需要多少时间;采取哪些具体措施去保证各阶段工作的正常进行,以实现预期目标;哪些工作可由个人承担,哪些则必须由同事协作集体攻关,个人进行的工作又如何分配力量和时间,集体合作的工作又如何体现既分工又协作的原则等。总之,凡是实验研究过程的组织及可能出现的情况,都要做详尽而妥善的安排。第二,计划要留有余地。不管计划制订得多么详尽周全,都是实验过程的逻辑设计和预期性方案,而实验研究过程往往极为复杂,途中必然会碰到许多原先未能预料到的情况。所以,计划只具有相对意义,在执行中必然会作某种修改。既然如此,在制订计划时,就应留有余地,不要每一项都订得过细、过死、毫无伸缩性以致无法应对突发事件。

制订计划后,应考虑实验的物质手段(如被试、实验场所、仪器、设备与材料等)的确定与落实。值得一提的是,心理实验所用的"仪器"与"设备"是两个不同的概念。仪器在实验中属非变革性物质手段,是实验中用于观测的工具,利用它们不是去造成实验条件和实验对象的改变。而设备(主要指实验装置)则属于可变革性物质手段,它们能造成某种实验条件和改变研究对象。仪器和设备的准备应包括两层含意:一是利用已有的仪器、装备,此时研究者要善于对它们进行选择、组合与应用。要实现这一目的就要有知识上的准备,尤其对实验内容要有正确理解;另一是根据研究的特殊需要,创制特殊的实验装置。由于实验研究是探索未知领域的活动,如要解决特殊问题,获得具有创造性的成果,仅仅利用已有设备是不够的。因此凡是心理学上的有功之臣,其研究业绩往往与他们自觉改进、设计、研制实验装置是分不开的。如 Skinner 为研究"试误学习"所设计的"Skinner"箱(斯金纳箱)(图14-2),Oids 和 Milner 为研究丘脑和边缘系统的"快乐中枢"所设置的"白鼠按压杠杆装置"(图14-3)等都因设计巧妙、制作精良而使同行赞叹不已。

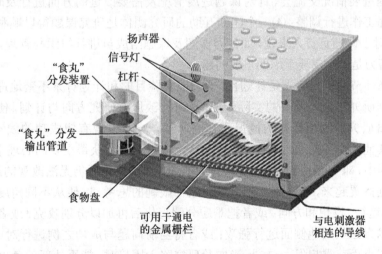

扬声器
信号灯
杠杆
"食丸"
分发装置
"食丸"分发
输出管道
食物盘
可用于通电
的金属栅栏
与电刺激器
相连的导线

图 14-2　斯金纳箱——动物学习实验的自动记录装置

它是一大约 0.3 米见方的箱子,内有压杆(杠杆)和与食物储存器相连接的食物盘。箱内的白鼠每次按压杠杆会导致一粒食物丸滚入食物盘。一只饿鼠进入箱内,经过反复探索迟早会作出按压杠杆的动作(导致食丸落入食物盘内)而获得食物,最终形成饿鼠按压杠杆以取得食物的"操作性"条件反射。类似但复杂的情况下,可训练饿鼠仅仅在蓝色(或红色)信号灯照明的情况下压杆以获得食物;或者在类似的装置中,比如当蓝色(或红色)信号灯不定期每次亮 10 秒后给予持续 30 秒的电击(电击结束与信号灯熄灭同时发生),电击期间若大鼠按压杠杆可终止电击,那么可通过训练使大鼠学会按压杠杆来终止不定期遭受的电击

笔记

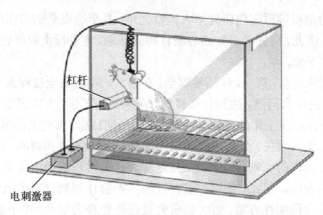

图14-3　Oids等表明脑中存在"快乐中枢"的实验装置

　　Oids等表明脑中存在"快乐中枢"的实验装置(按压杠杆时,可通过植入脑内的电极给予脑组织电刺激)。当电极植入背部下丘脑时,大鼠按压杠杆的频率可高达每小时5000次,它们可连续按压15～20小时,直到精疲力尽,进入睡眠为止。如果在下丘脑以外的脑部埋下电极,则没有出现上述情形(快乐效果不明显)。由此推断,老鼠的下丘脑中存在一个快乐中枢(pleasure center)

五、实验实施

　　实验实施(experimental implementation)是研究者按预定的实验方案和工作计划,在一定的理论指导下,操纵仪器、实验装置对实验对象进行观测、研究的实践环节。通过该环节,研究者能获得大量的有关研究对象的观测资料,其中包括计数资料、计量资料、等级资料与描述性资料。

　　在课题实施过程中,除了要注意特别情况下的具体问题具体分析外,研究者一般应注意如下几方面的问题:①在课题实施的过程中,研究者应不断根据反馈的结果,对下一步课题实施进行及时调整;②对课题实施过程中不可预期的因素,应该有充分的思想准备,如果出现不可预期的情况,应及时解决,以免影响课题研究计划的顺利进行;③课题组成员应该定期举行课题进展情况交流会,针对课题进展情况及需要改进的方面进行及时交流,并对下一步的研究工作进行调整;④一个团结互助的研究团体是研究课题得以顺利实施的根本保证,因此,对于课题负责人来说,如何对课题及课题组成员进行组织与管理,充分发挥其人力资源的潜力是一个需要考虑的重要问题。

　　实验实施环节的重要特点是计划性,即按照实验目的和计划有条不紊地进行实验。但同时也应根据研究对象所反映的实际状况,及时修改原有研究方向与计划,使实际实验进程始终跟踪着研究对象所暴露的值得研究的现象。一旦发现有望成功的线索时,则尽可能暂时放下其他工作或问题,集中精力追踪这一线索以便于获得重要的心理学发现。

　　实验过程中,难免会遇到进展缓慢、困难重重、竭尽全力后仍无法改观的局面。这时,可暂时将问题搁置起来,让头脑忘却那些受条件限制的思考,以便从不同角度重新审视问题,找出新的途径、设想和方向;或者把难题分解简化后再加以分别攻克;或者采用别的研究手段和技术方法从其他侧面进行强攻;或者将当前问题与成功之例进行对比,通过寻找两者间的相似点而获得启发。总之,当实验研究陷入困境时,能否从新的角度审视问题至关重要。当然,如果为解决难题而一再努力之后,仍一筹莫展,这说明当前并不具备解决这一研究课题的主客观条件,因而只得放弃该研究课题,否则顽固执行将浪费时间、精力和财力。不过,在实验过程中也应避免另一种倾向,即一遇到困难就轻易放弃,转而去追求新的研究方向。这样会使研究处于盲目无计划状态,终因研究浅薄而一事无成。所以,实验研究一旦展开,就应竭尽全力按计划去完成预定方案,只有碰到确实难以解决的困难或颇有把握的新线索时，才修正原定计划，使研究转到更有希望成功的方向上去。

实验中，另一值得注意的是，要对实验细节作详细记录，这是一项基本的却又是重要的规则。记录能使所做的工作和观测到的现象转化为可贵的文字和数据资料，防止遗忘。记录也是促使研究者进行仔细观察的有效方法。当然实验记录必须实事求是，尤其当实验数据与预先设定的理论值有较大偏差时，应冲破先定判断的束缚，作出客观记录，千万不能将不够理想的数据随意改动或做主观筛选，否则在自己的研究生涯中将留下一个致命的弱点，其直接后果会葬送许多重大的心理学发现。

实验实施中，最好要定期完成阶段性研究报告，这样既能达到研究工作的及时总结和回顾，又能检验自己的工作成果，把握研究方向。整个实验实施阶段临近完成时，要对实验各阶段所作的记录进行系统整理。纵观整个实验过程和细节，此时常常会发现自己工作中的某些空白点或薄弱环节，以便趁实验还未结束时加以弥补。必要时，对某些尚有疑问的实验结果须以重复实验的形式加以检验。至于实验结果的重复，一般认为在相同的实验条件下，应获得相似的实验结果。这是实验结果是否蕴含客观真理性的重要指标，也是实验结果的价值所在。当然，在心理学的多数实验中，促使实验结果得以重复的种种条件常常难以得到满足。所以在已知因素似乎未变的实验情况下，如实验结果一时不能重复作出，并不一定说明原有实验结果是不可靠的，还要看实验条件是否确实完全相同。如果实验条件准确无误，那值得重视的因素有两个：一个是实验操作技术和方法；另一个是未被认识的因素。如经过仔细核查，操作技术和方法准确无误，且仪器、装置、材料等也无明显差错，那我们不应为实验不可重复而沮丧，因为这种不可重复很可能是由某种偶然因素所致。只要研究者对偶然因素进行仔细追踪，很可能导致重大的心理学发现。

第三节 实验法的评价

有关实验法评价的总结请参阅本书第九章第五节。以下分别就实验室实验法和自然实验法作进一步的简要总结。

一、实验室实验法的优缺点

1. 实验室实验法的优点

（1）能严格控制自变量和混淆变量：由于实验者能够人为地控制自变量以及能够尽可能排除无关因素干扰所引起的误差，实验室实验法所得到的数据比较准确可靠。

（2）主动创造条件：通过精心设计可以引发一些需要研究的心理现象，并可以重复对其进行实验，由此得出的结论科学性比较强。许多科学发明，都是经过实验室实验研究出来的。通常所说的科学实验，实际上是指用实验室实验法进行的科学实验。

（3）可探究心理现象的机制：实验室实验法不仅可以观察到被试的外部行为和语言，而且还可以借助仪器精确记录心理发生时内部的生理反应。所以这种方法对于研究人或动物心理反应的生理机制有很大的作用。

2. 实验室实验法的缺点

（1）方法的局限性：由于严格控制条件，使每次实验只能解决一个小问题，与生活实际有一定距离。得出的理论规律比较具体精细，往往不能直接解决生活实践中提出的大问题，必须经过中间试验，才能发挥理论的指导作用。

（2）混杂因素的干扰：实验室实验法多适于一些简单心理现象的研究，如感觉、知觉、记忆等，而对复杂的心理现象，如思维的研究则受到限制。虽然近年来对复杂情绪、意志能力等也开始进行实验室研究，但对复杂的社会心理现象，实验室实验法很难控制混淆变量，以

笔记

自然实验法为宜。

二、自然实验法的优缺点

其优点是：第一，该方法的实质就是把实验研究和日常活动结合起来，使得研究的问题来自现实，具有实践价值；第二，该方法仍对实验条件有所控制，使之能继续保持实验室实验法的某些优点，能主动获取、探究原因；第三，该方法又适当放松控制，使之在自然状态下进行，能体现观察法的某些优点，减少人为性，提高真实性。

其缺点则主要表现为由于实验控制不很严格，容易受到各种混淆变量的干扰而影响研究结果的有效性。

实验法案例♡

运用与控制

高度控制的实验的最主要的价值在于其结果不是模棱两可的。这时，自变量的有效性受制于混淆变量的程度最小，令人对自变量引起的因变量变化满怀信心。但下述的一个广告例子所得出的结论却并不能令人信服，因为其目的自变量（百事可乐与可口可乐）与其他自变量间发生了混淆。

在广告系列中，人们被告知要在百事可乐（杯子上贴有标签 S）和可口可乐（杯子贴有标签 L）之间作出喜好选择，结果显示绝大多数人们都选择了贴有 S 标签的杯子（百事），由此得出的结论是：可乐饮用者更喜欢百事可乐。这一结论合理吗？

考虑到不同的分类标签对消费者行为可能会产生很强的影响，Woolfolk, Castellan 和 Brooks（1983）质疑了上述广告结果的解释，他们提出了以下假设：广告中人们在作出选择时，杯子上的标签可能对选择结果有一些影响。在其实验的第一步，Woolfolk 和她的助手要确定大学生是否喜欢字母 S 多于字母 L。研究者让学生选择两个杯子里的可乐，这两个杯子也分别用 S 和 L 作标签。这个实验与广告里的不同，只是字母单独作为自变量，因为杯子里两种类型的可乐是保持恒定的。对于一半的被试，两个杯子里装的都是百事可乐，而对另一半的被试，两杯都是可口可乐。不管杯子中装的是什么饮料，85% 的学生都倾向于选择贴 S 标签的杯子。由此可见，上述广告中得出的结论混淆了消费者对字母的偏好与消费者对饮料的偏爱。

但至此，人们到底更喜欢百事可乐还是更喜欢可口可乐依然难以确定。如何解决这一问题呢？由上述 Woolfolk 及其同事（1983）的发现进一步出发，最好继续做一个合适的味觉测试实验。实验中使用没有遮盖的杯子（或者至少被试看不见杯子有遮盖物）。这时，你可能需要小的纸杯和饮料（如百事可乐和可口可乐）。让每个人对每种饮料都尝一小口，然后指出其喜好的是什么。实验中要确保被试不知道所尝饮料的品牌；因变量可以用利克特量表评分（如 1= 轻微喜欢，……，5= 极为喜欢）。这个实验中还需要特别注意的是确保被试中的一半先品尝可口可乐，另一半则以相反的顺序品尝饮料，通过这种抵消平衡法来消除饮料品尝顺序对因变量变化的"污染"影响。

♡（转）引自并适当修改：David G. Elmes, Barry H. Kantowitz, Henry L. Roediger Ⅲ. 心理学研究方法 .8 版 . 马剑虹，译 . 北京：中国人民大学出版社，2011.

（李则宣）

复习思考题

1. 名词解释：实验，自变量，因变量，混淆变量，研究假设。
2. ▽一个研究者提出如下假设：针灸（一种古老的中医实践：将很细的针插入身体的特

定部位)可以减轻压力过大的心理系大学生的紧张焦虑水平。她随机让参加研究的一半被试接受针灸治疗,而另一半被试则不接受针灸治疗。实验2个月后,她测量了这些被试大学生的焦虑水平,发现那些接受针灸治疗的大学生其压力水平低于没有接受针灸治疗的被试大学生。据此,请思考并回答如下的问题(▽Scott O. Lilienfeld, Steven Jay Lynn, Laura L. Namy, Nancy J. Woolf. Psychology: From Inquiry to Understanding.Boston: Allyn and Bacon, 2009.)

（1）本研究是一种实验设计吗?

（2）本研究中的自变量和因变量分别是什么?

（3）本研究存在混淆因素吗? 如果存在,是什么?

（4）我们能否从本研究中推断出某种因果关系? 为什么?

3. 假如你要做一个实验来探索一种新药对难治性抑郁症的疗效,决定对该药的4个剂量水平(5mg、10mg、15mg和20mg)进行检测。有400名符合条件的患者希望参加这个实验,由于条件所限,要求随机抽取120个被试,然后将被试随机指派给某个剂量水平,其中每个剂量水平有30个被试。那么,你将如何使用随机数字表或随机数字生成器来实现这一过程?

4. ▽一些并不是实验者有意引入实验情境中的因素(自变量除外)确实能够影响被试的行为而成为实验的混淆变量,在此情况下,就会存在对数据解释不当的风险。几乎存在于所有实验的混淆有两种,分别是期望效应和安慰剂效应。据此,请思考并回答以下问题(△[美]理查德·格里格,菲力普·津巴多. 心理学与生活. 王垒,王甦,译. 北京:人民邮电出版社,2003.)

（1）期望效应和安慰剂效应具体在什么什么情况下发生?

（2）消除混淆变量影响的常见控制程序或方法是什么?

推荐读物

［1］M. Kimberly MacLin, Robert L.Solso. 实验心理学——通过案例入门 .8 版 . 李永娜,张学民,周义滨,等译 . 北京:中国轻工业出版社,2017.

［2］Randolph A. Smith, Stephen F. Davis. 实验心理学 .6 版 . 高定国,译 . 北京:机械工业出版社,2017.

［3］RobertR Hock. 改变心理学的40项研究 .7 版 . 白学军,译 . 北京:中国人民大学出版社,2015.

第十五章 现场研究方法

本章 要点

现场研究方法概述
　现场研究的概念
　现场研究的类型
　现场研究方法的特点
　现场研究的目的
现场研究的步骤与程序
　现场研究的设计
　现场研究的步骤
　现场研究的质量控制
现场研究方法的运用
　群体研究
　社区研究
现场研究方法的评价
　现场调查方法
　现场干预方法
案例——江村研究

关键 词

现场研究；群体研究；社区研究

　　心理学的生命力在于实践应用，传统的实验室研究方法很难准确、充分地反映实际生活和生产活动中人的心理过程的许多边界条件和背景因素。在实验室中，研究常常受到一些特殊要求以及其他因素的影响，这使得近年来许多社会心理学家转向现场研究。现场研究不但可以进一步验证实验室条件下的某些结果，而且可以更加广泛深入地了解实际生活中众多的心理现象，它作为一种重要的科学研究手段具有广泛的适用性。在自然的背景中，现场研究保持着现实中各种变量间相互作用的原貌，所以这种直接、全面、客观的研究方式会带来更可靠的信息，使研究者对一些心理现象有深刻和充分的理解。通过现场研究可以获得大量数据与事实，这可为各项研究进行科学决策与管理提供可靠的依据。由于现场研究结果的可应用性比较高，它在心理学实际应用中正发挥日益重要的作用。

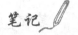

第一节 现场研究方法概述

一、现场研究的概念

现场研究（field study）亦称"实地研究""自然研究"，是指在自然条件下或真实生活情境中实施的各种研究。所谓现场，是指所要研究的心理现象或行为现象所发生的场所，是特定的真实生活环境，其事件和背景都是真实的、自然的。这种在实验室以外的实际情境中进行的研究，旨在发现真实社会生活情境中涉及社会学、心理学和教育学等领域的一些变量间的关系或互动作用，包括现场实验、现场调查和自然观察等。早期现场研究多用于文化人类学领域，称为田野工作或实地参与观察法，是文化人类学最具特色的研究法。它与"民族志研究"或"民族志"（ethnography）一起构成人类学家收集资料的有效方式。英国人类学家马林诺夫斯基就曾于1914—1921年在西太平洋的新几内亚和突布兰群岛，运用参与观察法调查该岛的土著文化。他前后调查了三次，长达六年之久。他的名著《西太平洋的航海者》一书就详细描写了他如何参与到土著社会的情况。

研究者首先关注某种社会情境，然后研究在这种情境中的个体和团体的社会知觉、态度、价值观以及行为间的关系。如犯罪行为学家在监狱中进行的实地研究，主要通过对监狱的直接观察、与监狱人员和犯人的访谈，来获得研究人员想要得到的信息；教育心理学家现场研究教学中各个因素对教学效果的影响；管理心理学家通过现场来研究管理活动；社会心理学家在各种公共场所现场研究人与人是如何相互影响、相互作用等。采用现场研究法的经典案例有美国著名社会学家 W·F 怀特（William Foote Whyte）的《街角社会》（*Street Corner Society*），美国著名社会学家罗伯特·林德夫妇（Robert Lynd and Hellen Lynd）的《中镇》（*Middletown*），我国社会学家费孝通先生所做的"江村研究"等。

现场研究的背景完全不同于实验室条件，由于是在实际工作、学习和生活情景中进行研究，因而包含了各种复杂因素。因此，现场研究有其不同于其他的心理科学研究方法之处。现场研究的最基本的特征就是"现场"，要进行现场研究，在一个较长的时期内，研究者就必须深入到调查对象的真实生活环境中，对调查对象进行深入、细致的观察，从而搜集到有关调查对象的完整、丰富的调查资料。

现场研究的资料也有不同于其他研究方法之处。现场研究更多是一些定性研究的方式，其调查资料通常是不容易进行统计分析的文字资料，如观察记录、访问记录等。并且，记录内容可以是主观方面的（如对情感、看法的描述），也可以是客观的（如参加某次活动人数，次数等行为测量）。除此之外，研究者的现场体验和感受也是重要的感性材料，在资料分析阶段发挥重要作用。

二、现场研究的类型

由于研究对象、研究目的、研究背景等各不相同，所采用的研究方法不同，可将现场研究分为三类，其中每类都有各自的特点和使用条件。

（一）现场实验研究（field experiments study）

现场实验研究主要是在真实的社会背景中，尽可能控制无关变量，通过改变某些自变量来观测因变量的变化，从而分析揭示变量间的因果关系的一种实验研究方法。适于现场实验研究的课题一般具有以下特点：研究的对象是复杂的社会影响因素及其变化过程，这时研究者无法在实验室中控制、操作变量，以模拟创设出像自然环境那样各种社会因素交互作用的环境，就可以直接选择适当的自然环境来进行实验研究。如要研究小团体成员之间的态度与

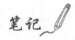
笔记

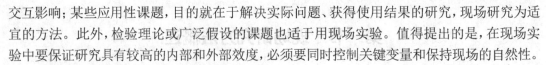

交互影响；某些应用性课题，目的就在于解决实际问题、获得使用结果的研究，现场研究为适宜的方法。此外，检验理论或广泛假设的课题也适于用现场实验。值得提出的是，在现场实验中要保证研究具有较高的内部和外部效度，必须要同时控制关键变量和保持现场的自然性。

（二）现场调查研究（field research study）

现场调查研究是结合现实生活中所发生问题而进行的调查研究方法。调查者可以针对人们的情绪、动机、需要等心理状态，运用问卷、访谈等方式进行广泛的调查，以收集材料并加以分析归纳。

（三）现场观察研究（observational field study）

现场观察研究是围绕生活、工作的正常活动进行的系统观察，以获得数据作出结论的研究方法。研究者通过感官或借助一定的技术手段来观察记录在真实、自然的现实情景中被试的行为表现，其最大的特点是客观性。由于其本身的广泛适用性，现场观察的研究方法在现场研究中运用得十分广泛。如当想要了解不同类型的车辆在遇到红灯信号时有哪些不同的反应。由于交通信号的变换是不允许按研究者的要求随意安排的，而且也没有必要这样做，完全可以在实际情境中方便地获得这种机会。研究者把自己的观察位置选择在一个不易被发现的隐蔽之处来观察记录，保证了数据资料的真实性。对于有些变量关系还十分模糊的课题适用于现场观察研究，在这些课题中还没有或不能确定自变量，这常常作为一个研究的开端；另外研究人们的一些态度、行为因素的相互作用过程时也可以用现场研究。

现场观察研究又可分为两类：

1. 现场参与观察法　是指研究者观察被试的行为并参与与被试相关的事件，或者研究者对被试进行访谈的研究方法。

2. 现场非参与观察法　研究者对被试的行为特点进行调查、观察、记录，但不参与与被试相关的事件的研究方法。形象地说，非参与观察就是"冷眼旁观"或"坐山观虎斗"。

三、现场研究方法的特点

现场研究作为心理学的一种重要的研究思路和方法，它克服了实验室研究的一些不足，在许多方面表现出优势，但仍有其自身的局限性。

（一）现场研究的优势

现场研究的外部效度比实验室研究有了很大提高，这是现场研究最显著的优点。实验研究片面地将社会系统中各种相互作用的因素孤立开来考察，难以准确揭示人的心理及行为的本质和规律。现场研究由于研究的背景是自然的、真实的，各种复杂的影响因素的作用强度、时间方式更接近自然状况，所以避免情境的人为性，变量真实，研究结果的可应用性和推广性也较高。

有些情景无法在实验室复制，许多在实验室里无法开展研究的课题可以通过现场研究实施。如一些极端的、特定情景中的人的反应，手术室内外的人的心理行为表现、突发意外事件对人的态度的影响等。由于现场的变量非常繁多，而且关系极其复杂，在实验室是不可能创设出与自然环境完全相同的情境的。

现场研究不是把被试带进实验室来，而是在被试原有的情景中进行研究，有时甚至是在被试毫无觉察的情况下进行的，所以克服了寻找被试的困难，使一些需要多种被试的研究能顺利进行。有时，在控制实验不能进行或被观察的人不予合作时，即使不告诉他们观察的事情也能进行。

研究者在现场研究中适应性较强，弹性较大，可以根据现场的具体情况及收集资料过程中的分析结果，抓住和利用新发现或新出现的信息，可以随时修改遇到的问题，如变换研究对象、问题甚至方向等，这样有助于对问题进行更恰当、更有效的分析，把预料之外的新发现纳入到研究中来。

另外，由于研究深入现场，也就是与现实情景中的人直接接触，尽量减弱了研究者在分析中的主观猜测倾向，使结果更为客观。

（二）现场研究的不足

开放、动态的环境，造成现场研究的背景难以控制和把握，易产生情景效应。在研究中特别要注意社会生活背景中政治、文化和经济形势等历史因素对研究可能会产生明显的影响。

在现场研究中有时很难利用随机化程序进行抽样，使得样本的代表性也缺乏控制，由于研究者不易对变量作出积极的控制或操作，使得现场实验研究的结果变量间的因果关系较难确定。

多数现场研究花费高、代价高，从而其应用受到了限制。比如有些现场观察研究需要等待某种预定研究的心理活动和行为表现的发生，需要耗费较长的时间。

主观的偏见或成见往往使研究者进行观察或分析时，使其可能会从自己认为有意义的方面来解释人们的心理行为表现，从而使研究结果的真实性、准确性受到质疑。

另外，与定量分析不同，现场研究中定性资料的处理分析，常用文字表示，分析结果冗长。

四、现场研究的目的

作为心理学研究的方法之一，现场研究主要的目的就是收集数据和资料。认识所要研究的问题或事物的本质和规律性，从而得到解决问题的答案这正是科学研究的目的所在。在科学研究中，有时我们通过实验或理论探讨，以寻找新的事实，发现新的现象，揭示未知规律，从而用重新评价或修改的理论来建立、发展新的理论；有时则针对实践中的某些特定的科学问题，将有关的直接有用的知识、规律或理论付诸实际应用，以解决实践问题，并为应用科学的发展作出贡献。无论是哪种研究方式，要进行科学研究，最基本条件之一就是首先要收集科学事实，即通过科学的方法获得可靠的、准确的、客观的数据和资料。

另外，现场研究是一种非实验性的科学研究，其目的在于研究真实情境中的心理、行为和社会变量间的关系或其互动。人类学家为研究某个少数民族的生活方式，常长期住在该少数民族中，以成为其一员，然后进行观察研究，这种研究方法，一切都在自然情景下进行，没有任何的实验操纵或随机抽取研究对象或分派组别。

第二节　现场研究的步骤与程序

一、现场研究的设计

现场研究设计是开展现场研究的起始阶段，要为整个现场研究铺平道路，起始工作需要认真细致，可减少整个现场工作中的困难与问题。在设计中有大量的工作需要逐项解决，甚至是一些琐碎的小事事先也必须考虑周详，也许会占用比现场调查还要多的时间。如果在设计中准备越充分、细致，对各种困难估计得越充足并且提出补救办法，那么现场调查中解决问题的难度就越少。

如果说选择研究课题的意义在于确定研究的目标和方向，那么研究设计阶段的全部工作就可以理解成为实现研究的目标所进行的道路选择和工具准备。所谓道路选择，指的是为达到研究的目标而进行的研究设计工作，它涉及研究的思路、策略、方式、方法以及具体技术工具等各个方面。从研究目的、研究的用途、研究方式、分析单位，直到具体的研究方案。就像实施一项工程之前必须进行工程设计一样，要保证一项社会研究工作的顺利进行，保证研究目标的完满实现，也必须进行周密的研究设计。所谓工具准备，主要指的是对研究所依赖的测量工具或信息收集工具如问卷、量表、实验手段等等的准备。当然，这种准备

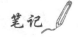
笔记

工作还包括对社会研究中各种信息的来源——研究对象的选取。

这一阶段包括主要包括以下几个方面工作：

（一）文献研究

文献回顾研究是研究的基础性工作，这一阶段工作很重要，研究者需要了解前人对这个主题是否做过研究，研究的程度和结果，有无必要继续做下去。同时研究者还可以收集到一些经验材料，如研究方法选择、研究对象的抽样等。

（二）确定课题

在确定了研究的理论框架和着重要解决的问题以后，接下来，研究者将考虑研究的具体问题，首先是确定课题。课题选择是科学研究的初始环节，研究问题一旦确定，整个研究活动的目标和方向也就随之确定。良好的开端是成功的一半，研究问题选择得如何，在一定程度上决定着整个研究工作的成败，决定着研究成果的好坏优劣。如果课题选择不准确，所有工作就毫无价值，因此，选择与确定研究课题非常重要。

（三）确定研究方法

不同的课题，为达到预定的目的，所采用的方法和手段各不相同。在现场研究中，为了得到更全面的信息，有时是多种研究方法并用，既做大规模问卷调查，又在少数个案上深度访谈。总之，要确立与研究项目客观要求相适应的调查方法与组织实施方式。

（四）选择"现场"（scene）

现场选择要符合相关性原则和方便性原则，就是既要尽量选择与研究课题密切相关的现场，而且这个现场要易于进入和观察。首先，根据课题研究的需要，确定现场研究的范围；然后在此范围内根据研究方法需要确定需要研究的"样本"现场。在实际操作过程中，现场的选择往往要受到研究者社会资源的限制。因此，在客观条件许可时，我们应尽量选择那些既与所研究的问题或现象密切相关，又容易进入、容易调查或观察的背景。对于非参与的研究来说，这种理想的背景就是那些不被我们所观察的对象注意到和感觉到的地方。对于参与研究来说，则应选择那种能够使研究者自然地进入、自然地参与其中、容易为当地样本人群接受，且能较快熟悉所研究现场的背景。

（五）研究计划

在完成了以上设计之后，研究者应着手从研究现场的实际出发，依据主客观条件慎重地制订贯穿研究全过程的计划。我们应当进一步将解决问题的一般方法、手段同已确定的研究对象相联系，建立起适合于解决特殊问题的特定的设想与方案，即确定研究工作的基本策略和实施计划，形成切实可行的组织与安排。整个研究计划应该是更加具体的，相互衔接和统一的，其内容通常应包括以下几个部分：①明确调查的目的及要求；②确定通过调查指标反映出来的调查内容；③明确调查对象的范围及数量以及样本选择方法；④选择现场调查的时间及具体日程计划；⑤选择素质良好、具备调查经验、能深入工作第一线的调查人员；⑥经费的计划与管理等；⑦预料研究中可能出现的问题以及补救措施。计划的实施还要制定必要的制度作保障，严格必要的规章制度，可以保证调查工作有秩序、有效地开展。

现场研究与问卷调查和实验研究有一个很大的不同点，后者在研究开始之前一般都经过周密的计划与筹备，研究一旦开始以后，改动的余地很小；而现场研究因为面临的不可预见因素很多，因此在实际研究过程中研究的方向与过程改动的余地很大。事实上，部分研究者在现场研究开始时往往只有一个大致的研究设想或计划，并且随时准备根据实际情况进行修正或者改动。

二、现场研究的步骤

现场研究是一项艰苦细致的实践活动，相对实验室研究而言，它强调的是实地工作，要求研究者深入到研究现场的第一线，直接向研究对象收集信息资料，取得可靠的证实。进行现场研究，研究者从实验室走向社会，在现场对心理现象、教育现象进行观察、调查、实验，这并不是单纯的地点变换，而是牵涉到研究实施的每一个环节。研究者在实验室里可以控制、创设情境，而对于其他现实的组织与情境，研究者则不具备这一地位，有时甚至是很陌生的。在现场研究中，研究者既要对复杂的现实环境进行深入分析，又要避免破坏其固有的自然性，这就要求研究者认真对待现场研究的各个环节。

（一）进入现场

怎样进入现场也是现场研究中至关重要的准备工作，这一步成功与否直接关系到能否顺利地开展研究、能否达到研究目的，这是一项需要耐心和技巧的工作。要决定研究者进入现场的身份和方式，这应该根据研究的内容和方式来选择作为研究对象中的成员，还是采取某种掩饰身份，还是干脆就以研究者的真实身份出现。如果要研究在公共场所人们的"助人行为"，研究者可以"行人"身份出现在公共场所暗中观察研究。

另外要寻求进入现场的最佳途径。在不公开研究者身份的情况下，可作为研究对象中的一员从事与研究对象相同的活动，在研究过程中尽量做到不引人注目；而当要以研究者或观察者身份进入现场时，应先通过正式的渠道与有关组织、部门进行协商，征得其同意，最好能说明研究完成后可为其提供某些帮助、解决一些问题，同时要有一定的证据或介绍信显示研究者的研究能力，使有关人员确信研究是有意义的且能取得成果。除此之外，进入现场时，需要得到"局内人"(insider)的认可，通常采取以某种程序或仪式进入、"局内人"推荐、"关键人物"帮助等方式。类似的社会研究多见于国外。如美国教会历史学家阿尔弗雷德(Randy Alfred)进行的魔鬼教徒研究："我以外来者的身份接触这个群体（魔鬼教派），并很快地表明了加入的兴趣。我伪装投身魔鬼教派却没有被怀疑而获得接纳，并依据我在仪式上的地位，被指派行政责任和角色，我在这个群体中取得了快速的进展。"

进入现场是一个持续的过程，研究者需要与被试建立信任的关系，这一关系在整个研究过程中是不断加深的。如果研究的规模很大，少数研究者很难以完成，就需要培训更多的研究人员，这也是研究准备工作之一。在培训人员时，应特别注意研究人员的一致性，以免带入影响研究结果的无关变量。

（二）现场研究的抽样（sample）

深入现场研究，可以获得比实验室里更为丰富、全面的信息。在某些研究中，被试取样并不是预先设计好的，但也应遵循取样的代表性原则。同时，现场研究的取样不能造成现场人员的变动，以免破坏现场的自然性。现场研究主要有三种取样方法，即定额取样、滚雪球取样和特殊个案。

1. **定额取样**　是当被研究的样本人群已有了明确的分类时所采取的抽样方法，即选择一定数量的不同类型的成员进行研究。样本可以是整群或个体，抽样方法根据研究目的和样本特征，也可以是完全随机抽样，分层随机抽样等。

2. **滚雪球取样**　即是沿着一个脉络不断扩展的取样方法，如研究一个团体的成员如何进行交友的，就可以从一些成员开始了解他们在团体中的最好朋友的情况，这样取样就不断扩展增大了。如研究同性恋群体的行为特征，可以通过确定最初的"关键人物"，然后由这一关键人物的关系网络，不断寻找并扩大研究样本。

3. **特殊个案法**　是指选取偏离正常模式或特殊的个体进行研究，如心理疾病患者、超常儿童等。选取特殊个案进行现场研究，可以加深对人的态度和行为的正常模式的理解。例如，要了解某一团体成员对权威服从的态度和行为模式，可以去观察、访问其中极端服从和极端不服从的个体；研究婚恋心理，可以选择大龄未婚者进行个案分析。通过对特殊案例的深入分析，可以使研究者对问题的理解更深刻。

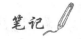

笔记

样本抽取方法并非完全固定,在具体研究时研究者要根据研究目的和研究方法确定,可选择其中之一或联合应用几种方法。

(三)收集数据资料

收集数据是现场研究的核心环节,是研究设计的具体贯彻,它直接关系到数据的质量,影响到研究结果的准确性。心理与行为事实是心理学研究的基础,是研究者能否作出发现的先决条件。只有贮备大量的第一手的数据资料,才可能通过对事实的分析、研究去揭示研究对象的内在规律。要想全面地认识现场情况,防止主观片面性,应当广泛地、全面地收集具体详尽的资料。

1. **数据资料收集原则**　在数据收集过程中必须遵循客观、全面系统两个基本原则。围绕着这两个原则有一些方法和技巧,为了减少对被试影响的可能性,观察时记录最少的信息,事后再回忆记录,为了避免因事后回忆而丧失一些宝贵的信息,研究者可以总结发展出一定的记录程序或记录系统、表格来提高收集资料的全面性。以现场观察研究为例,在进入现场的初期要确定观察的问题、概念、指标及其操作定义。然后,在第一阶段记录下简单、具体的事件,作为事后回忆的线索和提示。例如,谁做了什么?谁对谁说了什么?发生在什么时间?这里要注意区分纯粹的描述资料和观察者的判断,避免将推断作为观察的内容进行记录。第二阶段是回忆的观察,即进一步抽象概括的过程,包括"校对"资料和反复浏览大量资料使观察更概念化。

2. **数据资料收集方法**　在现场研究中可采用多种数据收集的方法。最初的现场研究用观察法收集数据,随着心理与教育研究方法的发展,其他研究方法如问卷调查、访谈法甚至实验法都已进入现场研究,成为现场研究的重要数据资料收集方法。

从某种意义上说,除问卷调查外,现场研究就是去看和听,无论是参与观察还是访谈,收集资料的方式多以文字记录为主,包括研究者当场记录的文字资料和他们根据事后的回忆总结的文字资料。

参与观察的资料记录是先观察,然后再记录在本子上,或用计算机记录。研究者一般在观察事物后立即将观察到信息仔细地回忆并记录下来。观察时应该注意行为、现象、人物、事件以及关键人物的关键语言。

在访谈中,有正式的和非正式的访谈。在正式的访谈时,研究者和研究对象都是事先有所准备,因此,访谈的问题也比较明确。这时,研究者可以征求研究对象的意见是否可以当场记录或用录音设备记录,如果研究对象不同意,那么研究者只能够靠回忆记录了。而在非正式的访谈中,由于是从非正式或闲聊开始,事后的记录要仔细和认真,要从很多无关的谈话中找出研究者真正需要的信息。在记录时,应该将研究者当时的感受、认识、评价等都在现场工作笔记中记录下来,以便日后分析时作为参考之用。

3. **数据资料现场记录**　数据资料的记录是现场研究的重要环节,记录资料的客观和全面影响到整个研究工作的结果。

准备一个标准的记录表可加快记录速度和简化记录工作。例如准备一个按年龄、性别、民族等分类的记录表,或一个按不同行为反应(如言语、表情、动作等)分类的记录表。在现场研究中经常运用的记录纬度是观察的、理论的、方法的三个纬度,并以此将记录分类。观察的记录包括谁说了或做了一些什么、事件发生的时间、地点和方式等;理论的记录是指研究者对所观察的事实含义的解释、推测、假设或想象;方法性的记录是指对研究者本身和方法本身的观察记录,这种记录有利于进行重复性的现场观察研究。

除了使用记录表,还可以准备并熟练掌握一些速记符号以便加快记录速度。速记符号既有助于简化记录工作,又有利于全面、客观的记录观察信息。

无论是做现场观察记录,还是做访谈记录,最好都做到"不引人注目地记录"。因为研

笔记

究者的记录行为本身也是一种刺激物，它会影响和改变研究对象的行为表现。因此记录的动作要小，记录的速度要快，记录的时间要尽可能短。大多数观察人员所选择的做法是，若可能的话，白天草草记下笔记，夜间全文写下他们的现场记录。其次，有时可能在白天使用录音设备，过后再将磁带抄写下来。草记的笔记包括关键的字、重要的引语或短语和记忆线索。白天的事件也会使观察人员记起早先发生而未记下的事情或言语，以及为了将来记录而应予记下的事件。

在实地研究中做观察记录或访谈记录时，应该注意同时记录下研究者本人的思想、感情、评价、认识、猜想、理解等主观内容。因为在实地研究的过程中，研究者的思想感情卷入是十分自然的事情。正是这种卷入导引着研究者去理解研究对象的真实的思想感情，也使他能够分析和理解研究对象的行为。这就是"设身处地""投入理解"的实际意义。作为事件中的一个参与者，观察人员不仅是一个研究人员，同时也是他自己研究的对象，因此，他的感想和行为本身也应该是资料的组成部分。

关于观察记录材料的详略，原则上是越详细越好。一个可能的大体规则是，笔记应该记得充分，足以使观察者在数月之后，能再次将任何被描述的事件清晰、合理地描绘出来。有的研究者甚至建议："每一个小时的观察，最低限度至少要有两页每行空一行的打字材料。"当然，我们还是应当根据实际情况，做到内容多则多记，内容少则少记。但无论多少，都应尽量客观、详细、具体。

（四）数据处理与分析

数据处理与分析是指对现场研究收集来的数据进行统计处理和定性、定量的分析。它要求调查者要结合当时、当地的情况进行观察和询问，置身于他们的立场上进行感受和领悟，并依靠调查者本人的理解，对所收集到资料作出主观的判断和理解。现场研究中资料分析的主要工作，基本上就是以分类学或流程图的方法来概括现场笔记。

1. 资料初步整理　首先要校正资料，遗漏的要补充，错误的要改正，然后按事先规定的途径和办法将资料汇总分类并加以条理化，采用多种方法对事实材料进行整理与修补。

2. 资料的编码　资料的编码是分析资料的核心工作。经过资料的分类编码，繁杂的资料才得以条理化和系统化。资料的编码有多种方式，研究者在分析资料时可参考，研究可能着重于其中某一种或某几种编码，这要视不同的研究取向或主题而定。编码资料的主要原则是使编码适合资料，而不是使资料适合编码。因此，仔细阅读、检核观察记录、访谈记录和其他的资料记录的每一个句子、每一段话后，形成了资料编码类别。对资料进行编码后，还需仔细审阅这些资料，检视原来的编码类别是否适合资料。进行合并、扩展、调整后，再次对资料进行编码，测试这些新的编码类别是否更适合资料，是否还需修改，最终使编码类别趋于合理、稳定。

3. 资料的分类　由于现场研究获得的原始资料一般是定性的，所以在处理、分析等方面与实验数据的统计处理、定量分析不同。对数据进行处理、分析的核心问题就是如何分类，只有适当分类才能发现人们心理、行为反应的异同点，才能揭示心理活动的规律。定性分析已被证明是总结大量观察数据的最好方法。还有另外一种情况，研究者的分类包括总结原始资料的基本要素和纬度，有时需要从两个或更多的纬度来分类。定性分类与定性分析需要遵守一定的逻辑规则，否则会造成数据分析的偏差甚至混乱。

资料的分类整理是将已经按照每个类别编码的资料单位组合在一起，建立分类整理资料的档案系统。档案系统的基本要求是：①完整性和系统性，做到资料类别有序，层次分明，能全面系统地反映研究对象的特征；②主题明确，即对所搜集的资料要力争用简明的语言突出问题，集中说明研究对象的客观实际情况。

（五）撰写报告

研究方法的特性决定了现场研究报告的撰写应该特别注意详尽介绍研究的方法和策

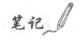

略；研究场所；与研究对象的关系；资料的搜集——在现场花了多少时间，整个研究进行了多少时间，搜集资料的主要方式和辅助方式，如何做观察记录和访谈记录，如何检核观察记录和访谈记录等；研究者的心境——在研究的不同阶段，研究者个人对于现场和被研究者有何感受，是否体验到情绪上的压力，这些主观的想法和情绪可能如何影响到研究；资料的分析——如何整理和分类所搜集的资料，使用哪一种归档和分析方式等。

一般而言，现场研究报告由以下几个部分组成：

第一部分为前言，介绍研究的缘起、研究涉及的基本概念和报告的框架。

第二部分为研究背景，在此部分中应对以往的各类研究文献进行综述，分析现有研究的问题，明确此次研究的目的意义。

第三部分为研究的方法和策略，包括研究对象范围，样本选取、数据收集方法等应该详尽描述。

第四部分为描述和分析研究结果，被研究者持有或运用着哪些内在观点，被研究者如何建构他们的行为等。

第五部分为讨论，对本次研究的结果以及各因素间的关系，结果推广度、效度和伦理道德等的讨论。

第六部分为结论，描述整个研究和过程发现了什么，归纳出哪些问题。

现场研究的步骤可以大体分为上述这些阶段，但是，在具体实践中，阶段之间的分隔并不明显，有时，某些阶段之间可能是相互进行的。但研究的最终方向是前行的，直到研究结束。

三、现场研究的质量控制

进行现场研究所涉及的问题是多方面的，也是极为复杂的，如调查现场的支持与态度，研究内容的难度与敏感性、调查队伍的经验与技巧、调查对象的社会心理与特征等。它们相互作用与影响，哪一个环节把握不好都将影响现场研究的实施与结果。这些都必然对现场研究的准备工作、被试抽样、收集数据、数据处理与分析等一系列步骤提出相应要求，特别是对现场调查所收集到的数据的质量控制上。

（一）设计的控制

良好的设计是保障研究结果的基础，研究者在设计阶段要充分利用现场研究设计理论、技术和经验，充分利用专家资源，从研究方法、研究对象选择与抽样、研究工具制定、调查人员选择、现场调查程序与资料分析处理方法等方面进行全面论证。部分研究中可以选择小样本进行预试后，对研究设计进行修改。

（二）调查人员培训

调查人员应该具备现场观察、访谈、记录的基本技术，同时要求具备人际交流技巧，有一定的语言表达能力，工作责任心强。另外要求调查人员熟悉研究目的以及各指标、数据的含义、来源以及相互逻辑关系。现场调查前必须对现场调查人员进行严格培训。通常培训内容包括：①明确研究项目总体情况；②明确各类调查参与人员工作职责；③明确调查工具或观察项目概念及内涵；④示范调查步骤及技巧；⑤特殊情况的处理。

（三）现场督导控制

现场实验研究中，要求所有研究人员对研究设计及如何实施研究有充分的认识，以避免偏差。在具体实施时，可能会遇到一些预料之外的问题，必须予以及时、合理的解决，以免影响实验的进行。如果实验的时间较长、地区范围较广、参与人员较多，则现场研究工作的监督和指导是很有必要和很重要的，否则就不易及时发现并解决问题。此外，对实验的进行情况，应做详细的记录，如实验期间发生的可能影响实验的意外事件等，以便在结果分析时参考。如有必要，还可编制定期的报表，以掌握实验进行的情况。

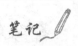

（四）现代化技术手段

现场研究的发展和广泛应用受益于研究的技术手段的不断改进。现场研究的优势之一是其外部效度较高，这一优势只有在其内部效度得到保证的前提下才能表现出来。因此，要提高现场研究的内部效度，必须保证研究设计的完备性和数据收集的可靠性。随着科学技术的发展，出现了许多更为精密而巧妙的现代化设备，如数码录音、摄像设备和计算机等。研究者可以将这些现代化设备用于现场研究，从而提高了研究的客观性和准确性，避免因当场记录或事后记录造成的信息损失。

但是在实际调查中必须注意的是，除设备记录外，笔录是不可缺少的，以防调查对象禁止录音或设备出现问题。

（五）资料的审查

现场研究的结果，主要取决于所收集资料的质量、取决于资料的完整性、可靠性与有效性。对于现场研究来说，影响资料的可靠程度和有效程度的因素有很多方面，例如，由于研究本身内容的敏感性，调查者由于顾虑、反感、不耐烦等原因，而有意识地隐瞒或改变自己真实的行为和态度；研究者研究理论掌握的水平及实际应用的能力限制使"语言"本身的模糊性带来的干扰，被调查者由于对调查员措词的误解而不自觉或无意识地作出错误的、不真实的回答；原始资料在记录过程中，可能出现虚假、遗漏、自相矛盾等问题。资料审查的目的是为了消除原始资料的这些问题，保证资料的信度和效度。

资料的可靠性是指资料的真实可信程度，它主要依赖于现场研究的经验与技巧及方法等来控制。信度审查就是看资料是否真实可靠地反映了研究对象的客观情况。进行信度审查通常采用以下几种方法：①根据已有的经验和常识进行判断，如果与经验、常识相违背，就要对资料进行核实；②采用两个以上的人分别记录，对记录相互印证；③根据资料的内在逻辑进行核查，如果发现资料前后矛盾，或违背事物发展的逻辑，就要找出问题所在，重新进行调查；④利用资料间的比较进行审查，如果资料是用多种方法收集的，如既使用了观察法，又使用了访问法，可将对同一时间的记录进行比较以判断资料的可靠程度。

资料的有效性指收集到的资料是否正确或有效地说明了所要研究的问题，它主要依靠调查设计。如问卷设计，访谈提纲设计，系统观察设计，还有抽样中的代表性等来控制。效度审查也就是准确性审查。一方面是审查收集到的资料符合原设计要求及对于分析所研究问题有效用的程度。那些偏离主题太远的资料要清除。另一方面是审查资料对于事实的描述是否准确，特别是有关的事件、任务、时间、地点、数字要准确无误。

在现场研究过程中，资料的搜集和审查必须同时持续地进行，直到研究方案将近完成。因此，搜集资料不是机械式地记录资料，而是必须同时分析和解释资料，并且必须立即知道这些资料是否相互矛盾，是否需要进一步搜集更多的资料。当资料中的主题已显然可见，研究者才能准备结束资料的搜集工作，专注于资料的综合分析和解释。反之，若一直等到搜集资料结束后，研究者才开始做资料的审查，在研究途中可能迷失于未经分析组织的大量资料中，而很难知道自己何时已经搜集有某一主题的资料。若在最后的分析资料时再发现问题，很可能很难现场搜集资料。

第三节　现场研究方法的运用

一、群体研究

西方较早研究群体的是社会心理学家。传统的西方心理学主要致力于小群体研究（small group research），如研究小群体的起源和发展、沟通、人际吸引、压力等，或者研究小

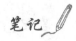
笔记

群体的规模、成员构成、角色、成员与群体的关系。它往往抛开群体与社会背景的联系，只把它看成情绪心理的共同体。贝尔斯曾给群体下过一个常被教科书引用的定义：群体是一定数量的人们，他们通过直接的接触或一系列接触发生相互作用，每一个成员在这种接触中都得到另一成员的观念或印象，以使他在当时或以后被问到的时候，能以某种方式对其他每一成员作出反应，甚至只是为了回忆起另一个人也在场。这个定义是经验层次上的描述性定义。谢里夫给小群体下的定义是："小群体是一种社会形态，它由一定数量的人们所组成，他们彼此处于相互作用中，站在位置不同的某种立场上，扮演着各种角色，并且具有一定的价值和规范系统，而这种价值和规范系统至少在对该群体很重要的方面调节各个成员的行为。"

著名的霍桑实验，通过现场实验的方式，研究小群体是如何影响个人动机的。梅奥是美国行为科学家，人际关系学说的创始人。1924—1932年，由他负责在美国西方电器公司下属的霍桑工厂中进行了这个实验。梅奥通过霍桑试验得出了许多著名的结论。西方对群体行为的研究有一个过程。霍桑实验以后，人际关系学派兴起，才对群体重视起来，开始研究群体行为的规律。通过个案研究和深度访谈、会议法、观察法、文献法等具体方法对群体的组织结构、心理结构、同质与异质结构、人际关系结构、沟通结构和群体的系统进行研究。

二、社区研究

社区研究（community study）是以社区为范围进行的研究。社区研究，又称社区分析，是指运用社会学的理论与方法对社区所进行的实地调查以及理论分析。社区研究肇始于1887年德国学者滕尼斯出版的一本名为《社区与社会》（也译作《礼俗社会与法理社会》）的著作，这标志着社区理论的诞生。社区理论从欧洲传到美国后，进入其兴盛时期（大约是在20世纪的20～50年代），社区也成为早期社会学中的一个核心概念。社区研究越来越成为社会研究中的一个热点。社区研究的方式也为众多的社会研究者所熟悉和采用。西方社会学早期研究中，采用社区研究方式的一个典型例子就是林德夫妇在美国印第安纳州曼西市所作的"中镇"研究。《中镇》一书在1929年出版后，在学术界和广大读者中得到普遍欢迎，因为它不仅是社会学著作，也是一本文学著作。林德夫妇主要使用参与观察法、档案分析法和问卷法，对一个约35 000人的中等城市中的居民丰富多彩的社会活动进行了客观描述，如社区中不同群体早上起床的时间、用于家务的时间量有多少、性别角色、父母对子女的期望和政治、宗教的价值观等。在描述的同时，作者还解释了产生中镇社区生活特点的原因。我国著名社会学家费孝通先生所作的"江村研究"，则是采用社区研究方式的另一个典范。

具体的社区研究大致可分为以下4种类型：①把具体社区视为一个结构、功能相对完整的"微观社会"，系统、深入地分析社区生活的各主要方面及其相互关系；②在特定的社区背景中研究某种社会现象或社会问题，并用社区构成部分之间的相互影响关系对所研究的问题进行分析和解释；③把某种类型的社区（如城市社区、集镇社区、农村社区）作为研究对象，探讨社区存在与发展的条件、特点和规律等；④把社区作为地域性社会共同体或社会的基本构成单位，在较高的理论分析层次上探讨社区运行的一般机制和规律。

社区研究实际上是综合性的调查研究方法，是一种从空间角度对社会生活领域进行具体研究的方法论、方法与技术应用系统，具有极大的使用性。它既可以使调查研究的方法得到运用，又可以起到使研究方法具体化的作用，在社会调查研究活动中有中介方法的作用。社区研究能够通过分析社区内部的各种关系，达到深入认识社会现象的目的。社区研究重视各种社会现象、社会制度之间的关系，强调将社会现象放在社区制度体系的背景下进行考察。社区研究强调实地调查，重视地域性特点。另外，社区研究由于研究范围较小，研究直观、具体，因而能更深入细致地认识社会现象。

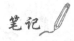

1. **观察法**（observational method） 这是调查人员用自己的感官直接接触社区生活，收集第一手的感性材料，然后经过自己头脑的加工整理，探索社区生活规律或某种社会现象发生发展状况的一种研究方法。观察可以是参与观察和非参与观察两种形式。

2. **个案法**（case method） 个案法在社区研究中的应用就是把一个人或一个社会单位作为研究的基本单位，全面地、详细地考虑其各个方面的情况，了解其历史发展的来龙去脉，生动具体地认识这个个案。研究者通过详细地调查一个实例来了解这一实例所属的整个类的情况，作为发现重要变项，以及提供有用的范畴（这些范畴将导致假设的形成，而这些假设又可用大量个案来反复验证）的一种初步方法。

3. **档案文献法**（archival literature study） 是研究工作者围绕调查主题，大量收集社区中的各种档案文献，如村史、社团史、家谱、族谱、有关历史记载、统计资料等，以全面了解社区发展情况。这种方法可以迅速、全面、系统收集第一手资料。但这些资料往往不是为社区研究的特殊目的整理和保存的，因此必须根据研究的需要对这些资料进行加工整理，并根据自己获取的第一手资料对其进行鉴别、筛选，方可应用。

4. **访谈法**（interviewing method） 这是社区研究中经常采用的一种方法。调查者亲自召集或委托当地负责人代为召集一些真正了解情况的人来开会或者入户访谈。访谈前，应预先通知调查的内容，并给予时间作准备。访谈中调查者要讲明该次调查的目的、意义和要求，然后按照事先准备的调查项目向到会的人提出问题，并作出讨论式的调查，以便把问题引向深入，使调查者把情况了解得更加透彻。

5. **问卷法**（questionnaire method） 在对社区生活或所要研究的问题有了一定了解的前提下，用表格或问卷的形式提出自己要了解的问题，让比较多的人来填写回答，以获得大量的资料。问卷法所涉及的调查对象一般是通过各种抽样方法随机确定的，因而采用这种方法获得的调查具有一定的客观性、代表性和普遍性。

第四节　现场研究方法的评价

一、现场调查方法

调查研究（survey study）的变量可分为客观变量与主观变量两类：客观变量通常是被试的机体变量或者是环境变量，如性别、年龄、民族、文化水平以及所处的社会文化背景、政策环境等；另一类是被试的主观变量，如对问题的了解、意见、期望、动机、兴趣、态度、信念、行为等。用调查法研究心理学问题时，其主要意义在于探究各种变量之间是否存在某种相关以及相互的影响。

（一）问卷法

问卷法是以书面语言或通信形式进行调查、收集资料的调查形式。即研究者根据研究目的将编制成的系统问题或表格发给被调查对象，请求填写答案。然后收回，加以整理、分析和研究。一般来说，问卷调查法是研究者设计表格或提出问题，用书面或通信形式，以取得数据和资料，并进行统计分析和研究的一种非常重要而又被广泛运用的调查法类型。

1. **问卷法的优点** 问卷法的优点在于：①样本数量可以很大，收集的材料充分。由于问卷法可实施团体问卷，因而，它不仅适用于小范围内的调查，而且对于需要进行大规模调查的研究，问卷法也能够在很广的范围内，从很多的被调查者那里获得大量答卷，从而为对问题的分析研究提供丰富的材料依据。②节约调查时间。由于采用问卷法可在同一时期内向许多被调查对象实施调查，因而可在较短时间内获得大量资料。③可避免面对面调查引起被调查者的拘束。尤其是采用无记名的问卷形式，不仅可使答卷者消除顾虑，而且还可

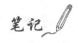

避免在调查会上可能出现的人云亦云的情况发生，从而使问卷获得的材料较为真实可靠。④材料比较易于整理或便于统计分析。采用结构性的问卷（如填表和量表式）由于被调查者可按标准化方式作答或提供数量化材料，所以所取得的资料便于作数量化处理。因此，在心理学的研究中，问卷法是一种很有用的方法。

2. 问卷法的缺点　问卷法也存在一些缺点，主要是：①编制一份良好问卷的难度较大。如果问题项目过多过细，易使人厌烦，问题太少、太简单，则又不易取得全面材料。如果问题措词含糊不当，那显然容易引起误解，得不到正确回答的材料。②难以证实答卷内容的可靠性。由于答卷者对待问卷的态度差异，难免有人答卷不够严肃认真，所答内容失真。而研究者又无法辨别与证实，从而影响所得资料的真实性与结论的科学性。

（二）访谈法

访谈法是指研究者通过与被调查者面对面的以口头交谈的方式了解和收集资料的方法。采用访谈法，研究者需要根据研究的目的和内容，事先初步拟定一些问题，通过与谈话对象直接交谈的方法，以了解其一般情况和心理行为特点，或对某事、某问题的看法以及意见和态度。访谈法的形式有多种，可以是正式或非正式访谈，也可以是个人或小组访谈，还可以分为结构式或非结构式访谈。它们各有其不同的使用范围。研究者可根据谈话目的和搜集材料的需要，考虑采用哪种方式，或将两、三种方式并用。

1. 访谈法的优点　一般来讲，定性调查和定量调查都要互补进行，因为定量调查的形式决定了许多信息无法通过简单的选项和计量工具处理简单得出，需要定性调查弥补定量调查覆盖不到的范围，以争取对被访对象进行全方位考察，所以访谈法也是一种现场调查的有效方法。①验证其他调查的分析结论，探寻被访对象的真实状态。其他如问卷调查等多是以选择题的形式出现，且是在没有任何监督和激励的情景下完成，被访对象容易出现以完成任务的态度随意勾画选项的现象，因此难以反映他们的真实想法。必须以访谈的形式间接地验证其他调查形成的结论。②可针对被调查者的特点，采取适宜的谈话方式。并可及时解除对方的疑问和顾虑，逐步引导对方谈论研究者所需要搜集的内容，作深入的了解。③对于被调查者所谈内容的真实性，可通过深入询问加以证实，由于面对面谈话，使研究者得以直接观察被访问者的态度反应，有助于对所搜集材料可靠性的判断。④对于不适宜用书面问卷回答问题的对象，则访谈法有着特别重要的作用。

2. 访谈法的缺点　访谈法的缺点主要有：①面谈法费时、费力，不能做到对大样本逐个面谈，使调查对象的数量受到限制；②研究者与被调查者在面对面的交谈过程中，研究者的表情态度、提问倾向性、交往方式等都可能对被调查者产生影响，而这种影响又往往难以做到有效的控制；③对调查者的素质和技术有较高要求。

由以上可见，在作现场调查研究时，将问卷调查和访谈法加以综合使用，发挥各自的优点，弥补各自的不足，可以使我们的调查研究得到事先所期望的效果。

二、现场干预方法

现场干预研究（field intervention study）就是通过在不同人群中实施不同的干预措施，从而评价这些干预措施效果的研究。现场干预研究有时也称为干预研究、现场实验或干预实验。社会心理学中，在选定的现实社会生活环境中，实验者引发和控制某种社会事件，以此吸引被试的注意力，并观察被试对此做出的相应反应。在这种研究，研究者并不控制整个实验环境，而只是控制作为实验自变量的一个或几个变量。可以说，这种研究方法是介于观察法和实验法之间的一种应用研究方法。

现场干预方法企图在保持实验研究性质的前提下，克服实验室研究的缺欠。它把现场相关的研究方法和实验研究方法的优点结合起来，同传统实验室研究一样，把被试随机地

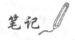

分配在各个有各种不同经历的组内；可是，它又和观察法一样，在自然情境下对这些组进行观察，并且观察的时间相对地长一些。这样现场实验可以显示出因果倾向性，同时，它又保持了现场测量的现实性。

（一）现场干预方法的优点

现场实验的目的是为了了解在自然环境中一些因素是如何影响人的心理、行为变化的，作为实验法在自然环境中的运用，现场实验主要具有以下两个优点：

第一，现场实验的一个主要特点是提高了研究的内部效度和外部效度，这正是实验由实验室走向现场的主要原因。现场中的实验是在自然真实的背景中进行的，研究的对象是真实的事件和人们真实的心理、行为活动，而没有实验室中创设的环境、背景的人为性，实验对象一般不易发现现场实验的目的，很难觉察到实验对象的存在。特别是由于在现场实验中，被试并不知道自己被引入一次实验和正在被研究人员密切注视，因此他们的心理和行为反应更趋于自然和真实。这样研究结果的可推广性和应用性更大。在现场实验中，适当地严格控制操作某些变量，实验变量的引入比较自然，能产生真实的效果，保证了研究的内部效度，这是推广应用的前提条件，也正因为如此，现场实验具有较高的实用性。

第二，现场实验的另一个优点是，与现场非实验研究相比，现场实验能揭示心理现象或行为之间、变量之间的因果关系。自然观察、调查访谈等方法一般只能回答"是什么"的问题，对事物发展也只能起到部分预测的作用；而现场实验中研究者在保持环境的自然性的同时，要控制、操纵一定的变量，分析相应的心理行为变量的变化，从而揭示出其间的因果关系。

（二）现场干预方法的局限性

现场干预实验是将实验对象随机分配为实验组和对照组，然后给试验组某些干预措施，而对照组不施加该种干预措施，经过一定时间的追踪观察，比较分析两组的结果，从而评价干预措施的效果。为使两组的结果能在客观的科学的基础上进行比较，两组除有干预措施外，在其他方面，如年龄、性别、生活水平等方面应相似。可见，现场实验研究条件的控制要比实验条件等控制困难得多。现场干预实验研究有以下一些限制：①控制非实验因素难度大，如年龄、性别、职业和社会文化背景以及其他因素等一般在现场难以控制，有时难找到非实验因素相同的对照组。②因为是现场研究，有些无关因素不好控制，可能混杂在实验中。现场实验除了收集干预效果指标的数据外，还应收集大量非实验因素的资料。③现场实验涉及医德问题一般应取得受试对象的知情同意。

现场干预研究具有很强的科学性，设计和实施比较复杂，而且涉及面广，花费巨大。因此，全面了解现场干预研究的设计、实施、质量控制以及资料收集、整理、分析等内容，对于现场研究者来说是非常必要的。

现场研究案例

江 村 研 究

"我只想从实际研究工作中探索出一个从个别逐步进入一般的具体方法，我明白中国有千千万万的农村，而且都在变革之中。……同时，我也看到这千千万万个农村，固然不是千篇一律，但也不是千变万化，各具一格。"（费孝通）

在现场研究方法的运用方面，除了文中提及的林德夫妇在美国所作"中镇"研究外，无独有偶，中国人类学泰斗费孝通先生所作的"江村研究"，也是采用社区研究方式的另一典范。

20世纪30年代，在姐姐邀请其去"开弦弓村（即江村）参观访问"机缘下，费孝通先生以江苏太湖附近一个传统村落——江村作为研究对象，亲自参与当地的社会生活，进行了为期两个月的亲密观察，并最终完成《江村经济》（又名《江村农民生活及其变迁》）这一经典之作。在长达四百余页的书中，费孝通先生细致而又深入地刻画了江村的整体生活，包括

笔记

调查区域、家、户与村、村民的生存方式和生活方式等，其中经济生活是其描述的重点。即便时隔几十年，依然能够使读者对当时当地村庄的整体全貌与细节有全面的了解。

正如前文所言，社区研究实际上是综合性的调查研究方法，这在江村研究上体现得愈加明显。

《江村经济》将江村视为一个"微型社区"，作者深入村内，与村民同吃同劳作，用自己的感官直接接触社区生活，收集第一手的感性材料，然后经过自己头脑加工整理，为我们呈现了一个中国传统村落的内部结构和运行规律以及其历史发展规律，可谓将观察法发挥得淋漓尽致。正如其导师所说，"随着本书的描述，读者本身将自然地被带入故事发生的地点：那可爱的河流，纵横的开弦弓村。他将看到村庄的河流、桥梁、庙宇、稻田和桑树的分布图，此外，清晰的照片更有助于了解这个村庄。"

另外，"江村研究"可以说是一个较为典型的个案研究，费孝通先生将"江村"当做一只可以解剖的麻雀。解剖麻雀，就能够了解一只麻雀的五脏六腑和生理循环运作。同样，把一个社会单位（即江村）作为研究的基本单位，全面地、详细地考虑其各个方面的情况，能帮助我们了解其历史发展的来龙去脉，生动具体地认识这个个案。更为难得的是，它具有远远超越个体的价值："通过熟悉一个小村落的生活，我们犹如在显微镜下看到了整个中国的缩影"。诚然，仅《江村经济》这一个别社区的微型调查无法认识到中国全貌，作者本人也承认"局部不能概括全部"的定式，但可将其视为对中国农民生活调查的起点、一种初步方法，帮助研究者发现重要变项以及提供有用的范畴。针对"中国这样广大的国家，个别研究能否概括中国国情"的质疑，费孝通先生在1990年所发表的《人的研究在中国》中提出了用"逐渐接近"的方法达到从局部到全面的了解，其本人也力图通过一个又一个具体社区的微观调查，进而认识中国社会基本概貌。

本章小结

现场研究不但可以进一步验证实验室条件下的某些结果，而且可以更加广泛深入地了解实际生活中众多的心理现象。作为一种重要的科学研究手段，现场研究具有广泛的适用性，正是由于现场研究结果的可应用性比较高，它在心理学实际应用中正发挥日益重要的作用。

本章从现场研究方法的概念与研究目的出发，对现场研究的概念、类型、现场研究方法的特点及研究目的进行一一阐述；接着介绍了实施现场研究方法的步骤与程序，包括现场研究的设计、步骤以及质量控制；在现场研究方法的运用方面，群体研究和社区研究成为关注的焦点；最后，本章对两种现场研究方法——现场调查研究、现场干预研究的优缺点进行评价。

（赵静波）

复习思考题

1. 试将现场研究的方式与调查研究、实验研究的方式进行比较，说明它们所具有的不同特点，并举出几个适合不同研究方式的例子。

2. 如果一个高等院校以外的研究者希望以现场研究的方式研究大学生中的小群体及其活动，你觉得他应该如何进入他们的圈子？应该以什么样的方式与大学生接触？

3. 如果要进入一个正式组织（如医院）、一个公共场合（如火车站），以及一个私人背景（如家庭）开展现场研究，请你分别描述三种不同的获准进入的方式。

笔记

第十六章　社会调查法

本章要点

社会调查法概述
　　社会调查法的概念和特点
　　社会调查法的作用
　　社会调查法的分类
社会调查法的实施步骤
　　社会调查的准备阶段
　　社会调查资料的收集阶段
　　调查资料的整理和分析阶段
　　调查结果的评价、检验和应用阶段
社会调查的基本方式
　　普查
　　抽样调查
　　个案调查
　　典型调查
　　重点调查
　　追踪调查
问卷的设计
　　问卷的性质与基本结构
　　问卷设计的原则
　　问卷设计的具体方法
调查员的培训及调查的监控
　　调查员的遴选与培训
　　调查过程管理和质量监控
社会调查法的评价
　　优点
　　局限性
社会调查法案例

关键词

社会调查法；普查；问卷；抽样调查；个案调查；典型调查；重点调查；调查员

笔记

211

社会是一个历史概念，不同的时代有着不同的内容。时代发展到今天，社会是以各种社会要素按一定方式组合而成的有机整体。这些要素包括人口、地域、生态环境、生产方式、经济结构、社会组织、政治制度、社会心理、意识形态、行为规范等。随着社会的不断发展，社会问题的内容越来越复杂多样，参与社会问题研究的学科也越来越多。

社会问题是指社会关系或社会环境失调，影响社会全体成员或部分成员的共同生活，破坏社会正常活动，妨碍社会协调发展的社会现象。社会调查法是对社会及社会现象的调查与研究，它是一项严肃艰苦的科学研究工作，是人们自觉的有目的的认识社会的活动和方法。

第一节　社会调查法概述

一、社会调查法的概念和特点

（一）社会调查法的概念

社会调查法（social survey）是以人类社会为对象，以科学方法为手段，以解释和预测为目的，以科学理论和方法论为指导的一个完整的社会实践过程，它是在现代社会快速、准确地获得社会信息，了解社会现象，掌握公众舆论走向，正确、有效地制定社会政策法规的有力工具。

社会调查法在日常生活中使用的频率相当高，它可以泛指从社会中了解情况、获取信息、收集资料的各种不同形式的活动。具体地说，社会调查法指的是一种利用合理的抽样和标准化的问卷直接从社会成员中收集第一手资料，并主要通过定量的统计分析来认识社会现象及其规律的社会研究方法。作为一种科学的研究方法，社会调查法是一种系统的认识活动，它要遵循一定的程序和规范，不仅涉及资料的收集，同时还包括资料的整理与分析并最终撰写出调查报告等工作。

（二）社会调查法的特点

与其他几种社会研究方法相比，社会调查法具有如下几个方面的特征：

1. **针对特定社会现象或社会问题**　即社会调查的研究对象是某种社会现象或关注的社会问题。

2. **普查和抽样调查相结合，多采用抽样调查**　普查是社会调查的重要手段和方法，为特定目的专门组织的大范围的全面调查；同时，社会调查中也多采用抽样调查的方法，通过统计分析推断样本总体的状况。

3. **利用标准化的问卷来收集资料**　即主要采用自陈问卷和结构化访谈等方法收集资料，调查问卷的指导语、调查方式、调查步骤、结果的分析整理等均需标准化。

4. **通过现代统计技术来分析资料**　调查研究的结果可能是质性的，也可能是量化的，对不同种类的结果可以使用不同的统计方法和选用合适的统计软件来处理。质性的结果可能更全面、丰富和细腻，量化的结果更客观和方便进一步统计分析；两者共同使用，可相辅相成，互为补充。

5. **注重整体性**　调查社会心理问题，必然包括群体和社会中人们的共同心理问题。很显然，群体是由个体组成的，群体的心理、民族的心理等是通过个体的心理表现出来的，不对个体的心理问题进行研究，群体和社会心理就无从谈起。因此，社会心理问题的调查要把个体和群体、社会联系在一起，注重其整体性。

6. **影响因素复杂多样**　现代社会的发展日新月异，社会心理调查的对象具有多系统、多因素、多层次、多变量的复杂性，使得社会调查的难度不断加大。例如，对青少年犯罪的

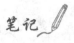

社会心理进行调查，不仅要研究其心理、生理的成长过程和特点，还要考虑社会风气、家庭教育、学校教育、电视电影报刊、明星效应、道德评价力量、治安打击力度等社会因素对其心理的影响。

二、社会调查法的作用

社会调查法的作用主要体现在以下四个方面：描述状况、解释原因、预测趋势、评估政策。

1. **描述社会状况**　社会调查研究能够了解和描述社会现象的状况，是进一步深入研究的基础。例如，探讨当代大学生恋爱消费观念，就可以从相关的基本情况进行了解，比如有多少大学生在谈恋爱，所占比例如何；他们平均每月花在恋爱方面的消费是多少，占整个月支出的比例有多大；消费分别在哪些方面，各项支出比例分布情况等。总之，社会调查的描述作用是在回答社会现象"是什么"或"怎么样"。

2. **解释社会原因**　社会调查研究可以用来探讨不同社会现象之间的关系，以及某种社会现象的影响因素。例如探讨当代大学生恋爱消费观念的影响因素，可以选取大学生性别、学科门类、消费价值观、社会期待、消费偏好等诸多因素来考察它们与恋爱消费水平和种类的相关。显然，解释原因比描述社会状况加深了认识水平，它可以回答社会现象"为什么会这样"或"为什么会如此"等问题。

3. **预测社会趋势**　社会调查研究可以对社会现象的发展趋势作出一定的预测。例如探讨当代大学生恋爱消费观念的影响因素，若对结果进行统计分析后发现，文科生比理科生谈恋爱的比例更高且消费水平更高，则我们可合理推测：随着学校招收文科生的规模越来越大，大学生谈恋爱的比例也会越来越高，且消费水平也越来越高。当然，科学的预测是建立在对这一现象的准确描述和正确解释的基础之上的。

4. **评估社会政策**　社会调查研究还可以了解和检验社会政策或社会干预方案的实际效果，考察其是否实现预期目标。所谓社会干预，指在特定社会背景下为制造某种预期效果而采取的行动。比如某所大学为了新生能安心学习，校方规定一年级学生不准谈恋爱。调查研究可以反映出这样的规定产生了怎样的影响，达到了预期效果没有，大学生实际上是如何做的，采取了怎样的应对策略等。

三、社会调查法的分类

社会调查法是社会心理、行为研究中最常用的方法之一，适合调查研究的课题颇多，社会调查的形式也多种多样的。

（一）按调查对象的范围分类

按调查对象涉及的范围分类，可以将量化调查研究分为普查和抽样调查两种形式。

普查（census）是指对构成总体的所有个体进行调查。最常用的普查是人口普查，它也是最早进行的量化调查。目前世界各国都定期进行人口普查，我国分别于1953年、1982年、1990年、2000年进行了多次全国人口普查。人口普查资料是通过对全国所有人口逐个进行调查获得的，并获得相应的人口特征。普查的特点是目的性强、规范统一性高、获得的数据更准确可靠；通常一次性或周期性实施，设立规定统一的时间点。因此，它是各级行政管理部门制定相关政策的重要依据，同时也是研究者们重要的研究资料。

抽样调查（sampling survey）是指从所研究的总体中按一定规则抽取一定数量的个体作为样本进行调查，并根据调查结果，对总体情况进行推断。此种方法最为常用，人力物力投入相对较少，调查周期较短，时效性好。

（二）按调查研究目的分类

按调查研究目的分类，大部分教材都将社会调查分成探索、描述和分析三类。

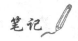
笔记

探索性调查,多采用访谈,非结构化访谈(开放式访谈)、半结构化访谈或结构化访谈,获得初步资料。

描述性调查就是对感兴趣的问题进行现状的描述。人口普查是描述性的调查最好的例子。此外,政府统计部门的各类统计调查,调查机构进行的民意测验,相当一部分市场调查,也都是描述性调查的例子。

分析性调查就是考察社会问题发生的影响因素。例如进行一项城市青少年罪犯调查,对该城市青少年罪犯个体各项指标的报告,属于描述性调查;而该城市青少年罪犯与家庭结构缺损有关,就属于分析性调查。

(三)按执行方式分类

按调查方式分类,主要有访谈和问卷。访谈法调查主要有面对面访谈和电话访谈。面对面访谈可一对一独立进行或一对多进行小组访谈。问卷法调查主要有纸笔问卷、电邮问卷和网络问卷,均可单独施测或团体施测。

(四)按时间维度分类

按照社会调查时间节点的不同,可分为:单一时点的横断面调查和多重时点的纵向调查。

横断面调查(cross-sectional study)是在同一时期内搜集社会问题的相关信息。例如探讨不同学历水平的个体的收入状况;我们就可同一时期内搜集本科、硕士、博士的收入额;横向分析是否学历越高收入越高。

纵向调查(longitudinal study),又称追踪调查,对同一样本进行至少两次以上的调查,且这两次调查之间存在一定的时间间隔。例如,探讨不同学历水平的个体的收入状况;若采用纵向调查,则对前次样本进行追踪,比如在第一次调查的3年后再次进行调查,结果发现,其中部分个体从本科学历变成了硕士学历,部分个体从硕士学历变成了博士学历,再来考察他们的收入是否随着学历的升高而有所增加。

横断面调查相对简单易行,调查周期短;纵向调查实施较为困难,样本容易流失。

(五)按应用领域分类

民意调查(public opinion poll),即从一定范围内的社会民众中,抽取具有代表性的部分民众作为样本,直接询问他们对某些问题的看法,然后用这些民众的看法来推论全体民众的看法。民意调查源自美国总统选举的预测,1936年盖洛普借助于科学的抽样理论,准确地预测出罗斯福将当选美国总统。除了预测选举外,民意调查还经常用来了解民众对一些重大社会问题的看法、意见和态度等。

市场调查(marketing survey),广义的市场调查也称为市场研究,它包含了从认识市场到制定营销策略的一切有关市场营销活动的分析和研究;狭义的市场调查则更偏重于搜集和分析市场信息。市场调查的对象主要是各式各样购买或使用商品的消费者,以及潜在的消费者;除此之外,还包括消费者以外的人群,如商家的生产、销售人员、媒体记者,政府官员等。市场调查可以被用来研究消费者行为和对产品的满意度,也可以用来研究产品品牌、企业形象、广告宣传效果以及产品营销环境等。

社会问题调查(social problem survey),它是针对社会中存在的各种社会问题进行的系统调查,例如,青少年问题调查、离婚问题调查、社会保障问题调查等。这些调查的目的都是为了对问题现状加以描述,同时分析问题的形成机制,进而找到解决问题的办法。就像医生给患者看病,社会问题调查就是一种"社会诊断"。

居民家庭调查(household survey),它是一项基本国情调查,它以居民家庭为调查对象,搜集整理有关居民家庭人口、就业状况、货币收入、消费构成,以及主要生活消费品实物量等方面的资料,从而反映居民生活水平的变动情况,进而为一些影响居民生活的决策提供依据。

笔记

第二节　社会调查法的实施步骤

　　各项社会调查都是针对特定的社会问题或社会现象，反映一种社会需求，需要社会各方面的力量来共同协作，这是一个复杂的动态过程。因此社会调查必须遵循科学研究的共同程序，调查中仔细推敲每个共同遵守的步骤，周密限定具体的调查对象、研究方式和环境，以方便不同地域的协作者开展工作。按照科学的程序得出的调研结果，才能既具有自己鲜明的特殊性，区别于其他的调查活动；又能够经受严格的检验和重复，这样的结果才科学可信和有一定社会价值。

　　社会调查的实践过程虽复杂多样，但一般遵循如下过程：①准备阶段；②资料的收集阶段；③资料的整理和分析阶段；④总结阶段，即调查研究结果的评价、检验和应用阶段。

一、社会调查的准备阶段

（一）社会调查的选题

　　选题是指某次社会调查中希望考察的核心问题，即调查的内容和要解决的问题，一般根据自己的研究兴趣结合社会实践的需要提出。

　　社会调查研究的课题依据研究目的和应用可分为以下六种：

　　1. 理论性课题　即以揭示某种社会问题或社会现象的本质及其发展规律为主要目的而进行的调查研究的课题。例如，我国边境城市艾滋病流行趋势的社会调查报告。

　　2. 应用性课题　即以提出解决某种社会问题的具体方案或可行性对策为主要目的而进行调查研究的课题，多见于政府、社会团体等对社会行为进行的专门性研究。例如，社会保险和有关的福利问题的社会调查报告。

　　3. 描述性课题　即以对社会现象作出准确、具体描写和叙述为主要目的而进行的调查研究的课题，主要回答"是什么""怎么样"之类的问题。例如，大学生心理健康状况的调查研究。

　　4. 分析性课题　即以解释社会问题或社会现象内部机制为主要目的而进行调查研究的课题，亦称解释性课题，主要回答"为什么"的问题。例如，某城市近五年来自杀率逐渐上升的心理社会原因调查。

　　5. 预测性课题　即在说明社会现象的现状及其因果关系的基础上，进一步推测社会现象发展趋势的课题，主要回答"将如何""会怎样"之类的问题。例如，全面"二胎"政策对育龄女性生育行为的影响研究。

　　6. 民意调查　即测量特定人群在某一问题上所持意见的分布情况的一种方法，又称舆论测验。社会重大问题或热点问题，就可以通过民意测验了解公众的反应或反应倾向。例如，中央电视台某一电视节目的收视率调查。

　　社会调查由于多数是横断面的研究，考察相关关系，但作为科学研究中重要的方法之一，具有重要的理论和实践意义。

（二）建立调查研究的假设

　　选题确定后，研究者应就这一课题作出尽可能详细的假设。研究假设是对调查对象的特征以及有关现象之间的相互关系所做的推测性判断或设想，它是对问题进行的尝试性解答。假设能指出研究方向，引导研究者收集有关的资料。例如，调查进入青春期的女性在第一次性行为时是否采用避孕手段？研究假设是，进入青春期后接受过性心理健康教育的女性比未接受过性教育的女性更有可能在第一次性行为时采用避孕行为。

　　研究假设虽然在调查之前就已提出，但它并非研究者主观臆造或凭空想象。研究假设的来源有三种：以往实践经验或初步探索的结果；可来源于研究者以前研究或他人取得的相关研究结论；也可以是对新出现的某些社会现象进行思考后做出的推理。

（三）拟订社会调查研究方案

拟订调查研究方案可以明确自己调查工作的目的性和计划性，在今后调查工作中有所遵循。调查研究方案的内容较多，主要是回答拟定计划常说的五个"W"（Where，When，What，Why，How）。内容包括以下几方面：

1. 明确调查研究的内容和目的。

2. 明确调查研究的对象和样本的选取。

3. 明确调查研究内容的操作性定义和测量指标。

4. 明确调查研究的施测方法和控制误差的注意事项，论证其合理性和可行性。

（1）调研的时间、地点。

（2）经费预算及物资、设备的准备情况。

（3）明确调研人员的组织、培训、分工及管理。

（4）预测调研活动的结果和完成时间。

5. 预测调查过程中可能出现的问题、补救措施及拟解决的方法；注意在实际调查过程中若出现预料之外的问题，需探讨对策及时给予调整和补救。

（四）社会调查研究的前期

准备研究者必须在正式调查开始之前做好各项准备工作。准备工作充分与否，常决定调查是否能顺利进行，并会影响调查质量。

1. 查阅文献和相关背景资料　一切科学研究都是在前人基础上进行的。研究者应充分查阅和收集前人的有关记载、专著和论文，这对调查大有帮助。

对于某些社会调查，如边远地区农村适龄儿童的教育状况。研究者需要开展野外工作甚至要深入边远地区，在调查以前有必要详细了解所去地区的地理和历史的背景资料。

2. 组建社会调查队伍　较大规模的社会调查需要有一定数量的调研人员共同完成。一个好的调查队伍的组成应包括：①根据课题性质而有各方面专业人员参加，如公安人员、向导等；②调研人员中最好有女性，便于调查婚姻或与妇女有关的问题；③调研人员必须具有高尚的职业道德，严谨认真的科学态度，热情友好和耐心的工作态度；④调研人员各有分工，进入现场后可独立工作。对调研人员的培训是保证调查质量的重要环节。

3. 装备、物品的购置　携带什么装备和物品，应根据调查时间和调查地区条件而定。除个人生活用品、参考书籍外，一般社会调查者必须配备记录表格、实验仪器、通信设备、摄影或录音设备、药品等。

4. 预调查　确定调查对象和研究范围后，在正式调查前应直接接触一小部分有代表性的调查对象，进行预调查，规模应是实际调查数量的5%左右。其目的不是为了收集调查资料，而是为了更好地规划、设计和补充自己的调查方案，检验实际的可操作性。

二、社会调查资料的收集阶段

社会调查能否达到目的，资料的收集工作起着举足轻重的作用。研究者应严格按照调研方案制定的措施进行资料的收集，以确保获得高质量的反映调查对象的本质和规律的资料，做到真实性、准确性、系统性和完整性的统一。收集资料是通过对社会现象的观察、访问与探究来获取社会信息的过程。收集资料的方法往往决定了整理和分析资料的方法。因此，选择适合课题的收集资料方法显得尤为重要。在这一过程中可使用多种方法，如观察法、访谈法、问卷法、测验法、档案法、实验法等，任何具体的调查研究中都可以采用一种或多种资料收集方法，以便于相互补充、相互验证，有助于克服单一方法的局限性。

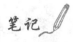
笔记

1. **观察法** 若研究者有目的有计划地希望直接观察调查对象或了解处于自然状态下的社会现象，就可以通过感官或借助科学仪器来实施观察法。

2. **访谈法** 若研究者希望直接接触调查对象，通过交谈有计划地收集社会信息，就可以采用访谈法。调查的最初阶段，进行探索性的研究时，可以使用非结构化访谈，即开放式访谈；若有了预定计划可以列出访谈提纲，进行结构化访谈，或者半结构化访谈，在访谈的末尾附加几道开放性的题目，来补足研究者未罗列出的情况。根据调查的条件，可以进行个人访谈或者多人的小组访谈。

3. **问卷法和测验法** 收集资料也可以选择发放自编问卷或调查表，即调查法和施测标准化的量表。测验法是运用标准化量表（scale），收集调查对象的各种社会态度等资料的方法。社会态度（social attitude）是人们对外界事物一贯的、稳定的心理准备状态或一定的行为倾向。社会态度存在于人们的内心活动，无法直接观察，因此多借助量表法对社会态度加以测定。

问卷法和测验法的调查方式可以采用纸质形式和网络形式，可以单独施测也可以团体施测，依调查的性质和目的不同而进行选择。网络形式的调查优点是发布和回收数据方便快捷，不受地理位置的约束，在电脑上或手机上就可以完成问卷的填写；缺点是调查对象受限，只能针对可以上网的人群，且没有调查员的当场监督有可能有乱填的现象，要注意设置测谎题目鉴别。

4. **档案法** 档案法是收集既往历史上所记载的有关某社会现象的资料，并且加以归纳整理，分析社会现象活动规律的调查方法。档案法收集的数据和资料来源于历史，包括各类文件、传记等现成的资料。由于档案中的多数资料已被前人加工过，因此应用时要先确认资料的完整性和真实性。

5. **实验法** 实验法是研究者有意识有目的地实行某项措施或控制某些条件，使一定的社会现象发生变化，通过观察、记录、分析，发现和证实变量间或社会现象间的因果关系。实验法分三种。第一种是现场实验法，主要是在自然环境下控制条件进行实验。例如，工厂比较合理安排公休时间对工人生产及安全的心理与行为的影响，可以把条件相仿的两组工人施以不同的公休安排，然后比较两组的生产率和生产安全性，以判断两种公休制度孰优孰劣。第二种是实验室实验法，可设立实验组和一个或多个对照组，所不同的是实验组接受特殊的实验措施，对照组不接受实验措施。例如，要研究表扬对儿童学习行为的影响作用，研究者设立一个表扬组（实验组），对这组儿童的手工作业加以表扬；设立一个对照组，对这组儿童的相同作业不加表扬。一段时间后比较两组后续工作的成绩即可分析出表扬的作用。第三种是模拟实验法，指研究者设计一种人为环境，是对真实社会情境的模拟，以期探求人们在特定的社会情境下的心理活动的发生和变化。

三、调查资料的整理和分析阶段

研究者最初收集到的资料通常是杂乱的、无序的，要把握社会现象的内在规律和本质特点，就必须对资料进行加工。对资料的加工包括两个部分：一是资料的整理，使资料系统化、条理化、规律化；二是资料的分析，从而把握社会现象的本质特征，得出正确的解释和结论。

（一）调查资料整理

资料整理是对收集到的大量原始资料进行检查、核实、分类、汇总和编辑等，使之系统化、条理化，为进一步分析提供条件的过程。社会调查收集到的资料一般可分为数据资料、文字资料、影音资料和实物标本等四类，整理工作应视资料的类别进行再加工。

1. **数据资料** 数据资料是通过调查问卷、量表、统计表得来的，它涉及大量的调查对象，一般通过计算机对其进行统计分组和汇总。

2. **文字资料** 多为观察、访谈和文献资料，通过对资料进行简化，去粗取精，再依据研究主题、人物、事件或时间顺序等对资料进行分类整理、建立档案。

3. **影音资料** 在社会调查中的地位越来越重要。"一张照片抵千字"。对于记录生态环境、生产活动、宗教仪式、礼仪庆典等活动场面，照片和胶片的效果绝非文字记录可比拟。个案调查时调查对象的重要谈话、老人讲述的民间故事、心理治疗的过程等均应录音，或由调查者口述录音。照相、录像和录音的时间、地点、内容及拍摄者、被拍摄者或访谈者的姓名等应有详细记录，存档并科学存放。

4. **实物标本** 实物标本是社会调查的重大收获之一。历史文物、少数民族的特殊工具和手工制品、反映传统美学的服饰和艺术品、当地稀有的动植物、矿物标本等等，应尽可能搜集、购买原件或加以复制，带回作研究之用。对于实物标本的收集和整理最重要的步骤是附加详细的文字说明，说明其来源、名称、材料、制作方法、获得日期、地点等，做成标签，系于物品上。

（二）调查质量的初评

调查资料全部收齐并进行初步整理后，应对调查的质量进行初步的评价。主要的评价指标包括：

1. **应答率** 指在调查过程中成功完成调查的人数比率。应答率越高，潜在的偏性就越少。在一次调查活动中，可能会遇到拒绝参与调查、无法联系上的被调查者或存在问题的（如语言、听力或疾病等问题）被调查者，因此就会出现并不是调查员每次的调查都能够百分之百的成功。那么，成功调查到的人数占到所欲调查到的人数的比率，就可以反映调查中遇到的障碍或者调查的质量。

2. **有效率** 反映对调查表填写的满意程度的指标。问卷回收之后，数据是否有效，还需要进一步筛查。最后进入数据统计分析的有效问卷占到问卷回收总数的比率，即有效率。其中，完整填写是一项重要筛查指标，是指调查表中应该填写的项目无一遗漏。

3. **各类调查情况的频率分布** 调查表设计时应考虑到各种可能出现的调查情况。经过实际操作和检验，一般来说这些调查情况出现的频率分布是稳定的，假若突然出现变化，应及时发现并有针对性地改进工作。例如，一次电话调查时，每日拒绝回答一般占 3%，假若某日上升为 5%，是否是新调查员不能胜任工作？

4. **应答者的人口统计学资料分布** 应答者的人口学资料，比如年龄、性别、民族等与该人群所在总体的人口学属性分布是否类似，必要时可做显著性检验，判断有无显著性差异。

（三）资料分析

资料分析包括统计分析、区位分析、比较分析、结构分析、因果分析等多种方法。其中统计分析与其他分析方法在社会调查的过程中，既有所区别又紧密联系不可分割。统计分析作为一种定量分析方法必须结合其他分析才能对调查研究作出科学的论断。这里我们简单介绍几种分析方法。

1. **区位分析** 多用于社会生态研究和社会人文研究方面。区位分析就是把社会现象在地图上——标明，研究某种社会现象与环境的关系，分析该现象之所以出现的地理分布的社会原因。区位分析中有一个重要概念，即区位复合体（ecological complex）。它是指在一定空间内将人口、组织、技术、环境四大要素整合在一起的地域共同体。它反映出区位分析的组成要素，有学者认为在这 4 个变量的基础上还应加上社会心理因素，以组成 5 个变量的区位复合体。

2. **比较分析** 是将两种或多种社会现象加以对照，以说明他们在某些方面的相似或差异及其原因的分析方法。比较分析可从时间、空间、进程、内容、形式、内部结构、外部联系等不同角度进行。例如，横向比较，犯罪青少年与一般青少年的社会心理、一种城市文化与另一种城市文化的构成；纵向比较，20世纪中国50年代、70年代、90年代的城市人群心理健康意识的变化。

3. 结构分析　就是从有关资料中寻找构成社会现象的组成成分与要素，以及它们之间的相互关系、层次分布，分析各成分与要素对社会现象发生的不同作用。例如，在反映某一地区家庭情况的资料中，分析家庭的整体功能以及不同类型家庭成员在维系家庭、家务劳动、家庭经济等方面的不同作用。

4. 因果分析　就是揭示社会现象产生的原因，以及这个产生过程所遵循的规律。它是应用最为普遍的一种分析方法，应用时应注意不要把统计中的相关分析与因果分析混为一谈而获得错误的结论。例如，一项社会调查得出大学生的在校成绩与他们毕业后五年的年收入有关，这并不能说明在校成绩导致了年收入的产生。

四、调查结果的评价、检验和应用阶段

研究者对调查资料进行分析后，对所得的结果、结论和观点就需要用某种最恰当的形式表现出来，其中最常用的形式是调查报告。书写调查报告后，研究者还应对调查结果进行自我评价、验证，并接受社会各方面的评价和验证，进而推广和应用调查结果、结论。社会调查进行到这一步，标志着调研过程的基本结束，同时在调研过程中发现的新问题也预示着新一轮社会调查的开始。

第三节　社会调查的基本方式

社会调查的基本方式表明了贯穿调研全过程的步骤和操作方法，说明研究者是通过何种途径得出研究结论的。社会调查常用的基本方式包括普查、抽样调查、个案调查、典型调查、重点调查、追踪调查等。

一、普查

（一）概念

普查是指为了了解某病的患病率或健康状况，于特定时间内对特定范围内的人群中每一成员所作的调查或检查。特定时间应该较短，甚至指某时点，一般为1～2天或1～2周，最长不宜超过2～3个月，特定范围可指某一地区或某种特征的人群。

（二）目的

普查目的可因不同的研究工作而异：①为了早期发现和治疗患者（如各地开展宫颈癌的普查），如了解血吸虫病、高血压、冠心病、抑郁症等的分布；②为了了解疾病和健康状况的分布而进行的，如对儿童心理发育、饮食行为的调查等。

（三）普查的适用条件

普查的适用条件有：①有足够的人力、物质和设备用于发现病例和及时治疗；②只有调查目的十分明确，调查项目非常简单，方可采用普查方式；③需有一个权威的高度统一、集中的领导班子，并且有统一部署，统一计划、统一行动的客观条件，方可实施普查；④所普查的疾病患病率较高；⑤需有群众基础，疾病的检验方法操作技术不是很复杂，试验的敏感性和特异性均较高。

（四）普查的原则

普查的原则：①要有严密的组织和高质量的普查人员队伍；②要有严格的时间要求；③调查项目和指标必须集中统一；④尽可能按一定的周期进行。

（五）普查的优缺点

1. **普查的优点** ①由于是调查某一人群的所有成员，所以在确定调查对象上比较简单；②所获得的资料全面，可以知道全部调查对象的相关情况，准确性高；③普查所获得的数据对疾病的流行因素研究能有一定的启示。

2. **缺点** ①工作量大，花费大，组织工作复杂；②调查内容有限；③易产生重复和遗漏现象；④由于工作量大而可能导致调查的精确度下降，调查质量不易控制。

二、抽样调查

（一）概念

抽样调查是指从全体被研究对象中，按照一定的方法抽取一部分对象作为代表进行调查分析，以此推论全体被研究对象状况的一种调查。抽样调查的目的是根据调查所得的样本资料估计和推断被调查现象的总体特征，根据抽取样本所调查出的结果可以估计出该人群某病的患病率，或某些特征的情况。它是以少窥多、以小测大、以局部估计全体的调查方法。

（二）基本原理

抽样要遵循随机化原则，且样本必须足够大，这样才能获得有代表性样本，通过样本信息推断总体。抽样调查中被研究的全部单位的总和被称为总体或母体，分为两种：有限总体和无限总体。

抽样调查的一般步骤：①界定总体；②选择适当抽样方法；③确定抽样单位，编制抽样框；④确定样本的大小；⑤收集，整理和分析样本资料。

（三）抽样调查的优缺点

1. **优点** ①它按随机化原则抽取调查单位，以足够数量的调查单位组成的"样本"来代表和说明总体；②节省人力，物力和时间；③以样本推断总体的误差可以事先计算并加以控制；④调查的精确度高。由于其上述众多优点，所以在流行病学调查中占有重要的地位，是最常用的方法。抽样调查可以用于描述疾病的分布、衡量卫生水平、研究影响因素、考核防治效果以及调查质量控制等。

2. **缺点** ①它毕竟是一种非全面调查方法，只能提供说明整个总体情况的统计资料，而不能提供说明各级情况的资料；②抽样调查的设计、实施与资料分析比较复杂，存在抽样误差和偏倚，不适用于变异过大的资料；③不适用于发病率过低的疾病等。

（四）抽样方法

依照抽样调查的理论依据和特点，可将其分为以下几类：

1. **单纯随机抽样（simple random sampling）** 是最基本的抽样的方法，也是其他抽样方法的基础。它按随机化的原理，直接从含有 N 个单位的总体中，抽出 n 个单位作为样本进行调查。这种方法的基本原则是每个抽样单元被抽中选入样本的机会是相等的。

单纯随机抽样首先要有一份所有研究对象排列成序的编号名单，再用抽签、摸球、随机数字法、电子计算机抽取等方法随机选出进入样本的号码，已经入选的号码一般不能再次列入，直到达到预定的样本含量为止。

例如某县有 31 个乡镇，欲从中抽取 3 个乡镇作调查，可以先将 31 个乡镇进行编号（1~31 号），制作 31 张大小完全相同的纸片，把 1~31 数字分别写到 31 张纸片上，然后将纸片揉成球状，全部放入一个纸箱中完全混匀，在任何人都看不见的情况下摸出 3 个纸团，其上的 3 个数字所对应的乡镇即为所抽取的样本。

此法的优点是实施简单、易理解；其缺点是抽样范围较大时，工作量太大难以采用，但当抽样比例较小而样本含量较小时，所得样本代表性差。

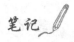
笔记

2. **系统抽样**（systematic sampling）　又称机械抽样或等距抽样。它是把总体中的全部调查单位按某一标志排列起来，按固定顺序和间隔抽取样本。例如，拟选一个5%的样本（即抽样比为1/20），可先从1～20随机选一个数，设为14，这就是选出的起点，再加上20，得34，34加20得54，……这样，14，34，54，74，94就是前100号中入选的数字，以后依此类推。

系统抽样优点是简便易行，样本的观察单位在总体中分布均匀，抽样代表性较好，抽样误差与单纯随机抽样相似或略小一些。缺点是如果总体各单元的排列顺序有周期性，则抽取的样本可能有偏倚。比如在某街道以门牌号码的顺序抽取调查对象，大多数街道的门牌号码单数在街道的同一侧，双数号码在另一侧，那么用系统抽样方法时可能出现这样的情况：所抽到的对象均在街道的同一侧，而街道的两侧有许多因素是不同的（如日晒、采光、通风等），如果这些因素对某些疾病的发生有影响，那么抽到的样本的发病情况可能与总体有差异。再比如身份证号码的末位数字男为单数、女为双数，如果以该数字为基础进行系统抽样，那么可能抽到的调查对象均为男性或均为女性。因此必须事先对总体的结构有所了解才能恰当地应用。

3. **分层抽样**（stratified sample）　它是把调查总体按一定的标准分为若干类型，然后从每一类中按照相同的或不同的比例随机抽取样本。即先按照某些人口学特征或某些标志（如年龄、性别、住址、职业、教育程度、民族等）将研究人群分为若干组（统计学上称为层），然后从每层抽取一个随机样本。分层抽样又分为两类：一类叫按比例分配分层随机抽样，即各层内抽样比例相同；另一类叫最优分配分层随机抽样（或称不等比例分层随机抽样），即各层抽样比例不同，内部变异小的层抽样比例小，内部变异大的层抽样比例大，此时获得的样本均数或样本率的方差最小。

从分布不均匀的研究人群中抽取有代表性样本的方法。要求层内变异越小越好，层间变异越大越好，因而可以提高每层的精确度，而且便于层间进行比较。

4. **整群抽样**（cluster sampling）　利用现成的集体，随机地一群一群地抽取集体单位，加以研究，由此推断总体的情况，称为整群抽样。用此法抽样时，抽样单位不是个体而是群体，如居民区、班级、连队、乡、村、县、工厂、学校等。抽到的样本包括若干个群体，对群体内所有个体均进行调查。群体内个体数可以相等，也可以不等。

整群抽样要求群间的变异越小越好，否则抽样误差较大，不能提供总体的可靠信息。这种方法的优点是便于组织，节约人力、物力，抽样和调查均比较方便，在实际工作中易为群众所接受，因而适合大规模调查。缺点是抽样误差较大，分析工作量也较大。

5. **两级或多级抽样**（two-stage or multi-stage sampling）　这是大型调查时常用的一种抽样方法。从总体中先抽取范围较大的单元，称为一级抽样单元（例如县、市），再从抽中的一级单元中抽取范围较小的二级单元（如区、街），这就是两级抽样。还可依次再抽取范围更小的单元，即为多级抽样。多级抽样常与上述各种基本抽样方法结合使用。

三、个案调查

（一）概念

个案调查是对一个具体单位（如个人、家庭、组织、社区、单独事件）进行全面、深入了解的调查方式。这一具体单位称为个案。通过个案调查，可获得对调查对象的较深刻认识和对同类事物或现象间关系的认识。

（二）个案调查的应用

在社会调查中，个案调查的应用相当广泛。常见的有家庭个案、离婚个案、老年个案、儿童个案、青少年个案、学校个案、犯罪个案、病例个案、事故个案、城市建设个案等。例如家庭个案，是调查一个家庭的规模、结构、成员的状况和相互关系、家庭收入和生活用度、家族史及其变动迁移、家庭和谐程度等。

（三）个案调查中应注意的问题

1. 个案调查对象的选择必须慎重，应根据研究目的选择具有代表性的、容易合作的对象；或是通过社会机构或相关渠道寻求帮助调查的个人或单位等。

2. 个案调查内容选择非常丰富，根据调查目的进行选择。调查对象的背景资料，如调查个人心理、行为及个性形成问题时，要了解其家庭的人口、性别构成、家庭收入、家族史、家庭的周围环境，以及个人受教育情况、成长经历、婚姻、职业、生活习惯、兴趣爱好、心理状态等。调查内容还包括文献资料，包括有关个案的文字记载如来往信件、传记、笔记、日记、著作、论文、家谱等，还有学校和单位的人事档案、录音、照片等资料。文献资料对于了解个案历史及其发展具有重要作用。研究者无论收集何种资料，都应真实记录并进行必要的核实，以免被调查对象误导，作出错误结论。

3. 个案调查中研究者一定要端正自己的工作态度，对于寻求帮助的对象，不要给予不切实际的幻想。

四、典型调查

（一）概念

典型调查是在对调查对象进行初步了解的基础上，从调查对象总体中选择有代表性的对象作为典型，对其进行深入系统的调查，借以认识同类社会现象和事物的总体情况的调查方式。

（二）典型调查的目的

典型调查的主要目的在于通过少数典型事例来真实、迅速地了解全局情况。典型调查收集的资料对于全局具有一定的代表性。一般做典型调查时，要深入到典型中去观察、接触各种人和现象，因此获得的资料比较全面、系统。

（三）典型调查的特点

典型调查具有自己的优点，它比较节省时间、人力、物力和经费，研究者可以集中精力对典型进行分析；研究者直接接触典型，可以客观作出评价，获得真实可靠的第一手资料。典型调查也有一定的局限性，研究者在选择典型时，容易受到主观意志的左右；典型资料的代表性和调查结论的适用程度，目前还难以用科学的方法界定。典型调查在农村的调查工作中应用较多，通过典型调查确立典型户，再经过推广发挥典型户的示范带动作用。

五、重点调查

（一）概念

重点调查是在所要调查的对象中选择一部分比较集中的、对全局具有决定作用的单位进行调查，以达到认识调查研究总体情况的调查方式。

（二）重点调查的特点

重点调查与典型调查一样，都是在全体调查对象中选取一部分进行调查，不同的是重点调查的这一部分在所研究的总体中占有重要地位或在总体数量上占有很大比重，而不要求具有代表性或典型性，因而称其为重点。调查结论注重的是调查对象在总体中所起的作用和影响。

六、追踪调查

（一）概念

追踪调查是对已经调查过的对象在一定的时间间隔后又一次进行调查的方法。例

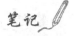

如，费孝通教授 1936 年在江村做了一次社会调查；1957 年澳大利亚的威廉·格迪斯教授又去江村做调查；1982 年，费孝通教授再次去江村做社会调查。这三次调查就属于追踪调查。

（二）追踪调查的特点

追踪调查的对象可以是一个群体（个人、家庭、家族、班级等），也可以是一个社会区域（村庄、部落、社区等）。追踪调查应尽可能多地利用最初使用过的变量、研究程序和测量工具，以便于衡量同一过程或社会现象的变化。因此追踪调查的优点显而易见，它能够获得一系列关于同一研究对象的动态性资料，进行对比分析。

第四节　问卷的设计

一、问卷的性质与基本结构

（一）问卷的性质

问卷（questionnaire）是调查研究中用来收集资料的主要工具，它的形式是一份预先精心设计好的、用来测量人们的行为、态度和特征的问题表格。研究者所需要了解和掌握的那些变量特性，各种测量指标，就是通过问卷中的问题反映出来的。问卷主要有两种类型：一种叫自填式问卷，即由调查员发放（或邮寄给）被调查者，由被调查者自己填写的问卷；另一种叫访问式调查问卷，即由调查员按照问卷内容向被调查者提问，并根据被调查者的回答来填写的问卷。虽然不同问卷所要调查的具体内容是不同的，但概括起来，所有问卷调查的题材都可归结为三大类。

1. **某一人群的社会背景**　即有关人们各种社会特征的资料，这种资料既包括某些人口统计方面的内容，如性别、年龄、职业、婚姻状况、文化程度等；也包括人们生活环境方面的内容，如家庭构成、居住形式、学校类型、社区特点等。这类题材客观性很强，所有的问卷都或多或少地包括这一题材中的内容。

2. **某一人群的社会行为和活动**　即有关人们"做了些什么"以及"怎样做"等方面的资料。如人们每天几点钟起床、每周从事多长时间的体育活动、家中孩子的教养方式等。这类题材也属于客观性、事实性的，往往构成大部分问卷的主体内容。

3. **某一类人群的意见和态度**　即有关人们"想些什么""如何想"或"有什么看法""持什么态度"等方面的资料。比如大学生如何面对就业压力问题、人们对学生常出现的考试焦虑怎么看、人们选择婚姻对象的标准是什么等。这类题材属于观念性的、主观性的，它也是问卷中很重要的一部分，构成各种民意测验、舆论调查、社会心理调查的主要内容。

（二）问卷的基本结构

尽管实际调查中所使用的问卷各不相同，但通常一份问卷形式上都包括如下几个部分：问卷名、封面信、指导语、问题及答案、编码及其他资料等。

1. **问卷名**　即问卷的标题，它是对调查主题的概括说明，以使被调查者能够一目了然地获悉可能要回答哪方面的问题。标题要尽量简洁、醒目，最好能引起被调查者的兴趣，例如"芜湖市大学生恋爱消费调查问卷""中国城市居民生活质量调查问卷"等。如果仅以"调查问卷"为标题，易使被调查者产生疑惑，甚至拒绝接受调查。

2. **封面信**　即一封致被调查者的短信。它的作用是向被调查者简要解释和说明调查主办者的身份、调查的主要目的、调查的大概内容、调查对象的选择和保密措施等有关事项，以争取被调查者的理解和信任，赢得他们的支持和配合。语言要简明扼要、态度诚恳、篇幅不要太长，一般以两三百字为宜。封面信的作用非常重要，被调查者是否接受调查并认真填写问卷，在很大程度上取决于封面信的质量。特别是对采用邮寄问卷的方式进行的调查研究，封面信的影响更大了。通常，封面信应该交代如下内容：

（1）说明调查主办者的身份：调查者的身份写得越清楚越好，最好能同时附上主办单位的地址、电话号码和联系人的姓名等，以体现调查的正式性、合法性，消除被调查者的疑虑。

（2）说明调查的主要目的：即解释为什么进行调查，要求尽可能扼要地说明调查对整个社会或社区，尤其是对包括被调查者在内的普通大众的现实意义。目的叙述合理、得当，能够吸引被调查者的兴趣，调动他们配合调查的积极性。比如，"本次调查的目的，是想真实了解我国老年人当前的生活状况和问题，以便为政府制定相关政策提供科学的依据"，但研究目的不应该交代得太具体、仔细，因为，这可能给被调查者提供了一定的线索或造成一种暗示，使他们回答问题时倾向于选择那些他们认为研究者希望得到的答案。

（3）说明调查的大致内容：即告诉受访者调查什么，要求陈述具体一致性和概括性。一致性是指封面信介绍的内容与实际调查内容相吻合，不能似是而非甚至欺骗被调查者；概括性则是指不要过分详细讲解调查的具体内容，只需要用一两句话概括地指出内容的大致范围就行了。

（4）说明调查对象的选取方法及意义：即告诉调查者为什么选择他（她）作为调查对象，他（她）事实上是作为和他相似的许多人的代表，他（她）的回答是非常重要的。比如，"我们按照科学抽样的方法挑选了一部分居民作为全市居民的代表，您是其中的一位"。或者"我们在全国 12 个市（地区）进行这次调查，您是我们从五千人口中抽样出来的被访问者，您的回答对我们的研究非常重要"。

（5）说明调查的保密措施并致谢：即告诉被调查者所填写的问卷将会妥善保管和处理，个人资料绝对不会泄露出去，以打消被调查者的顾虑，争取他们的理解和支持。比如，"本次调查以不记名方式进行，我们将依据国家统计法对资料进行严格保密。此外，答案并无对错之分，您只需按照自己的真实想法填写即可，不必有任何顾虑"。最后，在信的结尾处，一定要对被调查者的合作与帮助表示真诚的感谢。

3. **指导语**　即用来指导被调查者填答问卷的各种解释和说明，列举一些应该注意避免的误解和出错。有些问卷的填答方法比较简单，指导语可以在封面信中用一两句话统一交代就可以了。比如，"请在适合自己选项的方框中打钩"，有些指导语比较特殊，它们分散在那些较复杂的调查问题后面，对填答要求、方式方法、过程和范围等予以说明，这类指导语可称作卷中指导语。比如"本题可选多个答案"。事实上，问卷中一切有可能使回答者不清楚、不明白、难理解的地方，一切可能成为阻碍回答者正确、顺利地填答问卷的地方，都要给予某种指导。

4. **问题及答案**　这是问卷的主体，也是问卷设计的主要内容和关键所在。问卷中的问题从形式上看，可分为开放式与封闭式两大类。所谓开放式问题，就是只提出问题，但不为回答者提供备选的答案，而由回答者自由回答的问题，类似于考试卷中的论述题。比如"您认为人生的价值是什么"或"您对本市交通状况有什么看法"等。所谓封闭式问题，就是在提出问题的同时，给出若干备选的答案，要求回答者根据实际情况进行选择。

5. **编码及其他资料**　为了将被调查者的回答转换成数字，以便输入计算机进行处理和统计分析，需要将回答结果进行编码。所谓编码，就是赋予每一个问题及其答案一个数字作为它的代码，它有预编码和后编码两种类型。后编码是在调查问卷收集上来以后再进行的，预编码则是在问卷设计的同时就完成了的，由于实际调查中许多研究者都采用预编码，因此预编码就成了问卷中的一部分了。有了预编码，问卷实际上可以作为编码簿来使用，而不需再另外建立一个独立的编码簿了。这样，一方面方便了许多，同时也可以减少因环

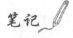

节过多导致的误差,编码一般放在问卷每一页的最右边。

除了编码问卷,往往还包括另外一些相关资料,如问卷编号、访问日期、调查员及审核员姓名、被调查者的住址及联系方式等。此外,需要说明的是,自填问卷法的问卷和结构访问法的问卷虽然大体相同、基本一致,但也存在些细微的差异。其中最主要的是自填式问卷是专门给被调查者阅读的,而访问式问卷的直接阅读者是访问员,由他根据问卷提出问题,并记录被调查者的回答。因此,结构访问法的问卷(访问式问卷)中,通常还会包括一些自填式问卷所没有的用来提醒访问者注意的指导语或提示语。

二、问卷设计的原则

问卷设计是调查研究中极其重要的一个环节,也是最富挑战性和创造性的工作之一,它体现了科学与艺术的统一。要设计出高质量的问卷,首先必须掌握如下几条基本原则:

1. 紧密围绕调查的主题和目的　对于任何一项问卷设计工作而言,调查的目的就是其灵魂,它决定了问卷的内容与形式。如果调查的目的不是一般的描述,而是要做出解释和说明,那么,问卷设计就应该紧密结合研究的关键变量来进行,此时问卷必须问什么,不必问什么都将严格受到研究假设的制约。尤其要分清楚哪些是自变量哪些是因变量,明确计划采用什么样的统计分析技术,变量的测量应保持在哪个数学层次等。

2. 明确阻碍问卷调查的诸多因素　问卷调查的成功最终依赖于被调查者的密切配合。所以,在问卷设计时,必须对那些在调查过程中可能出现的阻碍因素有非常清楚的认识。阻碍被调查者合作的因素主要体现在如下两个大的方面:其一是主观上的障碍。即被调查者因心理上和思想上对问卷产生的各种不良反应所形成的障碍。比如,当问卷篇幅过大,内容太多或者问题过于复杂、难度较大时,回答者就容易产生畏难情绪。其二是客观上的障碍。即由被调查者自身的能力、条件等方面的限制所形成的障碍,比如阅读能力、理解能力带来的限制。另外,问卷格式复杂、问题较抽象、语言不够通俗易懂,也容易使回答者看不懂而影响回答质量。

3. 尽心尽力为被调查者着想　必须设身处地为被调查者着想,高度重视调查过程中人的因素,顾及被调查者的感受和可能遇到的困难,尽量减轻被调查者的负担和劳动量。例如,能用选择题类型代替的就不用填空题型,比如"性别:A. 男,B. 女",而非使用"性别:(　　)"。样本的性质越是多样化,问卷设计的工作也就越复杂、越困难。如果一项研究中所涉及的被调查者异质性实在太大,可以考虑设计几种不同类型的问卷(如纸质的、网络的)以提高问卷的针对性、适用性。

4. 充分考虑问卷的内容和使用方式　调查的内容也是影响问卷设计工作的一个主要因素。若调查内容对被调查者而言比较熟悉,比较感兴趣或不会产生较大压力,则问卷内容可较为详细、深入,提问可以比较直接,问题的数目可以适当多一点。若调查内容对被调查者而言不太熟悉、比较枯燥,或还涉及一些敏感的话题时,问卷内容可较为概略、浅显,提问方式间接一些,问题的数目也应少一些,但问卷的封面信和指导语必须更加详细,措辞也必须更为谨慎、得体。

三、问卷设计的具体方法

(一)问题及答案的形式

问卷中问题的设计可以有多种不同的形式,应该根据设计的基本原则,灵活地运用它们。在一份内容较多的问卷中,如果只是使用一两种问题形式,会使被调查者感到单调、乏味,进而影响填答的质量。由于开放式问题不用列出答案,所以其形式非常简单,只要给出问题,在问题下面留出适当的空余让回答者填写即可。因此,我们这里主要讲解的是封闭

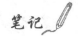

式问题及答案的形式。

1. 填空式 即在问题的中间或问题后面画横线，让回答者直接在空白处填写合适的内容。这种形式一般只用于那些对回答者而言比较容易回答的问题，往往只需填写一些简单的数字。它算是最简单的开放式问题。

2. 是否式 即问题的答案只有肯定和否定两种，回答者只能根据情况选择其中之一。这种形式的特点是答案简单明确，但包含的信息量不多，有些问题不能反映出回答者程度上的差异。

3. 多项选择式 即问题的答案至少给出两个以上，回答者根据自己的情况进行选择。它又包含多项单选、多项限选、多项排序等多种具体形式。

4. 矩阵式 即将同一类的若干问题集中在一起，构成一个问题的表达方式。这种方式的优点是，既节省了问卷的篇幅，同时也节省了回答者阅读和填写的时间。但要注意给出比较明确的填答说明，因为有些回答者可能不熟悉这种问题形式。

5. 表格式 它实际上是矩阵式的变体，其特点和形式都和矩阵式非常相似。需要指出的是，虽然这两种形式甚有简单集中的优点，能够节省篇幅和时间，提高效率，但也容易使人产生呆板、单调的感觉，所以在一份问卷中不宜使用太多。前面介绍的李克特量表也可看做矩阵式或表格式的一种。

6. 标尺式 即用尺子上的刻度来测量、标明回答者对某些问题的态度、感受上的程度差异。

7. 相倚式（或关联式） 所谓相倚式问题指的是在前后两个（或多个）相连的问题中，被调查者是否应当回答后一个（或后几个）问题，依赖于他对前一个问题的回答结果。前面起着筛选作用的问题可称作"过滤性问题"，而后面与之对应的问题则称作"相倚问题"。由于有些问题只适用于样本中的一部分调查对象，如果不做技术处理，被调查者会因为设计的问题明显不合适而感到恼怒，并对研究者的专业水平产生怀疑。

（二）问题设计的要求

问卷是一种相对客观地收集经验资料的科学工具，同时又是一门运用语言让被调查者讲真话的艺术。对于问卷中问题措辞的基本要求是简短、明确、通俗、易懂。在问卷设计中，对问卷的语言表达和提问方式通常要遵循如下规则：

1. 语言简单 考虑到调查对象在文化水平、知识背景方面往往存在较大的差异，为保证问卷调查能够顺利完成，问题措辞一般采取就低不就高的原则，尽可能运用简单明了通俗易懂的语言。切记不要随便使用那些复杂抽象的概念以及专业术语。

2. 措辞严谨 所使用的概念或词语一定要考虑到被调查者的语言环境，一定要清晰明确，避免产生歧义。如笼统问"您最近好吗？"就不明确，不知道到底是询问身体状况、生活状况、学习状况还是其他方面。此时不同的被调查者可能有非常不同的理解。

3. 陈述简短 一般来说，短句容易明白，值得提倡；而长句容易产生歧义，应尽可能避免，复杂、冗长的从句更要杜绝。

4. 避免双重或多重含义 所谓双重（或多重）含义是指在一个问题中，同时询问两件（或多件）事情，即一句话中实际包含了两个（或多个）问题。如问题"您最近工作和生活顺利吗？"等于同时询问了"您最近工作顺利吗？"和"您最近生活顺利吗？"这两件事情，显然这就是一个带有双重含义的问题。如果一个被调查者工作顺利但生活不顺利时，就不知道如何作答。

5. 防止问题带有倾向性 即问题的提法和语言不能对被调查者产生某种诱导性，使他感到应该填写特定的内容，以迎合调查者的期望。这种带有倾向性的问题实际上没能测量出被调查者自身的真实想法，而仅仅反映了他对调查者期望的猜测。比如问题"您平时不说脏话,对吧?"就具有比较明显的倾向性,不管真实情况如何,被调查者此时更容易作出肯定的回答。因此,问卷设计中,应该保持中立的提问方式,尽可能使用中性语言。

6. 不用否定形式提问　在日常生活中,除非某些特殊情况,人们习惯于用肯定形式提问,而极少用否定形式提问。例如,一般问"您同意优秀学生可以提前毕业吗?"若改为"您同意优秀学生不可以提前毕业吗?"就显得比较别扭,而且,由于语言定势,被调查者很可能将问题中的"不"字看漏,结果所选择的答案正好与他的本意相反。因此,在问卷设计中应该避免使用否定式提问。如果问卷确有必要使用否定形式提问,最好将"不"字印成粗体字,以提醒被调查者注意。

7. 不问调查对象不知道的问题　问卷中的问题应该属于被调查者知识范围以内的,如果所询问题超出了他的认识能力以外,他只好回答不知道或者为了不暴露自己的无知,随意选择一个答案。例如,问题"您对我国的财产继承法是否满意",由于一般公众对此并不了解,他们将难以回答这个问题。

8. 不直接询问敏感性问题　涉及国家政治、道德伦理、个人隐私等方面问题,一般都是比较敏感的,被调查者往往具有较强的戒备心理,可能非常谨慎、警觉,如果问卷直接提问将会引起很高的拒答率。所以对这些问题最好采取某种简洁询问的形式,运用比较委婉的语言。例如,问题"您愿意黑人学生作为同班同学吗?"可考虑改为间接的形式,"您班上大多数同学愿意黑人学生作为同班同学吗?",再如,询问大学生是否有过窃书的经历,可这样问"许多大学生都有过从书店拿书不付钱的经历,请问您也有过同样的经历吗?",总之,为了降低敏感性问题的强度,设计者可考虑使用如下五种策略:使问题适度模糊、转移对象、假定事情已不存在、表明是一种普遍现象、指出对此并无统一意见。至于敏感性问题的其他设计技巧,如"藏眼法"等,有兴趣的读者可以参阅相关的专门书籍。

(三)答案设计的要求

由于调查研究的问卷主要由封闭式问题构成,而答案又是封闭式问题非常重要的部分,因此,答案设计的好坏就直接影响问卷的质量,并决定了调查的成败。简单地说,答案的设计一定要注意以下五点:协调性、合适性、穷尽性、互斥性和无偏性。

1. 协调性　即答案要与问题协调一致,不能答非所问。在封闭式问题中,问题和答案是不可分割的整体,在提出合适的问题的同时,还要为这个问题准备好与之相应的答案。答案与问题不协调是问卷设计中易犯的错误之一。

2. 合适性　答案的设计要符合实际情况,所列的选项比较恰当,能够反映不同被调查者之间的差异。比如询问目前芜湖市大学生平均月消费的水平,答案设计为:① 1000 元以下;② 1000~1499 元;③ 1500~1999 元;④ 2000 以上。由于实际回答集中在选项①,这样的结果就没有什么分析的价值了。因此问卷设计的前期准备工作以及预调查是非常重要的,研究者可以因此减少许多失误。

3. 穷尽性　即设计出的答案包括所有可能的情况,没有遗漏,任何一个被调查者都能在答案中找到适合自己情况的选项。

4. 互斥性　即答案之间不能交叉或相互包含。也就是说对于任何一个被调查者,一个问题最多只能有一个答案适合于他,如果他可以同时选择适合他的情况的两个或更多的答案,则问题的答案设计违背了互斥性。

5. 无偏性　答案设计也要注意避免倾向性,如果答案中倾向于某一方向的选项设计得较多,而反方向的选项较少,回答者就会偏向于选择前一类答案。例如问题"您是否赞成吸烟有害的说法"答案是"非常赞成、比较赞成、有点赞成、不赞成",显然"赞成"的选项多于"不赞成",回答者可能被诱导选择赞成。如果将答案改成非常赞成、比较赞成、比较反对、非常反对"或"非常赞成、赞成、中立、不赞成、很不赞成"结果可能就不一样。

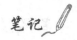

第五节　调查员的培训及调查的监控

一、调查员的遴选与培训

社会调查过程中，收集资料是其中一个非常重要的环节，往往都离不开调查员的参与，他们事实上是资料收集工作的主要承担者。而且，调查员的表现对调查质量的影响非常大。因此，调查员的挑选和培训就成为调查研究的一项不容忽视的重要的任务。

（一）调查员应该具备的条件

为了保证社会调查结果的真实性和有效性，必须严格挑选调查员。合格的调查员必须具备某些一般条件和特殊条件。

1. **一般条件**　即对调查员的一些基本要求，主要包括如下五个方面：第一，诚实守信。调查员一定不能弄虚作假，欺骗研究者和被调查者，要客观地实事求是地对待调查的结果；要遵守职业道德，不将被访者的个人情况外传。第二，认真负责。调查员必须十分重视调查工作，严格按标准化的程序办事，具备高度的责任，绝对不能马虎随便。第三，好学能干。调查员应该对调查怀有一定的兴趣，拥有较强的勤学好问的精神，这样他才会积极主动、想方设法克服重重困难，富有成效地将调查工作做好；当然调查员还必须具备一定的观察能力、辨别能力、表达能力和交际能力等。第四，吃苦耐劳。调查工作往往比较艰苦，要求调查员具有吃苦耐劳、坚忍顽强、不畏艰难、乐于接受挑战的精神，具有战胜一切困难、圆满完成任务的坚强决心。第五，谦虚耐心。调查员必须尊重一切被调查者，绝不可摆出一副盛气凌人、颇有优越感的样子；同时，在访问过程中要按要求耐心向被调查者解释有关事宜，仔细聆听被调查者的回答，不能随意打断或表现出不耐烦的神情。

2. **特殊条件**　除了上述一般条件外，不同的调查研究还会因其特点的不同从而对调查员提出一些特殊的要求。通常主要依据研究的主题、社区的性质、访问的方式、被访者的特点等来进行考虑。第一，专业背景。调查员最好选择与调查内容所属学科相同或相似的专业的人员，具有一定的专业基础知识或调查技能可以提高调查的质量。如果是调查有关心理学方面的问题，可优先考虑选择心理学专业的本科生、硕士生或有相关背景知识的人员。第二，生活背景。要考虑到被访地区的特点，最好选择那些熟悉当地的风俗习惯、文化传统、宗教信仰、语言特点的人作为调查员，这可以使调查更加顺利地开展，降低拒访率，避免因沟通不畅、理解困难导致的一些误会和差错。第三，能力要求。社会交往能力强，社会调查需要与不同年龄、职业和身份的人打交道，需要外向、喜欢社会交往、且交际能力较强的人员有助于提高调查效率。语言沟通能力强，如电话访谈要求访谈员拥有敏锐的听力和辨析能力，具备很强的语言沟通能力，而且发音标准、吐字清楚、语速适中、悦耳动听。有较好的亲和力，在面对面访谈中亲和力强可以迅速拉近访谈者和被访者之间的心理距离，被访者心理防御会大大降低，访谈的效果会更好。第四，人口学背景。为了使调查能够顺利地进行，一般来说，所选择的调查员在年龄、职业、社会地位等背景条件（社会特征）上与被访者越接近越好。当被访者为青年时，应尽量选择青年调查员；当被访者主要为年龄较高、资历较深、影响较大的人时，则应该选择年龄较大、阅历丰富的调查员。此外，调查员的受教育程度也是一个非常重要的条件。一般认为教育程度越高的调查员，理解问题、表达问题的能力也高些，应用各种调查技巧的能力也强些。但这不是绝对的，比如受教育程度高但缺乏社会生活经验的调查员，往往不如那些受教育程度稍低但社会生活经验丰富的调查员。国外的学者指出，选择那些拥有一定文化程度、经验丰富、认真负责的 40 来岁的妇女作为调查员，往往是一个比较合适的做法。国内一些研究机构在进行城市居民家庭调查选用类

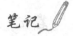

似的调查员,也取得了较好的效果。

（二）调查员培训的基本方法

在调查资料的收集工作正式开展之前,还必须对调查员进行培训,尤其是对于结构化访谈法,这一步骤是非常关键的。培训包括常规培训和特别培训两个部分,前者主要是对结构化访谈法的通用技术和特点以及职业道德的介绍;后者则是针对具体的调查项目,要求调查员了解项目的目的和意义,熟悉所要使用的特定问卷和有关材料。即使是那些经验较丰富的老访问员,也不能省略特别培训的过程。在具体做法上,对调查员的培训通常包括下列步骤和内容:

1. **介绍调查项目的总体情况**　研究人员要向全体调查员介绍该项调查研究的计划、内容、目的、方法及其他与调查项目有关的情况,以便调查员对该项工作有个整体的了解。同时,还要就调查访问的步骤、要求、时间安排、工作量、报酬等具体进行说明。

2. **强调调查的注意事项和职业道德**　组织调查员学习调查员须知、调查员手册等材料,要让调查员切实掌握调查过程中的注意事项,理解各项规定的内容和理由,明白违反规定可能造成的不良后果。要对调查员进行职业道德教育,使他们清楚一个合格调查员所应具备的基本品质,如诚实守信、认真负责、吃苦耐劳、谦虚耐心等。

3. **讲解抽样方法和问卷内容**　研究者应向调查员简明扼要地讲解抽样的基本原理和方法,让调查员了解各级抽样单位,尤其是被调查者是如何被抽中的,使他们理解调查正确的受访者的重要性以及不可随意改变受访者的道理。讲解问卷内容是一项重要任务,一定要逐字逐句、逐条逐项地弄清楚调查问卷的全部内容、提问方式、填写方法、注意事项等,那些特殊定义、举例说明、相倚问题等则是特别需要着重讲解的。

4. **传授基本的和关键的调查访问技术**　这包括许多具体的访问技巧:比如怎样顺利进入调查现场,如何敲门,如何自我介绍,如何取得被调查者的信任,如何客观地提出问题,如何应对可能出现的困难,如何准确无误地记录答案,如何记录被访者答题时的反应,以及对题目出现疑问等特殊情况的记录,如何礼貌得体地结束访问等。

5. **进行模拟调查或访谈实习**　模拟调查就是让参加培训的人员轮流扮演访问者和受访者的角色,通过这种练习,让调查者熟悉调查的程序、步骤、问卷的内容和要求以及访问的技巧和方法。还可以采用实战演练的方式,即在经验丰富的督导员的带领和陪伴下让每一个受训的调查员按照正式调查的要求和步骤,从入户到结束访问整个访问过程都实际操作和练习一遍。然后,认真总结、评估分析模拟调查或访问实习中存在的问题,并提出解决问题对策。

（三）调查员应该注意的事项

在资料收集过程中,调查员的作用非常重要,尤其是面对面访谈法,调查资料的质量很大程度上取决于调查员的表现。为了使调查能够顺利开展,并收集到高质量的资料,调查员在与被调查者接触的过程中要注意以下几点:

1. **衣着得体,礼貌大方**　由于调查员通常都是作为陌生人的面貌出现在被调查者面前,因此,同被调查者见面时的"第一印象"非常重要,它直接关系到调查能否顺利开展。首先,调查员的衣着应该给人正式、普通的感觉,他最好穿职业装或简单的、普通的、大众化的衣服,这样可使调查员看起来具有某种合理的、合法的和正规的身份和角色,容易让被调查者从心理上认同和接受。其次,调查员的态度应该非常礼貌、友善,使被调查者感觉良好、愿意接触。

2. **消除疑虑,获得合作**　对于入户调查而言,能否顺利进门,是非常关键的,同时也是难度较大、富有挑战的。在开始接触时,调查员首先应该十分客气和诚恳地向被调查者表示某种歉意。比如,"对不起,打扰了!"或者"对不起,耽误您休息了"等。然后,向被调查者介

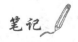

绍调查员的身份、调查的目的和重要性，要简明扼要、重点突出、态度诚恳。并表示不会占用对方太多时间、热切希望得到对方的支持和配合，为了表示感谢，准备一点小礼物等。

3. 控制环境，避免干扰　结构化访谈法是一种标准化的访谈，要求调查员对访谈的环境进行有效的控制。首先，应该选择一个相对安静、无他人打扰的房间或地方进行。入户调查通常都是在客厅进行的，如果客厅客人多，干扰厉害，可委婉地向被调查者提出能否换个更加安静的地方；不要让被调查者边看电视边接受访谈，这会大大影响资料的质量，可恳切表示调查时间不会大长，希望被调查者能够暂时关掉电视。其次，访问过程中，如果被调查者向他人征询答案或者有他人主动向被调查者提供参考意见，调查员都应该非常礼貌地制止，并强调本次调查只关心被调查者个人的真实想法，需要他在不受他人影响的情况下独立作答。再次，为了创造有利于访问的气氛，在进入正题之前，可以先聊聊被调查者熟悉的事清，如他的住房、家庭子女、个人喜好等，以消除拘束感。但这必须控制在很短的时间以内，而且每个调查员都应该以基本相同的方式进行，否则，调查的时间会拖长、效率会降低而且破坏了结构访问法的基本原则，扩大了调查情境的不一致性。

4. 规范提问，保持中立　结构化访谈法的一个重要目标就是尽可能减少调查员的个人特征所造成的调查误差，要求给所有被调查者以完全相同的刺激。调查员应该严格遵循研究者事先制定的调查程序和规范，完全按照问卷内容逐字逐句读出题目（语气平和、吐字清楚）而不能随意改变提问内容和方式，也不能随意增添一些自认为有利于被调查者回答问题的解释。即便被调查者提出疑问，调查员也只能按照规定和要求给出统一的解释，而不能自由发挥一番。当被调查者没有按要求给出答案时（回答与选项不符、不完整、过多使用"不知道"等）调查员应进行适当的追问和提示，最基本的方式是将题目清晰地重读一遍，若有必要稍作解释，以打消被调查者的某些顾虑。需要强调的是，正式的访问过程中，调查员应该保持中立的立场，要注意控制自己的语音、语调、表情和态度，不能流露出自己的价值倾向和对问卷中问题回答的偏好，更不能公然发表自己的看法和见解，即使被调查者征询调查员的意见，调查员也应该委婉地拒绝，并强调按规定他不能这么做，但访问结束后他可以与被调查者自由地讨论问题。

5. 专心倾听，认真记录　一般要求调查员在向被调查者提问时，要语气柔和、面带微笑、适时的进行目光交流，关注被调查员的反应。此外，调查员要准确理解被调查者回答的内容，迅速、认真、完整地在问卷上作出相应的记号。对于开放式访谈，要尽量全面详细地记录被调查员的回答，包括言语反应和非言语反应（表情、肢体动作等），可以征求被调查者意见，进行录音或录像，并签订知情同意书，告知一定保密，资料只做学术研究用途。

二、调查过程管理和质量监控

调查资料收集工作的实施和完成，需要一定数量的调查员的参与，存在一定的程序，而且整个调查过程也会持续一段时间，因此，有必要对调查过程加强管理和监控。具体的做法可参考以下几个方面：

1. 与调查员签订调查协议书　确定好调查员的人选之后，可以与调查员签订调查协议书，可以将本次调查的主题、调查方式、调查员应负责的工作内容、工作要求，以及负责人如何支付报酬，包括如何计算有效工作量等内容均可作为相应的具体条目，写入到协议书中，请双方签署好协议，留下联系方式，为后续调查工作的顺利进行提供有效的保障，使调查员更加放心和负责的工作。

2. 合理组建调查队伍　要使整个调查过程有条不紊地顺利进行，让调查员按照研究者的计划和要求保质保量地开展调查工作并圆满完成任务，必须对调查员进行合理的组织。通常的做法是，将调查员按照他们工作时间的一致性，分成若干4～6人的调查小组，注意

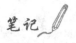

男女比例的搭配,每个小组还要确定一名组长。调查任务的布置和实施最好以小组为单位,同一个小组成员可以负责一个街道或居委会的调查工作,具体操作时每个小组又可以根据情况细分为两人一组同去一栋居民楼或一幢公寓。调查过程中,小组成员要保持密切联系,通报信息,相互照应。

3. 建立合理和监督的办法及规定 在组建调查队伍的同时,还要制定调查工作的各种程序规范和管理制度,这主要包括调查进度控制措施,调查小组管理办法、调查指导和监督措施、资料复核与检查措施、调查小结和交流制度等。各种规定一定要明确具体。比如,调查进度控制措施中就要规定每人每天的调查数量,尤其是上限是多少,有时某个调查员为了追求进度,一天可能完成几十份访问调查,这样的调查资料的质量是没有保障的。

4. 实地抽样的管理和监控 虽然,研究者在调查实施之前通常都设计好了抽样的方案,但这种方案只是确定了多段抽样中前面几个层次的抽样单位,并没有确定最终接受调查的个人,换言之,实际样本的抽取或多或少地要由调查员在实地中进行。如对城市居民进行入户调查时,调查前的抽样工作可以比较容易地进展到居委会一级,但由居委会再进一步抽取居民户时就比较困难了。如果无法从居委会那里得到居民户口登记表,通常只能由调查员根据事先设计的抽样方案和方法(如楼房抽样方法、门牌抽样方法等)在实地进行抽样,这项工作是比较复杂的。为了保证实地抽样的质量,除了在进入实地之前的调查员培训中使每个调查员明白具体的抽样规则和方法外,研究者还要加强在实地的具体指导,及时地发现问题并予以解决。

5. 实地访谈的管理和监控 当实地调查工作开始以后,调查员的分布往往比较散,研究者一方面要和各个调查小组的组长保持密切联系;另一方面还要设法前往调查现场通过多种渠道了解每一位调查员的工作情况,及时解决他们所遇到的各种问题。特别是在调查的开始阶段,研究者要深入到调查实地,参与到发放问卷或结构化访谈的工作中,最好能亲自做一两份访谈,以了解和体验实际调查中可能出现或遇到的问题,从中发现、总结普通调查员容易犯的错误和容易出现的遗漏、偏差等,并给予及时的指导和提醒。

6. 问卷回收和审核的管理与监控 无论是采用自填问卷法还是访问法收集调查资料,最好在调查问卷收回的当天就进行问卷资料的复核。要求每个调查员在收回或完成一份问卷后,及时浏览和检查问卷的填答情况,发现问题及时回访核实,并在检查合格的问卷上签上调查员的姓名和调查时间。同时要求每个调查小组的组长再次对调查问卷进行清理和检查,并签上组长的名字及时间。研究者本人也应随时抽查收回的问卷,及时发现填答或访谈中存在的问题,并指导调查员进行回访补救。另外,研究者应该要求调查员尽可能让受访者留下电话号码,这样就能比较方便地对访问结果进行抽查、核实,以防范个别调查员的弄虚作假行为。

第六节　社会调查法的评价

一、优点

社会调查法的主要优点是:首先,能够迅速、高效地提供有关总体的丰富的资料和详细信息(尤其是公众的主观感受),既可以描述总体的概况、特征,又可解释不同变量之间的关系;其次,由于遵循严格、规范的操作程序,凭借标准化的问卷来收集资料,并运用定量的统计分析技术,使得研究结果的信度较高,精确度也比较高。

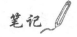
笔记

二、局限性

社会调查法的主要缺点是：所收集的资料依据的是被调查者的自我报告，而这不一定反映被调查者的真实情况；由于依赖统一的操作程序和标准化的问卷来收集资料，可能使得资料不够深入、具体，趋于表面化、简单化。

社会调查法案例

社会调查法可以使研究者对某一社会现象或某一科学问题进行初步了解和考察，请被调查者根据调查者所提供的方式来报告他们的观点或者行为方式。社会调查法的应用领域十分广泛，在日常生活、商业调查、学术研究中均起到非常重要的作用。

案例：某省贫困大学生焦虑状况的调查研究

1. 准备阶段　选题来源：本研究的选题一是来源于对当前社会现状的思考：高等教育的扩招，国家助学政策的有效实施，可以使更多贫困家庭的子女能够顺利进入大学校园读书学习，对贫困大学生给予物质帮助是比较容易做到的，但是他们的内心世界也许更需要社会、老师和同学们的理解和关心。因此有必要对贫困高中学生的心理健康水平进行初步了解。二是通过文献资料的查阅发现，高校贫困生可能承受着经济和心理方面的双重压力，比较容易产生心理问题，如焦虑、自卑等。

（述评：选题的优劣会直接影响研究的质量。因此，选题的思路很关键。本选题一是基于对当前社会现状的思考，二是对前人研究的文献查阅，同时也结合了研究者个人的研究兴趣。本选题属于描述性和分析性课题。）

研究假设：该省贫困大学生焦虑水平较高。

拟定调查方案：调查对象为随机整群分层抽取某省几所高校在读大学生，大一到大四年级学生 500 名进行抽样调查，经过筛选，确定其中贫困生有 200 人，占总调查人数的 40%。测查利用学生自习的时间或自由活动时间进行，问卷由调查员一对一单独施测，由被访学生独立完成。选取贫困生的标准为：①以家庭人均月收入低于 200 元；②家庭是低保家庭；③已经办理助学贷款；④已领取贫困生补助。测量指标的选择：焦虑情绪。

（述评：研究假设的提出要详细具体，研究假设的来源要基于理论、前人研究和实践经验。调查方案的拟定涉及的研究对象：贫困大学生。但研究者需要从几所高校的在读大学生中筛选。筛选的标准，即贫困生的确定标准，就需要查阅相关文献资料来确定。调查方案中需要包括确定调查和抽样的方法，以及调查活动细节上的一些考虑。尽量把调查的时间和地点安排在不影响被调查者正常学习和生活的情况下，如利用学生自习或自由活动时间进行。调查员一对一的单独调查，此时要注意施测的程序和指导语都要尽量保持一致。为了能更好地降低误差，提高调查的信效度，就需要从挑选调查员和培训调查员着手。）

2. 资料收集阶段　方法：使用量表法。测量工具采用自评焦虑量表（SAS），该量表共有 20 道题目，主要评定症状出现的频率。采用 4 级评分（1 至 4 分）。将 20 个题目的得分相加，即得粗分；用粗分乘以 1.25 取整后，即得标准分。此研究中欲采用标准分。

3. 结果整理和分析阶段　结果整理：按照量表的计分方式计分，注意反向计分题目，按 4 至 1 分的顺序计分。再将粗分换算成标准分。将结果数据以个案（即每个被试）为单位，输入到 SPSS 文件中。

调查质量的评价：审查数据，剔除无效数据（有乱答、漏答或不作答的问卷结果剔除）5 份，计算有效问卷的比例为 495/500＝99%。将受访学生被试的人口统计学资料也进行编码，如性别、年龄、年级等。例如，性别选项将男性记为 1，女性记为 0。

资料分析：使用 SPSS 软件进行统计分析。先进行描述性分析，计算贫困大学生和其他

笔记

学生在焦虑量表上的得分的均值和标准差。再进行差异分析,探讨贫困是否与焦虑水平较高有关。如果贫困大学生和其他学生相比在焦虑量表的得分上存在显著差异,则支持本研究的假设;如果贫困大学生和其他学生相比在焦虑量表的得分上不存在显著差异,则本研究的假设不成立。

4. 总结和讨论   对调查结果进行探讨,如果贫困大学生和其他学生在焦虑得分上存在显著差异,则表明社会、学校、教师和同学应该多给予关心和爱护。如果二者之间不存在显著性差异,则表明大学生贫困与焦虑可能不存在关联。对调查实施过程中可能存在的问题进行总结和讨论,为以后的研究指明方向。

(述评:本研究调查中主要使用的就是测验法,通过对自评焦虑量表的施测,获得初步的数据。在对数据进行统计分析时,还需要进行相应计分方式的选择,如对性别、年级等的编码,再如使用标准分进入下一步的统计分析等。因此研究者还需要掌握好心理学统计理论知识和统计软件的使用技能。研究结果还需要和研究假设相比对,检验研究假设是否成立,并探讨分析研究假设成立或不成立的原因,以及在以后研究中应注意的一些细节问题。)

本章小结

本章介绍了社会调查法的概念、特点、分类,社会调查法的实施步骤,社会调查的基本方式;问卷的设计模式,以及调查员的培训及调查的监控方法和注意事项,社会调查法的优点和局限性。

1. 社会调查法是以人类社会为对象,以科学方法为手段,以解释和预测为目的,以科学理论和方法论为指导的一个完整的社会实践过程,它是在现代社会快速、准确地获得社会信息,了解社会现象,掌握公众舆论走向,正确、有效地制定社会政策法规的有力工具。

2. 按调查对象涉及的范围分类,可以将量化调查研究分为普查和抽样调查两种形式。按调查研究目的分类,大部分教材都将研究分成探索、描述和分析三类。按调查方式分类,主要有访谈和问卷。访谈法调查主要有面对面访谈和电话访谈。按照社会调查时间节点的不同,可分为单一时点的横断面调查和多重时点的纵向调查。按应用领域分类还有民意调查,市场调查,社会问题调查,居民家庭调查。

3. 社会调查的实施过程   ①准备阶段;②资料的收集阶段;③资料的整理和分析阶段;④总结阶段,即调查研究结果的评价、检验和应用阶段。

4. 研究假设虽然在调查之前就已提出,但它并非研究者主观臆造或凭空想象。研究假设的来源有三种:以往实践经验或初步探索的结果;可来源于研究者以前研究或他人取得的相关研究结论;也可以是对新出现的某些社会现象进行思考后做出的推理。

5. 收集资料的方法可使用多种方法,如观察法、访谈法、问卷法、测验法、档案法、实验法等。

6. 社会调查收集到的资料一般可分为数据资料、文字资料、影音资料和实物标本等四类。

7. 普查是指为了了解某病的患病率或健康状况,于特定时间内对特定范围内的人群中每一成员所作的调查或检查。特定时间应该较短,甚至指某时点,一般为1~2天或1~2周,最长不宜超过2~3个月,特定范围可指某一地区或某种特征的人群。

8. 抽样调查是指从全体被研究对象中,按照一定的方法抽取一部分对象作为代表进行调查分析,以此推论全体被研究对象状况的一种调查。

9. 个案调查是对一个具体单位(如个人、家庭、组织、社区、单独事件)进行全面、深入了解的调查方式。这一具体单位称为个案。通过个案调查,可获得对调查对象的较深刻认识和对同类事物或现象间关系的认识。

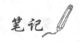

10. 典型调查是在对调查对象进行初步了解的基础上，从调查对象总体中选择有代表性的对象作为典型，对其进行深入系统的调查，借以认识同类社会现象和事物的总体情况的调查方式。

11. 重点调查是在所要调查的对象中选择一部分比较集中的、对全局具有决定作用的单位进行调查，以达到认识调查研究总体情况的调查方式。

12. 要设计出高质量的问卷，首先必须掌握如下几条基本原则：紧密围绕调查的主题和目的，明确阻碍问卷调查的诸多因素，尽心尽力为被调查者着想，充分考虑问卷的内容和使用方式。

13. 为了保证社会调查结果的真实性和有效性，必须严格挑选调查员。合格的调查员必须具备某些一般条件和特殊条件。

（杨晶晶）

复习思考题

1. 如果请你调查某聊天软件的客户满意度，那么你会采用哪些方法呢？
2. 根据自己的兴趣，试自选研究题目，设计一份社会调查问卷。
3. 若现有一项对初中生亲子关系状况的调查研究，需要调查员协助，如果请你挑选调查员并负责培训，那么你会如何来完成呢？

推荐读物

[1] 风笑天. 现代社会调查方法. 5 版. 武汉：华中科技大学出版社，2014.
[2] 章友德，陈娜，杨亚南. 脚踏实地：社会调查论文集. 上海：上海大学出版社，2017.

笔记

第十七章　社会测量法

本章要点

社会测量法概述
　社会测量的含义
　社会测量的特点
　社会测量的基本形式
社会测量的层次、设计和施测方法
　社会测量的层次
　社会测量的设计与施测
社会测量结果的整理和评价
　社会测量结果的整理
　社会测量结果的评价
社会测量的常用量表
　鲍格达斯社会距离量表
　瑟斯顿量表
　李克特量表
　语义差异量表
　哥特曼量表
社会测量法案例

关键词

社会测量；社会测量法；社会测量量表

谈到测量，我们往往想到的都是对自然事物的测量，例如用尺测量长度，用秤测量重量等。心理社会科学研究中也存在着大量的测量，即社会测量。例如，用全国普查的方式来测量人口的状况，用问卷调查的方式来测量大学生的学校生活状况，用民意测验的方式来测量对候选人的支持率，其实各种考试也是社会测量形式之一。本章将介绍心理学研究中的社会测量。

第一节　社会测量法概述

一、社会测量的含义

在社会心理研究中，对研究对象的属性在数量上赋值的过程被称为社会测量（social

笔记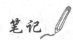

235

measurement）。包括社会态度及个性、品格的测量，社会行为、社会地位的测量，社会行为的预测，群体结构的测量，社会环境的测量等。社会测量是一种测定团体人际关系的理论和方法，最早由美国心理学家莫雷诺（Moreno JL）于 1930 年提出，后来许多心理学家参与研究形成莫雷诺学派，其成果发表在莫雷诺主编的《社会测量》（1937—1955 年）杂志上。莫雷诺的社会测量理论认为，人与人之间的情感性联系是最基本的社会关系，情感性联系的基本类型有吸引（喜欢）、拒斥（反感）和中性（漠视）。通过对人们之间的情感性联系的测定，可以了解到社会的各种人际关系。虽然这种测量方法不可避免地存在一些缺陷，但是，它对于研究团体内的人际关系仍不失为一种有用的工具。社会测量过程是心理社会科学研究不可分割的组成部分。社会测量的质量和效果与研究的质量息息相关，任何有价值的研究都必须以高质量的测量为依据。因此必须高度重视测量，提高测量的质量。

美国学者斯蒂文斯（Stevens SS）认为，所谓测量是指按照某种法则给研究对象或事物分派一定的数字或符号。实际上，测量就是根据一定的法则，将某种事物和现象所具有的属性或特征用数字或符号表示出来的过程。按照这一定义，任何一种测量都应当包含不可或缺的三个要素（要件），即测量内容、测量的法则以及数字或符号。在社会测量中，测量的三要素各有其特定含义。

1. **测量内容**　测量内容就是要"测量什么"。测量内容不同于测量对象，测量对象是客观世界中所存在的事物或现象，是用数字或符号所要表达的对象。例如，要测量当前大学生的生活状况，那么，大学生就是要测量的对象或者说测量客体；要测量当前中国的社会幸福感状况，那中国人就成为测量的对象。在社会测量中，最常见的测量客体可以是单个的人，也可以是由人组成的社会群体、社会组织、社区等。测量本身的目的也就是要说明测量的客体，即人、事物或事件、现象等。但很明显，测量的目的不是测量对象本身，而是测量客体的属性或特征。通过对事物、现象的属性进行测量借以说明测量对象。例如，某研究的主要对象是大学生，这是测量对象，但需要测量是大学生这个群体的生活状况，他们的居住状态、每月支出状况、生活娱乐状况等。研究中国当前的社会幸福感状况，中国人就是测量对象，而中国人的社会幸福感的性质、类型、程度等才是科学研究的内容。也就是说，测量对象的属性或特征才是研究感兴趣的东西，是测量的首要构成要素。

2. **数字或符号**　数字或符号是研究者在研究过程中，用以表示事物或事件属性与特征的标记。例如，在统计分析过程中，经常用"1"来代表"男性"，用"2"来代表"女性"；用"y"代表"是"，用"n"代表"不是"。测量的结果也是用数字或符号来表示的。例如，用20 岁来代表"年龄"，用 300 元来表示"生活费"，用 4 人来表示大学生的"平均朋友人数"等。尽管这些文字符号在统计分析时可以转换成数字符号以便于统计分析，如用"0"来代表"男性"，用"1"来代表"女性"，但是很明显，这些数字只是文字符号的转换，与文字符号本身没有任何区别，不具有数字原有的数学特征，不可以用于算术的加减乘除四则运算。数字和符号解决的是测量对象的属性与特征在测量过程以及测量之后"如何表示"的问题。

3. **测量法则**　测量法则也就是测量规则，是如何用数字或符号表示事物和现象属性与特征的操作规则。在社会测量中法则的确定至为关键，它要设立数字和符号分派的法则，一旦测量的法则确定，整个过程也就十分明朗了。例如，依据大学生的生活满意度高低而进行 1~5 的评分，如果大学生对自己的生活状况"非常满意"就评为 5 分，反之，如果是"非常不满意"就评为 1 分。介于两者之间的人，则评为 4~2 分。这样就给出了为生活满意度分配数字符号的法则，从而使测量变得可以操作。测量法则解决的是"如何测量"

笔记

的问题。

综上所述,对社会现象的测量就是依据特定的法则,用数字或符号表示事物和现象的属性与特征的操作方法。这一过程本质上也就是社会变量(概念)操作化的过程。在这一过程中法则的确定是至关重要的,法则有好有坏,只有确定了恰当的测量法则,才会有准确、客观的测量。

二、社会测量的特点

测量首先被应用于自然科学领域,而且在自然科学领域中的应用已经十分成熟。相比而言,社会测量的兴起与应用都是相对近期的事情。与自然科学的测量相比,社会测量有着明显的不同:

1. 社会测量对象不同　社会科学的研究对象是人,社会测量的内容是人或者是与人有关的社会现象的属性与特征,这与自然科学测量的内容有本质不同,这一特点直接决定了社会测量的其他独特性。

2. 社会测量很难做到绝对客观　自然科学的测量往往是客观的。比如用尺子测量一张桌子的长度,在方法正确、工具标准的情况下,测量结果一般只受到随机误差的影响,很少随测量者或者被测量者的主观情况影响。自然科学研究要求客观性,同样在社会科学研究,尤其是实证性的研究也强调研究的"价值中立"。但在实际的社会科学研究中,由于测量的主客体都是有主观意志的人,这样就难以保证在研究中做到绝对的"价值中立",从而出现研究者的倾向性问题,干扰了测量的公正性与准确性,罗森塔尔的一系列实验都说明了这点。尽管社会测量、心理测量和临床评估药物效果的时候为了避免"实验者效应"或者"好被试效应"而采用双盲法,试图修正研究者与被研究者的倾向性带来的弊端,但由于社会测量主客体本身的原因,想要做得与自然科学同样好显然是相当困难的。

3. 社会测量的可重复性远比自然现象低　自然科学由于测量的对象相对单一和稳定,在自然科学领域已经或正在建立一套完整而精确的测量方法和技术,例如对长度的测量已经可以精确到纳米,对重量的测量可以精确到微克,对时间的测量可以精确到微秒。可以说,对自然现象的测量已经达到了相当高的程度。相比而言,社会测量还不够成熟,对许多社会现象的测量尚没有(或者根本就不可能)建立起某种公认的、广泛适用的测量单位或者标准,往往只能按照某种理论构建一个"操作性定义"作为测量的内容,当然就更难有一个统一的标准来度量了。社会测量起步较晚,其发展、完善需要时间和过程。同时,由于社会测量受到测量主客体双重因素的影响且社会测量的对象过于复杂,所以测量的量化程度较低,可重复性较差。但随着社会科学的发展以及测量手段的不断进步,社会测量的量化程度和可重复性都会不断得到提高。

三、社会测量的基本形式

尽管基本原理相同,但社会测量法有许多不同的形式,如提名法、猜人测验、社会距离量表及社会关系测量等,它们实质上都是由莫雷诺的社会测量法发展而来的。因此,有人将这类测验统称为"莫雷诺式社会计量性测验"。

1. 提名法　提名法是社会测量法中最主要、最常用的一种方法。其基本实施程序是:让被试根据某种标准(如共同从事某种活动)从同伴团体中选出若干成员。比如,研究者以被试"喜欢"或"不喜欢"为标准,让他说出最喜欢或最不喜欢的若干团体成员,然后对研究结果进行一定的统计处理,并做出解释。有时,研究者还要询问选择这些成员的原因,以便做进一步分析。

将提名法应用于年龄较小的被试时,被试的提名可能受其记忆的影响,也就是说,某被试之所以未提到的团体中某成员的名字,可能是因为记不起该成员的名字,而不是不喜欢他。为了消除这一无关因素的影响,可采用以下两种变式:一是照片提名法,另一个是现场提名法。前者是研究者先拍下团体中每一成员的照片,然后在实施提名法时将全部照片呈现在某被试的面前,让其先仔细看一遍,然后再提名;后者是将被试集中至集体活动的某处,使其能看到所有其他成员,与照片提名法同理,让该被试先仔细看一遍活动中的所有其他成员,然后提名。研究表明,上述方法可以较好地消除记忆因素的影响,提高研究结果的可靠性。

按照被试提名的先后顺序,对被试提名结果有加权记分与非加权记分两种方式。前者指给提名确定分值时,考虑到提名顺序的差异可能代表着不同的心理意义,因而给不同顺序的提名赋予不同的分值,例如给第一提名记 5 分,给第二提名记 3 分,给第三提名记 1 分;后者指在给提名确定分值时,不考虑被试提名顺序的不同,给不同的顺序的提名赋予相同的分值,也就是说,将第一、第二、第三提名都记为 1 分。

对被试提名结果的记分还有单项记分和综合记分两种方式。单项记分方式就是根据被试肯定提名的结果计算出正提名分(即接纳分),根据被试否定提名的结果计算负提名分(即被拒绝分);综合记分方式是将正提名分与负提名分按一定方式综合计算,得出社会喜好分和社会影响分。社会喜好分由正提名分减负提名分而得,社会影响分由正提名分加上负提名分而得。

2. 社会距离量表 社会距离量表最初用于测定人们对不同社会属性(如民族、宗教信仰、经济状况、人种等)的人的态度差异,后来被社会心理学用于测量团体中成员间相互关系(远近、亲疏等)。实际上,社会距离量表也是提名法的变式之一,只是将提名法中简单的两极变成了多级等级评定方式。让被试按顺序排出非常喜欢在一起玩的人,比较喜欢在一起玩的人,无所谓喜欢或不喜欢的人,比较不喜欢的人和非常不喜欢的人。这样可以获得更多的信息。不过,这种情况下,等级不要分得太细,一般 3～7 级,评价的人也不要太多,否则被试会因为条件太复杂而降低依从性,使测量的信度效度都受到影响。

根据被试的选择,可以为被评价的人赋予一定的得分,比如最喜欢在一起玩的人得 5 分,无所谓喜欢不喜欢的得 3 分,最不喜欢的得 1 分,根据这些得分可以计算两种分数,团体社会距离分数和个人社会距离分数。

$$团体社会距离分数 = \frac{团体中某成员所有得分之和}{团体总人数}$$

团体社会距离分数得分越低,表明社会距离越大,团体排斥此人的程度越大,此人人缘越坏;如果得分越高则正好相反。

$$个人社会距离分数 = \frac{个人对团体内每一成员评分之和}{团体总人数}$$

个人社会距离分数得分越低,表示个人与团体成员的距离越大,主动疏远团体的程度越高;反之则表明此人与团体的距离较近。

如果个人的社会距离分数小于团体的社会距离分数,说明此人主动疏远团体的程度大于群众排斥他的程度,此人可能较骄傲,合群性较弱;反之,如果个人的社会距离分数大于团体的社会距离分数,可能说明此人较自卑,讨好团体却不易被接纳。

3. 关系分析法 关系分析法一般用于研究社会知觉,即对于他人对自己的评价的知觉。一般采用自我评价的形式,估计别人对自己的评价或选择。题目形式如:"班上准备组织郊游,让大家可以自由选择同伴,你认为谁会选择你?谁会拒绝你?……"

这种方法与社会距离量表等方法结合使用,可以综合分析客观与主观的人际关系状况,因而能够比较全面地考察个人的社会地位、评价社会知觉的正确性和测量社会敏感性。

4. 团体偏好记录 这种方法要求每个被试对于团体中的每一个人表示"喜欢""不喜欢"

笔记

或"无所谓"。它与其他通用的社会测量法的主要不同在于强迫每位被试对于他人作出直接的评价,为便于统计,可以将被试的选择予以量化,比如赋予加权分数,将喜欢记为3分,无所谓记为2分,不喜欢记为1分等。

此外,按照测量时选择方法的不同可以分为参数顺序选择法、非参数顺序选择法、参数简单选择法、非参数简单选择法、接纳水平等级分类法等五种类型,这几种类型在选择方式和人数上有区别,分别适用于不同规模的团体和不同要求的测量,可酌情选用。

第二节　社会测量的层次、设计和施测方法

一、社会测量的层次

由于社会科学研究中所涉及的现象具有不同的性质或特征,因此,对于不同的变量也就需要使用不同的测量尺度。斯蒂文斯提出了被广泛采用的测量层次分类法,区分出了定类测量、定序测量、定距测量和定比测量四类。这四种测量尺度在社会测量过程中被广泛使用。关于此部分的内容,在本书第十三章和本套教材《心理测量》中已经有详细论述,此处略去。

二、社会测量的设计与施测

(一)设计

设计社会测量性测验,最重要的是根据团体的性质和研究的目的,确定社会测量的标准。所谓"社会测量标准",指的是被试作出选择的依据。它通常以问题的形式出现,如"你最愿意与谁一起学习?""请按待人热情的程度对以下同学排序"。

确定标准时,一般应考虑三个方面的问题:

1. **标准的性质**　如以学习成绩或体育运动能力等为标准。在选择标准时,应确定标准的内容,使之易被理解,同时标准要具体且能操作,切忌笼统而抽象,如"谁是你们班上最好的学生?",如果改为"谁是你们班上数学成绩最好的学生?"就具体了。

2. **使用的标准数目**　一般的,每次测量使用一个标准(有人认为可使用3个以内的标准)。如果标准太多,被试掌握起来就比较困难,也容易造成被试的厌烦情绪,会降低测试的信度和效度。

3. **准许被试按每条标准选择对象的数目**　莫雷诺最初的测验允许被试有任意多个选择,研究表明5个以内的选择其信度与无限制的选择的信度几乎相等。但大多数的研究仅使用3个选择。

按取向不同,标准可分为两种,其一是心理取向标准,涉及心理团体,用于研究人际亲疏的状况,问题如"你最愿意向谁倾诉你的心事?""你最喜欢同谁一起去郊游?"另一种是工作取向标准,涉及社会团体,用于研究成员在各种正式或非正式的社会团体中的地位及所扮演的角色,问题如"你最愿意与谁一起学习?""你认为谁组织班级活动的能力最强?"之类。

一般地说,确定标准时,宜用肯定的、正面的标准,如"你最喜欢……""你愿意……"等。尽量少用否定的、负向的标准,诸如:"你最反感……""你讨厌……"之类。因为负向标准易引起被试的疑虑或憎恨,被试可能对此掩饰而影响反应的真实性,应谨慎使用。即使非用不可,也应该换用一些委婉的说法,如"你不太愿意与谁一起学习?"。

确定了社会测量的标准,就可将有关标准的问题汇总,编制成问卷或量表等测验形式,开始施测。

笔记

（二）施测

社会测量法可进行个别施测或团体施测。在施测时，首先要详细说明指导语，指出研究的目的，特别是应该向被试解释他的认真回答对本次科学研究的重要意义，以获得被试的配合。在不违背研究伦理的前提下，某些研究可以不说明某些对结果准确性有影响的真正目的，以免影响被试的真实作答。其次还要确定被试选择的范围、选择答案的数量、如何标记不同答案等，以使被试的选择符合要求。然后，说明答案都不公开，让被试放心作答。最后再正式施测。如果被试还有不明确的地方或存在疑虑，主试应该反复解释、说明，使被试能积极、认真地配合测验以获得最准确、可信的结果。

第三节　社会测量结果的整理和评价

对于社会测量的结果，需要用图示法、矩阵法和指数分析等方法进行整理，以便清楚地了解团体中的相互关系及其性质，个人在团体中的地位等情况。

一、社会测量结果的整理

（一）图示法

图示法就是用图形方法直观地呈现与分析被试选择的结果。绘出的这种图形称为社会图，其基本结构通常包括如下八种形态：孤立、被拒、互选、互拒、串连、小团体、明星、领袖。社会图可分为社会网络图、靶形图和阶梯图三种不同形式。相比而言，社会网络图能比较清晰地反映出团体内成员之间的接纳与拒斥关系，靶形图能比较好地说明团体的结构分化，梯形图更利于显示领袖在团体中的地位。图17-1、图17-2、图17-3分别是三种图形的例子。

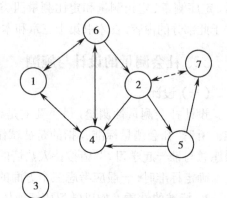

图17-1　社会网络图

③处于孤立状态；①、④、⑥互选，可能是小团体；⑥、②、⑤形成串连；④是选择的中心，是明星；②与⑦互拒

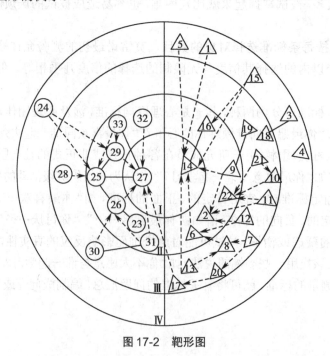

图17-2　靶形图

笔记

图中数字是被试的编号，三角形表示男被试，圆圈表示女被试，实线表示相互选择，虚线表示选择路线，箭头表示选择方向

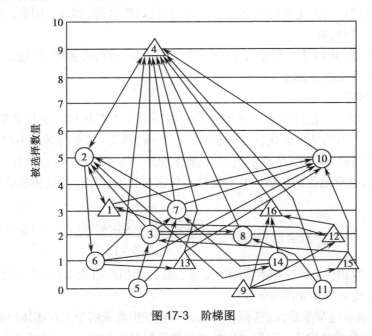

图 17-3　阶梯图

图 17-3 中的符号的含义同图 17-2 中的相同。与靶形图相比较可以看出，在靶形图中被选择次数越多的被试处于越靠近靶心的位置，而在阶梯图中，被选择次数越多的被试则处于越上层的位置。这样，成员的社会地位和整个团体的人际关系状况便在上两个图中一目了然了。比如散乱而缺乏中心（明星或领袖）的团体结构松散，难以领导；大量的互选及长而重叠的串连，表明团体结构良好，成员间相互沟通好，成员相互了解且团结。

在绘制图形时，应遵循一些原则，如用△代表男性，用○代表女性，在其中写上姓名或代码；受选最多的人放在图形中间位置，受选最少的人放在最外圈；尽量减少线条的交叉。

（二）矩阵法

矩阵法即把参加测试的人员及其选择整理在一个 n×n（n 为团体人数）的矩阵表中，该表称为社会矩阵（见表 17-1）。

表 17-1　某个选择矩阵

选择者 被选者	A	B	C	D	E	F
A	0	1	0	0	1	0
B	1	0	0	1	1	1
C	0	0	0	0	1	0
D	0	0	0	0	1	0
E	1	1	0	1	0	0
F	0	1	0	0	1	0
合计	2	4	0	2	5	1

为了进一步分析团体内部的选择情况，还可以进一步列成各种统计分表，如互选数分表，男女关系及小团体分表等。

矩阵分析的运算一般很复杂，在条件许可的情况下，可借助于计算机进行。矩阵分析适用于经矩阵法初步整理后不能区别出成员间的差异（如几个成员得分相同）的情况。其

基本原理是将 n×n 矩阵作为原始矩阵,然后根据各成员得分情况,移动行列,使每一对行与列的顺序保持一致,通过运算揭示各成员的社会地位及团体结构情况。运用这种方法,通过计算机可以进行较大团体的社会测量分析,而且结果准确、客观。因此,在有条件的情况下,选用矩阵分析较好。

应该注意的是,矩阵法主要适合于小团体,当团体内成员较多时,用图示法更为直观、有效。但一般也不宜超过 20 人。

(三)指数分析

指数分析是用数字指标表示团体的结构和性质及个人在团体内的社会地位等的分析方法。指数分析得出的结果客观且更为明了。在心理、教育、社会等领域中的应用很广泛。社会计量指数种类很多,下面是莫雷诺在《谁将生存》一书中写到的部分指数。

1. 有关个人社会地位的指数　社会地位指数表明个人在团体中受重视的程度,亦称社会强度。

$$社会地位指数 = \frac{受选总数 + 受拒总数}{总人数 - 1}$$

受选地位指数和受拒地位指数分别用受选总数或受拒总数除以(团体人数−1),分别表明个人在团体中受支持和受拒斥的程度。

此外,还有选举地位指数、高选择者和低选择者等指数表明个人在团体中的地位。

2. 有关团体性质的指数　凝聚力指数表明团体凝聚力程度,计算公式如下:

$$凝聚力指数 = \frac{团体中互选数}{团体中可能有的互选数}$$

吸引率和拒斥率分别表明团体中吸引和拒斥作用发生的程度,数值为总选择数或总拒斥数除以总选择数与总拒斥数之和。

$$吸引率 = \frac{总选择数}{总选择数 + 总拒斥数}$$

$$拒斥率 = \frac{总拒斥数}{总选择数 + 总拒斥数}$$

内群亲近率(向心率)显示成员的向心程度,计算公式为:

$$内群亲近率 = \frac{对本团体选择数}{总选择数}$$

与向心率相对的是离心率,表明成员的离心程度,计算公式为:

$$离心率 = \frac{对外团体的选择数}{总选择数}$$

此外,还有调和指数、相对名望指数等。

应该注意的是,社会计量指数相等,在心理上的意义不一定相等,因为在计算时忽略了选择的等级。

二、社会测量结果的评价

从以上内容可以看出,社会测量法作为一种自然情境下在有关团体研究中收集数据的简便方法有很多优越性:其一,它要求团体中的所有成员进行彼此的评定,由于成员间相互观察了解较多,而且参与评定的人数多,因而其评定结果比较真实可靠,有效地防止了个人

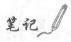

偏见；其二，社会测量法形式灵活，可广泛应用于社会心理学各领域的研究。此外，便于施测，节省时间和财力，具有较高的应用价值。

但是，社会测量法也有其局限性：首先，它的信度和效度很容易受到很多非测验自身因素（如测验间隔时间、团体形成时间、标准强弱、事先是否说明、结果是否保密、被试年龄和被试情绪状况等）的影响。其次，团体间的相互关系是一个动态的变化系统，与人的行为一样，它受多种因素的影响。而社会测量法的被试可能出于某种特定的考虑进行选择，有时并不一定能准确表明社会关系的亲疏、远近。因此，这样选择的结果只是表面性的相关关系，没有关于选择的原因说明，不能解释因果关系。尤其是对于儿童青少年被试，其选择受情境或某一特定事件的影响更大一些，因而在解释时应特别加以注意。最后，从测量层次上来看，社会测量属于较低层次，如果要进行深入的分析和推论需要配合其他的测量技术。

因此，社会测量法的结果不能作为团体性质的绝对指标，不能在应用时随意加以推论和推广。目前社会测量法发展趋势表明，只有运用多种方法和手段（如访谈法、个案法、观察法等方法和统计数量化手段）综合分析，并同理论结合起来，进行系统、深入地研究，才能准确、客观地揭示团体的结构和性质以及个人的社会地位，使之能更好地加以应用。

第四节　社会测量的常用量表

社会测量是依靠一定的测量工具对社会现象进行观察和测定。在心理学研究中，用来收集数据资料的测量工具很多，而量表是其中应用非常广泛的一种测量工具。社会心理现象的复杂性使得单一的指标很难对其进行有效测量，而量表的作用则可以对内涵复杂的概念进行量化考察，有效地进行研究。

一、鲍格达斯社会距离量表

鲍格达斯社会距离量表（Bogardus social distance scales）常用于测量调查对象对分隔民族或其他团体的社会距离。一个人与某一个群体之间存在不同程度的相互关系。在使用此量表时，调查对象会被询问是否愿意接受与某些人产生相互关系。而各种回答则可以适当地以一些单一的记分表示出来，这些分数代表了能接受的最为亲近的关系程度是什么，因为能接受其中某种较近的给定关系的人，一定也能接受距离给定关系最远的关系。

例如，欲研究调查某个研究对象对非洲黑人的态度，那么就可以尝试用鲍格达斯的社会距离量表来测量。可以把问题设计如下：

- 你愿意让你的子女与非洲黑人结婚吗？
- 你愿意让非洲黑人成为你的朋友吗？
- 你愿意让非洲黑人成为你的邻居吗？
- 你愿意让非洲黑人成为你的同事吗？
- 你愿意让非洲黑人成为中国公民吗？
- 你愿意让非洲黑人以游客的身份来中国旅游吗？

从上面的问题选项中，可以看出问题的强度越来越弱，关系的密切程度越来越低。可以从调查对象的回答中清楚地知道其能接受的与非洲黑人的关系密切程度。例如，如果调查对象在第一个问题上的态度是同意，即愿意让其子女与非洲黑人结婚，那么基本上可以推定他（她）也会接受其他几种关系。可见，在这样的一组问题中，每个问题选项之间应有很强的逻辑结构。

这种量表有两个限制：第一，研究者需要为某个外团体与社会背景制作专门的回答选项，即根据研究的不同需要以及外团体性质的不同，必须设计不同的量表问题选项；第二，对研究者而言，比较回答对数个不同团体的感觉是有一定难度的，除非回答者在相同时间内完成对所有团体的社会距离量表。这时量表的结构可以采用这样的结构（表17-2）。

表17-2 社会距离量表示例

序号	关系类型	非洲黑人	欧洲人	亚洲人
1	你愿意让你的子女与其结婚			
2	你愿意让其成为你的朋友			
3	你愿意让其成为你的邻居			
4	你愿意让其成为你的同事			
5	你愿意让其成为中国公民			
6	你愿意让其以游客的身份来中国旅游			

注：请在你同意的关系类型里打"√"

这样通过调查对象的选择，就可以看出他（她）对非洲黑人、欧洲人和亚洲人的态度有什么差异。

在使用鲍格达斯社会距离量表收集资料时，一定要注意提醒调查对象，他（她）应该是根据自己对这个团体或群体的整体感受作出选择，而不能根据自己认识的或了解的这个团体或群体中的某个人的印象做出判断。

二、瑟斯顿量表

瑟斯顿量表（Thurstone scales）是心理学家瑟斯顿（Thurstone LL）根据比较判断法则（law of comparative judgment）所创的。此法则考虑的是，当每个人都作出独立判断时，如何测量或比较态度。换句话说，它是在每个人作出主观判断之后，指出或固定某个人的态度相对于其他人的位置。

这个量表所采用的技巧，在于创造出某个心理属性指数间强度结构，并且是由一群裁判来决定不同指标的相对强度。由于不是所有要测量的变量都能找到像鲍格达斯量表那样具有逻辑结构的项目出来，所以通过瑟斯顿量表就是希望能通过裁判对一些项目的判定找出经验上有关系的项目来。

由于瑟斯顿量表同鲍格达斯量表一样，其不同项目具有不同的强度，所以我们同样可以知道受试者态度的分数所代表的其对某事物或现象能接受的程度。表17-3就是经选择判定后准备用来测量人们对待考试作弊者的态度的瑟斯顿量表。

表17-3 考试作弊者态度的瑟斯顿量表

题号	内容	同意	不同意
1	考试作弊是大学里的正常现象 8		
2	考试作弊者应该被开除 15		
3	考试作弊是制度造成的 10		
4	考试作弊的人都是缺乏诚信的人 12		
5	考试作弊的原因是老师监考不严格 7		
6	对考试作弊者应该以批评教育为主 5		

注：如果你同意该陈述，就请在"同意"的栏内打"√"；如果不同意，就请在"不同意"的栏内打"√"

笔记

在这个量表中,每个问题后面的数字就是这个项目的量表值,它说明了指标指示的态度的积极程度。一般而言,如果调查对象同意量表值高的陈述,他(她)就会同意其他量表值低的陈述。这同鲍格达斯社会距离量表是相似的,只是这些陈述的强度是裁判根据经验赋予的,而不是逻辑上的。

应用该量表时,量表值一般不显示出来,以免受试者在表达"赞成"或"不赞成"意见时,受到量表值的暗示。同时,题目在量表的排列上不要按照问项的积极或消极方向进行顺序排列,要打乱顺序,以免产生测量误差。待受试者填答后,计算其"赞成"的题目之量表值,并以这些题目量表值的中数作为受试者态度分数。

在现代的社会科学研究中,瑟斯顿量表的应用并不广泛,主要是因为:首先,量表的设计成本高,需要花费大量的时间和精力。如确定裁判的人选就很困难,因为必须寻找有经验的裁判。另外,对项目的选择和最后判定所需时间也很长。而且,量表不具有长时效应,即量表的项目必须隔一段时间就进行更新,否则其测量效果就很难保证。

三、李克特量表

李克特量表(Likert scales)由社会心理学家李克特(Likert R)所创。这种量表是由一组对某事物的态度或看法的陈述所组成,回答者对这些陈述分成"非常符合、符合、不知道、不符合、非常不符合"五类,或者"赞成、比较赞成、无所谓、比较反对、反对"五类,而不是简单分成"同意"和"不同意"两类。根据每个调查对象回答的积极程度分别赋予5、4、3、2、1分,将其所得的分数累加得到一个总分,这个总分就反映出调查对象对某个议题的态度。

表17-4是从SCL-90量表中节选的一些题目,它就是李克特量表的一个标准形式,是将其表稍加改造后得到的。

表 17-4　李克特量表的标准形式

题号	内容	无	很少如此	中等	比较严重	非常严重
1	头痛					
2	神经过敏,心里不踏实					
3	头脑中有不必要的想法盘旋					
4	头晕或晕倒					
5	对旁人责备求全					

注:请根据自己对每个问项的符合程度在相应的栏内打"√"

李克特量表的突出优点是备选答案的多样化和细致化,结果更能反映出调查对象态度或看法的细微差别。因此,李克特量表的应用范围比较广泛。但是,现在应用的许多量表只是具有李克特量表的形式,其编制过程不是非常严格。

四、语义差异量表

语义差异量表(semantic differential scales)是奥斯古(Osgood CE)等人发展的测量技术,旨在区分特定概念的意义,也可以用来测量态度,是用于测量人们如何感觉某个概念、物体或其他人的一种间接测量工具。这个量表是利用形容词来测量调查对象对某些事物的主观感受。应用这个方法时,通过两极化的形容词或副词作为题目,让调查对象根据自己的想法与感受,在两极之间标定位置,借以表达对特定概念的看法。在社会调查研究里,许多时候我们用意义相反的陈述来考察调查对象的态度。它要求受访者在两个极端之间做一个选择,它和李克特量表都具有比其他形式的问卷更为严格的结构。

笔记

语义差异量表的应用范围广泛：在市场研究中，它能提供消费者对某种商品的感受的信息；国情和政策研究部门可以用它来了解选民对某项政策或某个议题的看法；精神治疗则可用它来分析患者是如何理解他自己的。

下面是一个对"军人"这个概念进行调查的语义差异量表，调查的结果不仅表明了调查对象自己对这个概念的看法，同时也能让我们对"军人"这个词应有的含义有更深入的了解。

军人

快 乐	··············	X	··············	悲 哀
不公平	··············	X	··············	公 平
喜 欢	X	··············		反 感
卑 微	··············		X···	崇 高

图 17-4　语义差异量表示意图

在图 17-4 中，"军人"是受评的概念，而每一对两极化的形容词即为题目，每一题目分为七个间隔，代表趋向两极的不同程度；间隔上的"X"就是要受试者标记的符号。计分的方法依题目的积极性的增加从 1 分至 7 分（也可记为 –3，–2，–1，0，1，2，3）计量。计算每一个受试者的总分数，即可知其中积极与消极之间的偏向。

从上面的这个量表中可以看到，并不是所有的正向或积极的形容词都在量表的左侧，有的是在右侧的，这主要是为了避免产生系统反应误差，影响测量的准确性。因此在设计语义差异量表时要把看上去接近或具有一致性的陈述或形容词有意加以打乱。

在应用语义区分法时，尽量选用评价性形容词作为题目。至于填答的方式与评分方法则与上述一般语义区分法相同。根据调查对象填答的结果，可以了解个别调查对象对特定概念的态度倾向，也可以比较调查对象对不同概念的态度差异，同时，还可以做团体之间的比较，或比较同一团体对不同概念的态度。总之，语义区分法编题简易，实施方便，还能做统计分析。但要注意的是，由于如何填答可能会引起调查对象的困惑，因此要在指导语中指出如何填答，可以举一个具体的例子写明或者在收集资料时向调查对象讲解清楚。

五、哥特曼量表

与前面那些量表不同，哥特曼量表（Guttman scales）可用来判断一组指标或测量问项之间是否有关联存在，它运用单一向度或累积强度的多重指标来测量人们对某个事物或概念的态度，也是研究者在收集资料后用来评价资料的方法。这个量表在现在的社会科学研究领域内处于最受欢迎的地位。

哥特曼量表的问题项目之间的逻辑关系是有层级的，如果调查对象同意高层级项目的陈述，一般也会同意低层级项目的陈述，低层级项目是高层级项目存在的必要条件。所以如果一组项目存在一种层级模式，则这些就是可量化的项目，具有形成哥特曼量表的基础。

选定一组项目作为量表的问题是因为判定者认为这些项目间有逻辑关系存在。一般在问卷中使用的从 3 到 20 个不等，经常要求调查对象以简单的是否、有或没有的方式回答。调查对象的答案模式分为两类：符合这种逻辑关系的和不符合这种逻辑关系的。如果项目的确存在层级关系，则大多数人的答案都是可以量表化的。问题可量表化的程度通过运用统计方法——复制系数的计算予以测量，这是利用调查对象是否可以依据某层级模式加以复制的统计方式。一般而言，这个复制系数达到 0.8 或 0.9 以上我们才能放心地使用根据这

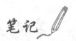

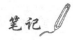

个量表收集到的资料。

下面分析几个被调查者对大学生参加战争态度的陈述（表17-5）：

表17-5　大学生对参加战争的态度量表

编号	问题	是	否
1	大学生应该参加战争		
2	如果我家有人是大学生，我会赞成他（她）参加战争		
3	如果我是大学生，我会参加战争		

注：对于每一个问题，请在你的意见上划√

由于这几个问题程度上有一种趋强的趋势，所以它就有构成哥特曼量表的基础。调查对象的回答如果符合陈述的逻辑关系，那么其回答模式就会是这样的：全部赞成、赞成1和2、赞成1和全部反对。如果这是个完美的哥特曼量表，所有调查对象的回答都可以归到上面几种回答模式的一种。

如果规定赞成陈述者得1分，反之得0分，对应这四种回答模式所得的分数就是3分、2分、1分和0分。而一旦知道了调查对象的总分，就可以知道他（她）都赞成和反对哪些项目，从而很明确地知道其态度。如一个调查对象得到了1分，就知道他（她）赞成第一个问项。这样一个数字就代表了调查对象对事物的具体态度，研究者可以很方便地对所获得的资料进行分析和评价。这是哥特曼量表最大的优点。除此之外，哥特曼量表作为一种累加量表，易于设计和完成，而且同其他量表相比，能够辨析出每个调查对象在态度上的细微变化。

但是哥特曼量表也有其缺陷：首先，人们对事物的态度通常是多维的，所以一组问题所存在的单维向度（趋强或趋弱）很难反映出态度的复杂性；其次，即使一组问项真的具有单维性的特征，并且适用某个群体，但是在其他群体里这组陈述可能就不适用了；最后，哥特曼量表需要区别调查对象不同的回答模式进行记分，这个过程是比较复杂的，很容易出错。还要注意的是，复制系数很高时，也不一定就能保证这个量表能测量你要研究的概念，因为问题很少时，复制系数可能也会很高。而要找到具有层级关系的多个陈述无疑是比较困难的。总之，在建构哥特曼量表时，要尽量选取比较多的陈述；在使用时，注意适用对象和时间，对象不同、时间不同，量表可能都要做相应调整。

社会测量法案例

社会测量法是在心理行为科学中广泛使用的一种研究方法，对社会态度、社会行为、社会关系等可以进行有效的测量。下面即以具体研究案例的形式来展示社会测量法在实际科学研究中的应用。

案例：同伴拒绝、同伴接纳与儿童心理适应的关系。

同伴是儿童发展中的重要影响因素。在与同伴的交往中，儿童会习得一系列的社会技能、行为、态度和体验等，进而影响儿童的心理适应。随着年龄的增长，儿童对父母的依赖逐渐降低，而同伴关系的作用则日益重要。本研究旨在以同伴关系为背景，通过关注儿童的同伴拒绝和同伴接纳对儿童心理适应的直接预测作用。

研究设计：首先，本研究对象欲选择处于童年晚期和青少年早期的儿童为研究对象。因为此时期是儿童心理适应问题容易出现或加剧的时期。其次，本研究把同伴拒绝视为儿童心理适应的危险因素，同伴接纳作为儿童心理适应的保护因素。儿童心理适应的指标分别由儿童群体中发生率较高的攻击（外化问题）和孤独（内化问题）来测量。最后，儿童的年级、年龄、性别作为控制变量。

笔记

研究假设：同伴拒绝会显著增加儿童的攻击和孤独感，同伴接纳能显著降低儿童的攻击和孤独感。

方法：被试选取某省三所小学四年级到初二的 16 个班级的 528 名儿童，年龄分布在10~16 岁，平均年龄为 12.56 岁。筛选被试的标准为健康儿童或没有明显的残疾，且问卷作答有效。

社会测量：同伴接纳／同伴拒绝——采用同伴提名法评定儿童在班级内的同伴接纳情况。以班级为单位，发给每名被试一份本班级的学生名单，要求被试在认真浏览过全班同学的名字后，写出班里最喜欢的三位同学的名字（积极提名）和三位最不喜欢的同学的名字（消极提名）。统计每个被试被提名的次数，分别统计积极提名和消极提名的次数，每被提到一次记 1 分；最后将次数进行班级内的标准化，以便不同班级儿童提名分数的比较。同伴接纳的指标为积极提名频次的 Z 分数，同伴拒绝的指标为消极提名频次的 Z 分数。

（述评：同伴接纳／同伴拒绝，是测量个体在与同伴交往中的受欢迎程度和被拒绝程度。可以采用提名法来测量。这里的测量标准是"最喜欢"或"最不喜欢"，且只有一个标准，易于理解和操作。另外注意一个细节，实施过程中需要给被试发放一份本班级的学生名单，请被试认真浏览后再作答。如果是幼儿园或小学低年级的被试，就需要请他们认真浏览本班级同学的照片。）

攻击——采用儿童攻击行为量表，即教师评定的儿童学校攻击量表，考察儿童在学校的攻击行为。该量表包含 7 道题目，身体攻击和言语攻击两方面。量表为李克特 5 点计分量表，1 为"从来没有"，5 为"总是如此"。量表得分为题目总分，分数越高，表示攻击行为越频繁。

（述评：对攻击指标的测量，是使用的儿童攻击行为量表，由教师评定。因此，这是一个他评量表。量表的种类是李克特量表。）

孤独——使用孤独量表来测量本研究中儿童的孤独感。该量表包括 24 个题项，是李克特 5 点计分量表，从 1"一直这样"到 5"从来也不这样"。结果使用项目的平均分，分数越高，说明孤独感越强。此量表在前人的研究中具有较好的信度和效度。

（述评：对孤独指标的测量，是使用的孤独量表，由被试自己填写，是自评量表，量表的种类是李克特量表。）

统计分析：采用 SPSS 软件进行统计分析，主要包括描述性统计分析、t 检验、方差分析、回归分析等。

结果：结果略。结果的呈现方式可使用表格、图示法等。

（述评：注意结果的呈现方式，若使用表格来呈现，一般要求使用三线表。三线表通常只有 3 条线，即顶线、底线和栏目线（可参见本章节中的表格，注意：没有竖线）。其中顶线和底线为粗线，栏目线为细线。）

本章小结

社会测量法是心理学研究中的一种常用方法，主要是使用多种量表进行测量。本章介绍了社会测量法的相关基础知识和实践操作中应该注意的问题，要求学生掌握社会测量法的基本技术，了解其优缺点，能够自行编制社会测量量表并实地进行施测。

1. 在社会心理研究中，对研究对象的属性在数量上赋值的过程被称为社会测量。

2. 与自然科学的测量相比，社会测量有着明显的不同：社会测量对象不同，社会测量很难做到绝对客观，社会测量的可重复性远比自然现象低。

3. 社会测量法有多种形式，如提名法、社会距离量表、关系分析法和团体偏好记录等。

4. 确定标准时，一般应考虑三个方面的问题：①标准的性质；②使用的标准数目；③准

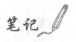

许被试按每条标准选择对象的数目。

5. 对于社会测量的结果，需要用图示法、矩阵法和指数分析等方法进行整理，以便清楚地了解团体中的相互关系及其性质，个人在团体中的地位等情况。

6. 社会测量常用量表有鲍格达斯社会距离量表、瑟斯顿量表、李克特量表、语义差异量表和哥特曼量表。

（杨晶晶）

复习思考题

1. 社会测量与自然科学测量有哪些区别？

2. 如果请您测量一下某班级中某位同学或小朋友的受欢迎程度，那么您可以使用哪种测量形式？

3. 请自拟题目，试用社会测量常用的五种量表来编制问卷的题项。

推荐读物

[1] Aiken R.L. 心理测量与评估. 张厚粲, 黎坚, 译. 北京：北京师范大学出版社, 2006.

[2]［美］罗伯特 J. 格雷戈里. 心理测量：历史、原理及应用. 5 版. 施俊琦, 译. 北京：机械工业出版社, 2012.

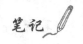

第十八章 个案研究法

本章要点

个案研究法概述
　　个案研究法的含义
　　个案研究法的特点
　　个案研究法的类型
　　个案研究法的功能及应用
个案研究的设计及实施
　　描述型个案研究
　　实验型个案研究
个案研究的结果与评价
　　个案研究记录的种类
　　个案研究的统计分析
　　个案研究过程中应注意的问题
　　个案研究的评价
个案研究法的其他技术
　　口语报告法
　　语义分析法
　　个案研究法案例

关键词

个案研究法；描述型个案研究；实验型个案研究；单个被试设计；个别被试设计

俗话说，一滴水中可以看到整个太阳，一粒沙中反映出整个世界，这其实道出了个案研究法的实质与特征。"个案"一词最早源自医学，后来，这一方法陆续拓展到心理学、社会学、教育学和工商管理等领域。

在心理学研究中，一些具有特殊意义的个案研究为深入认识事物本质，揭示事物内在规律作出了突出贡献。例如，奥地利精神病学家弗洛伊德通过临床个案的心理观察与治疗创建了精神分析学派，至今影响深远；瑞士心理学家皮亚杰从对自己孩子观察、访谈、实验的个案研究中受到启发，创立了皮亚杰儿童认知发展理论，这一理论对儿童总体发展具有普遍意义。

尽管个案研究以某个或某几个个体作为研究对象，但这并不意味着研究结果就不能推广到一般情况，也不排除经个案之间做比较后在实际中加以应用。心理学研究领域的个案研究，正是一种以小样本为研究对象，充分考虑到个体之间的差异、针对少数被试进行研究的方法。通过这一方法既能获得个体心理特征、发展状况的全貌，又能由代表性的个案推

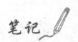

知一般的规律，积极透过现象探求事物的本质。所以个案研究是一种定性研究与定量研究相结合的方法，它对于揭示个别差异，从另一个角度探讨事物普遍性与特殊性的关系起到了积极作用。

第一节　个案研究法概述

个案研究（case study）最早运用于医学，医生在临床诊疗过程中通过对每个患者病历的详细分析，来探求病理与病因，并提出相应的治疗方案。个案研究更是心理学研究领域使用历史最长的手段之一，其在儿童心理学、发展心理学、变态心理学、教育心理学、社会心理学以及临床心理学等领域中都有大量应用。

一、个案研究法的含义及特点

（一）个案研究法的含义

个案指的是单个的个体，或者是某个特定的团体。研究者通过对个案的深入调查，来研究或探讨与之相关的心理或行为问题，这种心理学的研究方法称之为个案研究法（case study method），简称个案法。个案即研究所选择的单个个体或特定的团体就是个案研究的对象。单个个体可以是一个儿童、一名青年、一位成人，也可以是一个男人或是一个女人；小团体可以是一个家庭、一个学校、一个社区以及某个学术团体或某个社会机构等。

个案研究是对现实情境中的真实个体或团体的研究。现实情境中的事物是动态的、不断发展变化的，具有独特性和动态变化性。所以，个案研究就是对个案中处在动态变化中的错综复杂的事件、人际关系以及其他因素进行相关研究。

（二）个案研究法的特点

个案研究是选定某一对象，采用多种研究方法对个案的某方面的特征进行深入的研究。个案研究与其他方法如问卷法、实验法相比，具有以下特点：

1. **个案研究是着重于现实存在的典型事例的研究**　在学校教育和教学工作中，常常会遇见一些典型的研究对象，比如说智力超常儿童、学习困难儿童、攻击性较强的学生等，这些典型事例存在于正常的教学活动中，对于这些案例的研究不影响正常的教育教学活动，比较容易开展；另一方面研究之前研究者难以对结果进行预测，这样避免了先入为主的偏见，使研究更具客观性。

2. **个案研究着重于分析的深入性**　个案研究的范围比较小，研究者可以对研究对象进行深入研究，从中发现研究对象存在的问题及问题的根源，或取得成效的原因，从而针对问题或经验加以辅导与矫治，或提炼与推广。

3. **个案研究是着重于诊断和缺陷补偿的研究**　对于一些特殊的、"非正常"的学生，为了较全面、系统地了解研究对象，要涉及身心、教育等诸方面的诊断和缺陷补偿的研究，有时还需回溯特殊学生的成长史、家族史，最终最为重要的是提出教育建议和对策，帮助这些特殊、"非正常"的学生适应现实环境。

4. **个案研究是着重于信息反馈和经验总结的研究**　个案研究的根本目的在于通过对个别的研究，总结出规律性的东西，去指导普遍性的工作。所以在个案研究中，通常采用定性和定量研究相结合的方法，多方面收集被试的信息资料，以便更好地探讨事物的本质和规律。

二、个案研究法的类型

个案研究法是心理学研究领域中比较常用的研究方法，不同的心理学家都有自己的研

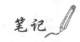

究角度和观点。综合来看常用的类型主要有以下几种：

（一）根据研究者的目的分类

1. 探索性个案研究（exploratory case study），指的是研究者从现实出发提出问题，通过个案的探究，来发现一般性的规律。

2. 描述性个案研究（descriptive case study），是指在研究中，研究者只对个案进行一般性描述，而不对其因果关系进行深入探讨。

3. 解释性个案研究（explanatory case study），是指在描述性研究的基础上，对个案发展的原因进行探讨，探讨各因素之间的关系。

4. 评价性个案研究（evaluation case study），是指在深入研究的基础上，对个案的发展进行解释、判断和评价。

（二）根据研究对象的不同分类

1. **以个体为中心的个案研究**　它是以单个个体为研究对象。这样的个案可以是正常人，如成人的经历、自传，青少年发展过程的记述，或者是一个天才人物的传略等；还可以是有异常心理的人，如适应不良的个体、精神病患者或罪犯的心理分析报告等。

2. **以团体为中心的个案研究**　它是以某个特定团体为研究对象。这样的个案可以是一个家庭、一所学校或一个医院等社会机构；也可以是某个农村、企业或学术性团体、群众性组织等。

三、个案研究法的功能及应用

从上述个案研究的性质、特点和类型可知，个案研究法在心理学研究领域中有着非常重要的应用价值。

个案研究法的功能体现在以下四个方面：①了解研究对象的具体情况：个案研究法通过全面、详实地收集有关个人或事件的相关资料，从而可为研究对象提供适当的指导策略，帮助他们获得解决问题的途径；②解释研究对象的一些特定行为：个案研究中，研究者通过对研究对象深入细致地观察和分析，从而寻找个体行为及事件发生的原因，进而为解决问题提供依据；③解决实际问题：个案研究着重于对现实存在的典型事例的分析，具有很强的实践意义；④提供理论假设：在个案研究的过程中，研究者可以获得很多与个案相关的资料和具体实例，由此可产生许多需要验证的解决方案和研究假设，这些方案和假设有助于理论的发展和实践的运用。

早期的个案研究只局限于有"不良问题"的个体或团体，而今，其应用范围已扩大到对每一个正常个体或群体的各种心理特征或行为的研究，现已被广泛应用于心理学、教育学、医学，精神病学、人类学，社会学、政治学、经济学、法律、新闻以及咨询治疗等各种学科领域。

第二节　个案研究的设计与实施

个案研究法具有一定的特殊性和独特性。因而个案研究的设计与实施也与其他研究有所不同。下面就个案研究的程序设计、具体实施方法等问题作一具体阐释。

一、个案研究的程序设计

个案研究在心理学研究的各种方法中属于一种灵活性较强的方法。它要求研究者对所研究的个案及其情境具有高度的敏感性和开放性，能够及时捕捉预期之外有价值的信息。个案研究程序设计的基本过程可以概括为下列几个方面：

（一）研究准备

俗话说，"工欲善其事，必先利其器"。在个案研究进行之前，研究人员首先要制订好课题研究方案，包括研究的问题、研究的对象、研究的内容与方法、研究结果的呈现等，个案研究法较为灵活，所以在研究过程中可以根据需要及时调整研究方案。

（二）基本步骤

1. 对个案的界定 研究者所选择研究个案通常可划分为两种类型：一是内在性个案研究（intrinsic case study），即研究者对个案本身感兴趣，想要深入地了解与之有关的问题；二是工具性个案研究（instrumental case study），即研究者通过对该个案的研究，探索某种一般性的问题或将结论推广至其他的个案。

2. 对研究方法的选择 选择相关的研究方法是一项全面具体的工作，更是个案研究程序设计的重要环节。常用的研究方法，主要包括以下几个方面内容：

（1）收集资料：个案研究需要的资料包括：

1）个人概况，如姓名、年龄、性别和民族等。

2）存在问题的具体内容和发生时间。

3）与个案有关人员的简要情况。

4）家庭环境和生活条件。

5）个人的成长经历与生活现状，包括学习、工作、生活、智力以及其他心理特征等。

（2）审核资料的真实可靠性：通常，研究者在开始前先作一个假设，即哪些因素最终导致了被试目前的状况；以便在收集资料时，根据此假设来确定信息来源的方向或渠道，以及对候选资料的可能价值进行判断。

（3）对数据进行检验：检验测验成绩、被试反应程度和反应有效性。

（4）资料再收集：常用的资料收集方法主要有观察法、访谈法、测验法、问卷法、活动成果分析法、家访、文献描述、日记以及主观体验等，通常很少使用实验法。

（5）数据分析与解释：数据分析与解释主要侧重于自然表现和发展历程。虽然与实验法相比较，其缺乏变量控制和相关的实验数据，但仍可以从自然资料中探究综合的复杂的因果关系，作出初步分析和推论。

（6）跟踪或随访：跟踪研究或随访研究是确定个案研究成效的重要环节。例如在临床个案研究过程中，通过对矫治或调整后的个案跟踪随访，可以了解矫治方案实施的有效性及其持续性，有助于理论假设的验证，还可能发现新的问题，开始新的研究。

（三）撰写个案研究报告

通过以上阶段的准备实施，研究者接下来要做的就是撰写研究报告。一般，个案研究报告主要包括以下内容：研究的目的与意义、研究对象的基本情况、研究的内容与方法、研究结果的分析与解释等。撰写时应注意研究结果应着重阐述定性资料的分析、概括提炼的规律和解决的问题，并用科学的方法进行论证。

二、个案研究设计的实施方法

程序设计完成以后，研究者便可以逐步展开具体的研究工作。但值得注意的是，个案研究所进行的程序设计在具体执行过程中，对整个研究内容的先后顺序并没有严格的规定，经常会出现交错或反复的现象。也就是说，在实际个案研究工作中，研究者并不一定是收集全所有的资料再进行分析和解释，而是可能边收集、边分析、边解释，并据此提示下一步该采取什么方式、收集什么资料。下面，将分别介绍两种重要的个案研究法。

（一）描述型个案研究法

描述型个案研究法是指研究者收集单个被试各方面的有效资料并进行分析的方法。它

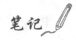

主要侧重于收集与个体有关的描述性资料，以便对个体的心理和行为作出比较精确的描述。

1. 资料收集方法的选择　资料的收集是对个案进行深入分析的前提，用描述型方法进行个案研究，可先从多个信息来源获取不同类型的资料。研究中常用的收集资料方法主要有以下几种：

（1）直接观察法：直接观察法在个案研究中是比较常用的一种方法。直接观察可以是限制观察范围的系统观察，也可以是限制观察时间的短时取样观察。在单人个案研究中，一般采用两种方法相结合的限制观察法。

（2）个别谈话法：描述型个案研究常常采用个别谈话法。个别谈话的内容因人因问题的性质而定。谈话时不仅要注意收集个人多方面的资料，而且对于谈话对象的动作、语言、情绪和态度等，也应当细心观察、记录并加以分析。所以，个别谈话法是描述型个案研究的有效方法之一。

（3）心理测验法：心理测验是获取被试在心理过程与状态、智力或人格发展水平等方面资料的最为直接、迅捷的渠道之一。在个案研究中也经常采用心理测验法，例如智力测验、能力测验、人格测验等。

（4）问卷法：问卷法也是个案研究常用的一种方法。问卷的内容因个案不同而异。通用的问卷法，请参阅本书其他章节。

（5）作品分析法：人的心理特点和行为总是能在活动过程中表现出来。作品分析法是指通过对被研究对象的作品如自传、日记、作文、图画、试卷、手工艺品等进行分析，以揭示该个体对待学习、工作、劳动和生活的态度，智力发展水平，以及对知识的理解和技能的掌握程度等。但需要注意的是在分析时既要考虑到作品本身，也要考虑其产生时的背景、动机以及制作过程等。

（6）家庭访问法：个体的成长和发展或问题的发生无不与家庭环境有密切关系。因此，在个案研究中，有些资料必须通过访问被研究者的家庭才能得到。例如被研究者在家庭中的表现、家长对孩子的态度及教育观点和方法等。这些资料对于个案分析、诊断和提出改进措施都具有重要意义。

（7）体格检查法：个体的心理健康状况往往也受身体健康状况的影响。例如视、听觉缺陷，可能会使学习受到影响等。当然，在临床个案研究中，还必须把体格检查结果与后天环境及教育作用结合起来，进行全面分析。

在个案研究中，针对不同资料来源，使用上述方法时应该注意下面几点：第一，为了保证全面、有效地收集资料，研究者应根据研究主题与个案的特点和要求，选择适当的方法并作出详细的计划；第二，除了收集个案本身的资料外，还应注重收集事件、行为的环境方面的信息，以便在分析、解释以及读者在阅读研究报告时能够更好地理解事件、行为发生的原因，把握个案的复杂性；第三，经常检查收集的资料与研究问题是否相符，及时调整收集方式和内容，并对预期之外的与个案或主题有关的信息保持敏感。

2. 资料的录入与整理　现代化设备如录音、录像等的应用，使资料的记录工作更为省时、简便、准确。原始资料的整理包括将录音、录像资料转换成文字资料；把速写、简写的记录还原为完整、详细的描述；以及根据研究设计的要求，按照一定的编码系统对这些文字资料进行编码。

3. 资料的分析与解释　资料的分析与解释是挖掘个体心理现象、事件、行为等所包含的意义，揭示其间的联系，发现其中规律的过程。是描述性个案研究的关键。在这一过程之中，研究者需要进行详尽的观察、深入的思考、不断的反思和质疑。

4. 研究报告的撰写　用描述型方法进行个案研究，研究者通常以较详细、准确的描述性研究报告的形式呈现自己的结果。

笔记

（二）实验型个案研究法

实验型个案研究法是指在个案研究中，研究者根据研究的假设，通过操纵设定的自变量，控制无关变量和对因变量的观测，来推断自变量对因变量的影响效果的一类研究方法。

用实验型方法进行个案研究，为国内外很多心理学家所推崇。他们纷纷从不同的角度进行了阐述和模型设计，涌现出许多新的实验型个案设计研究方法。下面简单介绍几种较具特色的方法。

1. **单个被试设计**（single-subject design） 是在个案研究的基础上，实验者通过严格控制的条件来操纵自变量，观察实验处理对行为变化的影响，从而对被试的行为进行客观的测量。这种研究设计被试量较小，可靠性强，并具有较高的内部效度，有助于研究个体的独特性，同时也能为今后的实验做些有益的探索。

单个被试研究设计一般应用于不要求或不能采用较多被试或不能施以随机抽样的情境。如不同的教学方式对某一特定个体的效果，矫正患有学校恐惧症的儿童，对孤独症儿童的治疗等。它具有如下几个重要特点：

第一，严格过程设计。在单个被试设计中，研究者一般需要采用多种数据收集方法进行观测，并及时报告数据收集的所有方面，以便合理地估计研究的效度。因此，观测进行的时间、地点等观测条件的标准化是十分重要的。

第二，强调反复测量。单个被试设计的显著特征之一是研究中某一变量或行为的某一方面被反复测量，反复的测量可以对所研究的行为进行清晰而且可靠的描述。

第三，详述研究情境。单个被试设计通常需要对观测行为的情境进行明确、详细的描述，以确保研究的内在效度和将研究的结果应用到其他个体的外部效度。

第四，采用基线方法。所谓基线（base line）就是在单个被试设计的第一阶段，在自然情境下对目标行为进行反复测量，直至目标行为表现出稳定的特性。采用基线测量方法进行单个被试设计，可以有效避免观测的时间和观测次数对结果解释和内部效度的可能影响。

第五，处理时只改变一个变量。在单个被试设计中，如果两个或以上的变量同时发生改变，研究者通常难以确定行为的变化究竟是哪个或哪些改变导致的。因此，在处理阶段只改变一个变量，并对这一改变进行准确的描述。

单个被试设计在临床心理学和教育心理学等领域得到广泛的应用。它的形式多种多样，可以归纳为 A-B 设计、A-B-A 设计、A-B-A-B 设计、A-B-A-B-A-B 设计、A-B-C-B 和多基线设计等。

2. **个别被试设计**（individual subject design） 个别被试设计是指研究者在采取严格的实验室控制条件下，特定时间内对单一被试的记忆行为进行集中、深入分析的方法。是近年来在记忆研究领域出现的一种新的心理科学研究方法。

个别被试设计是在认知科学发展的基础上发展出来的。传统的记忆研究方法中，一般把个体记忆中最富个别差异的记忆策略和先前的知识背景等排除在研究之外。而今人们逐渐认识到这种作法的局限性，强调应重视研究记忆的个体差异、特殊案例、日常生活中记忆现象。它舍弃了传统的对大量被试进行实验，然后求取其反应时、正确率等平均数的模式，而收集个体的反应时、错误率等传统资料，记忆研究中既发展了传统的内省法，又吸取了实验法的控制特点。被试使用事后内省口语报告法所报告的材料，研究者再进行编码分析，设法揭示被试在记忆过程中所运用的知识等信息。这样不仅可以取得定性的资料，又可以进行定量的数据分析，而且还可以增强对研究结果进行因果推论的可能性。

个别被试设计受到认知心理学的影响较大，目前一般多用于对记忆中个体差异的研究，被试一般从正常人群甚至优秀人群中选取，目的是获得对信息内部加工机制的更为深入的

笔记

认识。

3. 实验型个案研究设计与"组"设计交替使用的方法　研究者一般主要是根据个案问题性质和特点、课题要求和研究目的来选择是否采用实验型个案研究的设计和方法。有时，为了保证研究结果的精确性和科学性，在实验型个案研究中，也可以将单一个案研究的设计和方法，与"组"研究设计和方法相结合使用。例如，在针对某个案的特定研究中，研究者面对所关心的且具有重要意义的变量，便可以将个案设计法与"组"设计法结合起来，采用以下的步骤和方法，使研究步步深入，直到最后得出正确的结论。

第一步，用个案设计法进行调查研究。要求研究者要较全面的初步了解个案整体情况及心理和行为问题，以获得估价变量之间关系的有关信息。如果在调查研究中发现了与个案行为反应有关系的某个变量，则应进行下一步的研究。

第二步，选择其他个案，重复进行类似于第一步的调查研究，用来对在第一步中所发现的结果进行检验或验证。如果在重复调研中，发现自变量与因变量之间仍然存在某种关系。那么，就应进行第三步的研究。

第三步，应用"组"设计来进一步探究变量之间的关系。"组"设计一般能够提供较大的外部效度，但有关特殊个体的信息相对较少。所以，为了探究组内个人之间变化的原因，最好还要进行更深层次的研究。

第四步，再一次采用单人个案设计。

个案研究中，将单人个案设计和"组"设计两种设计类型交替使用，一般是比较理想的方法。即单人个案设计 - 组设计 - 单人个案设计 - 组设计，依此类推。直到研究者认为没有必要再进一步调查研究时为止。

第三节　个案研究的结果与评价

个案研究已被广泛地应用到心理学的各个领域，并发挥了积极的作用。个案研究因研究目的、资料收集方法、记录、加工整理和统计分析等方面的特殊性，其结果的处理方式也有所不同。

一、个案研究记录的种类

个案记录的主要作用，是为个案分析、诊断与提出矫正或推广建议等提供资料依据。在个案记录过程中，由于研究问题的性质和目的不同，而对个案记录的要求也有所不同。常见的个案记录方式主要有以下几种：

（一）概况记录

概况记录主要包括个人姓名，年龄、性别等简况，以及个人现状，个人历史，家庭现状和历史，问题行为，学校和社会环境等。

（二）连续性记录

是指按问题发生的时间顺序或先后顺序来记录。包括与个案接触时出现的实际情况，以及与所研究个案有关其他内容。

（三）专题记录

指研究者根据问题性质和研究需要，按专题重点记录。如按健康状况，精神状态，个性特征，职业特点，学习情况，人际关系等作专题记录。

（四）累积和轶事记录

累积记录是指研究者对个案的情况，持续保持相当长的时间以至几年的记录。并把所有的累积记录资料都归并在一套档案中。如学生个案或患者个案等。轶事记录是累积记录

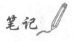

的主要部分。它不仅包括对适应不良的记录,而且还包括适应良好行为的记录。如轶事行为日志,即着重以关于性格或个性发展的重要行为情节的一种累积记录。

一般情况下,累积记录和轶事记录的有关资料可以为个案研究、心理咨询和心理治疗等工作提供重要依据。

(五)实验数据记录

实验数据记录是指在采用实验型的个案研究设计时,研究者对基线数据和因变量数据的记录。

二、个案研究的统计分析

个案研究中所使用的常规的统计分析可能只是注意到了个体间的心理、行为特征的差异,只是为了提高研究结果的精确程度而尽量控制,消除被试间量的差异,而看不到个体之间质的差异,因而对研究设计与统计分析的结果产生了不利影响。

为了弥补常规心理学研究在个别差异及其控制的思想方法上的不足,有研究者提出了新的解决个别差异的方法,即个体水平的统计分析(statistic analysis at single subject level),个体水平的统计分析是以被试为单位进行统计分析,是在一定的理论指导下通过统计方法对被试进行质的区分和归类,然后再对同类型的被试进行样本群体水平的统计分析。运用这种方法可以将不同被试的质性差异从资料中分离出来,不仅可以从统计上核对和验证理论,也有利于更好地控制个体差异对其他研究变量的影响。

应用个体水平的统计分析的基本前提包括:

一是个体差异的存在是心理现象的普遍特点,不同的被试之间可能存在着量的差异,也可能存在着质的不同;不同质的被试不具有可比性。

二是在个体间质的差异与研究课题有关时,需要通过检验来证实样本及总体分布的正态假设是否成立。

三是对于个体之间质的差异是否与研究课题有关,一般应予以解释并检验。

在上述前提下,进行个体水平的统计分析所需的基本假设是:采用被试内设计;在短时间内,在实验处理间没有(或控制了)相互影响的条件下,被试的自身特点(如认知特点)是稳定的;在同一被试身上多次观测的误差为正态分布;各次实验的数据间是近似独立的。此外,对正态、独立性假设是否满足应进行检验。

个体水平的统计分析的基本步骤是:首先,进行个别差异的理论分析,以及个体水平的质与量的确定;其次,假设条件的检验及必要时对数据的变换;再次,对各种不同反应类型的被试分别进行群体水平的统计分析;最后,对各种不同反应类型的被试分别得出结论。

三、个案研究过程中应注意的问题

个案研究应平等地对待每个参与者,而不应当采用主观与客观的二分法看待问题。在具体研究过程中研究者要努力避免以下研究倾向:

1. **类似记者** 只挑选个案中的最突出的特征,为了强调较敏感的内容,而歪曲整个过程。

2. **选择性报道** 只挑选那些支持特定结论的证据,忽视个案的整体性。

3. **轶事的方式** 过分强调或夸大事件某个细节。

4. **华丽和浮夸** 过分强调依据原始资料推导出高深的理论。

5. **盲目的接受** 只接受与自己意见一致的观点,而排斥相反的观点,或毫无保留地接受被试的看法。

上述这些不良的研究倾向都可能降低研究的信度和效度,影响研究结果的真实性。

四、个案研究的评价

个案研究法是极具价值的一种研究方法,并在心理学领域得到广泛运用,但同其他任何研究方法一样,个案研究既有其方法学上的优势,也有其局限性。

(一)个案研究结果的评价准则

评价个案研究的优劣应遵循一定准则,主要包括如下内容:

1. 个案记录的准确性和客观性　研究者在记录资料时,必须以认真和实事求是的态度,尊重事实,如实记录事实真相。既不能忽略重要情节和行为细节的记录,也不能按自己的主观臆测和推断而进行记录或修正、歪曲事实真相,否则会影响到研究的信度和效度。

2. 个案记录的连续性　在个案研究中,个案研究的推论建立在对被研究对象的整体特征基础之上,断章取义的资料不能全面描述个体,从中得出的结论也将是片面的。从开始制定研究计划、调查研究,到分析、诊断和治疗,是个连续不断的程序。因而,必须详细记录纵向的、具有连续性特征的资料。

3. 个案记录的完整性和有效性　完整和有效的个案记录,应该包括个案的原始状态、经历的发展变化,与被研究个案有关的横向资料,实验数据,以及作为判断性评价的证据等。

4. 个案记录的道德准则　个案研究可能会涉及个人的生活史或问题行为,所以,个案研究者对待个案记录,必须遵守道德准则。研究者除需遵守应共同遵守的一般道德准则之外,还应特别注意以下三方面:

(1)研究开始之前:应向被试及与其关系密切的人员讲明研究的目的,以减轻对方顾虑,很好合作,从而记录下真实而充分的资料。

(2)研究进行期间:访问时,不得询问和记录与个案研究无关的问题;访问者要认真地倾听并迅速而准确地记录,消除对方的误会或顾虑;谈话态度要诚恳,记录要自然,以取得对方的信任。从而得到真实资料的记录。

(3)研究结束之后:对涉及个案的所有资料的记录,应该注意保密,不得随便披露。对于所记录的资料,应设置号码或符号来代表被研究者的姓名或被研究的团体、机构的名称。

(二)个案研究的评价

从总体上看,个案研究虽然对变量控制不太严格,但它仍然被广泛地应用于心理学研究的各个领域,并在研究和实践中发挥了重要的作用。

1. 个案研究的优点

(1)个案研究有助于研究者确立某种假设,然后依据这个假设做进一步的研究。个案研究是研究者进入一个几乎全新领域的很自然的开始,为理解个体和洞察人们行为的原因提供了丰富的信息。精神分析的理论大都是在个案研究的基础上得出的,并且该理论中的某些合理因素也被后来的心理学家的研究所证实。有时候,个案研究还可以通过提供"反例"的方式来促使对有关科学问题进行思考。

(2)个案研究有助于研究个体心理的发展规律,揭示个别差异,有助于对心理现象的普遍性与特殊性问题的探讨。这是群体水平的研究类型或方法难以实现的。同时,个案研究还能检验由群体水平的研究所获结论,为其提供可靠的例证。

(3)个案研究采用定性研究和定量研究相结合的方法,有助于对事件变化过程的深入探讨。通过深入细致的调查研究,既注重被试心理现象的质的方面,又注重其量的方面,研究者可以积累丰富的资料,从而可以了解事物的变化过程,透过现象探求事物的本质。

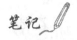笔记

(4)个案研究对有关个体的临床矫治与发展指导具有十分重要的价值。个案研究依据

对个体的深入分析,可以准确把握个体的心理状态、发展水平,并能正确找出其成因与影响因素,作出正确的诊断,从而有效地进行临床矫治与个体发展指导。

(5)个案研究是研究罕见现象的一种方法,一些事件在自然界中太少见以至于不得不通过对一个案例的大量研究来了解它们。

(6)个案研究可以为行为的常规研究方法提供补充,进而得出一些更有价值的结论。常规研究法要求大量的被试参加,目的是寻找一个群体的"平均"或典型的反应。但这个平均反应可能并不代表群体中的单个个体。个案研究法可以从细致的观察中揭示出行为间的细微差别,而这些恰恰是"群体法"常规研究可能忽略的地方。个案研究有时还可以通过对反常个体的细致观察来告知一些典型的和一般的行为模式。

2. **个案研究的缺点** 个案研究虽然对有关个体的研究和实践具有一定价值,但个案研究本身也存在一定的缺陷和有待深入探讨的问题。主要表现在如下几个方面:

(1)能否作出因果推论的问题:个案研究很难对个案中的无关变量进行很好的控制,所以几乎无法得到有关因果关系的结论。与严格的实验设计来比,个案研究所得到的结果只能被看做是初步的和暂时性的。

(2)被试的代表性问题:个案研究的被试量较小,代表性较差。因此个案研究所收集的资料往往缺乏可靠性,也很难得出具有普遍性的规律和结论。以至于结果的普遍性较差。

(3)资料的准确性问题:由于个案研究采用多种方法,通过多种渠道来收集数据、资料,资料和结论的可靠性、准确性相对较差。个案研究常常依靠一个既是参与者又是观察者的研究者所获得的结果来得出结论。观察者偏差与实验者偏差同样存在于其他方法之中。这也是个案研究的结果遭到质疑的主要原因。

(4)数据的统计分析问题:个案研究法研究中采用一些特定的统计分析方法,但仍远远不能满足个案研究的要求,而且难以进行交叉检验,因此,容易出现选择性偏差和个人的主观性。

第四节 个案研究法的其他技术

在心理学领域,除了描述型和实验型个案研究法之外,还有两种对于个案研究非常有用的方法和技术,即口语报告法和语义分析法。

一、口语报告法

(一)口语报告法的含义和特点

口语报告法又叫"原始报告分析(protocol analysis)",是由认知心理学家发展起来的。它是指研究者通过分析被试对自己心理活动的口头陈述,收集有关数据资料对被试心理活动规律进行研究的一种方法。它的基本做法是,让被试在从事某种活动(比如在完成一项推理任务)的同时或之后,将头脑中进行的思维活动进程及各种心理操作过程用口头方式报告出来,研究者对他们的口头陈述进行笔录或录音,以收集有关的资料或数据,并按一定程序,对被试的心理活动、信息加工过程及其规律进行分析研究,然后据此揭示被试心理活动的发生过程及其规律性。口语报告法本质上是一种内省法。

(二)口语报告法的基本类型

1. **根据被试口语报告的时间分类** 可分为即时口语报告法和追述口语报告法两种类型。

即时口语报告法要求被试在从事某种活动任务的同时用言语出声地描述、报告自己心理活动的过程,即依据短时记忆的内容边作业边报告。

追述口语报告法是指要求被试在刚刚完成某种活动任务之后,根据来自长时记忆的内容,用言语描述、报告自己心理活动的过程。追述口语报告的结果不如即时口语报告的结果可靠,在认知研究中采用较少。原因是被试所追述的内容可能自己增添了一些新的内容,或者做了一些推理性的陈述。

2. 根据被试口语报告的方式分类 可分为结构式口语报告法和非结构式口语报告法两种类型。

结构式口语报告法是指研究者对被试口语报告的内容与陈述方式,都事先设计出具体的要求和明确的指示。

非结构式口语报告法只是一般地要求被试报告出自己完成任务时的心理活动,仅仅提出一种一般性的指导语。

(三)口语报告法的评价

口语报告法在心理学的研究中已经得到广泛应用。其主要优点包括:一是可以直接有效地了解他们正在进行的内在心理活动;二是研究结果的分析更全面;三是研究结果具有较高的信度和效度。

口语报告法也存在一定的局限性,主要表现在:首先,它对被试个体有一定的要求,即应具备一定的口头言语表达能力,所以对于存在着语言缺陷的儿童并不适用;其次,口语报告法的结果整理与分析工作很繁琐,所以对研究者的专业素养也提出了很高的要求。

二、语义分析法

(一)语义分析法的含义与作用

语义分析法是由美国心理学家奥斯古德(Osgood C)和其同事所创立的。运用语义区分量表来研究事物的意义的一种方法。该方法以纸笔形式进行,在若干个七点等级的语义量表上要求被试对某一事物或概念进行评价(如对家人、气质等),以了解在各被评维度上该事物或概念的意义和强度。等级序列的两个端点通常是意义相反的形容词,如真诚与不真诚、热情与冷漠、平等与不平等。

语义分析法的研究依据是人类心理活动中的联觉和联想现象。实践证明,在不同民族、地域、文化环境中,人类许多语言的意义是相同的、普遍的。其原因就在于人们常常存在某种相同或相似的联觉或联想。因此,为了研究人们对不同事物或概念的意义的不同理解,对社会或某一问题的不同态度,或研究被试在研究中前后态度的改变,心理学家设计出七点等级的语义区分量表。

而今在心理学各研究领域语义分析法的应用也越来越广泛。它既可用于检验某些理论,也可用于了解人们的态度和对事物的不同看法,还可用于临床诊断。比如,在儿童心理学领域,有的心理学家采用语义分析法,用来比较不同国家儿童、青少年的种族意识,探讨青少年自杀与其自我概念的关系,了解不健康家庭儿童对家庭、父母、学校、社会、学习的不同态度等,都取得了许多有意义的成果。

(二)语义分析法的评价

现在,语义分析法在心理学各领域中得到了广泛的运用,特别是在社会心理学,发展心理学、教育心理学、跨文化心理学等领域中。

1. 语义分析法的主要优点

(1)实施简便,有趣味性,被试易于接受,对较大年龄范围的被试也适用。

(2)量表维度项目客观统一,计分方式明确,易于计算机处理。

(3)省力、省时和节省经费。可在较短时间内收集较多被试的资料,了解有关信息。

(4)操作灵活,可应用于各类研究。

(5)可用于跨文化比较等较客观性的研究。

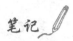

2. 语义分析法的局限性

（1）语义区分量表在设计上有一定的难度。一方面，当被评价的对象数目较多时，评价项目与维度不易选择；另一方面，语义区分量表两端的在意义上相互对立的形容词的选择也是有一定难度的。

（2）语义分析法只适用于研究较简单的、表面的问题，而对复杂问题很难进行深入的探讨和研究。

个案研究法案例

一例过分哭泣幼儿的 A-B-A 实验设计的个案研究案例：

一、个案基本情况及症状分析

小新，男，四岁，独生子，幼儿园中班学生。家庭成员五人：爷爷、奶奶、爸爸、妈妈和小新。父母晚婚晚育，在 34 岁生下小新。父亲是公务员，母亲是公司职员，爷爷奶奶均退休在家，小新在家备受关注，是全家人的宝贝。

小新身体健康，发育良好，看上去没什么异常，但却过分哭泣，这让家人和老师都颇为苦恼。

二、原因分析

研究者对小新的家庭环境进行了分析，父母得子较晚，对小新特别珍爱，对他关注得特别多；爷爷奶奶对孙子非常溺爱，关注过度；另外，幼儿园老师一般对于哭泣的孩子也比较重视，并给予了更多的注意。综上，研究者初步认为是成人的过分关注强化了小新的哭泣行为。

三、行为矫正

接下来，研究者进行 A-B-A 的实验设计来检验这一假设是否正确。

A 代表矫正前的基线水平（哭的次数非常多），B 代表矫正后的状态（矫正后哭的次数有所减少）。该研究设计的自变量就是幼儿园老师对小新哭泣行为的矫正。

在开始阶段，对于小新的哭泣行为，幼儿园老师表示了一种正常的关注水平。在第一个基线期的 4 天中，也就是第一个 A 阶段，小新每天哭 6～10 次。在 B 阶段的 4 天中，也就是矫正阶段，幼儿园老师通过不关注的方式去消减小新的哭泣行为，同时对于小新的一些适应行为，比如不再趴在地上哭，不再追打小朋友给予奖励，奖励有口头表扬和实物奖赏。通过这些矫正，发现小新哭泣的次数明显减少了。以上的研究可以说完成了 A-B 的个案实验设计阶段。但是根据这两个阶段，我们无法确定地得出结论，无法确信小新哭泣次数的减少就是因为操纵自变量引起的。因为小新的行为表现可能受到了一些其他因素的影响，比如这几天恰巧小新的心身状态比较好或者家庭环境发生了一些变化等。

为了能进一步得出确切的结论，研究者又将小新的行为返回到基线水平，也就是进入第二个 A 阶段。由于老师再次对小新哭泣的行为给予了强化，所以小新的行为又退回到了矫正前的水平，老师发现只用了 3 天的时间，小新的哭泣次数就和之前的水平不相上下了。这个时候，研究者就可以比较确定地下结论，即是老师的过分关注而不是其他因素导致了小新过多的哭泣行为。接下来，为了治疗小新的哭泣行为，研究者又通过进一步地忽视小新的哭泣行为，强化小新的适应行为，使得小新的哭泣行为明显减少。

（陈洪岩）

复习思考题

1. 个案研究法的特点是什么？
2. 个案研究法的实施步骤是什么？

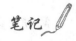

3. 如何评价个案研究法？

4. 个案研究法的其他技术有哪些？

5. 请以一名学习困难儿童为例来设计你的个案研究思路。

推荐读物

[1] 莎兰.B.麦瑞尔姆.质化方法在教育研究中的应用：个案研究的扩展.于泽元，译.重庆：重庆大学出版社，2008.

[2] 霍莉·彼得森·戈尔登.改变人类学：15个经典个案研究.5版.张经纬，夏航，何菊，译.北京：北京大学出版社，2012.

[3] 陈向明.质的研究方法与社会科学研究.北京：教育科学出版社，2006.

第十九章　研究结果的整理与统计分析

（本章要点）

科研数据的整理
　科研数据整理的目的
　科研数据的质量审查
　科研数据的录入
　科研数据的统计整理
科研数据的描述统计分析
　数据的集中趋势的度量
　数据的离散趋势的度量
　数据的相关关系的度量
　科研数据描述中的注意事项
科研数据的推断统计分析
　推断统计
　一元统计分析
　多元统计分析

关键词

　数据的整理；描述统计；推断统计；一元统计；多元统计

　　心理学研究中所获得的原始资料在未经整理之前，往往是数量庞大且杂乱无章的量化数据，从中难以找出一定的规律，无法清晰说明问题。因此，研究者有必要首先对这些原始资料进行整理，显示数据原有的分布规律及其变化趋势，然后，才能选择合适的统计方法进一步完成统计分析，提取出有价值的研究结论。本章主要介绍研究结果的数据资料整理和常用的心理统计分析方法。研究结果的数据资料整理是整个统计分析过程的基础，资料整理的好坏，会直接影响到统计结果的可靠性程度；选择合适的统计分析方法是整个统计分析过程的关键，它决定了最终的统计结论是否合理。

笔记

第一节　科研数据的整理

一、科研数据整理的目的

（一）确保科研资料的真实性和可靠性

在对科研数据进行整理的时候，首先是对数据进行审查，去粗取细，去伪存真，比如很多回收上来的心理学问卷中掺杂着一些无效问卷，通过整理剔除掉无效问卷则能有效地提高研究资料的真实性和可靠性。

（二）初步把握研究对象的整体情况

通过对科研数据的整理可以初步把握数据的整体情况，进而发现数据的初步规律，从而对研究对象的整体情况有个初步的把握。

在整理科研数据和资料时要密切围绕着研究目的，要坚持客观性原则，力求形成条理化的资料，为数据的进一步统计分析打好基础。

二、科研数据的质量审查

对研究数据进行质量审查，是对研究结果进行整理的第一步。质量审查就是对数据的真伪进行检查，保留真实的结果，删掉不合理的结果，并对缺失值加以补充。

（一）科研数据质量审查的方法

数据的质量审查有计量审查和逻辑审查。计量审查指的是审查数据资料中的计量资料。例如，在关于大学生主观幸福感水平的问卷调查中，被试的总数应该等于不同年级被试的总和，也应等于不同专业被试的总和，若出现不一致，则说明数据是存在问题的，需要进一步核实。

逻辑审查是指检查研究数据的内容是否合理。如艾森克人格问卷的每个项目都是"是"和"否"两个选项，用"1"和"0"来表示，但答案中却出现了"3""4"等数字，这显然是不对的；又如，一份调查问卷只对 16 岁以上的成人适用，却发现相当一部分 16 岁以下的儿童也填答了该问卷，这显然也是不合理的。有时在问卷中也有自相矛盾的现象，比如在一份调查大学生学习拖延的问卷中，在前一个题目"你存在学习拖延现象吗？"选择的是"否"，而在后一个"你认为造成你学习拖延的原因有哪些？"的多选题目中却选择了一些选项。对于出现的这些逻辑错误，要仔细查明原因，并进行相应地修正。

（二）研究数据的删除和补充

数据资料中往往会存在着一些缺失值和极端值。缺失值主要指问卷调查中未填写的信息或实验中因各种原因未及时记录到的信息，如果发现缺失值，研究者就要想办法加以补充，或者重新联系研究对象，获取缺失的信息，或者必要时可采用数据均值替代缺失的信息等方法，如果无法补充缺失值的信息，则需要删除含有缺失值的个体数据。当一组数据中的数值处于正负三个标准差之外时，一般可定义其为极端值，为了保证服从统计分析的前提要求，在不影响样本量的情况下常常可以直接予以剔除，如果极端值较多，则应该仔细检查是否是实验仪器出现了故障，或者被试有无积极配合，必要的话要重新收集数据。不过，值得注意的是极端值也可能是实验获取的真实值，若无充分理由不应轻易删除。

数据质量是统计分析的基本保证，对于质量审查过程中出现的一些有明显错误和自相矛盾的数据，应该仔细查找原因，有问题的数据务必予以剔除。

三、科研数据的录入

在心理学的研究中,通常使用 SPSS、Python、R 语言等统计分析软件对数据进行整理和统计分析。接下来,我们将以 SPSS 软件为例介绍数据的录入过程。

在对数据进行整理之前首先要对数据进行录入。使用 SPSS 软件录入心理学问卷或量表的数据资料时,基本的原则是把一个题目看作一个变量。多数问卷的题目都分为两部分,一部分是对被试基本情况的调查;一部分是问卷的测题。对于被试基本情况的调查一般有性别、职业、年龄、经济水平等题目,在录入数据时,其变量名一般使用英文或汉语拼音的缩写来命名,比如"性别"用"gender"命名,"职业"用"zhy"命名。虽然,新版本的软件也支持直接使用中文变量名,但考虑到数据库之间的兼容问题,一般不建议使用中文字符作为变量名。此外,命名时还需要注意变量名通常不能超过 8 个字符,不能包含有特殊字符,且字段名的第一位必须是字母或者汉字。如果 8 个字符不足以表示变量的含义,可以使用变量标签来对变量名的含义加以解释。对于问卷的测题,一般可以根据题目编号来命名,例如"T1、T2、…"。

变量命名之后,就可以录入数据了。对于被试基本情况变量,要给出变量的定义,比如用"1"代表"男","2"代表"女";或用"1"代表工人,"2"代表农民等。然后,根据对变量的定义录入相应的数据。对于测题,一般根据被试的选项对应的数值进行录入,比如,对于 5 点记分的量表,可能的取值是 1、2、3、4、5;对于 7 点记分的量表,可能的取值是 1、2、3、4、5、6、7。

四、科研数据的统计整理

通过绘制统计图表的方法,可以从中发现数据分布的形式和特点,从而实现对数据的统计整理。统计表是把统计指标和被说明的事物之间的关系用表格的形式表示出来,统计表具有简明、清晰、准确的特点,表中的数据易于比较分析;统计图是依据数字资料,应用点、线、画、面、体、色等描绘制成并且能显示数量的图形,相对于统计表,它更为具体形象。

在绘制统计图表之前,一般要把所收集到的数据资料进行数据排序和统计分组。数据排序是按照某种标准,对收集到的杂乱无章的数据进行排列,比如按照被试的职业进行排列,或者按照学生考试分数的高低进行排列。统计分组是根据被研究对象的特征,将所得数据划分到各个组别中去。

(一)次数分布表

在心理学研究中,常用的次数分布表包括简单次数分布表、分组次数分布表、相对次数分布表、累加次数分布表等。

1. **简单次数分布表**(simple frequency table) 是依据每一个分数值在一列数据中出现的次数或总计数资料编制成的统计表。在心理学研究中,诸如态度、兴趣等量表的数据资料都可以制作成简单次数分布表。

2. **分组次数分布表**(grouped frequency table) 如果数据量巨大,并且分数分布范围较大的时候,就更适合采用分组次数分布表。分组次数分布表是将所有的数据先划分为若干分组区间,然后将数据按照数值的大小划归到相应的组别,分别统计各个组别中包含的数据个数,然后用列表的形式表示出来。编制步骤如下:①求全距。②定组距。组距(interval)是指任一组的起点与终点的距离,组距经常取 2、3、5、10 等数值。③定组数。如果数据个数在 100 以上,习惯分 10~20 组,如果数据个数较少,一般分 7~9 组。如果数据

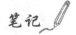

的总体呈正态分布,可以采用经验公式来计算组数,公式为:$K=1.87(N-1)^{\frac{2}{5}}$。其中,$N$ 为数据个数,K 取近似整数。④列出分组区间。分组区间是一个组的起点值与终点值的距离,也叫组限。起点值为下限,终点值为上限。⑤求组中值。组中值指的是各组的组中点,计算公式为:组中值 =(组实际上限 + 组实际下限)/2。⑥登记次数。将数据登记到各自的组别内。⑦计算次数。根据登记的结果计算各组的次数。

3. 相对次数分布表(relative frequency table) 是指将各组的实际次数转化为相对次数,即各组的次数 f 与总次数 N 之间的比值。相对次数分布表侧重于反映各组数据的构成比。

4. 累积次数分布表(cumulative frequency table) 是将各组的次数由下而上累加(即小于等于各组上限的全部数据个数)或由上而下累加(即大于等于各组下限的全部数据个数)在一起而构成的次数分布表。

(二)次数分布图

常用的次数分布图包括直方图、次数多边形图以及累加次数分布图。

1. 直方图(histogram) 是以矩形的面积表示连续变量次数分布的图形。一般用纵轴表示数据的次数,横轴表示数据的等距分组点,也就是分组区间的上下限。相对于次数分布表,直方图可直观形象地呈现数据分布特点。

2. 次数多边形图(frequency polygon) 是表示连续随机变量次数分布的线形图。横坐标用各分组区间的组中值表示,纵坐标是数据的次数。次数多边形图也是以面积表示连续数据的次数分布。样本较小时,呈现的是一个多边形图;样本较大时,呈现的是一条分布曲线。

3. 累加次数分布图(cumulative frequency polygon) 累加次数分布图又分为累加直方图和累加曲线图两种。累加直方图的横坐标与直方图相同,纵坐标则为累加次数。累加曲线图横坐标是各分组区间的精确上限或精确下限,纵坐标是各分组的累加次数。累加曲线的形态有三种,分别是正偏态、负偏态和正态。

(三)其他统计图

除此之外,条形图、圆形图、线形图、散点图也是心理学研究中经常使用的统计图。

1. 条形图(bar chart) 也叫直条图。主要用来表示离散型资料,也就是计数数据。它是用宽度相同的长条来表示各个统计项之间的数量关系。条形图又分为简单条形图和复合条形图。简单条形图是用同类的直方长条来比较若干统计事项之间的数量关系。复合条形图是指用两类或三类不同色调或形式的直方长条来表示多特征分类下的统计事项之间的数量关系。

2. 圆形图(circle graph) 又称为饼图。它是以单位圆内各扇形面积所占整个圆形面积的百分比来表示各统计事项构成比的一种图示方法。在圆形图中,整个圆代表所研究的事物的总体,各扇形可用不同的色调加以区别。扇形面积比例的大小依据某一统计事项在总体事物中所占比例的大小来确定。

3. 线形图(line graph) 是以起伏的折线来表示某种事物的变化趋势的统计图。它适用于描述某种事物在时间序列上的变化趋势。

4. 散点图(scatter plot) 是用平面直角坐标系上点的散布图形来表示两种事物之间的相关性。研究者可以根据散点图中点的散布形态来推测两种现象之间的相关程度。

第二节 科研数据的描述统计分析

对数据进行初步整理之后,数据的基本性质和特征得以粗略显现,但要对数据进行进一步的统计处理,还必须通过描述统计来分析数据的集中趋势、离散趋势和相关关系等特征量。

一、数据的集中趋势的度量

数据的集中趋势(central tendency)是指数据分布中大量数据向某个方向集中的程度,用来描述数据集中程度的统计量叫做集中量数(measures of central tendency)。集中量数有很多种,包括算数平均数、中位数、众数、几何平均数、调和平均数、加权平均数等。

(一) 算数平均数

算数平均数(arithmetic average),也简称为平均数,一般用字母 M 表示。它的计算公式是将所有的数据相加然后除以数据个数,因而计算方便,易于理解。除此之外,算数平均数还有很多优点,比如,反应灵敏、适合进一步的代数运算、较少受抽样变动的影响等,所以它是应用最普遍的一种集中量数,而且在大多数情况下,算数平均数是真值最好的估计值,是一个高效的集中量数。但是当数据中存在极端数据或者模糊不清的数据时,算数平均数就不再适合了,这时要考虑采用其他集中量数。

(二) 中位数

中位数(median),也简称为中数,一般用字母 Md 或 Mdn 表示。它指的是在一组按大小排列的数据中居于中间位置的数。在求中位数的时候,首先要将数据按照由小到大或由大到小的顺序排序,然后找出位于中间的那个数。如果一组数据的总个数(n)为奇数,那么中数就是该组数据中处于$(n+1)/2$ 位置的那个数;如果一组数据的总个数(n)为偶数,那么中数就是该组数据中处于 $n/2$ 和 $(n+1)/2$ 位置的这两个数的算术平均数。中数的概念和计算都比较简单易懂,当数据中出现极端值或模糊不清的数值时,中数是比较理想的集中量数,这是中数的优点。但是中数也有一些缺点,如中数受抽样的影响较大,稳定性不如算数平均数好;中数的计算不像平均数那样需要每个数据都参与,因而它的反应不够灵敏;中数也不能进行进一步的代数运算。这使得中数的应用受到了很大的限制。

(三) 众数

众数(mode),常用符号 M_0 表示。众数是指在一组数据中出现次数最多的那个数据。众数可通过观察法获得,即找出出现次数最多的那个数据。例如,有一组数据是:1,4,5,7,5,8,5,其中 5 出现的次数最多,因此 5 就是众数。众数也可以通过公式计算来求得,在心理统计中,应用较多的是皮尔逊经验法和金氏插补法。众数的概念简单,易于理解,计算也不复杂,当需要快速寻找一组数据的代表值时,或者当一组数据出现不同质的情况时,都可以应用众数来表示集中趋势。但是众数的缺点也有很多,比如,容易受抽样变动的影响;计算时不需要每个数据都加入,反应不灵敏;不能进行进一步的代数运算,因此,众数不是一个良好的集中量数。

(四) 其他的集中量数

几何平均数主要用于求平均增长率的问题;调和平均数主要用于解决平均速率的问题;加权平均数主要用于解决用各个平均数求整体总平均数之类的问题。这三类集中量数相对用得较少。

二、数据的离散趋势的度量

要全面描述一组数据的特征,只了解数据的集中趋势是不够的,还应该了解数据的变异性,这就需要对数据的离散趋势进行度量。数据的离散趋势(dispersion tendency)指的是数据彼此分散的程度,对数据的离散趋势进行度量的统计量称为差异量数(measures of

笔记

dispersion）。常见的差异量数有全距、平均差、方差和标准差等。

（一）全距

全距（range）又称为极差，用符号 R 表示。一组数据的最大值和最小值的差就是全距。全距概念简单易懂，容易计算，是最简单的离散量数。但是全距的计算仅仅运用了数据的两端值，其余数据都未参与计算，所以它很容易受到抽样变动的影响，因而不稳定，是一种非常低效的差异量数。

（二）平均差

平均差（average deviation）指的是所有原始数据和平均数离差绝对值的平均数，一般用符号 $A.D$ 或 $M.D$ 表示。平均差的计算需要每个观测数据都参与进来，所以它较好地代表了数据的离散程度。但是平均差需要对离均差取绝对值，所以不适合进一步的统计运算，应用也不广泛。

（三）方差和标准差

方差（variance），也称为均方、变异数，一般用符号 σ^2 表示。它指的是每个数据与该组数据平均数之差的平方之和的均值。方差是度量数据离散趋势的一个非常重要的指标，方差越大说明数据的离散程度越大。此外，方差具有可加性和可分解性的特点，这为以后的推论统计奠定了基础。标准差（standard deviation），是方差的正平方根，用 s 或 SD 表示。标准差被认为是一个优良的差异量数，其计算公式严密确定，其值适合进一步的代数运算，对样本数据的反应灵敏。标准差的用途比较广泛，比如，在心理学研究中，常用标准分数来比较不同类型测验分数间的差异，而标准分数正是以标准差为单位来表示一个原始分数在团体中所处的相对位置。

（四）其他的差异量数

百分位差（percentile deviation）是指将一组数据从小到大排列后，然后把个数排在整组数据 90% 位置的数据减去个数排在整组数据 10% 位置的数据的差值作为差异量数的指标。四分位差（quartile deviation）是指将一组数据从小到大排列，然后使用三个分位点将整组数据划分为个数相等的四个部分，再把第三个分位点的数据减去第一个分位点的数据之差除以 2，作为差异量数的指标。由于百分位差和四分位差不易受数据中极端值的影响，故当一组数据中存在极端值或数据两端有模糊不清的数值时，可以采用它们来描述数据的离散趋势。

三、数据间相关关系的度量

集中量数和差异量数是用来描述单变量数据分布情况的，如果要描述双变量数据的关系就要用到相关系数。

数据的相关存在三种情况：一种是正相关，即当一列变量变化时，另一列变量亦发生和它同方向的变动；一种是负相关，即当一列变量变化时，另一列变量呈现出和前一变量相反方向的变化；还有一种是零相关，即当一列变量变化时，另一列变量则做无规律的变化。相关系数（coefficient of correlation）是用来描述两列变量间相关程度强弱以及相关关系方向的数量化指标。它的取值范围是 -1.00～+1.00。

根据数据类型的不同，相关系数的计算方法也有所不同。心理学研究中常用的相关系数有积差相关系数、等级相关系数和质量相关系数等。

（一）积差相关系数

如果是成对的数据，各自总体的分布是正态的，并且两列数据都是等距或等比的连续型数据，两变量之间是直线关系，要计算它们的相关系数就要用积差相关公式。计算积差相关系数的公式为：$r = \dfrac{\sum xy}{Ns_x s_y}$，其中 x、y 为两个变量的离均差，N 为成对数据的数目，s_x 为 X 变量的标准差，s_y 为 Y 变量的标准差。比如要计算 50 名学生的智商分数和学习成绩的相关，或者 100 名学生视觉反应时间和听觉反应时间的相关，都可以用积差相关公式来计算。

（二）等级相关系数

如果两列变量不是等距或等比的数据，而是等级数据，要计算它们的相关就要用等级相关，或者，如果两列变量属于非正态分布的等距或等比性质的连续数据，为其赋予等级顺序，将它们转换成等级数据，这时就可以不必考虑数据的分布形态，计算等级相关，因而等级相关的应用更广泛。

1. 斯皮尔曼等级相关适合于只有两列变量的情况，它主要用于解决称名数据和等级数据的相关问题。计算斯皮尔曼等级相关的基本公式为：$r_R = 1 - \dfrac{6\sum D^2}{N(N^2-1)}$。其中，$N$ 为等级个数，D 为两列成对变量的等级差数。如果要计算一个年级学生的语文成绩的评定和数学成绩的评定之间是否有相关，就可以用斯皮尔曼等级相关。

2. 肯德尔等级相关则适用于多列等级变量的相关程度的计算，也叫做肯德尔和谐系数，常用符号 W 表示。计算肯德尔和谐系数的公式为：$W = \dfrac{12\sum R_i^2}{K^2 N(N^2-1)} - \dfrac{3(N+1)}{N-1}$，其中，$R_i$ 代表评价对象获得的 K 个等级之和；N 代表被等级评定的对象的数目；K 代表等级评定者的数目。例如有 10 名评分者对 5 篇作文进行评价，若要评价这 10 名评分者对标准的掌握是否一致，则需计算肯德尔和谐系数。

（三）质量相关系数

在研究中有时也会遇到这样的情况，即两列变量一列是等距或等比的测量数据，另一列是按性质划分的不同类别，这种相关称为质量相关。质量相关又可具体分为点二列相关、二列相关和多列相关。

1. **点二列相关**　如果一列变量是正态连续型数据（等距或等比数据），另一列是真正的二分称名变量，即离散型的二分变量，比如性别分男性和女性、婚姻状况分已婚和未婚等，这种情况下计算相关时要用点二列相关。计算点二列相关的基本公式为：$r_{pq} = \dfrac{\overline{X_p} - \overline{X_q}}{s_t} \cdot \sqrt{pq}$。其中，$\overline{X_p}$ 是与二分称名变量的一个值对应的连续变量的平均数；$\overline{X_q}$ 是与二分称名变量的另一个值对应的连续变量的平均数；p 与 q 是二分称名变量两个值各自所占的比率，$p+q=1$；s_t 是连续变量的标准差。

2. **二列相关**　如果两列变量都是正态连续型数据，而其中一列被人为规定的标准划分为两个类别，这种情况下计算相关时要用二列相关。比如，计算测验总分与该测验中的某道论述题（按中间值区分为通过、未通过组）之间的相关，就要使用二列相关。

3. **多列相关**　如果两列变量都是正态连续型数据，其中一列数据是等距或等比的数据，另一列被人为划分为多种类别，计算相关时要用多列相关。

（四）品质相关系数

如果两列变量都被划分为不同的品质类别，计算它们的相关要用到品质相关。常用的有四分相关、Φ 相关等。四分相关用于计算两列变量都是正态连续型变量，并且每列变量都被人为地划分为两个不同的类别的数据之间的相关。Φ 相关则用于计算两个真正的二分变量的相关程度。

四、科研数据描述中的注意事项

描述统计可以使杂乱无章的数据变得清晰直观，以便显示出事物的某些特征，以利于进一步的统计分析。在科研数据描述中要注意以下事项。

（一）遵守科研道德，摒弃"统计万能"的思想

与其他统计分析一样，在对数据进行描述统计时一定要遵守科研道德，绝不能随心所欲地挑选能说明自己主观臆断的数据，甚至为了迎合自己的研究假设而任意篡改、编造数据。另外，在对数据进行描述统计时要摒弃"统计万能"的思想。作为心理学的研究者，要清楚地认识到统计分析是建立在心理学科学理论的基础之上的，只有在正确观点和思想方法指导下的统计分析才是有用的，脱离了定性分析的统计是没有意义的。统计分析得出的规律也要借助心理学的理论来解释。因此，在心理学研究中，要坚持定性分析与定量分析相结合的方法。另外，统计分析只是一种工具，它不能决定一项研究的科研价值。一项低劣的研究，即便使用再好的统计方法也不能提高它的科研价值。

（二）考虑数据的类型

心理学研究中的数据按照其测量水平的不同，可以分为四类：称名数据、等级数据、等距数据和等比数据。不同的数据类型所采用的统计分析方法也是不同的，所以在对数据进行统计分析之前一定要考虑数据的类型，根据不同的数据类型来选择合适的统计方法。

称名数据是用数字来表示事物的不同类别，比如，用数字表示不同的性别、不同的年级等，所以这种数据属于计数数据，对这类数据进行描述，可以计算它的百分比、列联相关。

等级数据是用数字来表示事物的不同等级，但不能指出它们之间相差的大小。它既没有相等单位，也没有绝对零点。比如可以将考试成绩划分为优良中差四个等级。对这类数据进行描述，可以计算它的中数、百分位数、等级相关系数、肯德尔和谐系数等。

等距数据对事物属性的划分是等距的，它有相等单位，没有绝对零点。在心理学研究中，可以将一些数据转化成等距数据，对于这类数据的描述，可以计算它的平均数、标准差、积差相关系数等。

等比数据既有相等单位，又有绝对零点，这类数据可以进行加减乘除运算，这类数据所适用的统计分析方法很多。

（三）考虑数据的分布形态

对数据进行描述时，数据的分布形态也是需要考虑的一个方面。比如，对于数据集中趋势的度量可以用算术平均数、中数和众数三种集中量数。但究竟采用哪种集中量数，数据的分布形态是应该考虑的一个因素，当数据呈正态分布时，算数平均数是个良好的集中量数；当数据呈偏态分布时，选择众数更好一些。

第三节　科研数据的推断统计分析

在上节中，介绍的是数据的描述统计，描述统计是推断统计的基础，推断统计离不开描述统计所计算出的特征量。但是描述统计只是对数据进行一般的分析，如果不应用推断统计作进一步的分析，描述统计的结果不会产生更大的意义。在心理学研究中，通常情况下不可能对所要研究的对象的全体进行逐一的调查分析，比如，要研究当前大学生的主观幸福感水平，不可能把全国所有的大学生逐一进行调查，只能是抽取一部分进行研究，也就是从总体中抽取一部分样本进行观测研究，这就需要由样本数据来估计和推断总体，这是描述统计所不能完成的，必须采用推断统计的方法来完成。

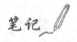

一、推断统计

参数估计和假设检验是推断统计的主要内容。参数估计解决的是如何从样本统计量的信息估计总体参数的问题。假设检验所关注的是样本数据的特征差异是否能推论到总体中，基本步骤是事先对总体参数或者总体的分布形态作出一个假设（即原假设），然后利用样本信息来检验原假设是否合理，从而推断是否能够接受原假设。

（一）参数估计

参数估计可分为点估计和区间估计两类。

1. **点估计**　是用样本统计量所获得的单一数值来估计总体参数。例如，可以用样本平均数 $\bar{x}$ 来估计总体平均数 μ；可以用样本方差的无偏估计值来估计总体方差；可以用样本相关系数 r 来表示总体相关系数 ρ。一个好的估计量应该具有无偏性、有效性、一致性和充分性等特征。点估计作为一个估计量，是以误差的存在为前提的，而且点估计不能确切地知道错误估计的概率，而区间估计则能在一定程度上弥补点估计的不足，因为区间估计可以提供错误估计的概率。

2. **区间估计**　是用数轴上的一段距离来表示未知总体参数可能落入的范围，它虽然不能给出总体参数一个确定的估计值，但是可以给出一个估计的范围，并能指出未知参数落入这一区间的概率的大小。这个概率被称为置信水平或置信度，这一区间就被称为置信区间。区间估计的理论依据是样本分布理论，样本统计量的分布规律可以提供置信区间的概率解释，同时样本统计量分布的标准误可以决定区间估计的长度。在实际中，正确估计的概率和置信区间的长度是密切相关的，要想使估计正确的概率加大，势必要将置信区间加长，反之，如果使估计的区间变小，那么就会降低正确估计的概率。在统计中，一般采用95%的置信区间和99%的置信区间两种，这样可以在保证置信度的前提下，尽可能地提高估计的正确概率。

（二）假设检验

假设检验是推断统计的重要内容之一。假设检验分为参数检验和非参数检验两类。参数检验指的是进行假设检验时，总体的分布形态已知，然后对总体的未知参数进行假设检验；非参数检验指的是对于总体的分布形式知之甚少，需要对未知分布函数的形式及其他特征进行假设检验。

1. **假设检验的基本思想**　在进行研究时，需要根据已有的理论和经验及前人的研究对研究结果作出预期，这就是通常说的研究假设（也叫备择假设），用统计符号表示，记为 H_1。在统计学中，不能对 H_1 的真实性进行直接检验，需要建立与之对立的假设，就是虚无假设（null hypothesis），也叫做原假设、零假设，用统计符号表示，记为 H_0。假设检验的主要任务就是判断虚无假设 H_0 是否正确，决定是接受虚无假设还是拒绝虚无假设。假设检验是建立在概率论的基础上的，推断假设是否成立的依据是小概率事件原理，通常把发生概率不超过 0.05 的事件称为"小概率事件"，用符号"α"来表示，也被称为显著性水平，如果更精确的话，也可把显著性水平 α 定为不超过 0.01 或 0.001。

2. **假设检验的步骤**　①根据所研究的问题，建立虚无假设和备择假设；②依据抽样分布的规律，选择适当的检验统计量；③规定适当的显著性水平 α，并查相应检验所依据的分布转换表得出临界值；④根据数据计算出样本统计量的值，并将统计检验值与临界值进行比较；⑤根据比较的结果做出接受或者拒绝虚无假设的决策。

常用的假设检验的方法有：Z 检验、t 检验、χ^2 检验及 F 检验等。

二、一元统计分析

一元统计分析涉及的是只有一个自变量的研究设计的统计分析,在心理学研究中,常用的一元统计分析有:单因素方差分析、χ^2检验中的配合度检验、一元线性回归等。

(一)方差分析中的单因素方差分析

方差分析(analysis of variance, ANOVA),也叫变异数分析,它主要是分析实验数据中不同来源的变异对于总变异的贡献大小,从而确定实验中的自变量是否对因变量有显著影响。所以,方差分析是实验研究中一种非常重要的统计方法。

方差分析主要是处理两个以上的平均数的差异问题。单因素方差分析检验的是因素的不同水平平均数的差异。

1. 单因素完全随机设计的方差分析

(1)单因素完全随机设计方差分析的适用条件:单因素完全随机实验设计中只有一个自变量,自变量有$K(K>2)$个水平,则一个水平作为一种实验处理,把N名被试随机分为K组,每一组被试接受一种水平的实验处理。

(2)单因素完全随机实验设计方差分析的结果解释:在单因素的完全随机设计的方差分析中,F为组间变异与组内变异相比较得出的一个比率数,如果$F<1$,则说明组间变异小于组内变异,也就说明在实验设计中,由不同实验处理分组的不同所造成的变异所占的比重很小,大部分是由实验误差和组内被试的个体差异所导致的,也就是说实验处理基本上是不起作用的。如果$F=1$,同样说明实验处理之间的差异不够大。当$F>1$而且落入F分布的临界区域说明数据的总变异基本上是由不同的实验处理所造成的,也就是说实验处理的效应是显著的。

2. 单因素随机区组设计的方差分析

(1)单因素随机区组设计方差分析的适用条件:在单因素完全随机实验设计的方差分析中,把实验数据的总变异分解为由实验处理的不同所造成的组间变异和由误差所造成的组内变异。这种实验设计存在着一个问题,就是把被试间的个体差异所引起的变异也混在了组内变异中,事实上这种误差是可以加以控制的,也就是说可以把这一变异从组内变异中分离出来,而单因素的随机区组设计恰恰就是这样一种设计。随机区组实验设计根据被试的特点将被试划分为几个区组,使同一区组内的被试尽量保持"同质",同一区组的被试接受所有的实验处理,不同区组之间的被试存在差异,那么实验数据的总变异就被分解为三部分:组间变异、区组变异和组内变异,这说明从实验误差中将被试的个体差异区分了出来,从而减少了实验误差,进而可以获得对处理效应更为精确的估价。

(2)单因素随机区组设计方差分析的结果解释:在单因素随机区组设计的方差分析中,F_b为组间变异与误差变异相比较得出的一个比率数,如果$F_b<1$,则说明组间变异小于误差变异,也就说明在实验设计中,由不同实验处理分组的不同所造成的变异所占的比重很小,大部分是由实验误差所导致的,也就是说实验处理基本上是不起作用的。如果$F_b=1$,同样说明实验处理之间的差异不够大。当$F_b>1$而且落入F分布的临界区域说明数据的总变异基本上是由不同的实验处理所造成的,也就是说实验处理的效应是显著的。一般方差分析的目的在于分析组间方差是否大于误差项的方差,因此只检验F_b就可以了。但有时也对区组效应进行检验,F_R为区组变异与误差变异相比得出的一个比率数,当$F_R>1$而且落入F分布的临界区域说明区组效应显著,也就是说该实验设计采用随机区组设计是必要的。

3. 单因素重复测量的方差分析

(1)单因素重复测量方差分析的适用条件:单因素重复测量的实验设计中只有一个自变量,自变量有$K(K>2)$个水平,则每个水平作为一种实验处理,让全部被试接受所有水平

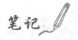

的实验处理，这种安排属于被试内设计。

（2）单因素重复测量方差分析的结果解释：在单因素重复测量方差分析中，数据的总变异首先被分解为被试间变异和被试内变异，然后再分解被试内变异为实验处理造成的变异和误差变异。F 为实验处理的变异与误差变异相比较得出的一个比率数，当 $F>1$ 而且落入 F 分布的临界区域说明实验处理的效应是存在的。由于个体之间的差异被从数据总变异中分离出去了，因此，重复测量方差分析获得的 F 检验结果比完全随机实验设计的方差分析结果更具敏感性。

（二）χ^2 检验中的配合度检验

χ^2 检验（chi-square test）是对样本的频数分布所来自的总体分布是否服从某种理论分布或某种假设分布所作的假设检验。在心理学的研究中，除计量数据外，计数数据（类别数据）的使用也非常地广泛，对于这类数据的分析比较适合的方法就是 χ^2 检验。

1. 配合度检验的适用条件　χ^2 检验中的配合度检验主要用来检验一个因素多项分类的实际观察数与某理论次数是否有差别。它检验的内容仅涉及一个因素多项分类的技术资料，所以是一种单因素检验。

2. 配合度检验的应用

（1）检验无差假说：检验无差假说是指各项分类的实计数没有差异，也就是假说各项分布的概率相等。因而理论次数就按照概率相等的条件计算。看下面这个例子：

随机抽取 80 名大学生，询问他们对于大学生暑期社会实践的态度，支持的有 49 人，反对的有 31 人，问他们对于大学生暑期社会实践的态度是否有差异？

在这个题中，只有两项分类。假设两项分类的实计数没有差异，那么两项实计数的概率应相等，即 $p=q=0.5$，所以各项的理论次数都是 $80\times0.5=40$。

（2）检验假设分布的概率：假设某因素各项分类的次数分布为正态的，检验实计数与理论上期望的结果是否有差异，所以其理论次数的计算应按正态分布的概率，也就是用总数乘以正态各项分类应用的概率。来看这个例子：

某班有学生 50 人，智力测验的结果按一定标准划为 ABC 三个等级，其中 A 级 12 人，B 级 38 人，C 级 10 人，问该班学生智力测验的结果是否服从正态分布？

该题理论次数应按照假设的正态分布概率计算，按正态分布，$\pm3\sigma$ 则认为包含了全体，则各类人数所占的比率为：

A 级：$3\sigma\sim1\sigma$，曲线下的面积为 $0.50-0.3413=0.1587$

B 级：$1\sigma\sim-1\sigma$，曲线下的面积为 $0.3413\times2=0.6826$

C 级：$-1\sigma\sim-3\sigma$，曲线下的面积为 $0.50-0.3413=0.1587$

各等级的理论次数应为各部分理论上的概率乘以总人数。

A 级的理论次数 $=0.1587\times50\approx8$

B 级的理论次数 $=0.6826\times50=34$

C 级的理论次数 $=0.1587\times50\approx8$

（三）一元线性回归

在客观世界中，各种变量之间存在着各种各样的关系，从数量的角度看大体可分为两种不同类型，一种是确定性的关系，一种是不确定关系。确定的关系也称为函数关系，是指对于一个自变量或多个自变量的一组确定的值，因变量就有一个确定的值与之相对应。比如心理学中被大家熟知的韦伯定律、费希纳定律中的心物关系就是一种确定性的关系。不确定性关系是指变量之间的数量关系无法用一个精确的函数关系来描述，只有经过大量的调查研究，才能发现它们的统计规律。比如父亲的身高和女儿的身高的关系，两者并不是一一对应的，也就是说并不是父亲的身高高，女儿的身高也一定高，但是从总的倾向看，两

笔记

者又存在着某种有规律的联系。变量之间的不确定性关系可以用相关系数来表示,但是相关系数只能衡量变量之间联系的方向和密切程度,若要进一步建立数学模型对变量间的关系进行预测和控制,则需要通过回归分析来实现。

回归分析(analysis of regression)是指利用一个或多个变量的变化来估计或预测另一个或一组变量的变化。一元线性回归研究的是具有线性相关关系的因变量和一个自变量之间的回归问题。一元线性回归的模型如下:

$$Y=\alpha+\beta X+\varepsilon$$

其中,Y 是因变量,X 是自变量,α 和 β 是两个未知参数,ε 是不可观测的均值为零的随机误差,它被引入模型中,来说明 X、Y 的观测值不能落在一条直线上的原因。

在实际应用中,通过对样本的观测数据建立一元线性模型的方程记为 $\hat{Y}=a+bX$,成为因变量 Y 对自变量 X 的线性回归,其中,X 为自变量,$\hat{Y}$ 为对应于 X 的 Y 变量的估计值。

一元线性回归方程建立好之后,需要应用方差分析对所建立的方程进行有效性检验,经方差分析检验后的回归方程若被判定为具有有效性,仅仅说明这个方程与其他无价值的方程是有区别的,但是究竟有效性有多高,仍然是不清楚的。因此,需要进一步采用决定系数 R^2 来检验回归方程有效性的高低。

三、多元统计分析

以上主要介绍了一元的数据统计方法,但是在心理学研究中影响某一心理变量的原因不是单一的,而是复杂的多方面的,另外每个因素又分为不同的维度。在单因素实验设计中,研究者只确定一个对因变量产生影响的自变量,而对其他影响因素采用不同的实验手段加以控制,使之在整个实验过程中保持恒定,然而心理学的研究对象大多是人,心理学实验中对许多影响人心理的因素的控制不可能像物理实验控制物理条件那样的简单,所以仅设计单因素的实验和进行一元的统计分析是远远不够的,它会丢失很多有用的信息或产生很多错误的信息。因此在很多情况下需要采用多因素的研究设计和进行多元的统计分析。在心理学研究中,常用的多元统计分析有:多因素方差分析,多元线性回归、χ^2 检验中的独立性检验、因素分析、聚类分析、路径分析等。

(一)多因素方差分析

多因素方差分析是对多因素实验设计的数据进行的方差分析。多因素的实验设计中,研究者同时确定几个会对因变量产生影响的自变量,在多因素方差分析中,不仅要检验每个因素对于因变量的影响作用,还要检验因素之间的相互作用对于因变量的影响。因而多因素方差分析能够获得更多、更有用的信息。

下面以一个 2×2 两因素完全随机实验设计为例,在这个设计中包含两个因素:A 和 B,A 因素有 a_1 和 a_2 两个水平,A 因素的水平数用 p 表示,B 因素有 b_1 和 b_2 两个水平,B 因素的水平数用 q 来表示,那么这一实验设计的方差分析过程如下:

1. 建立假设　共有三种假设:

假设一:H_0: $\mu_{a_1} = \mu_{a_2}$　　H_1: $\mu_{a_1} \neq \mu_{a_2}$

H_a:A 因素两个水平的总体平均数相等,即 A 因素对于实验结果没有影响。

H_1:A 因素两个水平的总体平均数不相等,即 A 因素对于实验结果有影响。

假设二:H_0: $\mu_{b_1} = \mu_{b_2}$　　H_1: $\mu_{b_1} \neq \mu_{b_2}$

H_a:B 因素两个水平的总体平均数相等,即 B 因素对于实验结果没有影响。

H_1:B 因素两个水平的总体平均数不相等,即 B 因素对于实验结果有影响。

假设三:H_0:A、B 两个因素的交互作用显著;H_1:A、B 两个因素的交互作用不显著。

2. 计算离差平方和、自由度和均方　首先要计算离差平方和,包括因素 A 的组间平方

和 SS_A、因素 B 的组间平方和 SS_B、两因素交互作用的平方和 $SS_{A\times B}$ 以及组内平方和 SS_W，可以采用求平方和的公式将其求出。

其次求自由度：

$$df_b = k-1$$
$$df_w = N-k$$
$$df_t = N-1$$
$$df_A = p-1$$
$$df_B = q-1$$
$$df_{A\times B} = (p-1)(q-1)$$

最后求均方：

$$MS_A = \frac{SS_A}{df_A}$$

$$MS_B = \frac{SS_B}{df_B}$$

$$MS_{A\times B} = \frac{SS_{A\times B}}{df_{A\times B}}$$

$$MS_W = \frac{SS_W}{df_w}$$

3. 进行 F 检验

首先计算检验统计量：

对于 A 因素的检验：

$$F = \frac{MS_A}{MS_w}$$

对于 B 因素的检验：

$$F = \frac{MS_B}{MS_w}$$

对于 $A\times B$ 的检验：

$$F = \frac{MS_{A\times B}}{MS_w}$$

其次查附表，确定 F 检验的临界值：

$$F_\alpha(df_1, df_2)$$

最后进行 F 检验：

当 $F > F_\alpha(df_1, df_2)$，则拒绝 H_0。

当 $F \leqslant F_\alpha(df_1, df_2)$，则不拒绝 H_0。

4. 列出方差分析表（表 19–1）

表 19-1　两因素完全随机实验设计的方差分析表

变异来源	平方和	自由度	均方	F
A 因素	SS_A	$p-1$	$MS_A = \dfrac{SS_A}{df_A}$	$F = \dfrac{MS_A}{MS_w}$
B 因素	SS_B	$q-1$	$MS_B = \dfrac{SS_B}{df_B}$	$F = \dfrac{MS_B}{MS_w}$

笔记

续表

变异来源	平方和	自由度	均方	F
$A \times B$	$SS_{A \times B}$	$(p-1)(q-1)$	$MS_{A \times B} = \dfrac{SS_{A \times B}}{df_{A \times B}}$	$F = \dfrac{MS_{A \times B}}{MS_w}$
组内	SS_W	$N-K$	$MS_W = \dfrac{SS_W}{df_w}$	

（二）多元线性回归

多元线性回归是通过数据来寻找多个自变量与一个因变量之间函数关系的一种统计方法。比如说要探讨家庭环境、父母教养方式及父母职业对儿童攻击性行为的影响，就可用多元回归分析。运用多元回归分析，既可以决定各个自变量和因变量的关系程度，还可以比较各个自变量的预测能力。

假设因变量为 Y，自变量为 X_1 和 X_2，则回归方程的形式为：

$$\hat{Y} = a + b_1 X_1 + b_2 X_2$$

其中，$\hat{Y}$ 为 X_1 和 X_2 组合起来的一个共同估计值，a 为常数，b_1 和 b_2 是 Y 对 X_1 和 X_2 的偏回归系数。偏回归系数表示的是指其他自变量假设不变时，某一自变量的变化所引起的因变量变化的比率。

多元回归分析的步骤是：首先根据观测数据建立回归方程，然后对其进行显著性检验。显著性检验包括对回归方程的显著性检验，对决定系数的显著性检验以及对偏回归系数的显著性检验。

在多元线性回归方程中，有些自变量的偏回归系数显著，有些自变量的偏回归系数不显著，这就说明凭经验选取的自变量有的回归方程中作用显著，有的作用则很小。而理想的回归方程，应该是方程显著而且每个自变量的偏回归系数也要显著，这样的回归方程才是最优的回归方程，这就需要在进行统计分析的时候要对自变量进行选择。一般来说，建立最优回归方程的方法有如下几种：

1. **最优方程选择法**　最优方程选择法指的是从所有可能的自变量组合所建立的回归方程中选择最优的。例如：有三个自变量，记为 X_1，X_2，X_3，首先分别将每一个自变量与因变量 Y 建立一元线性回归方程，则可以建立 3 个方程。然后每次再从 3 个自变量中任选两个分别与因变量 Y 建立二元线性回归方程，可建立 $C_3^2 = 3$ 个方程。再将 3 个自变量与因变量 Y 建立一个三元线性回归方程。最后对 7 个回归方程的显著性，以及一元的回归系数、二元、三元的偏回归系数的显著性进行检验，从中选择一个最好的回归方程。

2. **逐步多重回归法**　逐步多重回归的原理是根据每个自变量对因变量的解释力的不同，从大到小逐个把自变量引入回归方程，每引入一个自变量要对回归方程中每个自变量（含新引入的）都进行显著性检验，因为回归方程中原来具有显著作用的自变量可能因引入新的自变量而变得不显著。对于不显著的自变量应当予以剔除，而每剔除一个自变量，都要对保留在方程中的自变量再进行显著性检验，若发现又有自变量不显著，则再加以剔除。这样逐步引入自变量，剔除不显著的自变量，直至将所有的自变量都引入，并将不显著的自变量剔除掉，最后形成的回归方程就是最优的方程。

3. **同时多重回归法**　同时多重回归是将所有的预测变量同时纳入回归方程中，最后得到的是一个包括全体预测变量的回归方程式。同时回归法又分为强制进入法和强制淘汰法两种。

强制进入法是在某一显著水平下，将对因变量具有解释力的所有预测变量纳入回归方程式，计算所有变量的回归系数。

强制淘汰法是将对因变量没有解释力的所有预测变量一次性地全部排除在回归方程之

外，再计算保留在回归方程式中的所有预测变量的回归系数。

4. 层次多重回归法 有时在研究中，预测变量之间可能具有某种特定的先后关系，这时在做回归分析时要按顺序进行。比如，用个体的性别、年龄、自我效能感、应对方式来预测他们的工作成就。性别、年龄属于人口统计学变量，它们不受其他预测变量的影响。而自我效能感和应对方式两个变量为情意变量，两个之间可能具有高度相关，因而四个预测变量可被区分为两个阶段：先将人口学变量用强迫进入法进行回归分析，其次再将情意变量以逐步回归法计算自我效能感、应对方式各自的预测力。这种回归分析多运用在研究者有明确的理论依据，能够事先将预测变量进行划分排序的情况下。

（三）χ^2检验中的独立性检验

1. 独立性检验的适用条件 χ^2检验中的独立性检验主要用于两个或两个以上因素多项分布的计数资料的分析，也就是研究两类变量之间的关联性问题。例如研究人的气质类型与人对婚姻态度的关联性，研究学生的家庭经济状况与对考研的态度的关联性等。χ^2检验中的独立性检验主要是看所要研究的两个因素（自变量）或两个以上因素是否具有独立性。如果两个变量是独立无关联的，也就是χ^2值不显著，就意味着对其中一个因素而言，另一个自变量多项分类次数的变化在取样误差的范围内。如果两个因素是非独立的，也就是χ^2显著，那么就说明这两个变量之间有关联。

独立性检验一般多采用表格的形式来记录观察的结果，这种表格又称为列联表。根据因素分类数目的不同，列联表也有多种形式。例如表 19-2 就是一个 2×2 的四格表：

表 19-2　某学校学生高中会考成绩的调查

性别	高中会考成绩	
	及格	不及格
男	235	43
女	289	28

2. 独立性检验的应用

（1）独立样本四格表的 χ^2 检验：独立样本四格表的 χ^2 检验中，当各单元格的理论次数 $f_e \geqslant 5$ 时，可用计算 χ^2 值的基本公式求 χ^2 值，查 χ^2 临界值的自由度 $df=1$。或者也可以用简捷公式：$\chi^2 = \dfrac{N(AD-BC)^2}{(A+B)(C+D)(A+C)(B+D)}$。其中，$A$、$B$、$C$、$D$ 分别表示四个表内各格的实计数，自由度 $df=1$。上面所举的学生性别与高中会考成绩是否有关联性就是一个独立样本四格表的 χ^2 检验，它的检验既可以用基本公式来计算，也可以用简捷公式来计算。

（2）相关样本四格表的 χ^2 检验：相关样本是指两个样本的数据之间存在一一对应的关系，比如对同一样本前后两次实验或调查得到的数据结果。相关样本四格表的 χ^2 检验公式为：$\chi^2 = \dfrac{(A-D)^2}{A+D}$，$df=1$。其中，$A$、$D$ 是四格表中两次实验或调查中分类项目不同的那两个格的实计数。来看下面这个例子：100 名学生先后测试两次，结果见表 19-3：

表 19-3　100 名学生两次测试的结果表

测验2	测验1	
	不及格	及格
及格	8	56
不及格	26	10

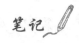

首先，提出统计假设：两个测验没有关联，或者测验 1 中的"及格"与"不及格"在测验 2 上面没有显著差异。

$$\chi^2 = \frac{(8-10)^2}{8+10} = \frac{4}{18} = 0.22$$

查 χ^2 表，当 $df=1$ 时，$\chi^2_{0.05}=3.84$，计算出的 χ^2 值小于 $\chi^2_{0.05}$。由此，可推论两个无关联，或者说测验 1 中的"及格"与"不及格"在测验 2 上面没有显著差异。

对于四格表的 χ^2 检验，要注意的是四格表中任一格的理论次数都必须大于 5。如果四格表中任一格的理论次数小于 5，就要用到四格表 χ^2 校正公式。

（3）$R \times C$ 表独立性检验：$R \times C$ 表独立性检验是应用较多的 χ^2 检验，它指的是一个因素有 R 项分类，另一个因素有 C 项分类，$R \times C$ 表独立性检验计算 χ^2 的基本公式为：

$$\chi^2 = \sum \frac{(f_{0i} - f_{ei})^2}{f_{ei}}，其中 \ f_{ei} = \frac{f_{xi} f_{yi}}{N}，也可使用较为方便的公式：\chi^2 = N\left(\sum \frac{f_{0i}^2}{f_{xi} f_{yi}} - 1\right)。$$

与四格表独立性检验所不同的是，$R \times C$ 表独立性检验，允许格内的实计数为 0，最小理论次数为 5，其中 $2 \times C$ 表的最小理论次数为 1，如果 $R \times C$ 表最小的理论次数小于 0.5 或 $2 \times C$ 表的最小理论次数小于 1，则一般采用合并项目的方法，而不用连续性校正公式。

（4）多重列联表分析：当变量数量多于两个以上时，就要用多重列联表分析。比如说有个三因子列联表，目的是探讨不同居住地（大城市与中小城市）、月收入水平（高、中与低）以及主观幸福感水平（高、中与低）三个变量之间的关系，可以将其中一个变量作为分层变量，分别就分层变量每个水平下另两个变量所形成的列联表进行分析就可以了。如果将居住地视为分层变量，那么就可以分别进行大城市和中小城市居民的月收入水平与主观幸福感水平的列联表分析。这样三因子列联表就被分为了两个二因子列联表，即大城市居民样本可以得到一个 2×3 的列联表，中小城市居民样本可以得到另一个 2×3 的列联表。

（四）因素分析

在心理学的研究中，面对着复杂的心理现象，研究者希望能从中找出影响其存在和发展的一些主要因素，进而对问题的本质有更加清晰的认识。因素分析正是找这些主要因素的一种有力的工具。因素分析的目的就是从为数众多的可观测的变量中概括和综合出少数几个因素，用较少的因素来最大限度地概括和解释原有的观测信息，从而建立起简洁的概念系统。因素分析的方法是 1904 年英国心理学家斯皮尔曼在研究"智力"的结构时提出的。

因素分析（factor analysis）分为探索性和验证性两种。探索性因素分析（exploratory factor analysis）旨在找出最少的因子来代表所有的观察变量，它主要用于研究初期提出研究假设阶段。验证性因素分析（confirmative factor analysis）则用于检验探索性因素分析所提出的因素结构的适合性，也可用于理论结构的验证，与前者相比，验证性因素分析有着更重要的应用价值。

1. 探索性因素分析的步骤

（1）计算相关矩阵：也就是计算各个题目之间的两两相关。检验这些相关系数是否恰当的第一种方法是巴特利特球形检验，巴特利特球形检验时检验这些题目之间的相关是否不同且大于 0，如果检验的结果显著，则说明相关系数适合做因素分析。第二种检验的方法是偏相关矩阵。偏相关矩阵可以判断变量之间是否具有高度相关。该矩阵中，如果有多数系数偏高，则不适合进行因素分析。

（2）进行因子抽取：抽取因子的方法有主成分法、最小平方法、最大似然法等。

（3）确定因子数目：因子个数的确定主要依据特征值的大小。特征值越大，说明该因子的解释力越强。一般情况下，特征值大于 1 才可被视为一个因子。

笔记

（4）进行因子旋转：因子旋转的目的是形成旋转后的因子负荷矩阵，通过因子负荷图，可以确立因子间更简单的结构，也有助于对因子进行命名。

2. 验证性因子分析的步骤

（1）定义因子模型：包括选择因子个数和定义因子载荷。因子载荷可以事先定为 0 或者其他自由变化的常数。这与探索性因子分析是不同的。

（2）收集观测值：定义了因子模型以后，就可以根据研究目的收集观测值了。

（3）获得相关系数矩阵：与探索性因子分析一样，所做的分析都是在原始数据的相关系数矩阵基础上进行的，所以首先就要得到相关系数矩阵。实际上方差协差阵、相似系数矩阵和相关阵之间是可以相互转化的。

（4）根据数据拟合模型：需要选择一个方法来估计自由变化的因子载荷。在多元正态的条件下，最常用的是极大似然估计，也可采用渐进分布自由估计。

（5）评价模型是否恰当：这是验证性因子分析的核心。当因子模型能够拟合数据时，因子载荷的选择要使模型暗含的相关阵与实际观测阵之间的差异最小。最好的参数被选择以后，差异量能被用来作为衡量模型与数据一致的程度。最常用的模型适应性检验是卡方拟合优度检验。

（6）与其他模型进行比较：几乎所有独立因子载荷的检验能用来作为全因子模型和简因子的模型之间的比较。

这里要指出的是，因素分析的计算量非常大，一般需借助计算机来完成，在心理学研究中，常借助 SPSS、AMOS 来进行相应的探索性因素分析和验证性因素分析。

因素分析的方法在心理测量领域有着非常重要的作用。它可以帮助测验编制者对其新编制的问卷进行项目的分析、检验项目的优劣，进而确定问卷的维度，进行效度的检验，也可以帮助测验使用者对其采用的问卷进行效度的验证。另外，随着计算机技术的发展，以验证性因素分析为核心的结构方程模型技术不断被开发，所以因素分析 有着广阔的发展前景，是一项非常重要的统计技术，所以心理学研究者应当认真地学习和掌握该项技术的使用方法。

（五）其他的多元统计分析方法

路径分析

1. 路径分析　路径分析是线性回归分析的延伸，它是利用路径图分析变量之间的关系。通过建立一组回归方程，分析与观测数据一致的"原因"和"结果"的路径结构，对变量之间的关系作出合理的解释，所以路径分析是分析因果模型的一种技术和方法。

2. 聚类分析和判别分析　人们在认识某类事物时往往先对这类事物的各个对象进行分类，以寻找它们相同与不同的特征。比如在医学临床，医生需要根据患者的一系列症状判断所患疾病的类型；在学校里，学生根据各自的性格、兴趣爱好、学习成绩好坏等会形成一些固定的小群体，群体之间在这些方面存在比较明显的差异。

聚类分析（cluster analysis）是统计学中研究这种"物以类聚"问题的一种有效的方法，它实质上是建立一种分类方法，将一批样本数据按照他们在性质上的亲密程度自动进行分类。聚类分析前，研究者不知道独立观察组中的个案可分为多少类，各类的特点也不知道。分析时，采用层次式的判别方式，根据变量之间的亲疏程度逐次进行聚类。

判别分析（discriminant analysis）主要用于解决根据观测数据对所研究的对象进行分类和预测的问题，它与聚类分析的不同是在判别分析时，组别的特征是已知的。比如，在职业咨询中，咨询人员通过对咨询者的个性、兴趣等来预测咨询者适合什么样的工作。

结构方程模型

3. 结构方程模型　结构方程模型分析（structural equation modeling，简称 SEM），是一种

笔记

建立、估计和检验因果关系模型的方法。20世纪80年代以来，SEM迅速发展，弥补了传统统计方法的不足，成为多元数据分析的一种重要工具。结构方程模型可以替代多元回归分析、因素分析、路径分析、协方差分析等方法。

多元统计分析的方法有很多，一个研究可以同时选择不同的分析方法。合适的多元统计分析方法对于深刻揭示变量间的关系有着重要作用，这就要求研究者在选择时综合考虑所研究问题的性质、研究目的、研究变量的特征等因素。

（徐国庆）

复习思考题

1. 在科研数据的整理中应注意哪些问题？

2. 如何选用合适的统计分析方法？

3. 某心理学家对10名工作人员进行了如表19-4所示评定和测验，利用这些数据建立回归方程，并对方程进行检验。

表19-4　对10名工作人员进行的测验结果

工作成绩评分（Y）	54	37	30	37	49	30	12	61	31	43
能力测验（X1）	15	13	15	14	12	15	3	14	9	2
训练得分（X2）	8	2	2	3	7	1	2	10	5	8

推荐读物

[1] 吴明隆. 问卷统计分析实务：SPSS操作与应用. 重庆：重庆大学出版社，2010.

[2] 吴明隆. 结构方程模型：AMOS的操作与应用. 2版. 重庆：重庆大学出版社，2010.

[3] 张厚粲. 现代心理与教育统计学. 4版. 北京：北京师范大学出版社出版，2009.

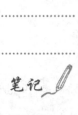

笔记

第二十章 研究结果的解释

本章 要点

结果解释的概述
　研究结果解释的意义
　研究结果解释的内容
　研究结果解释的原则和方法
　研究结果解释与研究结论的概括性
结果解释与理论构建
　理论构建的过程
　变量间的相互关系
　理论构建的方法

关键 词

结果解释；结论概括性；理论构建；因果关系

在心理学研究中，当研究者收集完数据并进行相应统计分析得到研究结果之后，需要对研究结果进行解释或讨论。研究结果的解释往往最能体现研究者的理论分析能力和创造力，同时也导致不同研究者之间产生理论分歧和争议。研究结果的解释直接关系到研究的意义升华和价值体现，是研究成果进行交流和评价的基础，因此，研究结果的解释是心理学研究的重要环节之一。

第一节　概　　述

一、研究结果解释的意义

研究结果的解释就是对统计分析获得的结果及其关系进行说明并揭示其意义的过程。结果的解释是一种创造性活动，要求研究者既要具有丰富而深厚的专业基础知识，又要具有高度的洞察力和想象力，同时还要具有严密的逻辑推理能力，只有这样才能对研究结果进行合理、恰当的解释。

研究结果的解释是揭示统计分析结果的意义的重要环节，其重要性主要体现在以下几方面：首先，研究结果的解释是研究报告的重要组成部分，对研究结果的解释有助于研究结果的呈现、交流和评价。其次，通过结果的解释可以表达研究结果本身的意义及相互关系，也可以对研究假设进行检验。再次，研究结果的解释有助于理论的构建与完善。因为在结果解释中不仅要对变量之间的关系进行说明，进而检验研究假设的真伪，而且还要结合有

笔记

关理论和研究进行讨论,判定研究的外部效度和内部效度,对研究结果进行理论分析。最后,研究结果的解释还有助于发现研究假设之外的成果,从而发现新问题和新方法,推动心理学研究的发展。

二、研究结果解释的内容

研究结果解释的主要内容和重点在于揭示研究结果的意义。研究结果意义的揭示程度与研究者的专业素质有着十分密切的联系。研究结果解释的内容实际上就是科研论文讨论部分的内容。研究结果的解释或讨论通常包括以下几个方面:①说明研究所得结果的含义及关系;②说明结果与假设之间的关系;③比较自己的结果与其他同类研究结果之间的异同;④阐述说明研究结果和相关理论的关系;⑤反思研究方法可能存在的问题;⑥说明研究存在的局限性和意义;⑦得出研究获得的一般性结论。需要注意的是,结果解释的内容常常会因为研究的侧重点不同而不同,并不一定包含以上所有内容。

三、研究结果解释的注意事项

研究结果的解释过程常需考虑以下几个问题:①研究结果是否为证实研究假设提供了重要证据?是否表现出假设的变量关系模式?②我们的研究结果是否与他人的研究结果相互矛盾?③研究结果是否与已有的有关理论相符合?解释结果的理论依据是否真实可靠?④研究结果中是否有我们先前未考虑到的关系或非预期的发现?⑤从结果解释中引申出的推论是否合理?⑥研究结果的普适性(即可推广性)如何?⑦结果解释中能否指出有待深入研究和进一步探讨的问题?上述内容都是研究结果解释中应该认真思考的问题。但在写作过程中还应注意:不能简单重复研究报告的其他部分内容;不能对研究结果进行过度解释和推论;不能将统计学上的显著与研究结果的意义性混为一谈;尽量避免使用过于绝对的语气。另外,研究者在进行研究结果解释时尤其应该注意是否有非预期的发现。在心理学研究中,有时正是一些非预期研究成果的发现推动了心理学的发展,当然,这些非预期结果还需要进行深入的研究和探讨,寻找合理的依据和解释。

四、研究结果解释的原则和方法

(一)研究结果解释的原则

在进行研究结果解释时,应遵循以下两个原则:

1. **客观性原则** 我们在进行研究结果的解释时要客观,排除个人主观因素的影响,不能为了解释的方便或偏向某一理论而歪曲或忽视数据,也不能为了解释某一结果捏造或曲解有关理论,同时,还要注意避免受政治、经济等外部因素的影响而故意作出不符合实际的解释。

2. **整体性原则** 在解释结果时要把所有的数据看作一个整体,所有的解释都是针对这个整体而言,不能只选取其中一部分数据进行变量关系的说明,要提出全部数据分析的整体观点。

(二)研究结果解释的方法

在心理学研究中,研究结果的解释方法有很多种,但都以一定的逻辑规则和推理程序为基础。主要的结果解释方法有推论法、演绎法、归纳法和因果法等。下面我们就对这些方法逐一介绍。

1. **推论法(method of deduction)** 就是从已知的数据或事实出发,推导出未知的原理或规律的方法。心理学研究中的推论一般是指从统计分析的结果作出逻辑推论,从而推出概括性的结论。这种推论是以判断为基础的,推论过程必须符合逻辑,同时,还应结合实际

笔记

情况才能作出恰当、正确的解释。

2. **演绎法**（deductive method） 就是由普遍的一般性原理推论出个别性结论的过程。普遍的一般性原理是论据，而个别性结论是论点，演绎法反映了论据与论点之间由一般到个别的逻辑关系。演绎法的主要形式是三段论，即大前提、小前提和结论。三段论是由已知的两个命题或前提推论出一个未知的命题或结论的形式。演绎的过程实际上就是从一般性理论中演绎出假设的过程。演绎法的类型有公理演绎法、假说演绎法、定律演绎法和理论演绎法等。公理演绎法的特点是依据公理进行推理；假说演绎法的特点是以假说作为推理的大前提；定律演绎法是以某个定律或某种规律作为大前提；理论演绎法是以某一理论作为大前提，以在该理论范围内的确切事实作为小前提的演绎方法。演绎法作为科学预见的手段，是进行科学研究的重要思维方法。

3. **归纳法**（method of induction） 归纳法的逻辑与演绎法正好相反，它是以许多特殊的事例为基础，归纳出普遍的一般性原理，在心理学研究中，归纳法用得较多。归纳法一般可分为完全归纳法和不完全归纳法两种。完全归纳法又称枚举归纳法，是通过将前提中包含的事实全部列举出来而获得结论的方法，其中每一件事实都包含相同的性质或规律。但是，心理现象毕竟是极其复杂和不断变化的，难以举出某一现象的所有事实，因此完全归纳法运用较少。不完全归纳法是依据前提中的部分事实，根据某些规则作出一般性结论的方法。归纳法的推理方式主要有五种：求同法、求异法、求同求异法、共变法和剩余法。求同法是指在被研究现象发生变化的若干场合中，如果只有一个情况是在这些场合中共同具有的，那么这个唯一的共同情况就是被研究现象的原因或结果。求异法是指在被研究现象出现和不出现的两个场合中，如果只有一个情况不同，其他情况完全相同，而且这个唯一不同的情况在被研究现象出现的场合中存在，在被研究现象不出现的场合中不存在，那么这个唯一不同的情况就是被研究现象的原因或结果。求同求异法是指在被研究现象出现的若干场合中，只有一个共同情况，而在被研究现象不出现的若干场合中，却没有这个共同情况，那么这个共同情况就是被研究现象的原因或结果。共变法是指在被研究现象发生变化的各个场合中，如果只有一个情况是变化着的，其他情况保持不变，那么这个唯一变化着的情况就是被研究现象的原因或结果。剩余法是指已知一个复合情况与另一复合现象之间有因果关系，并且还知道复合情况的某一部分与复合现象中的某一部分间有因果联系，那么复合情况中的剩余部分就与复合现象中的剩余部分间有因果关系。这些方法主要用于因果关系的分析和解释过程。通过这些方法所获得的结论都是或然性的，即不确定性的，有时即使前提都是真的，结论也可能是假的。因此，要尽可能提高结论的可靠程度。使用归纳法进行研究结果的解释还应该注意结论的可推广性，解释一定要恰如其分的概括，但不可超出一定的限制。

4. **因果法**（cause and effect） 是根据事物之间的因果关系，通过分析事理，揭示论点和论据之间的因果关系，来证明论点的一种论证方法。因果法是研究变量之间的因果关系的常用方法。在心理学研究中，变量之间的关系是非常繁多复杂的，变量关系的性质也有很多种，研究者要确定其因果关系是很困难的。在研究结果的解释中，因果关系的推论有两种方式：由因推果和由果溯因。实际上是以这两种形式来确定因果关系的方向，并加以解释。在实际的研究结果解释中，可能会出现一些因果错误，主要的因果错误有三种：其一是居后错误，即"此后即因此"错误，是指在解释时由于甲现象发生在乙现象之后，因此就错误地认为乙就是甲的原因，而实际上可能二者之间并无关系；其二是因果混淆错误，即在解释结果时，将因果颠倒的错误；其三是共同错误，即两个现象之间并无关系，他们可能同时是第三个现象的因或果，在解释时却将两个现象之间的关系解释为因果关系。在心理学研究中，上述三种因果错误时有发生，应该引起研究者的足够重视。解决因果错误问题的主

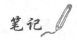

要方法就是在掌握专业知识的同时,学习逻辑基础知识,避免推理错误的发生。

五、研究结果的解释与研究结论的概括性

(一)研究结论概括性的含义

心理学研究是为了揭示某一心理现象的本质和规律,大多数研究都试图取得适用于某一类人的全部个体的结果。但是,为了取得这样的结果,对所有个体进行考察是不可能的或极其困难的,因此,研究者通常是从总体中抽取部分样本进行研究,然后根据样本的特征来推断总体的特征,所以对于一项研究,研究者不仅要对研究结果进行解释,而且还要根据研究结果作出概括性的结论,使研究结果能够适用于更一般、更普遍的情境或人群。

研究结论的概括性是指根据研究结果及其解释作出的研究结论可以应用或推广到其他情境或人群的合理性程度,也就是研究结论的普遍性、适用性和可推广性。研究结论的概括性的准确程度直接取决于结果解释的准确性、合理性。

(二)研究结论概括性的内容

心理学研究中的结论概括性包括内部维度的概括性和外部维度的概括性两大方面。外部维度的概括性是研究的外部效度的具体化,主要有被试之间的概括性、物种之间的概括性和研究情境之间的概括性三个维度。内部维度的概括性是研究的内部效度的具体反映,主要包括变量的概括性、方法的概括性和所研究的心理过程的概括性三个维度,前两个与自变量有关,后一个主要与因变量有关。内部维度的概括性是外部维度概括性的基础,研究结论概括性的维度见图20-1。

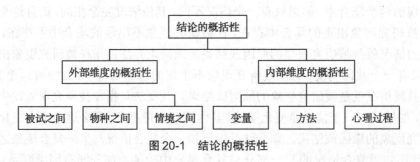

图20-1 结论的概括性

1. 内部维度的概括性

(1)变量的概括性:是指某一研究结论涉及的某一特定的变量在其他同类研究中产生一致效应的程度。在心理学研究中,有许多不同目的、不同类型、不同设计的研究都涉及同一变量,如果这一变量在这些不同的研究中具有一致的效应,那么研究者就可以从中推知变量的概括性。例如斯金纳的条件强化,大量的心理学研究结果表明,不论研究的情境如何、研究类型如何、实验的强化刺激物是什么、被试选择何种物种或人群,条件强化都能产生一致的效应。研究结论在变量维度上的概括性对于心理学研究中的大量研究资料的整合和系统化起着重要作用。

(2)方法的概括性:是指某一研究所使用的某一特定的方法在同类其他研究中发挥作用的程度。心理学研究中的许多研究,尤其是应用研究,都是为了获得能在实际生活和教育实践中直接应用的方法。关于方法方面的研究结论的概括性的高低直接关系到该方法在实际应用中能否发挥作用和发挥作用的程度如何。方法的概括性必须通过大量的各种研究(尤其是应用研究)才能作出判断。

(3)心理过程的概括性:是指某些研究关于心理过程及其原理的结论在其他研究中同样存在的程度。心理学研究中通常以被试的心理现象和心理过程为因变量,心理过程是通过两个以上的变量或程序的交互作用结果而获得的。例如,通过动物和人类被试的学习过

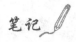

程研究总结出"分化"过程，就是由强化和消退程序的结合而引起的。要使有机体产生辨别过程，必须在某一特定刺激呈现并出现反应时给予强化，而在无此刺激出现但又出现了反应时不给予强化。这样，强化和消退作用反复结合，就产生了当特定刺激物出现时，有机体就做出反应的辨别过程。这就是对人类被试或动物进行的大量研究验证了这一心理过程的概括性。可见，心理过程的概括性也是通过大量的研究才能获得的。

2. 外部维度的概括性

（1）被试之间的概括性：是指研究结论适用于其他被试的普遍性或代表性，即从某一被试群体获得的研究结论推广到其他被试群体的可能性及程度。心理学研究者往往试图将其获得的结论推广到最大量的被试群体，也就是尽量使研究的外部效度增加到最大限度。但是，如果不注意分析结论在被试之间的概括性，这种推广往往会出现错误。

被试之间恰当的概括性取决于研究被试的代表性，被试代表性一般需要通过随机取样获得，因此，心理学研究中的被试取样方法是影响被试之间概括性的首要因素。为了提高被试之间的概括性，研究过程中我们必须考虑被试的年龄、性别、受教育程度、智力水平、动机水平、社会经济地位等因素。此外，被试的样本容量也是应该考虑的重要因素之一，适当的样本容量可以节省大量的人力、物力和财力，在不影响研究被试概括性的前提下，样本容量应该尽可能小。通常情况下，我们可以借助统计学计算获得一定显著性水平或效应大小下的样本容量。

被试之间的概括是在赖以取样的总体内进行的，比如某研究是基于4～6岁幼儿进行的，所获得的结论就只能推广到4～6岁幼儿的某方面的发展，而不能推广到其他年龄的儿童上。在不同的总体间进行概括时，如果所研究的被试总体与欲推广的总体在心理行为方面存在差异，而且这种差异又影响了研究结果，此时，研究者就不应将所获得的结论任意推广。对于心理学研究中的个案研究，在进行被试间概括时，也必须考察被试的代表性。如在对狼孩的研究中，由于被试的特殊性，研究发现的某些心理行为现象可能仅存在于这些特殊的个体身上，其研究结论就不能推广到普通的、正常的被试身上。如果个案是在某一类具有相同特征的被试中随意抽取的，在保证其代表性的前提下，该个案研究的结论才可以推广到这一类被试。

要想获得正确的被试之间的概括性，并且不至于推广错误，就必须深入了解研究设计、被试取样、变量控制等因素。对于没有定量数据的定性研究，其研究结论在进行被试之间的概括时，也必须考察被试的代表性，然后再作相应的概括。

（2）物种之间的概括性：是指从一种物种获得的结论推广到另一种物种时的适用程度。在心理学研究中，许多研究者出于伦理等原因和客观条件的限制，一般先采用动物为被试来进行研究，而后将在动物实验中获得的结论推广到人类被试身上。当然，这种推广，在问题简单的时候有可能成立，问题复杂的时候就不见得正确了。因此，在将动物实验结论推广到人类身上时应十分慎重，尽量避免过度推论导致错误发生。但是，动物研究的方法，如研究设计、程序、各种研究工具和技术等，还是可以为人类研究所借鉴的。

反过来，还可以将从人类被试研究的结论向动物进行概括推论，但这种形式的物种间概括比较少见。例如，人们过去认为语言现象是人类所特有的，但是近年来有些心理学家通过对黑猩猩的语言现象所作的研究发现，至少大多数灵长类动物中是存在语言现象的。但是这种从人类被试获得的结论向动物概括的正确性，还有赖于对人类心理活动和动物心理活动的全面系统的了解。当然，对于动物所不具有的心理活动，是不可能从人类被试心理活动的研究中推论出来的。

（3）情境之间的概括性：是指将从某一研究情境得出的结论推广到其他不同情境时的适用程度。心理学研究一般是在两个情境下进行的，即实验室情境和现场情境。一般来说，

笔记

在现场情境中获得的研究结论的情境之间的概括性要比在实验室情境中获得的结论的概括性要好。即使是在现场情境中，由于研究类型的不同，其结论的情境间概括性也是有区别的。现场情境中进行的研究分现场观察和现场实验两种，现场观察的结论在情境维度上的概括性较现场实验要高，这是因为现场实验对变量进行了一定的控制或操控。但是，现场观察由于缺乏必要的控制，内部效度较低，难以准确地揭示变量之间的关系。虽现场观察的外部效度较高，但也容易浪费人力、物力和时间。现场研究要想取得较高的情境之间概括性结论就必须提高研究设计水平并完善研究方法和技术。

实验室情境下获得的研究结论在进行情境之间的概括时，需要考虑变量的控制以及实验室情境与现场情境的符合程度等因素。实验室情境如果能较全面反映现场情境中的要素，即二者相符合的程度较高，那么由实验室情境中得到的结论就可以推广。此种情况的概括性一般是通过与相同或者相类似的情境中进行的其他研究所获得的结论的比较而加以检验的。要想提高研究结论的情境之间的概括性，不仅要提高研究情境操控的生态化，而且还要不断完善、发展研究设计和方法以及统计分析技术，不是依靠简单地复制现实情境就可以实现。

以上两个维度并不是彼此独立、毫无关系的，而是相互联系、相互制约的。如果一项研究在变量、方法和心理过程上的概括性不高，其结论就难以在研究之外的不同被试、情境中进行推广。因此，在考察研究结论的概括性或作出概括性结论时，我们要综合考虑上述两个维度，从而提高所得结论的外部效度，并降低研究结论推广过程中可能出现的错误。否则，研究成果就失去了普遍推广的可能，从而降低了研究的价值。

（三）结论概括性的评价

心理学研究，尤其是实验研究，在获得了研究结果并对其进行解释之后，就要根据结果与解释作出概括性的结论。研究结论的概括性反映了结果解释的普遍推广程度，是研究的科学性和研究价值的重要指标之一。因此，对研究结论的概括性进行合理的评价是必要的。

心理学研究的结论概括性所涉及的因素十分复杂，要对某一项研究的结论概括性作出准确恰当的评价是有一定难度的。结论概括性评价在很大程度上依赖于研究者的理论素养和实践经验。一般来说，评价一项研究结论的概括性，需要考虑以下三个方面的问题：

（1）要考虑所有可能影响研究结果的因素，包括研究的理论基础、研究方法、测量手段、数据资料等。如果一项研究的结论呈现了变量之间的函数关系，这一函数关系能否普遍推广到其他被试或情境，只有通过对影响这一函数关系的变量或因素进行全面深入的了解才能回答。因此，必须要考查这些影响研究结果解释的因素才能进行恰当的解释。

（2）考察研究结论所侧重的概括性的种类以及研究所用方法和方法学的质量。例如，被试之间的函数关系的概括性可以通过大量重复研究获得，同时，成功重复该研究的研究数量可以作为衡量结论被试之间概括性的直接指标。某些研究在方法和方法学上进行了改进或创新，这类研究往往能更有力地推动该领域研究的发展，提高其科学性。有些研究方法即使是合理的，解释也很恰当，但是在概括性上也可能不同，这主要是因为心理学研究的影响因素很多而且很复杂，单个研究难以全面涉及或操纵，而且由于方法上的不同也可能造成研究结果的巨大差异。

（3）考察重复研究获得的结果与先前研究结果的符合程度，这是结论概括性的准确性指标。但是，由于心理学研究的特殊性，研究结论的概括性的建立和评价尚无规定的公式和过程。因此，在评价结论的概括性时，严格要求重复研究要获得精确的、相同的研究结果是不可能的。大多数情况下，重复研究只要获得大致相同的结论，就可以视作概括性较好。

在心理学研究中，我们可以通过考察研究结论的可重复性来评价结论的概括性，可重复性就是指对不同的被试在不同的情境中采用相同的方法、程序和变量控制进行研究，所

笔记

获得的结果的一致程度。如果在不同的情境和条件下获得的研究结果都能成功地显示出相同的变量关系，那么就可以认为研究结论具有良好的概括性。只要研究者能严格按照心理学研究的规范进行研究，并且本着诚实严谨的科学态度进行结果解释，是可以获得恰当的概括性结论的，研究的重复性也会很好。当然要做到这一点，还需要我们不断提高自己的理论素养和进行大量的实践活动。

第二节　结果解释与理论构建

一、理论构建的过程

科学的事业并非只是为了积累事实，而且要构建理论。理论的构建是科学研究的重要组成部分。理论构建泛指提出或建立理论体系的过程。科学意义上的理论构建主要是通过经验研究，以可验证的方式对某类现象作出系统性的解释的过程。

心理学研究的目的是通过对结果进行解释进而提出适用于一定范围的理论体系，以帮助人们进行解释、控制或预测某些心理现象。由此可见，研究结果的解释和理论构建是紧密联系、相辅相成的。从研究结果的解释到理论构建的过程，实际上就是研究结果的理论分析过程。这一过程是心理学研究的重要环节。理论分析是否充分和深入，直接决定了研究的价值和意义。因此，心理学研究必须重视研究的理论分析。对研究结果的理论分析，是建立在定性分析和定量分析基础之上，是超越了对心理和行为现象的描述，借助于理论思维（包括概念、判断、逻辑推理、分析和综合、比较、抽象和具体等思维过程）对经验材料（数据和定性资料）进行一系列思维加工，最后上升到理性认识，从而揭示事物的本质和规律。

进行理论分析，主要包括以下几个过程：

（1）解释和说明变量之间的关系：通过对研究结果进行定性分析和定量分析，研究者获得了变量之间的各种可能关系，通过进行理论分析，可以解释和说明这些关系，并从中寻找出最符合已有理论和实际的变量关系。

（2）检验研究的理论假设：研究的理论假设对于心理学研究的进行和研究成果的取得是十分重要的。目前，我国心理学研究中的许多研究的水平还有待于进一步提高，其中一个最主要的问题就是研究的理论基础比较薄弱，研究者不能依据有关理论提出较好的理论假设，因而不能通过对结果解释和对假设的检验构建研究的理论框架。对理论假设的检验应该结合研究的定性分析和定量分析，通过结果解释实现，尤其要注意研究结果与理论假设不符的情况。如果研究所得的结果与理论假设相违背，研究者就要认真分析研究程序中的每一步骤和环节，探讨结果与假设不符的原因。可能原因主要集中在研究本身和假设所依据的理论两个方面。还应该检查研究本身有无错误，如研究方法是否得当、测量的信度和效度是否符合要求、误差是否在允许范围之内、统计分析方法是否正确等等。如果研究本身有问题，那就需要重新进行研究设计；如果研究本身没有问题，就应该考虑问题是否可能出在假设或所依据的理论上，然后根据研究结果对理论或假设进行修正，并提出新的理论。

（3）总结出一般性的系统的理论认识：心理学研究通常是从总体中抽取一定的样本进行的，所获得的研究结果代表着这一样本的规律或特征，然后根据取样原则和统计规律，由样本的信息推断总体的规律和特征，从而获得对总体的理性认识。

从研究结果的解释到理论构建的过程，实际上就是思维的分析、综合、比较、概括和抽象等过程。对某一项研究而言，理论构建就是整合对各个部分的理性认识而获得结论的过程；对某一研究方向或研究领域而言，理论构建就是整合各个研究的成果而获得比较系统的理论的过程,当然,这些理论都必须是能经受得住实践检验的。理论构建可以使用的方法多种多样,但是无论你采用何种方法去分析都必须遵循客观性原则和逻辑推理的规则。

二、变量间的相互关系

不管进行研究结果的解释还是进行理论构建,都必须明确变量之间可能存在的关系。一般说来变量之间的相互关系有三种类型:正交关系、相互关系和因果关系。

1. **正交关系**(orthogonal relationship) 是指两个变量之间没有相互影响、相互制约的关系,也就是从一个变量不可能推导或预测另一个变量的情况。如体重与学习成绩之间的关系就是一种正交关系,体重增长不受学习成绩好坏的影响。

2. **相关关系**(relevant relationship) 是指变量之间有相互影响的关系,表现在量上和方向上。相关关系有三种形式:正相关、负相关和零相关。应该注意的是相关关系只表示了变量之间产生相应变化的关系,并未指出因与果。

3. **因果关系**(causality relationship) 是指某一些变量的变化导致另一些变量发生变化的关系。因果关系按照一定的标准可以分为不同的类型。因果关系有直接因果关系和间接因果关系。因果关系还可以分为一因多果、多因一果和多因多果。一因多果是指一种原因同时引起多种结果;多因一果是指一种结果同时由多种原因引起;多因多果是指原因和结果都有多个。

变量之间的因果关系必须符合以下几个条件:①二者之间必须有可解释的相关关系;②二者之间必须有一定的时间先后顺序,先有因后有果,二者顺序不能改变;③二者之间不能是虚假关系(即一种关系被另一种关系取代之后,原来的关系被证明是不成立的);④因果决定的方向不能改变。一般而言,判定因果关系式是很困难的,运用多元分析中的路径分析与结构方程模型是检验因果关系存在的有效方法之一。

三、理论构建的方法

心理学研究的理论分析实质上就是从理论上描述和解释心理行为现象,构建理论模型。因果分析是理论构建最常用的方法之一。所谓因果分析是指探寻现象之间的因果关系的方法,其实施的基础是辩证决定论的普遍联系的观点。心理学研究的主要目的是寻求各种心理行为现象发展变化的因果规律,以此构建科学的理论。因此,因果分析对心理学研究有着重要意义。因果分析的方法很多,主要有归纳法、实验设计法和统计分析法等。

1. **归纳法** 因果分析的逻辑思路仍以归纳法的五种推理方式为主,五种推理方式包括求同法、求异法、求同求异法、共变法和剩余法,这些推理方式也是因果分析的主要方法,多用于定性分析中。这几种方法我们在本章第一节第四个问题即研究结果解释的原则和方法中都提到过,这里不再赘述。这五种方法是因果分析中常用的方法和思路,是探索因果关系的初步方法,属于经验层次。实际应用中,还需要运用其他确认因果关系的途径对归纳法进行补充和完善。

2. **实验设计法** 实验设计法有多种形式,并且随着心理学研究的发展而不断完善。比如在个体心理发展的研究中,纵向研究设计和横向研究设计是两种最常用、最基本的设计类型。在目前的发展研究中,通常将纵向研究设计和横向研究设计交叠在一起构成聚合式交叉设计,这种研究设计综合了纵向研究设计和横向研究设计的优点,即可以在短期内了解各年龄阶段儿童心理特点的总体状况,也可以从纵向发展的角度认识儿童心理特征随年龄增长而出现的变化和发展,还可以探讨社会历史因素对儿童心理发展产生的影响,这种聚合式交叉设计就是确定因果关系的一种研究设计。

3. **统计分析法** 统计分析方法是指通过对研究对象的规模、速度、范围、程度等数量关

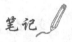

系的分析研究,认识和揭示事物间的相互关系、变化规律和发展趋势,借以达到对事物的正确解释和预测的一种研究方法。统计分析方法是目前广泛使用的现代科学方法,是一种比较科学、精确和客观的方法。统计分析方法如因素分析法、路径分析和结构方程模型等在确认因果关系时也经常采用。

以上几种方法经常并用,因果关系的确认和因果模型的建立,是构建心理学研究理论的必要基础和核心,而且构建理论还需要经过一系列的步骤,不管其构建过程如何,任何心理学研究理论都必须在实践中加以检验、修正和完善。

(李文福)

复习思考题

1. 研究结果解释的意义?
2. 研究结果解释的内容?
3. 研究结果解释的原则和方法?
4. 研究结论概括性的内容?
5. 评价一项研究结论的概括性,需要考虑哪几个方面?
6. 如何进行理论构建?

笔记

第二十一章　meta 分析

本章要点

meta 分析概述
　　meta 分析定义
　　meta 分析发展历史
　　常用 meta 分析软件
meta 分析基本统计原理
　　效应指标定义
　　效应模型选择
　　参数估计
　　meta 分析结果的图表：森林图
meta 分析的步骤
　　明确研究目的，制定纳入标准和排除标准
　　确定资料来源，制定检索策略
　　选取符合纳入标准的研究并进行严格评价
　　对统计量进行合并，分析变异来源
　　报告结果，作出结论及评价
meta 分析的评价
meta 分析的局限性
　　meta 分析的评价原则
结论与应用展望

关键词

meta 分析；异质性；效应值；效应模型；森林图；偏倚

　　近半个世纪以来，随着定量研究范式的扩张，关于同一个问题的定量研究结果越来越多。各种文献所采用的方法、样本很可能存在很大差异，得到的结论也可能大相径庭。如何梳理这些文献？如何用统计学方法对收集的多个研究资料进行分析和概括，以提供量化的平均效果来回答研究的问题？即如何通过增大样本含量来增加结论的可信度，解决研究结果的不一致性问题？这就用到心理学中的另一种重要研究方法——meta 分析。

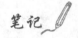

第一节　meta 分析概述

一、meta 分析的定义

meta 分析（meta-analysis）一词，最初是由英国心理学家 Gene V.Glass 于 1976 年提出，是指对多个同类原始研究结果的整合统计分析。Glass G.V. 将 meta 分析定义为："对具备特定条件的、诸多同类研究结果进行综合的一类统计方法"（The statistical analysis of a large collection of analysis results from individual studies for the purpose of integrating the findings），强调它是来回答新的研究问题的资料再分析（reanalysis of data）或第二次分析（secondary analysis），以区别于原始研究资料的首次分析（primary analysis）。meta 为希腊语前缀，按照韦氏大辞典的解释，具有在后（after）、超出的（transcending）、根（root）等含义。国内曾翻译成汇总分析、元分析、荟萃分析等多个名称，但近年来"meta 分析"一词逐步得到越来越多的认同。

在世界范围内，对于同一个研究目的，可能有几个、几十个，甚至上百个研究者在不同地区进行研究并发表研究结果。如果单独考虑这些研究结果，任一研究都因为样本量太少或研究范围过于局限而很难得到一个明确的或具有一般性的结论，而将这些结果进行整合后所得到的综合结果无疑比任何一个单独的研究结果更有说服力。因此，越来越多的流行病学家和统计学家不再把 meta 分析简单地局限为一种统计学方法，而是汇总多个同类研究结果，并对研究效应进行定量合并的分析研究过程，包括提出问题、制定研究计划、检索相关文献、制定文献筛选标准并选择符合要求的纳入文献、提取数据信息、质量评价、统计学处理以及结果的分析和讨论等。

对于 meta 分析这个术语本身，学术界尚存在许多类似或者相关的用语，如"overview"、"pooling"、"quantitative synthesis"、"data pooling"、"data synthesis"、"literature synthesis"等，"meta 分析"一词强调使用统计学方法将多个独立研究结果进行分析和整合，具有较好的客观性和科学性，因而被广泛使用。

二、meta 分析的发展历史

早在 1904 年，Pearson K 就提出"data pooling"这一概念，意为对文献信息进行定量综合分析。而在 1932 年 Fisher 提出的 P 值综合可以说是 meta 分析的真正起始。1955 年，Beecher HK 发表《强有力的安慰剂》一文，这是第一篇和医学有关的定量综合以往相关研究结果的文献。此后，meta 分析很快被运用至医学领域中。

20 世纪 70 年代中期，由于社会科学领域存在大量具有相同主题的研究，使得对多个资料合并分析技术显得愈加重要。至 20 世纪 70 年代后期和 80 年代早期，包括 Rosenthal（1978）、Glass（1981）、Hedges（1982）、Light（1983）和 Pillermar（1984）在内的一批专家进一步发展了一些新的 meta 分析统计学方法。meta 分析的目的也由最初的仅强调统计学的显著性，扩展到对合并的研究资料进行系统评价和效应大小的估计。1989 年，美国国立医学图书馆（NLM）将"meta-analysis"正式收录进主题词表（Medical Subject Headings，MeSH）。1993 年，NLM 把 meta 分析作为一种文献类型，纳入 Medline 中"出版类型（publication types）"字段中。随后成立的 The Cochrane Collaboration 旨在为循证医学的实践提供高质量的系统评价，对多个随机临床试验结果进行 meta 分析后得到的系统评价被认为是系统评价中最高级别的证据。在临床医学和流行病学研究领域，meta 分析已逐渐被人们熟悉、接受并得到广泛应用。

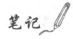

笔记

三、常用的 meta 分析软件

（一）RevMan

RevMan（Review Manager）是 Cochrane 协作网提供的一款免费软件，在 Cochrane 协作组织的官方网站可免费下载。目前最新版本为 RevMan5.2。由于 Cochrane 协作网的影响和免费的特点，其应用较多。

（二）CMA

CMA（Comprehensive meta-Analysis）是一款商业软件，其输出的森林图可以自定义编辑，并可输出为 ppt 和 doc 格式文件，是目前应用较广的 meta 分析软件。

（三）Meta Win

商业软件，带有效应计量计算器。近年应用较少。

（四）Meta-Disc

Meta-Disc（Meta-analysis of diagnostic and screening tests），免费软件。界面友好，可进行异质性检验、线性回归和诊断试验的 meta 分析，图形质量较高。

（五）R

R 软件是免费统计软件。它是一套完整的数据处理、计算和绘图软件系统，通过 meta 分析扩展包，不仅可以完成经典的 meta 分析功能，一些新近出现的如网络 meta 分析等，也可以在 R 中实现。

（六）通用统计软件中的 meta 分析模块

STATA、SAS 和基于 Bayes 方法的 BUGS 等统计软件都嵌入了 meta 分析的模块，但是从界面、方便程度、灵活性、输出图形等方面不及上述软件。

第二节　meta 分析的基本统计原理

一、效应指标的定义

meta 分析的基本原理是对多个独立研究的结果数据进行加权平均，从而得到一个综合结果。一般首先需要确定 meta 分析的效应值（effects size，ES），这个指标能够较好地反映研究结果，并且大多数同类研究中都含有这个效应值指标；第二步就是对这些效应值指标的统计量加权平均作为综合疗效的估计，并计算出相应的可信限区间及其假设检验。最常用的一种效应值计算方法是 Cohen's d，Cohen's d 是组间均值之差除以合并的标准差。Cohen's d 也可以从比较组间差异的 t-test 的 t 值计算而来。效应值也有一些其他的计算方法。

统计学家 Cohen（1988）提出效应值（Cohen's d）的基本计算方法以及对其大小的理解：

$$d = M_1 - M_2 / S_{pooled}, \text{其中} S_{pooled} = \sqrt{[(s_1^2 + s_2^2)/2]}$$

Cohen（1988）对效应值大小的评价：小的效应值在 0.2 以下，中等程度效应值为 0.5，大的效应值在 0.8 或之上。当等于 0 时，意味着治疗均数在对照组分布的 50% 百分位或者治疗组的分布与对照组完全重叠（overlap），两组间效应值分布没有差异；0.8 相当于治疗组均数在对照组分布的 79 百分位或者有 47.4% 的分布没有重叠；1.7 意味着治疗组均数分布位置在对照组数值分布的 95 百分位或者意味着有 75.4% 没有重叠。

meta 分析的效应指标常包括相对危险度（relative risk，RR）、比值比（odds ratio，OR）、危险率差、加权均数差值、需要治疗人数、产生有害结局人数、回归系数和相关系数等。

二、效应模型的选择

meta 分析有两种效应模型：固定效应模型（fixed effect model，FEM）和随机效应模型（random effect model，REM）。固定效应模型是假设各个研究的效应指标统计量为齐性的（即各个研究之间的效应值理论上是相等的），故需要对各研究的效应指标进行齐性检验（homogeneity test），亦称同质性检验。如果研究存在受随机因素影响的效应指标，需要选用随机效应模型进行 meta 分析。也就是说，固定效应模型是指在 meta 分析中假设研究间所有观察到的变异都是由偶然机会引起的一种合并效应量的计算模型，这些研究假定为测量相同的总体效应。随机效应模型，它是统计 meta 分析中研究内抽样误差（方差）和研究间变异以估计结果的不确定性（可信区间）的模型。

1. 固定效应模型 假设各个独立研究的效应值为 Y_i，它们的总体参数为 θ，即 $E(Y_i)=\theta$，令 $S_i^2 =\mathrm{var}(Y_i)$ 表示第 i 个研究的方差。当样本量较大时，根据中心极限定理，Y_i 应该服从围绕 θ 的近似正态分布。假定 S_i^2 已知，在固定效应模型中，我们有

$$Y_i \sim N(\theta, S_i^2)$$

$i=1, 2, \cdots, K$ 表示纳入 meta 分析的 K 个独立研究，θ 为 meta 分析的效应合并值。

2. 随机效应模型 假设 Y_i 为纳入 meta 分析的第 i 个研究的效应值，Y_i 来自均数为 θ_i，方差为 S_i^2 的正态分布，即 θ_i 是第 i 个研究的"真实效应"。$\theta_1, \theta_2, \cdots, \theta_k$ 相互独立。θ 为 meta 分析的效应合并值（效应的平均水平或总体水平），τ^2 为研究间变异，即随机效应。如假设 θ_i 来自均数为 θ，方差为 τ^2 的正态分布。在随机效应模型中，我们有

$$Y_i|\theta_i, S_i^2 \sim N(\theta, S_i^2)$$
$$\theta_i|\theta, \tau^2 \sim N(\theta, t^2)$$

三、参数估计

参数估计时，首先要作异质性检验，以确定选用何种模型。如果异质性检验不拒绝 H_0，即研究间的差异没有统计学意义，可采用固定效应模型；如果拒绝 H_0，则认为研究间存在异质性，应采用随机效应模型；如果研究间的异质性很大，应根据研究特点对同质性的研究合并作亚组分析。

异质性检验一般采用 Q 检验。

$H_0: Q=\theta_1=\theta_2=\cdots=\theta_k$

$H_1: \theta_1, \theta_2, \cdots, \theta_k$ 中至少有一个不全相同

在 H_0 成立的条件下，对大样本研究，我们有统计量

$$Q_w=\sum_i^k W_i(Y_i-\hat{Q})^2 \sim X_{k-1}^2$$

由极大似然估计或加权最小二乘法估计可得 $\hat{Q}$，即

$$\hat{Q} = \sum W_i Y_i / \sum W_i, \quad W_i = 1/S_i^2$$

如果 Q_w 大于自由度为 $k-1$ 的 χ^2 分布的界值，则拒绝 H_0，可以认为纳入 meta 分析的研究不同质，即研究间存在异质性，这些研究来自 2 个或多个不同的总体。这种情况可以选用随机效应模型。

如果 Q_w 不大于自由度为 $k-1$ 的 χ^2 分布的界值，则不拒绝 H_0，可以认为纳入 meta 分析的研究同质性较好，K 个研究来自同一总体。

Q 统计量实际上是效应值的加权离均差平方和。Q 检验的功效较低，不拒绝 H_0 只能说明研究间的变异较小。Hardy 等的模拟研究结果表明，影响 Q 检验功效的因素为纳入研究

笔记

的总量、总得信息量（即总的权重或方差的倒数）、不同研究权重的分布（即效应值的离散程度）等。在效应合并时，固定效应模型只考虑研究内变异，随机效应模型则同时考虑了研究内变异和研究间变异。反映在对同一批数据的 meta 分析时，随机效应模型比固定效应模型保守，而且通常有更宽的95%CI和较少的机会出现"具有统计学意义的差异"。

实际应用中，如果 Q 值在界值附近，应同时采用固定效应模型和随机效应模型，比较参数估计是否有差异，使 meta 分析的结论更可靠。

四、meta 分析中的统计图：森林图

在 meta 分析的结果中，森林图（forest plot）是最常见的统计图。在典型的这类图中水平线密集"成林"，故称森林图。它既能概括 meta 分析的结果，又能使得结果一目了然，还可大致看出结果间的变异程度。图 21-1 是来自一项某研究的 meta 分析，RR 是用于比例或者率的效应值，该研究供合并项单独研究，从上到下按照研究者排列。在图中显示了每个研究的点估计（本例为 RR）、权重及95% 可信区间。点估计为大小不一的方块，方块大小反映了单个研究权重的大小，方块越大表示权重越大。可信区间为长短不一的水平实线，它们穿越方块的中心，其长度反映了可信区间的宽度。实线越长，表示可信区间越宽。

图 21-1 中央的垂直实线为无治疗效果（$RR=1$）参考线，当总体 RR 的可信区间与之重叠时表示综合结果支持治疗无效（如果结局指标时疗效的话），不重叠则说明有治疗效果。综合治疗效果的点估计及其可信区间放在图的底部，为一菱形。菱形的中心为综合结果的点估计，水平方向的两个端点是它的95% 可信区间的上、下限。另外，垂直虚线为综合结果的延长线。

加权均数差值（weighted mean difference，WMD）是用于连续变量类型的效应量。图 21-2 是关于效应值为 WMD 的一个例子，中央的垂直实线为两组间效应无差异（$WMD=0$）参考线。

当效应指标，如比值比、相对危险度、加权均数差和标准化均数差的95% 可信区间横线与森林图的无效线（横坐标刻度为 1 或 0）相交时，干预组的效应值等于对照组，干预因素无效；当其95% 可信区间横线不与森林图的无效线相交且落在无效线右侧时，干预组的效应值大于对照组；当其95% 可信区间横线不与森林图的无效线相交且落在无效线左侧时，干预组的效应值小于对照组。

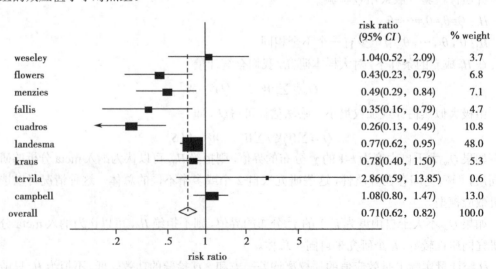

图 21-1　meta 分析中的统计图：森林图（效应值为 RR）

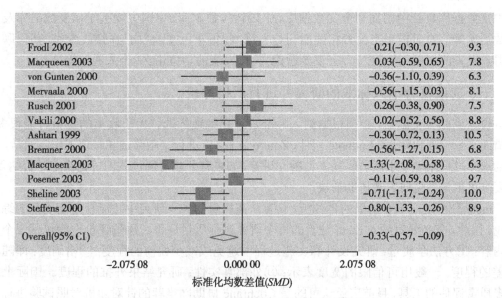

图 21-2　meta 分析中的统计图：森林图（效应值为 *SMD*）

第三节　meta 分析的步骤

meta 分析的本质是一种观察性研究，其步骤大致上包括提出问题、收集数据并进行分析、报告结果等。

一、明确研究目的，制定纳入标准和排除标准

明确目的就是要弄清研究要解决什么问题，因此，要做 meta 分析首先要会提出问题。meta 分析课题一般来自心理学研究不确定或有争议的问题。一个研究问题一般要包括下列 4 个要素：人群（population）、干预（intervention）或暴露、比较（comparison）、感兴趣的结局（outcome），这种问题格式称 PICO 格式。比如心理干预缓解高三学生考试焦虑的效果研究，将这 4 个要素分解开来：人群为高三学生，干预为系统心理干预，比较为不进行心理干预，结局为考试焦虑是否得到缓解。明确研究问题后，需要进一步制定纳入标准和排除标准。拟定纳入与排除标准时，除考虑研究设计的类型、报告发表的时间、地区、语种、文献形式外，对每个独立研究，研究对象（年龄、性别、疾病类型、疾病严重程度）的选择、对照组（空白对照、安慰剂对照、标准治疗对照、常规治疗）的设置、药物或暴露（剂型、剂量、用药途径、疗程）的定义、随访的长短、结果的判断标准等均应有明确的规定。

二、确定资料来源，制定检索策略

为保证 meta 分析的质量，应尽可能地查找一切与所研究的主题相关的文献。文献检索的完整性会直接影响研究结果的可靠性。文献检索时最好能找到所有有关的文献（包括未发表的），以减少发表偏倚对研究结果的影响。制定检索策略时，应通过分析课题，将研究问题分解为几个方面，写出相应的检索词，并确定检索词与检索词之间的逻辑组配关系。必要时可以咨询专业图书馆员或信息检索人员，尽量避免漏检和误检。检索文献时可对检索时间段、文章发表的语种、出版年限、出版类型进行必要的限制。

一般可通过计算机或手工文献检索进行资料收集。常用的英文数据库包括 PsycINFO、Pubmed、Embase、ISI Web of Science、The Cochrane Library 及 The Campbell Library。常用

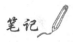

的中文数据库包括中国期刊全文数据库、中国科技数据库、中国生物医学摘要数据库及万方数据库等。有时需手工检索相关期刊与书籍，收集灰色文献（如与同事、专家、药厂联系获得未发表的文献；政府报告、会议专题论文、未发表的学位论文、个人通信等）。

三、选取符合纳入标准的研究并进行严格评价

检索到相关文献后，必须根据纳入标准进行仔细地筛选。由于收集的资料可能很多，可借助文献管理软件（如 Endnote 软件、Zotero 软件等）进行文献筛选和管理工作。通常，研究的选择过程至少要求两名研究人员独立进行，如果有分歧可通过共同讨论决定是否纳入，必要时可由第三位研究者协助解决。

meta 分析是对原有结果的再分析，只有从高质量的独立研究中才能获得高质量的综合结论，因此，有必要对纳入 meta 分析的每个研究进行质量评价。质量评价一般包括三个方面内容：①方法学质量：研究设计和实施过程中避免或减少偏倚的程度；②精确度：即随机误差的程度，一般用可信限的宽度表示；③外部真实性：研究结果外推的程度。国际上有很多质量评估的工具，目前广泛认可的是 Cochrane 协助网推荐的针对随机对照试验进行的偏倚风险评估标准，其具体内容包括：①随机分配方案的产生；②隐蔽分组；③是否采用盲法；④结果数据不完整；⑤选择性的结果报告；⑥影响真实性的其他潜在危险。我们对每篇随机对照试验进行偏倚风险评估时："low risk"表示低度偏倚；"high risk"表示高度偏倚；"unclear risk"表示缺乏相关信息或偏倚情况不确定。

四、资料提取，选取适于综合分析的统计量

资料提取是从符合纳入要求的文献中摘录用于 meta 分析的数据信息，所提取的信息必须是可靠、有效、无偏的。为保证数据收集的质量，在资料信息提取和计算机录入时应双人独立进行，核查过程中遇到不同之处应经过讨论决定。资料的提取至少应包括研究的文献来源（文章题目、第一作者、发表期刊、名称、发表年限）、研究的设计类型及方法学信息（如分组数、随机方法、盲法、样本量、研究场所等）、研究对象的基本特征（年龄、性别、种族、诊断标准、分期、病例来源等）、干预措施、结局或结果。

对纳入 meta 分析的文献，应考虑采用哪些效应指标进行合并。通常两组间比较时，连续变量用加权均数差值（WMD）、标准化均数差值（SMD）表示效应大小；二分变量用率差（rate difference，RD）、比值比（OR）、相对危险度（RR）、相对危险度降低（relative risk reduction，RRR）等表示效应的大小。

五、对统计量进行合并，分析变异来源

对各独立研究结果合并进行统计学分析的基础是假定各独立研究的结果是同质的，即各研究间现有结果的不同仅仅是由于抽样误差造成的。综合各独立研究的结果进行合并，理论上因为增大了样本含量，从而使随机误差减小。但如果各研究结果的差异不仅仅是由于抽样误差造成的，meta 分析有时就会导致错误的结论。因此，在对结果数据进行统计合并之前，应首先对其进行同质性检验。

进行异质性检验时，结果若为 I^2（异质性导致的效应值变异统计量）<50% 或 $P \geq 0.1$ 时，纳入文献被认为是同质性，采用固定效应模型分析；反之说明研究间存在实际异质性，需要查找异质性的来源，采用随机效应模型分析。

meta 分析的异质性来源一般存在三方面：临床异质性、方法学异质性和统计学异质性。临床异质性是指：受试对象的不同、干预措施的差异和研究的终点指标不同所导致的变异。方法学异质性是指：由于试验设计和质量方面的差异引起的，如盲法的应用和分配隐藏的

不同，或者由于试验过程中对结局的定义和测量方法的不一致而出现的变异。统计学异质性是指：干预效果的评价在不同试验间的变异，它是研究间临床和方法学上变异联合作用的结果。临床异质性、方法学异质性和统计学异质性三者是相互独立又相互关联的，临床或方法学上的异质，不一定在统计学上就有异质性表现，反之亦然。

如果不同研究之间存在异质性可采取以下措施：①检查每个研究的原始数据是否正确，检查提取数据的方法是否正确。②从临床异质性和方法学异质性的角度探讨异质性的来源，根本上解决同质性研究才能合并效应量的问题。按不同设计方案、研究质量、参加人群特征、治疗时间的长短等分成亚组，进行亚组分析。③敏感性分析是检查一定假设条件下所获得结果的稳定性的方法，其目的是发现影响 meta 分析研究结果的主要因素，解决不同研究结果的矛盾性，发现产生不同结论的原因。在排除可能是异常结果的研究后，重新进行 meta 分析，与未排除异常结果研究的 meta 分析结果进行比较，探讨被去除的研究对合并效应的影响程度。④ meta 回归，通过建立回归方程，来反映一个或多个解释变量与结果变量之间的关系，从而筛选出导致异质性的重要影响因素。⑤选用效应模型进行 meta 分析。meta 分析的统计方法包括固定效应模型和随机效应模型。当通过临床专业知识、统计学知识和前述的异质性分析方法，仍然无法解释产生异质性原因，可以采用随机效应模型进行 meta 分析。⑥若异质性过于明显，则应放弃进行 meta 分析，只对结果进行一般性的统计描述。

六、报告结果，作出结论及评价

在进行一系列统计学合并分析后，应对所得结果作出科学、合理的解释，并写出相应的研究报告。在撰写研究报告时，应详细陈述分析的目的，文献查找方法及取舍标准，所综合的单个研究的特征；说明所应用的统计学方法；提供包含有各个研究统计结果的图表；提供敏感性分析结果；结论可能遇到的偏倚及处理方法；讨论分析结果应用价值等。

meta 分析的讨论部分是对评价结果的解释，其中重点应当介绍有助于人们决策的几个方面：证据的强度、结果的可应用性、其他与决策有关的信息，如费用问题和临床实践的现状，干预措施的利弊，费用的权衡。

将 meta 分析的结果应用到临床决策中，除了考虑方法学质量和报告质量外，还要考虑结果的临床重要性，包括 meta 分析纳入的是否为高质量的研究、结局指标是什么、结果是否精确以及合并效应量等内容。若 meta 分析纳入的是高质量的研究，且数量充足，各研究结果同质性较好，那么结果精确度就越好，证据的强度也较高。

第四节　meta 分析的评价

一、meta 分析的局限性

meta 分析虽有它科学、合理的一面，但也存在着不少局限与问题。

（一）方法学自身的缺陷

meta 分析的本质是一种观察性研究，而不是原始研究。meta 分析是对现有同类研究的再次分析，其资料来源受到多方面限制，这些研究可能好坏都有，有的数据不完整，有的混杂因素可能控制不好，当然也有的数据真实性不可靠。从根本上来说，meta 分析的结论取决于单个独立研究的质量和数量。为更好地避免 meta 分析方法学自身缺陷，如何把握和分析来自各个方面的变异，是综合分析中需要考虑的重点问题。在设计和实施过程中，可以采用诸如评价原始文献的质量，制订严格的纳入和排除标准，全面收集文献以减少发表偏倚,进行一致性检验,选用合适的统计方法等作为保证 meta 分析质量的措施。并通过采取不同的评判标准、不同的权重方式、不同的剔除组合方法,进行敏感性分析,以评价 meta 分析的质量和结论的有效性。这是对 meta 分析本身的评价和质量控制。

(二)统计学方法滞后

meta 分析的统计学方法尚不够完善,还不能满足不同资料类型和不同设计方案的需要,如多个均数比较、等级资料比较时,目前已有的 meta 分析方法仍属于探索性质。

(三)发表偏倚难以克服

尽管理想的 meta 分析应该包括所有文献,发表的和未发表的,但是对后者收集往往比较困难。随着现代信息技术的不断发展,查新已能较好解决。但由于发表偏倚的存在,造成查全较为困难。尽管目前对于发表性偏倚有一定识别与处理方法(如漏斗图法、剪补法以及公式法等),但如何纠正发表性偏倚还有待统计学方法方面的突破。发表性偏倚是指有统计学意义的研究结果比无统计学意义的研究更容易投稿和被发表。作者往往把阳性结果的试验拿来写论文,编辑部也往往只注重发表阳性结果的论文。因为存在发表性偏倚,即使具备周密的检索策略和手段(如与研究者个人联系),也不可能完全地纳入所有相关研究,所以发表偏倚不可避免地存在并影响 meta 分析结论。

(四)结果的应用问题

在各个独立研究中,研究对象的特征有明确规定,干预措施也有明确说明,因此其研究结果的适用范围也较为明确。meta 分析工作量巨大,合并了多个独立研究(不同时间、不同地点、不同人群),有关研究对象、干预措施特征若在设计时没有很好的定义,其合并结果的重复性及结果的临床解释及应用将受到一定影响。

另外,有些心理学治疗尚无法定论甚至结论互相矛盾。一些研究常常难以开展随机对照试验,如心理治疗干预及预后的研究等。meta 分析可能对这些有争议的课题过早地作出定论,从而抑制对有争论的课题的进一步深入研究。因此,在实践和科研中,不能因为有了 meta 分析而忽略开展随机对照试验,也不能因为强调随机对照试验和 meta 分析而忽略单个病例及其诊治经验的积累。

二、meta 分析的评价原则

由于 meta 分析存在诸多局限性,因此对 meta 分析应该进行严格的质量控制和评价。meta 分析的评价原则包括:是否事先有研究方案,是否清楚地报告了研究的收集策略,是否有专门的纳入和排除标准,是否列出被纳入或排除的有关研究的论文,并说明了排除的理由,是否有直观的图示和一致性检验,是否用恰当的统计学处理和灵敏性分析,如果综合分析显示显著性差异,是否陈述了出版偏倚,是否作出了有效、不肯定或有害的结论,或提出了是否进一步研究的建议。

三、应用展望

尽管 meta 分析还存在许多不完善的地方,但它作为一种定量综合既往同类研究目的资料的新方法,具有基本原理简单的优越性,特别是当单个研究得不到一致性结果时,其综合研究增加了统计学的把握度。meta 分析研究在我国心理学研究中发展迅速,并取得了不少成就。随着 meta 分析应用领域的不断扩大,各国研究者也在积极地研究如何克服其局限性,使其不断地改进和发展。meta 分析方法将会不断地趋于成熟和易于使用,其功能也将会更强大,因而在今后的科研中其应用前景是十分广泛的。

(李春波)

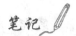笔记

复习思考题

1. 名词解释: meta 分析,效应指标,效应模型,森林图,临床异质性,方法学异质性,统计学异质性

2. 对研究进行质量评价包含哪些方面?

3. 简述 meta 分析步骤?

4. 偏倚风险评估标准的内容?

笔记

第二十二章　学位论文和科研论文的撰写

本章 要点

科研论文的基本结构及其作用

题名

作者及单位署名

摘要

关键词

引言

方法学

结果

讨论

结论

致谢

参考文献

论文撰写的基本要求和注意事项

综述类论文撰写的基本要求

关键 词

论文；写作；结构；摘要；关键词；引言；方法学；结果；讨论；结论；综述

第一节　概　　述

科研论文从文体角度理解是一种议论文，是随着现代科学技术研究进入中国而新近产生的一种议论文文体，因此可以说是当代汉语一种比较有特色的文体。科研论文的基本作用是报告科学研究的发现（成果），并以这些发现为基础表达作者对某一科学问题或现象的观点。科研论文写作应以科学研究活动为基础，但好的科研论文不是仅仅对研究过程和研究发现的机械记录，而是在分析、归纳、推理等逻辑思维活动基础上形成一个新观点或思想的过程，写作本身其实是一项需要另外付出汗水的再创作过程。

科研论文写作是科研工作的最基本内容之一，科研工作者要高度重视科研论文的写作和写作能力的不断提高。"没有记录，就没有发生"。写作规范的科研论文是科研成果发布、科学思想表达的最为正式的方式，一项研究成果无论多么具有创新性和科学性，如果没有采用公认的方法"公之于众"，那么对科学本身的发展和人类福祉的提高都可能不会产生有意义的影响。与科学研究工作本身一样，科研论文写作能力也有一个不断学习、不断实践、

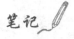

笔记

不断积累，才能不断提高的过程，只有将秉持客观、求实、严谨、认真的态度作为终生性自我要求，才可能攀登到科研论文写作的最高峰。

第二节　论文各主体内容的撰写

一、概述

前已提及，科研论文的基本作用是发布科研结果，表达作者对某一科学问题的观点。这是科研论文写作的基本目的，是作者在动笔前要时刻铭记的。作为一种已经发展成熟的文体，科研论文和诗、词、小说等文体一样，在形式和内容上有一些基本要求，集中体现在科研论文拥有比较固定的结构模式。这个固定的模式在不同学科领域、不同科技期刊之间，虽存在一些差别，但总体上"大同小异"。

科研论文的分类，根据分类的依据，结合专业领域内的具体情况，有不同的表述，但最基本的是根据论文中所报告的主要数据的来源进行分类，可将论文分为原研性论文和非原研性论文。原研性论文的核心内容，是作者自己或课题组就某一科学问题或科学假说进行研究所获得的新的独创性的数据，是属于作者对深化某一科学理论或解决实践中某一科学问题的"原创性"贡献。这类论文的代表性文体一般称为原研性论文（original articles），论文格式要求最为全面，本节以原创性论文为基础讨论论文的结构。非原研性论文的代表文体是综述，主要是以他人以及自己已经公开发表的数据作为论证论点的论据，写作要求在后文中论述。这里首先要强调的是，非原研性论文所采用的数据虽然不是"原创性"的，但不等于所表达的思想或观点就没有创新性。

二、论文各主体内容的撰写

论文的主体内容，为了表述方便区分为若干基本内容结构，一般包括题名（或称标题）、作者及单位署名、摘要、关键词、引言、方法学、结果、讨论和结论、致谢、参考文献。本节主要介绍这些组成论文基本结构的内容，简述其在整篇论文中的作用。

1. **题名**　题名（title）是对一篇论文核心主题和内容的高度概括甚至升华，是一篇文章的"文眼"，读者由此可窥文章之主旨。因此，作者要高度重视为文章拟定一个"好"的题名。读者阅读任何一篇文章，首先映入眼帘的就是这篇文章的题名，如果读者对题名没有形成一个良好的"第一印象"，他去读这篇文章的可能性就会大大降低。对科研论文而言，它能够被广泛传播的一个重要渠道是被相关专业文献数据库收录，而在文献数据库中，题名又是一篇文章的最基本索引。可以毫不夸张地说，题名也是一篇论文的"广告牌"。

2. **作者和单位署名**　科研论文的作者（authors）首先是一篇论文和所报告的研究工作的责任者，是实施一项研究工作的主要或重要贡献者。一项研究工作特别是大型研究工作，往往需要大量的研究者和其他人员参与，但只有对研究工作作出重要贡献并能够对研究实施过程、研究结果作出专业的说明和解释的研究者，才适合在论文中作为作者署名。论文作者也是论文及相关知识产权的拥有者。在一篇科研论文中署名，可能会享受到相关荣誉和利益，但更要承担责任，因此，对作为作者署名要始终秉持严肃、负责的态度。因"人情"需要，为对研究工作没有实际贡献的人署名，或者为增加投稿被采用概率等目的而未经本人同意在自己论文中署他人（常见情况是在本领域内有一定知名度或影响力的专业人员）的姓名，在现实生活中都是常见的问题，这些做法不仅违背科学研究和科研论文发表的基本学术道德要求，还可能构成侵犯他人合法权益而面临承担法律责任的风险。

作者和单位（affiliation）署名的顺序，应根据对研究工作和论文撰写贡献的大小，在论

301

文撰写时确定下来，并在以后的修改等过程中不得随意更改。所有作者中，一般将第一作者和通信作者（corresponding author）作为一篇论文的主要作者。第一作者一般是在相应研究工作中承担主要任务的研究者，并是论文撰写的执笔者。通信作者一般是论文和相关知识产权的第一所有人，是研究工作的首席研究者或负责人，或大型研究项目的领导者。在读研究生的导师一般也作为通信作者署名。在工作量较巨大、有多家研究单位参与完成的课题中，相关论文报告在必要时也可以将其他主要研究者以"共同第一作者"或（和）"共同通信作者"署名，此时应以脚注具体说明"第一作者"和"共同第一作者"各自在研究工作和论文撰写中承担和完成的任务。

3. **摘要** 摘要（abstract）是一篇论文内容"精华"的浓缩版本，同时也是题名信息更具体的扩展，是为了帮助读者用较短时间就能够更具体了解到论文的核心内容，以决定是否进一步阅读全文。阅读文献有经验的科研人员，首先会快速分析论文题名反映的信息，如判断可能是自己感兴趣的内容，就会立即查阅摘要，以进一步确定论文内容中是否有自己想要的信息。如果摘要内容没有吸引住读者，一般而言读者基本上就会放弃阅读这篇论文。另外，科研论文公开发表后，摘要就属于公共知识资源，它的传播和数据库收录不需要经过作者、发表期刊的授权，许多著名的文献数据库都是文摘型数据库，如中国科学引文数据库（CSCD）、中文生物医学数据库（CBM），国际上知名的 MedLine、PsychInfo 等。因此摘要是一篇科研论文能否得到传播并进而被读者（也就是相关科研领域的同行）广泛阅读了解的基础。写好摘要，可大大提高论文被同行阅读的机会，自己的研究工作才有可能被更多同行了解。而摘要的写作，不仅能够直接反映作者的论文写作能力，也能集中体现作者对相关专业领域常用科学研究方法、研究内容进展等掌握的程度。

4. **关键词** 关键词（keyword）可以说是"摘要"的摘要，是用数个学术名词对论文核心内容进行的提炼。关键词是文献数据库的基本索引之一，选定的关键词应能有助于论文被准确地检索到。关键词一般从论文标题、层次标题和正文中选出，是能够反映论文主题概念的名词或名词词组。关键词中应当含有突出研究对象和研究设计的词，其中标示研究设计的放在最后一个。关键词要首选使用全国科学技术名词审定委员会公布的规范词。一篇论文的关键词，以 3~8 个为宜。

5. **引言** 引言（introduction）是正文内容的第一部分，在呈现形式上不同期刊的要求不尽一致，如有的用"引言"作为这部分的标题，有的则隐去"引言"的题名，而直接以内容展现。不论形式要求有何不同，引言部分的基本作用都是为了"引"出、论证本研究的目的（目标），即告诉读者这个研究要论证或讨论的是什么科学问题，以及为什么要研究、讨论这个问题（即有什么科学理论或实践方面的意义）。

6. **方法学** 方法学（method）在中文期刊中可用"对象与方法""材料与方法"等不同的一级题名来表示。方法学部分的中心内容是详细描述研究实施的过程，也就是课题组是"如何"完成这项研究的，其中包括对研究变量的操作性定义。这是科研论文的核心内容之一，是评价论文内容报告的科学研究活动是否"真实、可信"以及是否具有"创新性、科学性、逻辑性"等的基本依据。毫不夸张地说，一篇研究论文有没有科学价值、对相应领域的科研或实践活动有没有一定参考意义，首要的一点是方法学部分的撰写是否清晰、具体到可被读者（也就是同行）"重复"研究工作来做验证的程度。道理很简单，如果作者在方法学部分无法将自己"如何"一步步完成研究工作的过程做清晰、具体的描述，无法做到基本学术名词理解和使用准确，读者又从何来理解作者的工作呢？也就更难以借鉴应用了。因此，作者应高度重视方法学部分的撰写。

7. **结果** 结果（results）的作用是呈现研究获得的基本数据以及对数据进行统计分析等处理后的发现，这是科研论文另一个核心内容。描述研究发现的基本要求是"客观、真实"，不仅要报告支持研究假说、符合研究预期的数据，对与研究预期"相反"的数据，也应做客观报告，也不可有意隐瞒让自己感到"不舒服"的数据。

结果部分要与方法学、讨论部分有着严谨的呼应，所有获得的数据在方法学部分应对获得数据的方法有具体描述，而展开讨论并作出结论要围绕数据来进行。

8. **讨论**　讨论（discussion）部分在整篇论文中的作用，是对研究结果作出评价和解释，特别是研究发现是否支持了自己的基本假说，这时要结合既往研究文献的发现对自己的研究结果进行审视、解释，对研究质量作出自我评估，据此提出自己的推论和作出研究结论。自己研究究竟有哪些理论上或实践上的意义，也是讨论部分要特别强调的内容，这既是对科研活动本身进行报告的初始目的，也是这篇论文能够提供的信息的精华。

讨论部分的写作，是展示作者对相关领域的基础知识（如常用研究设计、研究工具等）和研究进展熟悉和掌握的程度，展示作者的学术风采、学术个性和写作水平的主要平台。

9. **致谢**　致谢（acknowledgement）不是每篇论文都需要有的内容结构。致谢的对象，是参与研究或论文撰写的部分工作并有比较重要的贡献，但又不适合作为作者署名的个人或机构。有些学术期刊也要求将获得的基金资助信息以致谢方式列出。

致谢写作的一般格式是，"××（教授，主治医师，机构等）在本研究中承担了××工作，给予了××指导（帮助）……"。要强调的是，论文致谢中的署名，也应在事前征得对方同意。

10. **参考文献**　参考文献（reference）是科研论文必不可缺的组成部分。列出参考文献，不仅是体现学术论文区别于非学术文章的形式要求，更是对同行工作的尊重。参考文献也是开展科技信息研究的最基本数据，如，考察某种学术期刊影响力的常用指标之一——影响因子（impact factor, IF）的计算，考察某种学术思想的传播路径等，都是以分析论文参考文献为基本依据的。

对参考文献的选择、引用，能间接但直观地反映作者的学术水平，一个合格的研究者首先要成为查阅、筛选文献的"内行"，其中重要的是通过对文献方法学和结果内容的分析，对一篇论文的质量作出评价，从中选择真实性和可信性程度高、论点鲜明的文献作为自己论文的参考文献，这样的论文不论是"直接支持"还是"间接佐证"自己的论点，都最有说服力。引用参考文献应秉持客观、公正、尽可能全面的态度，不应基于显示自己"博学"的目的片面追求文献数量而"堆凑"文献，也不应为了显示自己研究有"创新"而故意不引用与自己论文内容相近的文献。虽然目前多个专业领域中文文献的总体质量低于英文文献，但也不应因此忽略中文文献的检索、引用。还有，作者引用的参考文献都应该是自己全文阅读的文献，一般不应仅根据摘要内容就引用该篇论文。

第三节　论文撰写的写作格式及注意事项

清晰、准确地描述研究实施的过程和结果，在此基础上形成作者对某一科学问题的明确观点，是科研论文写作的总体要求。本节围绕"清晰、准确、明确"这几条论文写作的原则要求，介绍原研性论文正文各主体部分撰写的基本要求和注意事项。

论文撰写中，要重视遵守中文书写的基本格式要求，如每段首行要右缩进2个汉字的空格，标点符号一般是占一个汉字的空间等。应该遵守这些书写格式要求，不仅是为了排出来的版式美观、整齐，也是为了表达意思的准确需要。

一、题名的拟定

（一）基本要求

题名要用最简单的语言，概括研究（论文）的核心思想或内容。拟定题名时，要对研究

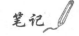

的科学问题本质做准确的提炼，内容上具有严谨的科学逻辑性，同时注意符合语法的基本要求。从语法和内容上，题名一般不是一个"主谓宾"结构完整的句子，而主要由名词或名词词组组成，但表达的意思有独立、完整的可理解性。

题名中应采用已经形成规范的学术名词，另一方面，一个名词形成为"规范名词"的过程，也能反映人们对某一科学现象认识和理解的过程，然后再用准确的字、词表达出来。应首选全国科学技术名词审定委员会颁布的科技名词（术语在线，http://www.termonline.cn/），对尚未收录的专业名词，则尽量选用文献数据库领域知名的其他机构颁布的名词，如美国国家图书馆《MedLine医学主题词表（MeSH）》，中国中医研究院图书情报研究所《中医药主题词表》，以及比较著名的工具书如《牛津心理学词典》收录的名词等，这样的名词符合编制题录、索引和检索的有关原则要求，也有助于选定关键词。

拟定题名，一般的结构是"研究对象＋处理因素＋研究设计（研究方法）"，并用适当的连接词来清晰显示这些主要变量之间的逻辑关系，以强调本研究主要讨论的理论或实践问题。题名的长度一般不超过20~25个汉字，以10~15汉字更佳，必要时可加副题名。如题名"大学生适应障碍的系统家庭治疗个案报告"就是一个主题明确、语言简洁的例子，其中"（有适应障碍的）大学生"是研究对象，"系统家庭治疗"是研究的主要处理因素，"个案报告"是这项研究的研究设计。总之，题名首先应能集中体现论文的主题思想，而包含的信息又要尽可能具体。

（二）题名拟定中需要注意的常见问题

1. 对研究的核心思想提炼不够，变量间的逻辑关系不准确 题名对研究所要探索的科学问题的本质提炼不够，变量间的逻辑关系描述不够具体、明确，是较为常见的问题。例如，题名"精神分裂症患者的脑弥散张量成像研究"，就对所研究问题的科学本质提炼不够。"弥散张量成像术"作为研究白质神经束走向的方法，可间接反映大脑不同脑区之间的功能联络是否受损。如果作者重点是要探索精神分裂症某些脑区之间是否存在联络异常，则"弥散张量成像术"是可以选择的技术手段，但在题名中应该对研究的核心思想作出提炼，如可修改为"精神分裂症患者××（脑区）的功能联络异常的弥散张量成像研究"。

类似这种在题名中标示某种比较"新"的或"复杂"的研究工具或技术的做法比较常见，作者的意图可能是要强调研究在某一方面有"先进性"或"创新性"。但无论多么先进的技术，都只是为了探索某一科学问题而采取的"手段"，在题名中如果放弃对所研究问题本质的提炼而单纯强调技术，无异于舍本逐末。

2. 使用了赘词 题名拟定时要"惜字如金"，避免使用任何无益于索引的词。中文文献中，以"……（对照，比较）研究"、"……调查"、"……分析"、"……探索"作为题名的情况，较常见。这些用词，大都是题名中不应该出现的赘词。对照是研究设计中需要遵循的基本原则之一，"对照（比较）研究"本身不是一种规范的研究设计的名称，因此在大多数情况下"对照（比较，对比）研究"都是应避免在题名中出现的赘词。判断题名中是否用了赘词，一个简便有效的办法是初拟题名后反复阅读，对读起来感觉"多余"的词就尝试删去，如发现删去该词后对理解题名所表达的主题思想没有影响，那么这个词就是可以删去的赘词。

3. 题名中缺乏研究设计的信息 前面提到，题名中单独出现的"研究""分析"往往可以作为赘词删去，但为了突出研究设计的特点，便于读者快速筛选采用某些研究设计的论文，在题名中应该用规范的专业名词标示设计类型，如：横断面研究（也称现况调查，cross-sectional studies），病例对照研究（case-control studies），队列研究（cohort studies），随机对照试验（randomized controlled trials），交叉试验（crossover trials），个案报告（case report），meta分析（meta-analysis）等。为了更准确标示研究设计的特点，还可以增加其他有限定意义的方法学修饰词，如"双盲、双模拟、多中心随机对照试验"。每种研究设计都各有其适用条件，各有优势和不足，获得的研究数据的论证力度也有区别，在题名中标示研究设计，有助

笔记

于读者快速准确判断研究的可能价值。

4. 其他需要注意的问题 题名应避免使用缩合词。如果是已作为专有名词的缩合词，如艾滋病（AIDS，全称是"获得性免疫缺陷综合征"），则可以在题名中出现。但缩合词只是由几个字母组成，很容易出现一词多义现象，可能就出现指代不清的问题。如 APA，对精神病学背景的读者，首先想到的往往是美国精神病学协会（American Psychiatric Association），而心理学背景的读者可能首先想到是美国心理学协会（American Psychological Association）或者美国精神分析协会（American Psychoanalytic Association）。

题名中关键修饰词要准确。如断面研究获得的数据，一般只能揭示不同变量间存在"相关"或"依存"的关系，而难以确定一个变量是否为其他变量的"影响"因素，不能作出因果联系的判断，因此应避免在题名中使用"预测（因素），影响（因素）"等有因果联系含义的词来描述变量间的关系。多元回归分析的一个作用是寻找某些对因变量有"预报、预测"作用的自变量，但实际应用时要注意，如果这个回归方程只是根据一次横断面研究获得的数据来建立的，此时尚不能确定自变量对因变量的"预测"作用，至多是"可能"有预测作用，这时不宜在题名中用"××因素对××因素的'预测'作用"这样肯定的语气进行强调。

题名中要慎重使用地名，特别是国家名称，因为获得对一个国家有代表性的样本非常不容易。如题名"××量表评分的中国常模制定"，看正文发现样本量不足 3000 例，其中来自几座城市的样本占总样本量的比例接近 70%，且没有具体描述抽样过程和方法，无法判断作者是否真正做到了文中所称的"随机"抽样，因此，这样的样本对"中国"人口这一总体是没有代表性的。大多数情况下，某地方地名出现在题名中对准确检索的意义很有限。不过，局部地区的流行病学调查应在题名标识实施调查的地点，但也要注意该样本对当地的代表性如何。

题名一般不需要标示样本量。不少作者习惯在题名中标示样本量，如"××名大学生的心理健康水平调查""××例××病患者的认知功能"，作者的本意，可能是希望借此突出自己样本量的"大"，或者谦虚样本量的"小"。一般而言，对回顾性病例分析或个案研究，通常情况下需要在题名中标示出样本量，这会有助于读者仅通过阅读题名就能够大致判断该研究发现的代表性。对其他类型的研究，一般没有必要在题名中标示样本量。因为样本量"大"并不意味着对总体的代表性强，而有些研究，即使样本量不那么大，对探讨某些变量之间的关系，也符合统计学把握度的要求。总之，多数情况下标示样本量，对准确说明该文的核心思想，对更容易检索到该文，并无实质性意义。

二、摘要写作

应用心理学和心理卫生（精神卫生）学相关的学术期刊，多数要求摘要写作采用"结构式"，即分为目的、方法、结果和结论四个部分；也有部分期刊采用"指示性"摘要的格式，但基本内容也是要描述清楚研究目的、方法、主要发现和结论等。

摘要写作首先做到语言简洁、明确，各部分之间要有良好的呼应，并和标题保持呼应，内容整体上要具有严谨的科学逻辑性。研究目的要概括说明本研究"要做什么"，方法学则告诉读者研究是"怎么做的"，要对设计类型、样本来源及核心特征、研究工具和步骤做顺序描述。结果部分具体描述"有哪些发现"，写作时注意结果的内容是一个整体，要给读者留一个逻辑关系清晰的完整印象，不推荐采用编号的方式列举结果，要特别注意突出能够支持研究结论的主要的发现，次要的数据可以不在摘要中报告。结论则对这些发现回答了什么专业问题、有哪些理论或（和）实践意义作出"具体的概括"，避免重复结果的描述或推论过度，语气一般不宜过分肯定，推荐用"本研究提示（显示，支持）……可能……"的句式和语气来表述，而不要轻易使用"本研究证实（确证）……"等语气过于肯定的表述。总字数在 250 个汉字左右为宜。

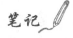
笔记

三、引言部分的撰写

"万事开头难",引言部分作为正文的起始部分,初写论文的作者常常感到不知从何起笔。引言部分的主要作用是告诉读者这篇论文要报告的是对什么科学技术问题的研究,以及为什么要做这个研究(或者说做这个研究有什么理论或实践意义)。好的引言要起到激发读者继续阅读全文的兴趣。

引言写作不宜过于简单,如有些中文文献就是简单地一句话"为……进行本研究,报告如下",对研究目的没有提供任何论证,这样的内容没有什么实质性意义。引言部分也不宜过长,毕竟论文的核心内容是报告自己的研究工作,篇幅太长的引言,可能会给读者造成"头重脚轻"的感受,以致影响到对论文核心内容的理解。

引言部分的基本内容应包括相关科学问题的研究现状,其中有哪些问题存在不同观点或矛盾,本研究要回答什么问题或从什么角度来解释相应的观点,为什么要这么解释等。这些内容的论证要立足于已发表的文献,包括自己课题组已完成的工作。

四、方法学部分的撰写

(一)基本要求

前文提到,学术论文"交流"的最基本作用,是向读者——主要(但不限于)是与自己专业相同或相关的同行,报道自己完成的研究工作,表达自己的学术观点,使自己在专业方面的工作能够对同行未来的工作有启发、有借鉴、有帮助。为了实现这个目标,"方法学"部分要用恰当的语言,详细、清晰地具体描述整个研究实施的过程,以能够让读者对该研究选用的方法是否准确、由此得出的结果是否可靠做出判断,并能够让读者按照文中描述的方法,在必要时做"重复性"验证工作,是方法学写作的基本要求。

目前我国科技学术期刊刊载的论文,普遍存在着方法学部分内容过于简单、关键细节描述不清甚至缺如的问题,以致读者对研究工作无法作出评价,甚至不能判断它报道的工作是否可靠。

(二)方法学部分撰写的注意事项

方法学部分一般应包括研究设计、研究对象、研究步骤(工具)、数据处理(统计学方法)等内容。

1. **研究设计** 首先用简洁的语言,说明该研究的具体设计方案。应用心理学相关研究中常见的设计有:观察性的研究设计有横断面研究(cross-sectional studies)、病例-对照研究(case-control studies)、队列研究(cohort studies),试验性研究设计有随机对照试验(randomized controlled trials)、交叉试验(crossover trials)、开放试验(open-label study)以及诊断性试验(diagnostic trials)。研究者应熟悉这些常用的研究设计方案的基本要点,做到基本概念准确清晰。不同研究设计方案的科学论证强度、实施难度均有不同,每种设计方案的数据处理也往往有相应的统计学方法,因此,在方法学部分准确清晰描述该研究的设计方案,有助于读者在短时间内,对该研究的基本特点有一个总体的简要评价,引导读者决定是否继续阅读全文。

2. **研究对象** 一般而言,一项研究的意义是将在样本中获得的发现,推导总结出相应总体的一般规律,因此,对样本即研究对象的描述,须具体交代如下信息,以让读者能够对样本对总体的代表性作出评价。

(1)抽样地点:是在社区对一般人群的抽样,还是在某一特殊地点(如学校、公司、灾区、医院)完成的抽样。在何种地点对何种人群进行抽样,是由研究目的和设计方案决定的,在这里应做清晰的描述。

(2)抽样方法:作者应清晰描述抽样的方法和具体过程。如对随机抽样,许多作者仅

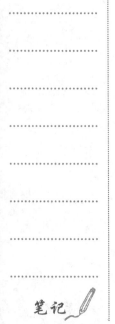

仅描述一句话,"采用随机抽样,从 ×× 省的大学抽取大学生 ×× 名",这样的内容几乎不能提供任何有价值的信息,是无法让"内行"的读者判断作者是否真正做到了"随机"抽样。作者需要补充抽样的"总体"是什么,是整个省所有大学的学生,还是某几所大学的学生?确定的最小抽样单位(是"个体""户""居委会"还是其他)是什么?根据哪些指标估算的样本量?对最小抽样单位如何进行编码或分组,然后再用哪一种随机抽样方法最终抽取到样本?这其中应抽到的样本量是多大,实际抽到的样本量又是多少,其中没有访谈到的原因有哪些,对这部分数据如何进行处理?只有将这些信息一一说明清楚,才能让读者真正理解"随机"抽样的过程,并对该样本的代表性作出准确的判断。

抽样描述中最常被误用的另一个概念是"整群抽样",如"整群抽取 ×× 大学的全部在校学生"或"整群抽样 ×× 社区的全体居民",都是比较常见的有代表性的描述,但这种对"整群抽样"概念的理解,是不准确的。这样的抽样实际上是非随机取样。"整群抽样"是随机抽样的一个方法,需要参照上述对随机抽样过程的描述要求来具体说明抽样的过程。

无论何种抽样方法获得的样本,均应描述样本的基本特点,包括样本量,性别、年龄构成等人口学基本特征,以及可能对结果产生影响的其他基本信息,如受教育程度、职业,基线时的身体健康状况等。

(3)入组和排除标准:试验性研究一般对研究对象有更具体的要求,要根据研究目的要求和现实条件,制定明确的、有可操作性的入组和排除标准,在论文中要清晰具体描述。

(4)伦理学原则:应用心理学领域任何科学研究和临床实践,最终目标都是为保证和促进人的心理健康水平,也就是为了"助人"健康、"助人"成长的,因此科学研究和临床实践活动本身首先要做到任何情况下都不得违背尊重、慈善、公平等基本伦理学原则,不得基于研究"需要"而对研究对象造成或可能造成任何损失或伤害。有关伦理学问题的处理方式,是论文中不可或缺的内容,作者应客观、准确加以描述或说明。如是否经过知情同意,研究方案和知情同意书内容是否获得了相关机构伦理委员会的审查通过等。以儿童(未成年人)、经历重大心理应激者作为研究对象的研究,以及心理治疗、药物治疗试验等干预性研究的样本,作者更要重视对如何做到遵守相关伦理学原则做客观、具体的描述。

在此特别要强调的是,作为研究对象参加研究的所有人,包括作为对照入组的"健康正常人",都应受到同等程度的"重视",即对照组的取样过程、基本人口学资料等都应进行清晰的描述,以使读者能够判断"对照"的代表性以及与"患者"组的匹配性,而且,健康对照的选择入组和处理措施同样需要符合伦理学基本原则要求。

3. **研究步骤** 这部分内容主要介绍研究中使用的测评方法及工具,研究实施的具体步骤。

(1)研究工具:常用的研究工具类型及每种类型需要说明的基本信息包括:①生物学指标,要说明具体的测定指标,血液等样本的收集过程(如采血的具体时间)、初步处理的步骤、存储条件等,采用试剂盒的名称、型号、生产厂家(批号)、测定操作步骤,主要仪器的名称、型号、生产厂家等。②诊断工具,在以各种疾病患者为研究对象的研究中,要明确说明作出诊断所依据的标准。③其他评定工具,如辅助评估病情程度或病情演变的各种量表,需要说明量表的来源,引自国外其他语言版本的量表要经过规范翻译,中文版应经过信度、效度检验并达到适合评定的基本要求。同时应说明量表施测过程中的质量控制。

也就是说,对该研究涉及的所有测量指标(即变量),作者应清晰描述相应的测评工具以及测评的流程、测评中的质量控制方法,这些指标的取值范围、单位及其专业意义。

(2)研究步骤:作者对整个研究的操作性过程描述要具体、逻辑清晰,以让整个研究过程呈现在读者面前。特别是临床试验、社区人群干预等有干预措施的研究,需要具体描述分组的方法(如果研究对象部分已有清晰介绍,则不必重复)、干预的实施过程等。

这里特别强调一下"随机分组"的描述问题。对多数临床试验而言,分组要采用"随机"

方法是一个基本要求。和"随机"抽样的情况类似，只有描述了随机分组的具体过程和方法读者才可能判断是否真正做到了"随机"分组。

4. 统计学处理 在目前的中文文献中，只有"用××软件进行统计分析"一句话来描述统计学处理的情况，相当常见，但这样的描述是远远不够的。统计学处理的描述，至少应包括4个方面。

（1）数据的分布等信息：根据数据的类型和分布特点（用的是什么检验方法），选用哪些指标来进行统计描述。如定性（分类）数据常用的指标是比和率，而定量数据一般首先要确定是否符合正态分布，符合的数据常用算术均数（mean）描述集中趋势，用标准差（standard deviation，SD）描述离散趋势，不符合正态分布的数据，则常用中位数（media）、众数（mode）描述集中趋势，用全距、四分位数间距描述离散趋势，等等。

（2）统计检验：结合研究设计和数据分布特点，说明具体的统计方法，如对t检验，应具体说明采用的是两个独立样本均数比较的t检验，还是相关样本t检验；方差分析是采用的单因素方差分析、区组设计的方差分析，还是重复测量数据的方差分析、拉丁方设计的方差分析。相关分析是用Pearson相关还是Spearman相关分析等。对多因素回归分析，应说明因变量和自变量各包括哪些变量，这些变量是如何赋值的。

（3）确定检验水准：也就是α值，并说明是单侧检验还是双侧检验的值。这里要强调的是，检验水准是研究设计阶段根据研究目的、数据分布特点等确定的，不是到了数据处理和统计分析时再决定的。

（4）统计软件及版本。

五、结果的撰写

（一）基本要求

结果部分是报告自己研究获得的数据，是显示自己研究成果的基本平台。撰写的基本要求是客观、逻辑清晰、描述准确，特别是专业名词使用要准确。

结果部分的撰写顺序，应遵从几个原则，一是先报告基本数据，后报告分析数据；二是先报告单因素（变量）分析结果，再报告相关分析、多因素（变量）分析结果；三是数据列出以表、图为主、语言描述为辅，表图数据与文字内容既相互依存相互补充，又各自独立，各有自明性。

报告数据时，统计学常用的符号、计量单位的名称和缩合词、缩略词书写要准确、规范，特别是要注意字母大小写、斜体的使用要准确。如样本容量用 n 表示；算术平均数用英文小写斜体 x（中位数用 M），标准差用英文小写斜体 s，标准误用英文小写斜体 s 加下角 x，即 s_x；t 检验要用小写 t，F 检验是大写 F，概率用大写 P，这些符号均用斜体。公历世纪、年代、年、月、日、时刻的计数、计量均用阿拉伯数字。

小数位保留的基本原则。正文和表格中出现的纯小数，小数点前的 0 不能省略。保留小数时首先要明确，进行数学运算不能增加测量的精确度。原则上，经过计算后保留的小数位数应和测量的精度一致，如年龄，如果原来是按整岁收集的，平均后也应保留整岁；再如身高，如果收集资料时以"厘米"为单位测量、记录，再以国际标准单位"米"作为单位进行资料整理、分析，则应保留两位小数，算术平均值及标准差也应保留两位小数。量表评分应按照量表本身的计分规则保留小数，是整数的则计算后一般仍保留到整数位即可。百分数的有效位数要以分母确定：分母 <10，不用百分数表示，而用分数表示，如 2/7；分母 10～99，百分数到个位，如 21%；分母 100～999，百分数到小数点后 1 位，如 21.1%。对 t、F 等检验的统计值一般保留 2 位小数即可，P 值则应报告精确数值，保留 3 位小数，在 P 值小于 0.001 时则报告为 $P<0.001$ 即可。

统计表、统计图的制作要规范。研究数据一般情况下宜首选用统计表或图呈现，表格或图按照在正文中出现的先后次序连续编码，表、图的标题要清晰，对表格、图中出现的缩略词等应附注注释（图例）来描述全称。统计表、图可插在文中，但除非表格内容需要，不应跨页编排。在能够用简洁文字清晰描述数据时，则尽量不用表（图），文中应报告具体数据；用表、图列举的数据，则文中不必再重复，只摘其要点进行描述即可。表格和图不要重复表达同一内容。表、图中如有引自他刊者，应注明出处，一般还应事先征得版权所有者的同意。表格一般要求采用三线表（顶线、表头线、底线），栏头、各栏目要有名称，不可空置。

（二）结果部分写作的常见问题

1. **描述不具体、不准确**　如描述两组对象某一变量有差别时，描述为"……甲、乙两组年龄差异有统计学意义……"，应描述为"……甲组年龄高于乙组，差异有统计学意义……"。描述 logistic 回归结果时，"……起病特点、自知力及就诊距离是影响患者专科治疗的相关因素（$OR=4.71, 9.14, 0.23$）"，宜用"慢性起病、无自知力和就诊距离较远的患者接受专科治疗的可能性更低（$OR=4.71, 9.14, 4.32$）。"

再如目前研究设计中最为常见的横断面研究，所有变量是只经过"一次"观察或调查获得的数据，这种情况下发现的不同变量间的联系只能是"相关关系"，描述回归分析、结构方程分析等结果时，不应使用"影响、预测"之类有因果含义的词汇描述变量间的关系。

2. **对分组或变量的描述顺序前后不一致**　在涉及多个分组、多种疾病名称或多个统计变量等情况时，对分组、基本名称、主要变量数据的描述，排列顺序前后不一致，如对"甲组和乙组相比……，精神分裂症、抑郁症……，年龄、受教育程度……"等，前文是"甲组和乙组……年龄、精神分裂症、抑郁症……，受教育程度……"，后文是"乙组和甲组……抑郁症、精神分裂症……，受教育程度、年龄……"，这样顺序不同的描述交叉混用不仅会给读者作者写作"过于随意"的印象，也不利于读者准确理解内容。

3. **夹杂推论性描述**　如用抑郁自评量表（SDS）作为评估研究抑郁情绪的工具，在"结果"部分，要描述为"× 组 SDS 得分高于 × 组"，不能描述为"× 组抑郁重于 × 组；要描述为"SDS 得分与社会支持量表得分有正相关"，不能描述为"抑郁与社会支持正相关"。

六、讨论的撰写

讨论部分的作用，是以本研究的发现为基础，结合相关文献的观点，对本研究发现的理论和实践意义进行论证，并据此提出本研究的结论。

讨论部分的内容结构，一般包括这几个方面，一是首先提炼本研究的主要发现，二是说明本研究可能存在的方法学不足，三是与他人的发现进行比较，不仅要和与自己研究发现一致或近似的数据报告做比较，也要与研究发现不尽一致的报告做比较，四是在比较基础上对本研究发现作出专业解释，提炼出本研究发现的临床和（或）理论意义，五是结合本研究的不足及与他人发现不一致的情况，提出未来研究的方向。

讨论部分最后要做出自己研究的结论，既要有提炼、概括，又要具体，也要避免过度推论。"好"的结论要和题名含义、研究目的保持相互呼应。

七、参考文献的撰写

对参考文献的引用，中文期刊大多数执行国家标准 GB/T 7714－2015。为适应电子出版的快速发展，这个最新版的国家标准增加了电子文献的引用格式要求，要求必须用方括弧注明"引用日期"。著录格式按顺序编码制，以加方括号的上角码在正文中标出，如[1]，文后参考文献中 3 名及以下作者全部列出，3 名以上时，只列前 3 名，后加"，等"（中文），"他"（日文），"，et al."（英文）；英文文献的作者姓名，也是姓全拼放在前面，名缩写后放在姓的后面；需标引出文献类型标志，如普通图书[M]，会议录[C]，汇编[G]，报纸[N]，期刊[J],学位论文[D],报告[R],标准[S],专利[P],数据库[DB],计算机程序[CP],电子公告[EB]。图书类应列出具体的引用页码范围;多次引用同一作者同一文献(只限专著),在正文中标引首次引用的序号,并在序号的[ ]之外标出具体页码范围,如[4]30-33和[4]122-127。

(一)连续出版物(期刊)的引文格式

[序号]主要责任者. 标题[文献类型标志]. 期刊全称,出版年,卷(期):页码范围.

例:

[1]张卫华. 繁荣中文科技期刊应成为我国文化大发展的重要内容[J]. 编辑学报,2012,24(1):1-5.

[2]KROENKE K,WU J,YU Z,et al. Patient Health Questionnaire Anxiety and Depression Scale:Initial Validation in Three Clinical Trials[J].Psychosom Med.2016,78(6):716-727.DOI: 10.1097/PSY.0000000000000322.

[3]陈昌惠. 症状自评量表(Symptom Checklist 90,SCL-90)[J]. 中国心理卫生杂志,1999,(增刊):31-35.

(二)专著的引文格式

[序号]主要责任者. 题名:其他标题信息[文献类型标志]. 其他责任者(可选,如翻译者). 版本项. 出版地:出版者,出版年:页码范围.

例:

[4] World Health Organization. International Statistical Classification of Diseases and Related Health Problem, Tenth Revision [M]. Geneva:World Health Organization,1992.

[5]世界卫生组织. ICD-10 精神与行为障碍分类临床描述与诊断要点[M]. 范肖东,汪向东,于欣,等译. 北京:人民卫生出版社,1993.

(三)专著中析出文献的格式

[序号]析出文献主要责任者. 析出文献题名[文献类型标志]. 其他责任者(可选,如翻译者)// 专著主要责任者. 专著题名. 版本项. 出版地:出版者,出版年:析出的页码范围.

例:

[6]李从培,于欣. 酒依赖和酒中毒性精神障碍[M]// 沈渔邨. 精神病学. 4 版. 北京:人民卫生出版社,2001:351-352.

(四)电子文献引用格式

主要责任者. 题名:其他题名信息[文献类型标志 / 文献载体标志]. 出版地:出版者,出版年(更新或修改日期)[引用日期]. 获得和访问路径.

文献载体标志:联机网络(online)[OL];光盘(CD-ROM)[CD];磁盘(disk)[DK];磁带(magnetic tape)[MT]。

例:

[7]国家食品药品监督管理局. 药品注册管理办法[S/OL](2007-7-10) [2009-2-2]. http://www.sda.gov.cn/WS01/CL0053/24529.html.

[8]中华医学会. 中华临床医师杂志(电子版)[CD]. 北京:中华医学电子音像出版社,2009.

[9]中国医学科学院信息研究所. 中国生物医学文献数据库(网络版)(CBM Web)[DB/

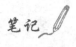
笔记

OL〕（2010-10-7）〔2010-10-8〕.http://202.112.181.11/cbmbin/login.dll？main.

八、论文的写作顺序

许多初学论文写作的作者常常感到不知从何处起笔，在此建议写作时可参考这样的顺序：初拟题名，写正文，提炼摘要，最后斟酌确定题名。

正文写作则不一定拘泥于按成文后的顺序写作，即先写"引言"，再依次写"对象与方法、结果、讨论、参考文献"等，而是可从"基础"最好的部分起笔。如，在课题实施阶段对研究步骤制定了详细的操作性说明，写作论文时就可以将这些内容作为基础，首先完成论文中研究步骤的写作。

正文部分写作成文后至少通读两遍，并且建议第一次通读后最好间隔数天再读第二遍，这样会有助于对全文"查缺补漏"。虽然多数情况下稿件在刊用前都会反馈一些补充、完善建议来要求作者对论文做一些修改，但投稿时不要因"反正还要修改"而"自留"问题，一定要在自己感到稿件基本没有问题的情况下再将稿件投出。

第四节　论文撰写的写作规范

科学研究和科研论文的写作，都要自觉遵循学术道德和学术规范的基本要求。违背科学研究基本伦理学原则的结果，无论研究活动本身是否符合创新性和科学性要求，都是不被允许的，这样的成果也不会得到同行们认可。科研论文撰写也不能有编造或篡改研究数据、抄袭他人文章内容或剽窃他人成果、一稿多投重复发表等违背论文撰写和发表的基本道德规范的行为。

一、重视不断提高语言学水平

科研论文作为表达思想的一种文体，用词准确、语言简洁流畅、逻辑清晰是基本的要求，符合这样要求的论文，才可能吸引读者阅读，作者所要表达的科学观点和思想才可能被读者了解、认可，最终形成传播。因此，作者应以对科学研究活动本身同样的重视程度，来高度重视不断提高自己的书面表达能力。

要实现"准确、简练"地表达，准确理解字、词的释义，掌握并熟练运用基本的语法规则，可以说这是"基本功"。在此建议每一位研究者，在自己的常用工具书中至少应有一部中级以上的汉语词典、一部英文或自己运用的其他外文的高级词典，对阅读、写作中遇到的释义和用法有疑问的字词随时进行查阅，这对不断提高写作能力非常有帮助。

二、向期刊投稿时需要注意的问题

写一篇科研论文，作者往往要花费不少时间，投入不少精力，因此论文完成后，都希望能够在学术期刊特别是专业领域内被同行们广泛认可有较高水平的期刊上发表。那么，如何能够让自己论文被"心仪"的期刊刊用呢？扎实而有创新性的研究工作当然是基础，同时在论文写作时也要付出努力，而注意做到下文介绍的一些投稿"技巧"，在很大程度上能增加论文被刊用的概率。

1. **投稿前认真阅读稿约**　尤其是第一次向某期刊投稿时，这一点则尤为重要。发展到"成熟"阶段的期刊，对自己的学术主题、基本读者群和作者群的范围，都会形成比较清晰的定位，这体现在稿约中对办刊宗旨、主要服务对象、征稿方向等的描述。这样的期刊一般也会在遵守科研论文写作基本要求的前提下，在编排格式、写作形式要求等方面有一些自己的要求，形成了自己论文编排形式上的风格，这些要求一般也会在稿约中有详细的描述。通过阅读稿约了解期刊的这些基本要求,并在写作时认真遵守,这样的稿件往往能给编辑留下良好的"第一印象"。翻阅一下最新出版的该杂志,会使了解该杂志要求的过程更为简便和直接。总之,投稿前做些"了解"目标期刊的功课,对提高稿件被采用的概率可起到"事半功倍"之效。

2. 认真及时完成修改 学术期刊不同于一般期刊的一个重要特征,是论文在发表前要经过同行评议,也就是说稿件在编辑审阅后还要经过专业同行的审阅。最终反馈给作者的修改建议,往往是综合了同行专业人员的评阅意见和学术论文写作一般要求,作者应认真理解并按要求及时完成修改,这不仅是稿件获得及时处理的基础,也可以进一步展示自己的治学态度。

三、综述类论文撰写的基本要求

综述是非原研性论文的代表性文体。写综述时首先要明确,"综述"类论文的主题不是为了对已发表文献的发现做简单罗列或总结,而是通过对已有研究发现和文献观点的分析,特别是要对文献的方法学的优点和不足提出见解,以形成自己对某一专业问题的观点(或认识,理解等)。主题鲜明、论证逻辑清晰是总的基本要求。一般而言,在自己对相关科学问题缺乏直接的研究经历,单靠收集阅读他人文献,是很难写出对同行理解相关科学问题有借鉴意义的综述的。当然,这也不是说初学者就没有写作综述的"资格"。任何科学研究可以说都是"站在巨人的肩膀上"才能完成的,通过阅读大量文献了解和分析相关科学问题的研究现状,据此形成一些"总结"性的材料,本身也是科研活动的一部分,形成的内容也可以是一篇综述的基础。但如果这些材料仅停留在罗列已有发现的层次,没有形成自己对这一科学问题本身以及相关研究方法的认识,严格地讲就不算一篇合格的综述。

第五节 学位论文和科研论文撰写的异同

学位论文和在期刊发表的论著类科研论文,基本内容框架和撰写要求并无本质性不同,不同在于学位论文特别是本科生学位论文,有"习作"性质,通过写作论文可以起到巩固对某个专业领域的研究选题思路、研究方法学、数据处理的常见方法等基础知识的掌握,进一步训练科学研究的思维方式等作用。本科生是系统学习掌握某专业的基础知识的起步阶段,对专业知识掌握的系统性、深入性应该说都还会有多方面的不足,这种情况下一般是难以胜任创新要求高的研究工作,也因此,学位论文写作,对内容的创新性相对不应该作为主要要求,重点是夯实所学习的专业知识,熟悉开展科学研究的基本思路和要求,打牢基础以在未来从事研究工作和论文撰写。

学位论文的篇幅一般要超过期刊论文,其中引言或者说研究背景的篇幅相对要丰富些,应对已经发表的内容相关的文献,进行比较充分的检索和阅读,然后对这些文献的观点进行复述、整理、分析,自己的观点会随之逐渐清晰明确。概括而言,引言写作实际上在依次回答这样几个问题:①我想做一个什么研究,通过这个研究我要论证什么科学问题?②为什么要做这项研究,论证这个问题有什么理论或实践意义?③我为什么说能做这个研究,即,已有研究对回答这个问题提供了哪些证据作为基础,自己具有什么样的条件足以开展研究活动?④我计划如何去做这个研究?

学位论文其他部分的内容和写作要求,参考前面的论述即可。

(张卫华)

复习思考题

1. 科研论文的基本结构及其作用?
2. 简述论文撰写各部分的基本要求和注意事项?

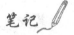

第二十三章　学士学位论文开题报告的撰写

　　本科专业学士学位论文工作，是对学生的一次综合训练过程，同时也是对学习效果的一次综合性检验。该项工作有多个环节构成，其中开题环节是最重要的环节，对毕业论文的质量控制非常重要。开题首先要做的是确定研究主题，即选题，研究主题需要学生与导师讨论后共同确定，在导师指导下，学生围绕主题进一步查阅文献，并结合实际情况分析和总结，明确目的和意义，形成研究的题目，并介绍研究的内容、策略与方法等。这一过程实际上就是结合实际综合运用所学的专业知识，分析问题、解决问题的过程，可能会反复多次，其中体现着科学思维、创新思维，只不过在开题中并没有真正完成问题的解决，只是提出了解决问题的依据与方案。开题报告反映了本科生的科学研究能力与学术写作水平。开题报告提交给相应的部门，通过一系列审核，最终提交给开题答辩组，完成开题答辩即可开始进行毕业论文的后续环节。

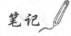

313

要完成开题报告，开题者应具备与研究问题和研究领域相关的扎实的理论知识，需要对研究的问题与现状进行了解，进一步熟悉该领域研究的基本情况，寻找自己研究的切入点，从而提高研究层次、增加研究价值，并创新性地解决问题。

对于开题报告的内容，也应涉及科研最核心、最重要的部分，对细节要求不要太多，循序渐进，达到本科毕业论文的目标。

第一节　学士学位论文开题报告的内容与作用

不同学校、不同专业对人才培养目标、培养定位与培养过程的要求不同，对学位论文的要求不同，所以对学位论文开题报告的结构与要求也各不相同，但均需符合科学研究的方法要求。具体来说，就是要回答："为什么做""做什么""如何做"，在回答这三个问题时还要体现研究的创新性和科学性。由于大多数本科生是首次系统地进行科研工作的训练，开题报告不宜太复杂，但基于科学与规范的基本要求，本科学位论文的开题报告应包括题目、研究依据、研究方案、预期效果这些基本内容。

一、题目

题目要准确、规范、简洁，能体现研究的目的、对象、范围、内容和主旨等。由于毕业论文涉及的问题、范围、层面及出发点等的不同，题目的形式也有多种。本科毕业论文题目常见的有以下形式：①直接揭示研究实质的直述式。这样的题目一般明确直陈作者的观点，高度概括全文内容，该形式的题目方便读者对全文核心内容的把握。②隐去答案的提问式。这类形式中虽然作者的观点明确，但并不直述，表述上也较婉转，目的是引起读者的注意并激发对问题的思考。③限定范围的内容交代式。通过这样的题目读者看不出作者所持的观点，但能了解论文的内容及涉及的范围。在论文的观点难以简短概括及论文所涉及研究范围的内容易于引起特定读者的注意时，这样的题目形式使用较多。④灵活多变的判断式。在研究针对的对象覆盖面较小或较为具体时，又想在较大的范围和更高的层面说明问题，这种形式的题目给予论文的内容更多的灵活性，从小处着眼、大处入手的方式对研究中科学思维的拓展有利。

论文题目其实也无需拘泥于特定的形式，在需要进一步说明论文的研究对象、研究内容、研究目的或者需要对研究的侧重面进行强调时，还可以使用副题目对题目进行补充和说明。总之，只要论文的题目符合明确、简练和新颖的原则，达到论文题目拟定的一般要求，起到吸引读者的目的即可。

二、选题依据

选题依据是让人明白为什么进行该选题、有何意义，并判断该选题能否达到目的及完成的程度，本科生开题报告中针对上述问题的阐述可具体到选题的目的、意义及研究现状。目的就是为什么做，是选题的意图。意义则是达到目的后带来的效果，可以理解为完成选题后所带来的变化、影响等。选题是否能达到目的，要看意义是否符合目的的要求，或者说完成选题后所带来的变化是否符合选题的意图，也就是选题的有效性，研究现状的作用就是论证选题的有效性。研究现状通过说明一段时间内有关选题的情况，提出待解决的问题，对问题进行分析，逐步阐明问题解决的依据、条件和策略，在理论和方法论层面上对可行性进行论证，并进一步确定问题解决的层面和程度，给出具体研究的目标，为具体制定研究方案给出依据。

选题依据写作的主体内容是提出问题、分析问题、给出解决问题的策略和途径，也就是

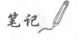

现状分析部分,研究现状在形式上是对毕业论文的选题所涉及领域的研究情况进行的一个归纳和总结,也就是一个综述,但这个综述为明确的目的服务,所以写法上又不能完全按综述的方式写,应更短小精炼,目的明确,为阅读者提供一个概略情况介绍,为自己将要进行的研究提供基础。研究现状的写作需在充分查阅文献的基础上进行,在阅读分析文献后,在本科生的开题报告中,还可以把研究问题的来源,目的和意义整合在对现状的分析中,不必拘泥于固定的形式,只要能把问题说清楚,分析问题的逻辑清晰,分析的角度、层次与目的及意义相符就好。在现状分析的内容上,可以是相关领域已经做了什么,现在正在做什么,做在哪些方面,深度如何;目前还有哪些没有做,做的深度不够,做得不够好;也可以是解决了什么问题,哪些问题还没有解决,有什么方法上的缺陷等。在分析现状后,明确提出自己的观点或看法,拟解决问题的策略与角度;自己在该问题上有没有新的观点,新的工作途径,新的研究方法和策略等。其他内容只要是与你的研究相关,不违背科研选题基本原则,有利于说明问题均可以写入此部分。这部分内容不仅反映了作者对所查文献的范围和质量,也体现了作者对文献的理解和把握情况,一个合格的立题依据,可以清晰的让阅读者明白课题的目的、意义,当前关于研究问题的概况,以及研究者解决问题的思路、方法、拟达到的目标与程度。也便于理解和检查研究方案,并对研究方案进行评价。

三、研究方案

研究方案是立题依据所述各部分的具体体现,是为达到选题目的而做的研究设计、方法、策略、具体工作或结果的呈现形式,本科生毕业论文开题报告中的研究方案可以具体到研究目标、研究内容、研究方法、可行性、创新点及进程计划等。

研究目标是研究能达到目的的程度或水平,由于选题的目的是一个观念层的表述,比较抽象,所以在进行具体的研究时,目的被操作化为研究目标,这个操作的过程体现在立题依据阐述中,研究目标表述了研究可以在哪些角度、多大程度实现目的。目标明确、重点突出,才能更好地达到目的,也利于研究中控制影响研究的因素。研究内容是为达到研究目标在研究中具体要完成的工作及指标,研究内容的安排是根据研究目标确定的,每个研究内容可以有多项工作或指标,研究内容是具体的,整个研究各项工作的结果数据体现着选题的各种信息,依据结果结合其他情况进行分析,可以对选题做进一步的评价和结论。要更好地实现目标要考虑到研究的多个方面,保证内容的安排能在深度和广度上符合研究的目标。研究目标的确定及研究内容的安排反映了学生对选题的整体把握情况,体现了研究的切入点,同时也反映着学生考虑问题的层面与深度。

研究方法是说明如何完成选题的部分,也就是为完成研究工作所运用的策略、安排,以及为获得研究数据的工具及方法。研究方法的选择是达到研究目标的关键,涉及研究方案的多个层面。在学士学位毕业论文中,可以简化到以下几个问题:①被试的选择和处理的安排;②数据收集工具的获取与使用;③为有效工作或获取数据所运用的策略;④拟如何进行数据处理与统计。

在心理学研究中,研究对象的选择与安排也属于研究方法的一部分,选择合适的研究对象并使用合适的研究方法所完成的研究内容才能体现研究目标的要求。

制订研究方案,除需考虑方法学上行得通外,还需要考虑到方案中各项工作实施的条件和难度,这也属于可行性分析,包括与完成研究某项具体工作有关的现有条件满足情况介绍,对于暂不具备的条件,还要提出解决的方式。即使是各项条件均具备,在实施中是否有难于控制的因素存在也要给予考虑。可行性分析中还要考虑到进行研究有无瓶颈,也就是关键性问题,并给予重点说明,并对关键性问题如何解决及解决的可能性进行分析说明。

作为有科学价值的研究还要介绍研究的创新点,创新可以体现在很多方面,比如:针对

笔记

要解决的问题,提出了新的观点,采用了新的分析视角,发现了解决问题的新途径、新方法或新策略等;针对特定的理论,开拓了新的应用领域等。

进程计划主要介绍研究工作在时间和顺序上的安排,把各项具体工作划分为一个个阶段,每个阶段顺序承接,各个阶段的需要的时间、完成的具体工作或指标需要标识清楚,这些内容也可以制成表格则更一目了然。

四、预期效果

预期效果是按上述方案执行后,可以取得的成果、完成的工作,也可以是收集到的数据或资料。由于本科生毕业论文的目的不同,研究的领域不同,预期的效果也有不同的形式。心理学领域,在调查研究中通常是调查报告,在实验研究中通常是实验报告,当然也可以是研究中的经验总结、形成的测试量表、设备、新的工作方法、新的方案、新的观点及途径等;涉及教育、教学的,教学设计、教学方法、教学课件、录像光碟、教学资源库等形式也可以作为预期效果;在研究中也可以是研究报告、发表论文等。在本科毕业论文的开题中,预期效果的形式虽然很多,但总结起来可以分为以下几类:①毕业论文的直接工作产生的数据、结果的具体形式;②在上述具体形式基础上进一步总结、分析后,形成的重组形式;③由毕业论文中的工作或工作成果的重组带来的必然的影响和变化。

由于本科毕业论文具有其他研究项目的共性,研究最终都需要以某种特定的形式来呈现研究的结果,并与研究欲达到目的及意义对照,以评价该研究工作的有效性,结果的呈现形式也要结合目的,符合目的的要求。再者,研究的目标体现了目的,又确定了研究的内容,研究的内容是否能形成预期的结果,其作为具体的实现部分,也需要考虑。所以在毕业设计中对预期结果的形式要通盘考虑仔细安排。

由于结果需在研究工作中产生,这就要求研究者在工作中随时依据情况对工作进行记录并收集结果,并进行检查、汇总,如果有条件,可以安排专人对研究过程进行跟踪,同步记录,以便进行后续的处理,也有利于丰富成果的形式。

第二节　学士学位论文开题报告撰写中应注意的问题

由于能系统的参与科学研究的本科生比较少,大部分的学生进行本科毕业论文的工作,都是第一次经历规范化的研究工作,对于科研中的各项工作都比较陌生,许多科研文书的写作也是第一次,即使学校或相关部门提供了规范的写作模板和要求,在提交的开题报告中也会出现各种不符合开题要求的问题。针对开题报告的各个部分,写作时应该注意,把开题报告应该表述的内容,完整清晰的表达出来。

一、立题依据撰写应该注意的问题

立题要体现出明确的目的和意义,立题依据中应明确提出自己的目的,目的提出可以是开门见山,也可以在提出问题,简单介绍后点出。没有目的,就无法了解研究的意图,不知道该做什么,怎么做,不知该进行什么样的分析,自然也谈不上什么解决问题。做事除了目的外,还要指出其意义,任何事情都会对他周围的事物带来影响,产生变化,或改变些什么。对自己选择的这个题目,要预测完成后所带来的变化或影响,预测要有依据,范围、程度要合适,不能过度,但也不要太保守,低估带来的影响。目的表达了立题的原因,而意义则表达了立题的价值与作用。由于立题带来的影响是多方面、多层次的,有无数种可能,在立题依据中,不可能都说出来,立题者会从自己的角度并根据前面所述目的选择性地说出其中的一部分,带有一定的主观性。所以有时候,目的与意义难于区分,但意义的表述要高

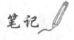
笔记

于目的一个层次,二者原则上还是可以区分的。

立题依据中要有提出问题、分析问题的过程,立题依据中要指出问题的缘由,并明确问题到底是什么,毕竟,所有研究的目标都是问题的解决,围绕解决问题进行思考和做工作。有了问题,就可以依据现有的具体条件进行分析,找到问题解决的途径、方式,并评估问题能解决的程度。当然,问题有多种可能的解决方式,分析问题时,对各种途径的复杂性、难度、可靠性、经济性、新颖性等方面进行评估是必要的,但由于科研更强调新颖性,所以这是首先需要考虑的,其他方面依据情况选择。比如本科生毕业论文工作中,常缺少经费,当然要考虑经济性;毕业论文在时间上一般为一年,由于本科生缺少科研经验,一些工作需在实习期间完成等原因,研究设计上不应该太复杂,难度上也不应该太大。这些问题在解决上需要导师依据学生的实际情况进行折中,安排具体的工作。

研究选题在本科毕业论文工作中,常见的有基础和应用两种。基础型课题的选题依据,需要依据以往研究的基础条件和理论,在分析问题的基础上提出自己的新观点,也就是研究假设,并进一步进行推论,考虑在实际情境中带来的作用,并进行验证,主要是丰富理论的内容或提出新的理论。应用型课题的选题依据,一般是依据要解决问题提出适用的理论,结合问题的实际情况分析理论应用可能遇到的问题,更好地把理论具体应用到一个实际的情境,也就是理论的具体化过程。由于问题情境是新的,应用型选题往往是对理论的发展,起到扩展应用的范围、明确理论的适用条件及影响因素等。两种类型的课题虽在分析问题的策略上有所不同,但最终都要明确研究的具体目标,也就是做什么,以便和研究方案进行比较。

二、研究方案撰写应该注意的问题

要有明确、具体的研究目标,有的学生会把研究的目标和目的、意义混淆,甚至以为目标就是目的,在表述上,也直接把目的意义放在研究目标的位置上。要知道,研究目标是通过对问题的分析后确立的,可以理解为目的欲实现的在实际情况下可以实际做到的那部分,由于条件的限制,目的表达的欲求,有些部分实现不了或者只能在一定程度上实现,能够完成的部分换一种表达方式,体现为研究的目标。所以研究的目的更抽象些、模糊些,而研究的目标更具体。

研究内容作为研究目标的具体实现部分,需要安排得更加具体,并根据目标制定有效的指标。研究内容要形成一件件具体的事情,需要收集数据的,还需要安排适当的数据收集方式。

研究方案中安排的工作虽多,但也有主次,其中重点和要点要加以关注。重点也就是在方案中比重较大的部分,这些事情占据大部分工作量,需要大量的时间、人力和物力等,对研究的完成影响较大,需要仔细安排,确保完成,否则会影响研究的进度。要点也就是关键性问题,要点可能很小,但不解决,后续的工作就无法进行。所以在要点的说明中,必须是可以按时解决的,并有解决的方法,必要时还需要有预案,否则在研究中关键问题会变成致命问题,直接导致研究的失败。

三、数据分析和统计应该注意的问题

心理学研究是一项十分复杂的工作,为保证研究的信度和效度,需要做很多工作,不仅是研究的设计及方法的选择等,还包括数据的统计分析与统计工具的选择,都会影响研究的信度和效度。为科学、客观地呈现结果,对结果进行合理的分析及解释,保证研究的信度和效度,在研究中,数据处理需要规范。该部分不要笼统地说用什么软件对结果进行统计分析,要给出各项具体数据指标的具体统计方式,进行何种检验,并说明用何种软件完成统

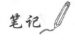
笔记

计工作。在本科毕业论文开题报告中数据的统计和分析部分，可以简化为：不同指标结果数据的统计方法、结果的呈现形式、假设检验的方法及统计工具的选择。在统计方法部分应说明数据的分布检验、转化、计算等处理方法，比如检验数据是否符合正态分布，其他分布如何能转换为正态分布，计数资料如何转变为率或比值等相对数等。结果的呈现形式可以是数据表或图等，数据表中可以是累计值或均值加减标准差等形式，图则没有固定的形式，符合研究的目标即可。涉及不同处理间比较时，应给出明确的假设检验方法，对计量资料，常见的两组间比较，采用独立样本 t 检验，配对 t 检验；多组间比较用方差分析；均数间两两比较用 $LSD\text{-}t$ 检验（或 $SNK\text{-}q$ 检验）；对计数资料，组间比较采用卡方检验等。对检验的结果，以 $P \leq 0.05$ 为差异具有统计学意义。统计工具可以自己编程也可以选择商用软件，可供的选择很多，但由于使用 SPSS 及 SAS 时，一般不需要报告具体的算法，且获取途径较多，可优先考虑。

四、其他要注意的问题

开题报告中要注意效度分析，立题依据中进行的的效度分析，包括问题解决的方法、途径策略是否有效，是立题依据的重要内容，可以依据以前的研究和方法的介绍来选择。获取数据的具体方法也需要考虑有效性，除工具自身的效度分析外，还需要考虑到工具是否适合被试的使用。制订的研究方案也要保证其有效性，包括使用什么策略来达到目的、实现目标。总之，在研究中第一需要关注的就是有效，从目的确立后，一直到开题报告的最后内容，都一直贯穿着这个问题，研究中遵循的各个原则，基本上都是为解决有效性问题服务的。

对于本科生有些是以写综述形式作为毕业论文的，尽管有些学校原则不建议以这种形式完成毕业论文，但有些学生仍然会选择这样的方式。在综述形式的选题下，开题报告的书写应该注意以下问题：首先要明确综述的目的和意义何在，许多学生会以系统了解某主题当前的情况为目的，如果综述仅是为达到这一目的，不能达到本科生毕业论文的工作目标，系统了解通过正常的学习就可以做到。有了合适的目标，并说明意义后，还需要说明文献的获取途径和范围，文献纳入的标准和原则等，这也是本科生科研训练的一部分，由于没有设计类论文的研究任务，这一点的要求需更加严格。在综述型本科生毕业论文的开题，对将要完成的综述，将要阅读的文献量和阅读计划需要体现，有些学生已经查阅了部分文献，则更需注意其对问题的再认识和文献补充部分有什么安排，对能否达到综述的目的进行判断。对将完成的综述，最好能有初步的写作提纲，以了解综述的结构和内容，初步把握学生对该主题的了解。之外，还需注意有无对综述的问题进行深度的思考，有无自己的初步观点和看法，避免完成的综述出现"综而无述""述而不综"的情况。

不论是研究，还是综述，指导老师都需要经常性地与学生交流，了解工作的现有情况，并进行适当地调整，促使学生进行思考，在这一过程中获得更多经验，以便更好地达到毕业论文的工作目标。

（赵行宇）

复习思考题

1. 本科毕业论文开题前应做哪些准备工作？

2. 本科毕业论文开题报告包括哪些内容？各部分有哪些要求？

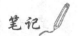

第二十四章　科研课题计划书的撰写

本章要点

科研课题计划书的撰写
题目的选择
简表的填写
立项依据的撰写
研究内容的撰写
研究工作基础的撰写
经费预算的填写
撰写中的常见问题与解析

关键词

科研课题；科研课题计划书；撰写

为了提高科研水平，必须开展课题研究，而填报科研课题计划书是申请各类科研基金、获取科研经费的主要途径。国家高度重视科研发展，设立了以国家基金为主、地方基金为辅、个人捐资基金等丰富的科研经费资源。各大高校也为鼓励和培养拥有优秀科研能力的学生，设立了各种学生科研基金项目。科研课题计划书的撰写是申请科研基金、获取科研经费的关键一步，因此学习和掌握如何撰写高质量的科研课题计划书很有必要。

第一节　科研课题计划书的撰写

在科研课题确定以后，撰写科研计划书是具体开展和深化课题的第一步，是学术思想和指导性纲领的具体深化和展开。科研课题计划书是项目申请者陈述研究想法的主要形式，对拟定的研究课题，进行分阶段、分步骤的细则化描述，系统规划整个课题的研究计划。没有科学严谨的研究计划，很难获得卓有成效的研究成果。申请者必须通过科研计划书将自己的研究设想、学术思路及工作能力充分地表达出来，获得评审专家和主管部门的认可，才有可能得到资助。因此，科研项目计划书的撰写质量是课题能否申报成功的关键因素。申请者必须按照科研计划书的各项要求认真填写。高质量的科研课题计划书可以充分表达出该研究项目的必要性、先进性和可行性，还能反映出申请者的学术水平、严谨的科研作风、优秀的科研能力以及综合分析能力等方面。

由于科研课题来源不同，科研课题计划书的格式和内容并不完全相同。本章主要依据各高校常见大学生科研课题项目计划书，及结合专业科研工作者申请的省级和国家自然科学基金项目计划书，介绍和解析科研课题计划书中所包含的主要填报内容。

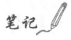

一、题目的选择

确定科研题目（research topic）是科研工作的先决条件。没有题目，科研课题的细节计划就无从做起，也无法开展资料的收集和文献的查阅。而题目的选择在一定程度上反映了科研工作的水平。当研究课题的题目选定之后，要用简洁明确的文字进行高度概括，最终成为科研课题计划书拟定的题目名称。

科研课题必须来源于日常学习和工作中，经常遇到的心理学研究领域中尚未解决的、有意义的实际问题，以及心理学的基础研究、应用基础研究和应用研究等。因此申请者需要发挥其学科和专业知识，深思熟虑，分析主客观条件，确定具有科学发展深远意义的课题。另外需充分考虑确定课题题目的五项原则：

1. **需要性**　应以问题为基础，或以问题为导向提出研究课题，以解决心理、行为方面所需要解决的问题。课题虽主要针对的是心理学研究领域中尚未解决的问题，但也必须是实际需要的有意义的问题。

2. **创新性**　科研选题最重要的特点就是要有创新性，应在前人已有的基础之上，在理论、方法或者在实验技术等方面有所改进、有所突破、有新见解或新发现。选题所涉及的内容和提出的问题，应是以往没有涉及或没有解决的，该研究可以填补相应学科领域中的一些空白。

3. **科学性**　研究课题要有科学价值，具有较高的学术水平，应以充分的理论和实践为依据，不能靠凭空想象，即使是研究假设也应是建立在科学理论基础之上的。

4. **可行性**　研究课题要有保证完成的手段，在确定题目时要考虑到本人的专业知识、技术水平和所在单位的科研条件，然后拟定力所能及的研究方案，这样才能保证课题的顺利完成，具有较好的可行性。如果课题只片面强调创新性而没有考虑现有的技术水平、设备条件和经费预算等方面，这种缺乏可行性的题目，在评审过程中则很难通过。

5. **效能性**　心理学领域研究课题的主要目的是解决心理、行为方面的问题，这是研究的基本要求。拟定的题目需集中，最好只关注一到两个问题，不宜太多、太分散。如果牵涉问题较多，则研究深度可能存在不足，最终会影响整体问题解决的效率和效果。虽然有些课题的研究结果可达到统计学的意义，但也很可能缺乏研究的实用价值。因此，课题题目的选择还需考虑其效能性。

综上所述，选择确定科研课题的题目需全面考虑以上五个原则，发现问题，提出问题，大量查阅文献进行查新调研以深化该问题研究领域的认识，根据自己实际情况，形成假说最后确定选题，这样的题目才具有科研价值。

二、简表的填写

简表（brief form）是对整个科研课题计划书主要内容和特征的概括表达。简表的内容一般通过计算机输入，组成科研课题管理的数据库。虽然填写内容比较简单，但是非常重要，它既可以反映申请者对拟申请项目的了解程度，也反映出申请者科研作风的严谨度，是给评审专家的第一印象，必须认真填写。

（一）项目申请人信息

1. **申请人基本信息**　申请人基本信息一般包括申请人姓名、性别、身份证号、出生年月、民族、学位及所在单位等信息，而学生申请科研课题时还可能会涉及申请人学号、年级、所在学校、院系等更详细信息。申请人基本信息需要认真正确填写，如有疏漏会对后续审核造成严重影响。各类型科研课题一般都需要填写身份证号码，目的是为了检查超项过程中解决重名重姓的问题。填写时注意身份证号码应与所填写的出生年月日相符。如果没有身份证号的（如外籍学生或研究人员），可按申请指南的要求填写其他有效证件号码。

2. **联系方式** 联系方式应详细准确地填写，以便审核单位可以和申请人保持信息通畅。除了需要填写地址、座机或手机号码外，电子邮箱的信息填写也常出现在简表中。特别是作为高校学生的申报者，在寒暑假等学校假期期间，手机是最便捷的联系方式，而电子邮件是项目审核单位与项目申请者之间进行复杂信息通知及材料收发的最佳渠道。

（二）项目基本信息

1. **项目名称** 项目名称是申请课题内容的高度总结，它应是申请者对所要研究问题的目的、理论、内容及方法，经过全面细致思考，反复酝酿仔细推敲后拟定的。项目名称应具体、新颖、醒目，并能确切反映项目的研究目的、研究对象、研究内容、研究范围以及它们之间的联系，能够引起评审专家的兴趣和共鸣。项目名称要求简明扼要，根据申请指南的要求限制字数。以国家自然科学基金为例，要求项目名称一般不超过 25 个字。另外，要注意项目名称中专业术语的准确化，不可口语化或方言化。有的科研课题计划书还要求对应输入英文题目名称，英文题目名称的翻译、拼写及语法一定要准确。

2. **研究期限** 起始年月要严格按照项目申请说明要求填写。一般科研课题项目为 1～3 年，重点攻关项目多为 3～5 年。比如国家自然科学基金项目的起始时间都是从次年 1 月，终止时间是完成年度的 12 月。

3. **申请金额** 首先需特别注意申请渠道可能资助的强度，要在可能资助的额度内，结合上一年度资助项目的资助强度来确定申请经费的金额，另外需遵循实事求是的原则，要按照项目研究的实际开支而定。有些申请项目填写的金额超过实际所能资助金额的数倍甚至几十倍，这样的项目很难得到评审专家的认可，从而导致申请失败。

4. **报审学科** 申请者填写申请学科时，应根据所申请项目的研究内容来确定。如果申报学科不准确，可能会影响申请项目的资助批准。一般允许填写两个报审学科，其中第一个报审学科需要重点考虑，因为评审项目时，常按照填报的第一个学科选送评审专家。但该申报课题内容所涉及的学科类型存在相近学科、交叉学科时，选报第一个学科则需有技巧，即选择更能体现创新，更能引起专家兴趣的学科。申请者还需考虑避开竞争集中的学科，尤其本单位申报的课题应避免扎堆，造成自己内部人员的竞争。

（三）项目摘要

1. **研究内容摘要** 各科研课题计划书对摘要字数要求虽有不同，但一般都在 200~500 字之内。字数有限，却集中反映项目的核心与精华，是给专家评审的第一印象，起到项目概述的作用。因此，填写此处内容需认真提炼，反复推敲。摘要主要浓缩项目的研究目的、研究内容、主要实验方法、预期结果、研究意义及应用前景（或预期的经济效益）等方面内容。

2. **预期结果** 有些计划书简表需要单独介绍课题预期结果。对于研究性的课题，预期研究成果主要为两方面：一为重要的发现和重要的成果；二为计划发表的论文和培养人才情况。对于应用性课题来说，预期结果倾向于研究所获得的经济效益和社会效益；对于理论研究性课题来说，预期结果更倾向于发表论文和人才培养等。

3. **关键词** 关键词（keyword）是评审专家快速了解该申请项目内容及方向的最佳捷径，一般数目不多于 5 个。关键词需要选取准确，具有一定的专指性。不恰当的关键词选取将可能会导致申请书递交至不适合学科的评审专家评审。因此，需要引起申请人高度重视。关键词还需注意排序，一定逻辑性的排序将有利于项目内容的清晰展示。因此，反映项目研究主题、目的和对象等内容的关键词前置，研究方法、结果等内容的关键词靠后。另外，关键词常需列出相应英文词汇，需要注意中英文关键词内容、顺序应一致，并保证翻译专业及准确。

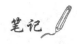
笔记

（四）项目组成员

1. 项目组主要成员 指在项目组内对学术思想、技术路线的制定与理论分析，以及对项目完成起重要作用的人员。项目组成人员需要形成合理梯队，既有设计指导者，又有项目的主要执行者，还要有必要的辅助人员，分工明确，工作不重复。团队成员中高层次人员不宜过多，比如项目组成人员为 6 人，若其中 4 人都为教授等高级别的设计指导者类型成员，虽然显示整体团队学术层次很高，但评审专家会更多认为指导者成员不可能全部参加具体工作，课题研究缺乏具体的承担者。团队成员中学术层次较低者也不易过多，过多将无法保证研究技术等方面的可靠性。这两种情况发生均会被认为无法完成预定科研任务而导致项目申请被否决，不予资助。关于项目组成员人数设定，一般项目团队 3～5 人左右组成比较适宜，重点、重大项目人员则需多一些，合作项目人员会更多一些。另外，项目组成员中最好有 1～3 名工作能力较强的博士生或硕士生，以满足课题的人力需求和时间保证。

2. 签章 包括申请者本人和项目组成员签字。该项必须由参加人亲笔签名。在国家自然科学基金申报中，每年都有申请者因未签字而在形式审查时被初筛掉的情况，非常可惜。课题组成员亲笔签名既可以表示本人自愿参加该项目，又可以确保其课题负责时间不重叠。有时因为项目组成员被冒名代签，导致被冒名代签人超项而影响课题申报。项目组成员每年参加研究的月数，要实事求是进行填写，不要写得太满，有的研究人员参加了两个项目，加起来很可能就超过了每年 12 个月。

三、立项依据的撰写

立题依据是科研课题计划书的重要组成部分，主要提供课题的背景资料及展示课题的研究价值与意义。立题依据一般包含 4 个方面的内容：项目的研究意义、国内外研究状况的分析、研究目的和参考文献。

（一）研究意义

介绍本课题研究背景，对新的研究领域，应做一些必要的科普介绍，以便评审者能对课题先"入门了解"，以便作出客观的判断。对研究意义的叙述要简明扼要，分析要充分透彻。对基础研究，需结合国际前沿科学发展趋势，着重论述项目的科学意义；对应用基础研究，需结合学科前沿，围绕国民经济发展中的重要科技问题，着重论述其应用前景；对应用研究项目，则需围绕解决国民经济和国民经济发展中的重要科技问题，着重论述预期可能产生的重大经济效益或重大社会效益。

（二）国内外研究现状及发展动态分析

介绍本课题目前的研究现状、研究水平和最新技术成就，必要时包括不同学派的观点及其比较。介绍本课题当前国内外研究的动向和趋势，着重阐述存在什么问题或未解决的问题，分析未能解决的原因，从而促使评审专家了解你所研究的课题是处于国际上的先进水平，还是国内领先水平；所研究的课题和该类研究所存在的问题有何联系，计划解决这些问题中的哪些具体方面等。对国内外研究状况的了解程度，能够反映申请者的科研阅历和能力，也是申请项目的前提。在书写申请课题申报书前，必须阅读大量的国内外文献，掌握最新的文献资料，熟悉本研究领域国内外的最新进展，并结合自身的优势特色、工作基础，提出研究目标，要特别重视立题的创新性。

（三）研究目的

在项目研究意义及国内外研究状况分析的基础上，找出本课题研究领域中的空白点、未知数、焦点、难点以及关键技术，从而确立本课题的切入点，形成清晰严密、合乎逻辑的假说和设想，确定课题研究目的。阐明你准备在哪一方面展开研究，或你在该问题的研究中，遇到了什么新问题、发现了什么新现象，而需要进一步对它进行研究；阐明你将使用何种技

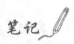

术条件和实验手段,来解决你所提出的问题,证实该假说或设想。提出的研究目的要合理、适当,避免分散。对提出问题的理论依据、推测和假设必须严谨、科学,对创新内容的分析必须理由充分。

(四) 参考文献

参考文献应根据撰写需要进行添加,以证明该部分内容的依据来源,展示其可靠性。文献数量需恰当,最好应用相应的文献管理软件,最后的目录格式要符合计划书撰写要求。申请人还需注意参考文献的发表时间,除该研究领域重要经典的文献外,应尽可能选用近3~5年相关的最新文献。

四、研究内容的撰写

研究内容是课题研究计划书最核心的部分,需重点阐述。一般包括研究目标、研究内容、拟解决的关键问题和拟采取的实验方法、技术路线、实验方案以及可行性分析等。部分课题计划书还会将项目创新点、年度研究计划及预期进展和预期研究成果等几部分归于此处。

(一) 研究目标

课题研究内容要有适度的难度,突出创新,因此研究目标要集中,必须明确、具体。申请者要准确地告诉评审专家该项目要做什么,要解决什么问题。有限的资助解决有限的目标,要依据可资助的经费额度,设计项目研究目标。研究目标包括阶段性目标和最终目标。阶段性目标可以是该课题研究周期分解成若干阶段后每一阶段拟达到的目标;也可以是该课题为某一大课题的阶段性研究部分,或者不同研究任务拟达到的目标。最终目标则是指整个课题研究完成后,最终将达到的目标。

(二) 研究内容

研究内容需要紧紧围绕研究目标。研究内容要具体,切忌内容分散、涉及面大而庞杂,重点要突出,不要面面俱到。因此,在填写时应明确以下内容:

1. 准备从哪几个方面的研究来论证提出的问题,即本课题是由哪些分题深入扩展组成的。

2. 明确从哪个角度、哪些范围、哪个水平进行研究以达到研究目标。

3. 每个方面或分题计划选择什么样的可供考核的技术或经济指标。

(三) 拟解决的关键问题

拟解决的关键问题是整个研究过程中的主要技术环节,是关系整个实验成败的核心技术问题,也是为达到研究目标涉及的重要研究环节与解决计划。此部分需介绍影响整个实验成败的核心技术,要清晰说明涉及技术的主要技术特征和指标、控制条件和掌握程度、可能出现的问题以及处理措施。实验核心技术需重点突出,其他为辅助与常规实验方法,因此关键技术数量不宜过多。如果实验关键技术与技术保密有关,对于保密部分可简明概述,必要时可附函向主管单位说明。

(四) 研究方案

确定项目的研究目标后,如何实现研究目标?实验方案(experiment protocol)和技术路线(technique roadmap)是否写得清楚?在评审中都占有很重要的位置。很多申请者会因研究方案阐述不佳而被淘汰。因此想要评审专家相信你能够实现研究目标,申请人应清晰易懂地阐明课题研究方案涉及的研究目的、关键技术方法和技术路线,实验方案叙述需有一定层次和逻辑性。涉及创新之处,尤其使用新的思路和新研究方法,更应具体明确的阐述,可采用流程图或示意图进行辅助说明。对自己课题的创新或对已有的研究方法、研究手段的变动,一定要详细叙述,说明变动的原因,或采取新方法的理由和优势。总之,要让评审

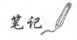
笔记

专家看懂并认可你的研究方案,而非去揣摩研究意图。

(五)可行性分析

结合自身研究经验以及已有实验资源,对研究中可能遇到的难点问题进行充分的估计,并拟定相应科学可信的解决办法,对项目方案各种可行性进行深度分析与论证,避免评审专家对研究方案的可行性产生怀疑。可行性分析可以从研究思路可行性、研究基础可行性、研究方法可行性、研究团队可行性、条件保障可行性等几方面进行分析。

(六)项目特点与创新之处

项目特点与创新之处是指项目在选题、设计、方法、技术、路线、成果以及应用等方面与众不同之处。科学研究的核心是创新,要简明扼要、准确地表达自己的研究与其他研究有何不同,指明该研究独具的创新性。但项目创新点不宜过多,一般为2~4条。

(七)预期研究成果

预期研究成果是课题计划书的重要组成部分,一般用文字、表格、图形来描述研究结果,将定量与定性分析结合起来,对假设的结果进行描述和检验,并进一步对研究理论或实践应用提出新的认识、建议和设想。课题计划书需要单独介绍课题预期结果,预期研究成果要客观实际,与研究内容以及研究目标相呼应,应有明确的预测。对于研究性的课题,预期研究成果主要为两方面:一为重要的发现和重要的成果;二为计划发表的论文或专利申请等情况。对应用性课题来说,应根据拟定的研究内容,预期研究所获得的经济效益和社会效益,预期成果应该有研究成果的技术指标,作为项目完成后的验收指标,如成果表达形式可以是研制设备、开发产品、工艺流程或配方等。对于理论研究性课题来说,预期结果更倾向于发表论文或专利申请等,应预测发表几篇及何种级别的学术论文,甚至可以将论文名称预先拟定出来,如成果表达形式可以是发表几篇论文、申请几项专利、获得什么级别的科研奖项、撰写专著等。如果是开发性的研究,应侧重于直接获得的经济效益和社会效益,如成果表达形式可以是节约多少资源、提供多少就业岗位、或者增加多少经济效益等。

(八)年度研究计划

年度研究计划安排应包括课题每年的研究进度和每年的主要研究内容,可能产生的阶段性成果。科研项目一旦正式立项,审核单位每年都要检查其科研完成情况,是否按计划进度完成。因此,所填写的年度研究计划要具体、量化,要具有可检查性。课题的进度安排主要包括:课题的立项准备(研究资料的收集,文献检索及研究现状的分析,研究方向的调研及论证);课题的启动及开题讨论安排;课题研究内容的细分,确立子课题的研究内容及研究目标,各子课题的进度时间安排及预期成果规划;参加课题相关学术论坛、研讨会、国际会议等安排;课题负责人及组员到国内外相关单位进行研究内容的实地调研安排;课题的研究进展及成果汇报的安排;课题发表论文、专利申请或者结题报告等研究成果的撰写安排;课题结题答辩会议的安排等。

五、研究工作基础的撰写

科研课题评审既强调选择创新性强的项目,同时还特别注重项目的可行性,已有的研究工作基础显得十分重要。研究工作基础的撰写内容一般要求提供申请人及项目组主要成员,以往的、主要相关的研究基础、科研成果和已获取的课题项目清单,以及申请人所在实验室可支撑该课题进行的设施与条件,并进行客观的自我评价。研究工作基础介绍主要分为三个方面:

(一)研究基础

即与本项目相关的研究工作积累和已取得的研究工作成绩。既能展示申请者具有完成此项工作的能力,也显示项目组整体的工作基础水平。详细写出申请者以及申请者所在课

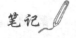

题组,与申请项目密切相关的前期研究工作基础,已有的研究成果或预实验结果等,向评审专家展示申请人或申请人课题团队的研究基础和科研能力,提高申请课题可以完成计划目标的可信度。提供原始数据,使评审专家相信申请人了解实验方法,掌握了相应的技术,并已对该课题进行了一定程度的研究和探索,对已得结果作出合理的解释。原始数据必须支持要检验的研究假设,并和申请的课题相对应,解释原始数据怎样有效,前期工作已扩展的范围或方向。原始数据最好是申请者本人发表的论文,申请者尚未发表的数据或申请者所在实验室的工作。

(二)工作条件

工作条件主要指已具备的实验条件。介绍申请人所在研究单位的实验条件,拥有何种级别的实验室,以及本课题组成员拥有的技术平台,比如实时定量 RT-PCR、Western Blot、EMSA、ELISA 和免疫组化实验等分子生物学基础技术平台。还可以展示实验室已有的本课题研究中所需要的主要仪器设备。如果本单位缺少某种项目所需仪器设备,则需写出解决的办法。另外提倡利用国家重点或部门开放实验室已有的实验条件,鼓励跨学科的合作。例如,某科研课题计划书中关于实验条件的撰写:某医科大学心理学中心实验室通过国家认证,有符合本研究要求的专门实验室,合作单位某省精神卫生中心在全国处于领先地位等。

(三)承担科研项目情况

正在承担的与本项目相关的科研项目情况。可介绍申请人个人和项目组主要成员的学历、工作经历、发表文章以及正在承担的与本项目相关的科研项目情况。用这些客观实际情况,来展示和反映课题组的基本科研素质和科研水平。发表文章通常只列近期发表的论著目录(3~5年),如果数量较多,就列与申请项目密切相关的;如果数量较少,则扩增年份。必要时可提供有国家指定单位出具的论文被收录、引用情况报告。另外关于已承担的课题项目,要写明项目类别,即归属学校、省、国家自然科学基金的项目或其他科研项目等,要注明项目的名称和编号、经费来源、起止年月、与本项目的关系及负责的内容等。

六、经费预算的填写

项目的经费预算(appropriation budget)是否合理,直接影响项目的评议结果。很多项目虽立题依据可靠,项目内容与方案合理,工作基础充分,但最终由于申请经费不合理而被淘汰,这是很可惜的。因此,在填写经费时,一定要根据可能资助的强度来设计研究项目内容,通过有限的资助,设计有效方案,完成有限的目标。经费预算一般包括以下五个方面:

1. **科研业务费** 测试费、计算费、分析费、国内调研和参加学术会议的费用;业务资料费;论文印刷费、出版费;仪器有偿使用费;水、电、气费等。

2. **实验材料费** 实验原料、试剂、药品、消费品等购置费;实验动物饲养费;标本样品采集费等。

3. **仪器设备费** 申请项目专用仪器设备购置费、运输、安装费,自制专用仪器设备的材料、配件购置和加工费;大型仪器和办公设备不能申请科研费用,这是申请单位应具备的条件。本单位不具备某些条件的,提倡利用国家重点实验室和部门开放实验室的条件。此项填写要慎重,需考虑项目资助强度等。

4. **管理费** 这项开支不是每个渠道都要列支的。国家自然科学基金委文件规定,受资助的单位可按每个项目(或课题)当年获得的实际拨款额度,提取5%作为项目组织实施费(管理费),不得超前提取,更不能层层重复提取。

5. **其他** 实验室改装费:为了完成申请项目可对实验室进行简易的改装,不能把实验室扩建、维修费等列入其中,该条应严格掌握。协作费:专指外单位协作承担资助项目的研究,在实验工作中开支的费用。

第二节　撰写中的常见问题与解析

申请者尤其是初次尝试申请课题的同学,在科研课题计划书的准备和撰写过程中常常会遇到各种问题。本节将申报中常见问题进行一定的归纳,并给予问题解析及一些可行建议。

一、题目不新颖

课题题目的拟定很关键,新颖的题目可有助于评审专家在众多计划书中引起注意。要从题目上吸引人,需从题目上体现出研究的"新"。研究内容新颖,是标书的关键,说明在该领域研究中申请者自己有新的观点。另外从研究的方法、技术路线、项目名称表达等方面也可以体现创新,这些都需要申报者在准备期间大量阅读相关研究资料以及撰写过程中多思考。

二、研究涉及学科单一

在选择课题组成员队伍时,最好能邀请到不同学科、不同领域的老师和同学参与其中,在课题题目讨论与选择时可提供更加多样化的意见与建议,这样更有利于该研究课题内容的学科交叉,从而更容易在源头产生创新,最终能够获取新的研究成果。

三、撰写过程困难

申请者虽选定了课题项目,拟定了研究计划,但在计划书撰写过程中如何将心中所想内容,清晰明了地表达出来却总感觉困难重重。想要撰写出高质量的科研课题计划书,需要注意"勤"。"勤"的第一个方面就是计划书要勤写多练。不管是学院、学校的基金项目计划书,甚至省级、国家级的基金项目计划书内容都要积极准备及撰写练习,尽管有些项目级别可能因资格原因尚不能正式申报。在撰写的实践过程中不断地提高自己的构思写作能力,不要怕可能不被资助而不敢写,也不要因为写了没有被资助就以后放弃再申请。只有撰写、递交计划书才可以拥有进行评审的机会,如果放弃尝试,则从开始就丧失获取课题项目研究资助的机会。因此,要经常进行各种项目计划书撰写的练习,熟练掌握各主要部分的准备工作,积攒经验与技巧,待正式项目申请准备时不生疏,计划书撰写起来也会更得心应手。总之撰写计划书这个过程一定要勤经历。"勤"的第二个方面是申报早准备。可以在上次课题申报完以后,就着手开始准备下一年度的题目。要给自己足够的时间来查阅资料和实际撰写,这样才可以充分检查标书中可能存在的各种问题。修改几十次的标书和匆匆修改几次的标书的质量是有很大差距的。"勤"的第三个方面就是平时多研究。平时多做研究工作,可以获取更多的实验数据,发表更多文章。许多基金评审中会关注项目申请人个人的工作基础,不仅包括申请人目前正负责的科研项目,部分评审专家更注重申请人过去的研究背景与本次申报课题在研究方向和内容上以及实验方法和技术手段上是否存在相关性。如果计划书中展示在课题相关学科发表过多篇文章,就会很大程度上为计划书可行性加分,有效增加审核通过的机会。另外,平时也要多阅读学术期刊,多关注各类基金网站,及时了解同领域其他同行的研究动态和进展。还可以多阅读往年通过评审的课题计划书,从这些成功的标书中获取启发与宝贵经验。总之,平时要多看资料,多关心自己学科的最新动态,勤于计划书撰写的练习,勤于为正式计划书的完成留有充足时间进行检查与提升,勤于参与科学研究获取更多数据丰富自己的工作基础。

笔记

四、申报内容理解困难

语句难理解，甚至逻辑表达混乱的计划书内容会严重影响评审专家的课题评审。因此，科研课题计划书的撰写一定要清晰易懂。有时负责该计划书评审专家的研究背景非该项目研究领域，因此，很有必要让非本研究领域的专家能看懂计划书的表达内容。其次要让专家在阅读过程中能轻松关注到，计划书要显示的重点或创新点，从而增加该项目研究很有价值的感观。因此当计划书完成后，可以请同学甚至非本专业的同学以及老师来预先阅读撰写内容。基于不同人的学习研究背景和经验，看到的同一件事物可能会有不同见解，而学生的思维大多也比较活跃，因此，会很好的收获到多样化的意见与建议，从而可以使计划书质量得到进一步提高。

五、工作基础薄弱

有些同学尤其是初次尝试撰写科研课题计划书的同学，总担心自己薄弱的工作基础会影响到申请课题的可行性。但上一节内容已提到，工作基础其实不止是要展示项目申报者自身的工作基础，还可以展示整个科研工作组（人员）以及申请人所在单位所拥有的科研条件（设备）。所以申请者如果参与科研时间较短，工作基础较薄弱，则可以在组建团队时多邀请经验丰富的同学以及高级别的指导教师，利用课题组成员的工作基础、工作经验、技术平台以及所在单位和学校的科研条件与资源，来弥补自己本身工作基础的不足和缺陷。

六、科学术语不规范

简单易懂的内容固然重要，但申请者递交的是科研课题计划书，所以撰写时需注意采用规范的科学术语进行表达。尤其注意重要研究对象的定义、采用的研究方法以及研究方案的表达，以避免评审专家在术语规范使用等撰写方面减分。科学术语表达不规范若被评审专家发现，会很容易产生该申报书撰写不严谨的印象。建议申请者在前期大量阅读文献、搜集相关研究进展信息的同时，还要分析学习其文章中采用的科学撰写方式。待计划书完成后，也可请资深学长或指导教师先对内容进行阅读审核，多获取宝贵意见。

七、对项目管理与执行不了解

未深入参与研究项目进程的同学在初次撰写计划书时，常会因为不了解项目审核通过后的管理与执行内容，而影响到计划书尤其是年度研究计划和科研经费预算等内容的撰写。因此了解基金项目申请通过后的管理与执行很有必要。

一般科研课题可分为学校管理与学院管理两级管理。学校对科研课题的管理涉及的单位包括：学校财务处、学校科研处、设备与资产处、国际合作处等职能部门。学校对科研课题的管理内容包括：组织申报项目，审查项目合同，下达项目经费，办理项目结题、鉴定和成果申报等手续；为科研人员提供咨询服务，对项目申报、实施、经费使用等实施监督和检查，提出合理化建议和意见；对学院（或研究所）的项目组织管理进行指导，向上级主管部门提交项目管理工作年度报告。课题负责人所在学院是本单位科研项目的管理部门，学院对科研课题的管理主要包括：协助科技处将项目申请相关信息及时通知科研人员，并负责本单位课题申报的动员、组织与申报材料的收集和预审；跟踪管理课题的研究进展和实施过程，建立科研档案，及时向科技处反馈课题的研究进展情况；为课题组完成合同任务提供必要的研究条件，确保研究人员的研究工作时间，协助课题组解决实施过程中出现的困难和问题等。

另外，科研课题的经费管理是确保科研任务顺利完成的基本保障。科研经费的管理要

笔记

严格执行课题主管部门的有关规定,遵守课题立项的协议约定,合理开支、专款专用。科研课题的研究经费由学校财务处统一管理,科研经费到款后由科研处通知课题负责人办理经费立户手续,课题负责人应严格按照立项合同书开展研究工作。科研处可根据课题进展情况组织校内的评估与检查,对科研课题实施的质量、进度及存在的问题进行管理协调。

最后,科研项目负责人全面负责课题的执行,其对课题的执行主要包括:直接负责科研项目的实施,执行课题合同书的约定按时完成任务,并对科研成果的完成质量和真实性承担相应责任;执行课题组成员的协调管理,明确课题组成员分工,并执行课题组成员在课题结题、论文发表、专利申报等事项中的署名排序等权益分配;依照国家和学校有关财务制度的要求,执行课题科研经费的管理;执行科研资料的收集、整理、归档,按照科技处或其他项目管理部门的规定,执行课题研究进展及结题等情况的汇报工作等。

本章通过对科研课题计划书所涉及的课题题目选择、简表填写、立题依据、研究内容和研究工作基础的撰写以及经费预算的填写等主要内容进行了详细介绍,并对撰写过程中常见问题进行了归纳与解析,其目的是有助于高校学生能深入全面了解科研课题计划书的撰写内容,以及掌握如何撰写高品质科研课题计划书的能力,使学生有机会能在心理学研究领域继续深造。

(赵尔樱)

复习思考题

1. 试述如何合理规划立项依据撰写中所涵盖的内容?
2. 请指出你认为在研究内容的撰写中最应重视的部分,并说明理由。
3. 根据本章内容,结合自己感兴趣的课题内容试撰写一份科研计划书。

笔记

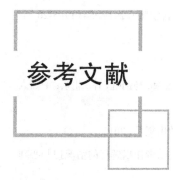

参考文献

[1] 李功迎.心理科学研究方法[M].2版.北京：人民卫生出版社，2013.

[2] 安丰军.伦理心理学视域下人性的思考[C].中国心理学家大会，2012.

[3] 安季平娜，卢朝峰.小群体研究的社会学和社会心理学方法[J].国外社会科学文摘，1988（4）：7-10.

[4] 陈玢，苏彦捷.动物研究的伦理道德问题[J].中国比较医学杂志，2004，14（2）：123-128.

[5] 陈力.心理科学研究方法[M].北京：人民卫生出版社，2007.

[6] 陈榕玲.《江村经济》中的微型社区调查研究[J].商业文化月刊，2012（5）：277-278.

[7] 戴海崎，张锋，陈雪枫.心理与教育测量[M].3版.广州：暨南大学出版社，2011.

[8] 戴海琦.心理测量学[M].2版.北京：高等教育出版社，2015.

[9] 董奇，申继亮.心理与教育研究方法[M].杭州：浙江教育出版社，2005.

[10] 董奇.心理与教育研究方法[M].北京：北京师范大学出版社，2004.

[11] 樊富珉.心理咨询与心理治疗中的伦理问题思考—兼谈中国心理学会临床与咨询心理学工作伦理守则[C].全国心理学学术会议，2007.

[12] 费迪南·滕尼斯，顾海萍.社区与社会[J].都市文化研究，2007（2）：169-175.

[13] 风笑天.社会调查中的问卷设计[M].3版.北京：中国人民大学出版社，2014.

[14] 高恒冠.社区研究方法探究——以江村研究为例[J].陇东学院学报，2011，22（1）：88-92.

[15] 高卉.守护社会底线——美国中镇慈善公益事业的民族志[D].北京大学，2012.

[16] 耿敬.社会科学本土化与江村研究的启示[J].江苏社会科学，2017（1）：60-66.

[17] 郭克建，赵洁，肖丽伶，等.农村留守与非留守妇女安全感及社会支持的比较研究[J].中华行为医学与脑科学杂志，2016，25（11）：1043-1045.

[18] 韩布新.心理学文献检索的得力工具——介绍SSCI[J].心理科学进展，1991，9（1）：84-86.

[19] 何寒青，陈坤，马新源.精神刺激史与结直肠癌发病关系的队列研究[J].肿瘤，2006，26（06）：537-539.

[20] 胡东原，李冲.心理实验中的伦理问题研究[J].南京理工大学学报（社会科学版），2010，23（2）：92-96.

[21] 黄娟.对霍桑实验设计的思考与完善[J].现代商贸工业，2011，23（2）：37-38.

[22] 黄希庭，张志杰.心理学研究方法[M].2版.北京：高等教育出版社，2010.

[23] 蒋兴国.现场试验研究[J].宁夏医学杂志，2009，31（2）：185-187.

[24] 缴富斌.轻度认知功能损伤患者社会心理危险因素的病例对照研究[D].北京：中国人民解放军军医进修学院，2008：4-11.

[25] 金瑜.心理测量[M].2版.上海：华东师范大学出版社，2012.

[26] 金玉国.从回归分析到结构方程模型：线性因果关系的建模方法论[J].山东经济，2008，24（2）：19-24.

[27] 李立明.流行病学[M].6版.北京：人民卫生出版社，2009.

[28] 刘电芝.教育与心理研究方法（修订版）[M].合肥：安徽教育出版社，2011.

[29] 刘豪兴."江村调查"的历程、传承及"江村学"的创建[J].西北师范大学学报(社会科学版),2017,54(1):5-20.

[30] 罗家洪,郭秀花.医学统计学[M].2版.北京:科学出版社,2012.

[31] 罗家洪,李健.流行病学[M].北京:北京科学出版社,2010.

[32] [美]David G. Elmes,Barry H. Kantowitz,Henry L. Roediger.心理学研究方法[M].8版.马剑虹,译.北京:中国人民大学出版社,2011.

[33] [美]Donald N.Bersoff.心理学研究中的伦理冲突[M].苏彦捷,译.重庆:重庆大学出版社,2012.

[34] [美]D.Ullman,T.T.Jackson,韩向前.研究者的一个伦理问题:1960—1980期间对被试者作出解释的情况[J].心理科学进展,1986,4(4):73-74.

[35] [美]Evans AN,Rooney BJ.心理学研究方法[M].周海燕,译.北京:中国轻工业出版社:2009.

[36] [美]Frederick T.L.Leong,James T. Austin.心理学研究手册[M].周晓林,译.北京:中国轻工业出版社,2006.

[37] [美]Gravetter FJ,Lori-Ann BF.行为科学研究方法[M].邓铸,译.西安:陕西师范大学出版社,2005.

[38] [美]哈里斯·库珀.如何做综述性研究[M].刘洋,译.重庆:重庆大学出版社,2010.

[39] [美]Harry TR,Charies MJ.社会与人格心理学研究方法手册[M].张建新,译.北京:中国人民大学出版社,2017.

[40] [美]约翰·肖内西,尤金·泽克迈斯特,珍妮·泽克迈斯特.心理学研究方法[M].7版.张明,译.北京:人民邮电出版社,2010.

[41] [美]Nosich GM.学会批判性思维——跨学科批判性思维教学指南[M].柳铭心,译.北京:中国轻工业出版社,2005.

[42] [美]Paul C. Cozby,Scott C. Bates.心理与行为科学研究方法[M].张彤,译.北京:机械工业出版社,2014.

[43] [美]Scott A. Miller.发展心理学研究方法[M].陈英和,译.北京:北京师范大学出版社,2015.

[44] 马琅,魏嗣琼,王建新.中学生自杀意念与受欺侮经历现状及相关关系[J].中国学校卫生,2003,24(5):445-446.

[45] 马梦雨.浅谈读《街角社会》对学习民族社会学专业的几点启示[J].中国民族博览,2017(5):175.

[46] 茅于燕.心理科学研究中要考虑伦理问题[J].教育研究,1982(10):77-78.

[47] 莫雷,温忠麟,陈彩琦.心理学研究方法[M].广州:广东高等教育出版社,2007.

[48] 钱铭怡.心理咨询与心理治疗中知情同意与保密突破中的伦理问题[C].全国心理学学术会议,2014.

[49] 史密斯,莫罗,段广才,等.现场干预研究方法[M].郑州:河南医科大学出版社,1999.

[50] 史全胜.网络环境下获取心理学外文电子期刊全文的主要途径和方法[J].心理与行为研究,2007,5(2):156–160.

[51] 世界卫生组织.现场干预研究方法[M].郑州:河南医科大学出版社,1999.

[52] 舒华,张亚旭.心理学研究方法[M].北京:人民教育出版社,2008.

[53] 舒华.心理学研究方法[M].北京:人民教育出版社,2008.

[54] 王抒.霍桑实验的实验设计及研究贡献的分析[J].现代经济信息,2013(3):265-266.

[55] 夏学銮.中镇和江村:中外社区研究比较——费孝通社区研究探微[J].学习与实践,2008(7):129-133.

[56] 辛自强.心理学研究方法[M].北京:北京师范大学出版社,2012.

[57] 许野轼.小群体的研究价值与研究方法——读西奥多·M·米尔斯的《小群体社会学》[J].社会,1990(2):18-39.

[58] 杨凡,钱铭怡.美国心理咨询和治疗中的保密、保密的局限及相关研究[J].中国心理卫生杂志,2009,23(8):543-548.

[59] 杨杨.美国心理学协会确定心理研究的伦理原则[J].国外社会科学,1981(5):79.

[60] 杨玉莲,普华东智.浅谈费孝通《江村经济》中的"微型社会学"研究方法[J].西藏科技,2016(3):19-21.

[61] 姚应水,高晓虹.流行病学[M].2版.北京:科学出版社,2017.

[62] 叶临湘,许国章,么鸿雁,等.现场流行病学[M].北京:人民卫生出版社,2009.

[63] 逸远.伦理委员会研究原则的国际差异:西方五国之比较[J].国外社会科学,2003(2):116-117.

[64] 于奥然.参与调查法的典型案例——《街角社会》[J].内蒙古科技与经济,2016(15):122-123.

［65］袁翀．心理学期刊学术规范指标量化分析［J］．西南民族大学学报（人文社科版），2008，29（10）：99–102.

［66］詹思延．流行病学（［M］.7 版．北京：人民卫生出版社，2014.

［67］张彩云，赵俊峰．论心理科学发展的伦理约束［J］．自然辩证法研究，2005，21（9）：15-17.

［68］张东军，罗艳艳，赵亚楠，等.2008—2012 年 4 家心理学期刊刊载的人体对象论文的伦理学原则遵守调查［J］．中国心理卫生杂志，2014，28（8）：561-566.

［69］张厚粲，龚耀先．心理测量学［M］．杭州：浙江教育出版社，2012.

［70］张培瑶，王玉．浅析《街角社会》的研究方法［J］．长江丛刊，2016（17）：14.

［71］张学民．实验心理学［M］.3 版．北京：北京师范大学出版社，2011.

［72］赵静波，季建林．心理咨询和治疗的知情同意原则及其影响因素［J］．医学与哲学，2007，28（7）：45-47.

［73］郑日昌，吴九君．心理与教育测量［M］.3 版．北京：人民教育出版社，2015.

［74］郑欣．田野调查与现场进入——当代中国研究实证方法探讨［J］．南京大学学报（哲学•人文科学•社会科学），2003，40（3）：52-61.

［75］朱智贤．朱智贤全集：教育研究与方法［M］．北京：北京师范大学出版社，2002.

［76］Andersson O.William Foote Whyte，Street Corner Society and social organization［J］.Journal of the History of the Behavioral Sciences，2014，50（1）：79-103.

［77］Borchardt DH，Francis RD.How to Find Out in Psychology［M］.PERGAMON，1984：175-186

［78］Brady JV.Ulcers in "executive" executive monkeys［J］.Scientific American，1958，199（199）：95-98.

［79］Burke DM，Locantore JK，Austin AA，et al. Cherry pit primes Brad PittHomophone priming effects on young and older adults' production of proper names［J］.Psychological Science，2004，15（3）：164-170.

［80］Christensen LB，Johnson RB，Turner LA.Research Methods，Design，and Analysis［M］.12th ed.Harlow，United Kingdom：Pearson Education Limited（Global Edition），2014.

［81］Cook TD，Campbell DT.Quasi-experimentation：Design and analysis for field settings［M］.Chicago：Rand McNally，1979.

［82］Duncker K，Lees LS.On problem solving［J］.Psychological Monographs，1945，58：1-112.

［83］Howitt D，Cramer D.Introduction to Research Methods in Psychology［M］.3rd ed.Harlow：Pearson，2011.

［84］Krejcie RV，Morgan DW.Determining Sample Size for Research Activities［J］.Educational and Psychological Measurement，1970，30（3）：607-610.

［85］Listed N.Ethical Principles of Psychologists and Code of Conduct［J］.American Psychologist，2002，57（12）：1060.

［86］Quinonesvidal E，Lozpezgarcia JJ，Penarandaortega M，et al.The nature of social and personality psychology as reflected in JPSP，1965—2000［J］.Journal of Personality & Social Psychology2004，86（3）：435-452.

［87］Rachel Wasserman.Ethical Issues and Guidelines for Conducting Data Analysis in Psychological Research［J］.Ethics & Behavior，2013，23（1）：3-15.

［88］Roberts LD，Smith LMP.Ethical Issues in Conducting Online Research［J］.Encyclopedia of Information Science & Technology Second Edition，2009.

［89］Rosenthal R.Science and ethics in conducting，analyzing，and reporting psychological research［J］.Psychological Science，2010，5（3）：127-134.

［90］Shaughnessy JJ，Zechmeister EB，Zechmeister JS. Research Methods in Psychology［M］.10th ed.New York：McGraw Hill Higher Education，2014.

［91］SONG Y，HAKODA Y.An fMRI study of the functional mechanisms of Stroop/reverse-Stroop effects［J］.Behavioural Brain Research，2015，290：187-196.

［92］Thomaes S，Bushman BJ，Orobio dCB，et al. What makes narcissists bloom？A framework for research on the etiology and development of narcissism.［J］. Development & Psychopathology，2009，21（4）：1233-1247.

［93］Vandenbos GR.APA Dictionary of Psychology［M］.2nd ed.Washington，DC：American Psychological Association，2015.

［94］Woolfolk ME，Castellan W，Brooks CI.Pepsi versus Coke：Labels，not tastes，Prevail［J］.Psychological Reports，1983，52（1）：185-186.

中英文名词对照索引

meta 分析	meta-analysis	291
"共轭"控制	conjugated control	187
《赫尔辛基宣言》	Declaration of Helsinki	23
《心理学工作者的伦理原则和行为准则》	Ethical Principles of Psychologists and Code of Conduct	24

A

艾森克人格问卷	Eysenck Personality Questionnaire，EPQ	38
按比例分配	proportional allocation	79

B

百分位差	percentile deviation	268
半结构化访谈	semi-structured interview	146
半结构型问卷	semi-structured questionnaire	156
保护因素	protective factors	86
保密	confidentiality	27
鲍格达斯社会距离量表	Bogardus social distance scales	243
暴露	exposure	86, 100
暴露人群	exposure population	104
被试间设计	between-subjects design	120
被试内设计	within-subjects design	120
被试特征	subject characteristics	25
被试效应控制	control of subject effect	189
比较判断法则	law of comparative judgment	244
比率量表	ratio scale	167
比值比	odds ratio，OR	92
便利抽样	convenience sampling	184
标化比例死亡比	standardized proportional mortality ratio，SPMR	110
标化死亡比	standardized mortality ratio，SMR	109
标题	title	157
标准参照测验	criterion-referenced test	168
标准差	standard deviation	268
病例对照研究	case control study	85
病因分值	etiologic fraction，EF	111

C

参考文献	reference	42，303

参与性观察	participative observation	135
操作测验	manipulation test	168
操作定义	operational definition	63
测验法	test method	165
差异量数	measures of dispersion	267
常模参照测验	norm-referenced test	168
抄袭	plagiarism	30
称名量表	nominal scale	167
成就测验	achievement test	168
成组匹配	category matching	87
抽签法	drawing lots	61
抽样调查	sampling survey	75, 213
重测信度	test-retest reliability	170
重复测量设计	repeated-measures design	120
重复性访谈	repeated interview	147
创新	innovation	36
磁共振	magnetic resonance imaging, MRI	39
次数多边形图	frequency polygon	266

D

单纯随机抽样	simple random sampling	78, 220
单纯整群抽样	simple cluster sampling	79
单个被试设计	single-subject design	255
单位	affiliation	301
单因素被试间方差分析	one-way between-subjects ANOVA	127
单组后测设计	one-group posttest-only design	121
单组前后测设计	one-group pretest-posttest design	121
档案文献法	archival literature study	207
道德准则	ethical principles	24
等距量表	equal interval scale	167
抵消平衡	counterbalancing	188
典型行为测验	typical behavior test	168
电子期刊	electronic periodical	45
电子数据库	electronic database	47
调查表	questionnaire	80
调查研究	survey study	207
定额抽样	quota sampling	63
定量研究	quantitative research	56
定性研究	qualitative research	56
独立样本 t 检验	independtent-test	126
队列研究	cohort study	99
对照人群	control population	104
顿悟	insight	39
多阶段抽样	multistage sampling	79

E

| 额外变量 | extraneous variable | 178 |

| 二级文献 | secondary source literature | 44 |
| 二阶段抽样 | two stages sampling | 79 |

F

方差	variance	268
方差分析	analysis of variance，ANOVA	272
方法论	methodology	5
方法学	method	302
访谈	interview	144
访谈法	interviewing method	144，207
非参与性观察	non-participative observation	135
非等控制组前测 - 后测设计	pretest-posttest nonequivalent control group design	122
非结构化访谈	unstructured interview	146
非取样误差	non-sampling error	59
非实验设计	non-experimental design	120
非随机抽样	non-probability sampling	62
非随机化抽样	non-random sampling	184
非限制性随机抽样	non-restrictive random sampling	61
分层抽样	stratified sampling	79，183，221
分层随机抽样	stratified random sampling	62
分组次数分布表	grouped frequency table	265
风险收益比	risk/benefit ratio	25
封闭式问卷	closed-end questionnaire	155

G

干预性研究	intervention research	57
哥特曼量表	Guttman scales	246
个案法	case method	207
个案研究	case study	58，251
个案研究法	case study method	251
个别被试设计	individual subject design	255
个别测验	individual test	168
个别访谈	individual interview	147
个体匹配	individual matching	87
个体水平的统计分析	statistic analysis at single subject level	257
工具书	reference book	44
工具性个案研究	instrumental case study	253
公正	justice	23
功能型磁共振	functional magnetic resonance imaging，fMRI	39
共情	empathy	151
构造性测验	structural test	168
固定效应模型	fixed effect model，FEM	293
关键词	keyword	302，321
观察法	observational method	134，207
惯常法	method of tenacity	6
归纳	induction	40
归纳法	method of induction	283

归纳过程	inductive process	3
归因危险度	attributable risk，AR	111
归因危险度百分比	attributable risk proportion，ARP，AR%	111
滚雪球抽样	snowball sampling	184

H

横断面调查	cross-sectional study	214
横断面研究	cross-sectional study	74
横向研究设计	cross-sectional design	59
后测	posttest	118
患病率研究	prevalence study	74
回归分析	analysis of regression	274
混淆变量	confounding variable	178
混淆变量作为额外自变量嵌入设计	design with confounding variable included as additional independent variable	187
混杂偏倚	confounding bias	96
霍桑效应	Hawthorne effect	4

J

基础研究	basic research	57
基线	base line	255
集中量数	measures of central tendency	267
集中趋势	central tendency	267
技术	technology	2
技术路线	technique roadmap	323
加权均数差值	weighted mean difference，WMD	294
假设	hypothesis	39
间接访谈	indirect interview	148
间接观察	indirect observation	136
检验	chi-square test	273
简便抽样	simple sampling	63
简表	brief form	320
简单次数分布表	simple frequency table	265
交互作用	interaction effect	126
教科书	text book	44
结构方程模型分析	structural equation modeling，简称 SEM	279
结构观察	structured observation	136
结构化访谈	structured interview	146
结构效度	construct validity	170
结构型问卷	structured questionnaire	155
结果	results	302
解释	explanation	10
解释性个案研究	explanatory case study	252
解释性研究	explanatory research	57
经费预算	appropriation budget	325
静态组比较设计	static-group comparison design	121
居民家庭调查	household survey	214

局内人	insider	201
聚合交叉研究	cross-sequential design	59
聚类分析	cluster analysis	279

K

卡特尔16种人格因素问卷	Cattell 16 Personality Factor，16PF	38
科学	science	2
科学方法论	scientific methodology	5
科学问题	scientific issues	34
科学性	scientificity	35
科学研究	scientific research	3
科研题目	research topic	320
科研选题	choice of project	34
可行性	feasibility	35
控制	control	10
控制变量	controlled variable	178
跨文化研究	cross-cultural study	59

L

累积次数分布表	cumulative frequency table	266
累加次数分布图	cumulative frequency polygon	266
离散趋势	dispersion tendency	267
李克特量表	Likert scales	245
历史性队列研究	historical cohort study	102
立意抽样	purposive sampling	184
两级或多级抽样	two-stage or multi-stage sampling	221
临界比率	critical ratio	162
伦理	ethic	24
论文集	symposium	45
逻辑意涵	logical implication	10

M

面对面访谈	face to face interview	148
描述	describe	10
描述性个案研究	descriptive case study	252
描述性研究	descriptive study	57，73
民意调查	public opinion poll	214

N

内部效度	internal validity	178
内容效度	content validity	170
内在性个案研究	intrinsic case study	253
能力倾向测验	aptitude test	167
纽伦堡法典	Nuremberg Code	23

P

判别分析	discriminant analysis	279
判断抽样	judgement sampling	62

配额抽样	quota sampling	184
匹配	matching	87
匹配分组	matched grouping	187
偏倚	bias	81
频数分布控制	control of frequency distribution	187
平均差	average deviation	268
评分者信度	scorer reliability	170
评价性个案研究	evaluation case study	252
普查	census	75，213

Q

期刊	periodical	45
欺骗	deception	28
前测	pretest	118
前实验设计	pre experimental design	120
前瞻性队列研究	prospective cohort study	102
前瞻性研究	prospective study	99
区位复合体	ecological complex	218
权威法	method of authority	6
全距	range	268

R

人格测验	personality test	168
人群归因危险度	population attributable risk，PAR	111

S

散点图	scatter plot	266
瑟斯顿量表	Thurstone scales	244
森林图	forest plot	294
社会测量	social measurement	235
社会调查法	social survey	212
社会及行为科学	social and behavioral sciences	2
社会态度	social attitude	217
社会问题调查	social problem survey	214
社区研究	community study	206
时间序列设计	time-series design	122
实验	experiment	178
实验法	experimental method	177, 178
实验法研究逻辑	research logic of experimental method	178
实验方案	experiment protocol	323
实验构思	experimental conception	180
实验观察	laboratory observation	137
实验计划	experiment plan	190
实验设计	experimental design	180
实验实施	experimental implementation	192
实验研究	experiment research	58, 117
实验研究设计	experimental design	121

实验者效应控制	control of experimenter effect	190
实证效度	empirical validity	170
市场调查	marketing survey	214
双向性队列研究	ambispective cohort study	102
顺序量表	ordinal scale	167
四分位差	quartile deviation	268
算数平均数	arithmetic average	267
随访	follow up	106
随机抽样	Random sampling	181
随机分组	randomized grouping	186
随机区组设计	randomized block design	125
随机实验组控制组后测设计	randomized posttest only control group design	124
随机实验组控制组前 - 后测设计	randomized pretest-posttest control group design	124
随机数字表	random number table	61
随机效应模型	random effect model, REM	293
所罗门四组设计	Solomon four-group design	125

T

探索性个案研究	exploratory case study	252
讨论	discussion	303
题名	title	301
条形图	bar chart	266
同质性信度	internal consistency reliability	170
统计控制	statistical control	188
投射性测验	projective test	168
团体测验	group test	168
团体访谈	group interview	147
推理法	method of reasoning	7
推论法	method of deduction	282

W

万维网	World-Wide-Web	49
危险度比	risk ratio, RR	110
危险因素	risk factor	86, 100
文献综述	literature review	52
文字测验	verbal test	168
问卷	questionnaire	223
问卷法	questionnaire method	154, 207
无结构观察	unstructured observation	136
无结构型问卷	unstructured questionnaire	156
无应答偏倚	no-response bias	81

X

系统抽样	systematic sampling	78, 183, 221
系统方法论	systematic methodology	8
系统随机抽样	system random sampling	61
现场	scene	200

现场调查研究	field research study	198
现场干预研究	field intervention study	208
现场观察研究	observational field study	198
现场实验研究	field experiments study	197
现场研究	field research	58,197
限制性随机抽样	restrictive random sampling	61
线形图	line graph	266
相等时间取样设计	equivalent time-sample design	124
相对次数分布表	relative frequency table	266
相对危险度	relative risk，RR	92,110
相关关系	relevant relationship	288
相关系数	coefficient of correlation	268
相关研究	corelational research	57
小结	summary	52
小群体研究	small group research	205
效标关联效度	criterion-related validity	170
效度	validity	170
心理测验	psychological test	166
心理学研究变量	the psychological research variables	63
信度	reliability	170
信息偏倚	information bias	81,96
虚无假设	null hypothesis	271
选择性偏倚	selection bias	81,95
学位论文	dissertation	46

Y

研究方案	study protocol	34
研究假设	research hypothesis	180
研究设计	research design	55
研究文献	literature	42
研究性访谈	research interview	144
演绎法	deduction method	40,283
演绎过程	deductive process	3
样本	sample	60
样本容量	sample size	59
样本研究	sample research	58
一次性访谈	once only interview	147
一级抽样单位	primary sampling unit，PSU	79
因变量	dependent variable	178
因果法	cause and effect	283
因果关系	causality relationship	288
因果研究	causal research	58
因素分析	factor analysis	278
引言	introduction	52,302
应用研究	applied research	36,57
有利或行善	beneficence	23
有用性	usefulness	35

语义差异量表	semantic differential scales	245
预测	prediction	10
预测性研究	predictive research	57
原始报告分析	protocol analysis	259
原始文献	primary source literature	44
圆形图	circle graph	266

Z

再测	retest	160
摘要	abstract	302
展望	future direction	52
真实验设计	true experimental design	120
整群抽样	cluster sampling	79, 183, 221
整群随机抽样	cluster random sampling	62
正交关系	orthogonal relationship	288
证伪	falsifiable	4
知情同意	informed consent	26
直方图	histogram	266
直接访谈	direct interview	148
直接观察	direct observation	136
直觉法	method of intuition	7
指导语	instruction	157
致谢	acknowledgement	303
智力测验	intelligence test	167
中位数	median	267
众数	mode	267
主效应	main effect	126
专著	monograph	44
准实验设计	quasi experimental design	120
自变量	independent variable	178
自然观察	naturalistic observation	137
纵向调查	longitudinal study	214
纵向访谈	longitudinal interview	147
纵向研究设计	longitudinal design	58
总体	totality	59, 60
最高行为测验	maximum behavior test	168
最小风险	minimal risk	24
最优分配	optimum allocation	79
尊重	respect for persons	23
作者	authors	301

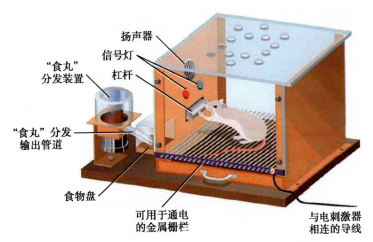

图 14-2　斯金纳箱——动物学习实验的自动记录装置

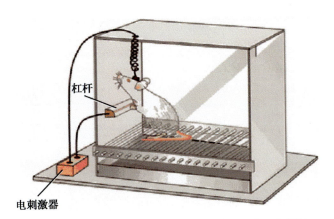

图 14-3　Oids 等表明脑中存在"快乐中枢"的实验装置

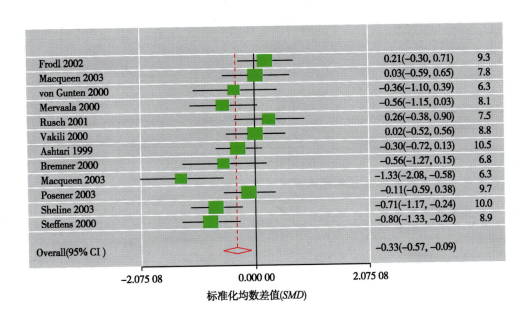

图 21-2　meta 分析中的统计图：森林图（效应值为 *SMD*）

1